Manual de
SEMIOLOGIA E PROPEDÊUTICA MÉDICA

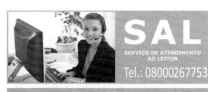

Manual de
SEMIOLOGIA E PROPEDÊUTICA MÉDICA

Hélio Penna Guimarães | Daniel Pires Penteado Ribeiro

Thiago Ferraz Vieira Pinto | Maria Luiza Galoro Corradi

Pedro Gabriel Melo de Barros e Silva

Dayse Maria Lourenço

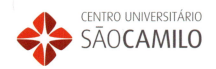
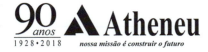

EDITORA ATHENEU

São Paulo — Rua Jesuíno Pascoal, 30
Tel.: (11) 2858-8750
Fax: (11) 2858-8766
E-mail: atheneu@atheneu.com.br

Rio de Janeiro — Rua Bambina, 74
Tel.: (21)3094-1295
Fax: (21)3094-1284
E-mail: atheneu@atheneu.com.br

PRODUÇÃO EDITORIAL/CAPA: Equipe Atheneu
PROJETO GRÁFICO/DIAGRAMAÇÃO: Triall Editorial Ltda.

CIP-BRASIL. CATALOGAÇÃO NA PUBLICAÇÃO
SINDICATO NACIONAL DOS EDITORES DE LIVROS, RJ

M251

Manual de semiologia e propedêutica médica / editores Hélio Penna Guimarães
...[et al.] - 1. ed. - Rio de Janeiro : Atheneu, 2019.

Inclui bibliografia
ISBN 978-85-388-0933-3

1. Semiologia (Medicina). 2. Clínica médica. I. Guimarães, Hélio Penna.

18-53359	CDD: 616.075
	CDU: 616-07

Leandra Felix da Cruz - Bibliotecária - CRB-7/6135
23/10/2018   29/10/2018

GUIMARÃES, HP; RIBEIRO, DPP; THIAGO FERRAZ; PINTO, TFV; CORRADI, MLG; SILVA, PGMB; LOURENÇO, DM
Manual de Semiologia e Propedêutica Médica

© EDITORA ATHENEU
São Paulo, Rio de Janeiro, 2019

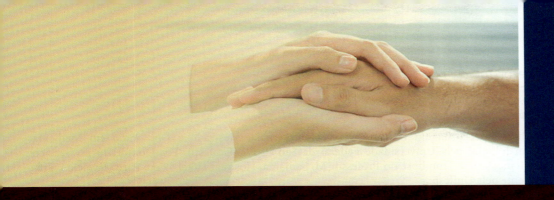

Sobre os Editores

Hélio Penna Guimarães

Médico Especialista em Medicina de Emergência, Medicina Intensiva e Cardiologia. Mestrado em Dirección Médica pelo Instituto Carlos III, Madri – Espanha. Doutor em Ciências pela Universidade de São Paulo (USP). Primeiro Secretário da Associação Brasileira de Medicina de Emergência (Abramede), 2018-2019. Diretor Científico do Instituto Paulista de Treinamento e Ensino (IPATRE). Professor Afiliado do Departamento de Medicina da Escola Paulista de Medicina da Universidade Federal de São Paulo (EPM/Unifesp). Professor Titular da Disciplina de Medicina de Emergência do Centro Universitário São Camilo, SP. Médico Pesquisador do Instituto de Pesquisa do Hospital do Coração (HCor). Coordenador Médico do Instituto de Ensino do HCor. *International Fellow* pela American Heart Association (FAHA) e *Fellow* pelo American College of Physicians (FACP).

Daniel Pires Penteado Ribeiro

Graduação em Medicina pelo Centro Universitário São Camilo (CUSC). Membro Titular do Colégio Brasileiro de Radiologia (CBR). Especialista em Radiologia pela Rede de Hospitais São Camilo. *Fellow* em Radiologia Musculoesquelética pelo Rede de Hospitais São Camilo.

Thiago Ferraz Vieira Pinto

Médico graduado pelo Centro Universitário São Camilo, Turma III. Coordenador da Unidade Ambulatorial da Prevent Sênior, Penha I. Médico Clínico e CEO da Šharp – Handmade Male Health.

Maria Luiza Galoro Corradi

Médica graduada pelo Centro Universitário Lusíada. Residência de Clínica Médica pelo Hospital Geral de Carapicuíba (HGC). Residência de Geriatria pela Irmandade da Santa Casa de Misericórdia de São Paulo. Médica Titulada pela Sociedade Brasileira de Geriatria e Gerontologia (SBGG). Mestranda pela Pontifícia Universidade Católica de São Paulo (PUC-SP). Docente da Faculdade de Medicina do Centro Universitário São Camilo (CUSC). Docente da Faculdade de Ciências Médicas e da Saúde PUC-SP, Sorocaba. Coordenadora da Enfermaria de Clínica Médica e da Residência de Clínica Médica do HGC.

Pedro Gabriel Melo de Barros e Silva

Médico Especialista em Medicina Interna e Cardiologia *Master Degree of Health Science* pela Duke University. Doutor em Cardiologia pela Universidade Federal de São Paulo (Unifesp). Gestor da Amil Clinical Research em São Paulo. Médico Pesquisador do Brazilian Clinical Research Institute (BCRI). Coordenador do Curso de Medicina do Centro Universitário São Camilo (CUSC).

Dayse Maria Lourenço

Médica Especialista em Hematologia e Hemoterapia. Mestrado e Doutorado em Medicina (Hematologia) pela Universidade Federal de São Paulo (Unifesp). Pós-Doutorado no Serviço de Hemostasia e Trombose do Professor M. Samama, Hospital Hôtel-Dieu, Paris, França. Livre-Docente pela Unifesp.

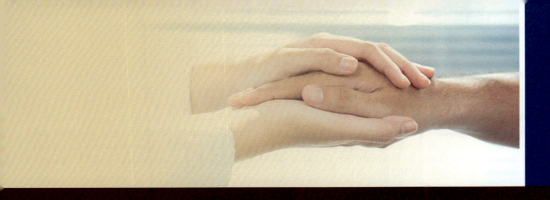

Sobre os Autores

Adriana Marques Damasco Penna
Médica graduada pela Universidade de Santo Amaro (Unisa). Residência em Hematologia e Hemoterapia pela Casa de Saúde Santa Marcelina. Doutorado pela Escola Paulista de Medicina da Universidade Federal de São Paulo (EPM/Unifesp).

Adriano Francisco Cardoso Pinto
Graduação em Medicina pela Universidade Estadual de Campinas (Unicamp). Especialista em Urologia pela Sociedade Brasileira de Urologia (SBU). Membro da American Urological Association, da European Urological Association e Diversas Outras Associações. Diretor Clínico do Hospital São Camilo (HSC). Professor-Assistente do Centro Universitário São Camilo (CUSC).

Afonso José Pereira Cortez
Ex-Residente do Serviço de Hematologia e Hemoterapia do Instituto de Assistência Médica ao Servidor Público Estadual de São Paulo (IAMSPE). Médico Hematologista e Hemoterapeuta. Especialista pela Associação Brasileira de Hemoterapeuta e Hemoterapia (ABHH). Especialista pela Sociedade Brasileira de Transplante de Medula Óssea (SBTMO). Especialista em Clínica Médica pelo Conselho Regional de Medicina do Estado de São Paulo (Cremesp). Docente da Disciplina de Clínica Médica da Universidade Santo Amaro (Unisa). Doutor em Ciências Médicas pela Faculdade de Medicina da Universidade de São Paulo (FMUSP).

Alessandra Masi
Docente do Centro Universitário São Camilo (CUSC) na área de Ortopedia e Traumatologia.

Alessandra Moraes Barros
Docente do Centro Universitário São Camilo (CUSC).

Alexandre Augusto Mannis
Residência Médica e Título de Especialista em Clínica Médica e Nefrologia. Professor de Nefrologia no Centro Universitário São Camilo (CUSC) – Curso de Medicina e Doutorando em Nefrologia.

Alvaro Alexandre Dias Bosco
Médico Urologista. Titular pela Sociedade Brasileira de Urologia (SBU). Mestre em Uro-Oncologia pela Fundação Antônio Prudente – AC Camargo. Orientador da Liga Acadêmica de Urologia São Camilo (LAUSC). Coordenador da Disciplina de Urologia do Curso de Medicina do Centro Universitário São Camilo (CUSC). Coordenador da Urologia do Instituto Brasileiro de Controle do Câncer (IBCC).

Ana Carolina Pinto Moreira de Mello Porto
Médica graduada pelo Curso de Medicina do Centro Universitário São Camilo (CUSC).

Ana Clara Marcondes Dobre
Médica graduada pelo Centro Universitário São Camilo (CUSC).

André de Queiroz Pereira da Silva Ferraz
Médico graduado pela Universidade Federal do Triângulo Mineiro (UFTM). Especialista em Radiologia e Diagnóstico por Imagem pelo Hospital São Camilo de São Paulo. Sub-especialista em Radiologia do Sistema Musculoesquelético pelo Hospital São Camilo, São Paulo. Título de Especialista em Radiologia e Diagnóstico por Imagem pelo Colégio Brasileiro de Radiologia (CBR).

Andrea Makssoudian Ferraz
Graduada em Medicina pela Universidade Federal de São Paulo (Unifesp). Pediatra pelo Hospital das Clínicas da Faculdade de Medicina da Universidade de São Paulo (HC-FMUSP). Coordenadora da Equipe de Pediatria e Preceptora do Internato em Pediatria do Hospital Geral de Carapicuíba (HGC), ligado à Universidade São Camilo (USC).

Beatriz Romão Amatto
Médica Residente em Pediatria pelo Hospital Infantil Cândido Fontoura. Formada pelo Centro Universitário São Camilo (CUSC).

Berg Benicio Oliveira Baldansi
Médico graduado pela Escola de Ciências Médicas de Volta Redonda do Centro Universitário de Volta Redonda (UniFOA). Presidente da Associação Atlética Acadêmica Edson Moreira. Membro-Diretor do Diretório Acadêmico Paulo Mendes. Coordenador Geral do UniFOA, nas OREM (Olimpíadas Regionais dos Estudantes de Medicina do Rio de Janeiro e Espírito Santo). Médico Residente em Ortopedia e Traumatologia no Hospital Geral de Carapicuíba (HGC). Pós-Graduação/*Fellowship* em Cirurgia do Ombro e Cotovelo do Hospital IFOR.

Bianca Bongiorno de Cillo
Médica graduada pelo Centro Universitário São Camilo (CUSC). Pós-Graduanda em Urgências e Emergências.

Bruno da Cunha Raya
Médico graduado pelo Centro Universitário São Camilo (CUSC).

Caio Augusto de Lacquila Yano
Médico graduado pelo Centro Universitário São Camilo (CUSC). Residente de Ortopedia e Traumatologia pelo Hospital Geral de Carapicuíba (HGC).

Carlos Alberto Landi
Professor de Medicina do Adolescente da Universidade Anhembi Morumbi. Professor/Preceptor de Medicina Primária da Faculdade de Ciências Médicas da Santa Casa de Misericórida de São Paulo (SCMSP). Mestrando do Programa de Saúde Coletiva da Escola Paulista de Medicina da Universidade Federal de São Paulo (Unifesp). Vice-Presidente do Departamento de Medicina da Adolescência da Sociedade de Pediatria de São Paulo (SPSP).

Carlos Gorios
Médico graduado pela Faculdade de Ciências Médicas de Santos (Unilus). Mestrado em Medicina, Ortopedia, Traumatologia e Reabilitação, pela Universidade de São Paulo (Unifesp). Secretário Regional do Estado de São Paulo da Sociedade Brasileira de Artroscopia (SBA). Membro Efetivo da Sociedade Brasileira de Traumatologia Desportiva (SBRATE). Membro Efetivo da International Cartilage Repair Society (ICRS). Membro Efetivo do Comitê de Traumatologia da Sociedade Brasileira de Ortopedia e Traumatologia (SBOT). Membro do Conselho Consultivo da SBRATE e Prestador de Serviço do Hospital e Maternidade São Camilo (HMSC). Docente do Curso de Medicina do Centro Universitário São Camilo (CUSC). Experiência na área de Medicina, com ênfase em Cirurgia Traumatológica, atuando principalmente nos seguintes temas: Criança, Sistemas de Informação, Prevenção de Acidentes, Maus-Tratos ao Idoso e Imagem por Ressonância Magnética.

Carlos José de Mello Porto
Docente do Centro Universitário São Camilo (CUSC).

Cheng Sush Chiou
Graduação e Residência Médica em Clínica Médica e Nefrologia em Medicina pela Universidade Estadual Paulista Júlio de Mesquita Filho (Unesp). Chefe da Clínica Médica e Chefe da Residência Médica em Clínica Médica do Hospital Ipiranga da Secretaria do Estado de Saúde de São Paulo. Médica Nefrologista do Hospital São Camilo de Ipiranga, São Paulo. Experiência na área de Residência Médica, com ênfase em Clínica Médica, atuando principalmente nos seguintes temas: Hipertensão Arterial e Insuficiência Renal Crônica.

Clayton Aparecido de Paula
Docente do Centro Universitário São Camilo (CUSC).

Davi Knoll Ribeiro
Médico graduado pelo Centro Universitário São Camilo (CUSC).

Dimitrios Nikolaos Georgopoulos Filho
Médico graduado pelo Centro Universitário São Camilo (CUSC).

SOBRE OS AUTORES

Edgard Torres dos Reis Neto
Professor de Reumatologia do Curso de Medicina do Centro Universitário São Camilo (CUSC). Doutor em Ciências da Saúde Aplicadas à Reumatologia pela Universidade Federal de São Paulo (Unifesp). Assistente Doutor da Disciplina de Reumatologia da Disciplina de Reumatologia da Unifesp.

Fabiana Salazar Posso
Graduação em Medicina pela Universidade de Taubaté (Unitau). Especialização em Dermatologia pela Faculdade de Medicina do ABC (FMABC). Mestranda pela FMABC. Membro da Sociedade Brasileira de Dermatologia (SBD). Membro da Academia Americana de Dermatologia (AAD) e da Sociedade Brasileira de Cirurgia Dermatológica (SBCD). Docente no Centro Universitário São Camilo (CUSC).

Felipe Petermann Choueiri Bugalho
Médico graduado pelo Centro Universitário São Camilo (CUSC).

Fernando Veiga Angélico Junior
Médico graduado pela Faculdade de Medicina da Universidade de São Paulo (FMUSP). Residência Médica em Otorrinolaringologia pelo Hospital das Clínicas da Faculdade de Medicina da Universidade de São Paulo (HC-FMUSP). Mestrado em Ciências da Saúde pela Faculdade de Medicina do ABC (FMABC). Título de Especialista em Otorrinolaringologia pela Associação Brasileira de Otorrinolaringologia e Cirurgia Cervicofacial (ABORL-CCF). Professor Auxiliar e Coordenador da Residência Médica em Otorrinolaringologia na Faculdade de Medicina do ABC (FMABC), é Responsável pelo Setor de Rinologia e Cirurgia Nasossinusal da Disciplina de Otorrinolaringologia. Membro do Núcleo de Apoio Pedagógico e Experiência Docente (APED). Professor e Vice-Coordenador da Residência Médica em Otorrinolaringologia na Universidade de Santo Amaro (Unisa). Membro do Comitê de Título de Especialista e Assessor da Diretoria Executiva da ABORL-CCF. Ex-Professor Auxiliar da Disciplina de Otorrinolaringologia e Ex-Coordenador Adjunto do Curso de Medicina do Centro Universitário São Camilo (CUSC). Ministra Cursos de Capacitação Docente e Consultoria em Metodologias Ativas e Currículos em Faculdades de Medicina do Brasil.

Flavia Fernandes Cintra
Médica graduada pelo Centro Universitário São Camilo (CUSC).

Flávio Luís Gurgel de Oliveira
Médico pela Faculdade de Medicna de Taubaté – Universidade de Taubaté (Unitau). Psiquiatra pela Faculdade de Medicina de Marília (Famema). Especialista em Psiquiatria pela Associação Brasileira de Psiquiatria (ABP).

Gabriel Claudino de Jesus Carvalho
Médico Generalista graduado pelo Centro Universitário São Camilo (CUSC). Especialização em Medicina do Trabalho e Medicina de Tráfego pela Santa Casa de Misericórida de São Paulo (SCMSP).

Gabriela Menichelli Medeiros Coelho
Discente do Centro Universitário São Camilo (CUSC).

Giulia Aparecida Bonanséa Pastorelli
Médica graduada pelo Centro Universitário São Camilo (CUSC). Residência Médica de Ginecologia e Obstetrícia pelo Hospital Municipal Dr. Fernando Mauro Pires da Rocha.

Guilherme Augusto Foizer
Docente do Centro Universitário São Camilo (CUSC).

Guilherme Martins de Souza
Médico graduado pelo Centro Universitário São Camilo (CUSC). Especialista em Clínica Médica pela Santa Casa de Misericórdia de São Paulo (SCMSP). Médico Residente em Medicina Intensiva pelo Hospital Israelita Albert Einstein (HIAE).

Guilherme Picerni Stanichi
Médico graduado pelo Centro Universitário São Camilo (CUSC). Residente de Cirurgia Geral no Hospital Santa Marcelina (HSM). Membro do Colégio Brasileiro dos Cirurgiões (CBC).

Gustavo Emílio Linhares de Souza
Médico graduado pela Universidade Federal do Rio Grande do Norte (UFRN). Experiência na área de Medicina, com ênfase em Neurologia e Esclerose Múltipla.

Hisanori Nitta
Docente do Centro Universitário São Camilo (CUSC).

Ho Chi Hsien
Doutor em Ciências na área de concentração em Pediatria da Universidade Federal de São Paulo (Unifesp).

Isabella Bordim Rosa
Médica graduada pelo Centro Universitário São Camilo (CUSC). Residente de Clínica Médica do Hospital Municipal Pimentas Bonsucesso, Guarulhos.

Jair Cremorim
Ex-Docente do Centro Universitário São Camilo (CUSC) com atuação cirúrgica e no internato do CUSC.

Jeferson Gomes de Oliveira
Médico graduado pelo Centro Universitário São Camilo (CUSC). Médico Residente em Pediatria no Centro Médico de Campinas.

João Paulo Consentino Solano
Médico pela Faculdade de Ciências Médicas da Santa Casa de Misericórida de São Paulo (SCMSP). Psiquiatra pela Universidade Federal de São Paulo (Unifesp). Mestre e Doutor em Ciências pela Faculdade de Medicina da Universidade de São Paulo (FMUSP). Professor de Psiquiatria do Curso de Medicina do Centro Universitário São Camilo (CUSC).

José Carlos S. Lopes
Docente do Centro Universitário São Camilo (CUSC) na área de Endocrinologia.

Juliana Camerim de Sousa
Médica graduada pelo Centro Universitário São Camilo (CUSC). Residente em Radiologia e Diagnóstico por Imagem na Transduson Medicina Diagnóstica Avançada.

Karen Von Kossel
Docente do Centro Universitário São Camilo (CUSC).

Karina Garcia Biagi
Médica graduada pelo Centro Universitário São Camilo (CUSC). Residente de Clínica Médica pela Faculdade de Medicina do ABC (FMABC).

Lafayete William Ferreira Ramos
Professor Titular de Cardiologia do Curso de Medicina do Centro Universitário São Camilo (CUSC). Professor Colaborador da Disciplina de Cardiologia da Escola Paulista de Medicina da Universidade Federal de São Paulo (EPM/Unifesp). Doutor em Ciências pela Unifesp. *Fellow* do American College of Cardiology. *Fellow* da European Society of Cardiology. Chefe da Divisão de Pacientes Graves do Instituto Brasileiro do Controle do Câncer (IBCC).

Laryssa Sanches De Laurentis
Graduação pelo Centro Universitário São Camilo (CUSC). Residência de Infectologia no Instituto de Infectologia Emílio Ribas.

Lenira Cristina Stella
Docente da Faculdade de Medicina da Universidade São Camilo (USC). Médica Endocrinologista com Título em Endocrinologia pela Sociedade Brasileira de Endocrinologia e Metabologia (SBEM). Mestre em Endocrinologia Clínica pela Escola Paulista de Medicina da Univerdade Federal de São paulo (EPM/Unifesp).

Líbano Abiatar Csernik Monteiro
Médico Psiquiatra do Centro Universitário São Camilo (CUSC).

Lilian Conceição Gomes
Graduação pela Faculdade de Medicina da Universidade de Mogi das Cruzes (FMUMC). Especialização em Programa de Saúde da Família da Faculdade Santa Marcelina. Especialização em Clínica Médica no Hospital Beneficência Portuguesa. Especialização em Geriatria na Santa Casa de Misericórdia de São Paulo (SCMSP). Aperfeiçoamento em Psicogeriatria na SCMSP. Aperfeiçoamento em Cuidados Paliativos no Instituto Palia.

Lilton Rodolfo Martinez
Docente do Centro Universitário São Camilo (CUSC) na área de Cardiologia.

Lívia da Mata Lara
Médica graduada pelo Centro Universitário São Camilo (CUSC). Residente em Clínica Médica no Hospital Municipal Pimentas Bonsucesso.

SOBRE OS AUTORES

Luiz Airton Saavedra de Paiva
Docente do Centro Universitário São Camilo (CUSC).

Manuella de Souza Sampaio Almeida
Doutora em Ciências pela Universidade Federal de São Paulo (Unifesp). Título de Especialista em Hematologia e Hemoterapia pela Associação Brasileira de Hematologia, Hemoterapia e Terapia Celular (ABHH).

Marcelo Alvarenga Calil (*in memoriam*)
Docente do Centro Universitário São Camilo (CUSC).

Marcelo Nunes Iampolsky
Médico graduado pela Faculdade de Medicina do ABC (FMABC). Residência Médica em Pediatria pela FMABC. Pós-Graduação *lato sensu* em Adolescência pelo Departamento de Pediatria da FMABC. Mestrado pelo Programa de Pós-graduação em Ciências da Saúde pela FMABC. Médico e Preceptor da Disciplina de Hebiatria do Departamento de Pediatria da FMABC. Professor Titular B do Centro Universitário São Camilo (CUSC). Médico da Saúde do Adolescente da Secretaria de Saúde do Município de São Caetano do Sul. Médico da Casa do Adolescente no AME-Heliópolis. Membro Representante da Disciplina de Pediatria do CUSC na Comissão de Residência Médica (Coreme), São Paulo. Professor da Universidade de São Caetano do Sul (USCS).

Márcia Aparecida Tedesco
Médica graduada pelo Centro Universitário São Camilo (CUSC). Médica Residente de Anestesiologia pela Faculdade de Medicina do ABC (FMABC).

Márcio Luís Duarte
Mestre em Saúde Baseada em Evidências pela Universidade Federal de São Paulo (Unifesp). Membro Titular do Colégio Brasileiro de Radiologia (CBR). Médico Radiologista do Sistema Musculoesquelético da WebImagem, São Paulo, Brasil.

Marcos Vinicius Maia da Mata
Médico pelo Centro Universitário São Camilo (CUSC). Médico Residente do Setor de Ginecologia e Obstetrícia do Hospital do Servidor Público Estatual (HSPE). Coautor do livro *Guia Prático da Saúde da Mulher*.

Mariana Salvalágio Nantes
Médica graduada pelo Centro Universitário São Camilo (CUSC). Residência Médica de Ginecologia e Obstetrícia pelo Hospital Municipal Dr. Cármino Caricchio. Pós-Graduação em Sexualidade pelo Hospital Pérola Byington.

Marianna Rufino Silva
Médica graduada pelo Centro Universitário São Camilo (CUSC). Residente do primeiro ano de Clínica Médica no Hospital Vila Alpina.

Matheus Bartolomei de Siqueira Corradi
Mestrando pela Pontifícia Universidade Católica de São Paulo (PUC-SP). Cirurgião Geral e do Aparelho Digestivo, Membro Titular do Colégio Brasileiro de Cirurgia Digestiva (CBCD) e Docente de Cirurgia Geral pela Faculdade de Medicina do Centro Universitário São Camilo (CUSC). Coordenador da Clínica Cirúrgica do Hospital Geral de Carapicuíba (HGC). Coordenador da Residência Médica de Cirurgia Geral do HGC. Coordenador do Internato de Cirurgia Geral da Faculdade de Medicina do CUSC.

Maurício Valverde Liberato
Médico graduado pela Universidade Federal da Bahia (UFBA). Coordenador Médico do Hospital Geral de Carapicuíba (HGC). Médico Plantonista do Hospital Aliança e Professor-Assistente da Universidade Salvador. Experiência na área de Geriatria e Gestão em Saúde.

Mayara de Sá Salvato
Médica do Centro Universitário São Camilo (CUSC).

Mirella Cintra Gonçalves
Especialista em Clínica Médica. Pós-Graduação em Residência de Clínica Médica pela Secretaria da Saúde de São Paulo – Hospital Moyseis Deutsch.

Nathassia Pádua Domingues

Médica pela Universidade de Ribeirão Preto (Unaerp). Residência em Cirurgia Geral Credenciada pelo Colégio Brasileiro de Cirurgiões (CBC) pelo Hospital São Francisco. Residência em Cirurgia Vascular credenciada pela Sociedade Brasileira de Angiologia e Cirurgia Vascular no Hospital Geral de Carapicuíba (HGC). Médica Assistente no Serviço de Residência em Cirurgia Vascular no HGC. Título de Especialista em Cirurgia Vascular. Membro da Sociedade Brasileira de Angiologia e Cirurgia Vascular (SBACV). Título de Especialista em Doppler Vascular. Preceptora de Residência no HGC.

Nicholas Simões Laureano

Médico graduado pelo Centro Universitário São Camilo (CUSC).

Nilton Gonçalves dos Santos Junior

Professor de Pneumologia e Clínica Médica da Faculdade de Medicina do ABC (FMABC). Professor de Pneumologia do Centro Universitário São Camilo (CUSC).

Nina Luiza da Silva Martins

Médica graduada pelo Centro Universitário São Camilo (CUSC).

Paolla Rossi

Médica graduada pelo Centro Universitário São Camilo (CUSC). Pós-Graduada em Medicina Legal e Perícias Médicas pelo Instituto Oscar Freire da Faculdade de Medicina da Universidade de São Paulo (FMUSP), em Bioética pela FMUSP, em Auditoria em Serviços de Saúde pelo Instituto de Ensino e Pesquisa Albert Einstein (IEAE) e em Nutrologia pela Associação Brasileira de Nutrologia (ABRAN). Médica Legista, Aluna da Academia de Polícia do Estado de São Paulo (Acadepol) e Médica Auditora da Unimed Fesp.

Patricia Romeiro Bretz

Médica Ginecologista e Obstetra – TEGO 0226/2010. Especialista em Endometriose e Cirurgia Minimamente Invasiva pelo Hospital Sírio-Libanês (HSL). Especialista em Oncologia Ginecológica pelo Instituto Brasileiro de Controle do Câncer (IBCC) e Especialista em Modulação Hormonal pela Elmeco Implantes Hormonais.

Patricia Puccetti Pires

Médica graduada pelo Centro Universitário São Camilo (CUSC). Especialista em Clínica Médica graduada pelo Hospital das Clínicas da Faculdade de Medicina da Universidade de São Paulo (FMUSP).

Paula de Júlio Matheus

Médica graduada pelo Centro Universitário São Camilo (CUSC). Residência Médica de Cirurgia Geral pelo Hospital Geral de Carapicuíba (HGC).

Priscila Pamela da Silva

Médica graduada pelo Centro Universitário São Camilo (CUSC).

Rafael José Romero Garcia

Médico graduado pela Escola de Ciências Médicas de Volta Redonda (UniFOA). Estágio em Regime de Residência Médica em Cirurgia Geral no Hospital Beneficência Portuguesa de São Paulo. Pós-Graduação em Gastrocirurgia pelo Hospital Beneficência Portuguesa de São Paulo. Formação Complementar em Captação e Transplantes de Órgãos (Fígado, Pâncreas e Rins) pelo Grupo HEPATO. Título de Especialista pelo Colégio Brasileiro de Cirurgia Digestiva (CBCD). Conhecimento e Experiência em Pesquisa Clínica de Fase II, III e IV. Atuação em Cirurgia Hepato-Pancreato-Biliar Convencional e Laparoscópica, Cirurgia do Aparelho Digestivo e Hepatologia. Ex-Professor-Assistente do Curso de Medicina do Centro Universitário São Camilo (CUSC). Cirurgião do Grupo de Fígado da Fundação Santa Casa de Misericórdia do Pará (FSCMPA).

Rafael Lopes Srebro

Médico graduado pelo Centro Universitário São Camilo (CUSC). Residência em Radiologia e Diagnóstico por Imagem. Título de Especialista em Radiologia e Diagnóstico por Imagem.

Ravendra Ryan Moniz

Mestre em Urologia. Professor da Disciplina de Urologia da Faculdade de Medicina do Centro Universitário São Camilo (CUSC).

Roberta de Júlio Matheus

Médica graduada pelo Centro Universitário São Camilo (CUSC). Residente de Oftalmologia no Hospital Oftalmológico Visão Laser, Santos, SP.

SOBRE OS AUTORES

Roberta Frota Villas Boas
Residência e Mestrado em Endocrinologia pela Escola Paulista de Medicina da Universidade Federal de São Paulo (EPM/Unifesp). Professor Titular do Centro Universitário São Camilo (CUSC).

Rosane Bachilli
Docente do Centro Universitário São Camilo (CUSC) na área de Reumatologia.

Sara Soldera Modonez
Médica graduada pela Universidade de Santo Amaro (Unisa). Especialização em Ginecologia e Obstetrícia pela Unisa. Mestrado em Bioética pelo Centro Universitário São Camilo (CUSC). Pós-Graduação em Ultrassonografia em Ginecologia e Obstetrícia pela Centro de Referência de Ensino no Diagnóstico por Imagem (Cetrus). Especialização em Medicina Fetal pela Unidade de Medicina Fetal Paraíso São Paulo (Unimef-Conceptus). Pós-Graduação em Ecocardiografia Fetal pela Cetrus. Título de Especialista em Ginecologia e Obstetrícia pela Federação Brasileira das Associações de Ginecologia e Obstetrícia/Associação Medica Brasileira (Febrasgo/AMB). Título de Especialista em Medicina Fetal pela Febrasgo/AMB.

Sergio Quilici Belczak
Pós-Doutorado em Cirurgia Endovascular pela Faculdade de Medicina da Universidade de São Paulo (FMUSP). Docente da Disciplina de Cirurgia Vascular do Curso de Medicina do Centro Universitário São Camilo (CUSC).

Sharon Rosemberg
Médica graduada na Faculdade de Medicina do Centro Universitário São Camilo (CUSC). Radiologista Formada pelo Instituto do Coração do Hospital das Clínicas da Faculdade de Medicina da Universidade de São Paulo (InCor-HC-FMUSP). Especializada em Radiologia Musculoesquelética pelo Instituto de Ortopedia/ Instituto de Radiologia do Hospital das Clínicas da Faculdade de Medicina da Universidade de São Paulo (IOT/ InRad/ HC-FMUSP).

Stephanie Majer Franceschini
Médica graduada pelo Centro Universitário São Camilo (CUSC). Médica Residente do terceiro ano de Ginecologia e Obstetrícia do Hospital Maternidade Leonor Mendes de Barros.

Thiago Limoli Bueno
Título de Especialista em Endocrinologia pela Sociedade Brasileira de Endocrinologia e Metabologia (SBEM). Pós-Graduação em Nutrição Clínica pelo Ganep. Professor de Medicina no Centro Universitário São Camilo (CUSC). Médico da Equipe de Entrevista e Provas Funcionais do Fleury.

Thiago Mattielo Zogbi
Médico graduado pelo Centro Universitário São Camilo (CUSC). Graduação em Fisioterapia pela Universidade de Ribeirão Preto (Unaerp). Especialista em Fisioterapia Desportiva pela Universidade Metodista de Piracicaba. Médico Ortopedista e Traumatologista pelo Hospital do Servidor Público Municipal de São Paulo (HSPM-SP). Especializando em Traumatologia do Esporte pela Universidade Federal de São paulo (Unifesp). Membro Titular da Sociedade Brasileira de Ortopedia e Traumatologia (SBOT).

Vânia de Fátima Tonetto Fernades
Médica Assistente do Serviço de Endocrinologia Pediátrica do Hospital Infantil Darcy Vargas (HIDV). Preceptora de Residentes em Pediatria no HIDV. Especialista em Pediatria pela Sociedade de Pediatria de São Paulo/Sociedade Brasileira de Pediatria (SPSP/SBP). Mestre em Ciências (Endocrinologia Clínica) pela Universidade Federal de São Paulo (Unifesp). Doutora em Medicina (Endocrinologia Clínica) pela Unifesp. Professora Titular da Disciplina Interação Clínica III e Supervisora do Módulo Saúde da Criança e do Adolescente do Curso de Medicina do Centro Universitário São Camilo (CUSC).

Victor Celso Cenciper Fiorin
Médico graduado pela Universidade Federal de São Paulo (Unifesp). Residência em Clínica Médica pela Unifesp e em Neurologia pela Faculdade de Medicina da Universidade de São Paulo (FMUSP). Docente de Neurologia e Medicina de Emergência do Curso de Medicina do Centro Universitário São Camilo (CUSC).

William Salibe Filho
Médico Pneumologista. Médico Assistente da Disciplina de Pneumologia da Faculdade de Medicina do ABC (FMABC). Professor da Faculdade de Medicina do Centro Universitário São Camilo (CUSC). Pós-Graduando do Programa de Pneumologia da Faculdade de Medicina da Universidade de São Paulo (FMUSP).

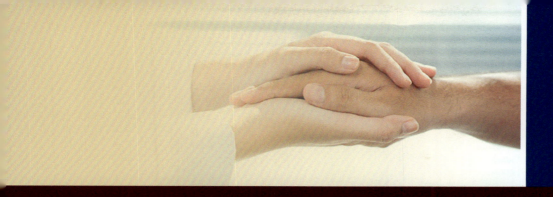

Sobre os Colaboradores

Waldemar Gomes Neto
Médico graduado pelo Centro Universitáio São Camilo (CUSC). Médico Ortopedista e Traumatologista pelo Hospital Municipal Dr. Fernando Mauro Pires da Rocha. Membro Titular da Sociedade Brasileira de Ortopedia e Traumatologia (SBOT).

Ronald Yasuhiro da Fonseca Iida
Médico graduado pelo Centro Universitário São Camilo (CUSC). Residência Médica em Ortopedia e Traumatologia pelo Conjunto Hospitalar do Mandaqui – Especialização em Cirurgia do Quadril pela Universidade Estadual de Campinas (Unicamp).

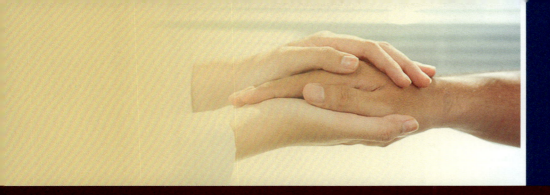

Prefácio

Esta obra reflete a interação de Ensino e Aprendizagem do Curso de Medicina do Centro Universitário São Camilo. Editores e autores, sendo alunos e professores, enaltecem a Semiologia Médica como base essencial para a formação médica.

O *Manual de Semiologia e Propedêutica Médica* privilegia estudante de Medicina e aborda as principais síndromes, enfatizando a importância da relação médico-paciente desde a entrevista inicial (anamnese) até as práticas do exame físico geral e específico em cada sistema orgânico.

O leitor encontrará conteúdo em vídeo, áudio e texto, disponibilizado em ambiente virtual de aprendizagem (AVA), que trará esclarecimentos, principalmente sobre a semiotécnica a ser aplicada na prática clínica. O acesso a esse conteúdo será feito através de um *QR Code*.

Os alunos e professores que compõem a autoria desta obra acreditam que o melhor médico é aquele que, desde a graduação, já tem como princípio o ensino fundamentado na interação entre o professor e o aluno, ambos comprometidos na prática da Medicina exemplar, sendo o paciente o protagonista de suas histórias de vida médica.

Os Editores

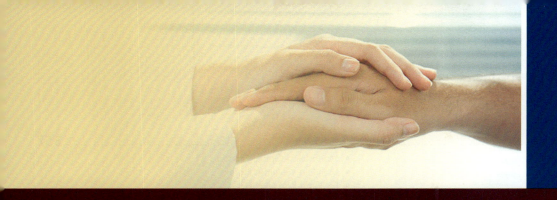

Sumário

Capítulo 1
Semiologia Geral..................................1
- Maria Luiza Galoro Corradi
- Lívia da Mata Lara
- Marianna Rufino Silva
- Caio Augusto de Lacquila Yano
- Lilian Conceição Gomes

Capítulo 2
Instrumentos e Exames......................27
- Maurício Valverde Liberato
- Sharon Rosemberg
- Mariana Salvalágio Nantes

Capítulo 3
Etimologia...53
- Maurício Valverde Liberato
- Bruno da Cunha Raya

Capítulo 4
Psiquiatria...57
- Flávio Luís Gurgel de Oliveira
- Hisanori Nitta
- João Paulo Consentino Solano
- Líbano Abiatar Csernik Monteiro
- Paolla Rossi

Capítulo 5
Neurologia..79
- Victor Celso Cenciper Fiorin
- Gustavo Emílio Linhares de Souza
- Guilherme Martins de Souza
- Bianca Bongiorno de Cillo

Capítulo 6
Oftalmologia...................................109
- Carlos José de Mello Porto
- Ana Carolina Pinto Moreira de Mello Porto
- Felipe Petermann Choueiri Bugalho

Capítulo 7
Otorrinolaringologia 125
- Davi Knoll Ribeiro
- Fernando Veiga Angélico Junior

Capítulo 8
Endocrinologia 143
- Lenira Cristina Stella
- Thiago Limoli Bueno
- José Carlos S. Lopes
- Roberta Frota Villas Boas
- Daniel Pires Penteado Ribeiro
- Karina Garcia Biagi

Capítulo 9
Gastroenterologia 171
- Jair Cremorim
- Matheus Bartolomei de Siqueira Corradi
- Rafael José Romero Garcia
- Rafael Lopes Srebro
- Guilherme Picerni Stanichi

Capítulo 10
Cardiologia.....................................203
- Lafayete William Ferreira Ramos
- Lilton Rodolfo Martinez
- Thiago Ferraz Vieira Pinto
- Lívia da Mata Lara
- Gabriela Menichelli Medeiros Coelho

Capítulo 11
Pneumologia 223
- Nilton Gonçalves dos Santos Junior
- William Salibe Filho
- Jeferson Gomes de Oliveira
- Flavia Fernandes Cintra

MANUAL DE SEMIOLOGIA E PROPEDÊUTICA MÉDICA

Capítulo 12

Nefrologia 237

- Alexandre Augusto Mannis
- Cheng Sush Chiou
- Ho Chi Hsien
- Ana Clara Marcondes Dobre
- Priscila Pamela da Silva

Capítulo 13

Urologia 245

- Adriano Francisco Cardoso Pinto
- Alvaro Alexandre Dias Bosco
- Mirella Cintra Golçalves
- Nicholas Simões Laureano
- Ravendra Ryan Moniz

Capítulo 14

Ginecologia 273

14.1 Ginecologia 273

14.2 Infertilidade conjugal 289

- Marcelo Alvarenga Calil (*In memoriam*)
- Sara Soldera Modonez
- Patrícia Romeiro Bretz
- Márcia Aparecida Tedesco
- Marcos Vinicius Maia da Mata

Capítulo 15

Obstetrícia 295

- Marcelo Alvarenga Calil (*In memoriam*)
- Sara Soldera Modonez
- Patricia Romeiro Bretz
- Giulia Aparecida Bonanséa Pastorelli
- Juliana Camerim de Sousa

Capítulo 16

Neonatologia 321

- Vânia de Fátima Tonetto Fernades
- Andrea Makssoudian Ferraz
- Nina Luiza da Silva Martins

Capítulo 17

Pediatria 329

- Andrea Makssoudian Ferraz
- Vânia de Fátima Tonetto Fernades
- Patricia Puccetti Pires
- Beatriz Romão Amatto

Capítulo 18

Hebiatria 345

- Carlos Alberto Landi
- Marcelo Nunes Iampolsky
- Mayara de Sá Salvato
- Gabriel Claudino de Jesus Carvalho

Capítulo 19

Geriatria 357

- Maria Luiza Galoro Corradi
- Maurício Valverde Liberato
- Paula de Júlio Matheus
- Roberta de Júlio Matheus

Capítulo 20

Vascular 371

- Sérgio Quilici Belczak
- Clayton Aparecido de Paula
- Nathassia Pádua Domingues
- Stephanie Majer Franceschini

Capítulo 21

Hematologia 389

- Isabella Bordim Rosa
- Adriana Marques Damasco Penna
- Afonso Jose Pereira Cortez
- Manuella de Souza Sampaio Almeida

Capítulo 22

Dermatologia 403

- Karen Von Kossel
- Alessandra Moraes Barros
- Fabiana Salazar Posso
- Laryssa Sanches De Laurentis

Capítulo 23

Ortopedia e Traumatologia 415

- Carlos Gorios
- Alessandra Masi
- Guilherme Augusto Foizer
- Márcio Luís Duarte
- André de Queiroz Pereira da Silva Ferraz
- Thiago Mattielo Zobgi
- Berg Benicio Oliveira Baldansi
- Colaboradores:
- Waldemar Gomes Neto
- Ronald Yasuhiro da Fonseca Iida

Capítulo 24

Reumatologia 449

- Edgard Torres dos Reis Neto
- Rosane Bachilli
- Dimitrios Nikolaos Georgopoulos Filho

Capítulo 25

Medicina Legal 477

- Luiz Airton Saavedra de Paiva
- Paolla Rossi
- Líbano Abiatar Csernik Monteiro

Índice Remissivo................................491

capítulo 1

Maria Luiza Galoro Corradi
Lívia da Mata Lara
Marianna Rufino Silva
Caio Augusto de Lacquila Yano
Lilian Conceição Gomes

Semiologia Geral

PRINCÍPIOS E BASES PARA A PRÁTICA MÉDICA

Relação médico – paciente

Faz-se necessário que a relação médico-paciente seja de confiança e respeito. Para isto cabe ao médico avaliar e transpor da linguagem popular para a técnica as informações colhidas, bem como registrar os dados obtidos na entrevista e no exame de maneira clara e objetiva para que tais registros possam ser úteis a outros profissionais.

Não há uma técnica padrão a ser utilizada, isso porque pacientes diferentes se comportam de maneiras diferentes durante a consulta. Assim, o médico deve perceber tais diferenças e adaptar-se de acordo com a peculiaridade de cada paciente.

Características culturais, costumes e religião são essenciais para a compreensão adequada das queixas e realização de um bom atendimento. Expressões regionais, por exemplo, podem ser usadas no relato de sintomas ou doenças.

Para uma boa conversa entre médico e paciente, bem como para a obtenção de uma história da maneira mais clara e detalhada possível, o médico deve:

1. Ouvir com atenção o relato e extrair as informações mais relevantes.
2. Evitar interromper o paciente, pois esse deve sentir-se confiante em relação ao médico. Em situações que o paciente torna-se prolixo ou confuso, o médico deve intervir para a retomada da ideia central da anamnese.
3. Observar atitudes, gestos, condições físicas e psicológicas, personalidade, dentre outras características.
4. Ter tempo suficiente para extrair a maior quantidade de informações; uma anamnese rica garante um diagnóstico mais preciso.
5. Manter-se neutro, não demonstrar expressões, sinais de impaciência ou irritação com situações ou informações dadas pelo paciente, bem como evitar emoções que possam influenciá-lo.

6. Não julgar o paciente por suas crenças, opiniões, convicções políticas e religiosas.
7. Tratar sempre o paciente e acompanhantes com respeito e educação, preferindo o uso do nome próprio do paciente ou equivalentes (Sr(a)), evitando tratamentos que não valorizem sua individualidade.

O MÉTODO CLÍNICO

Semiologia

O termo "semiologia", do grego *semeion* (sinal) e *logos* (discurso), é o estudo dos sinais das doenças. Trata-se da ciência do diagnóstico clínico e é indispensável para a terapêutica e o prognóstico.

A partir dos dados narrados pelos pacientes, o médico constrói a anamnese e, através da observação e do contato com o paciente, realiza o exame físico, interpretando os dados colhidos e propondo hipóteses diagnósticas.

As bases da Semiologia Médica datam da época em que Hipócrates (460 a 375 a.C.) e seus discípulos sistematizaram o método clínico, dando à anamnese e ao exame físico sua devida importância e definindo parâmetros.

O método clínico permanece como recurso fundamental para a medicina moderna. Permite uma visão humanizada do paciente, estimulando a aproximação entre médico e paciente e norteando a formulação de hipóteses diagnósticas – e é a partir dessas que o médico irá escolher e interpretar os exames complementares.

Sintoma, sinal e síndrome

- **Sintoma:** sensação sentida pelo paciente, portanto, subjetiva e não observada pelo médico.
  - **Exemplo:** *dor*.

- **Sinal:** dado objetivo notado pelo médico através do exame físico ou exames complementares.
  - **Exemplo:** *edema*.
- **Síndrome:** conjunto de sinais e sintomas associados, que podem ocorrer por diferentes causas.
  - **Exemplo:** *síndrome de Down*.

Exame clínico

O exame clínico engloba dois elementos, anamnese e exame físico, cada um com características próprias que se complementam.

A **anamnese** engloba diversos elementos, que irão direcionar e organizar a história relatada pelo paciente.

O **exame físico** pode ser subdividido em geral e específico (dos aparelhos e órgãos).

Anamnese

Origina-se do grego *ana* (trazer de volta, recordar) e *mnese* (memória), ou seja, trazer de volta à mente fatos relacionados com a pessoa doente e com a doença. Trata-se de um conjunto de informações obtidas a partir do relato do paciente de acordo com as perguntas realizadas pelo médico; essas informações são fundamentais para se conhecer o paciente e entender suas necessidades.

> É A PARTE MAIS IMPORTANTE DA CONSULTA

Sua importância é reforçada quando se constata que diversas doenças podem ser diagnosticadas quase exclusivamente pela história.

O momento da anamnese é o primeiro contato entre médico e paciente; desse modo, é fundamental para a relação de confiança entre ambos, com influência direta na aceitação e segmento terapêutico pelo paciente.

As informações colhidas devem ser abrangentes, e as perguntas, elaboradas de forma clara e objetiva para melhor compreensão e garantia de que os dados fornecidos serão pertinentes.

Uma anamnese de boa qualidade implica em decisões diagnósticas e terapêuticas corretas, e uma anamnese de qualidade insatisfatória resulta em possíveis falhas de diagnóstico que não devem ser compensadas com exames complementares.

Como orientar o paciente

O médico deverá fazer apenas as perguntas necessárias e deixar que o paciente expresse-se livremente, mas sem devaneios. **Siga uma ordem cronológica dos fatos**.

As perguntas devem ser formuladas de modo que permitam respostas elaboradas, e não simples como sim ou não.

Existem perguntas gerais e específicas:

- **Gerais:** abrem caminho para o paciente começar sua narrativa.
- **Específicas:** para confirmar e detalhar informações já citadas.

O médico não deve induzir respostas nem ter dúvidas sobre algo dito pelo paciente, devendo esclarecê-las sempre.

Componentes da anamnese

A anamnese é composta classicamente pelas seguintes partes:

1. Identificação (ID).
2. Queixa Principal e Duração (QD).
3. História Pregressa da Moléstia Atual (HPMA).
4. Interrogatório Sobre os Diversos Aparelhos (ISDA).
5. Antecedentes Pessoais (AP).
6. Antecedentes Familiares (AF).
7. Hábitos de vida.
8. Condições socioeconômicas.

Identificação (ID)

O primeiro item da anamnese estabelece não só o relacionamento direto com o paciente mas também contém bases epidemiológicas e informações que contribuirão para o raciocínio clínico e formulação da hipótese diagnóstica. A data e hora de realização da anamnese devem ser incluídas.

São obrigatórios os seguintes itens:

- **Nome:** primeiro dado da identificação; escreva o nome completo sem abreviações (deve-se incluir além do nome de registro, o nome social do paciente se este o possuir).
- **Idade:** dado essencial, considerando as peculiaridades e doenças específicas de cada faixa etária.
  - **Exemplo:** bronqueolite é doença mais prevalente entre 0 e 2 anos.
  - **Exemplo:** HAS é mais prevalente entre indivíduos acima de 70 anos.
- **Sexo:** importante, já que existem doenças que são mais prevalentes em determinado sexo.
  - **Exemplo:** câncer de mama é mais prevalente no sexo feminino.
  - **Exemplo:** gota é mais prevalente no sexo masculino.
- **Etnia/Cor:** cada etnia possui doenças mais prevalentes e com comportamento evolutivo distinto.
  - **Exemplo:** câncer de estômago é mais prevalente nas etnias orientais.
- **Profissão:** questiona-se a atividade atual e as atividades exercidas anteriormente. Em determinados casos, existe relação direta entre profissão e doenças, chamadas assim de doenças ocupacionais e acidentes de trabalho.
  - **Exemplo:** atendentes de telemarketing desenvolvem mais síndrome do túnel do carpo.

    Em outros, as condições do ambiente de trabalho podem gerar ou agravar uma patologia preexistente.

- ▶ **Exemplo:** trabalhadores em minas de carvão estão mais propensos a desenvolver antracnose.
- **Estado civil:** avalia aspectos sociais e afetivos do paciente, bem como aspectos médico-trabalhistas e periciais.
- **Religião:** relevante no processo saúde-doença, já que algumas possuem orientações, regras e dogmas que implicam diretamente na prática médica e na terapêutica.
  - ▶ **Exemplo:** testemunhas de Jeová não aceitam transfusão sanguínea.
- **Naturalidade:** importante registrar o local de nascimento, devido a doenças endêmicas que podem ser adquiridas precocemente e manifestar-se apenas na vida adulta.
  - ▶ **Exemplo:** doença de Chagas tem maior endemia no norte de MG e sul da BA.
- **Procedência:** refere-se à residência anterior do paciente.
- **Residência:** refere-se à residência atual do paciente. Avalia as condições epidemiológicas, climáticas e sanitárias do local.
- **Nome da mãe:** tem por objetivo diferenciar pacientes homônimos.
- **Nome do responsável:** necessário principalmente no caso de crianças, idosos, tutelados ou incapazes.

Queixa Principal e Duração (QD)

É o motivo pelo qual o paciente procura o médico. Deve-se registrar, se possível, com palavras utilizadas pelo paciente. Geralmente o paciente cita, a seu modo, um sinal ou sintoma, e esse deve ser registrado entre aspas. Às vezes, o paciente enumera vários motivos para a consulta, porém, nessa etapa da anamnese, o médico deve se ater a apenas um sinal ou sintoma, aquele que mais incomoda o paciente, ou seja, o que realmente o levou a procurar o médico.

A informação sobre a duração de determinada queixa deve sempre vir acompanhada da informação sobre a queixa, permitindo estabelecer uma ordem cronológica dos fatos e também distinguir moléstias agudas de crônicas.

- **Exemplo:**
  - ▶ "Dor no peito" há 5 horas.
  - ▶ "Dor de ouvido" há 1 semana.
  - ▶ "Exame para o trabalho".
  - ▶ "Rotina".

História Pregressa da Moléstia Atual (HPMA)

É um registro cronológico e detalhado da queixa apresentada, desde seu início até a data atual. Corresponde à parte principal da anamnese, sobre a qual será norteado o diagnóstico.

O médico deve aprofundar a QD que motivou a consulta, procurando registrar o máximo de informações acerca dela, caracterizando-a e detalhando todos os elementos envolvidos.

Interessante estratégia é determinar um sintoma-guia para servir de fio condutor da história e permitir o estabe-lecimento de relações com outras queixas apresentadas pelo paciente. Deve-se levantar cuidadosamente suas características e da maneira mais completa possível. Deve-se tomar como sintoma-guia a queixa de mais longa duração, o sintoma mais salientado pelo paciente ou simplesmente aquele relatado na queixa principal.

Esquema para análise de um sintoma:

- Início:
  - Época de início;
  - Modo como teve início (gradativo ou súbito);
  - Fatores desencadeantes;
- Duração (horas, dias, semanas, meses, anos);
- Características do sintoma na época em que teve início;
  - Localização;
  - Intensidade;
  - Relação com funções orgânicas;
- Evolução;
- Fatores de melhora;
- Fatores de piora;
- Queixas associadas;
- Situação do sintoma no momento.

INTERROGATÓRIO SOBRE OS DIVERSOS APARELHOS (ISDA)

Nessa etapa, o médico deverá realizar uma investigação detalhada sobre todos os sistemas do organismo, procurando determinar e caracterizar outros sintomas presentes, porém não mencionados na HPMA. Sua principal utilidade é permitir o reconhecimento de enfermidades que não possuam ligação com a QD, podendo, assim, despertar novas hipóteses diagnósticas.

A melhor maneira de realizar um bom ISDA é seguir um esquema rígido de perguntas referentes aos principais sintomas indicativos de alteração dos aparelhos e órgãos. As perguntas devem ser feitas por etapas, registrando, para cada aparelho, os sintomas presentes e os negados pelo paciente.

Toda queixa deve ser investigada de acordo com o esquema já apresentado para análise de um sintoma.

Sistematização do ISDA

A Tabela 1.1 apresenta os principais sinais e sintomas referentes a cada aparelho.

ANTECEDENTES PESSOAIS (AP)

Incluem informações prévias sobre o paciente que podem dar pistas diagnósticas sobre sua queixa. Podem ser divididos em antecedentes pessoais fisiológicos e antecedentes pessoais patológicos.

Antecedentes pessoais fisiológicos

- **Gestação e nascimento:** condições da gravidez, uso de medicações, doenças da mãe durante a gravidez, condições do parto, estado ao nascer.

MANUAL DE SEMIOLOGIA E PROPEDÊUTICA MÉDICA

Tabela 1.1 – Principais sinais e sintomas referentes a cada aparelho.

SINTOMAS GERAIS
- Febre, astenia, fadiga, alterações de peso, sudorese, calafrios, cãibras, hiporexia, polifagia.

PELE E FÂNEROS
- **Pele:** cor, textura, umidade, temperatura, sensibilidade, prurido, lesões, pápulas, cistos, nódulos, parestesias, erupções.
- **Fâneros:** queda de cabelos, pelos faciais em mulheres, alterações nas unhas.
- Exposição ao sol.

CABEÇA E PESCOÇO
- **Crânio e face:** cefaleia.
- **Pescoço:** dor, tumorações, alterações dos movimentos, pulsações anormais.
- **Olhos:** dor ocular e cefaleia, sensação de corpo estranho, queimação ou ardência, lacrimejamento, xeroftalmia, xantopsia, iantopsia, cloropsia, diplopia, diminuição da acuidade visual, escotomas, fotofobia, nistagmo, secreções, alucinações visuais.
- **Ouvidos:** otalgia, otorreia, otorragia, acuidade auditiva (hipocusia e acusia), zumbidos, vertigem.
- **Nariz e cavidade nasal:** prurido, dor, espirros, obstrução nasal, rinorreia, corrimento nasal, epistaxe, diminuição do olfato (hiposmia e anosmia), aumento do olfato, alterações do olfato, cacosmia, parosmia, alterações da fonação (rinolalia).
- **Cavidade bucal e anexos:** alterações do apetite, sialose, halitose, dor, ulcerações, sangramento. Escovação dos dentes e língua.
- **Faringe:** odinofagia, dispneia, disfagia, tosse, halitose, pigarro, roncos.
- **Laringe:** dor, dispneia, alteração da voz (disfonia e afonia), tosse, disfagia.
- **Tiroide:** dor, nódulos, bócio, rouquidão, dispneia, disfagia.
- **Vasos e linfonodos:** dor, adenomegalias, pulsão e turgência jugular.

TÓRAX
- **Parede torácica:** dor, alterações da forma, dispneia.
- **Mamas:** dor, nódulos, secreção mamilar. Autoexame, mamografia, USG.
- **Traqueia, brônquios, pulmões e pleuras:** dor, tosse, expectoração, hemoptise, vômica, dispneia, ortopneia, platipneia, chieira, cornagem.
- **Diafragma e mediastino:** dor, soluço, dispneia, sintomas de compressão. Exposição a alérgenos. Última radiografia do tórax.
- **Coração e grandes vasos:** dor precordial, palpitações, dispneia, dispneia paroxística noturna, ortopneia, dispneia periódica, tosse e expectoração, chieira, hemoptise, síncope, alterações do sono, cianose, edema, astenia, posição de cócoras. Exposição a fatores estressantes.
- **Esôfago:** disfagia, odinofagia, dor, pirose, regurgitação, eructação, soluço, hematêmese, sialose (sialorreia).

ABDOME
- **Parede abdominal:** dor, alterações da forma e do volume (crescimento, hérnias, tumorações).
- **Estômago:** dor, náuseas e vômitos, dispepsia, pirose.
- **Intestino delgado:** diarreia, esteatorreia, dor, distensão abdominal, flatulência e dispepsia, enterorragia, melena.
- **Colo, reto e ânus:** dor, diarreia, obstipação intestinal, sangramento anal, prurido, distensão abdominal, náuseas e vômitos, tenesmo.
- **Fígado e vias biliares:** dor, icterícia.
- **Pâncreas:** dor, icterícia, diarreia e esteatorreia, náuseas e vômitos.

SISTEMA GENITOURINÁRIO
- **Rins e vias urinárias:** dor, alterações miccionais (incontinência, hesitação, modificação do jato, retenção), alterações no volume e no ritmo (oligúria, anúria, poliúria, disúria, noctúria, urgência, polaciúria), alterações da cor (urina turva, hematúria, hemoglobinúria, mioglobinúria, porfiriúria), alterações do cheiro, edema, febre.
- **Órgãos genitais masculinos:** lesões penianas (úlceras e vesículas), nódulos em testículos, distúrbios miccionais, dor, priapismo, hemoespermia, corrimento uretral, disfunções sexuais. Autoexame testicular. Último PSA. Uso de preservativos.
- **Órgãos genitais femininos:** ciclo menstrual "sexarca" (menarca, duração dos ciclos), distúrbios menstruais (polimenorreia, oligomenorreia, amenorreia, hipermenorreia, hipomenorreia, menorragia, dismenorreia), cólicas, hemorragias, corrimento (quantidade, aspecto, relação com o ciclo), prurido, disfunções sexuais (dispaurenia, frigidez, diminuição da libido, anorgasmia), menopausa e climatério (idade em que ocorreu, fogachos, insônia). Último exame de Papanicolau. Uso de preservativos. Terapia de reposição hormonal.

(Continua)

SEMIOLOGIA GERAL

| Tabela 1.1 – Principais sinais e sintomas referentes a cada aparelho. | *(Continuação)* |

SISTEMA HEMOLINFOPOIÉTICO
Astenia, hemorragias (petéquias, equimoses, hematomas, gengivorragia, hematúria, hemorragia digestiva), adenomegalias, febre, esplenomegalia e hepatomegalia, dor, icterícia, sintomas osteoarticulares, cardiorrespiratórios, gastrintestinais, genitourinários e neurológicos.

SISTEMA ENDÓCRINO
- **Hipotálamo e hipófise:** nanismo, gigantismo, acromegalia, puberdade precoce, puberdade tardia, galactorreia, síndromes poliúricas, alterações visuais.
- **Tiroide:** dor, nódulo, bócio, rouquidão, dispneia, disfagia, hipersensibilidade ao calor, aumento da sudorese, perda de peso, taquicardia, tremor, irritabilidade, insônia, astenia, diarreia, exoftalmia, hipersensibilidade ao frio, diminuição da sudorese, aumento de peso, obstipação intestinal, cansaço facial, apatia, sonolência, alterações menstruais, ginecomastia, unhas quebradiças, pele seca, rouquidão, macroglossia, bradicardia.
- **Paratiroides:** emagrecimento, astenia, parestesias, cãibras, dor nos ombros e nas articulações, arritmias, alterações ósseas, raquitismo, osteomalácia, tetania, convulsões, queda de cabelos, unhas frágeis e quebradiças, dentes hipoplásicos, catarata.
- **Suprarrenais:** aumento de peso, fácies de lua cheia, acúmulo de gordura na face, região cervical e dorso, fraqueza muscular, poliúria, polidipsia, irregularidade menstrual, infertilidade, hipertensão arterial, anorexia, náuseas e vômitos, astenia, hipotensão arterial, hiperpigmentação da pele e das mucosas, cãibras, parestesias, pseudopuberdade precoce, hirsutismo, virilismo, cefaleia, palpitações, sudorese.
- **Gônadas:** alterações locais.

APARELHO LOCOMOTOR
- **Coluna vertebral:** dor, rigidez pós-repouso.
- **Ossos:** dor, fraturas, luxações, deformidades (caroços, arqueamento do osso, rosário raquítico).
- **Articulações:** artralgias, rigidez pós-repouso, sinais inflamatórios (dor, rubor, calor, edema), crepitação articular, manifestações sistêmicas (febre, astenia, anorexia, perda de peso).
- **Bursas e tendões:** dor, limitação dos movimentos.
- **Músculos:** fraqueza muscular, dificuldade para andar e para subir escadas, atrofia muscular, hipertrofia, mialgia, espasmos musculares (miotonia, tétano), cãibras.

ARTÉRIAS, VEIAS, LINFÁTICOS E MICROCIRCULAÇÃO
- **Artérias:** dor de repouso, claudicação intermitente, palidez, cianose, rubor, fenômeno de Raynaud, frialdade localizada, atrofia da pele, diminuição do tecido subcutâneo, queda de pelos, alterações ungueais, calosidades, ulcerações, edema, sufusões hemorrágicas, bolhas e gangrena.
- **Veias:** dor, edema, hiperpigmentação, celulite, eczema, úlceras, dermatofibrose.
- **Linfáticos:** dor, edema.
- **Microcirculação:** acrocianose, livedo reticular, fenômeno de Raynaud, eritromelagia, palidez, sensação de dedo morto, hiperestesia, dormência e formigamento.

SISTEMA NERVOSO CENTRAL
- Obnubilação, estado de coma, cefaleia, dor facial, tontura e vertigem, síncope, convulsões, ausências, automatismos, amnésia, distúrbios visuais (ambliopia, amaurose, hemianopsia, diplopia), distúrbios auditivos (hipocusia, acusia, zumbidos), disbasia, paresias, paralisias, parestesias, anestesias, bexiga neurogênica, incontinência fecal, insônia, sonolência, soniláquio, pesadelos, terror noturno, sonambulismo, briquismo, movimentos rítmicos da cabeça, enurese noturna, disfonia, disartria, dislalia, disritmolalia, dislexia, disgrafia, afasia, distúrbios das gnosias, distúrbios das praxias.

PSIQUISMO
- Consciência, atenção, orientação, pensamento (normal, fantástico, maníaco, inibido, esquizofrênico, desagregação, bloqueio, ambivalência, perseveração, subtraídos, sonorização, incoerente, prolixo, oligofrênico, demencial, ideias delirantes, fobias, obsessões, compulsões), memória, inteligência, sensopercepção (ilusões, alucinações), vontade (perda da vontade, negativismo, atos impulsivos), psicomotricidade, afetividade (humor ou estado de ânimo, exaltações e depressão do humor), ansiedade, angústia, medo, agitação, desatenção, claustrofobia, agorafobia, onicofagia, tricofagia, tiques, vômitos induzidos.

Fonte: Adaptada de Porto CC, 2011.

- **Desenvolvimento neuropsicomotor (DNPM):** dentição, idade de início das principais atividades (engatinhar, andar, falar, controle dos esfíncteres), desenvolvimento físico (peso e altura), aproveitamento escolar.

- **Desenvolvimento sexual:** puberdade, menarca, sexarca (idade da primeira relação sexual), menopausa, orientação sexual.

Capítulo 1

Antecedentes pessoais patológicos

- **Doenças da infância:** sarampo, varicela, coqueluche, caxumba, febre reumática, amigdalites.
- **Doenças anteriores da vida adulta:** pneumonia, hepatite, malária, pleurite, tuberculose, hipertensão arterial, diabetes, artrose, osteoporose, litíase renal, gota.
- **Alergias:** alimentos, medicamentos e outras substâncias.
- **Internações.**
- **Cirurgias:** registrar data, tipo de cirurgia e diagnóstico que a justifique.
- **Traumatismos:** indagar sobre o acidente e suas consequências.
- **Transfusões sanguíneas:** registrar data, números de transfusões e motivo.
- **Antecedentes obstétricos:** registrar número de gestações, partos e abortos.
- **Imunizações.**
- **Uso de medicamentos.**

Deve-se, sempre que possível, registrar a data de cada evento.

Antecedentes Familiares (AF)

Indaga-se sobre as condições de saúde dos familiares do paciente, principalmente pais e irmãos. Pode-se incluir também cônjuge e filhos. Em caso de falecimento desses, pergunta-se a causa do óbito e a idade em que ocorreu.

Geralmente questiona-se sobre doenças que possuam forte caráter familiar, como: enxaqueca, diabetes, hipertensão arterial, neoplasias, doenças alérgicas, doença arterial coronariana, AVC, dislipidemias, úlcera péptica, colelitíase e varizes.

Hábitos de Vida (HV)

Esse item objetiva esclarecer os principais pontos referentes ao estilo de vida do paciente. Deve-se questionar sobre:

- Alimentação.
- Ocupação atual e ocupações anteriores.
- Práticas de atividades físicas (vezes por semana).
- Uso de tabaco (carga tabágica*).
- Ingestão de bebidas alcoólicas (doses/dia).
- Uso de drogas ilícitas (quantidade/tempo).
- Uso de anabolizantes e anfetaminas.

Condições Socioeconômicas (CS)

Deve-se avaliar as condições de moradia, socioeconômicas e culturais, bem como o relacionamento conjugal e familiar.

- **Condições de moradia:** é importante considerar as habitações tanto na zona rural quanto na urbana.

---

* Maços por dia (20 cigarros) X anos de tabagismo = carga tabágica (maços/ano).

- **Condições socioeconômicas:** questiona-se sobre a renda mensal, a situação profissional e se há dependência financeira de parentes ou instituições.
- **Condições culturais:** abrangem nível de escolaridade, religiosidade, tradições, comportamentos e hábitos alimentares.
- **Relacionamento conjugal e familiar:** investiga-se o relacionamento entre pais e filhos, entre irmãos e entre cônjuges.

Exame Físico (EF)

É realizado após a anamnese e objetiva a pesquisa dos sinais presentes. É dividido em:

- **Exame físico geral:** através do qual são obtidos dados gerais, independentemente dos sistemas e órgãos.
- **Exame físico dos sistemas e aparelhos:** será abordado de maneira específica nos próximos capítulos.

Posição do examinador e do paciente para o exame

Para a realização do exame, o médico deve posicionar-se à direta do paciente (Figura 1.1). O paciente, por sua vez, deve assumir determinadas posições de acordo com a região a ser examinada.

- **Posição sentada:** paciente sentado na mesa de exame, com as mãos sobre as coxas (Figura 1.2).
- **Posição ortostática:** paciente em pé, com os braços junto ao corpo e os pés ligeiramente afastados (Figura 1.3).
- **Decúbito dorsal:** paciente deitado em decúbito dorsal, com os braços repousando sobre a mesa de exame (Figura 1.4).
- **Decúbito lateral (direito ou esquerdo):** um dos braços do paciente repousa sobre o corpo e o outro permanece em abdução. As pernas estão levemente fletidas (Figura 1.5).
- **Decúbito ventral:** os braços estão sobre o travesseiro e o paciente repousa sobre um dos lados do rosto (Figura 1.6).

Outras posições específicas, como a ginecológica e a proctológica, serão abordadas nos próximos capítulos.

O médico também deve assumir posições específicas durante o exame. É clássica a recomendação para o examinador se colocar à direita do paciente. Contudo, essa posição pode variar. Caso o paciente esteja em decúbito, o médico deverá examiná-lo pelo lado direito; se o paciente estiver sentado, o médico deverá ficar anterior ou posteriormente a ele, de acordo com a região a ser examinada.

Divisão da superfície corporal em regiões

Com o objetivo de melhor sistematizar o exame físico, bem como seu registro em prontuário, costuma-se dividir a superfície corporal em regiões.

SEMIOLOGIA GERAL

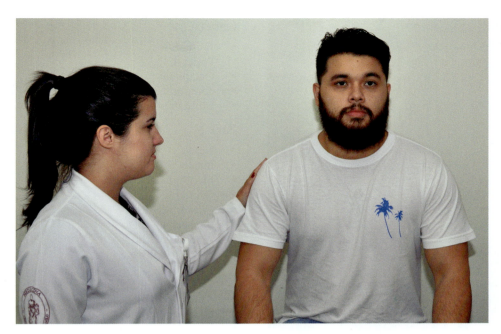

Figura 1.1 Médico posicionado à direita do paciente.
Fonte: Acervo dos autores.

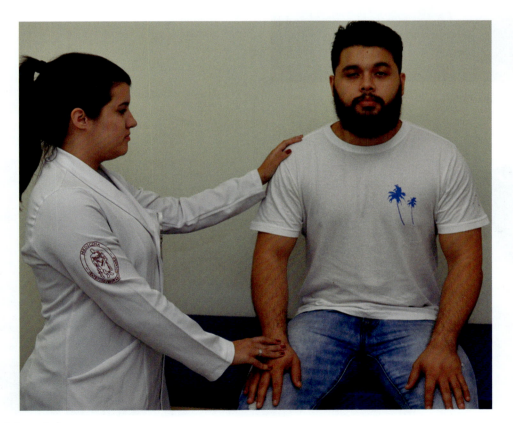

Figura 1.2 Posição sentada.
Fonte: Acervo dos autores.

Capítulo 1

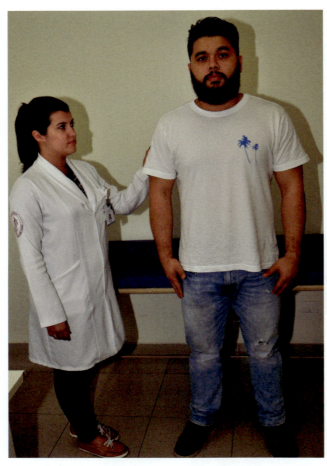

Figura 1.3 Posição ortostática.

Fonte: Acervo dos autores.

Cabeça
- Frontal;
- Parietal;
- Occipital;
- Temporal;
- Infratemporal.

Face
- Nasal;
- Bucal;
- Mentoniana;
- Orbitária;
- Infraorbitária;
- Bochecha;
- Zigomática;
- Parotideomasseterina.

Pescoço
- Anterior do pescoço;
- Esternocleidomastóidea;
- Lateral do pescoço;
- Posterior do pescoço.

Tórax
- Infraclavicular;
- Mamária;
- Axilar;
- Esternal.

Abdome
- Hipocondríaca;
- Epigástrica;
- Lateral;

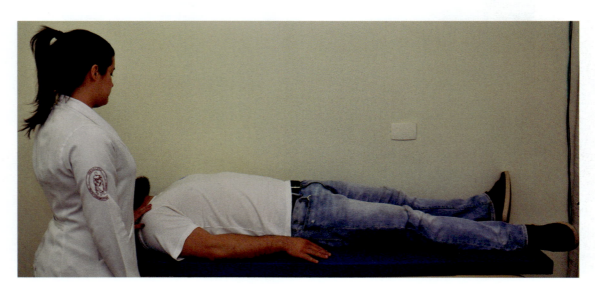

Figura 1.4 Decúbito dorsal.

Fonte: Acervo dos autores.

SEMIOLOGIA GERAL

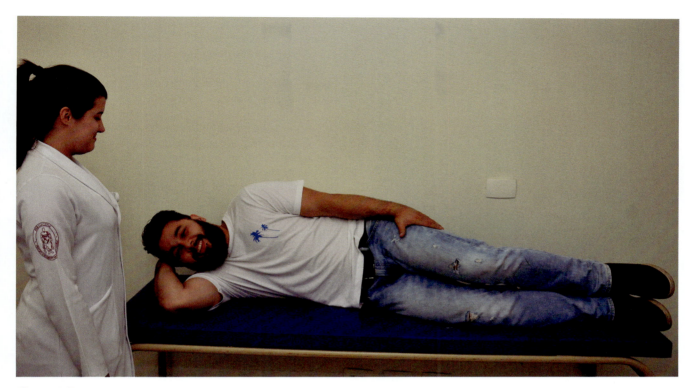

Figura 1.5 Decúbito lateral.

Fonte: Acervo dos autores.

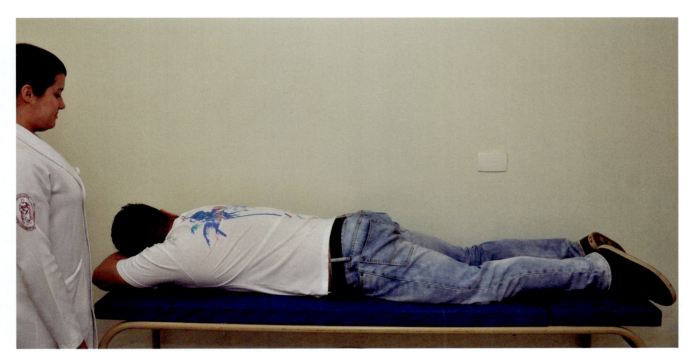

Figura 1.6 Decúbito ventral.

Fonte: Acervo dos autores.

Capítulo 1

- Umbilical (mesogástrica);
- Inguinal (fossa ilíaca);
- Hipogástrica.

Dorso

- Vertebral;
- Sacra;
- Escapular;
- Infraescapular;
- Lombar;
- Supraescapular;
- Interescapulovertebral.

Perineal

- Anal;
- Urogenital.

Membro superior

- Deltóidea;
- Anterior do braço;
- Posterior do braço;
- Anterior do cotovelo;
- Posterior do cotovelo;
- Anterior do antebraço;
- Posterior do antebraço;
- Dorso da mão;
- Palma da mão.

Membro inferior

- Glútea;
- Anterior da coxa;
- Posterior da coxa;
- Anterior do joelho;
- Posterior do joelho;
- Anterior da perna;
- Posterior da perna;
- Calcaneana;
- Dorso do pé;
- Planta do pé.

Técnicas básicas do exame físico

O exame físico baseia-se em quatro técnicas:

- Inspeção;
- Palpação;
- Percussão;
- Ausculta.

Para cada segmento corporal, deve-se empregar de maneira sistemática tais técnicas.

Inspeção

Consiste na observação do paciente. Investiga-se a superfície corporal e as partes mais acessíveis das cavidades em contato com o exterior. Deve-se avaliar os movimentos, a simetria corporal, as expressões faciais, as condições da pele.

A inspeção direcionada exige boa iluminação, exposição adequada da região, uso de instrumentos especiais (caso necessário) e conhecimento das características de normalidade da região analisada.

Durante o exame, apenas a área a ser inspecionada deve ser desnudada, respeitando o pudor do paciente.

A inspeção pode ser feita de dois modos, olhando-se a região em estudo de frente (inspeção frontal) ou observando-se a região tangencialmente.

Divide-se em estática e dinâmica. Na estática, observa-se o paciente parado, e na dinâmica, o paciente realizando movimentos ou determinadas manobras designadas pelo médico.

Palpação

É a exploração de qualquer parte do corpo por meio do tato e da pressão, utilizando a palma da mão ou os dedos. Avalia-se contornos de órgãos, modificações de textura, temperatura, umidade, consistência, sensibilidade, volume, dureza, sensações de calor ou frio, presença de frêmitos, reconhecimento de nodulações, pulsações, massas, crepitações, presença de edema, entre outras sensações.

Semiotécnica da palpação

A palpação deve ser realizada de maneira calma e gentil, explicando-se ao paciente cada etapa. Possui diversas variantes:

- Palpação com a mão espalmada.
- Palpação com uma mão sobre a outra (Figura 1.7).
- Palpação usando apenas as polpas digitais e a parte ventral dos dedos (Figura 1.8).
- Digitopressão, que é a compressão de uma área corporal realizada com a polpa do polegar ou indicador (Figura 1.9).
- Puntipressão, que consiste em comprimir uma parte do corpo com objeto pontiagudo. Geralmente usada para avaliar sensibilidade.
- Vitropressão, realizada com uma lâmina de vidro comprimida sobre a pele, avaliando-se a área sob o vidro. Exemplo: usada para diferenciar *eritema* e *púrpura* (*para maiores informações, ver capítulo de Dermatologia*).

Percussão

A percussão baseia-se na constatação de que, ao se golpear determinado ponto da superfície corporal, originam-se vibrações com características próprias quanto a intensidade, timbre e tonalidade.

Os sons obtidos a partir da percussão podem ser: (1) som maciço (obtido ao se percutir estruturas desprovidas de ar; acompanhado por sensação de dureza ou resistência); (2) som submaciço (indica presença de ar em quantidade restrita); (3) som timpânico (indica presença de ar sob uma membrana flexível, acompanhado por sensação

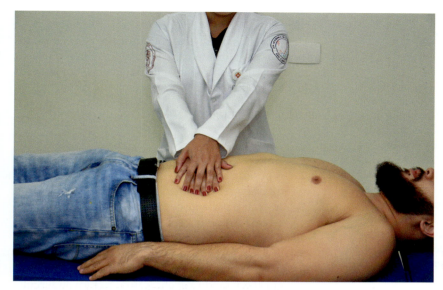

Figura 1.7 Palpação com uma mão sobre a outra.

Fonte: Acervo dos autores.

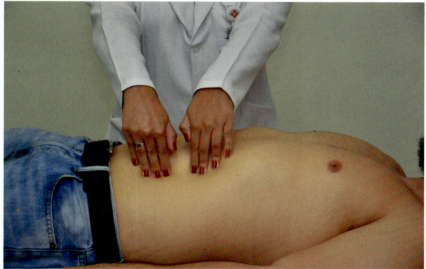

Figura 1.8 Palpação usando apenas as polpas digitais e a parte ventral dos dedos.

Fonte: Acervo dos autores.

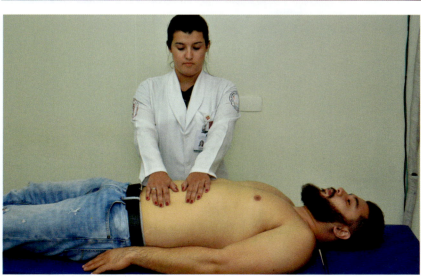

Figura 1.9 Palpação com a mão espalmada.

Fonte: Acervo dos autores.

de elasticidade) e (4) som claro pulmonar (obtido a partir da percussão do tórax normal; reflete a presença de ar nos alvéolos e outras estruturas pulmonares).

Semiotécnica da percussão

Também possui variantes:

- **Percussão direta:** realizada por meio de golpes com a ponta dos dedos diretamente na área a ser examinada. Os movimentos são secos e rápidos, feitos pela articulação do punho.
- **Percussão dígito-digital:** golpeando a borda ungueal do dedo médio da mão direita (recebe o nome de plexor) sobre a superfície dorsal do dedo médio ou indicador da mão esquerda (recebe o nome de plexímetro). O dedo plexímetro é o único que toca a região a ser examinada, e os outros dedos permanecem rentes à superfície. O dedo plexor permanece levemente oblíquo durante o golpe para evitar que a unha toque o dorso do dedo plexímetro.
- **Punho-percussão:** realizada com a mão fechada, golpeia-se a região a ser examinada com a borda cubital da mão. Observar se há sensação de dor na região (Figura 1.10).
- **Percussão com a borda da mão:** nessa percussão, a mão fica aberta e com os dedos unidos, golpeando a região examinada com a borda ulnar. Observar se há sensação de dor na região.
- **Percussão piparote:** com uma das mãos, o examinador aplica golpes no abdome e, no mesmo momento, a outra mão permanece aberta na região contralateral do abdome para procurar sentir ondas de líquido chocando-se contra a parede abdominal (Figura 1.11). Usada na investigação de ascite.

Ausculta

Com o auxílio do estetoscópio, busca-se detectar ruídos corporais, especialmente cardíacos, pulmonares e intestinais, identificando sua qualidade, frequência, duração, intensidade e localização.

Semiotécnica da ausculta

Deve seguir algumas regras:

1. Ambiente silencioso.
2. A posição cômoda do paciente; dependerá também da área a ser examinada.
3. Instruir o paciente de forma clara quanto as ações a serem realizadas, como o modo da respiração.
4. Escolher o melhor receptor (diafragma ou campânula).
5. O local examinado deve ser desnudado (para maiores informações, consulte os capítulos subsequentes visando à explicação da técnica de ausculta orientada para cada aparelho).

Exame físico geral

É dividido nas seguintes etapas, seguindo-se a sequência:

- Estado geral.
- Nível de consciência.
- Fala e linguagem.
- Hidratação.
- Dados antropométricos (peso, altura, circunferência abdominal).
- Estado nutricional.
- Desenvolvimento físico.
- Fácies.

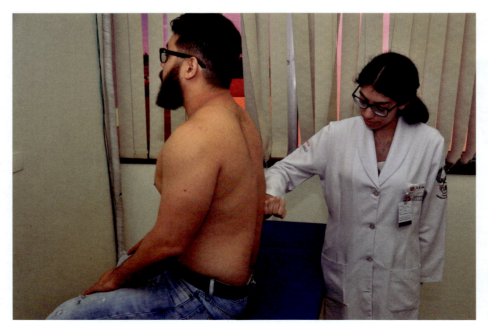

Figura 1.10 Punho-percussão com a mão fechada.

Fonte: Acervo dos autores.

SEMIOLOGIA GERAL

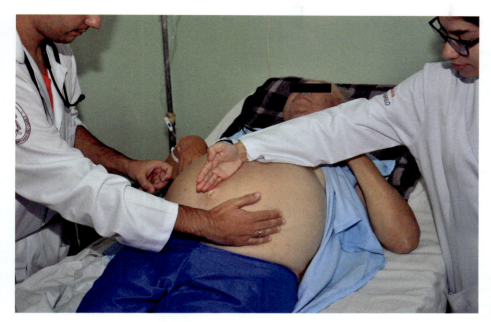

Figura 1.11 Percussão piparote.

Fonte: Acervo dos autores.

- Atitude e decúbito preferido.
- Mucosas.
- Pele e fâneros.
- Tecido celular subcutâneo e panículo adiposo.
- Musculatura.
- Enfisema subcutâneo.
- Marcha.
- Movimentos involuntários.
- Postura ou atitude na posição de pé.
- Biótipo ou tipo morfológico.
- Exame dos linfonodos.
- Perfusão sanguínea tecidual.
- Circulação colateral.
- Edema.
- Sinais vitais: Frequência Respiratória (FR), Frequência Cardíaca (FC), Pressão Arterial (PA), Temperatura Corporal (T).

Avaliação do estado geral

Avaliação subjetiva baseada no conjunto de dados exibidos pelo paciente, descreve a impressão do médico sobre aquele. Mostra uma visão ampla do paciente e de sua doença, revelando até que ponto essa doença acometeu o organismo.

Serve, ainda, como alerta nos casos de pacientes assintomáticos e com estado geral comprometido. Cabe ao médico investigar, de maneira mais aprofundada, o motivo que justifique esse estado geral.

É descrita da seguinte maneira:

- Bom estado geral (BEG).
- Regular estado geral (REG).
- Mau estado geral (MEG).

Avaliação do nível de consciência

O nível normal de consciência, denominado estado de vigília, caracteriza-se por percepção consciente do mundo exterior e de si próprio. As alterações do nível de consciência vão desde o estado de alerta até o coma.

Nessa etapa do exame físico, o examinador avalia se o paciente está acordado, lúcido e responsivo; caso haja alguma alteração nesses itens, deve ser avaliado imediatamente o nível de consciência.

De maneira prática, deve-se utilizar quatro parâmetros para avaliação:

- **Perceptibilidade:** capacidade para responder a perguntas simples.
- **Reatividade:** capacidade de reagir a estímulos inespecíficos. Pode ser avaliada apenas pela observação ou, também, em relação a dor. No segundo caso, a reação é apresentada por reclamação verbal ou movimentação do corpo.
- **Deglutição:** observada enquanto o paciente ingere um copo de água.
- **Reflexos:** pesquisar reflexos tendinosos (como patelar), plantares, cutâneos, abdominais e pupilares.

Fala e linguagem

Durante a anamnese, já se inicia a avaliação da linguagem do paciente, principalmente a falada.

Podem ocorrer alterações da fala, como:

- **Disfonia ou afonia:** alterações no timbre da voz devido a algum problema no órgão fonador.

MANUAL DE SEMIOLOGIA E PROPEDÊUTICA MÉDICA

- **Dislalia:** alterações menores da fala, comum em crianças, como a troca de letras.
- **Disartria:** ocorre devido a alterações dos músculos da fonação; incoordenação cerebral; hipertonia decorrente do parkinsonismo; ou perda do controle piramidal (para maiores informações, ver capítulo sobre neurologia).
- **Disfasia:** decorre de um distúrbio na elaboração cortical da fala. Pode ser:
  1. do tipo recepção, quando o paciente não entende o que se diz a ele.
  2. do tipo expressão, quando o paciente entende, porém não consegue se expressar.
  3. misto que ocorre entre as duas situações.

Avaliação do estado de hidratação

O estado de hidratação é avaliado considerando alterações abruptas do peso, alteração da pele (umidade, elasticidade, turgor), alteração das mucosas (umidade), fontanelas (em crianças), alterações oculares e estado geral.

No estado de hidratação normal, em pessoas de cor branca, a pele é rósea com boa elasticidade, turgor e umidade adequados; as mucosas são úmidas; não há alterações oculares nem perda abrupta de peso.

O turgor e elasticidade podem ser analisados puxando-se delicadamente a pele das mãos, do antebraço ou da região do músculo trapézio. Observa-se o retorno da pele, se ela volta ao normal ou se permanece levantada por algum tempo.

A descrição quantitativa do estado de hidratação é feita em cruzes (+; ++; +++ ou ++++).

Dados antropométricos

1. Altura
   A altura total do indivíduo estende-se da planta dos pés ao vértice da cabeça.
2. Envergadura
   É a distância compreendida entre os extremos dos membros superiores, estando o paciente com os braços abertos a 90º. Normalmente, sua medida equivale à da altura.
3. Peso
   Em geral, utiliza-se a balança comum e, quando o paciente é incapaz de deambular, a cama-balança. Na idade adulta, classifica-se o peso em:

   - **Peso ideal:** aproxima-se do número de centímetros que excede um metro de altura e é expresso em kg (regra simples de Broca).
   - **Peso máximo normal:** (+) 5% a 10% do peso ideal, dependendo do biótipo.
   - **Peso mínimo normal:** (−) 5% a 10% do peso ideal, dependendo do biótipo.
4. Índice de Massa Corpórea (IMC)
   Após a medida da altura e peso, calcula-se o IMC a partir da seguinte fórmula,

$$IMC = P/A^2$$

na qual P refere-se ao Peso em quilogramas (kg) e A refere-se à Altura em metros (m).

O IMC mostra-se como indicador útil, de fácil interpretação e aplicável à maior parte dos pacientes adultos para a avaliação do estado nutricional. A partir do valor obtido, pode-se classificar o paciente em categorias (Tabela 1.2).

Tabela 1.2 – Classificação do peso de acordo com o IMC.	
Classificação	**IMC**
Baixo peso	< 18,5
Peso normal	18,5-24,9
Sobrepeso	> 25
Pré-obesidade	25-29
Obesidade	> 30
Obesidade grau I	30-34,9
Obesidade grau II	35-39,9
Obesidade grau III	> 40

Fonte: Adaptada de WHO.

5. Circunferência abdominal
   Mede-se a circunferência abdominal passando-se a fita métrica logo acima da crista ilíaca. O excesso de gordura abdominal está associado a maior risco de alterações metabólicas como dislipidemia, resistência à insulina, diabetes *mellitus* tipo 2 e doença coronariana. Os valores normais são:
   - **Homens:** até 102 cm.
   - **Mulheres:** até 88 cm.
6. Relação cintura-quadril (RCQ)
   Para obter esse dado, mede-se a circunferência da cintura (C), no ponto médio entre o final dos arcos costais, e a circunferência do quadril (Q), no nível das espinhas ilíacas anteriores.
   Os valores de referência são:
   - **Mulheres:** RCQ < 0,8
   - **Homens:** RCQ < 0,9

No homem, o excesso de gordura deposita-se principalmente na região abdominal, configurando a obesidade tipo androide ou central. Já na mulher, o acúmulo ocorre na parte do quadril e coxas principalmente, configurando a obesidade do tipo ginecoide ou periférica.

Avaliação do estado nutricional

A avaliação do estado de nutrição leva em conta: peso, musculatura, panículo adiposo, desenvolvimento físico, estado geral, pele, pelos e olhos. No estado nutricional normal, tais parâmetros encontram-se dentro dos limites da normalidade.

O **excesso de peso** caracteriza-se por peso acima do normal, panículo adiposo ultrapassando os limites normais e desenvolvimento físico acima dos valores máximos normais. Obesidade ou sobrepeso é a designação clínica para o excesso de peso.

Hiponutrição ou desnutrição: ocorre quando o peso está abaixo dos valores mínimos aceitos, a musculatura está hipotrófica e o panículo adiposo está escasso.

Desenvolvimento físico

Para avaliar o desenvolvimento de forma simplificada, utiliza-se altura e estrutura somática, levando em conta sexo e idade. Para avaliar a altura, utiliza-se tabela com dados constantes. Para avaliar a estrutura somática, a inspeção geral do paciente e outras informações sobre o desenvolvimento osteomuscular.

Pode ser classificado em:

- **Desenvolvimento normal.**
- **Hiperdesenvolvimento:** quando a altura está acima do limite superior para cada idade. Nos homens, o limite máximo é 1,90 m, e para as mulheres, o limite é 1,80 m.
- **Hipodesenvolvimento:** quando não se atinge a altura mínima, que é 1,50 m para ambos os sexos.
- **Infantilismo:** persistência das características da infância até a vida adulta.
- **Hábito grácil:** constituição corporal frágil, com musculatura pouco desenvolvida, ossos finos, altura e peso abaixo dos limites normais.

Fácies

É o conjunto de características exibidas pela face do paciente. Engloba os elementos estáticos, as expressões, os movimentos e as posições de cada parte do rosto. Algumas doenças podem se manifestar por características faciais específicas, sendo possível realizar diagnóstico a partir de sua observação.

Os principais tipos de fácies são:

- Fácies normal ou atípica:
    - Fácies hipocrática;
    - Fácies renal;
    - Fácies leonina;
    - Fácies cushingoide ou de lua-cheia;
    - Fácies parkinsoniana;
    - Fácies adenoideana;
    - Fácies basedowiana;
    - Fácies mixedematosa;
    - Fácies acromegálica;
    - Fácies mongoloide;
    - Fácies de depressão;
    - Fácies pseudobulbar;
    - Fácies da paralisia facial periférica;
    - Fácies miastênica ou de Hutchinson;
    - Fácies do deficiente mental;
    - Fácies etílica;
    - Fácies esclerodérmica.

- **Fácies normal ou atípica:** quando não existem traços anatômicos ou fisionômicos característicos de algum tipo específico de fácies.
- **Fácies hipocrática:** caracteriza-se por olhos fundos, nariz afilado, lábios finos, presença de "batimentos das asas do nariz", palidez e cianose labial discreta. Ocorre em pacientes com doença grave.

- **Fácies renal:** predomina edema periorbitário e palidez cutânea.
- **Fácies leonina:** pele espessada com grande quantidade de lepromas de tamanhos variados que podem ser confluentes. Nariz alargado e lábios mais grossos. Barba escassa, podendo desaparecer; supercílios caem. Essas alterações dão um aspecto de cara de leão ao paciente e são decorrentes do mal de Hansen.
- **Fácies cushingoide ou de lua-cheia:** rosto arredondado com acentuação dos traços faciais. Pode ocorrer o aparecimento de acne. Ocorre em pacientes com síndrome de Cushing.
- **Fácies parkinsoniana:** paciente apresenta olhar fixo, cabeça inclinada para a frente, supercílios elevados e fronte enrugada. Esse tipo de fácies é observado na doença de Parkinson.
- **Fácies adenoideana:** boca semiaberta e nariz fino e pequeno. Ocorre nos pacientes com hipertrofia de tonsilas palatinas.
- **Fácies basedowiana:** caracterizada por exoftalmia e olhos brilhantes, que se destacam sobre o rosto magro. Pode haver também bócio. Indica hipertiroidismo (Figura 1.12).
- **Fácies mixedematosa:** rosto arredondado, nariz e lábios grossos; a pele torna-se seca e espessa, e há acentuação dos sulcos. As pálpebras ficam enrugadas, e os supercílios, escassos. Os cabelos ficam ressecados e sem brilho, e a fisionomia aparenta desânimo e apatia.
- **Fácies acromegálica:** há aumento das orelhas, nariz e lábios, maior desenvolvimento do maxilar inferior, proeminência das maçãs do rosto e das arcadas supraorbitárias. Encontrada na acromegalia.

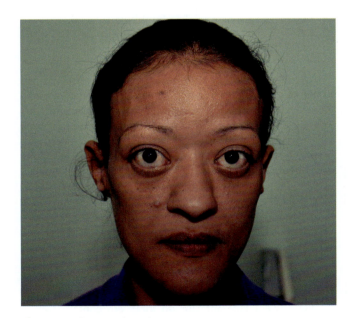

Figura 1.12 Fácies basedowiana.

Fonte: Acervo dos autores.

MANUAL DE SEMIOLOGIA E PROPEDÊUTICA MÉDICA

- **Fácies mongoloide:** ocorre prega cutânea na fenda palpebral tornando os olhos oblíquos e afastados um do outro. O rosto é arredondado e a boca está geralmente entreaberta. Demonstra uma expressão facial de pouca inteligência.
- **Fácies de depressão:** Olhos com pouco brilho e fixos em um ponto distante. As extremidades labiais se rebaixam, e o sulco nasolabial se acentua. Nota-se tristeza e sofrimento na fisionomia geral.
- **Fácies pseudobulbar:** o paciente tem crises de choro ou riso que são involuntárias; portanto, tenta contê-las, dando um aspecto de fácies espasmódica.
- **Fácies da paralisia facial periférica:** ocorre assimetria na face, repuxamento da boca para o lado não acometido, dificuldade em fechar o olho do lado acometido e diminuição ou apagamento do sulco nasolabial do lado acometido.
- **Fácies miastênica ou de Hutchinson:** ocorre ptose palpebral bilateral, o que leva o paciente a franzir a testa e levantar a cabeça. Ocorre na miastenia *gravis*.
- **Fácies do deficiente mental:** boca entreaberta podendo ter salivação; é comum os pacientes apresentarem um sorriso sem motivação. Os traços faciais são mais apagados e grosseiros. Os olhos se movimentam constantemente e não se fixam em nada, demonstrando um alheamento ao ambiente.
- **Fácies etílica:** olhos avermelhados e face ruborizada. Acompanha também hálito etílico.
- **Fácies esclerodérmica:** a pele está alterada, com endurecimento, e aderida a planos profundos. Os lábios ficam repuxados, e a pálpebra, imóvel. A fisionomia é inexpressiva, e há completa imobilidade facial.

Atitude e decúbito preferido no leito

Define-se atitude como a posição adotada pelo paciente no leito ou fora dele, por comodidade, hábito ou com o objetivo de conseguir alívio. Algumas posições são adotadas voluntariamente (voluntárias), enquanto outras independem da vontade (involuntárias). Certas posições podem traduzir diagnósticos específicos, e outras podem ser adotadas somente por comodidade.

Atitudes voluntárias

- **Atitude ortopneica:** posição sentada, adotada geralmente para alívio da dispneia decorrente de insuficiência cardíaca, asma ou ascites volumosas. O paciente senta-se à beira do leito com os pés no chão e apoia as mãos no colchão a fim de melhorar a respiração.
- **Atitude genupeitoral:** o paciente fica com os joelhos fletidos e a face anterior do tórax em contato com o leito. O rosto permanece sobre as mãos, também encostado no leito. É uma posição de alívio nos casos de derrame pericárdico.

- Atitude de cócoras: atitude observada em pacientes com cardiopatias congênitas cianóticas, como tetralogia de Fallot. Adotam essa posição instintivamente para alívio da hipóxia generalizada decorrente das cardiopatias.
- Atitude parkinsoniana: caracteriza-se pela semiflexão da cabeça, do tronco e dos membros inferiores quando o paciente se põe em pé. Ao caminhar, o paciente parece estar correndo atrás do próprio eixo de gravidade.

Atitudes voluntárias em decúbito

- **Decúbito lateral** (direito ou esquerdo)**:** posição adotada quando há dor de origem pleurítica. Pode ocorrer nos casos de ascite com o objetivo de diminuir a pressão do líquido sobre os órgãos abdominais.
- **Decúbito dorsal:** com as pernas fletidas sobre as coxas, e essas, sobre a bacia. Pode ser observada nos processos inflamatórios pelviperitoniais. Pode, ainda, ser assumida somente por comodidade.
- **Decúbito ventral:** comum nos casos de cólicas intestinais, principalmente em crianças. O paciente coloca-se de bruços, às vezes, com um travesseiro abaixo do ventre.

Atitudes involuntárias

- **Atitude passiva:** o paciente permanece na posição em que o colocaram no leito, sem que haja contratura muscular. Observada em pacientes inconscientes ou comatosos.
- **Ortótono:** atitude em que todo o tronco e membros estão rígidos, sem se curvarem em nenhuma direção.
- **Opistótono:** podem ser observadas nos casos de tétano e meningite. Há contração da musculatura lombar, e o corpo fica apoiado na cabeça e nos calcanhares, formando um arco.
- **Emprostótono:** atitude oposta ao opistótono, ou seja, o corpo forma uma concavidade voltada para a frente. Presente no tétano, na meningite e na raiva.
- **Posição em gatilho:** caracterizada pela hiperextensão da cabeça, flexão das pernas sobre as coxas e encurvamento do tronco com concavidade para a frente. Encontrada na irritação meníngea, especialmente em crianças.

Mucosas

As mucosas mais acessíveis para exame são as mucosas conjuntivais (olhos) e as mucosas labiobucal, lingual e genital. O método utilizado é a inspeção. As mucosas normais são geralmente róseo-avermelhadas devido à rica rede vascular. Podem, porém, manifestar alterações na sua coloração e umidade, bem como apresentarem lesões.

- Coloração
  - **Mucosa descorada:** é a diminuição ou perda da coloração normal. Pode ser avaliada quantitativamente por escala de cruzes (+; ++; +++ ou ++++). Mucosas descoladas +/4+ representam leve diminuição da cor

normal, enquanto mucosas descoradas 4+/4+ indicam desaparecimento completo da coloração rósea, tornando-se brancas. O encontro de mucosas descoradas pode indicar a presença de anemia.

- **Mucosa hipercorada:** é o aumento da coloração normal da mucosa. Indica aumento da circulação sanguínea local, como ocorre nos processos inflamatórios e nas policitemias.
- **Cianose:** coloração azul-acinzentada das mucosas.
- **Icterícia:** coloração amarela ou amarelo-esverdeada das mucosas. Decorrente da impregnação da mucosa por pigmento bilirrubínico (aumentado no sangue).
- Maiores descrições nos capítulos seguintes
- Umidade
  - Quanto à umidade, podem ser classificadas em umidade normal ou mucosas secas. As mucosas secas adquirem características típicas como perda de brilho, aspecto ressecado, presença de rachaduras em lábios e língua.

Pele e fâneros

Pele

- Coloração

  Em brancos e pardos claros, a pele apresenta coloração levemente rosada (aspecto normal). O paciente pode apresentar alterações focais ou generalizadas nessa coloração. Possíveis alterações incluem:
  - **Palidez:** atenuação ou desaparecimento da cor rósea da pele. Pode ocorrer devido à diminuição do fluxo sanguíneo, levando à isquemia (palidez localizada), ou à diminuição do número de hemácias na microcirculação cutânea (palidez generalizada). Deve-se comparar regiões homólogas para reconhecer diferenças segmentares de coloração.
  - **Vermelhidão ou eritrose:** significa intensificação da cor rósea da pele. Indica aumento da quantidade de sangue na microcirculação cutânea e pode refletir estado policitêmico, alteração vasomotora ou reação inflamatória. Pode ser generalizada ou localizada.
  - **Fenômeno de Raynaud:** é uma alteração da cor da pele em que ocorre primeiro palidez, cianose e depois rubor. Ocorre sempre nessa sequência, porém nem sempre ocorrem as três fases. Pode ser desencadeado por frio e alterações emocionais (para maiores informações, ver capítulo sobre reumatologia).
  - **Cianose:** é a cor azul-acinzentada da pele e mucosas devido à diminuição de hemoglobina no sangue. Manifesta-se quando a quantidade de hemoglobina reduzida é superior a 5 g/dL. Deve ser pesquisada na ponta do nariz, ao redor dos lábios e nas extremidades das mãos e pés; isso porque o sangue flui mais lentamente através dos membros (cianose periférica). A coloração azulada que afeta todo o corpo (cianose generalizada) pode ser consequência de doenças ou malformações cardíacas graves. Quanto

a intensidade, é classificada em leve, moderada e intensa. Pode, ainda, ser descrita quantitativamente por escala de cruzes (+; ++; +++ ou ++++).

- **Icterícia:** refere-se à coloração amarelada da pele, mucosas e esclera devido ao acúmulo de bilirrubina no sangue. Geralmente, pesquisa-se essa coloração na esclera, freio da língua e pele como um todo. Pode ser descrita quantitativamente por escala de cruzes (+; ++; +++ ou ++++). Em negros, a esclera é naturalmente amarelada e não se deve confundir com icterícia.
- **Umidade:** verificada através da sensação tátil. A pele deve ser palpada com as polpas digitais e com a palma da mão. Classifica-se em: umidade normal, pele seca e umidade aumentada.
- **Textura:** significa disposição dos elementos que compõem um tecido. É avaliada passando as polpas digitais sobre a pele do paciente. A textura pode ser:
- Normal: encontrada em condições normais.
- Pele lisa ou fina: presente em idosos; regiões edemaciadas.
- Pele áspera: presente em algumas dermatopatias crônicas e em pessoas que trabalham em atividades rudes ou que estão expostos a materiais abrasivos.
- Pele enrugada: notada após emagrecimento rápido ou em idosos.
- **Espessura:** Para avaliar a espessura utiliza-se a técnica de pinçamento feita com os dedos polegar e o indicador. Pinça-se somente a derme e epiderme, não englobando o tecido subcutâneo. Pode apresentar-se como:
  - **Pele de espessura normal.**
  - **Pele atrófica:** possui certa translucidez, o que permite observar a rede venosa superficial. Vista em idosos e recém-nascidos.
  - **Pele hipertrófica ou espessa:** ocorre na esclerodermia e em indivíduos muito expostos ao vento e sol.
- **Temperatura:** não deve ser confundida com a temperatura corporal. Para avaliar a temperatura da pele, usa-se a palpação com a face dorsal das mãos comparando os lados homólogos a serem examinados.
- **Elasticidade e mobilidade:** elasticidade é a capacidade da pele de se estender quando tracionada. Mobilidade é a capacidade da pele de se movimentar sobre os planos subjacentes. Deve ser pesquisada fazendo o pinçamento de uma prega cutânea com o polegar e o indicador, utilizando uma certa tração; depois, solta-se a pele. Para avaliar a mobilidade, coloca-se a palma da mão na superfície a ser examinada e desliza-se para os lados.
- **Sensibilidade:**
  - **Térmica:** pode ser pesquisada com a colocação de dois tubos de ensaio – um com água fria e outro com água quente – em contato com a pele.
  - **Tátil:** pode ser pesquisada através da fricção de uma mecha de algodão sobre a pele.
  - **Anestesia ou hipoestesia:** ausência ou diminuição da sensibilidade tátil.

- **Dolorosa:** pode ocorrer diminuição da sensibilidade dolorosa (hipoalgesia) ou aumento da sensibilidade dolorosa (hiperalgesia). Pode ser avaliada tocando-se a pele com objeto pontiagudo.

Fâneros

- **Cabelos:** devem ser analisados os seguintes itens:
  - **Implantação:** o tipo de implantação é diferente em homens e mulheres. Nos homens, a implantação é mais alta e existem "entradas" laterais; nas mulheres, a implantação é mais baixa e geralmente não há "entradas". Alterações endócrinas nas mulheres que cursam com aumento da produção de andrógenos podem inverter o tipo de implantação.
  - **Distribuição:** deve ser uniforme, e quando há áreas desprovidas de cabelo, ocorre a alopécia. Uma alteração comum da distribuição dos cabelos é a calvície, que pode ser total ou parcial e ter vários graus.
  - **Quantidade:** varia em cada indivíduo e também conforme a idade. Com o passar dos anos, os cabelos tornam-se mais escassos.[3] Existem doenças que cursam com queda de cabelo, portanto esse dado é de grande importância.
  - **Coloração:** varia em cada paciente de acordo com as características genéticas transmitidas. Algumas doenças podem alterar a cor do cabelo, como no caso da desnutrição grave, em que os cabelos tornam-se ruivos.

Além dessas características, os cabelos também podem apresentar alterações de brilho e tornar-se quebradiços e ressecados.

- **Pelos:** estão inseridos no folículo pilossebáceo. Durante o desenvolvimento corporal, os pelos sofrem alterações. As principais variações referentes aos pelos são o hirsutismo e a hipertricose.
  - **Hirsutismo:** refere-se ao aparecimento de pelos mais longos, duros e espessos nos mesmos locais em que já existiam naturalmente. Ocorre geralmente por ação dos hormônios androgênicos.
  - **Hipertricose:** refere-se ao aumento do crescimento de pelos em certa região da pele; não é influenciada pelos hormônios androgênicos, podendo ser constitucional, hereditário ou secundário a medicamentos como os corticoides.
- **Unhas:** possui superfície lisa e brilhante, com coloração róseo-avermelhada. Podem tornar-se pálidas, e a superfície pode tornar-se irregular, a espessura pode aumentar ou diminuir e o brilho pode desaparecer.
  - **Leuconíquias:** são manchas brancas que podem aparecer nas unhas e é comum em pessoas sadias.
  - **Unhas em vidro de relógio:** a implantação da unha forma um ângulo maior que 160° e se torna convexa, parecendo um vidro de relógio. Podem indicar doença pulmonar ou cardíaca, porém em negros podem ocorrer sem que haja nenhuma enfermidade.

Tecido celular subcutâneo e panículo adiposo

É constituído de tecido conjuntivo, fibras elásticas, glândulas sudoríparas, folículos pilosos e células adiposas. O tecido subcutâneo pode ser avaliado pela palpação, e são observadas as seguintes características:

- **Quantidade:** avaliar se está normal, aumentada ou diminuída.
- **Distribuição:** normal, quando está de acordo com a idade e sexo do paciente.

Musculatura

Palpa-se o músculo ou o grupo muscular, primeiro em repouso e depois em movimento (contração). Avalia-se a troficidade, que corresponde à massa do músculo, e a tonicidade, a qual é o estado de semicontração normal do músculo.

Troficidade

- Normal.
- Hipotrófica: diminuição da massa muscular.
- Hipertrófica: aumento da massa muscular.

Tonicidade

- **Normal.**
- **Hipertonicidade ou rigidez:** estado de contração muscular mesmo em repouso. Observa-se aumento do relevo muscular e da consistência.
- **Hipotonicidade ou flacidez:** o tônus está diminuído ou ausente. Observa-se diminuição do relevo muscular e da consistência.

Enfisema subcutâneo

Refere-se à presença de bolhas de ar abaixo da pele. Pode ser percebida através da palpação; são sentidas crepitações características.

Marcha

A marcha pode fornecer informações úteis principalmente para o diagnóstico de doenças neurológicas. O médico deve observar o paciente caminhando por uma certa distância, descalço, de olhos abertos e fechados. Os tipos de marcha anormal mais característicos são:

- Marcha hemiplégica;
- Marcha parkinsoniana;
- Marcha anserina;
- Marcha cerebelar;
- Marcha tabética;
- Marcha de pequenos passos;
- Marcha vestibular;
- Marcha escarvante;
- Marcha claudicante;
- Marcha espástica.

Ver Capitulo de Neurologia

SEMIOLOGIA GERAL

Movimentos involuntários

Os movimentos do paciente também devem ser observados, especialmente os anormais ou involuntários. Os principais são:

- Tremores;
- Movimentos coreicos (coreia);
- Movimentos atetósicos (atetose);
- Hemibalismo;
- Mioclonias;
- Asterix (*flapping*);
- Tiques;
- Convulsões;
- Tetania;
- Fasciculações;
- Discinesias orofaciais;
- Distonias.

Ver capítulo de neurologia

Postura ou atitude na posição de pé

A postura do paciente pode revelar um mau costume ou doenças da coluna vertebral. Classifica-se em: boa postura, postura sofrível e má postura.

As patologias da coluna acompanham geralmente alterações da posição, e as principais são:

- **Cifose:** aumento da convexidade posterior.
- **Lordose:** aumento da concavidade posterior. Pode ser cervical ou lombar e vir acompanhadas de cifose torácica como mecanismo de compensação.
- **Escoliose:** caracteriza-se por curvatura lateral em qualquer segmento vertebral, porém é mais frequente na região lombar ou lombodorsal.

Biótipo ou tipo morfológico

É o conjunto de características morfológicas de cada indivíduo. Cada biótipo possui, ainda, variações anatômicas e alterações das posições das vísceras. Pode ser classificado como:

- **Longelíneo:** o indivíduo possui pescoço alongado e delgado, tórax afilado e chato, membros longos, ângulo de Charpy menor que 90°, panículo adiposo reduzido e musculatura delgada; tendência à estatura elevada.
- **Mediolíneo:** há equilíbrio entre os membros e o tronco, músculos e tecido adiposo em desenvolvimentos normais, ângulo de Charpy em torno de 90°.
- **Brevelíneo:** pescoço curto e grosso, tórax alargado, membros curtos em relação ao tronco, ângulo de Charpy maior que 90°, musculatura e panículo adiposo bem desenvolvidos, tendência à baixa estatura.

Exame dos linfonodos

A palpação dos linfonodos é realizada com as polpas digitais dos dedos, ajustando a cabeça do paciente conforme a região a ser examinada. Deve-se avaliar localização, tamanho ou volume, formato, consistência (duro ou mole, com flutuação ou não), mobilidade (móveis ou aderentes aos planos circunjacentes), sensibilidade e alterações da pele circunjacente (sinais flogísticos, fístulas, tipo de secreção e ulcerações).

Os linfonodos podem ser classificados em superficiais (localizados no tecido subcutâneo) e profundos (abaixo da fáscia dos músculos ou dentro de cavidades). O exame físico geral contempla obrigatoriamente a investigação sistemática dos linfonodos superficiais.

O grupo ganglionar da cabeça e do pescoço inclui:

- Linfonodos occipitais (Figura 1.13).
- Linfonodos auriculares anteriores e posteriores (Figuras 1.14 e 1.15).
- Linfonodos amigdalianos.
- Linfonodos submandibulares (Figura 1.16).
- Linfonodos submentonianos.

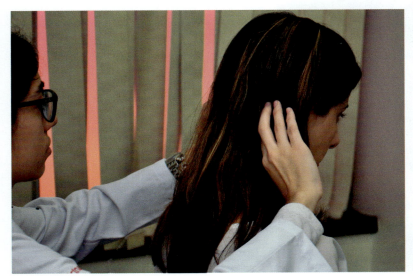

Figura 1.13 Linfonodos occipitais.

Fonte: Acervo dos autores.

Capítulo 1

MANUAL DE SEMIOLOGIA E PROPEDÊUTICA MÉDICA

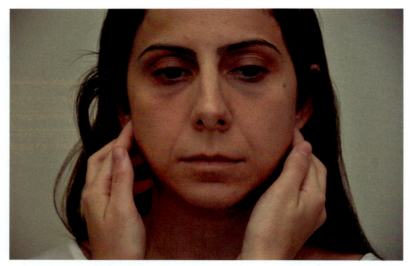

Figura 1.14 Linfonodos auriculares anteriores.

Fonte: Acervo dos autores.

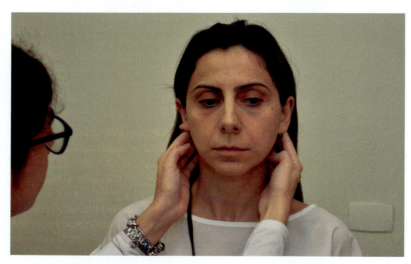

Figura 1.15 Linfonodos auriculares posteriores.

Fonte: Acervo dos autores.

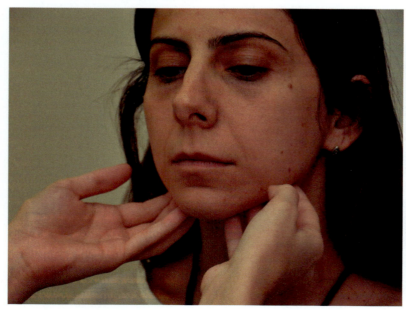

Figura 1.16 Palpação de linfonodos submandibulares e submentonianos.

Fonte: Acervo dos autores.

- Linfonodos cervicais (superficiais, posteriores e profundos) (Figura 1.17).
- Linfonodos supraclaviculares (Figura 1.18).

O grupo ganglionar das axilas é composto por (Figura 1.19):

- Linfonodos infraclaviculares;
- Linfonodos laterais;
- Linfonodos posteriores ou subescapulares;
- Linfonodos centrais;

O grupo ganglionar das virilhas é representado por:

- Linfonodos inguinais superficiais e profundos.

Deve-se, ainda, determinar se o acometimento dos gânglios, caso presente, é localizado (apenas um ou mais linfonodos de um grupo apresentam alterações) ou generalizado (três ou mais grupos linfonodais palpáveis) (para maiores informações, ver o capítulo de hematologia).

Circulação colateral

Pode ser evidenciada no exame físico pela presença de circuito venoso visível ao exame da pele.

A circulação colateral difere do desenho venoso por apresentar vasos tortuosos, assimétricos e mais evidentes. Ocorre devido à dificuldade do fluxo venoso em seguir seu trajeto em direção aos troncos venosos principais, e então há o desvio do fluxo para as colaterais já existentes, formando um caminho que contorna o local obstruído.

É mais comumente observada em abdome, tórax, raiz dos membros superiores e seguimento cefálico. Pela palpação, identifica-se o trajeto da circulação. O examinador coloca a polpa dos dois dedos indicadores sobre a veia a ser analisada e afasta lentamente os dedos até que se obtenha uma área de 5 a 10 cm de veia sem sangue. Posteriormente, o examinador retira um dos dedos e observa se área se enche de sangue. Se ocorrer o enchimento, significa que a circulação ocorre no sentido do dedo que ainda está pres-

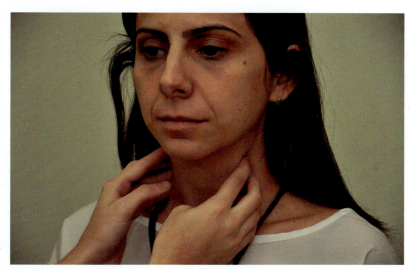

Figura 1.17 Palpação de linfonodos da cadeia cervical.

Fonte: Acervo dos autores.

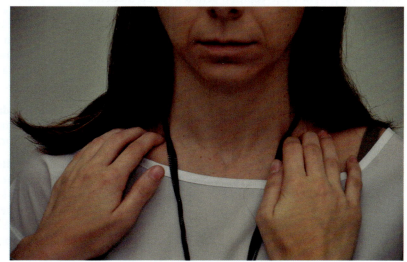

Figura 1.18 Palpação de linfonodos da cadeia supraclavicular.

Fonte: Acervo dos autores.

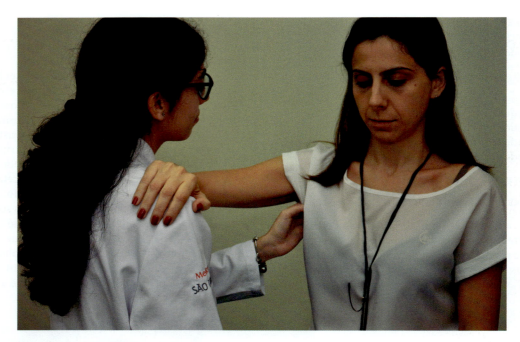

Figura 1.19 Grupo ganglionar das axilas.

Fonte: Acervo dos autores.

sionando a veia, e se o enchimento não ocorrer, repete-se a manobra retirando agora o outro dedo indicador para observar se ocorre enchimento no sentido oposto. O sentido do fluxo pode ser descrito como: abdome-tórax; ombro-tórax, pelve-abdome. Ainda através da *palpação* pode-se avaliar se há presença de frêmito. Através da *ausculta* avalia-se a presença de sopro.

Edema

É o acúmulo anormal de líquido no espaço intersticial ou no interior das células. Pode ocorrer em várias áreas do organismo, porém neste capítulo será abordado o edema cutâneo, que representa a infiltração de líquido nas camadas da pele e tecido celular subcutâneo. Investiga-se os seguintes itens:

- localização;
- intensidade;
- consistência;
- temperatura e sensibilidade da pele circunjacente;
- outras alterações da pele circunjacente.

Localização: analisa-se se o edema é localizado ou generalizado. O edema localizado atinge uma área corporal; já o edema generalizado ocorre em toda área corporal e pode ser chamado também de anasarca.

Intensidade: para essa avaliação, usa-se a polpa do dedo indicador, comprimindo-a sobre a pele edemaciada, de encontro a uma superfície rígida, como um osso, por exemplo. Observa-se se há formação de uma depressão no local comprimido, chamada de *fóvea*. A intensidade da depressão é descrita em cruzes (+; ++; +++ ou ++++).

Consistência: utiliza-se a mesma técnica usada para avaliar a intensidade; classifica-se em edema mole e edema duro. O edema mole é facilmente depressível e traduz uma retenção hídrica no tecido celular subcutâneo há curto tempo; já o edema duro possui maior resistência à compressão e significa uma área de proliferação fibroblástica e surtos de inflamação, ocorrendo nos edemas de longa duração (Figura 1.20).

Temperatura da pele circunjacente: usa-se o dorso das mãos para comparar a área edemaciada com sua região homóloga e com a área circunjacente ao edema. A pele pode apresentar temperatura normal, quente ou fria. A pele quente está geralmente associada a processo inflamatório local, e a pele fria pode significar diminuição do fluxo sanguíneo na região.

Sensibilidade da pele circunjacente: verificada também pela digitopressão; pode ser classificada em edema doloroso ou indolor.

Outras alterações da pele circunjacente: avalia-se a coloração, textura e espessura da pele. A coloração pode ser pálida ou cianótica, se houver alterações na circulação sanguínea; ou avermelhada, nos casos de edema inflamatório. A pele pode apresentar-se lisa e brilhante nos casos de edema recente; espessa, nos edemas de maior duração; e enrugada, nos edemas que estão em processo de resolução.

SEMIOLOGIA GERAL

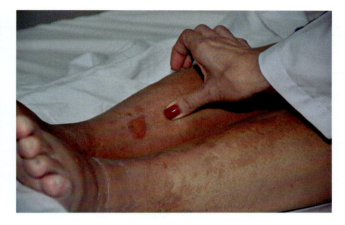

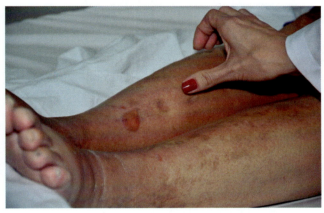

Figura 1.20 Edema localizado, ++/++++, consistência dura.

Fonte: Acervo dos autores.

Perfusão periférica

É extremamente valiosa para determinação da presença de débito cardíaco adequado às necessidades metabólicas do organismo. A investigação pode ser efetuada com base na temperatura, coloração e grau de enchimento das extremidades.

É avaliada com a compressão da polpa de um ou mais dígitos, resultando em um esvaziamento da microvasculatura. Com a liberação, o leito ungueal se torna esbranquiçado e vai gradativamente readquirindo a coloração normal da pele, à medida que o leito é novamente preenchido com sangue.

Em indivíduos com perfusão periférica normal, o enchimento é rápido, de 2 a 3 segundos. Nos casos de redução da perfusão, o enchimento se torna cada vez mais lento, mantendo uma correlação direta com a gravidade do quadro.

Sinais vitais

Temperatura

A verificação pode ser realizada pela temperatura oral, axilar ou retal, sendo que a axilar é considerada menos precisa em comparação com as outras medidas.

Na axila, o termômetro é colocado abaixo da dobra cutânea, o local mais usado para medição, pois é mais cômodo; porém, em pacientes muito magros, pode ser difícil manter o termômetro no local adequado e por um tempo determinado.

Na cavidade bucal, o termômetro deve ser posicionado abaixo da língua e orientar o paciente a permanecer com os lábios fechados.

A temperatura retal fornece valores mais aproximados da temperatura central, pois o reto está mais afastado da temperatura externa quando comparado com a axila e boca. Coloca-se o termômetro na ampola retal. Esse método é pouco usado devido a seus inconvenientes.

Verificar capítulo de intrumentos.

Valores de referência:[3]

- **Temperatura axilar:** 35,5 a 37 °C;
- **Temperatura bucal:** 36 a 37,4 °C;
- **Temperatura retal:** 36 a 37,5 °C.

Febre

É o aumento da temperatura corporal acima dos limites de normalidade, sendo um mecanismo adaptativo para preservar a integridade das células.

Características semiológicas da febre

- **Início:** pode ser súbito, quando a temperatura aumenta rapidamente; geralmente acompanha outros sinais e sintomas, como calafrios. Pode ser gradual quando a temperatura aumenta mais lentamente, e o paciente pode não perceber seu aparecimento.
- **Duração:** o tempo é um dado muito importante. A febre pode ser designada *febre prolongada de origem obscura* quando persiste por mais de 14 dias sem se estabelecer um diagnóstico.
- **Intensidade:** usa-se a temperatura axilar para classificar a febre em:
    - **Febre leve ou febrícula:** até 37,5 °C;
    - **Febre moderada:** de 37,5 °C a 38,5 °C;
    - **Febre alta:** acima de 38,5 °C.
- **Modo de evolução:** usa-se as informações obtidas na anamnese para obter os valores das temperaturas do paciente ao longo da evolução do quadro. Para uma análise mais fidedigna, usa-se um quadro térmico no qual registra-se a temperatura uma a duas vezes ao dia ou, em algumas situações, pode-se registrar de quatro em quatro horas ou seis em seis horas.

O término pode ocorrer em crise, significando que a hipertermia desapareceu de modo súbito; costuma ser acompanhada de sudorese e prostração, ou em lise, significando que a febre regrediu aos poucos, com a temperatura regredindo dia a dia até chegar a valores normais.

Hipotermia

Refere-se à diminuição da temperatura corporal abaixo de 35,5 °C medida na região axilar ou de 36 °C medida no reto.

MANUAL DE SEMIOLOGIA E PROPEDÊUTICA MÉDICA

As primeiras respostas às baixas temperaturas podem ser vasoconstrição, palidez, tremores, taquicardia e aumento da pressão arterial. Quando a temperatura está muito baixa, menor que 31,7 °C, os tremores, a frequência cardíaca e a pressão arterial diminuem, e quando a temperatura alcança valores inferiores a 23,9 °C, o paciente fica sonolento e evolui para o coma.

No exame físico do paciente com hipotermia, pode-se verificar pele fria, seca e pálida; às vezes, pode apresentar edema. Quando a temperatura exposta for muito baixa, pode ocorrer congelamento das estruturas superficiais da pele causando ulceração pelo frio, que ocorre geralmente em região dos pavilhões auriculares e pontas dos dedos das mãos e pés.

Frequência Cardíaca (FC)

A frequência cardíaca é avaliada através da palpação do pulso radial com a ponta dos dedos indicador e médio. Conta-se a pulsação por 1 minuto completo (ou por 30 segundos e multiplica-se por 2) para se obter o número de batimentos por minuto (**bpm**).

Valores de referência

Em adultos sadios, em repouso, a frequência está geralmente entre 70 e 80 bpm.

- **Taquicardia:** maior que 100 bpm.
- **Bradicardia:** menor que 50 bpm.

Frequência Respiratória (FR)

A frequência respiratória é avaliada através da observação das incursões respiratórias durante 1 minuto completo (**irpm**).
Valores de referência:

- 14 a 20 irpm – eupneico;
- Menor que 14 irpm – bradipneia;
- Maior que 20 irpm – taquipneia.

Pressão Arterial (PA)

O método mais utilizado na prática clínica é o indireto, com técnica auscultatória e esfigmomanômetro de coluna de mercúrio ou aneroide. Deve-se efetuar a aferição na posição sentada de acordo com os procedimentos, descritos no capítulo sobre instrumentos. Quando a PA está abaixo dos valores normais, é chamada de hipotensão arterial, e quando seus valores estão acima dos valores normais, é chamada de hipertensão. Para maiores informações, consulte o capítulo sobre cardiologia.

Dor

Semilogia da dor

Devem ser abordadas as seguintes características durante a anamnese:

- início;
- localização;
- irradiação;

- qualidade ou caráter;
- intensidade;
- duração;
- evolução;
- relação com funções orgânicas;
- fator desencadeante;
- fatores de piora;
- fatores de melhora;
- manifestações concomitantes.

1. **Início**
   Deve-se questionar quando a dor iniciou e de que forma. Exemplo: *"Quando essa dor começou? Essa dor começou de repente ou foi piorando aos poucos?"*. Distingue-se se a dor é aguda ou crônica.
2. **Localização**
   Refere-se à região em que o paciente está sentindo a dor. Deve-se pedir para o paciente apontar onde dói.
3. **Irradiação**
   Deve-se questionar se, a partir do local de origem da dor anteriormente apontada, ela percorre algum trajeto.
4. **Caráter**
   - Dor pulsátil (latejante);
   - Dor em choque;
   - Dor em cólica (típica de órgãos ocos);
   - Dor em queimação;
   - Dor em aperto (constritiva);
   - Dor em pontada;
   - Dor surda (dor constante presente em vísceras maciças);
   - Dor em cãibra;
   - Dor constante.
5. **Intensidade**
   Este componente da anamnese da dor é um dos mais importantes, pois engloba aspectos sensitivos, emocionais e culturais do paciente, o que guiará a terapêutica a ser aplicada.

Algumas escalas são utilizadas para indicar a intensidade da dor: para auxiliar em tal análise, utilizam-se as escalas de dor (Figura 1.21), como:

1. **Escala numérica (Numeric Rating Scale – NRS):** nesse instrumento, os pacientes avaliam a sua dor em uma escala de 0 a 10, com 0 representando "nenhuma dor" e 10 indicando "a pior dor imaginável".
2. **Escala verbal:** questiona-se se o paciente está *sem dor, dor leve, dor moderada, dor intensa* e *dor insuportável*. O problema de tal escala é sua subjetividade e o pequeno número de opções, comprometendo assim sua sensibilidade.
3. **Escala visual analógica (Visual Analogue Scale – VAS):** essa medida consiste em uma linha de 10 cm, com âncoras em ambas as extremidades. Numa delas, é marcada "nenhuma dor"; na outra, é indicada

SEMIOLOGIA GERAL

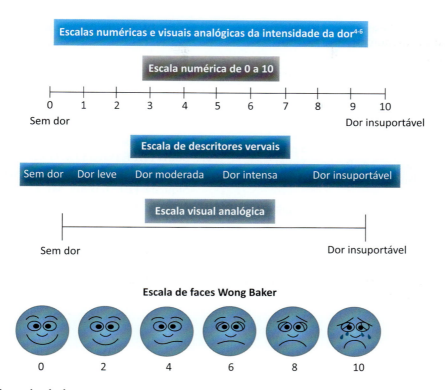

Figura 1.21 Tipos de escalas de dor.

Fonte: Adaptada de Sousa SS; 2009.

"a pior dor possível". A magnitude da dor é indicada marcando a linha, e uma régua é utilizada para quantificar a mensuração numa escala de 0 a 100 mm. Caso o paciente não consiga definir o que seja sua pior dor imaginável, sugerimos que compare com alguma dor que ele já tenha experimentado, como a dor do parto, litíase renal, úlcera perfurada, entre outras.

4. **Escala de faces de Wong Baker:** Escala baseada em descritores visuais utilizada para adultos ou crianças.
5. **Duração**
   Tempo de duração da dor, descrita em horas, dias, meses ou anos.
6. **Evolução**
   Questiona-se a evolução da dor a partir de seu início até o momento da consulta, desde o momento de sua instalação (súbita ou insidiosa); a concomitância do fator causal e seu início; as possíveis transformações (ficando mais forte ou não); mudança de local e o caráter.
7. **Relação com funções orgânicas**
   É a análise do local da dor e das estruturas anatômicas possivelmente associadas com a dor. Exemplo: dor torácica; avaliar a relação com respiração, tosse, espirros e outros movimentos do tórax.

8. Fatores desencadeantes
   Fatores causais que desencadeiam a dor, como, por exemplo, alimentos ácidos, bebida alcoólica, anti-inflamatórios hormonais, funções orgânicas (tosse, espirro, ao evacuar, ao urinar) certas posições ou situações, como sentar, deitar, levantar, decúbito dorsal ou lateral etc.
9. Fatores de piora
   Correspondem aos fatores que agravam a dor do paciente, como uma determinada alimentação, uso de medicamentos, movimentos etc.
10. Fatores de melhora
    Mesmo princípio adotado para a análise do tópico anterior, porém pesquisando a melhora da dor em questão. Posição, alimentação, medicação etc.
11. Manifestações concomitantes
    Sinais ou sintomas que acompanham a dor.

REFERÊNCIAS

1. Aquino LA, Wuillaume SM, Cardoso MHCA. Ordenando no tempo e no espaço: epistemologia narrativa, semiologia e raciocínio clínico. Rev. bras. educ. med. Rio de Janeiro, v. 36, n. 1, Mar. 2012.
2. Disponivel em: <http://apps.who.int/bmi/index.jsp?introPage=intro_3.html> Ultimo acesso em: 29 set. 2013.

MANUAL DE SEMIOLOGIA E PROPEDÊUTICA MÉDICA

3. Disponível em: http://www.scielo.br/scielo.php?script=sci_arttext&pid=S0100-55022012000100014&lng=en&nrm=iso. Acesso em: 12 Ago. 2013.

4. Filho OV e Carneiro DSD. Dor. In: Porto, Celmo Celeno Porto, Semiologia Médica. 5ª Edição. Guanabara Koogan Rio de Janeiro; Fevereiro de 2005. Cap 5 pag 60-72.

5. Filho OV, Carneiro DSD. Dor. In: Porto, Celmo Celeno Porto, Semiologia Médica. 6ª Edição. Guanabara Koogan, Rio de Janeiro; Fevereiro de 2005. Cap 5 pag 68-69.

6. López M. Semiologia médica – As Bases do Diagnóstico Clínico, 5 Ed., Rio de Janeiro, Livraria e Editora RevinteR; 2004..

7. Lynn S. Bickley, Peter G. Szilagyi-Bates: propedêutica médica, 10 Ed, Rio de Janeiro, Guanabara Koogan, 2010.

8. Pazin-Filho A, Schmidt A, Maciel BC. Semiologia Cardiovascular: inspeção, palpação e percussão. Medicina Ribeirão Preto, 37: 227-239, jul./dez. 2004.

9. Porto CC, Porto AL. Semiologia Médica. 6 ed, Rio de Janeiro, Guanabara Koogan, 2011.

10. Rodrigues YT, Rodrigues PPB. Semiologia Pediátrica. 2. ed, Rio de Janeiro, Guanabara Koogan, 2003.

11. Sociedade Brasileira de Cardiologia/Sociedade Brasileira de Hipertensão/Sociedade Brasileira de Nefrologia. VI Diretrizes Brasileiras de Hipertensão. ArqBrasCardiol 2010; 95(1 supl.1): 1-51.

12. Sousa FAEF, Pereira LV, Hortese P. Avaliação e mensuração da percepção da dor. In: Neto OA, Costa CMC, Siqueira JTT, Teixeira MJ. Dor Princípios e Praticas. 1ª Edição. Artmed Porto Alegre; 2009 Cap 30 pag 373-374.

13. Sousa FF, Silva JA. A métrica da dor (dormetria): problemas teóricos e metodológicos. Revista DOR, 2005; 6(1), 469-513.

2 capítulo

Maurício Valverde Liberato Mariana Salvalágio Nantes
Sharon Rosemberg

Instrumentos e Exames

SEGMENTO CEFÁLICO

Neurologia

Martelo para reflexo

Função

Os martelos neurológicos de percussão têm a função de percutirem o tendão ou aponeurose do músculo, a fim de se obter uma avaliação dos reflexos profundos (miotáticos). Alguns martelos vêm com uma agulha, permitindo também o teste dos reflexos superficiais.

Características

Há três tipos de martelos neurológicos (os mais utilizados):

- Babinski:
    - Aço inoxidável com agulha (Figura 2.1).
    - Cabeça de borracha.
    - Pode ser utilizado na horizontal/vertical.
    - Comprimento de 21 cm.
- Taylor:
    - Cabeça triangular de borracha sintética (Figura 2.2).
    - Comprimento de 19 cm.
- Buck:
    - Cabeça com dois lados de borracha sintética (Figura 2.3).
    - Escova rosqueada no cabo.
    - Agulha inserida na cabeça.
    - Comprimento de 19 cm.

Eletroencefalograma (EEG)

Função

Visa a representação gráfica das diferenças de potencial entre dois pontos separados na superfície do couro cabeludo, denominada derivação bipolar (representam potenciais elétricos transmitidos pelo encéfalo ou ondas encefálicas do córtex), ou entre um eletrodo no couro cabeludo e outro em um ponto eletricamente negativo – como a orelha –, denominada derivação unipolar.

Esse registro pode ser feito, simultaneamente, nas áreas: frontal, parietal, occipital e temporal. Além disso, poderão ser feitas comparações entre duas áreas correspondentes nos dois hemisférios para a avaliação da simetria, amplitudes e durações das ondas.

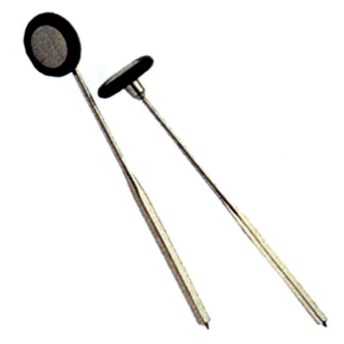

Figura 2.1 Martelo de Babinski. O primeiro com cabeça circular no mesmo plano que o cabo, e o segundo, com a cabeça perpendicular ao plano. Na ponta dos dois, há uma agulha.

Fonte: Acervo dos autores.

MANUAL DE SEMIOLOGIA E PROPEDÊUTICA MÉDICA

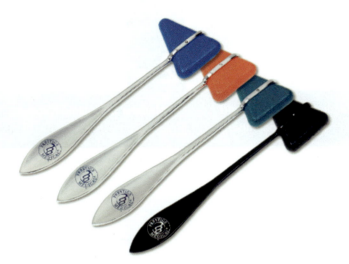

Figura 2.2 Martelo de Taylor em diversas cores.

Fonte: Acervo dos autores.

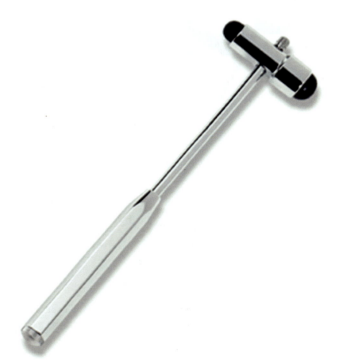

Figura 2.3 Martelo de Buck.

Fonte: Acervo dos autores.

Características do exame

Normalmente, são utilizados 23 eletrodos de metal (5 a 10 mm de diâmetro), sendo que 20 são colocados sobre as regiões pré-frontal, frontal, temporal, central, parietal e occipital, sendo identificados respectivamente pelas letras Fp, F, T, C, P e O. Um eletrodo de aterramento e dois eletrodos auriculares (denominados de A ou RF) são seguidos de números pares para o lado direito e números ímpares para o esquerdo. Os eletrodos que estão na linha média são identificados pela letra Z. Esse método, conhecido como "Método 10-20", é recomendado pela Federação Internacional das Sociedades de Encefalografia e Neurofisiologia (Figura 2.4).

Os potenciais encefálicos variam em média de 25 a 300 microvolts, e as frequências são de 0,5 a 35 ciclos por segundo.

As maiores voltagens são encontradas em áreas que contêm grandes massas de dendritos. A atividade encefálica elétrica dominante se agrupa em algumas faixas de frequência, que são representadas por letras gregas.

Em um adulto normal, em vigília, o principal ritmo achado é o alfa, que se caracteriza por padrões de frequência de 8 a 12 ciclos por segundos, mais evidentemente nas regiões parietoccipitais e em partes isoladas das regiões central e temporal. Porém, a abertura dos olhos e a concentração mental suprimem essa atividade alfa.

Já os padrões de frequência da letra beta estão presentes nas áreas central e frontal, com ondas entre 13 e 30 Hz.

Além disso, os padrões de frequência da letra teta também podem estar presentes nas regiões centrais do encéfalo, apesar de essa letra e a letra delta não serem frequentes em EEG normais de adultos.

O ritmo delta é encontrado em crianças de até 9 anos de idade, variando de 0,5 a 3,5 ciclos por segundo.

O ritmo teta, além de ser encontrado em regiões focais dos adultos, é encontrado em crianças e jovens, variando de 4 a 7,5 ciclos por segundo.

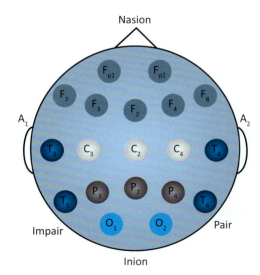

Figura 2.4 Eletrodos dispostos de acordo com o Método 10-20.

Fonte: Acervo dos autores.

Indicações do EEG

O EEG é uma excelente técnica diagnóstica para a alteração dos níveis de consciência (sono, por exemplo) e para avaliação de distúrbios convulsivos. Pode ser importante para a definição etiológica de algumas demências, encefalites, intoxicações, distúrbios metabólicos e no diagnóstico de morte encefálica (associado a outros critérios).

No caso das convulsões, não se recomenda a utilização do EEG durante as crises, devido aos grandes movimentos do paciente e também pela baixa probabilidade em se detectar uma crise durante a execução do exame, que normalmente é de 20 a 90 minutos. Por isso, são utilizados métodos para indução de convulsões, como: hiperventilação, estimulação fótica, indução de sono e administração de medicamentos.

Anormalidades frequentes encontradas no EEG

Alentecimento difuso ou focal do traçado, ondas trifásicas, descargas epileptiformes focais ou generalizadas e atividades periódicas generalizadas ou focais.

O aparecimento de ondas lentas contínuas focais ou difusas indica sinais de sofrimento, como aqueles causados por acidentes vasculares cerebrais, traumatismos craniencefálicos, neoplasias, encefalites e abscessos. Além disso, em casos de intoxicações ou de distúrbios metabólicos, observam-se apenas ondas lentas difusas.

Pode haver o desaparecimento das ondas cerebrais (silêncio elétrico) em casos de comas profundos, efeito de drogas, hipotermia, hipotensão severa e hipoglicemia.

Ondas pontiagudas de duração inferior a 1/12 segundo (chamadas de espículas) ou de duração um pouco maior (denominadas de ondas agudas), que podem ser focais, difusas, síncronas ou assíncronas, podem ocorrer na epilepsia.

Descargas de ondas anormais, que se repetem periodicamente, chamadas de atividade periódica, ocorrem em algumas encefalites e demências.

EEG digital e EEG com mapeamento cerebral

São sistemas computadorizados, cujo registro é convertido e armazenado em formato digital. Isso permite uma reformatação do sinal que foi adquirido, multiplicando as possibilidades de observação em diferentes montagens, velocidades, ganhos de amplitude e referências. Além disso, pode-se estudar o sinal do EEG por meio de algoritmos matemáticos e por meio da análise espectral.

A análise espectral aumenta a sensibilidade da atividade elétrica cerebral de base, tornando as assimetrias, as alterações focais e as difusas mais visíveis. Esses dados são visualizados por meio de histogramas, tabelas ou mapas de potenciais do espectro. Daí essa técnica ser conhecida como EEG quantitativo ou EEG com mapeamento cerebral.

São úteis na avaliação pré-cirúrgica em cirurgias para epilepsias, demências e na monitorização contínua na UTI (detecção precoce de um AVC).

Eletroneuromiografia

Função

Diagnostica lesões do sistema nervoso periférico e faz a diferenciação entre essas lesões e as afecções musculares e da junção neuromuscular.

Divide-se em duas partes: eletromiografia (EMG) e o estudo da condução nervosa.

Eletromiografia normal

É o registro visual da atividade elétrica muscular, durante movimentos espontâneos e/ou voluntários. Para isso, a atividade elétrica é transmitida a um aparelho que transforma os potenciais elétricos musculares em ondas e em sons característicos. Essas ondas podem ser visualizadas na tela do osciloscópio ou até mesmo impressas.

A atividade elétrica muscular pode ser registrada colocando-se um pequeno eletrodo na superfície cutânea ou introduzindo-se um eletrodo em forma de agulha (Figura 2.5). A inserção dessa agulha no músculo provoca uma irritabilidade das fibras musculares, o que se reflete em uma breve sequência de potenciais elétricos, cessando assim que a posição da agulha é alterada.

A atividade elétrica é estudada durante contrações leves e intensas, no repouso.

Durante o repouso, há o silêncio elétrico, já que não há mudanças de potencial.

No músculo normal, durante a contração máxima, há o recrutamento de diversas unidades motoras que irão se contrair com grande frequência. Assim, observa-se um padrão denominado "interferência", que caracteriza potenciais de unidades motoras se sobrepondo no traçado e causando um ruído característico.

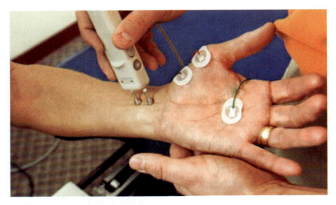

Figura 2.5 Eletromiografia.

Fonte: http://www.abc.med.br/p/303815/eletroneuromiografia

Eletromiografia patológica

Durante a introdução da agulha em pacientes com miopatias ou músculos desnervados, a atividade de inserção pode estar aumentada, enquanto em afecções crônicas com substituição do músculo por tecido fibroso, a atividade de inserção estará diminuída.

É importante saber que, em lesões do sistema muscular, também poderá ocorrer o "silêncio elétrico".

Em lesões do sistema nervoso periférico, ocorrem contrações espontâneas de uma única fibra muscular desnervada (fibrilações e ondas positivas). No entanto, também podem ocorrer contrações espontâneas não só de uma única fibra, mas de toda uma unidade motora (fasciculações).

Nessas lesões, as unidades motoras têm maior número de fibras musculares do que em músculos normais (resultado da reinervação por axônios das fibras desnervadas), fazendo com que os potenciais da unidade motora tenham maiores amplitudes e durações (potenciais gigantes), além de um maior número de fases (potenciais polifásicos longos).

Em contrapartida, nas miopatias, as unidades motoras passam a ter menor número de fibras musculares, fazendo com que haja potenciais de baixa amplitude e de menor duração. Os potenciais podem ser polifásicos, devido à difusão deficiente do estímulo entre as fibras musculares.

Em lesões do SNP, durante a contração máxima, há um menor número de unidades motoras, resultando em um padrão de "interferência rarefeito", em que quase não há superposição de potenciais.

Já nas miopatias, ocorre o chamado "padrão de interferência paradoxal", que se caracteriza por um recrutamento exagerado de unidades motoras em desproporção com a pequena intensidade de contração muscular.

Estudo da condução nervosa

Estimula-se eletricamente os nervos pela pele e registra-se os potenciais musculares e sensitivos, permitindo o estudo da condução nervosa. Portanto, esse estudo é usado para a identificação de distúrbios na transmissão de impulsos para os músculos.

Os dados fornecidos por esse exame são: latência entre o estímulo e resposta; velocidades de condução motora e sensitiva; e amplitude dos potenciais.

Na síndrome do túnel do carpo, por exemplo, em que há compressão do nervo mediano, a latência entre o estímulo e a resposta encontra-se aumentada.

Depois de estimular o nervo mediano no nível do punho, pode-se estimulá-lo num ponto mais acima no antebraço, podendo-se calcular a velocidade de condução motora (divide-se a distância entre esses dois pontos pela diferença entre as latências).

As velocidades máximas de condução do nervo (entre 45 e 70 metros por segundo) ocorrem nas fibras mais grossas e ricamente mielinizadas.

Nas neuropatias periféricas causadas por processos que agridem a bainha de mielina (essa permite a condução mais rápida dos potenciais de ação), as velocidades de condução reduzem-se consideravelmente.

Em contrapartida, nas neuropatias periféricas que afetam apenas os axônios ou os corpos celulares, a velocidade de condução não se altera, porque a presença de algumas fibras grossas que não tenham sido afetadas já mantém a velocidade de condução dentro dos limites de normalidade. Porém, nesses casos, a amplitude dos potenciais musculares ou nervosos estará reduzida, devido ao menor número de fibras musculares.

Nesse exame, pode-se também utilizar outras técnicas, tais como: estimulação repetitiva e os estudos dos reflexos H e da onda F.

A estimulação repetitiva causa contrações musculares no território de inervação até o aparecimento da fadiga. Isso é útil, por exemplo, na investigação da miastenia grave, uma vez que, após segundos de estimulação, a amplitude dos potenciais reduz-se acentuadamente.

O reflexo H (em homenagem a Hoffman, que o descreveu) é um reflexo miotático, causado por uma estimulação do nervo tibial na fossa poplítea, determinando contrações musculares da panturrilha por arco-reflexo. Ele é reduzido em lesões do sistema nervoso periférico e mais facilmente obtido na síndrome piramidal.

Além da estimulação supramáxima dos nervos provocar contrações musculares, também provoca uma contração de menor amplitude e de maior latência, chamada de onda F.

O reflexo H e a onda F são úteis para o diagnóstico de lesões nas porções proximais do sistema nervoso periférico.

As contraindicações para esse exame são: distúrbios de coagulação sanguínea ou pacientes com infecções sistêmicas recidivantes.

Monofilamentos
Função

Também chamados de estesiômetros, têm a função de avaliar e quantificar o limiar de sensibilidade do paciente. São usados para descobrir áreas de sensação ausente, diminuída, aumentada ou pervertida, além de se determinar o tipo de sensação afetada e o grau juntamente com a distribuição de anormalidade (Figura 2.6).

Características

Constituídos por fios de nylon de 38 mm de comprimento e diversos diâmetros. Cada um deles precisa de uma força específica para curvá-lo, que varia de 0,05 g (menor diâmetro) a 300 g (maior diâmetro) no conjunto de seis monofilamentos, como mostra a Tabela 2.1.

INSTRUMENTOS E EXAMES

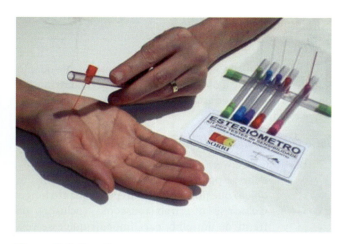

Figura 2.6 Estesiômetro.

Fonte: http://sorribauru.wix.copm/sorribauru-niptec

Procedimentos

- Explicar correta e minuciosamente o exame ao paciente, a fim de que ele compreenda e colabore com o exame;
- Deixar o paciente deitado, aquecido, confortável e relaxado;
- Retirar os monofilamentos do tubo e encaixá-los no furo lateral do cabo, colocando-os em ordem crescente (do mais fino para o mais grosso).
- Demonstre a sensação que o paciente deverá sentir em uma área normal de seu corpo para uma melhor compreensão do teste;
- Ocluir o campo de visão do paciente, para que ele não veja onde está acontecendo o estímulo;
- Selecionar aleatoriamente áreas a serem testadas, e se houver presença de calosidades, cicatrizes ou úlceras, realizar o teste ao redor dessas lesões.
- Sempre que possível, comparar áreas homólogas do corpo;
- Segurar o cabo do instrumento de maneira que o filamento de nylon fique perpendicular à pele do paciente.
- Pressionar o filamento sobre a pele até que esse se curve e manter nessa posição (sem que ele deslize) por aproximadamente 1,5 s.
- Começar o teste pelo filamento mais fino (verde) e, na ausência de resposta, ir aumentando gradativamente a grossura dos monofilamentos.
- O paciente deve dizer o tipo de estímulo percebido e a sua localização de forma imediata. A não resposta imediata indica um retardo anormal na percepção;
- Os filamentos verde e azul devem ser aplicados em três pontos distintos, enquanto os outros (mais grossos) devem ser aplicados em apenas um ponto.
- Registrar sobre a pele do paciente a cor do monofilamento que foi necessário para detectar alguma percepção sensorial daquela área específica.

Há dois tipos gerais de avaliação: de um lado para o outro; e distal e proximal. O primeiro tipo deve comparar os dermátomos principais e as distribuições dos nervos periféricos. Já o segundo é apropriado quando precisa-se fazer o diagnóstico diferencial com uma neuropatia periférica.

OFTALMOLOGIA
Oftalmoscópio
Exame oftalmoscópico

Útil na observação posterior do globo ocular, ou seja, examina retina, disco óptico, coroideia e vasos sanguíneos.

Tabela 2.1 – Correlação do código de registro, diâmetro dos monofilamentos e interpretação clínica.		
Código para registro	Monofilamento	Interpretação
Círculo preenchido em verde	0,05 gramas	Sensibilidade normal no pé
Círculo preenchido em azul	0,2 gramas	Sensibilidade normal no pé
Círculo preenchido em violeta	2,0 gramas	Sensibilidade protetora diminuída
Círculo preenchido em vermelho	4,0 gramas	Perda da sensibilidade protetora
Círculo preenchido em vermelho	10,0 gramas	Perda da sensibilidade protetora
Círculo preenchido em vermelho	300,0 gramas	Sensação de pressão profunda presente
Ausência de percepção ao monofilamento de 300,0 g	Não sente	Perda da sensação de pressão profunda

Fonte: Adaptada de http://www.actafisiatrica.org.br/detalhe_artigo.asp?id=216, acessado em setembro de 2013.

MANUAL DE SEMIOLOGIA E PROPEDÊUTICA MÉDICA

Esse exame pode ser executado de três formas: oftalmoscopia com o apoio da lâmpada de fenda, oftalmoscopia indireta ou direta.

Oftalmoscopia com apoio de fendas

O paciente se senta diante de um aparelho chamado "lâmpada de fendas", que por sinal é o mesmo aparelho usado na avaliação do segmento anterior do globo ocular.

Esse exame pode ser direto (usa-se lentes de contato) ou indireto (usa-se lentes indiretas interpostas entre o olho do doente e a lâmpada de fenda, permitindo a observação tridimensional da retina).

Oftalmoscopia direta

Função do oftalmoscópico direto

Permite uma visão detalhada do disco e da vascularização retiniana, devido ao fato de proporcionar uma imagem mononuclear com uma visão do fundo de olho aumentada em até 15 vezes.

O tamanho do ponto de luz deve ser de acordo com o tamanho da pupila: em pupilas dilatadas, o tamanho grande do ponto de luz permite uma área de iluminação mais ampla; porém, em pupilas não dilatadas, o tamanho grande interferiria na visão do paciente e promoveria a contração pupilar, sendo recomendável o ponto de luz de menor tamanho.

A vascularização distal da retina deve ser acompanhada em cada um dos quatro quadrantes (superior, inferior, temporal e nasal) para uma avaliação da cor, tortuosidade e calibre dos vasos, bem como aneurismas, hemorragias ou exsudatos.

Oftalmoscopia indireta

Função do oftalmoscópio indireto

Tem a função de complementar e suplementar a oftalmoscopia direta.

Características do exame indireto

Realizado por meio do oftalmoscópio binocular indireto que, juntamente com uma fonte de luz brilhante ajustável, é acoplado à cabeça do médico. É um exame que requer grande dilatação pupilar e deve ser preferencialmente feito com o paciente em posição supina ou sentado com uma inclinação de 45°.

Permite uma visão binocular através de um conjunto de lentes de capacidade determinada (campo de visão muito mais amplo que a oftalmoscopia direta).

Uma lente convexa é segurada a alguns centímetros do olho do paciente, permitindo que a imagem da retina se forme sobre ela, tridimensionalmente.

Para esse exame, é necessária uma dilatação farmacológica da pupila.

Estrabismoscópio
Função

Detectar e diagnosticar estrabismo, tanto latente quanto manifesto. Permite a observação simultânea do movimento dos olhos (tanto o que está ocluído pelo instrumento quanto o que está livre).

Teste de cover-uncover (oclusão-desoclusão)

1. Teste de cover (oclusão)
   - Pede-se para o paciente focar a visão em um objeto que pode estar tanto perto quanto longe.
   - Coloca-se o estrabismoscópio (oclusor) na frente de um olho, para impedir que esse veja o alvo. Se o outro olho (que está livre) mover-se para obter fixação, é porque antes não estava conseguindo se fixar, causando um estrabismo manifesto. Se o olho livre desviar para dentro, indica exotropia; para fora, indica esotropia; para baixo, hipertropia; e para cima, hipotropia.
   - Repete-se o teste com o outro olho.
2. Teste de *uncover* (desoclusão)
   - Retira-se o oclusor, e se o olho que estava coberto estiver desviado, se observará um movimento de refixação.
   - Repete-se o teste com o outro olho.

Gráfico de acuidade visual

O exame de acuidade visual é o mais relevante teste de função visual e o mais fácil a se fazer.

Para testar a acuidade visual central, mostra-se alvos de diferentes tamanhos para o paciente a uma distância-padrão do olho. Para a realização desse teste, pode-se usar a tabela de Snellen (Figura 2.7).

A tabela de Snellen é composta por uma série de fileiras com letras aleatórias e progressivamente menores. Cada fileira é designada por um número, que corresponde à distância (em pés ou metros) a partir da qual um olho normal consegue ler a fileira inteira. Por exemplo, a fileira número "40" possui letras suficientemente visíveis a uma distância de 40 pés (12 m de distância). Caso o paciente seja analfabeto, pode-se utilizar tabelas que contenham números.

Convencionalmente, a visão para longe pode ser medida a uma distância de 6 m, e a visão para perto, a uma distância de 35,6 cm.

A acuidade para longe deve ser sempre medida separadamente para cada olho, a fim de possibilitar comparações. Ela é representada por dois números, por exemplo, "20/40". O primeiro número representa a distância em pés da tabela até o paciente, e o segundo número representa a fileira com as menores letras que o paciente conseguiu ler. A visão normal é de 20/20.

INSTRUMENTOS E EXAMES

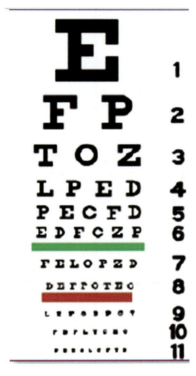

Figura 2.7 Tabela de Snellen.

Fonte: Acervo dos autores.

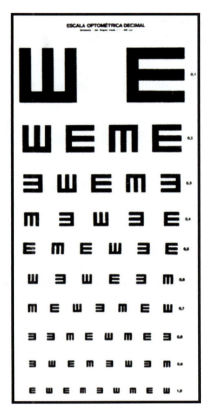

Figura 2.8 Tabela do E iletrado.

Fonte: Acervo dos autores.

Verificar explicação do exame no Capítulo 6 – Oftalmologia.

Para as crianças pequenas (a partir dos 3 anos de idade), pode-se utilizar a tabela do E (Figura 2.8), que funciona da seguinte forma: as letras "E" são giradas aleatoriamente para cada uma das quatro direções possíveis em toda a tabela. Para cada alvo, pede-se que a criança aponte na mesma direção que as "três barras do E" estão.

A acuidade visual corrigida (uso de óculos ou lentes de contato) é mais relevante clinicamente do que a acuidade visual não corrigida (sem óculos ou lentes).

Infelizmente, a tabela de Snellen apresenta muitas falhas. Por exemplo: as letras nas linhas inferiores são muito mais próximas entre si do que as da parte superior; o espaço entre cada letra e cada fileira não se relaciona com a largura ou a altura das letras; e há um pequeno número de letras grandes, o que limita o uso da tabela.

Dessa forma, criou-se a tabela de Bailey-Lovie (Figura 2.9), que é mais precisa que a tabela de Snellen. Cada linha na tabela reúne cinco letras, e o espaço entre cada letra e cada fileira está relacionado com a largura e altura das letras respectivamente. Essa tabela registra o ângulo mínimo de resolução (MAR), relacionado com a resolução necessária para a leitura da letra. Por exemplo, "6/6" significa um MAR de 1 minuto de arco, e "6/12", um MAR de 2 minutos. Como o tamanho da letra muda em 0,1 unidade de logMAR (logaritmo de MAR) por fileira e em cada fileira há cinco letras, cada letra tem uma contagem de 0,02. A contagem final considera todas as letras lidas corretamente na tabela.

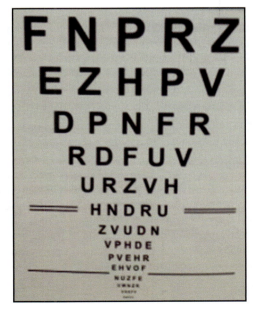

Figura 2.9 Tabela de Bailey-Lovie.

Fonte: Acervo dos autores.

Capítulo 2

SEGMENTO TORÁCICO
Cardiologia
Estetoscópio
Características do estetoscópio convencional

Atualmente, os estetoscópios se dividem basicamente em duas categorias: os convencionais (ou mecânicos) e os eletrônicos.

O estetoscópio convencional segue os princípios dos estetoscópios do século XIX, nos quais a amplificação do som é feita por um tubo ressonante. É composto por um tubo flexível de látex em formato de Y, extensores e olivas que se encaixam no ouvido e um receptor, o qual pode ser de dois tipos: campânula ou diafragma.

A campânula é formada de uma câmara rasa, aberta na parte que tem contato com a pele do paciente. O receptor tipo diafragma é composto de uma câmara rasa, com a extremidade que se encosta ao paciente fechada por uma membrana.

Funcionamento do estetoscópio

As vibrações sonoras oriundas dos órgãos se propagam até a superfície do corpo, atingindo o estetoscópio. No caso do estetoscópio de diafragma, essa vibração é transmitida para a membrana rígida, que entra em um estado de ressonância, ou seja, passa a vibrar com mais intensidade, funcionando como um amplificador (Figura 2.10).

No estetoscópio de campânula, uma vez que não há membrana, a superfície da pele funciona como tal. Novamente se dará o efeito da ressonância, dessa vez da pele, amplificando o som (Figura 2.11).

Uma mesma membrana pode entrar em ressonância para uma série de frequências. Os fatores que influenciam o valor das frequências de ressonância são descritos a seguir.

Características da membrana

Algumas propriedades da membrana deslocam as frequências de ressonância para baixo (baixas frequências) ou para cima (altas frequências). Essas características de interesse e a sua influência são listadas a seguir:

A. Diâmetro

Quanto maior o diâmetro da membrana ou da campânula (dependendo do tipo de estetoscópio), menor será o valor das frequências de ressonância, ou seja, diâmetros maiores favorecem as baixas frequências (filtro "passa baixa"). Quanto menor o diâmetro, maior o valor das frequências de ressonância (filtro "passa alta").

B. Pressão

Em situações nas quais a membrana (diafragma ou pele do paciente) está submetida a uma grande pressão, mais elevados serão os valores das frequências de ressonância (filtro

"passa alta"). A redução da pressão sobre a membrana favorece as frequências mais baixas ("filtro passa baixa").

Dessa forma, é possível variar a gama de frequências de ressonância mudando-se a pressão e/ou o diâmetro da membrana. No caso dos estetoscópios de campânula, pode-se variar as frequências de interesse apenas ajustando-se a pressão dos estetoscópios contra a pele do paciente.

Características do receptor sonoro (sino)

A forma do sino também altera as frequências de ressonância. Quanto maior for o valor do seu volume interno, mais alta será a sua frequência de ressonância.

Estetoscópios eletrônicos

A principal diferença é determinada pela presença de dispositivos eletrônicos, inseridos no interior desses estetoscópios, que se encarregam de amplificar e filtrar as vibrações sonoras captadas pelo diafragma.

Em virtude disso, são capazes de gerar sons de saída com uma intensidade até 18 vezes maior que os convencionais.

Os estetoscópios eletrônicos podem fornecer, além do sinal sonoro característico, uma saída para sinais fonográficos. Esse tipo de informação se caracteriza por uma apresentação gráfica da vibração sonora. Os dados são organizados por amplitude da vibração em função do tempo.

Uso correto do estetoscópio

- Encaixar as olivas nas orelhas, de modo que elas apontem em direção à tuba auditiva (ao seu nariz). Se você fizer isso corretamente, haverá uma boa vedação e os sons externos irão ficar muito fracos.
- Segure o diafragma com a parte distal do dedo indicador e do dedo médio da mão dominante. Essa maneira de segurar é melhor do que usar a ponta dos dedos ao redor do diafragma, pois permite que você pressione o instrumento contra o paciente sem que os seus dedos criem um ruído extra (Figura 2.12).
- Encostar o diafragma diretamente na pele do paciente para melhor transmissão do som. Não é recomendado colocar sobre a roupa, pois poderá haver perda de sons cruciais para o diagnóstico.

SEGMENTO GENITAL
Ginecologia
Espéculo vaginal
Função

O espéculo visa dilatar a entrada da vagina para uma melhor visualização da genitália interna (Figura 2.13).

INSTRUMENTOS E EXAMES

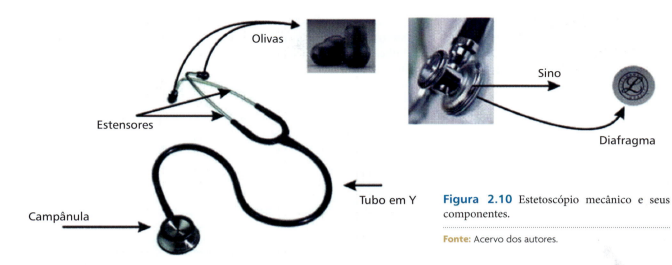

Figura 2.10 Estetoscópio mecânico e seus componentes.

Fonte: Acervo dos autores.

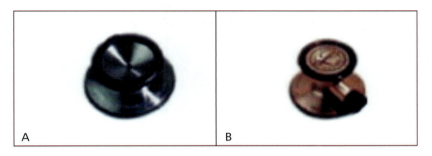

Figura 2.11 Em (A), pode-se observar o receptor do tipo campânula; em (B), o tipo diafragma.

Fonte: Acervo dos autores.

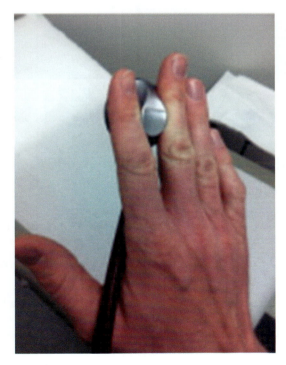

Figura 2.12 Uso correto do estetoscópio.

Fonte: Acervo dos autores.

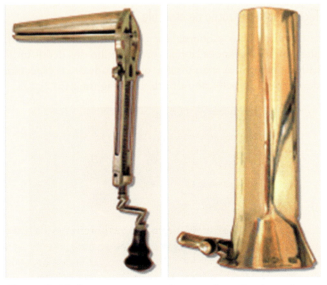

Figura 2.13 À esquerda, espéculo vaginal trivalve de madeira e aço do século XVIII. À direita, espéculo vaginal trivalve de prata.

Fonte: Acervo dos autores.

Características

Os espéculos são constituídos de duas valvas iguais e um cabo. Quando o espéculo é fechado, as valvas se justapõem, apresentando-se como uma peça única. Os espéculos articulados são os mais utilizados, porque têm a vantagem de não exigirem auxiliar, proporcionando campo suficiente para as manobras instrumentais, e de serem de muito fácil manejo. Podem ser metálicos ou de plástico transparente, facilitando ainda mais a visualização das paredes vaginais. São descartáveis, apresentando quatro tamanhos: mínimo (espéculo de virgem), pequeno (nº 1), médio (nº 2) ou grande (nº 3) (Figura 2.14).

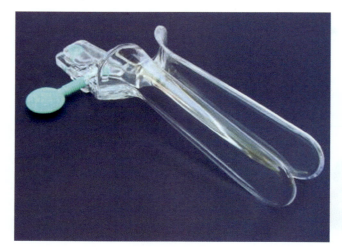

Figura 2.14 Espéculo vaginal de plástico.

Fonte: Acervo dos autores.

Técnica para utilização do espéculo

Com a mão esquerda (se o examinador for destro), afastam-se os grandes lábios, com o auxílio dos dedos indicador e polegar. A mão direita, que introduzirá o espéculo, deverá pegá-lo pelo cabo e borboleta (Figura 2.15).

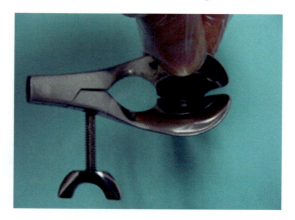

Figura 2.15 Posição de abertura do espéculo.

Fonte: Acervo dos autores.

Apoiado sobre a fúrcula e ligeiramente oblíquo, para evitar lesão uretral, introduz-se lentamente o instrumento fechado; antes de ser completamente colocado na vagina (quando estiver no meio do caminho), deve-se realizar uma rotação de 90º, ficando as valvas paralelas às paredes anterior e posterior, dando ao espéculo a posição que ocupará no exame. A extremidade do aparelho será orientada para baixo e para trás, na direção do cóccix.

Na abertura do espéculo, a mão esquerda segura e firma sua valva anterior (Figura 2.16), para que a mão direita possa, girando a borboleta para o sentido horário, abri-lo e expor o colo uterino.

O aparelho é retirado fechado, até o meio da vagina, quando se efetua uma rotação, para que ele saia na mesma posição em que foi introduzido (Figura 2.16).

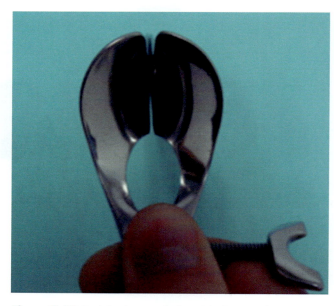

Figura 2.16 Posição de entrada do espéculo vaginal.

Fonte: Acervo dos autores.

GÊNESE E DESENVOLVIMENTO
Obstetrícia
Estetoscópio de Pinard
Características

O estetoscópio de Pinard pode ser feito de madeira, alumínio ou plástico. Possui três partes:

- **Auricular:** adapta-se no pavilhão auricular. Tem a forma côncava, e seu diâmetro mede 6 cm.
- **Coletora:** adapta-se no abdome materno. Tem a forma cônica, e seu diâmetro mede 5 cm.
- **Condutora:** liga a parte auricular com a parte coletora. Tem a forma de um tubo cilíndrico de 12 a 15 cm, em média.

Função

Permite verificar a presença de gravidez, a vitalidade fetal e a presença de gestação múltipla por meio da ausculta dos batimentos cardíacos fetais. Além disso, confirma o diagnóstico palpatório da apresentação e posição fetais.

Os ruídos captados são de origem fetal ou materna: os fetais compreendem os batimentos cardíacos; os ruídos de choque, o sopro funicular e os movimentos ritmados; já os maternos são representados pelo sopro da uterina, ruídos intestinais (borborigmos) e batimentos da aorta abdominal (sinal de Boero) (Figura 2.17).

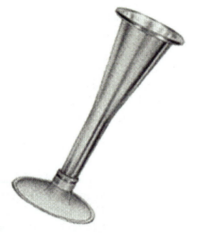

Figura 2.17 Estetoscópio de Pinard (alumínio).

Fonte: Acervo dos autores.

Técnica de ausculta

- A gestante deve ficar em decúbito dorsal, mantendo a parede anterolateral do abdome relaxada e descoberta até o apêndice xifoide (Figura 2.18).
- O examinador, sentado ou em pé, coloca-se do lado que fará o exame, mantendo uma postura adequada e cômoda, para evitar que a congestão de sua cabeça provoque ruídos de suas artérias temporais.
- A parte coletora do estetoscópio de Pinard deve ficar perpendicularmente sobre a parede abdominal.
- Quando a parte auricular já estiver adaptada ao pavilhão auditivo do examinador, com uma das mãos o examinador pressionará o hemiabdome oposto, de modo a tornar desnecessária a apreensão da parte condutora. Assim, evitam-se ruídos estranhos e remove-se a camada de líquido amniótico, fazendo com que o som seja propagado em meio sólido.
- Recomenda-se que a ausculta seja feita durante o intervalo das contrações uterinas.

Amnioscópio

Características do amnioscópio

Possui uma fonte de iluminação direta com um cabo de metal e uma escala para avaliar as cores do líquido amniótico. Essa escala compara as diferentes tonalidades do líquido amniótico, bem como a quantidade maior ou menor de grumos (Figura 2.19).

Função

Método endoscópico de observação da câmara amniótica, por meio do canal cervical e das membranas do polo inferior do ovo. Além disso, permite a microanálise do sangue do feto, durante o trabalho de parto.

O principal objetivo desse exame é diagnosticar um sofrimento fetal crônico.

A amnioscopia torna-se progressivamente mais fácil de se realizar, a partir de 35 semanas, quando se pode obter a visualização do ovo, por meio da cérvice.

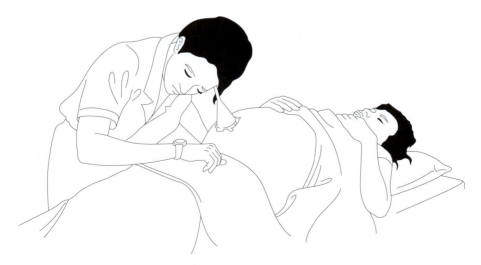

Figura 2.18 Técnica de ausculta com o estetoscópio de Pinard.

Fonte: Acervo dos autores.

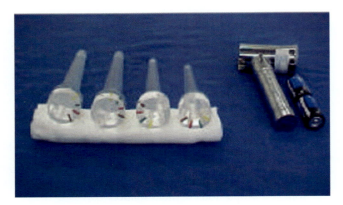

Figura 2.19 Amnioscópio.

Fonte: Acervo dos autores.

Condição da amnioscopia

Quando houver permeabilidade cervical.

Indicações da amnioscopia

Deve ser indicada em gestações de risco, como:

- gestação pós-matura (duração maior que 42 semanas);
- toxemia;
- hipertensão;
- diabetes;
- história de problemas obstétricos;
- incompatibilidade de RH;
- suspeita de insuficiência placentária;
- primeiro estágio do trabalho de parto prolongado com membranas íntegras.

Contraindicações da amnioscopia

Relativas

- Colpites.
- Condiloma acuminado de colo uterino.
- Herpes genital.
- Hidrâmnio.

Absolutas

- Placenta prévia centrotocal e centroparcial.

Cardiotocografia

Função

Registrar contínua e simultaneamente a frequência cardíaca fetal (FCF), a movimentação fetal e as contrações uterinas, no período anteparto ou intraparto.

Características dos cardiotocógrafos

Os cardiotocógrafos possuem três sistemas: sensor, processador e apresentador. Esse conjunto visa observar, demonstrar e quantificar grandezas elétricas (eletrocardiografia), acústicas (fonocardiografia e ultrassom) e mecânicas (tocografia e movimentos fetais).

Na monitoração externa, o transdutor para o registro das contrações uterinas e dos movimentos fetais, bem como o transdutor para a FCF, são colocados no ventre materno (monitoração abdominal não invasiva). A FCF é obtida por métodos eletrocardiográficos (1), fonocardiográficos (2) ou ultrassonográficos (3).

A monitoração interna é invasiva e, por isso, utilizada basicamente no parto, quando o implante do eletrodo no concepto torna fácil o registro de seu eletrocardiograma (principalmente a onda R). A atividade uterina é obtida por meio de um cateter ou balão intrauterino. A vantagem dessa técnica é um traçado de alta qualidade.

1. **Eletrocardiografia (ECG) abdominal:** coloca-se eletrodos no ventre da paciente. Após o sinal ter sido amplificado, deverá ser filtrado para eliminar o ECG materno e, assim, se obter a FCF.
2. **Fonocardiografia:** o fonotransdutor capta dois sons para cada batimento cardíaco fetal, quando colocado no abdome materno. Um demodulador elimina o segundo som e usa apenas o primeiro para calcular a FCF. Podem haver falsos sinais determinados por movimentos maternos e fetais, sons do cordão umbilical, da placenta, dos grandes vasos, do intestino materno e ruídos externos, que acabam prejudicando um registro fidedigno, porém como o intervalo entre os BCF varia dentro de certos limites, diferentemente dos sons adventícios, circuitos lógicos no sistema processador eliminam muitos desses falsos sinais.
3. **Ultrassom *Doppler*:** é o método mais empregado para captar o BCF quando se utiliza a via abdominal.

Classificação

A cardiotocografia pode ser no repouso (basal), estimulada (estímulo mecânico ou sonoro) ou com sobrecarga (teste do esforço, teste do estímulo mamilar e teste da ocitocina) (Figura 2.20).

Importância da cardiotocografia

- Dar uma orientação eficaz ao tocólogo;
- permitir uma análise imediata do concepto;
- exame com boa acurácia simples e inócuo com facilidade de repetição.

Recomendações para a cardiotocografia

- Iniciar a realização desse exame a partir de 26 a 28 semanas de gestação, com uma periodicidade variável (intervalo de sete dias, diários, registros contínuos), uma vez que essa depende da patologia materna e/ou fetal e dos resultados dos testes anteriores.

INSTRUMENTOS E EXAMES

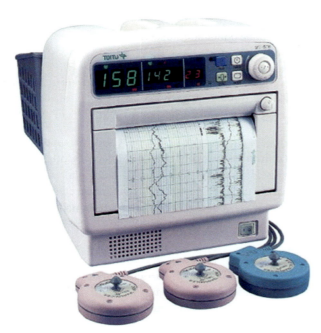

Figura 2.20 Aparelho cardiotocógrafo.

Fonte: Acervo dos autores.

- Recomenda-se uma duração de no mínimo 20 minutos para esse exame, com uma velocidade de registro de 1, 2 ou 3 cm/minuto.
- A paciente deve ficar sentada em uma poltrona confortável ou em decúbito lateral esquerdo.
- Colocação correta dos transdutores para um traçado mais fidedigno.
  - Evitar jejum prolongado.
  - Anotar possíveis fármacos utilizados durante o exame, bem como possíveis alterações de temperatura e pressão arterial maternas.

Indicações da cardiotocografia
- Anteparto: caso houver patologias maternas, fetais e/ou placentárias.
- Intraparto: para os casos de trabalho de parto distócico, induzido ou estimulado.

HEBIATRIA
Orquidômetro
Função
Avaliar o volume testicular, principalmente durante a infância e adolescência para o acompanhamento da maturação sexual dos testículos.

Características
Consiste em um conjunto de 12 modelos elipsoides de testículos (com volumes entre 1 e 25 mL), feitos de madeira ou plástico, montados em uma corda.

Procedimento
Para avaliar os testículos, o médico palpa os testículos do paciente, enquanto segura com a outra mão o orquidômetro, procurando identificar o modelo mais próximo do testículo apalpado.

TECIDOS
Dermatologia
Dermatoscópio
Dermatoscopia isolada
Função

Também chamada de microscopia de epiluminescência, microscopia de superfície e episcopia. É um procedimento não invasivo que auxilia no diagnóstico diferencial de lesões pigmentadas benignas e malignas, já que o dermatoscópio permite o estudo da junção dermoepidérmica e da derme papilar.

Características

São instrumentos portáteis, simples e baratos com capacidade de magnificação de 10 vezes. Há algum meio líquido (normalmente, o óleo mineral) que fica entre a lente do aparelho e a superfície cutânea, que permite uma diminuição da refração dos raios luminosos, deixando a pele mais translúcida (Figura 2.21).

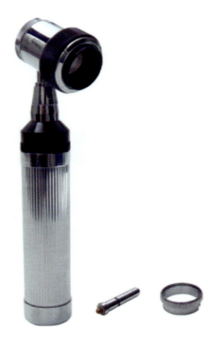

Figura 2.21 Dermatoscópio.

Fonte: Acervo dos autores.

Indicações

- Diagnóstico diferencial de lesões pigmentadas cutâneas;
- diagnóstico de lesão maligna;
- diagnóstico e acompanhamento de lesões pigmentadas em indivíduos de alto risco (portadores de múltiplos nevos e com antecedentes pessoais ou familiares de melanoma).

Dermatoscopia Digital (DD)

Função

Diagnóstico precoce de melanomas incaracterísticos, ou seja, que ainda não possui características típicas que podem ser identificadas no exame de dermatoscopia isolada.

Diferentemente da dermatoscopia isolada, a DD avalia as lesões como um grupo e não de forma isolada. Ou seja, avalia-se o padrão global dos nevos do paciente e compara-se cada lesão com esse padrão global.

A DD é mais sensível e mais específica que a dermatoscopia isolada, permitindo uma maior acurácia diagnóstica do exame.

Características

O dermatoscópio é acoplado a uma câmera, que permite a digitalização das imagens dermatoscópicas e suas transferências para computadores, ficando as imagens armazenadas em *softwares* específicos que realizam cálculos automáticos de tamanho, forma, textura e cor das lesões (Figura 2.22).

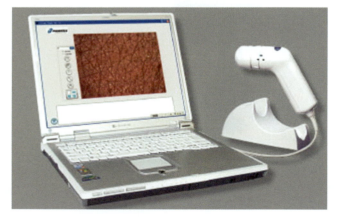

Figura 2.22 Dermatoscópio digital.

Fonte: Acervo dos autores.

Indicações

- História familiar de melanoma;
- história prévia de melanoma;
- presença de múltiplos nevos;
- presença de nevos atípicos;
- síndrome do nevo atípico;
- história de queimaduras solares;
- pele clara;
- aparecimento de efélides.

Lâmpada de Wood

Função

Também chamada de luz Wood. Usada para o diagnóstico e controle de lesões discrômicas, infecções, ptiríase versicolor, melasmas, porfirias, tinhas (micologia) e pesquisa de lêndeas, principalmente em campanhas educacionais, quando o número de crianças a serem examinadas é muito alto (Figura 2.23).

Características

Radiações ultravioletas são emitidas por um arco de mercúrio, sendo filtradas por um vidro de silicato de bário com 9% de óxido de níquel, que permite a passagem de radiações de 340 a 450 nm (semelhante à luz negra).

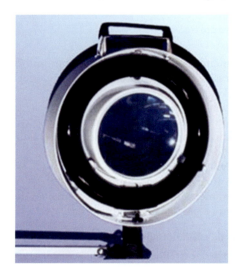

Figura 2.23 Lâmpada de Wood.

Fonte: Acervo dos autores.

MÚSCULO ARTICULAR

Ortopedia

Goniômetro

Função

Avaliar e medir a flexibilidade e a mobilidade articular (amplitude de movimento), por meio de testes angulares.

A amplitude de movimento pode ser medida de uma forma ativa ou passiva. A ativa é a quantidade de movimento articular que o paciente faz sem que haja ajuda do examinador; a passiva é a quantidade de movimento obtida pelo examinador sem a ajuda do paciente.

Atualmente também existem goniômetros digitais.

Características

Apresenta duas réguas, que estão entre o transferidor transparente de plástico, o qual pode ser um semicírculo graduado até 180° ou círculo graduado até 360° (Figura 2.24).

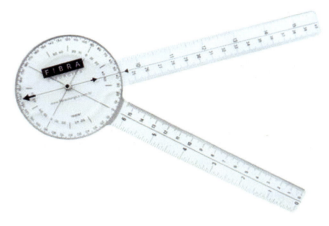

Figura 2.24 Goniômetro.

Fonte: Acervo dos autores.

Já o goniômetro digital possui duas réguas e um medidor de ângulo digital com capacidade de até 360° acoplado em uma dessas réguas, tendo uma alta taxa de resolução e uma alta precisão (Figura 2.25).

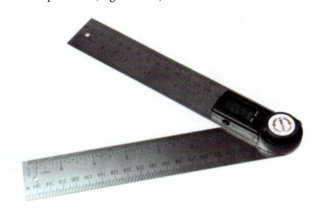

Figura 2.25 Goniômetro digital.

Fonte: http://www.e-fisioterapia.com/pt/produtos-avaliacao-diagnostico-fisioterapia-loja-online/251-goniometro-digital-360.html acessado em setembro de 2013.

Procedimento

Utilizando a flexão do cotovelo como exemplo, mede-se o ângulo entre os eixos longitudinais do antebraço e do braço (Figura 2.26).

DIVERSAS CLÍNICAS
Instrumentos gerais
Termômetro

Os termômetros clínicos convencionais possuem um bulbo de vidro (um reservatório de mercúrio ou gálio) acoplado a uma haste cilíndrica de vidro com graduação correspondente à temperatura, que varia de aproximadamente 35 °C a 41 °C. Um aumento na temperatura causa uma expansão do mercúrio/gálio. Tal expansão eleva a coluna, que irá atingir alguma marcação. Normalmente tais termômetros são usados via retal, oral ou axilar (Figura 2.27).

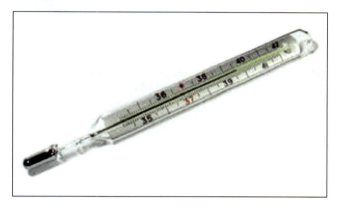

Figura 2.27 Termômetro convencional.

Fonte: http://pessoal.utfpr.edu.br/raquelarocha/arquivos/termometros.pdf

Atualmente existem também os termômetros digitais. Eles são constituídos por uma bateria recarregável e um reservatório processador de temperatura, coberto por uma película descartável (Figura 2.28).

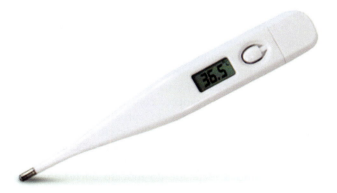

Figura 2.28 Termômetro digital.

Fonte: http://www.techline.com.br/manuais/ts_101.pdf

Há os termômetros timpânicos, que atuam através de ondas infravermelhas. Eles enviam as ondas à membrana timpânica, a qual, a partir do infravermelho, produz uma energia que, ao atingir o aparelho, é convertida em temperatura.

Existem também os termômetros de artéria temporal, os quais, ao entrar em contato com a pele da região da artéria temporal, produzem um algoritmo que será convertido pelo aparelho em temperatura. Tais aparelhos são pré-programados com bases estatísticas.

Além dos citados, existem os termômetros descartáveis/químicos – de uso único. São tiras finas de plástico com papel químico, cuja cor se altera de acordo com a temperatura. Normalmente são usados via oral ou axilar (Figura 2.29).

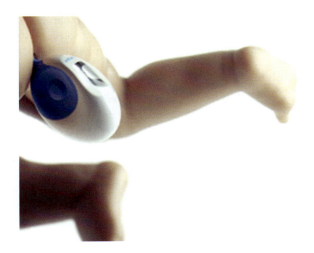

Figura 2.30 Termômetro retal.

Fonte: Davie A, Amoore J - Best practice in the measurement of body temperature. Nursing Standard, 2010; 24: 42-49.

ADIPÔMETRO

O adipômetro é um instrumento que avalia indiretamente a gordura subcutânea. O instrumento se assemelha a um compasso graduado. Existem os adipômetros de graduação analógica e os digitais (Figura 2.31).

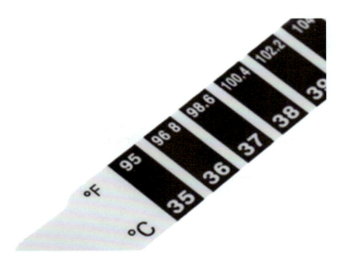

Figura 2.29 Tiras descartáveis de termômetro.

Fonte: Davie A, Amoore J - Best practice in the measurement of body temperature. Nursing Standard, 2010; 24: 42-49.

Cada aparelho e cada local de medição têm sua particularidade:

- **Via oral:** deve ser colocado no bolsão sublingual, e o paciente deve manter a boca o mais fechada possível. Se o termômetro for convencional, deve permanecer por aproximadamente três minutos ou mais; se for um digital, apenas alguns segundos, até o aparelho apitar.
- **Via axilar:** o termômetro deve estar posicionado o mais próximo da pele, na parte central da axila. O paciente deve permanecer com o braço fechado. Os aparelhos digitais demoram aproximadamente cinco minutos para a medição, porém devem ser deixados na axila até apitarem. Já os aparelhos convencionais devem permanecer por 5 a 7 minutos.
- **Via timpânica:** depende do modelo do termômetro. Alguns devem ser posicionados perto o suficiente para emitirem o infravermelho, enquanto outros necessitam de uma vedação completa.
- **Via retal:** introduz-se o termômetro até aproximadamente 1 cm. O termômetro deve permanecer por até 60 a 90 segundos.

Além dessas particularidades, a temperatura também varia de acordo com o local de aferição. A figura seguinte demonstra as variações (Figura 2.30):

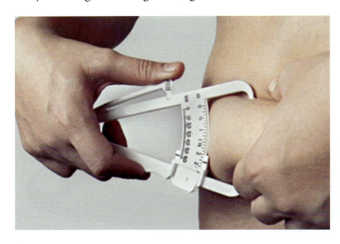

Figura 2.31 Adipômetro.

Fonte: http://ftforcatotal.blogspot.com.br/2012/02/aprenda-como-medir-seu-bf-com-o.html

As medições devem ser realizadas preferencialmente do lado direito, e o paciente deve estar sem roupa. Sua utilização se dá da seguinte forma:

- segura-se firmemente a dobra cutânea entre o polegar e o indicador da mão esquerda, destacando-a 1 cm acima do local a ser medido;

INSTRUMENTOS E EXAMES

- destaca-se a dobra colocando-se o polegar e o indicador a uma distância de 8 cm, em uma linha perpendicular ao eixo longo da dobra (sendo esse paralelo em relação às linhas naturais da pele);
- coloca-se as hastes do adipômetro perpendicular à dobra, aproximadamente 1 cm abaixo do polegar, desfazendo a pressão das hastes;
- tomar as medições aproximadamente 2 segundos após a pressão ter sido aplicada;
- afastar as hastes para remover o aparelho do local.

As dobras cutâneas normalmente avaliadas são as do tríceps braquial, da região subescapular, da região suprailíaca, da região abdominal e da coxa. Porém, existem outros locais de medição: bíceps braquial, peitoral, linha axilar média e região sural.

Após as medições, os valores são colocados numa fórmula (que é diferente para homens, mulheres e crianças), cujo resultado é comparado a valores estipulados como padrão.

SEGMENTO CEFÁLICO
Otorrino
Otoscópio

O otoscópio é o principal instrumento de exame físico otológico. O aparelho deve oferecer uma boa iluminação (preferencialmente, a luz deve ser branca, para não interferir na coloração das estruturas da orelha externa e média). Além disso, deve ser acoplado ao otoscópio um espéculo descartável ou higienizado de tamanho adequado ao conduto a ser examinado.

Previamente à introdução do otoscópio, deve-se tracionar levemente o pavilhão auricular para trás. O intuito é retificar o conduto auditivo externo e, consequentemente, facilitar a visualização das estruturas.

Espéculos nasais

O espéculo nasal é um instrumento utilizado para rinoscopia anterior.

Introduz-se o espéculo no vestíbulo, com as lâminas fechadas e sua porção superior levemente lateralizada. A seguir, as lâminas são abertas suavemente, com intuito de afastar a cartilagem alar inferior do septo nasal, para se ter visão das estruturas do interior da fossa nasal. Fixa-se a asa do nariz com o dedo indicador. Retira-se o espéculo aberto. Faz-se o procedimento em uma narina por vez.

Para visualizar a parte baixa da fossa nasal, o espéculo é colocado voltado para o assoalho, detalhando as conchas inferiores, meato inferior, parte anterior do vômer e da cartilagem quadrangular. Ao introduzir-se o espéculo voltado para cima e com a cabeça hiperestendida, pode-se avaliar o alto da fossa nasal, concha média, porção septal alta e zona olfativa.

Diapasão

O diapasão é uma haste sonora, metálica, bífida, em forma de garfo ou forcado, constituído por dois ramos paralelos e uma base ou pé.

É um instrumento utilizado para uma avaliação subjetiva da audição através de testes como o de Weber, Rinne, Schwabach, entre outros, que serão explicados posteriormente no capítulo sobre otorrinolaringologia.

O exame oferece uma avaliação qualitativa da audição, discriminando perdas condutivas e neurossensoriais de forma mais fidedigna, enquanto a discriminação da perda mista é mais difícil de se avaliar.

Os diapasões mais utilizados são os de frequências de 512 e 1.024 Hz, por essas serem frequências médias do espectro humano e sofrerem menor interferência do som do ambiente. Os diapasões de frequência grave, como o de 256 Hz, podem gerar sensação vibratória que pode ser confundida com sensação de som.

As principais aplicações dos testes de diapasão são: (1) comparar a audição entre via óssea e aérea; (2) determinar qual orelha apresenta melhor audição; (3) determinar se a perda auditiva é neurossensorial ou condutiva; (4) comparar a audição do examinador (considerada normal) com a audição do paciente; (5) suspeitar de otosclerose.

Nasofibroscopia

Nesse exame, utiliza-se um endoscópio nasal. É um exame que tem por finalidade complementar a rinoscopia anterior e a posterior.

Permite uma visualização mais ampla das cavidades nasais e de suas estruturas.

Existem dois tipos de endoscópios:

- **Flexíveis:** tem qualidade de imagem inferior, e é necessário fletir sua extremidade dentro das fossas nasais (naquelas estreitas, o médico tem dificuldade de examinar).
- **Rígidos:** apresentam diferentes ângulos visuais, o que possibilita a visualização das fossas nasais a partir de um único eixo ou ponto de introdução.

O exame é dividido em três partes ou passagens. Na primeira, o endoscópio é introduzido junto ao assoalho da fossa nasal para avaliação da mucosa da concha nasal inferior. Após avaliação das estruturas inferiores, o endoscópio é introduzido na área inferior da concha nasal média. Na terceira, introduz-se o endoscópio em direção ao meato médio, até se observar a cabeça da concha nasal media.

Porém, por ser um exame invasivo, é necessário o uso de anestésico tópico, evitando-se desconforto e reflexo de vômito.

SEGMENTO TORÁCICO
TGI
Esofagomanometria

É o método de escolha para a investigação da motilidade esofagiana. Consiste na introdução via nasoesofagiana de um cateter multiperfurado constituído de quatro a oito pequenos tubos, cujos orifícios abrem-se em diversos pontos a distâncias predeterminadas, com distribuição axial. Cada tubo é conectado a uma bom-

Capítulo 2

43

ba pneumo-hidráulica capilar que infunde uma pequena quantidade de água. Quando posicionado no interior do esôfago, o cateter de manometria detectará o diferencial das pressões através da resistência imposta pela parede do esôfago em movimento contra a saída da água perfundida em cada um dos orifícios. As pressões captadas pelos transdutores são transmitidas a um polígrafo computadorizado de quatro a oito canais de pressão, o qual gera um traçado gráfico em tempo real que será armazenado para posterior avaliação.

pHmetria

A pHmetria é o exame que avalia o pH no esôfago, sendo fundamental para o diagnóstico de algumas patologias.

O exame é realizado introduzindo-se um sensor que deve ser posicionado 5 cm acima da borda superior do esfíncter esofágico inferior, pois assim evita-se a migração do sensor para dentro do estômago durante a deglutição (Figura 2.32).

O equipamento disponível atualmente para pHmetria de 24 horas consiste em um cateter contendo de um a três eletrodos distribuídos em distâncias predeterminadas pelo fabricante. Existem três tipos de eletrodos: o de antimônio, o de vidro unicolor e o composto.

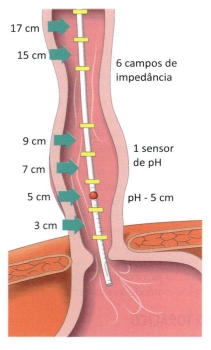

Figura 2.32 Phmetria.

Fonte: Adaptada de http://gastromed.wordpress.com/

O eletrodo é conectado a uma unidade portátil digital que obtém e armazena uma medida a cada seis segundos durante 24 horas. A técnica de introdução assemelha-se àquela da manometria: após a introdução nasoesofagiana do eletrodo, esse é avançado até o estômago, onde o pH deverá situar-se entre 1,5 a 3, quando então traciona-se o eletrodo em sentido cranial até que sua extremidade situe-se 5 cm acima do limite superior do esfíncter esofagiano inferior preestabelecido pela manometria. O eletrodo é fixado à narina do paciente, e então o cronômetro do aparelho é disparado, dando-se início ao exame (que tem duração de 24 horas).

Os dados obtidos incluem:

- número total de episódios de refluxo nas 24 horas;
- duração dos episódios;
- percentuais do tempo em posição ortostática e em decúbito (período noturno), em que ocorreu refluxo (pH menor que 4);
- episódios mais longos e os que duraram mais de cinco minutos.

Deve-se evitar o consumo de comidas ácidas antes do exame, pois acredita-se que a provocação auxilia no diagnóstico desejado. Além disso, o exame exige suspensão dos antiácidos e pró-cinéticos pelo menos 72 horas antes do exame, excessão feita às instâncias nas quais o objetivo do exame seja a verificação da eficácia da ablação ácida farmacológica.

Sistema Bravo® de monitoramento do pH por telemetria sem fio

Tal sistema utiliza uma cápsula que é introduzida na luz esofágica do paciente por via endoscópica e afixada à mucosa da parede do órgão, sendo capaz de medir o pH nesse local e transmitir esses dados por telemetria para uma unidade captadora. Esse sistema dispensa o uso de fios de conexão entre o eletrodo intraesofágico e o gravador externo.

A cápsula é constituída por um eletrodo de antimônio, pelo eletrodo de referência, por uma bateria interna e por um transmissor, envoltos em resina. Antes de ser colocada, a cápsula é ativada por um interruptor magnético e calibrada em soluções de pH 7,0 e 1,68.

Endoscopia digestiva alta

A endoscopia digestiva alta (EDA) consiste na exploração do esôfago, estômago e duodeno em tempo real, através de um endoscópio, o qual é formado por um tubo flexível que tem em uma de suas extremidades lentes, circuitos eletrônicos e luz própria. A câmera registra imagens que serão transferidas a um monitor e armazenadas. O paciente é posicionado em decúbito lateral esquerdo, com a boca semiaberta, pois o endoscópio precisa ser introduzido.

Por ser pouco invasiva, a EDA pode ser realizada com anestesia tópica ou com sedação, utilizando-se medicação endovenosa.

Para realização do exame, é necessária a preparação com jejum completo por oito horas, já que o exame tem por finalidade avaliar estruturas do TGI que precisam estar visíveis; o jejum diminui o risco de vômitos e broncoaspiração.

A duração média do procedimento é de 10 minutos, porém recomenda-se que o paciente permaneça na sala de repouso até que os efeitos dos sedativos desapareçam.

Colonoscopia

A colonoscopia é um exame endoscópico que permite a visualização do interior de todo o íleo-terminal. O paciente deverá ser posicionado em decúbito lateral esquerdo ou dorsal.

Por ser pouco invasivo e desconfortável, necessita de sedação. O procedimento geralmente dura de 15 a 60 minutos; no entanto, há a necessidade de esperar o término do efeito do sedativo utilizado.

Durante o procedimento endoscópico, o cólon precisa estar completamente limpo – isento de fezes e resíduos alimentares, pois partículas de fezes ou de alimentos interferem na visualização adequada e na segurança do exame, sendo realizado o preparo do cólon de acordo com o protocolo de cada centro.

As contraindicações da colonoscopia podem ser absolutas ou relativas. A colonoscopia deve ser contraindicada de maneira absoluta quando um paciente apresentar qualquer suspeita clínica ou radiológica de abdome agudo perfurativo ou de diverticulite aguda ou de megacólon tóxico, devido à liberação de gás pelo endoscópio para melhor visualização das estruturas.

Cápsula endoscópica

No Brasil, a cápsula endoscópica (CE) foi introduzida em fevereiro de 2003. É um procedimento não invasivo, que tem como objetivo a avaliação de segmentos que a endoscopia digestiva alta e a colonoscopia não conseguem avaliar (Figura 2.33).

O procedimento tem por base o registro de imagens do tubo digestivo. Para isso, um produto médico – cápsula endoscópica – é ingerido pelo paciente, com auxílio de água. Progredindo naturalmente pelo tubo digestivo, esse sistema de fotografia registra aproximadamente duas imagens por segundo. Tais imagens são captadas por sensores cutâneos fixados no paciente e retransmitidas para um sistema de gravação embutido em um cinturão. O paciente é liberado para as suas atividades diárias e retorna após oito horas para que o equipamento seja retirado. O arquivo gerado é transmitido para uma *workstation*, onde serão vistas e avaliadas as imagens.

A principal complicação – entretanto rara – conhecida atualmente é a retenção da cápsula por mais de duas semanas após a ingestão.

EXAMES DE IMAGEM
Ultrassonografia

A ultrassonografia (US) é uma técnica de imagem não invasiva, que se baseia em ondas sonoras de alta frequência (maior do que 20 kHz).

O aparelho de US contém um transdutor, o qual emite ondas sonoras aos tecidos do corpo e as recapta. Conforme as ondas emitidas penetram nos diversos tecidos, elas se espalham e aumentam ou diminuem sua intensidade, gerando ondas sonoras que refletirão em direção ao transdutor e serão convertidas em imagens. Porém, para o seu funcionamento

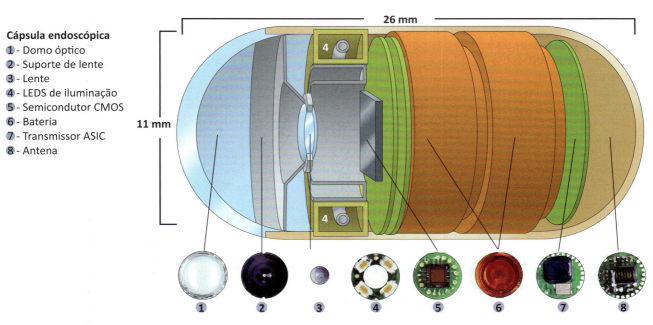

Figura 2.33 Cápsula endoscópica.

Fonte: Acervo dos autores.

adequado, o transdutor precisa de um meio que o ajude a propagar as ondas sem interferências: um gel (Figura 2.34).

Uma imagem hiperecogênica corresponde à cor branca (por exemplo, gordura), e uma imagem hipoecogênica seria a cor preta (por exemplo, água). Diz-se sombra acústica quando a onda não consegue ultrapassar o órgão deixando uma imagem preta abaixo dele.

Ultrassonografia Doppler

A US Doppler é usada principalmente para avaliação de fluxo vascular através do efeito Doppler. Tal efeito se dá quando o emissor da onda Sonora se movimenta em relação ao receptor estático da onda. Objetos – no caso, o fluxo sanguíneo – que se movem em direção ao transdutor parecem ter frequência mais alta e comprimento de onda mais curto, enquanto o que se afasta do transdutor parece ter frequência menor e comprimento de onda maior.

Existe, hoje, o Doppler colorido, que atribui cores (geralmente vermelho e azul) aos fluxos.

Além de ser útil nos mesmos locais que o US, recentemente o Doppler tem tido uma aplicação intravascular. Essa nova "modalidade" tem sido útil para avaliar fluxo sanguíneo, morfologia das plaquetas e a forma do lúmen do vaso analisado.

Ecocardiografia

A ecocardiografia é um método de avaliar o coração e os grandes vasos através da US de alta frequência.

O exame tem capacidade de fornecer a anatomia local e sua dinâmica. Quando combinado com a técnica do efeito Doppler, consegue dar informações sobre o fluxo sanguíneo na região.

É um método capaz de produzir imagens dinâmicas do coração em tempo real, de forma que o funcionamento das câmaras e valvas cardíacas podem ser avaliados durante a realização do exame (enquanto o médico move o transdutor) de forma confiável.

É largamente utilizado por seu relativo baixo custo, por não ser invasivo e por oferecer informações fidedignas. Mas, como todo exame de US, é também operador dependente e, portanto, depende da experiência do médico examinador.

A ecocardiografia pode ser realizada por duas vias: a transtorácica ou a transesofágica.

Radiografia

O RX é uma onda eletromagnética de alta energia e com comprimento de onda muito curto, características que lhe conferem a capacidade de penetrar nos tecidos do corpo humano.

Quando nos referimos à radiografia convencional, estamos falando daquelas imagens geradas quando um filme de RX é exposto à radiação ionizante e a um processo fotoquímico, no qual a imagem formada e a sua

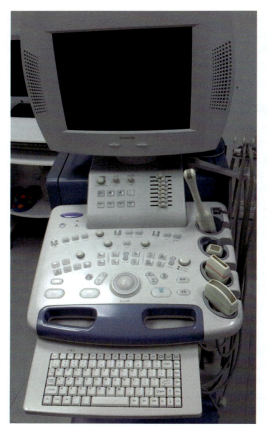

Figura 2.34 Aparelho de ultrassonografia.

Fonte: Acervo dos autores.

representação dependerão da atenuação do feixe de RX ao penetrar os tecidos. Em outras palavras, quanto menos RX ultrapassar uma estrutura, mais branco aparecerá na radiografia, ou seja, a quantidade de escurecimento do filme é proporcional à exposição da radiação. Sendo assim, gás corresponde a uma imagem preta; gordura, a uma imagem cinza escuro; tecidos moles seriam um cinza mais claro, e osso seria o branco.

Atualmente, a radiografia digital (RD) vem substituindo as técnicas convencionais. Na técnica mais inicial de RD, em vez de tela-filme, utiliza-se uma película coberta de fósforo (radiografia computadorizada com fósforo estimulável – CR). A RD permite que a imagem seja armazenada e enviada através de um sistema chamado de PACS (*picture archiving and communications system* – sistema de comunicação e armazenamento de imagem).

A radiografia contrastada é utilizada para a avaliação de órgãos cujo contraste com os órgãos vizinhos não é natural. Os meios de contraste podem ser hiperatenuantes, quando utilizarem iodo ou bário, e hipoatenuantes, quando for utilizado ar ou gás carbônico. Esses meios

INSTRUMENTOS E EXAMES

de contraste são utilizados para avaliar, principalmente, o trato gastrintestinal, o trato urinário, as vias aéreas, o espaço liquórico (mielografia), os espaços articulares (artrografia) e o sistema vascular (angiografia) ou linfático (linfografia).

> Nos exames com contraste iodado (como por exemplo, diatriozato) administrado via endovesona, a avaliação prévia da função renal é mandatória, assim com uso de medicação associada para evitar a nefropatia induzida por contraste.

As principais incidências utilizadas são chamadas de posteroanterior (PA) e a lateral. Na PA, o paciente deve estar de frente para o filme/cassete e de costas para a máquina. Na lateral, o paciente deve estar com um lado do corpo colado ao filme/cassete e outro na frente da máquina. Outra incidência bastante utilizada, principalmente em pacientes acamados, é a anteroposterior, na qual o filme/cassete ficará no dorso do paciente, e a máquina, na frente. Idealmente, a imagem deverá ser durante a inspiração máxima (contar de 9 a 10 costelas posteriores, ou de 5 a 6 anteriores), caso contrário, poderá dar a falsa impressão de uma cardiomegalia, por exemplo.

> Por ser uma radiação, o RX confere riscos tanto para os pacientes quanto para os profissionais que atuam diretamente com a máquina de emissão dos RX. Esses riscos estão associados à dose de radiação e à dose efetiva. Por isso, o profissional deve estar vestido adequadamente com o seu equipamento de proteção individual (EPI). As principais doenças que decorrem da radiação são os cânceres: leucemia, câncer de tiroide, mama, pulmão e trato gastrintestinal.

Apesar dos riscos, é um exame largamente utilizado devido a sua alta disponibilidade e baixo custo.

Angiografia

A angiografia é o estudo dos vasos sanguíneos após a administração de contraste hidrossolúvel via venosa ou arterial. São feitas imagens seriadas com curtíssimo intervalo de tempo, visualizadas e armazenadas da mesma forma que o RX.

Urografia excretora

A urografia excretora (UE) é o estudo de imagem padrão-ouro do trato urinário. Trata-se de um exame de cunho funcional e morfológico, no qual é possível realizar a avaliação da função de excreção renal e as possíveis obstruções no trajeto da urina.

Devido ao fato de ser um exame que necessita do uso de contraste, todo paciente que será submetido à UE deve ter um exame de urina com creatinina normal. Portanto, pacientes com insuficiência renal não devem ser submetidos a esse exame.

Os meios de contraste mais utilizados são os iodados, administrados por via endovenosa.

O exame é divido em duas fases: (1) a primeira ocorre logo após a injeção do contraste, na qual é possível diferenciar a região corticomedular da parte da pelve rena; (2) a segunda começa alguns minutos depois e é caracterizada pela eliminação renal do contraste. Ela ocorre quando vê-se a opacificação dos cálices renais, da pelve renal, dos ureteres e da bexiga.

Uretrocistografia

A uretrocistografia também é um exame que consiste em imagens radiológicas da uretra e da bexiga. Porém, diferentemente da UE, o meio de contraste é introduzido diretamente na uretra, através de sonda ou seringa. Existe, ainda, a possibilidade de se injetar o contraste através da cistostomia.

Tomografia

Com relação ao RX, a TC tem duas grandes vantagens: (1) por formar uma imagem *cross-sectional,* e não em um filme/cassete, a TC consegue formar imagens sem sobreposição de órgãos; e (2) a sensibilidade da TC é superior, formando uma imagem com maior qualidade.

A TC produz imagens seriadas perpendiculares ao maior eixo do corpo (axial), ou seja, a TC nada mais é do que uma imagem formada a partir da transmissão dos dados produzidos por diversos aparelhos de RX, em diversas direções. Quando a imagem é branca/mais clara, diz-se hiperatenuante (ossos); quando a imagem é preta/mais escura, diz-se hipoatenuante (pulmão).

A TC helicoidal é caracterizada pelo contínuo transporte do paciente pelo *gantry*, ao mesmo tempo que há uma série de rotações de 360° dos tubos de RX. No sistema de TC com múltiplos detectores, há várias fileiras com detectores, tornando a extensão de cobertura melhor. Os modelos atuais possuem 64, 128 ou 256 tesla, o que reflete a capacidade de captar dados simultaneamente. Uma TC com múltiplos detectores consegue uma imagem de alta resolução (cujos cortes são mais finos). A imagem é formada de cortes axiais, com sentido crânio-caudal. Uma grande vantagem da TC helicoidal é o fato de que há uma rápida aquisição das imagens, sendo elas tridimensionais. Além disso, ela permite que a imagem seja reconstruída em 3D, já que as imagens podem ter cortes menores e com uma abrangência de estruturas muito grande.

A TC ainda é um bom método para avaliação do cérebro e da medula espinal, sendo que ainda é o procedimento de escolha para o exame do tórax e do mediastino, bem como do abdome superior e da cavidade peritoneal. É muito útil na demonstração de tumores, abscessos, ruptura de órgãos e acúmulo de líquidos, com alta precisão, além de ser um bom procedimento para guiar agulhas de biópsia.

Capítulo 2

A TC apresenta grandes vantagens, tais como:

- menor tempo de execução do exame e menor custo quando comparada à ressonância magnética;
- possui maior disponibilidade nos hospitais e centros diagnósticos;
- avaliação das estruturas anatômicas em planos axiais, sem sobreposição de estruturas.

Angiotomografia

A angiotomografia (angio TC) nada mais é do que imagens de TC helicoidal de alta resolução com administração endovenosa de contraste iodado. O tempo entre o começo da infusão do contraste e o início da aquisição das imagens deve ser adaptado individualmente.

Com a técnica, podem ser visualizados detalhes anatômicos refinados tanto dos vasos quanto das estruturas adjacentes. Além disso, a administração de contraste EV permite que o médico veja se há calcificação de um vaso, por exemplo, pois ele verá que o leito não está completo como deveria.

É um importante exame que avalia artérias abdominais, ilíacas, artérias pulmonares, aorta torácica e circulação intra e extracraniana das artérias carótidas.

Colonoscopia virtual

A colonoscopia virtual foi introduzida em 1994 como um meio alternativo à colonoscopia. Ela se baseia na aquisição de imagens pela TC helicoidal do cólon, que serão reconstruídas de forma bi/tridimensional. É uma técnica relativamente nova, que concorre com a colonoscopia.

Positron Emission Tomography/Tomografia por Emissão de Pósitrons (PET) e Computed Tomography/Tomografia Computadorizada (CT)/PET-TC

A técnica de imagem de PET-TC (Figura 2.35) combina medicina nuclear com radiologia.

A medicina nuclear utiliza compostos marcados com radionuclídeos e radiofármacos, para fins tanto diagnósticos quanto terapêuticos, ou seja, é um mapa da distribuição de determinado radiofármaco emitido de pósitron em um determinado local do corpo. Tais compostos terão papéis específicos dentro do organismo, e sua detecção pelo PET permite fazer diagnósticos de doenças. Além disso, ao administrarmos radiofármacos, podemos avaliar os órgãos, não apenas de forma macroscópica, como também a níveis moleculares.

Até aproximadamente o ano de 2001, existiam máquinas separadas de PET e de TC. Porém, a partir de tal ano, foi criado o sistema PET-TC: acoplou-se um tomógrafo de PET a um de multicortes por transmissão de raio-x (a TC). Esse novo aparelho permite a extração máxima do benefício das duas modalidades: uma única máquina consegue obter informações sobre a parte metabólica (PET) e sobre a anatomia (TC) praticamente ao mesmo tempo.

O radionuclídeo mais utilizado na prática atual é o ^{18}F, que marca a fluordeoxiglicose, um análogo da glicose, que é consumido pelos tecidos.

A grande contribuição clínica dos estudos de PET-TC com (18F)FDG l é para a oncologia, para detecção, localização e estadiamento de tumores primários, diferenciação entre tumores benignos e malignos, detecção e avaliação de recorrências e metástases, diferenciação entre recorrências

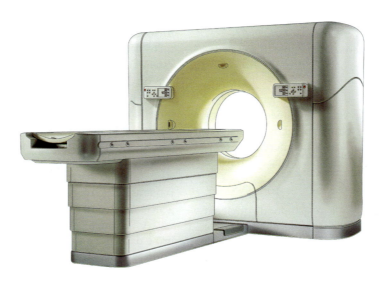

Figura 2.35 PET-TC.

Fonte: http://hnsf.com.br/wp-content/uploads/2013/05/Tomografo-Brilliance-CT-64-canais.jpg

e alterações pós-cirúrgicas, seguimento e avaliação de procedimentos terapêuticos. Porém, com relação a outras especialidades, não tem-se mostrado de grande valia; apenas destaca-se um pouco mais na neurologia e na psiquiatria.

Ressonância Magnética (RM)

A RNM é o resultado da interação do forte campo magnético produzido pelo equipamento com os prótons de hidrogênio presentes no corpo, criando uma condição que propicia o envio de um pulso de radiofrequência e, após, a coleta da radiofrequência modificada, através de uma bobina. O sinal coletado é processado e convertido numa imagem.

O hidrogênio é o átomo escolhido para a interação com o campo magnético, pois, além de ser abundante no corpo humano e seu único próton possuir o maior momento magnético e, consequentemente, maior sensibilidade à RNM, essa tem capacidade de diferenciar muito bem o hidrogênio presente em tecidos normais e tecidos patológicos.

Prótons são partículas carregadas positivamente que possuem um *spin* ou momento angular (leigamente, o *spin* seria o movimento do próton em torno do seu próprio eixo); e o hidrogênio possui como núcleo apenas um próton.

Na temperatura normal do corpo humano e sob ação do campo magnético terrestre, os momentos magnéticos não possuem orientação espacial definida. Quando o paciente é posicionado dentro da máquina, fica sob ação de um campo magnético maior. Com isso, os prótons do hidrogênio orientar-se-ão de acordo com a direção do campo aplicado. Eles apontam tanto paralelamente (nível de menor energia) quanto antiparalelamente (nível de maior energia) ao campo.

Quando há aplicação do campo magnético, os núcleos de hidrogênio se alinham. Com a finalidade de detectar sinal, um pulso de radiofrequência é transitoriamente aplicado, resultando na alteração do alinhamento. Quando o pulso é desligado, o sinal cai gradualmente, resultando no processo de relaxação, que irá dissipar energia para as moléculas adjacentes. Esse fenômeno culmina com o retorno dos núcleos ao seu estado de equilíbrio (Figura 2.36).

Duas constantes foram criadas para caracterizar esses processos: T1 e T2. A T1 tem relação com o tempo de retorno da magnetização para o eixo longitudinal e é influenciada pela interação dos *spins* com a rede. Já T2 tem relação com a redução da magnetização no plano transversal e é influenciada pela interação *spin-spin*. Com isso, substâncias que apresentam T1 longo aparecerão escuras nas imagens ponderadas em T1, enquanto as com T1 curto aparecerão claras/com sinal de alta intensidade (exemplo: gordura). Já nas imagens ponderadas em T2, substâncias com T2 longo aparecerão brilhantes (exemplo: líquido).

A RNM é muito indicada nas patologias neurológicas: tumores, isquemia aguda, infecção e anormalidades congênitas. Além dessas indicações, as imagens de RNM têm sido utilizadas para avaliação musculoesquelética, cardíaca, hepática, biliar, pancreática, renal e suprarrenal, mamária e da pelve feminina.

Os agentes de contraste utilizados são à base de gadolíneo e produzem um encurtamento de T1: a relaxação resulta das interações entre os elétrons desemparelhados do gadolíneo e os prótons de hidrogênio, os quais diminuem

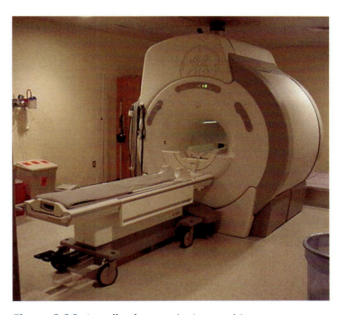

Figura 2.36 Aparelho de ressonância magnética.

Fonte: http://sadato.hypermart.net/weblog/images/magnet.jpg

o T1 do sangue em relação aos tecidos adjacentes. Reações adversas a esses componentes são mais difíceis de acontecer quando comparados com os contrastes ionizados da TC.

As vantagens da RNM sobre a TC são:

- não utilizar radiação ionizante;
- oferece múltiplos planos de corte;
- tem habilidade de diferenciar tipos específicos de tecidos baseando-se na intensidade de sinal;
- oferece melhor contraste e detalhes anatômicos;
- apresenta boa diferenciação dos componentes de partes moles.

Por ser um exame que envolve um campo magnético mais forte que o da terra, há condições de contraindicação absoluta e relativa. A Tabela 2.2 define essas condições.

Cintilografia

As câmeras modernas possuem diâmetros de até 45 cm acopladas a 37 tubos fotomultiplicadores e são ligadas a um sistema de computação, de maneira que a tomada de dados pode ser feita automaticamente e a análise pode ser bastante elaborada.

MANUAL DE SEMIOLOGIA E PROPEDÊUTICA MÉDICA

Tabela 2.2 – Contraindicações absolutas e relativas com relação à RNM.

Contraindicações ao uso de RNM	
Absolutas	**Relativas**
Bomba de infusão	Aparelhos auditíveis
Cápsula endoscópica e monitor de medida de pH (pHmetria)	Cânula de traqueostomia metálica – trocar por plástica
Cateter Swan-Ganz ou qualquer outro com eletrodos/dispositivos eletrônicos	Projéteis ou rastilhos metálicos por ferimento por arma de fogo (depende da localização, avaliada pelo RX)
Clap carotídeo tipo Poppen-Blaylock	Clipe hemostático gastrintestinal
Clipes de aneurisma cerebral ferromagnéticos	Clipe de aneurisma cerebral fracamente ferromagnético
Desfibrilador implantável	Filtro de veia cava
Fios guias intravasculares	Molas de embolização
Fios metálicos de localização pré-cirúrgica mamária	*Patch* transdérmico (remover)
Fixadores ortopédicos externos metálicos não removíveis	Próteses valvares cardíacas
Halos cranianos	Claustrofobia
Holter	*Piercing* (remover)
Implante dentário magnético	Tatuagem/maquiagem definitiva
Marca-passo	Próteses penianas
Monitor de pressão intracraniana	Material metálico na órbita
Prótese coclear metálica, implantes otológicos e aparelhos auditíveis não removíveis	Gestantes (evitar no primeiro trimestre)
Próteses internas ortopédicas em pacientes anestesiados/com rebaixamento do nível de consciência ou com perda de sensibilidade no local da prótese	Amamentação (não há necessidade de parar de amamentar após injeção de contraste)

Fonte: Acervo dos autores.

A cintilografia é um procedimento de medicina nuclear, que conta com a administração de radiofármacos que irão se depositar no órgão específico e emitirão radiação de fótons, que interagem com o cristal da gamacâmera e produzirão "pontos brilhantes" (cintilação). A cintilação é detectada por um tubo fotomultiplicador que produz um pulso elétrico. A radiação gama, o princípio para a obtenção das imagens, é emitida atravessando os tecidos do corpo e podendo ser captada ou registrada no exterior pelas câmeras gama que fornecem as imagens diagnósticas.

É um exame que possui sensibilidade elevada em detectar precocemente alterações na função de um determinado órgão.

Os elementos radioativos utilizados são de baixa energia, não expondo o paciente a grandes doses de radiação.

Para que se possa obter uma cintilografia, é importante que o órgão a ser examinado contraste com os tecidos e estruturas vizinhas, ou seja, apenas esse órgão deve concentrar o radioisótopo ou concentrar o traçador em muito maior grau que os tecidos circunvizinhos. Isso significa que a qualidade da imagem é afetada por existirem diferentes graus de absorção entre os tecidos, e o contraste é prejudicado por sobreposição de estruturas.

Uma cintilografia convencional é a imagem gravada em um filme ou impressa em um papel fotográfico, obtida pelas radiações produzidas por um isótopo que está no interior do corpo do indivíduo examinado. Portanto, na cintilografia, a fonte de radiação está no interior do corpo a cintilografar ou de um órgão a estudar. Uma das grandes diferenças da radiografia para a cintilografia é exatamente o fato da localização da fonte de radiação: uma encontra-se dentro do corpo (cintilografia), e outra, fora do corpo (radiografia).

A administração dos medicamentos radioativos é simples. Alguns são administrados por via oral (na forma de solução ou em cápsulas), e outros são administrados por inalação, além da administração endovenosa. Existem também as vias intradérmica e subcutânea.

A dose de radiação absorvida por uma pessoa submetida ao exame cintilográfico é muito pequena e geralmente bem menor que a dose recebida por uma radiografia do mesmo órgão.

Os tipos de cintilografias mais comuns são: da tiroide (utiliza-se iodo-131 ou o I-123 ou tecnécio-99m); de perfusão miocárdica; óssea; de perfusão cerebral; renal dinâmica e estática; pulmonar; pesquisa de refluxo gastroesofágico; mamografia; entre outros.

REFERÊNCIAS

1. Avaliação física. [Internet] [Acesso em 2017 sept 26]. Disponível em: http://www.cardiomed.com.br/avaliacao–fisica/adipometros.html

INSTRUMENTOS E EXAMES

2. <img alt="Como-é-Feito-o-Exame-de-Colonoscopia " class="alignright size-full wp-image-15303" height="270" src="http://www.infohoje.com.br/wp-content/uploads/2013/03/colonoscopia.gif" width="250" />

3. Andreazzi ALJ, et al. Hanseníase: Avaliação da Sensibilidade com os Monofilamentos de Semmes Weinstein. [Internet] [Acesso em 2017 sept 22]. Disponível em: http://www.unisalesiano.edu.br/encontro2007/trabalho/aceitos/CC33717473875.pdf

4. Belda Junior W, et al. Tratado de Dermatologia. São Paulo: Editora Atheneu, 2010.

5. Belda Junior W. Tratado de Dermatologia. São Paulo: Atheneu, 2014.

6. Bhatnagar SC. Neurociência: para o Estudo dos Distúrbios de Comunicação. 2.ed. Rio de Janeiro: Guanabara Koogan, 2004.

7. Brazilian Journal of Otorhinolaryngology. [Internet] [Acesso em 2017 sept 24]. Disponível em: http://www.bjorl.org/conteudo/acervo/print_acervo.asp?id=2585

8. Campana DR, Freire LAS. Diapasão - Um velho método, um enfoque atual. Rev Brasileira de Otorrinolaringologia. 1994;60:218-23.

9. Campbell WW. Dejong, o exame neurológico. 6.ed. Rio de Janeiro: Guanabara Koogan, 2007.

10. Cápsula endoscópica. [Internet] [Acesso em 2017 sept 22]. Disponível em: http://www.eluniverso.com/data/recursos/fotos/capsulaEndoscopica.gif

11. Chen MYM, Whitlow CT. Escopo da imagem diagnóstica. In: Chen MYM, Pope TL, Ott DJ. Radiologia Básica. 2.ed. Nova Iorque: Mc Graw Hill, 2011. p.1-16.

12. Cintilografia. [Internet] [Acesso em 2017 sept 22]. Disponível em: http://pt.scribd.com/doc/24230577/CINTILOGRAFIA

13. Coates V, et al. Medicina do Adolescente. 2.ed. São Paulo: Sarvier, 2003.

14. Como indicar (bem) Tomografia Computadorizada (TC) e Ressonância Magnética (RM). [Internet] [Acesso em 2017 sept 22]. Disponível em: http://www.imaginologia.com.br/dow/exames/Indicacao-TC-RM-Indicacoes.pdf

15. Daniel CR. Amplitude do Movimento. Aula de Cinesioterapia, 2012. [Internet] [Acesso em 2017 sept 22]. Disponível em: http://chrisriedi.files.wordpress.com/2012/02/adm2.pdf

16. Davie A, Amoore J. Best practice in the measurement of body temperature. Nurs Standard. 2010;24:42-9.

17. Diretrizes Assistenciais. [Internet] [Acesso em 2017 sept 22]. Disponível em: http://www.saudedireta.com.br/docsupload/1340229746Seguranca-em-Ressonancia-Magnetica.pdf

18. Dixon RL, Whitlow CT. A base física da imagem diagnóstica. In: Chen MYM, Pope TL, Ott DJ. Radiologia Básica. 2.ed. Nova Iorque: Mc Graw Hill, 2011. p.17-26.

19. Endoscopia digestiva alta. [Internet] [Acesso em 2017 sept 22]. Disponível em: http://rafaelostermann.site.med.br/index.asp?PageName=Endoscopia-20Digestiva-20Alta

20. Exame dos Testículos. Apostila Exame Físico – Universidade Federal do Paraná. [Internet] [Acesso em 2017 sept 22]. Disponível em: https://www.google.com.br/#q=orquidometro+de+prader+pdf&safe=off

21. Filho JM. Avaliação da Vitalidade Fetal. Faculdade de Ciências Biomédicas de Rondônia. [Internet] [Acesso em 2017 sept 22]. Disponível em: http://academicosmedicina.files.wordpress.com/2013/03/vitalidade-fetal-7-semestre-pdf-alunos.pdf

22. Força Total – Aprenda como medir seu BF com Adipômetro. [Internet] [Acesso em 2017 sept 2017]. Disponível em: http://ftforcatotal.blogspot.com.br/2012/02/aprenda-como-medir-seu-bf-com-o.html

23. Ghorayeb N, Barros Neto TL. O Exercício: preparação fisiológica, avaliação médica. São Paulo: Atheneu, 2004.

24. Grinberg M. Laënnec e o estetoscópio. Símbolos da Clínica Moderna. [Internet] [Acesso em 2017 sept 22]. Disponível em: http://publicacoes.cardiol.br/caminhos/014/

25. Halbe HW. Tratado de Ginecologia. 3.ed. São Paulo: Roca, 2000.

26. http://extranet.saude.prefeitura.sp.gov.br/areas/crsleste/regulacao/protocolos-arquivos/ame-itaquera/AME_Itaquera_Protocolo_Colonoscopia.pdf acessado dia 24 de agosto de 12013 as 20:40h

27. http://revista.fmrp.usp.br/1996/vol29n1/semiologia_otorrinolaringologica.pdf

28. http://www.ciamedical.com.br/galeria2.php?item=PROMO%C7%C3O%20DE%20APARELHOS%20DE%20ULTRASSOM#!prettyPhoto[pp_gal]/0/

29. http://www.edf.ufpr.br/Graduacao/programadisciplinas/AtFisicaSaude/composicao%20corporal.pdf [Acessado dia 25 agosto de 2013 as 10:50]http://www.cardiomed.com.br/media/upload/image/Manuais/Manual%20Dual%20Hand%20WCS.pdf [acessado dia 16 agosto de 2013 as 19:30]

30. http://www.forl.org.br/pdf/seminarios/seminario_22.pdf

31. http://www.husf.com.br/galeria/getImage/149/6644574583510073.pdf Acessado dia 24 agosto de 2013 as 20:00horas

32. http://www.med.ufro.cl/clases_apuntes/cursos_clinicos/urologia/documentos/manual-semiologia-urologica.pdf. Acessado dia 25 agosto de 2013 as 23:40horas

33. http://www.projetodiretrizes.org.br/ans/diretrizes/capsula_endoscopica-intestino_delgado.pdf Acessado dia 24 de agosto de 2013 as 20:55horas

34. http://www.sbct.org.br/pdf/livro_virtual/avaliacao_funcional_do_esofago.pdf

35. http://www.sbct.org.br/pdf/livro_virtual/avaliacao_funcional_do_esofago.pdf Acessado dia 24 de agosto de 2013 as 19:00

36. [Internet] [Acesso em 2017 sept 22]. Disponível em: http://sadato.hypermart.net/weblog/images/magnet.jpg

Capítulo 2

37. Jadvar H, Parker JA. Clinical PET and PET/TC. Londres: Springer, 2005. p.22-3.

38. Kahrilas PJ, Quigley EMM. Clinical esophageal Ph recording: A technical review for practice guideline development. Gastroenterology. 1996;110:1982-96.

39. Kak AC, Slaney M. Principles os Computadorized Tomographic Imaging. Nova Iorque: IEEE PRESS, 1987. p.1-2.

40. Kanski JJ. Oftalmologia clínica: uma abordagem sistemática. 6.ed. [Tradução: Nascimento MIC, et al.] Rio de Janeiro: Elsevier, 2008.

41. Kiesewetter A, Costa ACD. Princípios da Propedêutica Otorrinolaringológica. In: Bento RF, Voegels RL, Sennes LU, Pinna FR, Jotz GP. Otorrinolaringologia Baseada em Sinais e SIntomas. São Paulo: Fundação Otorrinolaringologia, 2011. p.17-24.

42. Lancia MCF. Sistematização Prévia da Cardiotocografia Intraparto e sua Relação com o Índice Apgar. Universidade do Vale da Paraíba – Instituto de Pesquisa e Desenvolvimento. São José dos Campos, 2006. [Internet] [Acesso em 2017 sept 22]. Disponível em: http://www. ppgbioeng.univap.br/mestrado_bio_eng/docs/dissertacoes/2006/MariadaConceicaoFurtadoLancia.PDF

43. Mahesh M. The AAPM/RSNA Physics Tutorial for Residents- Search for Isotropic Resolution in CT from Conventional trought Multiple-Row Detector. Rev Radio Graphics. 2002;950-1.

44. Mahesh M. The AAPM/RSNA Physics Tutorial for Residents- Search for Isotropic Resolution in CT from Conventional trought Multiple-Row Detector. Rev Radio Graphics. 2002;960.

45. Mazzola AA. Ressonancia magnética: princípios e formação da imagem e aplicações em imagem functional. Rev Bras Física Médica. 2009;3:117-29.

46. Meirelles RC. Exame Da Cavidade Nasal E Tratamento Cirúrgico Da Obstrução Nasal. Rev Hospital Universitário Pedro Ernesto. 2008;7.

47. Neme B. Obstetrícia Básica. 3.ed. São Paulo: Sarvier, 2005.

48. Nitrini R, Bascheschi LA. A Neurologia que Todo Médico Deve Saber. 2.ed. São Paulo: Atheneu, 2010.

49. O espéculo vaginal. Museu de História da Medicina Maximiano Lemos. Sala Carlo Lopes. [Internet] [Acesso em 2017 sept 22]. Disponível em: http://museumaximianolemos.med.up.pt/index.php?src=page25_1a.html

50. Otorrinolaringologia – Baseada em Sinais e Sintomas. [Internet] [Acesso em 2017 sept 22]. Disponível em: http://books.google.com.br/books?hl=pt-BR&lr=&id=s9DfKCW08yAC&oi=fnd&pg=PA15&dq=diapasao+otorrino&ots=QDRICmp6jS&sig=LvVimMrv_mWdTdK9pGFnI1BPepU#v=onepage&q=diapasao%20otorrino&f=false

51. Paul. The Stethoscope and How to Use it. Novembro de 2012. [Internet] [Acesso em 2017 sept 22]. Disponível em: http://www.mypatraining.com/stethoscope-and-how-to-use-it

52. Ravenel JG. Imagem do coração e grandes vasos. In: Chen MYM, Pope TL, Ott DJ. Radiologia Básica. 2.ed. Nova Iorque: Mc Graw Hill, 2011. p.32.

53. http://pessoal.utfpr.edu.br/raquelarocha/arquivos/termometros.pdf

54. Revista Hospital Universitário Pedro Ernesto. [Internet] [Acesso em 2017 sept 22]. Disponível em: http://revista.hupe.uerj.br/detalhe_artigo.asp?id=201

55. Rezende J. Obstetrícia. 10.ed. Rio de Janeiro: Guanabara, 2005.

56. Ribeiro GG, Sousa PCP. Cardiotocografia. Maternidade-escola Assis Chateaubriand. [Internet] [Acesso em 2017 sept 22]. Disponível em: http://www.meac.ufc.br/arquivos/biblioteca_cientifica/File/PROTOCOLOS%20OBSTETRICIA/cardiotocografia.pdf

57. Riordan-Eva P, Witcher JP. Oftalmologia Geral de Vaughan & Asbury. 17.ed. [Tradução: Rodrigues DC, et al.] Porto Alegre: AMGH, 2011.

58. Robilotta CC. A tomografia por emissão de pósitrons: uma nova modalidade na medicina nuclear brasileira. Rev Panam Salud Publica. 2006;20(2/3):134-42.

59. Sabatini RME. Mapeando o Cérebro. Revista Cérebro & Mente, 1997.

60. Sampaio SAP, Rivitti EA. Dermatologia. 3.ed. São Paulo: Artes Médicas, 2007.

61. Scielo – Endoscopia digestive alta. [Internet] [Acesso em 2017 sept 22]. Disponível em: http://scielo.isciii.es/scielo.php?pid=S1130-01082008000700012&script=sci_arttext&tlng=pt

62. Sinapse. Publicação da Sociedade Portuguesa de Neurologia. Momento da História. 2007;6(2).

63. Sousa AR, Moreira AL. Observação do fundo ocular: texto de apoio. Faculdade de Medicina da Universidade do Porto, 2006/2007. [Internet] [Acesso em 2017 sept 22]. Disponível em: http://fisiologia.med.up.pt/Textos_Apoio/outros/fundoocular.pdf

64. Souza AR, Amorim MR. Avaliação da Vitalidade Fetal Intraparto. Instituto Materno Infantil Fernando Figuera, Brasil, 2007. [Internet] [Acesso em 2017 sept 22]. Disponível em: http://www.actamedicaportuguesa.com/pdf/2008-21/3/229-240.pdf

65. TechLine. [Internet] [Acesso em 2017 sept 22]. Disponível em: http://www.techline.com.br/manuais/ts_101.pdf

66. Tese aberta. Divisão de Bibliotecas e Documentação da Pontifícia Universidade Católica do Rio de Janeiro. [Internet] [Acesso em 2017 sept 22]. Disponível em: http://www2.dbd.puc-rio.br/pergamum/tesesabertas/0321291_06_cap_03.pdf

67. Victor GA. Desenvolvimento de Amnioscópio Óptico. Universidade do Vale da Paraíba – Instituto de Pesquisa e Desenvolvimento, 2004. [Internet] [Acesso em 2017 sept 22]. Disponível em: http://www.ppgbioeng.univap.br/mestrado_bio_eng/docs/dissertacoes/2004/GilbertodeAbreuVictor.pdf

3 capítulo

Maurício Valverde Liberato   Bruno da Cunha Raya

Etimologia

INTRODUÇÃO

Etimologia é o estudo da origem das palavras ou, ainda, o estudo da fonte das palavras e como elas se aplicam aos vocábulos. Quando nos aproximamos desse estudo, torna-se possível inferir o significado de uma palavra, ainda que essa não seja conhecida.

> *Etimo* → Verdadeiro e *Logia* → Estudo;
> estudo da origem das palavras.

Na medicina, há uma vasta gama de termos próprios e alguma dificuldade em memorizá-los adequadamente. A anatomia, por exemplo, contava com 50 mil termos elaborados por regras próprias, para cerca de 5 mil estruturas. Com a criação da *Basle Nomina Anatomica*, em 1895, e da *Paris Nomina Anatomica*, criou-se padronizações a partir da etimologia que favoreceram o aprendizado e sistematização da anatomia, por outro lado, levou os estudantes a uma maratona de memorização intensa, por desconhecerem a etimologia, o latim e o grego.

A etimologia, em última análise, trata do aprendizado de forma construtiva, uma vez que não é sempre possível dominar tal universo de palavras. Entretanto, há uma deficiência no ensino etimológico nas atuais escolas de Medicina, tanto pela deficiência no ensino de grego e latim (que perderam sua importância no mundo contemporâneo) quanto pela falta de estimulação de uso de dicionários.

Considerando-se os sintomas comuns ou importantes relatados pelo paciente durante a anamnese, procede-se definindo-se os termos técnicos para esses sintomas e sugere-se maneiras de investigá-los, considerando seus mecanismos e causas mais comuns. Esses termos técnicos constituem verdadeira linguagem própria da medicina e também fazem parte do jargão médico.

Atualmente, há alguns que criticam o uso dos termos técnicos, pois consideram que esse prejudica o desenvolvimento da relação médico-paciente. Entretanto, deve-se considerar que o médico ou estudante não deve utilizar esses termos no diálogo com o paciente. Na verdade, o bom profissional deve sempre traduzir todas as observações a termos acessíveis ao paciente e condizentes com seu nível de instrução.

Além disso, convém acrescentar que a Medicina é uma ciência, e, como tal, o método científico deve ser aplicado a essa nobre arte também. Dessa forma, o uso dos termos adequados e no contexto correto acumula conhecimento ao médico e ao estudante de modo sistemático. Assim, é possível aplicá-los a problemas clínicos e melhorar a comunicação com clareza a outros profissionais.

FORMAÇÃO DAS PALAVRAS

Desmembrando uma palavra, é possível encontrar não apenas seu simples significado como também a de inúmeros outros termos abordados em toda a prática médica.

Idealmente, deve-se manejar simultaneamente tanto o dicionário de termos médicos quanto os radicais (unidade linguística que combina a forma, gráfica ou fonética, e o significado, o qual não é divisível em unidades menores) e os sufixos (quando relevante do ponto de vista semântico).

A grande maioria dos radicais tem origem vinculada ao latim e ao grego. A partir deste capítulo, tentaremos facilitar o aprendizado do aluno tentando vincular os radicais aos principais sentidos intrínsecos a esses, auxiliando dessa forma na construção do conhecimento.

Formas

- Ácino = 1. [*elem. comp.*; latim]: baga de uva. 2. [*elem. comp.*; grego]: dilatações saciformes.
  Ex.: Ácino pulmonar

- Atelo = [*elem. comp.*; grego]: desenvolvimento incompleto ou ausência de um órgão.
  Ex.: Atelocardia

- Drépano = [*elem. comp.*; grego]: foice.
  Ex.: Drepanocitose → Anemia falciforme, doença caracterizada por conter hemácias com formato de foice

- Cifo = curvo
  Ex.: Cifose → Desvio da coluna de convexidade posterior.

Estrutura

- Angio = [*elem. comp.*; grego]: vaso sanguíneo ou em forma de vaso.
  Ex.: Angiospasmo → Espasmo dos vasos acompanhado de isquemia da área em questão.
- Balano/de "balani" = [*elem. comp.*; latim]: glande, esfera.[2]
  Ex.: Bálano-postite → Inflamação da glande e do prepúcio.
- Entero = [*elem. comp.*; grego]: intestino.
  Ex.: Enterocolite → Inflamação do intestino delgado e do cólon.
- Crico = [*elem. comp.*; grego]: anel, círculo.
  Ex.: Cricoidectomia → Ablação da cartilagem cricoide.

Localização e simetria

- Epi = [*pref.*; grego]: sobre, em cima, após.
  Ex.: Epiderme → Camada externa da pele.
- Endo = [*elem. comp.*; grego]: interno, dentro de.
  Ex.: Endométrio → Mucosa que reveste internamente o útero.
- Peri = [*elem. comp.*; grego]: em torno de, ao redor de.
  Ex.: Pericárdio → Membrana serosa que reveste o coração.
- Hemi = Metade.
  Ex.: Hemiplégico → Metade paralisada.
- Iso = [*pref.*; grego]: igual, semelhante.
  Ex.: Isofotorreagentes.

Tempo e frequência

- Crono = [*elem. comp.*; grego]: tempo.
  Ex.: Cronotrópico.
- Bradi = [*elem. comp.*; grego]: lentidão, devagar.
  Ex.: Bradicardia → Diminuição dos batimentos cardíacos.
- Taqui = [*elem. comp.*; grego]: rápido.
  Ex.: Taquicardia → Termo que indica um ritmo cardíaco rápido.
- Diadoco/dia = [*pref.*; grego]: movimento através de, entre.
  Ex.: Diadococinésia → Faculdade normal de fazer movimentos rápidos e alternados.
- Neo = [*elem. comp.*; grego]: novo.
  Ex.: Neoplasia → Neoformações teciduais de células, de crescimento autônomo, aparentemente sem utilidade para o órgão à custa do qual se nutre.
- Hemera = [*elem. comp.*; grego]: dia.
  Ex.: Hemeralopia → Cegueira noturna ou inaptidão para ver a luz escassa à noite ou à hora crepuscular.

Origem

- Blasto = [*elem. comp.*; grego]: germe, célula germinativa, broto.
  Ex.: Blastoderma → Membrana germinativa do ovo.
- Geno (raça) = [*elem. comp.*; grego]: originar-se, provir.
  Ex.: Genótipo → O tipo genético do indivíduo.
- Gineco = [*elem. comp.*; grego]: mulher, fêmea.
  Ex.: Ginecologia → Ramo da medicina que trata das doenças da mulher e, em particular, dos órgãos relacionados com a gestação.
- Andro = [*elem. comp.*; grego]: homem, macho.
  Ex.: Androsterona → Hormônio sexual masculino.

Estados, situações e condições

- Crio = [*elem. comp.*; grego]: 1. carneiro; 2. frio.
  Ex.: Crioprecipitado → Fator sanguíneo para tratamento da hemofilia.
- Cata = [*pref.*; grego]: movimento de cima para baixo, embaixo, para baixo ou contra.
  Ex.: Catabolismo
- Capnia = Vapor, CO_2
  Ex.: Hipercapnia → Excesso de dióxido de carbono no sangue.
- Crino = [*elem. comp.*; grego]: secreção, separar, escolher.
  Ex.: Endocrinologia → Estudo das secreções internas.
- Ite = [*suf.*; grego]: inflamação.
  Ex.: Rinite → Inflamação da mucosa nasal.
- Crito = Que se separa; [*elem. comp.*; grego]: cevada.
  Ex.: Hematócrito → Instrumento com que se determina, em dada quantidade de sangue, os volumes relativos de plasma e glóbulos.

Comportamento e habilidades

- Frenio/freno = [*elem. comp.*; grego]: 1. mente, inteligência, espírito; 2. diafragma.
  Ex.: Frenopatia → Doença do diafragma.
- Mania = [*elem. comp.*; grego]: preocupação constante.
  Ex.: Tricotilomania → Aquele que preocupa-se constantemente em arrancar cabelos ou pelos.

  Ex.: Ablutomania → Preocupação constante com a limpeza.

  Ex.: Acribomania → Preocupação constante de organização.

  Ex.: Aritmomania → Aquele que tem uma preocupação constante em contar ou verificar.
- Miso = [*elem. comp.*; grego]: 1. aversão ou ódio; 2. sujeira.
  Ex.: Misógino → Que tem aversão às mulheres.
- Mnese/mnemo = [*elem. comp.*; grego]: memória.
  Ex.: Anamnese → História pessoal do doente e de sua família. Trazer de volta, recordar.

HIBRIDISMO

Além do grego e do latim, têm-se a presença de híbridos de grego e latim, grego e árabe. Também estão presentes terminações derivadas do latim, árabe e inglês.

Os gramáticos, em geral, não apoiam o uso de hibridismos. Ainda assim, são tolerados pela consagração do uso, o que os torna dificilmente passíveis de extermínio. Alguns gramáticos recomendam que sejam trocados por palavras com melhor formação sempre que possível.

Como exemplos, podemos citar "endovenoso" (do grego, *endo*, e do latim, *vena* e *oso*; é preferível o termo "intravenoso) e "neonato" (do grego, *neo*, e do latim, *nato*; recomenda-se o termo latino "recém-nascido").

ERROS FREQUENTES QUANDO DO USO INADEQUADO DOS TERMOS MÉDICOS

Por diversos motivos, diversos termos médicos são inadequadamente utilizados. Muitas vezes, o erro ocorre por desconhecimento do correto significado da palavra (pela própria ignorância da etimologia). A seguir, alguns exemplos comuns de enganos, facilmente corrigidos com a aplicação da etimologia.

1. **Pleonasmo:** "Boca da colostomia"
   Colostomia = colo + *stoma* (do grego, significando "boca") = "boca do colo". É desnecessário acrescentar uma palavra que já existe na estrutura original do termo.
2. **Redundância:** "Bolsa escrotal"
   Escroto = do latim *scrotum*, que significa "bolsa". O adequado é utilizar apenas "escroto" ou "bolsa dos testículos".

JARGÃO MÉDICO

Jargão é a linguagem própria de certos grupos profissionais (Houaiss). Como não poderia deixar de ser, também ocorre na medicina. Em geral, é formado pelos termos técnicos e por termos que constituem verdadeira gíria médica, isto é, termos que não constam nos dicionários médicos, mas estão incorporados na prática médica, ainda que inadequados.

Exemplos incluem:

1. **Bala ou balão de oxigênio**
   O termo técnico correto é "cilindro de oxigênio".
2. **Tigrão**
   Paciente difícil no trato e que resiste em admitir-se doente ou em adotar o tratamento recomendado.

O jargão não é adequado para a comunicação com o paciente. Também é importante que não se utilize de algumas gírias para o registro de informações médicas, mas que se use o termo técnico adequado.

REFERÊNCIAS

1. Bacelar S, Galvão CC, Alves E, Tubino P. Expressões médicas: falhas e acertos [Artigo especial]. Revista Brasileira de Cirurgia Brasileira.
2. Bates B. Propedêutica Médica. Rio de Janeiro: Guanabara Koogan, 1987.
3. Bezas G, Werneck AL, Idioma grego: análise da etimologia anatomocardiológica: passado e presente. Rev Bras Cir Cardiovasc [Artigo Especial]. 2012;27(2):318-26.
4. Cortes F. Pequeño diccionario médico etimológico. 2010.
5. Guimarães DT. Dicionário de termos médicos e de enfermagem. 1.ed. São Paulo: Rideel, 2002.
6. Pozzobon A, Pereira GA. Etimologia e abreviatura de termos médicos: um guia para estudantes, professores, autores e editores em medicina e ciências relacionadas. Lajeado: Ed. Univates, 2011. p.381.
7. Sousa MC, Pires JGP. Etimologia Anatômica como auxílio à aprendizagem em Medicina. I Seminário UNESC de Humanidades Médicas.

4 | capítulo

Flávio Luis Gurgel de Oliveira
Hisanori Nitta
João Paulo Consentino Solano

Líbano Abiatar Csernik Monteiro
Paolla Rossi

Psiquiatria

HISTÓRIA DA PSIQUIATRIA

A Psiquiatria é uma das áreas da Medicina que mais desperta interesse e curiosidade, tanto por parte dos pacientes quanto dos médicos. Os transtornos mentais estão gradativamente sendo mais aceitos, compreendidos e estudados. Consequentemente, surgem novos métodos diagnósticos, classificações e modalidades terapêuticas. Isso exige dos médicos e de todos os profissionais envolvidos direta ou indiretamente com os pacientes portadores de transtornos mentais alguns conhecimentos específicos relacionados às peculiaridades desses pacientes e de seus transtornos. São fatos que corroboram essa necessidade:

- É duas vezes mais provável que um paciente com transtorno mental consulte um clínico geral do que pacientes que não têm esses transtornos.
- Cerca de 60% de todos os pacientes com transtornos mentais consultam um médico não psiquiatra em um período de seis meses.

Os transtornos e problemas relacionados à saúde mental têm se tornado uma das principais causas de incapacitação, morbidade e morte prematura, tanto em países desenvolvidos quanto em desenvolvimento. A Organização Mundial de Saúde estima que 25% da população mundial sofra de algum transtorno mental durante a vida. Atualmente, existem 450 milhões de pessoas com transtornos mentais em todo o mundo, colocando-os entre as cinco maiores causas de incapacidade. No ano de 2012, foram registradas mais de 270 mil internações por causas psiquiátricas no Brasil, sendo que os transtornos psicóticos representaram 33% dos casos. Apesar da alta prevalência, os mitos sobre a doença mental e a estigmatização persistem, mesmo entre os profissionais da área da saúde.

SEMIOLOGIA PSIQUIÁTRICA E PSICOPATOLOGIA
Conceitos

A Psicopatologia pode ser conceituada como o conjunto de conhecimentos referentes ao adoecimento mental do ser humano. Assim, infere-se que seu campo de abrangência comporta grande número de fenômenos relacionados ao comportamento patológico da mente. Existem algumas abordagens distintas desse tema, dividindo-se em psicopatologia descritiva, psicodinâmica e experimental. Cada uma tem suas aplicações, vantagens, desvantagens, controvérsias, críticas e suportes. Porém, como estamos tratando da semiologia psiquiátrica clássica, utilizaremos e explicaremos a psicopatologia descritiva. As demais devem ser estudadas em materiais específicos sobre o assunto.

A Psicopatologia Descritiva, também chamada de Fenomenológica, é a descrição objetiva dos estados alterados da mente humana. O grande expoente dessa abordagem foi Karl Jaspers, com seu livro *Psicopatologia geral*, de 1913, sendo ainda hoje referência no assunto. Jaspers postulava que o médico não deve ter ideias preconcebidas e pressupostos ao avaliar o paciente; assim, poderia ter uma compreensão total dos sinais, sintomas e do próprio paciente.

Síndromes, sinais e sintomas em psiquiatria

Existem inúmeros sinais e sintomas específicos à psiquiatria. É raro que um médico, mesmo bastante experiente, já tenha se deparado com todos eles. As possibilidades são praticamente inesgotáveis, pois dependem das emoções e do comportamento humano que, por si só, são extremamente complexos. A linguagem psiquiátrica é uma tentativa de uniformidade e padronização, e assim deve ser para facilitar o diagnóstico e a comunicação entre todos os profissionais envolvidos e com o próprio paciente.

Os sinais são manifestações objetivas, verificáveis pela observação direta do paciente. Em psiquiatria, são muitas vezes comportamentais. Os sintomas são de caráter subjetivo: vivências subjetivas comunicadas pelo paciente por meio de suas queixas e narrativas. Já as síndromes são conjuntos, agrupamentos de sinais e sintomas que se manifestam de forma mais ou menos constante e reconhecível. Por fim, os transtornos mentais são entidades nosológicas específicas, em que se pode identificar certas características, como: fatores causais, curso homogêneo, estados terminais e mecanismos psicopa-

MANUAL DE SEMIOLOGIA E PROPEDÊUTICA MÉDICA

tológicos típicos, algum grau de relação genético-familiar e padrões de respostas a tratamentos.

A maioria dos sinais e sintomas varia em um espectro muito grande de possibilidades, não existindo, praticamente, características patognomônicas em psiquiatria. Dessa forma, diferentes pessoas com diferentes transtornos ou mesmo hígidas podem apresentar diferentes sinais ou sintomas psiquiátricos, sem que isso caracterize um estado de transtorno ou anormalidade, que discutiremos adiante.

A normalidade em psiquiatria

Em psiquiatria, especialmente em semiologia psiquiátrica, é inevitável abordar a questão da normalidade. Partindo do princípio de que o transtorno mental é um estado de anormalidade, e sendo possível ter sinais e sintomas psicopatológicos em um indivíduo normal, surge a seguinte questão: o que é normal? Nos casos extremos, é fácil traçar a linha que separa a normalidade da anormalidade, mas em casos limítrofes, que são muitos, tal diferenciação pode ser difícil de ser feita.

Existem conceitos dos mais diversos referentes à normalidade. Em psiquiatria e psicopatologia, o conceito assume especial papel por variados motivos: a determinação de anormalidade pode ter implicações médico-legais; estudos epidemiológicos dependem dessa determinação para separar casos de não casos; o indivíduo rotulado como anormal pode sofrer preconceitos e discriminações; os casos anormais, a princípio, exigem tratamento; entre outros.

Abordaremos os principais conceitos de normalidade pertinentes à semiologia psiquiátrica:

- Normalidade como ausência de doença;
- Normalidade estatística;
- Normalidade do bem-estar;
- Normalidade funcional;
- Normalidade subjetiva.

A normalidade como ausência de doença parte do princípio de que aquele que não possui um transtorno mental definido e diagnosticado é normal do ponto de vista psiquiátrico. O critério é de negatividade, em que a normalidade é definida pelo que ela não é, pelo que lhe falta.

Em relativa oposição a esse conceito, existe o conceito de normalidade do bem-estar, que é utilizado pela OMS como definição de saúde, em que saúde é "um completo bem-estar físico, mental e social, não simplesmente a ausência de doenças". Tal conceito é bastante criticado por ser impreciso e subjetivo em demasia. "Bem-estar" é difícil de ser determinado objetivamente, e o paciente pode tê-lo apesar de uma afecção qualquer, mesmo diante de um transtorno psiquiátrico. Além disso, o completo bem-estar é quase utópico, fazendo com que poucas pessoas sejam consideradas saudáveis.

A normalidade estatística é a que mais utilizamos na vida cotidiana. É normal aquilo que é mais frequente, determinado pela distribuição estatística na população geral segundo certo aspecto (por exemplo: peso, altura). Entretanto, o fato de determinado evento ser comum na população não o faz ser sadio, da mesma forma que um evento raro não é necessariamente patológico.

A normalidade funcional é a de maior importância para a psiquiatria e psicopatologia. Aqui, é anormal aquilo que atrapalha o funcionamento do indivíduo, seja na esfera social, familiar, profissional, seja até mesmo subjetiva. Tudo aquilo que causa algum tipo de prejuízo é considerado disfuncional e, por extensão, anormal. Tal conceito é critério diagnóstico para a maioria dos transtornos psiquiátricos.

A normalidade subjetiva é dada pela forma com que o indivíduo percebe a si mesmo. Se ele tem percepção de alguma alteração em seu funcionamento, então se considera seu estado como anormal.

A caracterização da condição do paciente como normal ou anormal (patológica) depende da avaliação dos sinais e sintomas apresentados e da atribuição de designações para tal condição. Esse procedimento é chamado de processo diagnóstico. Em todas as áreas da medicina, especialmente em psiquiatria, a classificação de afecções e a organização sistematizada das descrições do quadro clínico têm fundamental importância.

Noções de diagnóstico e classificação em psiquiatria

O diagnóstico em psiquiatria possuía algumas peculiaridades em relação aos diagnósticos em outras áreas da medicina. Com a evolução da ciência médica, novos exames laboratoriais e de imagem, testes genéticos e marcadores biológicos são desenvolvidos e descobertos. Isso possibilita o diagnóstico etiológico de muitas doenças, mas a etiologia da maioria dos transtornos psiquiátricos permanece desconhecida. Da mesma forma, não há marcadores externos de validação, ou seja, não existem métodos físicos para confirmar ou refutar um diagnóstico inicial. Isso pode gerar variabilidade de interpretação diagnóstica.

Até o século XVIII, os transtornos mentais eram descritos em categorias homogêneas. Em outras palavras, para se atribuir determinado transtorno mental ao paciente, era necessário que todas as características descritas estivessem presentes. No final do século XIX, psiquiatras, a maioria de nacionalidade alemã, propuseram uma classificação diagnóstica baseada na apresentação psicopatológica e na evolução clínica. No final do século XX, surgiram novas classificações como aprimoramento dos modelos anteriormente citados. A partir de diversos sinais e sintomas como critérios clínicos, se o paciente apresentar-se com determinadas características, não necessariamente todas as descritas, pode-se fazer um diagnóstico. Desse modo, pode-se ter um sistema descritivo fenomenológico, por meio daquilo que é apreendido pelos sentidos. Essas classificações surgiram justamente na tentativa de uniformizar e padronizar o que se considera patológico, bem como estabelecer o limiar entre saúde e doença, para, então, determinar quem pode se beneficiar com alguma modalidade de tratamento ou não.

As principais classificações em psiquiatria são do **CID** (Classificação Internacional de Doenças e Problemas relacionados à Saúde) e do **DSM** (*Diagnostic and Statistical Manual of Mental Disorders*). Ambos são grupamentos ordenados (não arbitrários) de diagnósticos psiquiátricos, estabelecidos por meio de critérios clínicos validados e constantemente revalidados. Lembramos que são apenas manuais com alguns diagnósticos em psiquiatria, não são a psiquiatria em si. Referem-se a apenas uma parte dela e não devem substituir a observação clínica, a experiência do médico e a relação interpessoal médico-paciente, nem as múltiplas variáveis envolvidas no complexo e intrincado relacionamento humano, bem como na arte da medicina.

O CID-10, assim chamado por estar em sua décima edição, é uma classificação que abrange todas as áreas da medicina e objetiva facilitar a comunicação internacionalmente. Os transtornos psiquiátricos estão agrupados no famigerado grupo "F". Os critérios diagnósticos são periodicamente alterados, sob a luz de novos conhecimentos provenientes de pesquisas clínicas.

O DSM é um manual desenvolvido inicialmente pela Associação Americana de Psiquiatria, cujo conteúdo foi elaborado junto às equipes do CID-10, de forma a tentar divergir o mínimo possível dos conceitos dele. Na realidade, o objetivo é que ambos se potencializem, porém alguns critérios diagnósticos de diversos transtornos são diferentes daqueles fornecidos pelo CID-10. Foram publicadas cinco edições, sendo a mais recente de 2013 (DSM-5). A quarta versão revisada do DSM (DSM-IV-TR), publicada em 2000, foi, de forma geral, a mais bem aceita pelas comunidades relacionadas à saúde mental.

Apesar de muitos aspectos negativos, desvantagens, falhas e controvérsias, é inegável que esses sistemas classificatórios trouxeram, e ainda trazem, grande contributo à psiquiatria e, especialmente, ao paciente portador de transtorno mental. Destacamos, principalmente, a padronização em pesquisa clínica epidemiológica, psicofarmacológica e a relativa uniformização de linguagem entre os profissionais.

ENTREVISTA PSIQUIÁTRICA
Introdução

Entrevista é um processo de comunicação entre entrevistador e entrevistado, em que ocorre permuta de informações entre as partes. Entrevistar é um processo ativo e interativo, bastante dinâmico, em que o foco é dirigido pelas informações coletadas no momento atual, em outras consultas ou com informantes diversos. A entrevista psiquiátrica é o meio pelo qual são obtidas as informações a respeito das alterações dos processos mentais do paciente entrevistado. Por ser um processo dinâmico e dependente quase exclusivamente do material humano, está sujeito a diversas variáveis, como características do entrevistador, a forma com que são colocadas as perguntas, a motivação do paciente, o local onde acontece a entrevista, entre outras. A entrevista psiquiátrica não foge às características de qualquer processo

de interação humana, mas é uma forma especial e com suas peculiaridades. O conhecimento e relativo domínio dessas variáveis e especificidades por parte do entrevistador objetivam uma comunicação efetiva com a menor interferência.

Uma entrevista psiquiátrica deve ser bastante abrangente, o que demanda tempo. Como muitas vezes esse tempo é escasso e limitado, não é possível obter uma história completa em apenas uma ou poucas entrevistas. Assim, uma história completa e abrangente é estruturada no decorrer do acompanhamento clínico.

Os pacientes com transtornos mentais podem ter grandes dificuldades em se encaixar no formato tradicional de entrevista médica. Desse modo, cabe ao entrevistador conduzi-la de forma a obter as informações essenciais durante o tempo que for possível e tolerado. Essa obtenção de informações não se dá apenas de maneira verbal, mas por meio de observação clínica ampla e cuidadosa. Muitas vezes, o paciente apresenta sua história de maneira confusa e prolixa; cabe ao médico, portanto, a sistematização do modo de registro desses dados – não apenas por questões legais, mas principalmente por auxiliar a compreensão do caso e facilitar a condução de diagnóstico e tratamento.

Relação médico-paciente, sintonia e vínculo

O relacionamento entre médico e paciente está no centro da prática médica. Apesar dos surpreendentes avanços nos últimos anos (estudos epidemiológicos, biologia molecular, métodos diagnósticos sofisticados e novos fármacos), a medicina não deixa de ser um esforço intensamente humano e pessoal, em que o próprio relacionamento entre médico e paciente torna-se parte do processo diagnóstico e terapêutico.

Nesse subjetivo, complexo e intrincado processo, o desenvolvimento de um relacionamento construtivo é promovido pela *sintonia* entre seus componentes, que demanda entendimento e confiança por ambas as partes. Por parte dos médicos, é preciso ter o máximo possível de compreensão em relação aos fatores psicossociais, econômicos e culturais advindos dos pacientes. Estabelecer sintonia é, idealmente, o primeiro passo na entrevista psiquiátrica. Durante a entrevista, conforme o entrevistador e o entrevistado exercem seus papéis, é criado um canal de comunicação, que podemos chamar de *vínculo*. O vínculo define o "clima" da entrevista. Esse vínculo é desenvolvido através do *rapport* – a relação harmoniosa e serena, determinada e significada pela empatia. Trata-se de uma relação eminentemente humana, traduzida por cordialidade, confiança, apreço e respeito mútuo. O médico e o paciente unem-se na realização de uma tarefa comum, compartilhando a experiência como uma só vivência. Cabe ao médico o papel de direcionar de forma sutil e sensível esse vínculo, objetivando um resultado satisfatório para a tarefa proposta. Durante a interação, esse vínculo pode estar ameaçado ou enfraquecido, por isso deve ser periodicamente reavaliado e redirecionado, se necessário.

MANUAL DE SEMIOLOGIA E PROPEDÊUTICA MÉDICA

Iniciando a entrevista

A forma com que o médico inicia a comunicação com o paciente pode interferir no desenvolvimento de toda a entrevista. Primeiramente, uma apresentação adequada e uma atitude receptiva e acolhedora são fundamentais.

Algumas atitudes do entrevistador podem facilitar a comunicação e deixar o paciente mais à vontade, como: adotar uma postura sem tensão e não deixar transparecer pressa (mesmo que não haja muito tempo); direcionar o paciente que fala demais; manter contato ocular adequado.

De forma geral, é interessante demorar alguns minutos para iniciar a tomada de notas e registros, pois o paciente deve sentir que tem total atenção por parte do entrevistador – deve perceber que ouvi-lo é mais importante para o médico do que escrever em papéis.

Tipos de perguntas e entrevistas

As perguntas na entrevista podem ser genericamente de duas formas: abertas e fechadas. É quase um consenso entre os estudiosos da psiquiatria que idealmente se deve iniciar a entrevista com questionamentos amplos e abertos, evoluindo para aqueles mais específicos e, por fim, perguntas fechadas. As perguntas abertas permitem que o paciente se expresse da sua própria forma, com suas próprias palavras. As perguntas fechadas solicitam informações específicas, com poucas possibilidades de resposta. Essas são mais úteis em temas bem delineados e claros, em que se precisa de respostas rápidas e específicas, bem como para avaliar as características de sintomas.

Uma forma simples e comum de classificar a entrevista psiquiátrica é segundo sua estrutura geral, podendo ser: aberta, semiestruturada e estruturada.

A entrevista aberta tem seu curso definido pelo paciente, pois ele pode falar livremente, expressando-se à sua maneira, sem roteiro ou esquemas predeterminados de maneira rígida e inflexível. Alguns autores dizem que isso permite um acesso mais direto ao inconsciente e suas manifestações diversas. O problema dessa abordagem é o tempo empregado para obter as informações pertinentes, bem como a falta de sistematização, que pode prejudicar em diversos graus o processo diagnóstico.

A entrevista estruturada caracteriza-se por formas predeterminadas de obter as informações, registros e até mesmo as perguntas a serem feitas. Isso permite aumentar a confiabilidade no diagnóstico psiquiátrico, além de uniformizar o padrão de diferentes entrevistadores. Por isso, são úteis em pesquisas clínicas e protocolos, porém criticadas por não levarem em conta a subjetividade e a individualidade do paciente, além de diminuírem a colaboração dele nesse processo.

A entrevista semiestruturada é a forma mais comumente praticada de entrevista. O entrevistador tem em mente um esquema estruturado, que se adapta de acordo com a situação e as características do paciente. Dessa maneira, ele pode se expressar com certa liberdade, e o médico, por sua

vez, elaborar uma avaliação completa e pertinente com flexibilidade. Lembramos que, apesar da desorganização do paciente em expressar sua história, o médico deve fazer uso do seu esquema de estruturação para fazer os registros no prontuário.

O tipo de entrevista que será conduzida depende fundamentalmente das características com que o paciente se apresenta ao entrevistador. De acordo com seu comportamento e atitude, determinado tipo de entrevista pode ser mais adequada. São as chamadas Regras de Ouro da entrevista psiquiátrica. Porém, não são estanques e inexoráveis. Funcionam como guias, como auxiliares para direcionar as linhas gerais da entrevista, possibilitando melhor comunicação e relação entre entrevistador e entrevistado.

- Pacientes mentalmente organizados, com inteligência normal e boa escolaridade, na ausência de sintomas psicóticos, podem ser abordados de forma mais aberta, permitindo-se expressão mais espontânea. O entrevistador faz poucas perguntas e apontamentos.
- Pacientes mentalmente desorganizados, com baixo nível intelectual, ou na presença de sintomas psicóticos, podem ser abordados através de uma entrevista mais estruturada, em que o entrevistador pode falar mais, fazendo perguntas simples e dirigidas (de fácil compreensão).
- Pacientes com alto nível de ansiedade, desconfiança ou timidez podem ser abordados inicialmente com perguntas neutras (por exemplo, os dados de identificação); progressivamente, o entrevistador formula perguntas mais profundas e relacionadas ao motivo da consulta.

Terminando a entrevista

Nesse momento, o entrevistador pode fazer uso de perguntas fechadas para completar informações que eventualmente ficaram obscuras ou incompletas. Se tudo estiver adequado, pode ainda fazer uma pergunta aberta, como: "há algo que não perguntei e você gostaria de me contar?". O paciente, então, deve ter algum espaço para fazer comentários, dirimir dúvidas e dizer suas impressões. O grande objetivo é que ele saia sentindo-se compreendido e respeitado em sua individualidade e com a sensação de que todas as informações importantes foram transmitidas. É importante o médico agradecer o paciente por compartilhar sua história e dizer que as informações foram úteis para o processo de diagnóstico e tratamento, bem como fornecer suas impressões, mesmo que preliminares. Por fim, dependendo do caso, deve-se complementar a entrevista com dados provenientes de outros informantes.

Entrevistando informantes

Existe um conceito clássico em psiquiatria que classifica a história em dois tipos: objetiva e subjetiva. A história objetiva é aquela em que o paciente conta diretamente ao entrevistador. Já a história subjetiva é aquela coletada por informantes, como familiares, amigos, testemunhas, policiais, entre outros. É prudente em psiquiatria colher as duas histórias sempre que possível, pois muitas vezes os pacientes não têm consciência da extensão de seus sintomas e comportamentos ou simplesmente não desejam revelá-los. Portanto, a entrevista com informantes é uma ferramenta muito útil em boa parte dos casos. Nas situações em que a história objetiva não é congruente com a história subjetiva, não é prudente sempre tomar a primeira como verdade absoluta e menosprezar a segunda, pois aquilo que o paciente confia ao médico invariavelmente tem seu valor, embora variável.

O momento ideal de entrevistar informantes, bem como a presença ou não deles junto ao paciente durante a entrevista, é muito variável, dependendo das circunstâncias.

Na maioria das vezes, os principais informantes são os familiares, que podem dar informações valiosas sobre, por exemplo, como o paciente era antes de iniciar os sintomas, como e quando eles começaram, se houve problemas semelhantes prévios etc. Após a entrevista, não se deve contar ao paciente o que os familiares disseram, porque também têm o direito de terem seu sigilo preservado – exceção aos casos em que os familiares autorizam essa comunicação. Esse mesmo procedimento deve ser adotado com os informantes que não são familiares, lembrando que o médico deve colher informações, não discutir o caso do paciente sem a sua permissão.

Casos especiais de dificuldades na entrevista psiquiátrica
Pacientes que não respondem

Nesses casos, é importante entrevistar familiares, acompanhantes ou testemunhas que possam descrever o desenrolar do quadro. Entretanto, antes de afirmar que o paciente não se comunica, deve-se primeiramente tentar compreender o motivo da ausência de resposta através de cuidadosa observação clínica. É importante dar um tempo adequado para a resposta e tentar diversos assuntos.

Na maioria dos casos relacionados às síndromes psiquiátricas, o mutismo é uma forma de negativismo verbal, de se opor às solicitações do ambiente, porém outras condições também podem cursar com esse comportamento, como estupor, esquizofrenia (principalmente catatônicos) e depressões graves.

Um tipo especial de mutismo é o seletivo (ou eletivo), mais comum em crianças, sendo de origem psicogênica. É causado por conflitos interpessoais diversos, como dificuldades em relacionamentos na escola e em casa, frustrações, medos ou timidez.

Pacientes agitados, hostis, agressivos e violentos

A agitação psicomotora (ver Exame Psíquico – Psicomotricidade) é um estado de aceleração e exacerbação da atividade motora, associada a um processo de excitação psíquica. Pode ser a representação de uma psicopatologia subjacente (intoxicações ou abstinência de substâncias, síndromes maníacas e ansiosas) ou distúrbios orgânicos (quadros metabólicos ou neurológicos), além de ser uma evidência de desorganização mental. Exige especial atenção pela possibilidade de evoluir para consumação de violência.

Idealmente, seu diagnóstico etiológico deve ser determinado por meio de minuciosa anamnese e exame físico e psíquico. Dependendo do estado de agitação, o exame pode ser bastante dificultado, por isso deve-se observar o comportamento e limitar as perguntas, de forma a obter dados mais objetivos. Transmitir tranquilidade e segurança ao paciente é bastante útil, de forma a diminuir – ou ao menos não aumentar – seu desconforto e agressividade. Muito cuidado deve ser tomado com barganhas, assim como intimidações, pois na maioria das vezes causam efeito negativo.

Pode-se classificar o comportamento de agitação psicomotora, tendo como base a predição do comportamento violento, em: hostil, agressivo ou violento. Dessa forma, pode-se realizar a abordagem mais adequada de acordo com a situação do paciente, resultando em maior segurança para ele e para a equipe que o assiste.

O paciente hostil (alto risco para violência) normalmente apresenta-se com uma postura evasiva, com tom de voz elevado. Mostra-se inquieto (tamborila os dedos, morde os lábios) e irritado. É provável conseguir que ele se deixe medicar mediante uma abordagem amistosa.

O paciente agressivo (muito alto risco para violência) é aquele que age de forma intimidadora, utilizando-se de ameaças e ofensas com tom de voz elevado. Manifesta sua intensa raiva e ódio por meio de gesticulação exacerbada e esmurrando objetos. O entrevistador deve ter bastante cautela ao tentar as vias verbais. Se houver algum sinal de piora, deve-se cessar a tentativa verbal e abordá-lo como um paciente violento.

Quando violento, o paciente mostra-se bastante agitado, quebrando objetos ou com algum objeto para defesa/agressão nas mãos, ameaçando agredir alguém no ambiente (ou já ter consumado o ato de violência). Ele possui, de fato, a intenção de agredir alguém, manifestando sua fúria. Os processos de contenção devem ser iniciados imediatamente, pois as chances de obter sucesso unicamente por meio do diálogo são mínimas.

Pacientes que mentem

A mentira por parte dos pacientes pode ter várias causas. O paciente pode distorcer e inventar informações por não confiar em sua memória, por não se lembrar dos acontecimentos e preencher a lacuna, ou por conta de seu transtorno de base. Eventualmente, a mentira é voluntária, com intenção de obter vantagens secundárias de diversas ordens (aspectos financeiros, assumir papel de vítima e auferir vantagens familiares, assumir papel de doente e obter benefícios previdenciários ou isenção de responsabilidades civis e criminais). Deve-se tomar muito cuidado para não assumir indevidamente o relato do paciente como mentira e analisar outras variáveis envolvidas, como inabilidade do entrevistador em compreender o relato, a psicopatologia e

MANUAL DE SEMIOLOGIA E PROPEDÊUTICA MÉDICA

dificuldade do paciente em se expressar. Um nível de desconfiança exagerado é inadequado, prejudicando o processo terapêutico e a relação médico-paciente, muitas vezes de maneira significativa.

ANAMNESE E EXAME FÍSICO
Anamnese

- **Identificação:** os dados de identificação proporcionam um esboço das características potencialmente importantes do paciente, que podem afetar o diagnóstico, tratamento, adesão e prognóstico.
- **Encaminhamento:** descrever as circunstâncias do encaminhamento (quem encaminhou, por qual motivo, de quem foi a iniciativa de buscar ajuda e com que objetivo).
- **Queixa e duração:** queixa principal (razões do atendimento) e duração dos sintomas. Usar as palavras do paciente, mesmo que bizarras. Uma situação relativamente comum em psiquiatria é o paciente não saber referir o motivo da consulta ou o motivo ser bizarro ou ilógico. Não importa; deve-se proceder com a investigação por meio da anamnese e registrar fielmente aquilo que o paciente expressa. São exemplos: "Eu estava deprimido e pensando em me matar"; "Não há nada de errado comigo, mas eles me acham louco"; "Paciente não sabe referir o motivo da consulta."
- **História pregressa da moléstia atual:** é o componente mais importante da anamnese. Deve-se descrever a história da doença, que é apenas uma parte da história do paciente.
  Determinar os seguintes aspectos:

  - Quando o transtorno começou;
  - Se houve precipitantes para seu surgimento;
  - Como foi sua evolução;
  - Qual a sua gravidade.

  Para isso, deve-se:

  - Investigar o momento e circunstâncias em que as primeiras alterações surgiram, e de que modo;
  - Especificar os sintomas e outros dados importantes para o diagnóstico diferencial. Obter a descrição detalhada dos sintomas (frequência, duração, intensidade, curso, flutuações e fatores de piora ou melhora);
  - Respeitar a sequência cronológica dos sintomas e eventos relacionados, buscando o desencadeamento, que se estende desde as primeiras manifestações da enfermidade até o estado clínico atual do paciente;
  - Pesquisar a atitude do paciente frente à situação: quais significados, medos ou fantasias ressoam em si mesmo, suas queixas, seus sintomas ou seu transtorno (diagnosticado ou ainda presumido);
  - Sondar mudança na atitude dos familiares frente à situação: se houve mudanças no comportamento

de um ou alguns familiares, após o aparecimento do quadro no paciente – esse é um exemplo de averiguação importante de ser feita com os familiares mas também a sós com o paciente, longe dos familiares ou acompanhantes;
  - Inferir as consequências dos sintomas sobre o funcionamento global do paciente: se houve prejuízo nas atividades cotidianas, relacionamentos, trabalho, cuidados pessoais, rotina e estilo de vida;
- **Interrogatório sobre os diversos aparelhos:** deve ser procedido conforme descrito no capítulo referente à anamnese.
- **Antecedentes familiares:** são úteis em auxiliar o diagnóstico do paciente, bem como em compreender o contexto de seu desenvolvimento pessoal. Os transtornos mentais têm variados graus de associação com hereditariedade, por isso há de se pesquisar a existência de transtornos mentais, neurológicos e genéticos na família, medicamentos utilizados em casa etc. É importante descrever o ambiente familiar e as principais relações familiares do paciente (qual a atitude para com seus familiares mais próximos, níveis de interação, padrões de relacionamento, familiar com que mais se identifica).
- **Antecedentes pessoais:** tentar relacionar a informação que o paciente dá às interpretações, sentimentos, significados e valores que ele atribui ao que está narrando. São aspectos importantes a serem pesquisados:
  - **Antecedentes perinatais:** condições de gravidez e parto; condições perinatais, como anóxia e distúrbios metabólicos; condições de saúde materna; gravidez desejada ou não; contexto familiar que envolveu seu nascimento.
  - **Antecedentes da infância:** especial importância deve ser dada ao desenvolvimento neuropsicomotor. Além disso, pesquisar: relacionamentos entre mãe e criança; problemas com alimentação e sono; outros eventuais cuidadores; comportamentos incomuns; experiências pré-escolares e escolares; períodos de separação dos pais; amizades, jogos e lazer; doenças, cirurgias ou traumas.
  - **Antecedentes da adolescência:** início da puberdade; desempenho acadêmico; atividades organizadas (esportes, clubes); áreas de interesse especial; envolvimentos afetivos e experiências sexuais; experiências ocupacionais/profissionais; experimentação de drogas (lícitas e ilícitas); relacionamentos com os pais.
  - **Antecedentes da idade adulta:** detalhar relacionamentos afetivos de longa duração; características da vida sexual; constituição e vínculos da família; inserção no trabalho; atividades profissionais pregressas; relacionamento com colegas e chefes; perspectivas profissionais; situação financeira; história militar; antecedentes criminais.
  - **Antecedentes da terceira idade:** detalhar cronologia e circunstâncias da aposentadoria; como en-

frenta o processo de envelhecimento; relação com filhos e netos; com quem mora; o que pensa sobre a morte.

- ▪ **Antecedentes da gestação e puerpério:** gestações planejadas ou acidentais; como encarou o processo gestacional; oscilações de humor; apoio de familiares e parceiro; sentimentos quanto à criança; como se sentiu após o nascimento; relação com parceiro.

Antecedentes pessoais mórbidos:

- ▪ **Antecedentes clínico-cirúrgicos:** convulsões, traumas craniencefálicos, infecção pelo HIV ou outras afecções (predisposição a transtornos mentais), afecções clínicas (estressores significativos em pacientes com transtornos mentais), terapêutica farmacológica (pode causar distúrbios metabólicos, de movimentos e sexuais). Perguntar apenas "você tem algum problema de saúde?" é uma boa forma de iniciar o questionamento, mas é insuficiente. Medicações, cirurgias, alergias, entre outros, devem ser adequadamente determinados.
- ▪ **Antecedentes psiquiátricos:** contrastando os antecedentes psiquiátricos com os achados atuais é possível obter uma perspectiva global em relação ao transtorno. Uma forma interessante de iniciar é perguntar: "você já foi diagnosticado com um transtorno mental no passado?". Mesmo que a resposta seja negativa, deve-se continuar com a investigação, pois o estigma, a vergonha e a não aceitação do diagnóstico podem comprometer a resposta. Em seguida, perguntas como: "Você já se consultou com um psiquiatra ou psicólogo antes?" são adequadas para o seguimento. Se a resposta foi positiva, perguntar: "O que esses profissionais fizeram por você?". Desse modo, abre-se uma porta para perguntar sobre medicações e psicoterapias prévias. A adequação, a eficácia e o tempo de tratamentos prévios devem ser examinados minuciosamente, principalmente quando se tratar de internações psiquiátricas.

Especial atenção deve ser dada ao uso/abuso de substâncias: inquirir sobre diversas substâncias, lícitas e ilícitas. Uma forma sutil de pesquisar é começar perguntando: "você já viu alguém utilizar determinada substância?"; "já lhe ofereceram?"; "você já experimentou alguma vez?". Quanto a medicações, pode-se perguntar: "você já se percebeu usando mais medicações do que o médico prescreveu ou usando medicações prescritas para outras pessoas?". É importante determinar a quantidade e o tempo de uso, mas ainda mais importante é inferir o papel que as substâncias assumiram na vida do paciente.

Exame físico

Mesmo diante de um paciente com um transtorno mental é indispensável realizar um atencioso exame físico, dirigido pelos indícios da anamnese. Os aspectos relacionados ao exame físico geral e especial serão abordados em capítulo específico deste livro. Contudo, do ponto de vista da semiologia psiquiátrica, o exame neurológico assume especial importância, pois a teoria e a prática mostram que, com enorme frequência, doenças neurológicas expressam-se com a concorrência de sinais e sintomas psiquiátricos e vice-versa (ver capítulo sobre Semiologia Neurológica).

EXAME PSÍQUICO

Apresentaremos o exame psíquico – ou psiquiátrico – do paciente da forma clássica, sobejamente compartimentalizada. No entanto, faz-se necessário sempre ressaltar que o "aparelho" psíquico não é passível de ser estudado sem se lembrar de que esse é apenas um artifício, didático e cartesiano; as funções psíquicas que veremos a seguir imiscuem-se em várias direções e o tempo todo, ao que damos o nome de dinâmica mental (psicodinâmica). Há fenômenos mentais que podem ser corretamente alojados em dois ou até três "compartimentos" ou funções psíquicas, como veremos. Ou seja, a não ser para uma iniciação didática, os compartimentos não existem. É sempre a pessoa – em sua totalidade e inserida em seu meio e cultura – que adoece.

APRESENTAÇÃO/APARÊNCIA

Conceito: é forma exterior que o paciente exibe.

Deve-se observar e registrar a impressão geral que o paciente transmite. Perceber qualquer coisa que chame a atenção na aparência do paciente, como bizarrismos no vestuário, maus cuidados de asseio corporal, nível de cuidado com os cabelos e as unhas. O ato de apresentar-se ao médico pode deflagrar alterações devidas à ansiedade, pelas quais uma apresentação muito adequada nos primeiros instantes poderá trair: mãos que começam a tremer e se tornam úmidas, transpiração na testa, olhos arregalados, hipergesticulação. O bom clínico, falando com seu paciente (inclusive sobre isso), saberá descobrir a forma como esse conseguirá sentir-se mais relaxado para a entrevista que se seguirá.

Exemplos de adjetivos para descrever a apresentação/ aparência: saudável, doentia, equilibrada, jovial, desarrumada, infantil, bizarra.

> **Semiotécnica da apresentação/aparência**
>
> Apresentar-se e pedir que o paciente se sente. Se ele estiver deitado no leito, colocar sua cadeira perto da cama, em vez de se sentar nela. Observar o andar, o modo de se vestir e de se arrumar, a postura, os gestos, as expressões faciais. Observar se o paciente parece ser mais velho ou mais jovem do que a idade por ele declarada.

Fonte: Sadock BJ, 2007.

ATITUDE

Conceito: é como o paciente se comporta frente às pessoas que interagem com ele, tanto direta quanto indiretamente.

MANUAL DE SEMIOLOGIA E PROPEDÊUTICA MÉDICA

Dizer somente se a atitude é "ativa" ou "passiva" não é o ideal. O médico está aqui liberado para fazer uma boa descrição fenomenológica de seu objeto de observação (o paciente) e usar os melhores adjetivos que encontrar. É muito importante que o médico preste atenção ao seguinte fato: não é raro que a atitude do paciente com os familiares, se presentes, seja uma, e com o entrevistador, outra. Igualmente, às vezes conseguimos perceber que a atitude do paciente é seletivamente carinhosa com um familiar, e hostil com outro.

Exemplos de adjetivos para descrever a atitude: cooperativa, amigável, atenta, interessada, franca; atitude reservada; atitude brincalhona; o registro de uma atitude paranoide, caso presente, é especialmente importante.

> **Semiotécnica da atitude**
>
> A atitude pode ser livremente comentada. Perguntar: "você parece irritado com alguma coisa. Esta é uma observação correta?".

Fonte: Sadock BJ, 2007.

CONTATO

Conceito: relação interpessoal estabelecida entre paciente e entrevistador.

Somos da opinião de que esse é um dos principais itens do exame psíquico, uma das ferramentas diagnósticas centrais, aquela que mais se vai aperfeiçoando pelos anos de experiência. A vivência do contato vem como um todo, que sempre se mostra arredio a compartimentalizações e transcende as palavras. O examinador atento procurará reunir indícios não só pela escuta do que o paciente fala mas também pela comunicação não verbal, pela postura física adotada pelo entrevistado, pelo seu tom de voz e por suas oscilações, pela mímica do doente (por exemplo: rígida, variável). Sempre confrontar (em pensamento) se o conteúdo do discurso do paciente é ou não congruente com os demais sinais que ele oferece, o tempo todo, pelas vias não verbais. O contato pode ser, por exemplo, pueril, hostil, negativista, empático, evasivo, distante, retraído, indiferente, apático. Deve-se notar se o doente está impaciente, tenso, inquieto ou à vontade, bem como refletir sobre quanto tempo foi necessário para o paciente começar a ficar à vontade. Deve-se perceber qual era o conteúdo do diálogo no momento em que o paciente conseguiu relaxar e entregar-se à entrevista, bem como o contrário, isto é, quais conteúdos do discurso fazem o paciente ficar mais tenso, resistente ou evasivo. Descrever especialmente qual parece ser a reação que o entrevistador e a entrevista psiquiátrica conseguem suscitar no paciente (por exemplo, medo do psiquiatra ou sensação de estar sendo intimidado por ele etc.).

CONSCIÊNCIA E ALERTA

Conceito: consciência é a percepção do eu e do ambiente. Estado de alerta refere-se à capacidade de reagir prontamente a um determinado estímulo.

Essa função (bem como as três seguintes, que lhe são diretamente ligadas) representa o principal foco de atenção do examinador, quando se tenta identificar estados confusionais (síndromes cérebro-orgânicas ou transtornos mentais orgânicos). No entanto, há exceções (por exemplo, no transtorno dissociativo).

Sob o ponto de vista psiquiátrico, a consciência envolve múltiplos processos da mente, objetivando a elaboração e integração de diferentes tipos de informação. Utilizaremos aqui o conceito neuropsicológico da consciência.

A consciência possui níveis, que podem variar desde hipervigilância até o coma. Há que se descrever se o rebaixamento do nível de consciência é mantido ao longo do exame ou se há flutuações; é importante também anotar a hora em que se procedeu ao exame, pois as alterações de consciência podem aparecer em uma e desaparecer em outra seção do dia.

Alerta é como esperamos que esteja o indivíduo que examinamos. No entanto, há certos estados patológicos em que notaremos estar o paciente numa hipervigilância – estado exacerbado de alerta –, o que também precisa ser descrito. Essa descrição, porém, poderá ser feita tanto aqui como na função seguinte (a atenção). Pode acontecer, também, de termos consciência alterada não quanto ao nível, mas quanto ao seu campo e claridade, sendo essas alterações focais, não globais, como no nível de consciência. São as chamadas alterações qualitativas de consciência, as quais também costumam oscilar de acordo com o ritmo circadiano.

ALTERAÇÕES DA CONSCIÊNCIA
Quantitativas

- **Confusão:** incapacidade de pensar claramente.
- **Obnubilação da consciência:** rebaixamento em grau leve a moderado. O pensamento pode estar ligeiramente confuso.
- **Estupor:** no sentido psiquiátrico, é uma condição em que o paciente permanece mudo, imóvel e arresponsivo, apesar de parecer estar consciente, pois há atividade ocular extrínseca.
- **Sopor:** obnubilação intensa, em que o paciente necessita de forte estímulo, muitas vezes doloroso, para despertar.
- **Coma:** alteração mais extrema de rebaixamento de nível de consciência. Não há qualquer atividade consciente voluntária.

Qualitativas

- **Estados crepusculares:** obnubilação associada à atividade motora coordenada, ocorrendo os chamados atos automáticos. Surgimento e desaparecimento normalmente são súbitos, e o paciente não se lembra do ocorrido.
- **Dissociação da consciência:** divisão do campo da consciência levando à perda da unidade psíquica. O paciente pode permanecer dissociado de alguns minu-

PSIQUIATRIA

tos a poucos dias, apresentando um comportamento que não é habitual seu, como que funcionando com uma "outra personalidade". Em geral, após passada a crise dissociativa, o indivíduo não se recorda (ou se recorda apenas parcialmente) do que falou ou do que fez, ou por onde andou durante a crise. Normalmente desencadeada por estressores psicológicos (internos ou do ambiente), como trauma grave ou lembranças de acontecimentos de vida que foram marcantes.

- **Transe:** semelhante à dissociação da consciência, mas com atividade motora estereotipada substituindo parcialmente a atividade motora voluntária. Ocorre, mais comumente, em certos contextos culturais e/ou religiosos.

Semiotécnica da consciência

É interessante que seja uma das primeiras esferas psíquicas a ser avaliada, pois suas alterações causam repercussões em todas as outras esferas. Observar se o paciente está perplexo, com dificuldade de integrar os estímulos de forma coerente. Lembrar que a orientação, principalmente temporoespacial, é um bom referencial da consciência. A escala de coma de Glasgow pode ser utilizada. Perguntar: "Que lugar é este? Que dia é hoje? Você sabe quem sou, quem é você?".

Fonte: Dalgalarrondo P, 2008; Sadock BJ, 2007.

ATENÇÃO E CONCENTRAÇÃO

Conceito: atenção é a capacidade de direcionar a atividade mental consciente, seja para o mundo externo, seja para o mundo interno. Concentração é a capacidade de manter essa atividade mental em determinado foco. Ambas as funções são intimamente associadas ao nível de consciência.

Deve-se distinguir a atenção, segundo sua natureza, em voluntária e espontânea (ou involuntária). A atenção espontânea está associada ao estado de alerta, em que o paciente responde ao estímulo de maneira involuntária e incidental, sendo a atividade mental dirigida de forma passiva. Já a atenção voluntária requer esforço ativo, direcionando a atividade mental para determinado foco por estímulo da vontade.

A atenção também pode ser classificada, segundo sua direção, em externa e interna. A atenção interna é aquela voltada para o mundo interior do indivíduo, seus processos mentais e emocionais. Já a atenção externa é aquela direcionada para os estímulos exteriores, para fora do mundo mental e subjetivo, seja para seu próprio corpo, seja para os estímulos sensoriais diversos.

Ao avaliar a capacidade de concentração, é interessante investigar a tenacidade e a vigilância, pois a dualidade entre ambas ajuda a reconhecer a diferença entre distração (normal) e distraibilidade (ver item seguinte). Tenacidade é a capacidade de manter a atenção em determinado foco ou objeto. Vigilância é a qualidade da atenção que proporciona ao indivíduo a capacidade de alterar o foco de um objeto para outro.

ALTERAÇÕES DA ATENÇÃO E CONCENTRAÇÃO

- **Hipoprosexia:** diminuição global da atenção.
- **Aprosexia:** completa abolição da capacidade de atenção, independente dos estímulos.
- **Hiperprosexia:** exacerbação da atenção.
- **Distração:** fenômeno não patológico, em que há diminuição da atenção espontânea por conta de grande concentração (ativa) da atenção voluntária. Exemplo: o aluno sai de casa ainda pensando nos conteúdos que acabou de estudar (fará uma prova logo mais) e não olha para atravessar a rua (de tão *distraído*, nem percebe que um carro quase o atropelou). Trata-se de um estado de hipertenacidade em detrimento da vigilância (portanto, hipovigilância).
- **Distraibilidade:** ao contrário da distração, fenômeno patológico em que há marcante instabilidade ou redução da atenção voluntária, a qual o paciente não consegue sustentar sobre nenhum foco (ou seja, há hipotenacidade); acompanha-se de um alargamento do campo para a atenção espontânea (ou seja, involuntariamente, o paciente fica hipervigilante). Exemplo: paciente em fase de mania.

Semiotécnica da atenção e concentração

- A forma mais simples e prática de se avaliar é pedir ao paciente que olhe os objetos que estão na sala ou no ambiente e logo em seguida repita o que viu. Perguntar ao paciente e aos acompanhantes: "tem dificuldade para se concentrar? Distrai-se com facilidade? Não escuta quando lhe falam? Tem problemas para terminar tarefas? Não consegue organizar as tarefas?".
- Testes formais podem ser associados à observação clínica e fornecem uma indicação semiquantitativa das alterações. Existem várias formas: pedir ao paciente que repita uma série de dígitos pronunciados em voz alta, de forma pausada, evitando distrações. Pedir para o paciente contar de 1 a 20 rapidamente. Fazer cálculos simples. Teste dos sete seriados (subtrair seriadamente 7 de 100). Dizer os dias da semana em ordem inversa.

Fonte: Dalgalarrondo P, 2008; Gelder M, Mayou R, Cowen P, 2006; Sadock BJ, 2007.

ORIENTAÇÃO

Conceito: é a capacidade de se situar quanto ao ambiente (tempo e espaço) e quanto às pessoas (si mesmo e outros).

A avaliação da orientação é feita observando-se a orientação autopsíquica e a alopsíquica.

A orientação autopsíquica estará preservada se o paciente souber referir seus dados pessoais, como os de identificação. A orientação alopsíquica refere-se à capacidade de o paciente localizar-se, com pouca margem de erro, temporalmente e espacialmente, como também a de reconhecer corretamente as pessoas a sua volta e o vínculo que mantém com elas (incluindo o entrevistador). Lembrar que um paciente começa a tornar-se desorientado perdendo a sua

---

Capítulo 4

65

MANUAL DE SEMIOLOGIA E PROPEDÊUTICA MÉDICA

ancoragem no tempo, depois no espaço, depois em relação às pessoas a sua volta e, por último, perde a orientação autopsíquica. Lembrar-se, também, de que um paciente que diz estar num hospital, mas que se comporta como estando em outro lugar, está desorientado espacialmente.

A orientação é um bom exemplo de como as funções psíquicas são interdependentes. A orientação altera-se quando a consciência se altera, quando o humor se altera, quando o pensamento se altera. Alguns autores chamam de desorientação mnéstica ou orgânica aquela secundária a alterações da consciência (estados confusionais, por exemplo), desorientação apática ou afetivo-volitiva aquela secundária a alterações do humor (depressão grave, por exemplo) e desorientação delirante ou psicótica aquela secundária a alterações do pensamento (paciente esquizofrênico, por exemplo.).

Jaspers, ao estudar a desorientação do esquizofrênico, sugeriu que a orientação autopsíquica está para a *consciência do eu* assim como a orientação alopsíquica está para a *consciência do objeto*. No doente delirante, a orientação alopsíquica pode estar preservada, enquanto a autopsíquica distorcida, denunciando profundas alterações do pensamento e do juízo. Para Jaspers, um indivíduo delirante perde a orientação autopsíquica por alterações na consciência do eu, que pode estar alterada quanto à oposição eu *versus* mundo, quanto à identidade, à atividade e quanto à unidade do eu.

No caso de a barreira delimitadora eu *versus* mundo ser muito "porosa" (muito permeável, debilmente consolidada), não poderá estabelecer-se uma boa coesão egoica e a identidade não se firma, ficando o relacionamento interpessoal muito comprometido (porque o indivíduo diferencia mal os sentimentos, desejos, ações e pensamentos que são seus dos que são de outrem); em casos graves, delirantes, o paciente chega a ter a vivência de publicação (ou difusão) de seus pensamentos (sintoma característico de esquizofrenia, segundo K. Schneider).

Se a consciência de identidade do eu se enfraquece, o indivíduo perde a noção de *ter sido o mesmo ao longo da vida*; alguns pacientes, inclusive, usam a terceira pessoa para se referirem *àquele outro que existia* antes da ruptura psicótica.

A consciência da atividade do eu pode estar transtornada quanto à consciência da existência do eu e quanto à consciência de execução. Na primeira, o paciente delirante duvida de sua própria existência, seja corporal e/ou psiquicamente ("eu já morri, não existo mais"); na segunda, o paciente delirante perde a certeza de propriedade (pertencimento) sobre seus atos, pensamentos, sentimentos ou desejos – e acredita que seja noutra instância (externa a ele) que são engendrados tais atos, pensamentos, sentimentos ou desejos ("o plano de atacar aquela moça não era meu, veio de fora"; ou "meus pensamentos foram todos roubados da minha cabeça").

Se a consciência da unidade do eu se enfraquece, o enfermo experimenta uma cisão do *si mesmo*, sente-se a casa de dois seres ao mesmo tempo (seres que geralmente causam ao paciente experiências afetivas contraditórias); o paciente pode referir ser anjo e demônio, ou homem e mulher, ao mesmo tempo, por exemplo; no fenômeno de dupla orientação autopsíquica, visto em alguns casos de esquizofrenia, há uma ruptura da unidade do eu.

Algumas síndromes delirantes complexas que envolvem várias funções psíquicas, principalmente a consciência do eu (orientação autopsíquica), o juízo e a memória, estão incluídas no final da próxima seção (alterações da memória), sob a denominação de transtornos delirantes do reconhecimento. São elas: síndrome de Capgras, de Frégoli e do duplo-subjetivo (ver mais adiante).

ALTERAÇÕES

- **Desorientação autopsíquica:** incapacidade de situar-se quanto a si próprio.
- **Dupla orientação autopsíquica:** coexistência (por vezes alternância) da orientação autopsíquica real com uma orientação falsa, devido a uma ruptura da unidade do eu. O paciente, imerso num delírio bem estruturado, em momentos crê ser o seu si mesmo e em momentos crê ser outra pessoa ou entidade (como Cristo, um anjo, demônio, etc.).
- **Desorientação no tempo:** incapacidade de situar-se na referência temporal.
- **Desorientação no espaço:** incapacidade de situar-se na referência espacial.
- **Desorientação quanto ao entrevistador:** incapacidade de reconhecer a pessoa e o papel do entrevistador.
- **Despersonalização:** desrealização e despersonalização, embora descritas aqui como pertencendo à função orientação, são fenômenos derivados do imbricamento de quase todas as funções psíquicas. Na vivência de despersonalização, o indivíduo sente uma perturbado-

---

Semiotécnica da orientação.

- Se o entrevistador manteve-se atento a esse aspecto durante a entrevista, pode não ser necessário dirigir perguntas específicas. Caso contrário, avaliar perguntando ao paciente quanto à percepção do tempo, do espaço e das pessoas. Muita atenção ao nível escolar e cultural do paciente para não ter uma interpretação errônea.
- Orientação temporal: "Que dia é hoje? Qual o dia da semana? Qual dia do mês? Em que ano estamos? Qual a época do ano? Que horas são agora, aproximadamente?".
- Orientação espacial: "Em que cidade estamos? Qual bairro? Onde estamos? Que edifício é este? Em qual andar estamos? Isto aqui (onde estamos) parece uma igreja, um hospital ou uma chácara?".
- Orientação autopsíquica: "Quem é você? Qual o seu nome? O que faz da vida? Qual a sua profissão? Qual a sua idade? Qual seu estado civil?"

Fonte: Dalgalarrondo P, 2008; Sadock BJ, 2007.

ra estranheza (uma infamiliaridade) consigo mesmo ou para com partes do seu corpo; o despersonalizado sente que "perdeu a segurança de uma relação de familiaridade com o mundo, que não é mais visto como uma proximidade amorosa (...) e que tem agora sua existência condenada ao frio do exílio, ao vazio da expatriação".

- **Desrealização:** o indivíduo sente a perda ou transformação da sua relação de familiaridade com o mundo comum, sendo a vivência caracterizada também por estranheza, angústia e perplexidade, como na despersonalização. O mundo pode ser percebido como exótico, belo, novo, diferente, desconhecido, ameaçador ou artificial e sem vida.

MEMÓRIA

Conceito: é a capacidade de reter e evocar os fatos ocorridos anteriormente.

A avaliação é classicamente feita atentando-se para a memória imediata (ou memória de fixação, correspondente a segundos ou minutos atrás), memória recente (dos últimos meses até algum evento prévio à entrevista) e memória remota (passado remoto, recordando meses e anos).

ALTERAÇÕES DA MEMÓRIA

- **Amnésia:** incapacidade parcial ou total de evocar experiências passadas;
  - **Anterógrada:** amnésia para eventos ocorridos a partir de determinado momento.
  - **Retrógrada:** amnésia para eventos ocorridos antes de determinado momento.
  - **Dissociativa ou lacunar (amnésia psicogênica):** incapacidade ou dificuldade de recordar informações pessoais importantes ou eventos com forte carga afetiva (pode estar relacionada a trauma emocional, conflitos intrapsíquicos ou interpessoais etc.); o indivíduo se apresenta como tendo um esquecimento focal, lacunar de algo que é ou foi demasiadamente marcante (ou seja, um esquecimento normal seria improvável).
- **Confabulação:** preenchimento não proposital de lacunas de memória por relatos que não aconteceram de fato.
- **Déjà-vú:** uma nova situação é considerada repetição de uma anterior erroneamente.
- **Jamais-vú:** ao passar por uma situação já experimentada anteriormente, a pessoa tem a sensação de que nunca a viu, ouviu, pensou ou a vivenciou.
- **Falso reconhecimento:** o paciente identifica o interlocutor (o médico, por exemplo, ou um enfermeiro nas proximidades) como sendo uma pessoa de sua família ou um velho conhecido, atribuindo-lhes seus nomes próprios e conversando como velhos amigos.
- **Falso desconhecimento:** não reconhecimento de pessoas familiares (como parentes próximos e amigos).

- **Transtornos delirantes do reconhecimento:**
  - **Síndrome de Capgras:** o paciente tem a convicção (delírio) de que uma pessoa próxima, um conhecido de seu círculo familiar, foi substituída por um impostor (um sósia).
  - **Síndrome de Frégoli:** o paciente tem, ao olhar para um desconhecido, a convicção (delírio) de que se trata, na verdade, de um familiar ou conhecido seu.
  - **Síndrome do duplo-subjetivo (*Doppelgaenger*):** o paciente tem a convicção (delírio) de que outra pessoa transformou-se fisicamente (tornando-se idêntica a ele), sendo o seu próprio "eu" um duplo perfeito que pode estar vivendo em qualquer parte do planeta. Em muitas vezes, a vivência do duplo não é delirante, mas associada ao fenômeno de despersonalização: o indivíduo tem a sensação da duplicação de si mesmo.

Semiotécnica da memória

Ao colher a história, deve-se comparar o relato de eventos passados do paciente àquele de qualquer outro informante e estar atento a lacunas ou inconsistências.

- **Memória imediata:** dizer três itens ou objetos não relacionados e pedir que o paciente memorize. Pedir para ele repetir alguns minutos depois.
- **Memória recente:** "Aonde você foi ontem? Qual foi a última coisa que você comeu?".
- **Memória remota:** "Onde você nasceu? Onde você estudou? Qual a data em que você casou? Qual a data do seu aniversário e dos seus filhos?".

Fonte: Gelder M, Mayou R, Cowen P, 2006; Sadock BJ, 2007.

SENSOPERCEPÇÃO

Conceito: diferentes modalidades com que o indivíduo apreende e reconhece o mundo exterior e o interior.

As sensações decorrem da captação passiva por órgãos receptores de estímulos físicos, químicos e biológicos, advindos de dentro do organismo e de fora dele. Já a percepção refere-se ao acoplamento de elementos internos do indivíduo à captação de estímulos sensoriais. Em outras palavras, é o resultado da tomada de consciência desses estímulos pela pessoa, acrescentando suas memórias, juízo, raciocínio e afeto.

Para analisarmos as alterações da sensopercepção, é importante antes diferenciarmos dois conceitos: a imagem perceptiva real e a imagem representativa. Na percepção, o indivíduo se depara com a imagem perceptiva real, aquilo que é de fato apreendido e interpretado. Na representação, o indivíduo se depara apenas com a imagem representativa ou mnêmica, que é uma revivescência da imagem no espaço intrapsíquico (isto é, na ausência do objeto que anteriormente provocou o estímulo). Diferenças entre esses dois processos mentais, imagem perceptiva real e imagem mnêmica ou representacional, são mostradas no Quadro 4.1.

MANUAL DE SEMIOLOGIA E PROPEDÊUTICA MÉDICA

Quadro 4.1 – Comparação das características da percepção real e da representação.

Percepção real	Representação
Nitidez e completude (contornos precisos)	Pouca nitidez e incompletude (contornos borrados)
Corporeidade (imagem é viva, colorida)	Menor corporeidade (não tem a vida da imagem real)
Estabilidade (não muda subitamente)	Instabilidade (aparece e desaparece facilmente no espaço interno)
Extrojeção (percebida no espaço exterior)	Introjeção (percebida no espaço interno)
Independência (não é alterada pela vontade)	Dependência (alterada pela vontade)

Fonte: Dalgalarrondo P, 2008; Del Sant R, *et al.*, 2012.

As alterações da sensopercepção podem envolver o ambiente em derredor, o paciente, ou ser mistas. Podem incidir sobre os cinco sentidos e/ou sobre como o paciente reconhece estar a posição, a forma e o tamanho de seu próprio corpo. Elas podem ser quantitativas (imagens perceptivas que têm intensidade ou duração anormais) ou qualitativas (imagens perceptivas que são essencialmente anormais).

É importante perguntar que tipo de experiência o paciente está vivenciando no momento da entrevista e, quando estiver descrevendo experiências alucinatórias prévias à entrevista, delimitar a hora do dia em que costumam ocorrer e as possíveis circunstâncias que as acompanham ou desencadeiam.

ALTERAÇÕES DA SENSOPERCEPÇÃO

Quantitativas

- **Hiperestesia:** aumento anormal das percepções em intensidade ou duração.
- **Hipoestesias:** diminuição anormal das percepções em intensidade ou duração.
- **Disestesias:** sensações anômalas, muitas vezes dolorosas, desencadeadas por estímulos externos desproporcionais.
- **Parestesias:** sensações táteis desagradáveis, normalmente espontâneas.

Qualitativas

- **Ilusões:** percepções deformadas, alteradas, de um objeto real e presente. Ou seja, há um objeto real que provoca um estímulo sensorial, mas a percepção desse objeto é distorcida. Não é, por si só, um estado patológico. Basicamente, três situações predispõem a seu aparecimento: diminuição do nível de consciência (exemplo: *delirium*), diminuição intensa da atenção (exemplo: fadiga severa) e estados afetivos intensos (as chamadas ilusões catatímicas). As mais comuns são as visuais e as auditivas.

- **Alucinações:** percepção de um objeto sem que haja o estímulo sensorial respectivo no mundo real. Em outras palavras, o objeto não está presente, mas há a percepção clara e definida dele. Por ser um fenômeno da percepção, possui as características descritas anteriormente no Quadro 4.1 (percepção real, primeira coluna). Apesar de ser uma condição muito associada à presença de transtornos mentais, podem ocorrer em pessoas hígidas, durante as transições sono-vigília. Nesses casos, são chamadas alucinações hipnagógicas (ao adormecer) e hipnopômpicas (ao despertar). Existem diversos tipos de alucinações, sendo que abordaremos apenas as principais.
  - **Alucinações visuais:** visões nítidas sem a presença de estímulos visuais. Podem ser elementares (clarões, borrões etc.), complexas (pessoas, paisagens etc.), liliputianas (objetos de tamanho reduzido), guliverianas (tamanho aumentado). Podem ser cênicas (indivíduo as assiste passivamente) ou dramáticas (participa ativamente delas).
  - **Alucinações autoscópicas:** em geral, de caráter exclusivamente visual, em que o indivíduo enxerga seu próprio corpo como se estivesse a observá-lo fora dele.
  - **Alucinações extracampinas:** o paciente tem a experiência fora do campo sensoperceptivo normal. Por exemplo: ele pode relatar ver uma imagem às suas costas.
  - **Alucinações auditivas:** tipo mais frequente nos transtornos mentais. Também podem ser divididas em simples (ruídos primários) e complexas (audioverbais), sendo a última a mais comum e a mais associada a transtornos mentais. É importante analisar minuciosamente as características das alucinações auditivas, descrevendo se se trata apenas de uma ou de várias vozes, se são de pessoas conhecidas, se conversam entre si, se proferem ordens etc. (isto por conta de seu grande valor semiológico na esquizofrenia e nos outros transtornos psicóticos).
  - **Alucinações táteis:** falsa percepção de toque ou sensação de contato com superfície.
  - **Alucinações cenestésicas:** falsa percepção de que algo está ocorrendo em suas vísceras internas, sem o correspondente somático.
- **Pseudoalucinações:** fenômenos semelhantes às alucinações, mas que não possuem todas as características da esfera perceptiva. Possuem características da esfera representativa (segunda coluna do quadro, representação): pouca nitidez e corporeidade, instabilidade, dependência e, principalmente, introjeção.
- **Alucinoses:** alucinações, com todas as características da imagem perceptiva real, mas reconhecidas como estranhas pelo paciente, que duvida do que está percebendo. Ou seja, há menor convicção, estando a crítica do paciente geralmente preservada.

PSIQUIATRIA

Semiotécnica da sensopercepção

Ao avaliar a sensopercepção diretamente, deve-se ter tato e parcimônia, pois alguns pacientes podem se ofender com as perguntas por acharem que o entrevistador considera-os loucos. Assim, a colocação das perguntas deve ser feita de maneira cuidadosa e natural, sem constrangimento – utilizando-se de bom senso, é claro.

- **Alucinações auditivas:** "Você já ouviu vozes? A voz era única ou eram várias? Eram conhecidas ou desconhecidas? São murmúrios ou vozes claras? As vozes conversam entre si? Elas lhe dão ordens? Parecem que estão dentro da cabeça ou fora do corpo? Quais sentimentos essas vozes lhe causam? São como seu próprio pensamento em voz alta? Repita para mim o que dizem as vozes. Você acha que essas vozes são reais ou são produtos de uma doença? Você ouviu essas vozes durante esta entrevista?".
- **Alucinações visuais:** "Você tem visto algo estranho, diferente, que lhe chama a atenção? Percebeu visões, animais, homens, monstros, fantasmas, demônios ou algo do tipo? Essas visões lhe assustaram? São escuras ou claras? Coloridas ou não? Quais cores? São nítidas ou borradas? Quando elas acontecem? De onde você acha que elas vêm? Está vendo alguma agora? Descreva para mim o que vê.".

Fonte: Dalgalarrondo P, 2008; Gelder M, Mayou R, Cowen P, 2006; Sadock BJ, 2007.

PENSAMENTO

Conceito: atividade psíquica subjetiva que produz uma mensagem que é compreendida e compartilhada de forma objetiva pelo receptor.

Classicamente, é avaliado quanto ao seu curso, forma e conteúdo.

O curso do pensamento é o modo como ele flui, sendo analisados velocidade e ritmo. É importante perceber a estreita relação entre a velocidade do pensamento e a produção verbal, embora não sejam obrigatoriamente congruentes.

A forma do pensamento é a estrutura básica pela qual ele é elaborado, sendo como que o veículo, o arcabouço que poderá ser preenchido por uma mensagem.

O conteúdo do pensamento é aquilo que o preenche, ou seja, seus temas e assuntos.

ALTERAÇÕES DO PENSAMENTO

Alterações de curso

- **Pensamento acelerado.**
- **Pensamento lentificado.**
- **Bloqueios de pensamento:** interrupções súbitas e repetidas, levando à sensação de esvaziamento completo da mente.
- **Roubo de pensamento:** vivência de ter tido os pensamentos removidos por outra pessoa, instância ou entidade exterior ao "eu".

Alterações da forma

- **Pensamento incoerente:** não há conexão lógica.
- **Perseveração:** repetição persistente e inadequada dos mesmos pensamentos.
- **Fuga de ideias:** uma determinada sequência de pensamento não é encerrada, pois outra a substitui abruptamente.
- **Dissociação do pensamento:** desorganização, de forma a deixá-lo confuso e ilógico. A dissociação pode ser basicamente de dois tipos: descarrilhamento (desvio gradual ou repentino do fluxo do pensamento) e desagregação (perda severa dos laços associativos, tornando-se completamente incoerente).
- **Pensamento mágico:** não respeita a lógica e os imperativos da realidade.
- **Pensamento concreto:** não há distinção entre as dimensões concretas e abstratas.
- **Pensamento vago:** falta de clareza e precisão de raciocínio, quase obscuro.
- **Pensamento oligoide:** estrutura pobre e rudimentar.
- **Pensamento inibido:** lento, rarefeito, com diminuição global.
- **Pensamento demencial:** pobre, mas desigual, normalmente há dificuldade de encontrar palavras.
- **Pensamento prolixo:** dificuldade de obter uma sequência e construção clara, em que o paciente não consegue ser conciso. Duas variantes desse tipo de pensamento são importantes:
  - **Pensamento tangencial:** paciente não chega ao centro da questão, não distinguindo o essencial do supérfluo.
  - **Pensamento circunstancial:** semelhante ao tangencial, mas por vezes o paciente consegue atingir o objetivo de seu raciocínio.

Alterações do conteúdo

Devem ser descritas também com as palavras do paciente, e deve-se tentar estabelecer qual(is) a(s) temática(s) predominante(s) da alteração – as mais frequentes são as de perseguição, de referência, de influência, de grandeza ou megalomaníacas, as místico-religiosas, de ciúme, de ruína, de culpa, depreciativos, sexuais e hipocondríacos.

- **Delírios:** crenças, juízos patologicamente falsos, baseados em inferências incorretas sobre a realidade externa. Ou seja, são juízos errôneos que têm por base uma grave morbidade psiquiátrica. A psicopatologia descritiva enfatiza que um delírio só poderá ser considerado verdadeiro (ou primário) se ele for autóctone do pensamento, possuindo as quatro características classicamente distintivas dos delírios: (a) ser incompreensível, (b) ser irredutível, (c) ser impossível e (d) não ser socialmente compartilhado (Quadro 4.2).

Capítulo 4

69

MANUAL DE SEMIOLOGIA E PROPEDÊUTICA MÉDICA

Quadro 4.2 – Características distintivas do delírio verdadeiro.

Incompreensibilidade

O delírio não é psicologicamente rastreável; isto é, não se consegue compreender, avaliando todas as sucessões de erros de ajuizamento, como o paciente teria engendrado suas ideias delirantes.

Irredutibilidade

O paciente tem uma tamanha convicção em sua crença delirante que outros não conseguem demovê-lo (corrigindo suas ideias ou reduzindo-as de volta à realidade)

Impossibilidade

O delírio encerra conteúdos que, para aquele indivíduo, no meio em que vive, na época em que está e no contexto que o cerca, são impossíveis (não são sustentados pela realidade plausível do contexto momentâneo)

Não ser socialmente compartilhado

O delírio é uma produção de um só, uma produção associal, não sancionada pela comunidade, uma ideia com que o indivíduo se desgarra de sua trama sociocultural

Fonte: Dalgalarrondo P, 2008; Nobre de Melo AL, 1986; Jaspers K, 2000.

Os delírios, uma vez identificados, devem ser descritos de acordo com seu cunho ou temática. As temáticas mais comuns estão descritas no Quadro 4.3. O mais frequentemente observado é o delírio persecutório.

- **Ideação deliroide ou delírio secundário:** conteúdos de pensamento que nascem de modo compreensível e rastreável psicologicamente em outra esfera psíquica, ou seja, embora haja conteúdos de pensamento marcantemente distanciados da realidade, tal alteração não é autóctone do pensamento (como ocorre nos delírios). Isto é, a ideação deliroide é secundária a alterações de outras funções psíquicas. As principais fontes de ideação deliroide são: a consciência (por exemplo, o paciente confuso, em *delirium tremens*, apresenta conteúdos deliroides – geralmente persecutórios – em seu pensamento); a afetividade (por exemplo, o paciente bipolar em fase maníaca pode apresentar ideação deliroide de grandeza, secundariamente à exaltação do seu humor); e a personalidade (pacientes com transtornos de personalidade podem apresentar ajuizamentos equivocados da realidade que, não obstante, não preenchem as qualidades distintivas de um delírio verdadeiro).
- **Ideação prevalente:** crença errônea que é supervalorizada por influência de fenômenos catatímicos.

Quadro 4.3 – Tipos de delírios, segundo sua temática, e suas principais características.

Delírio	Características
Persecutório	Crença de que está sendo perseguido ou é vítima de um complô, tanto por pessoas conhecidas quanto desconhecidas.
De referência	Crença de que o comportamento das pessoas e os acontecimentos da vida cotidiana, aparentemente vulgares, fazem referência à sua pessoa.
De relação	Crença de que existem conexões entre os fatos normalmente percebidos e os "fatos" de suas ideias delirantes.
De influência ou controle	Crença de que está sendo controlado ou fortemente influenciado por uma força ou pessoa externa, interferindo em seus sentimentos e pensamentos.
De grandeza	Crença de que sua importância, poder ou identidade são extremamente grandes e especiais.
Místico ou religioso	Crença de ser (ou ter íntima relação com) uma figura mística ou religiosa, como um santo, um deus ou um demônio, por exemplo.
De ciúmes e infidelidade	Crença de que está sendo traído pelo(a) companheiro(a).
Erótico (erotomania)	Crença de que alguém está profundamente apaixonado pelo indivíduo, sendo essa pessoa normalmente de destaque social ou de hierarquia superior.
De ruína ou niilistas	Crença de que o indivíduo, as pessoas ou o mundo não existem, estão prestes a acabar ou estão fadados a desgraças e sofrimentos.
De culpa e autoacusação	Crença de que todas as dificuldades e sofrimentos das pessoas que o cercam e do mundo são de sua culpa.

(Continua)

PSIQUIATRIA

Quadro 4.3 – Tipos de delírios, segundo sua temática, e suas principais características.	*(Continuação)*
Delírio	**Características**
De negação de órgãos	Crença de que seu corpo e seus órgãos não existem, estão destruídos ou gravemente afetados. Na síndrome de Cottard, o paciente se crê imortal, ou que tal situação sua seja irreversível.
Hipocondríaco	Crença de que possui uma doença ou condição grave e incurável.
De reivindicação ou querelância	Crença de que é vítima de enormes injustiças e discriminações.
De invenção ou descoberta	Crença de que realizou descobertas capazes de mudar o mundo, mesmo sendo completamente leigo na área em questão.
De reforma	Crença de que está destinado a salvar ou revolucionar a humanidade e o mundo.
Cenestopático	Crença de que existem animais ou objetos dentro de seu corpo.
De infestação	Crença de que seu corpo (principalmente pele e cabelos) estão infestados por pequenos bichos (também chamado de síndrome de Ekbom).
Fantástico ou mitomaníaco	Crença de que as suas histórias fantásticas e fabulosas, apesar de completamente irreais, sejam verdadeiras.

Fonte: Dalgalarrondo P, 2008; Sadock BJ, 2007.

- **Ideação obsessiva:** pensamentos recorrentes que se introduzem de maneira persistente e incômoda na consciência do paciente. Esses pensamentos são estranhos ou absurdos. Apesar de serem reconhecidos como tal, o sujeito não consegue livrar-se deles.
- **Percepção delirante:** surge a partir de um estímulo normal que provoca uma percepção imediatamente delirante. Então, uma percepção real assume um significado delirante, sendo vivenciada como uma revelação. Por exemplo, um paciente vê um homem colocar as mãos nos bolsos (percepção real e normal), e logo entende que se trata de uma cilada para ele ser preso pelo FBI (significado delirante).

O Quadro 4.4 mostra algumas associações entre alterações do pensamento e doenças psiquiátricas.

Semiotécnica do pensamento

Deve-se avaliar o curso, a forma e o conteúdo do pensamento.

- **Curso do pensamento**: observar ritmo e velocidade. O pensamento é lento e difícil, ou fácil e rápido? O raciocínio chega ao objetivo ou fica orbitando com temas secundários?
- **Forma do pensamento:** o pensamento é coerente e bem compreensível? Ou é vago, com trechos incompreensíveis? É muito incoerente? Há fuga de ideias? Respeita a realidade ou segue os desígnios da emotividade do paciente?
- **Conteúdo do pensamento:** buscar delírios. Deve-se evitar fazer perguntas diretas, pois o paciente não o reconhece como diferente de outras crenças. Uma forma interessante é perguntar qual a razão para outros sintomas ou experiências que o paciente esteja vivendo. Por exemplo, se ele diz que não vale a pena viver, pergunte o motivo de ele achar isso. Uma vez detectado o delírio, deve-se distinguir seus conteúdos. Perguntas: "Você sente que as pessoas querem te prejudicar? Você tem poderes especiais? Alguém está tentando influenciá-lo? Você tem sensações corporais estranhas? Tem pensamentos que não consegue tirar da cabeça? Pensa sobre o fim do mundo? As pessoas conseguem ler sua mente? Sente que a televisão ou o jornal está mandando mensagens a você?".

Fonte: Dalgalarrondo P, 2008; Gelder M, Mayou R, Cowen P, 2006; Sadock BJ, 2007.

Quadro 4.4 – Alterações do pensamento e correlações clínicas.

Curso
- **Aceleração do pensamento:** pode ocorrer em quadros de mania, na esquizofrenia e em intoxicações agudas por substâncias estimulantes.
- **Lentificação do pensamento:** pode ocorrer em episódios depressivos graves, intoxicações agudas por substâncias sedativas e em quadros de diminuição do nível de consciência.
- **Bloqueio e roubo do pensamento:** forte associação com esquizofrenia.

(Continua)

Capítulo 4

MANUAL DE SEMIOLOGIA E PROPEDÊUTICA MÉDICA

Quadro 4.4 – Alterações do pensamento e correlações clínicas.	(Continuação)

FORMA
- **Fuga de ideias:** muito relacionada aos quadros de mania.
- **Dissociação do pensamento:** muito comum na esquizofrenia.
- **Descarrilhamento do pensamento:** ocorre principalmente na esquizofrenia e, por vezes, em quadros de mania.
- **Desagregação do pensamento:** estágios mais avançados da esquizofrenia, sucedendo muitas vezes o descarrilhamento do pensamento.
- **Verbigeração:** pode ocorrer na afasia de expressão grave; por vezes, na esquizofrenia em estágios ainda mais avançados.

CONTEÚDO
- **Delírios primários:** possuem forte peso no diagnóstico de esquizofrenia.
- **Delírios de grandeza:** podem ocorrer na esquizofrenia e, mais comumente, em quadros de mania.
- **Delírios de culpa:** normalmente em quadros de depressão.
- **Delírios niilistas:** forte associação com transtornos depressivos muito graves.
- **Delírios de controle:** fortemente sugestivos de esquizofrenia.

Fonte: Dalgalarrondo P, 2008.

INTELIGÊNCIA E CAPACIDADE DE ABSTRAÇÃO

Conceito: conceituar a inteligência é tarefa difícil, até mesmo perigosa. Os mais diversos conceitos já foram propostos, sem um consenso entre eles. Para efeito da semiologia psiquiátrica, utilizaremos o conceito de Dalgalarrondo, que diz que a inteligência é "o conjunto de habilidades cognitivas do indivíduo, a resultante, o vetor final dos diferentes processos intelectivos. Refere-se à capacidade de identificar e resolver problemas novos (...) e encontrar soluções, as mais satisfatórias possíveis para si e para o ambiente" (2008, p. 277). Já a capacidade de abstração refere-se à capacidade de lidar com conceitos.

Não se tenta, na entrevista psiquiátrica inicial, uma mensuração da inteligência – pois a entrevista psiquiátrica não é o momento adequado para a aplicação de instrumentos de mensuração de atributos ou sintomas. De qualquer forma, é inevitável pensar na questão durante a anamnese, tentando identificar se o nível de inteligência do paciente parece ou não estar na média da população local. É expressamente recomendado que o entrevistador leve em conta que o nível educacional do paciente (educação formal e a autoadquirida), sua origem sociocultural, regionalismos e costumes étnico-culturais devem ser ponderados delicadamente antes de qualquer tentativa de aferição/quantificação da inteligência do paciente. Vale lembrar que a capacidade de lidar com conceitos complexos, mesmo na ausência de escolaridade ou amplos conhecimentos, também pode refletir um bom nível de inteligência.

A capacidade de abstração é classicamente exemplificada pela capacidade de reformulação de ditados e provérbios – não em seu sentido literal, mas em seu significado abstrato, apreciando as nuances interpretativas que o examinando oferece.

Alterações da inteligência e da capacidade de abstração

- **Pensamento concreto:** pensamento literal, que não transita pelas nuances do significado.
- **Pensamento demasiadamente abstrato:** o indivíduo faz sobreinterpretações, tornando os conteúdos do pensamento desconfortavelmente abstratos ao interlocutor.
- **Retardo mental:** condição de desenvolvimento interrompido ou incompleto das capacidades mentais, manifestando-se pelo comprometimento das habilidades cognitivas adquiridas ao longo do desenvolvimento na infância e na adolescência. Diversos fatores podem estar relacionados, como infecções, traumatismos craniencefálicos, fatores nutricionais, anóxia perinatal, endocrinopatias maternas e pessoais, entre outros.

Pode ser classificado como leve, moderado, grave e profundo.

Semiotécnica da inteligência e capacidade de abstração.

Primeiramente, é essencial verificar todas as esferas psíquicas descritas anteriormente, pois podem afetar negativamente o desempenho intelectual quando alteradas. Delinear aspectos da escolaridade, como quantos anos o paciente estudou, se houve repetência – e se sim, por quais motivos. Perguntar para familiares se o paciente sabe lidar com dinheiro e pagar contas, se consegue se vestir sozinho, se consegue se deslocar pela cidade ou bairro. Verificar informações e conhecimentos gerais (por exemplo, referentes à história do país, ou ao folclore local ou amplamente veiculadas nos noticiários do momento).

Para avaliar a abstração, pergunte o significado de provérbios, qual a semelhança ou diferença entre objetos relacionados. Por exemplo: "Qual a diferença entre a mão e o pé? Qual a semelhança entre o cavalo e o boi? O que pesa mais, um quilo de chumbo ou um quilo de algodão?".

Fonte: Dalgalarrondo P, 2008; Gelder M, Mayou R, Cowen P, 2006.

PSIQUIATRIA

LINGUAGEM E FALA

Conceito: linguagem é uma atividade especificamente humana, caracterizada por um sistema de símbolos, cujo objetivo é a comunicação (emitir e receptar uma mensagem). A fala é a forma verbal da linguagem.

Deve-se avaliar a velocidade, a quantidade, o fluxo e o conteúdo da fala. As alterações da linguagem podem ser divididas segundo sua provável causa. Dessa forma, temos dois grandes grupos: alterações da linguagem associadas a transtornos psiquiátricos primários e as associadas a lesões neuronais identificáveis. No primeiro grupo, não há lesão estrutural que justifique a alteração, mas um transtorno psiquiátrico de base. No segundo grupo, os sintomas são produzidos por alterações estruturais, como traumatismos craniencefálicos, acidentes vasculares encefálicos, tumores, entre outros. Abordaremos aqui apenas as alterações referentes ao primeiro grupo.

ALTERAÇÕES DA LINGUAGEM E FALA

Alterações associadas a transtornos psiquiátricos primários

- **Logorreia:** fala copiosa e acelerada, de forma a comprometer em algum grau a coerência ou a lógica do discurso.
- **Loquacidade:** semelhante à logorreia, mas sem comprometimento da coerência e da lógica do discurso.
- **Pressão de fala:** fala rápida, que aumenta em quantidade e pode ser difícil de interromper.
- **Pobreza de fala ou linguagem lacônica:** restrição na quantidade da fala, podendo as respostas ser até mesmo monossilábicas.
- **Bradifasia ou bradilalia:** fala anormalmente lenta e vagarosa.
- **Mutismo:** ausência de resposta verbal, tendo o paciente aparentes condições de resposta.
- **Ecolalia:** repetição das últimas (ou da última) palavra ouvida pelo paciente.
- **Palilalia:** semelhante à ecolalia, mas a repetição é das últimas palavras pronunciadas pelo próprio paciente.
- **Logoclonia:** semelhante à palilalia, mas a repetição é apenas das últimas sílabas pronunciadas pelo paciente.
- **Disfemia:** alteração da linguagem causada por fatores psicogênicos.
- **Coprolalia:** emissão de palavras obscenas e de baixo calão, em geral de forma involuntária e repetida.

Semiotécnica da linguagem e fala.

A linguagem pode ser avaliada pelas seguintes questões: o paciente fala espontaneamente ou apenas quando solicitado? Caso ele não fale, é porque é incapaz de falar ou apenas se recusa? A fala é lenta ou rápida? É incoercível, inibida ou interceptada? Ele utiliza palavras estranhas ou bizarras? Há neologismos? Há repetições estereotipadas? Tiques verbais?

Fonte: Dalgalarrondo P, 2008; Sadock BJ, 2007.

AFETIVIDADE

Conceito: termo genérico para descrever a esfera psíquica que colore e tonaliza as vivências humanas. Compreende várias modalidades: o humor, os afetos, as emoções, os sentimentos e as paixões.

Dentre as modalidades afetivas, detemo-nos aqui no humor e no afeto, por sua maior importância clínica e semiológica.

O humor ou estado basal de ânimo é a disposição afetiva experimentada pelo paciente, como um "pano de fundo" de suas vivências em determinado momento, tendo assim capacidade de modificar a natureza e o sentido dessas vivências. O humor reúne elementos psíquicos aos somáticos. Dessa forma, determina as vivências psíquicas em correspondentes associados ao sistema vegetativo (por exemplo, ritmo circadiano, digestão, frequência cardíaca, entre outros). O humor eutímico é aquele que não apresenta alterações evidentes no momento. É importante pesquisar não só o humor no momento, mas também previamente, e possíveis flutuações.

O afeto assemelha-se ao humor, sendo também um tônus afetivo, mas que acompanha determinada ideia ou representação mental. É como se o humor fosse um "forro", e o afeto, pequenos retalhos em cima desse forro. A maior importância semiológica do afeto é a de caracterizar sua relação com o humor e as outras funções psíquicas. Afeto adequado é aquele em que o tônus afetivo está em harmonia com os pensamentos, ideias, discursos e mesmo o humor que o acompanham.

Alterações do afeto

- **Afeto inadequado:** desarmonia entre o tônus emocional e o humor, pensamento, ideias ou discursos que o acompanham. Pode ser descrito como incongruente.
- **Afeto instável:** mudanças rápidas e súbitas no afeto, sem relação com estímulos externos que justifiquem essas alterações.
- **Afeto restrito:** redução na intensidade do tom afetivo externalizado.
- **Afeto embotado:** redução grave na intensidade do tom afetivo externalizado.
- **Afeto plano:** ausência ou quase ausência de sinais de expressão afetiva.
- **Anedonia:** incapacidade, em variados graus, de sentir prazer com as atividades e experiências da vida.
- **Apatia:** perda da capacidade de sentir afeto, estando as emoções e sentimentos reduzidos parcial ou totalmente.

Alterações do humor

- **Distimia:** termo genérico para qualquer alteração do humor. Pode pender para o polo depressivo ou para o polo da exaltação do humor. Deve-se salientar a diferença entre distimia como sintoma e distimia como síndrome, pois existe o chamado transtorno distímico, que é uma entidade nosológica específica caracterizada

---

Capítulo 4

73

MANUAL DE SEMIOLOGIA E PROPEDÊUTICA MÉDICA

basicamente por depressão leve e prolongada, mas com critérios diagnósticos específicos.

- **Distimia hipotímica:** polo depressivo da distimia. Humor inclinado à tristeza de forma patológica. Atualmente, muitas vezes é substituído pelo termo "depressão", não caracterizando a síndrome, mas apenas um sintoma de alteração do humor.
- **Distimia hipertímica:** polo exaltado da distimia. Humor patologicamente exacerbado (hipomaníaco ou maníaco).
- **Disforia:** distimia hipo ou hipertímica associada a uma tonalidade desagradável, irritável.

- **Euforia:** entusiasmo intenso com sentimentos de grandiosidade.
- **Labilidade do humor:** mudanças abruptas, imotivadas e inesperadas do humor.
- **Elação do humor:** euforia associada à expansão do "eu", com a sensação de ser grande e ilimitado.

Uma cuidadosa avaliação de risco de suicídio deve ser procedida junto a pacientes com humor depressivo, anedonia, ideação suicida, impulsos suicidas ou de automutilação e/ou história desses sintomas (ou de tentativas de suicídio anteriores).

Semiotécnica da afetividade

Avaliar o afeto pela observação de sinais verbais de emoções, movimentos corporais, expressões faciais e padrão de reações emocionais ao falar sobre determinados temas, como rir ao falar sobre assuntos tristes. Pode-se utilizar perguntas como: "Você tem muitos amigos? Como é seu relacionamento com eles? Como você se dá com seus familiares? Você tem relacionamentos íntimos? Tem inimigos ou desafetos? Como isso começou?".

Quanto ao humor, é de especial importância questionar os horários e eventuais desencadeantes. Perguntas: "Como você se sente? Como está sua disposição? Sente que a vida não vale a pena? Sente-se mais alegre que o comum? Mais irritado que antes? Sente inquietação intensa?".

Fonte: Dalgalarrondo P, 2008; Gelder M, Mayou R, Cowen P, 2006; Sadock BJ, 2007.

Avaliação de risco de suicídio

O entrevistador não deve se sentir constrangido ao investigar risco de suicídio, devendo fazer perguntas diretas e simples. Ressaltamos que inquirir sobre suicídio não aumenta os riscos de o paciente vir a cometê-lo. Em verdade, muitos pacientes interpretam a questão como evidência de preocupação e atenção por parte do médico.

- **Ideação suicida:** determinar se o paciente apresenta pensamentos de produzir algum dano a si mesmo. Ideação suicida está intimamente ligada a suicídio consumado. Se presente, deve-se inquirir em sequência sobre planos suicidas.
- **Planos suicidas:** de maneira geral, quanto mais específicos e detalhados os planos suicidas, maior o perigo. Deve-se pesquisar a relação entre os planos e as possibilidades do paciente. Por exemplo, se ele relata um plano suicida que envolve disparo de arma de fogo, deve-se pesquisar se ele possui esse instrumento, o que evidencia maior perigo.
- **Propósitos suicidas:** é interessante pesquisar o que o paciente acredita que seu suicídio irá determinar. Por exemplo, ele pode acreditar que isso diminuirá o sofrimento de sua família ou aliviará suas próprias dores psicológicas.
- **Potencial de homicídio:** deve-se inquirir sobre ideações e planos também relacionados a homicídio, pois o suicídio é um ato violento de autoagressão. A violência pode também ser direcionada à heteroagressão.
- **Sinais de alarme:** sinais que devem alertar o entrevistador para um alto risco potencial de suicídio. São importantes quando o paciente:
  - Exibe planos suicidas;
  - Exibe comportamento que sugira que vá abandonar a vida, como se despedir de parentes e amigos, fazer pedidos, escrever uma nota suicida etc.;
  - Possui uma forte história familiar de suicídio;
  - Possui arma de fogo;
  - Possui dependência química concomitante;
  - Foi submetido a uma perda severa (por exemplo: morte de parentes, separação conjugal etc.);
  - Mostra-se sozinho ou isolado;
  - Possui diagnóstico de depressão de qualquer subtipo;
  - Apresenta sintomas psicóticos;
  - Recebeu alta recente de internação psiquiátrica;
  - Apresenta ansiedade importante;

Fonte: Sorreff S, 2013.

PSIQUIATRIA

VOLIÇÃO

Essa função e as duas que lhe são próximas são bastante interdependentes (volição, psicomotricidade e pragmatismo útil); nós, porém, propositadamente, apresentamo-las uma a uma para atendimento de uma finalidade didática.

Conceito: a volição (por alguns referida apenas como vontade) refere-se a uma função complexa e multifacetada que resulta das forças instintuais, das pulsões, das inclinações afetivas, das escolhas intelectivas e das demandas socioculturais. Para alguns, pode ser vinculada ao desejo. Por derivar dos instintos, alterações da volição podem se apresentar como perturbações na forma como o indivíduo busca comida e água (e se relaciona com elas), busca sexo (e se relaciona com seus parceiros íntimos) e, também, como ele busca companhias sociais (equilibrando impulsos gregários com impulsos agressivos). O processo volitivo (processo de vontade) é composto pela sequência de intenção, deliberação, decisão propriamente dita e execução. Se respeitadas essas fases, pode-se dizer que determinada ação é voluntária.

Fazem parte das alterações da volição os atos impulsivos e os atos compulsivos, em que há comprometimento da ação voluntária como resultado final.

Alterações da volição

- **Hipobulia/abulia:** diminuição/abolição da vontade. Associação comum com apatia, dificuldade de decisão e fadiga. É importante diferenciar hipobulia/abulia de ataraxia, que é um estado de diminuição da vontade, porém desejado, voluntário.
- **Atos impulsivos:** há impossibilidade de inibição de uma tendência, ocasionando sua preponderância sobre todas as outras. As etapas mencionadas anteriormente não são seguidas, partindo o indivíduo diretamente para a ação, sem ponderação ou decisão prévias.
  São exemplos de atos impulsivos:

  - **Automutilação:** impulso seguido de comportamento de autolesão voluntária.
  - **Frangofilia:** impulso de destruir objetos que estão ao redor.
  - **Piromania:** impulso de atear fogo aos objetos ou imóveis.
  - **Impulso suicida:** impulso de matar-se.
  - **Dipsomania:** impulso para a ingestão periódica de grandes volumes de bebidas alcoólicas.
  - **Poriomania:** impulso e comportamento de andar a esmo, sem destino.
  - **Sitiofobia:** expressão de um negativismo intenso, caracterizada por recusa sistemática de alimentos.

- **Atos compulsivos:** semelhantes aos atos impulsivos, porém o paciente os reconhece como indesejáveis e inadequados, assumindo a forma de atos repetidos, realizados de maneira estereotipada. A execução do ato é uma tentativa de trazer alívio do sentimento de opressão, e a impossibilidade de executá-lo causa desconforto importante.

São exemplos de atos compulsivos:

- **Fenômenos de eco:** repetição dos últimos atos do entrevistador, sejam palavras (ecolalia), escritas (ecografia), gestos (ecopraxia) ou expressões faciais (ecomimia). Representam perda severa da função volitiva.
- **Negativismo:** oposição sistemática do paciente às diversas solicitações do ambiente. Há recusa e resistência obstinada em colaborar com os pedidos.
- **Obediência automática:** oposto ao negativismo, em que o paciente prontamente obedece a qualquer solicitação ou comando por anulação de sua capacidade volitiva.
- **Cleptomania:** ato compulsivo de roubar ou furtar.
- **Compulsão por compras ou oniomania:** compras sem necessidade ou oportunidade de utilização dos objetos comprados. Geralmente seguem-se sentimentos de culpa e arrependimento.

Semiotécnica da volição.

Alguns aspectos são importantes de se observar: o paciente vem à consulta por vontade própria ou trazido por alguém? Sua atitude é passiva ou ativa? Colabora com o entrevistador ou não? Fala espontaneamente ou apenas quando solicitado? Parece ter dificuldade em controlar seus impulsos ou emoções? Parece pronto a explodir a qualquer momento?

Fonte: Dalgalarrondo P, 2008; Sadock BJ, 2007.

PSICOMOTRICIDADE

Conceito: expressão somática de um processo neural. Muitas vezes é a expressão final do processo volitivo. A avaliação neurológica da motricidade será abordada no capítulo referente à semiologia neurológica. Do ponto de vista psiquiátrico, têm importância os fenômenos motores como expressão da vida mental do indivíduo, podendo relacionar-se, eventualmente, a algum transtorno mental (por isso o termo "psicomotricidade").

Alterações da psicomotricidade

- **Agitação psicomotora:** atividade motora excessiva e acelerada. É uma alteração comum e pouco específica.
- **Lentificação psicomotora:** atividade motora lentificada.
- **Inibição psicomotora:** lentificação psicomotora severa e profunda, em que não há respostas motoras adequadas.
- **Estupor:** perda global de toda a atividade espontânea em um paciente com nível de consciência e capacidade sensorial e motora preservados. O paciente fica como se suas reações estivessem congeladas.

Capítulo 4

75

MANUAL DE SEMIOLOGIA E PROPEDÊUTICA MÉDICA

- **Catalepsia:** tônus postural patologicamente aumentado, manifestando-se com imobilismo duradouro.
- **Cataplexia:** perda súbita do tônus muscular, normalmente levando o paciente a cair.
- **Hiperventilação psicogênica:** respiração rápida, superficial e com suspiros (não obstrutivos). Associada a estados ansiosos.

Algumas alterações de movimento são especialmente importantes por frequentemente estarem relacionadas ao uso de psicotrópicos, principalmente os antipsicóticos. Estão descritas no Quadro 4.5.

Quadro 4.5 – Alterações de movimento comumente associadas ao uso de psicotrópicos.

Acatisia

Sensação subjetiva de inquietação, com necessidade intensa e desagradável de se mover.

Discinesia

Movimentos repetitivos, estereotipados e involuntários de grupos musculares, normalmente orolinguais. Pode ser de início agudo ou tardio.

Distonia aguda

Contratura muscular aguda, dolorosa, com duração de até algumas horas, com intenso desconforto.

Parkinsonismo

Síndrome composta em variados graus por diminuição dos movimentos dos braços, da expressão e da mímica facial, marcha em bloco, rigidez, tremor de extremidades e bradicinesia.

Fonte: Zuardi A, 1996.

Semiotécnica da psicomotricidade.

Observar como são os movimentos espontâneos do paciente, seus padrões gestuais, se há movimentos súbitos, como é sua mímica de repouso, se há movimentos inadequados ou bizarros. Perguntar: "Você tem estado mais ou menos ativo do que normalmente?". Questionar sobre movimentos diferentes.

Fonte: Dalgalarrondo P, 2008; Gelder M, Mayou R, Cowen P, 2006.

CRÍTICA/*INSIGHT*

Conceito: consciência e entendimento de alterações mórbidas em sua própria pessoa. Em outras palavras, é o grau de entendimento em relação a estar doente.

A consciência da doença é uma percepção muitas vezes difícil, principalmente porque envolve algum conhecimento sobre os limites do funcionamento mental normal. O paciente pode negar totalmente sua condição, pode ter certa compreensão ou mesmo reconhecê-la integralmente; porém, a interpretação de suas causas e fatores relacionados, como crenças, podem ser as mais diversas possíveis, não necessariamente congruentes com as opiniões do médico.

O mais adequado não é registrar apenas se a crítica ou *insight* está presente ou ausente, pois existem graus, e algumas perguntas podem auxiliar a determinação mais precisa desse complexo aspecto.

Níveis de crítica/*insight*

1. Negação completa da doença.
2. Leve consciência da doença, mas ainda com negação.
3. Consciência da doença, mas equivocadamente atribuindo a outras pessoas ou fatores externos a causa de seu sofrimento;
4. Consciência da doença, mas acreditando que se deva a algo desconhecido;
5. Crítica/*insight* intelectual (consciência da doença e de que os problemas gerados por ela se devem ao seu próprio psiquismo, mas não o suficiente para provocar alterações em padrões de comportamento);
6. Crítica/*Insight* emocional (verdadeiro *insight*, em que há consciência da doença e de seus motivos e sentimentos profundos, reconhecendo-se, também, o comprometimento social e os sentimentos das pessoas ao seu redor. Pode levar a uma mudança em padrões de comportamento e mesmo em sua personalidade).

Semiotécnica da crítica/*insight*

Quatro aspectos são úteis de serem observados para ter uma avaliação mais precisa da crítica:

- O paciente tem consciência de fenômenos que outras pessoas observam (por exemplo, que ele está demasiadamente triste e desanimado)?
- O paciente reconhece os fenômenos como anormais?
- O paciente considera que esses fenômenos são causados por uma doença mental?
- O paciente acha que precisa de tratamento?

Fonte: Gelder M, Mayou R, 2006.

REFERÊNCIAS

1. Dalgalarrondo P. Psicopatologia e semiologia dos transtornos mentais. 2.ed. Porto Alegre: Artmed, 2008.
2. Desviat Ml. Panorama internacional de la reforma psiquiatrica. Ciênc Saúde Coletiva [Rio de Janeiro]. 2011;16(12). [Internet] [Acesso em 2017 sept 23]. Disponível em: http://www.scielo.br
3. Gelder M, Mayou R, Cowen P. Tratado de psiquiatria. Rio de Janeiro: Guanabara Koogan, 2006.
4. Ministério da Saúde. Sistema de informações hospitalares do SUS (SIH/SUS). [Internet] [Acesso em 2017 sept 23]. Disponível em: http://datasus.saude.gov.br/sistemas–e–aplicativos/hospitalares/sihsus

5. Andrade LHG. Epidemiologia psiquiátrica: Novos desafios para o século XXI. Revista USP [São Paulo]. 1999;43:84-9.

6. Botega NJ. Prática psiquiátrica no hospital geral: interconsulta e emergência. Porto Alegre: Artemed Editora Ltda, 2002.

7. Cordioli AV. Psicofármacos: consulta rápida. 3.ed. Porto Alegre: Artmed, 2005.

8. Del Sant R, et al. Avaliação psicopatológica ao longo da vida. In: Forlenza OV, Miguel EC. Compêndio de clínica psiquiátrica. Barueri: Manole, 2012.

9. Jaspers K. Psicopatologia Geral: Psicologia Compreensiva, Explicativa e Fenomenologia. São Paulo: Atheneu, 2000.

10. Nobre de Melo AL. Psiquiatria. Rio de Janeiro: Ed. Guanabara-Koogan, 1986.

11. Nogueira MJ. Exame das Funções Mentais: um guia. São Paulo: Lemos, 2005.

12. Oliveira MF. Entrevista Psicológica – O Caminho Para Aceder Ao Outro. [Monografia] Universidade Lusíada do Porto – Departamento de Psicologia, 2005.

13. Sadock BJ. Compêndio de psiquiatria: ciências do comportamento e psiquiatria clínica. 9.ed. Porto Alegre: Artmed, 2007.

14. Scher LM, et al. Psychiatry Interview. Medscape, 2013. [Internet] [Acesso em 2017 sept 22]. Disponível em: www.medscape.com

15. Sims A. Sintomas da mente: Introdução à Psicopatologia Descritiva. 2.ed. Porto Alegre: Artmed, 2001.

16. Sorreff S. Suicide. Medscape. 2013.

17. Wang YP, Andrade LHSG. Diagnóstico em Psiquiatria. In: Forlenza OV, Miguel EC. Compêndio de clínica psiquiátrica. Barueri: Manole, 2012.

18. Zuardi A, Wardo L, Regina S. Semiologia Psiquiátrica. Medicina [Ribeirão Preto]. 1996;29:44-53.

5 capítulo

Victor Celso Cenciper Fiorin
Gustavo Emílio Linhares de Souza

Guilherme Martins de Souza
Bianca Bongiorno de Cillo

Neurologia

INTRODUÇÃO

De forma sucinta, podemos dizer que o sistema nervoso tem a atribuição de captar estímulos externos e internos (aferências), integrá-los e fornecer uma resposta adequada (eferências). As aferências são realizadas pelos órgãos dos sentidos; as eferências, pelos sistemas de motricidade (músculos estriados e lisos) e glândulas secretoras. A integração fica a cargo de elementos responsáveis pelas funções nervosas superiores e interneurônios da medula espinal.

O tecido nervoso constitui cerca de 2% dos tecidos e ainda assim está presente em todos os órgãos. O sistema nervoso é responsável por diversas funções em nosso organismo. A maioria delas pode ser analisada através de técnicas apropriadas, sendo o exame neurológico uma ferramenta potente e fidedigna na investigação de afecções neurológicas, incluindo sua localização.

As condições neurológicas mais comuns podem e devem ser diagnosticadas pelo clínico geral. Assim, após anamnese detalhada, a observação precisa, treinada e a execução de maneira ordenada e sistemática do exame neurológico são necessárias para que possamos perceber os detalhes que levam ao diagnóstico.

É importante que o exame aconteça durante toda a consulta, ao se observar a fala, a marcha do paciente ao entrar no consultório, a maneira como abotoa a camisa e até mesmo se amarra os sapatos adequadamente.

À medida que se desenvolvem os recursos modernos para execução de exames complementares, passa a ser exigida do médico uma boa orientação clínica para saber escolher os testes mais úteis e analisar com espírito crítico os seus resultados.

A tecnologia neurodiagnóstica deve suplementar a avaliação clínica, e não substituí-la.

LOCALIZAÇÃO E DISTRIBUIÇÃO DOS SISTEMAS

O sistema nervoso é dividido em central e periférico. O sistema nervoso central (SNC) é composto pelo encéfalo e medula espinal, situados respectivamente no interior do crânio e no interior da coluna vertebral. Em sua maior parte, é composto por corpos celulares dos neurônios.

O sistema nervoso periférico consiste nos nervos, tanto cranianos como os espinais, que comunicam o SNC com o restante do corpo. Também possui corpos celulares, que estão localizados nos gânglios.

Algumas regiões são relativamente ricas em corpos celulares, como a substância cinzenta do córtex cerebral e a porção central da medula espinal. Outras regiões têm predominância de axônios que são mielinizados, o que lhes confere coloração mais pálida: é a substância branca.

Estudando primeiramente o córtex cerebral, dividiremos esse de acordo com a função desempenhada por cada região cerebral, sendo suas funções resumidas na Tabela 5.1.

Tabela 5.1 – Função desempenhada por cada região cerebral (lobo).

Região cerebral	Função
Lobo frontal	Córtex motor primário
Lobo temporal	Córtex auditivo
Lobo parietal	Córtex somatossensitivo
Lobo occipital	Córtex visual
Lobo límbico	Aspectos comportamentais, visuais e de memória

Fonte: Acervo dos autores.

Na maioria dos indivíduos, áreas do córtex de associação dos lobos frontal, parietal e temporal do hemisfério esquerdo são responsáveis pela compreensão e expressão da linguagem. Assim, pode-se dizer que o hemisfério esquerdo é dominante para linguagem.

No giro frontal inferior desse hemisfério, situa-se a área de Broca, relativa à motricidade da fala. No córtex de associação auditivo do lado esquerdo, situado no lobo temporal, localiza-se a área de Wernicke, crucial para o entendimento da palavra falada.

Por seguinte, seguindo uma orientação descendente, devemos salientar a relevância de algumas estruturas e vias:

- Cerebelo: envolvido com a coordenação do movimento, opera de forma totalmente inconsciente. Lesões nessa estrutura podem causar nistagmo, disartria, tremor intencional e ataxia (incoordenação), que ocorrem ipsilateralmente ao dano.

Por outro lado, para entendermos como as informações são recebidas no cérebro e medula, e posteriormente enviadas aos órgãos efetores, necessitamos conhecer alguns conceitos, como:

- Trato ou via nervosa.
- Núcleos.
- **Trato (via):** axônios que têm funções e conexões em comum.
- **Núcleos:** corpos celulares com funções similares tendem a estar localizados em conjunto, formando os núcleos.

O trato espinotalâmico (Figura 5.1) traz informações sobre a dor e a temperatura – lateralmente – e sobre a pressão e o tato – anteriormente. Há decussação (passagem das fibras de um lado para o outro do sistema nervoso) na medula, sendo que, se houver lesão central (no encéfalo ou na medula espinal), os distúrbios sensitivos dar-se-ão no lado contralateral ao dano.

Os tratos corticoespinais (Figura 5.2) são relacionados ao controle dos movimentos voluntários, sendo que 75% a 90% das fibras decussam na altura das pirâmides bulbares, formando o trato corticoespinal lateral, inervando os músculos distais dos membros; e 10% a 25% das fibras que continuam ipsilateralmente formam o trato corticoespinal anterior, que inerva a região proximal dos membros.

Fibras aferentes e eferentes seguem em 12 pares de nervos cranianos identificados por algarismos romanos. Algumas fibras podem ser apenas sensitivas, outras apenas motoras, mas, na maioria, são mistas. Os nervos olfatório e óptico ligam-se diretamente ao cérebro; o restante liga-se ao tronco encefálico, local onde se localizam os núcleos desses nervos. Para maiores informações, consulte a parte de pares cranianos, ao fim do capítulo.

ANAMNESE

A anamnese é etapa fundamental em qualquer diagnóstico médico, não sendo diferente no caso da neurologia. Grande parte das doenças neurológicas pode ser diagnosticada durante a anamnese.

Os principais aspectos da anamnese são:

- **HPMA:** é de suma importância estabelecer quando o quadro iniciou-se, se foi de maneira abrupta ou se os sintomas foram desenvolvendo-se durante o tempo, e se a doença apresenta-se de maneira progressiva ou em surtos (exemplo: aparecimento abrupto: AVC; progressiva: doença de Parkinson; surtos: esclerose múltipla).

- **Estado atual do doente:** aqui, avaliamos como o paciente se encontra no momento do exame, tanto de maneira subjetiva quanto objetiva.
- **Tratamentos prévios:** terapias prévias e seus desfechos são importantes, pois podem nortear o examinador em que direção seguir com o futuro tratamento, principalmente em doenças como epilepsia ou cefaleia.
- **Antecedentes familiares:** diversas doenças, principalmente as degenerativas, apresentam-se muitas vezes em mais de um membro da família. Outros fatores, além da hereditariedade, como consanguinidade dos pais, doenças infectocontagiosas durante a gestação e incompatibilidade sanguínea materno-fetal, também devem ser pesquisados.

Nascimento e desenvolvimento físico e cognitivo: as condições em que ocorreu o nascimento do paciente – como parto cesariano, uso de fórcipe e teste de Apgar ao nascer –, se houve necessidade de reanimação, bem como o peso e a estatura ao nascer, são dados importantes e podem predizer comorbidades futuras. Também devemos perguntar como foi o desenvolvimento físico e cognitivo, com quantos anos o paciente começou a andar, falar e realizar diversas atividades.

Hábitos de vida: condições de vida, habitação, alimentação e trabalho também fazem parte do exame neurológico, além de vícios que o paciente possa ter.

Roteiro do exame neurológico

Dividimos o exame neurológico em:

1. Exame cognitivo.
2. Equilíbrio e marcha.
3. Motricidade:
   a) **Voluntária:** força muscular e coordenação motora.
   b) **Involuntária:** tônus, trofismo e movimentos involuntários.
   c) **Reflexa:** reflexos superficiais e profundos.
4. Sensibilidade superficial e profunda.
5. Nervos cranianos.
6. Sinais meníngeos.

Exame cognitivo

O exame cognitivo tem a intenção de analisar as funções nervosas superiores. Dentre elas, temos o nível de consciência, a atenção, a orientação temporal e espacial, a memória, o humor, a linguagem, o raciocínio lógico, as habilidades visuoespaciais, as funções executivas, as praxias e as gnosias.

Uma boa parte do exame cognitivo pode ser feita durante a obtenção da história do paciente. Porém, quando o paciente ou seu acompanhante queixam-se de alterações na cognição ou memória, mais testes devem ser realizados. Pacientes que conseguem relatar uma narrativa lógica, coerente e pertinente de seu problema raramente irão necessitar de testes

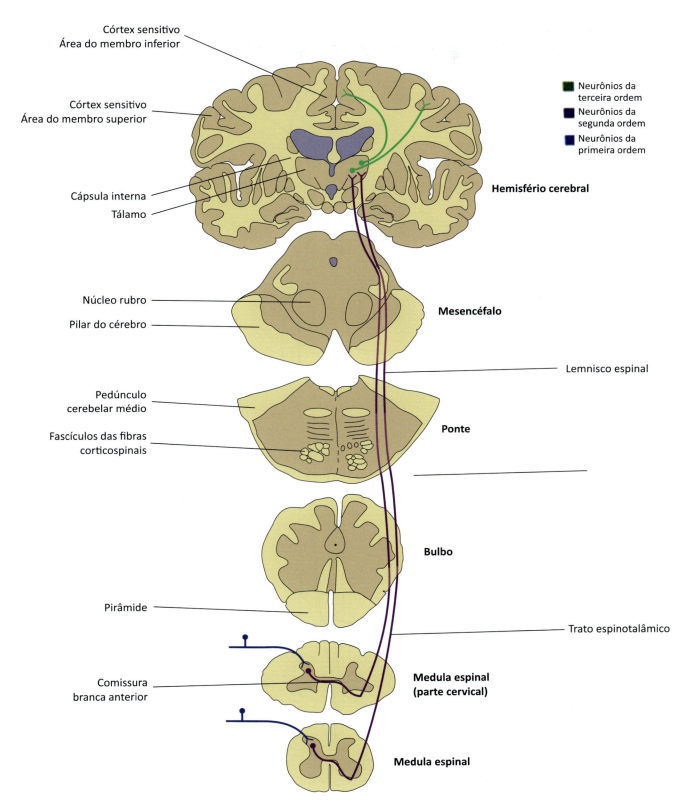

Figura 5.1 Trato espinotalâmico.
Fonte: Adaptada de Rowland LP, 2007.

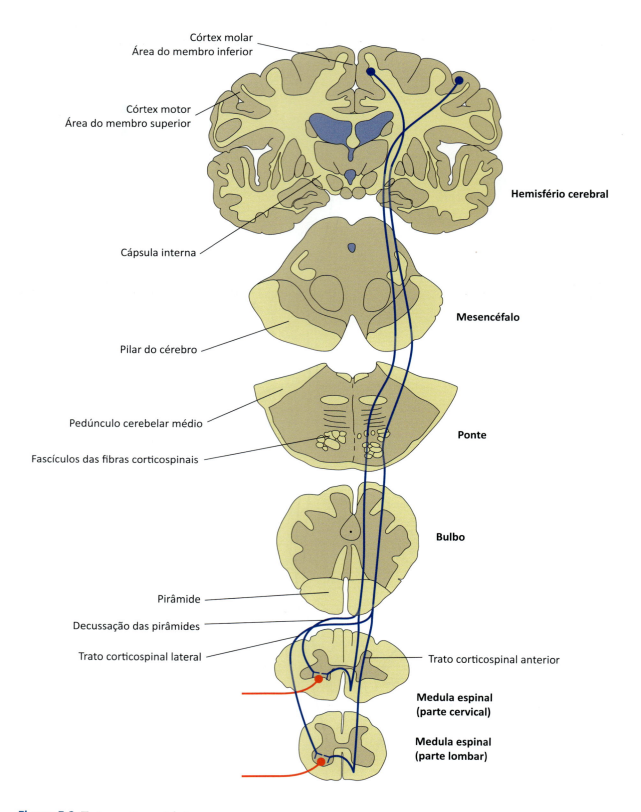

Figura 5.2 Tratos corticoespinhais.

Fonte: Adaptada de Rowland, 2007.

NEUROLOGIA

mais formais; porém, quando a história apresentada não demonstra coerência, é desarmônica ou incompleta, com respostas vagas a perguntas específicas, pode ser a indicação da presença de algum distúrbio cognitivo, mesmo sem a queixa direta do paciente ou de algum familiar, necessitando uma avaliação mais aprofundada.

O Mini-Exame do Estado Mental (MEEM) (Tabela 5.2) é uma ferramenta clínica extremamente útil e prática para o rastreio de comprometimento cognitivo, não sendo, entretanto, um teste neurológico para avaliar uma função cortical superior única. Sendo assim, pacientes com escores abaixo da pontuação mediana ou com diminuição da pontuação em relação ao teste anterior devem ser submetidos a uma avaliação neuropsicológica mais detalhada, podendo não apresentar nenhum distúrbio cognitivo. O MEEM é composto por diversas questões tipicamente agrupadas em sete categorias, cada uma delas desenhada com o objetivo de avaliar "funções" cognitivas específicas: *orientação no tempo* (5 pontos), *orientação para local* (5 pontos), *registro de 3 palavras* (3 pontos), *atenção e cálculo* (5 pontos), *lembrança das 3 palavras* (3 pontos), *linguagem* (8 pontos) e *capacidade construtiva visual* (1 ponto).

*O escor*e do MEEM pode variar de um mínimo de 0 até um total máximo de 30 pontos.

Diversos fatores podem influenciar no MEEM, como idade, nível socioeconômico e escolaridade. Os escores medianos por escolaridade podem ser vistos na tabela a seguir (Tabela 5.3).

A *atenção* pode ser avaliada através de testes simples, como solicitar ao paciente que diga os meses do ano ao contrário ou soletrar palavras ao contrário. Podemos ainda aplicar o teste *Go-No Go*, em que o paciente pode ouvir um único som – por exemplo, batendo-se sob a mesa com uma caneta – ou dois sons sucessivos, devendo então realizar uma tarefa, como bater com sua mão sobre a mesa ao ouvir um som, e não reagir ao ouvir os dois sons seguidos. O teste do *Digit Span* ou *teste do limite de dígitos* exige que o paciente repita uma sequência cada vez maior de números

Tabela 5.2 – Mini-exame do estado mental (MEEM).

Apêndice – Mini-exame do estado mental

- Orientação temporal – pergunte ao indivíduo: (dê um ponto para cada Resposta correta)
  - Que dia é hoje?
  - Em que mês estamos?
  - Em que ano estamos?
  - Em que dia da semana estamos?
  - Qual a hora aproximada? (considere a variação de mais ou menos uma hora)

- Orientação espacial – pergunte ao indivíduo: (dê um ponto para cada resposta correta)
  - Em que local nós estamos? (consultório, dormitório, sala – apontando para o chão)
  - Que local é este aqui? (apontando ao redor num sentindo mais amplo: hospital, casa de repouso, própria casa).
  - Em que bairro nós estamos ou qual o nome de uma rua próxima.
  - Em que cidade nós estamos?
  - Em que estado nós estamos?

- **Memória imediata:** Eu vou dizer três palavras e você irá repeti-las a seguir: carro, vaso, tijolo (dê 1 ponto para cada palavra repetida acertadamente na 1ª vez, embora possa repeti-las até três vezes para o aprendizado, se houver erros). Use palavras não relacionadas.
- **Cálculo:** subtração de setes seriadamente (100-7, 93-7, 86-7, 79-7, 72-7, 65). Considere 1 ponto para cada resultado correto. Se houver erro, corrija-o e prossiga. Considere correto se o examinado espontaneamente se autocorrigir.
- **Evocação das palavras:** pergunte quais as palavras que o sujeito acabara de repetir – 1 ponto para cada.
- **Nomeação:** peça para o sujeito nomear os objetos mostrados (relógio, caneta) – 1 ponto para cada.
- **Repetição:** Preste atenção: vou lhe dizer uma frase e quero que você repita depois de mim: "Nem aqui, nem ali, nem lá".

Considere somente se a repetição for perfeita (1 ponto)
- **Comando:** Pegue este papel com a mão direita (1 ponto), dobre-o ao meio (1 ponto) e coloque-o no chão (1 ponto). Total de 3 pontos. Se o sujeito pedir ajuda no meio da tarefa, não dê dicas.
- **Leitura:** mostre a frase escrita "FECHE OS OLHOS" e peça para o indivíduo fazer o que está sendo mandado. Não auxilie se pedir ajuda ou se só ler a frase sem realizar o comando"
- **Frase:** Peça ao indivíduo para escrever uma frase. Se não compreender o significado, ajude com: alguma frase que tenha começo, meio e fim; alguma coisa que aconteceu hoje; alguma coisa que queira dizer. Para a correção não são considerados erros gramaticais ou ortográficos (1 ponto).
- **Cópia do desenho:** mostre o modelo e peça para fazer o melhor possível. Considere apenas se houver 2 pentágonos interseccionados (10 ângulos) formando uma figura de quatro lados ou com dois ângulos (1 ponto)

Fonte: Lobos do cérebro, 2017.

Capítulo 5

MANUAL DE SEMIOLOGIA E PROPEDÊUTICA MÉDICA

Tabela 5.3 – Escores medianos por escolaridade.

Tempo de estudo	Escore
Analfabetos	20
1 a 4 anos	25
5 a 8 anos	26,5
9 a 11 anos	28
Superior a 11 anos	29

Fonte: Lobos do cérebro, 2017.

ditos a cada um segundo na ordem direta (na mesma ordem dita pelo examinador) e na ordem inversa (ao contrário do falado pelo examinador), sendo normal repetir pelo menos cinco números na ordem direta e três na inversa.

Existem inúmeros métodos de avaliação de *memória*. Ela pode ser avaliada de forma verbal, mostrando-se uma lista de objetos e solicitando-se ao paciente que a relembre após um determinado tempo, ou ainda de forma não verbal, por exemplo, pedindo que o paciente copie um desenho e depois tente reproduzi-lo sem vê-lo. Avaliamos a memória operacional, a memória recente e a memória remota. A memória operacional, ou de curtíssimo prazo, é aquela que usamos para decorar temporariamente um número de telefone, por exemplo. A memória recente é relacionada a fatos ocorridos nos últimos dias, que dependem de nossa atenção para serem retidos e acessados. A memória remota ou tardia relaciona-se com o conhecimento do mundo, histórias de vida etc.

A fala é o principal modo de comunicação dos seres humanos, prevalente em todas as culturas e sociedades até hoje conhecidas. Para ser corretamente utilizada, ela depende do recrutamento de palavras e de seus significados; da organização gramatical responsável pelo conteúdo e pelos movimentos corporais responsáveis pela modulação e exteriorização da voz com seu conteúdo afetivo.

Do ponto de vista neurológico, as perturbações da *linguagem* podem ser divididas em alterações da articulação das palavras por alterações no sistema nervoso (disartria) ou fora do sistema nervoso (dislalia), do ritmo da fala (disritmolalia), do aprendizado da leitura (dislexia), da escrita (disgrafia), do timbre da voz (disfonia) ou do processamento linguístico (afasia).

As *disartrias* serão mencionadas no item sobre nervos cranianos. Das outras perturbações da linguagem, são de interesse clínico para o diagnóstico topográfico os distúrbios do processamento da linguagem.

O processamento da linguagem é acessado através da análise da nomeação, repetição, compreensão e fluência verbal. A nomeação é testada através de métodos simples, como mostrar cinco cores, cinco objetos e cinco partes do corpo. A compreensão é testada em grau crescente de complexidade através de perguntas simples que exijam resposta "sim" ou "não", per-

guntas que exijam como resposta uma palavra ou frase curta e depois a interpretação de ditados populares e de histórias mais elaboradas ("moral da história"). A repetição é aferida através da solicitação ao paciente de que repita palavras, depois expressões e depois frases mais longas. A fluência verbal divide-se em semântica (grupo de palavras de mesma categoria, por exemplo, itens de supermercado) e fonêmica (palavras que se iniciam com uma determinada letra, por exemplo, "F"). Pedimos ao paciente que fale o máximo de palavras em um minuto nas duas categorias. Com base nas alterações encontradas, classificamos as alterações do processamento da linguagem (afasias) em seis grupos, chamando a atenção para o fato de que a dificuldade em nomear é o aspecto comum a todos eles e que as lesões responsáveis pelas afasias estão, na grande maioria dos casos, no hemisfério cerebral esquerdo.

- **Afasia sensitiva (ou de Wernicke):** ocorre um déficit de compreensão e de discriminação da linguagem, decorrente de uma lesão na região da metade posterior do lobo temporal e das regiões parietal posterior e occipital lateral.
- **Afasia motora (ou de Broca):** lesão da parte opercular do giro frontal inferior, levando à diminuição do repertório de vocabulários, frases estereotipadas, discurso lento, entrecortado.
- **Afasia de condução:** lesão do fascículo arqueado, que conecta a área de Wernicke à de Broca, fazendo com que o paciente não consiga ouvir e repetir uma palavra ou mesmo ver e copiar palavras.
- **Afasia transcortical sensitiva:** o paciente consegue ouvir e repetir palavras, porém sem o seu entendimento.
- **Afasia transcortical motora:** o paciente consegue repetir e copiar, mas não consegue iniciar nenhuma comunicação espontânea por conversa ou pela escrita.
- **Afasia anômica:** é o termo aplicado a dificuldades nos testes de nomear, decorrentes de lesões no lobo temporal profundo, tendo como uma das principais causas a doença de Alzheimer.

Apraxia é o termo usado para designar distúrbios na execução de certos movimentos aprendidos que não são causados por uma fraqueza muscular. Estes movimentos são executados de forma quase automática, pois estão armazenados em neurônios no lóbulo parietal inferior esquerdo. Quando precisamos realizá-los, ativamos esse sistema, que se comunica com o sistema motor, e o movimento é executado de forma habitual. As apraxias são classificadas como ideatória e ideomotora.

- **Apraxia ideatória:** os movimentos sofrem de ausência de um plano básico para serem executados, apesar de movimentos espontâneos ainda serem executados. O paciente pode apresentar dificuldade em se vestir, tomar banho ou se alimentar.
- **Apraxia ideomotora:** o paciente consegue executar movimentos individualmente, mas pode apresentar dificuldades em executar os mesmos movimentos em sequência.

As *agnosias* têm como significado clínico a perda da capacidade de reconhecimento, seja de sons (agnosia auditiva), objetos (cegueira cortical ou psíquica), objetos colocados na mão (estereoagnosia ou agnosia tátil), do próprio corpo em relação ao ambiente (somatoagnosia), da fisionomia alheia ou mesmo da própria (prosopoagnosia e autoprosopoagnosia, nessa ordem), dentre outras alterações.

Com relação às *habilidades visuoespaciais*, é importante o conceito de atenção espacial. O hemisfério cerebral direito é responsável pela nossa atenção em relação ao meio externo e ao nosso próprio corpo, tanto para o lado direito quando para o lado esquerdo. O hemisfério cerebral esquerdo só se relaciona com a atenção ao espaço à direita. Lesões do hemisfério cerebral esquerdo, portanto, não trazem prejuízo à atenção espacial, enquanto o indivíduo com lesão hemisférica direita apresenta inatenção espacial esquerda. Esses indivíduos podem apresentar a chamada *heminegligência*, quando passam a ignorar a maioria dos estímulos que surgem à sua esquerda, sendo comum, por exemplo, deixarem de se barbear à esquerda ou comerem só a metade direita do que estiver no prato. Pode ocorrer *autotopoagnosia*, em que o paciente é incapaz de reconhecer seu membro superior ou inferior esquerdos como partes do seu corpo, atribuindo-os a um membro da família ou ao próprio examinador. Pode haver o quadro de *extinção tátil, visual e/ou auditiva*, quando um estímulo de uma dada modalidade é reconhecido quando realizado isoladamente em cada lado do corpo, mas o que ocorrer à esquerda é ignorado quando realizado simultaneamente com um estímulo à direita.

O lobo frontal é responsável, entre outras, pelas *funções executivas*. As disfunções executivas podem ser evidenciadas através de testes como o do relógio, quando se pede para o paciente desenhar um relógio, colocar os números e os ponteiros marcando determinada hora, ou ainda o teste de Stroop, em que se mostra uma lista com nomes de cores, em que as cores da tinta não são as mesmas que as mencionadas pela palavra (por exemplo, a palavra "branco" está escrita em vermelho). Nessa situação, pede-se que o paciente diga em que cor está escrita cada palavra, e não o que está escrito.

Equilíbrio e marcha

O exame do equilíbrio e marcha deve ser feito em local amplo, sem obstáculos, com o paciente descalço e com a exposição dos membros inferiores pelo menos a partir do joelho. O examinador deve ter extremo cuidado para que o paciente não caia, evitando lesões e ferimentos decorrentes do exame. Caso o paciente seja incapaz de ficar em pé, essa parte do exame não poderá ser realizada, mencionando-se apenas paciente acamado ou em cadeira de rodas, por exemplo. Os pacientes que fazem uso de bengala, muletas ou precisam do auxílio de terceiros para a deambulação devem ser examinados com os devidos cuidados.

Inicialmente, avalia-se o equilíbrio estático, através da postura, com o paciente em ortostase com os pés levemente afastados, observando se há oscilação ou instabilidade.

Pequenas oscilações sucessivas nos artelhos são chamadas *dança dos tendões* e correspondem a disfunção cerebelar. Em seguida, solicita-se ao paciente que feche os olhos, devendo o examinador ficar ao lado do paciente, com os braços prontos para ampará-lo em caso de uma possível queda, evitando lesões. Em caso de queda ao fechar os olhos, estaremos diante do *sinal de Romberg*. Esse ocorre por distúrbio da via da sensibilidade profunda, encontrado em doenças como a *tabes dorsalis* (clássica complicação da neurossífilis). Entretanto, o paciente pode apresentar queda com lado preferencial, geralmente após um curto período de latência, caracterizando o *sinal de Romberg vestibular*. Nessa última situação, há um desequilíbrio entre os labirintos auditivos, sendo que o paciente cai para o lado contrário ao labirinto de maior tônus (o labirinto saudável, no caso de uma lesão destrutiva; e o labirinto doente, no caso de uma lesão irritativa ou inflamatória).

Pede-se também para que fique apenas sobre um pé de cada vez, depois com um pé na frente do outro, como se estivesse sobre uma corda (posição em tandem), ora com o pé direito na frente, ora com o pé esquerdo. Podemos ainda avaliar a força muscular durante essa fase, solicitando ao paciente que fique apenas sobre os calcanhares e, em seguida, apenas sobre os artelhos, ajudando-o com um apoio para que não caia, já que a área de apoio do pé será pequena.

Imagem

Durante o exame do equilíbrio dinâmico, ou marcha, deve-se atentar para a base. Marcha com base alargada já demonstra um esforço compensatório. Observar movimentos excessivos dos quadris, que estão relacionados à fraqueza muscular. Pede-se para o paciente andar com os pés em tandem, sendo que, em alguns casos, obesidade, idade avançada e mau condicionamento podem causar dificuldade; já em jovens, pode-se até sensibilizar mais um pouco o exame, pedindo para que o paciente feche os olhos enquanto realiza esse exercício.

Caminhar sobre os calcanhares e sobre os artelhos permite a avaliação das forças da dorsiflexão e flexão plantar do paciente. Os principais tipos de marcha patológica são:

- **Marcha talonante:** paciente golpeia o calcanhar sobre o chão quando caminha de olhos fechados. Ocorre em disfunções da via da sensibilidade profunda.
- **Marcha escarvante:** o paciente tem dificuldade em realizar a dorsiflexão do pé e acaba arrastando a ponta do hálux no chão. É comum na lesão do nervo fibular comum.
- **Marcha paraparética:** ocorre por fraqueza muscular em ambos os membros inferiores. Quando a fraqueza é nos glúteos, o paciente realiza movimento de báscula de bacia, e a marcha recebe o nome de *anserina*.
- **Marcha ceifante:** devido a aumento do tônus de um dos membros inferiores, o paciente apresenta dificuldade em flexionar o joelho para elevar o membro infe-

rior e acaba fazendo um movimento de rotação externa do quadril para projetar o membro para a frente.
- **Marcha a pequenos passos:** ocorre em pacientes com doença de Parkinson e outros parkinsonismos. Os passos são curtos, e a marcha é lenta. Geralmente, há uma curvatura do tronco para a frente (*camptocormia*).
- **Marcha em estrela de Babinski-Weil:** é o correspondente ao sinal de Romberg vestibular durante o exame da marcha com os olhos fechados. O paciente caminha para a frente e para trás, mas a cada mudança de sentido, faz um desvio da direção e depois de alguns movimentos; parece ter caminhado sobre o desenho de uma estrela.
- **Marcha ebriosa:** os passos são irregulares, ora longos, ora curtos, e a marcha desvia para um dos lados. A causa mais comum é a disfunção cerebelar aguda por intoxicação alcoólica.

Motricidade

A exploração da força muscular é realizada sobre cada músculo ou sobre várias partes de um mesmo músculo. O exame é interpretado comparando os dois lados e levando em consideração suplências por músculos sinérgicos.

Motricidade voluntária

Força muscular

Avaliamos a força muscular através da pesquisa da velocidade de movimentos, manobras de oposição e provas deficitárias.

A *velocidade de movimentos* é pesquisada nos membros inferiores através do *finger tapping*, no qual o indicador golpeia sucessivamente a face palmar da falange distal do polegar o mais rápido possível. No membro inferior, a pesquisa é feita ao se pedir ao paciente que apoie o calcanhar no chão e faça uma dorsiflexão seguida de uma flexão plantar o mais rápido que puder, sucessivamente.

As *manobras de oposição* são testadas através da realização de um movimento contra a resistência do examinador. É necessário comparar os lados e graduar a força conforme a Tabela 5.4.

Tabela 5.4 – Graduação da força muscular.	
Grau 0	Ausência de contração muscular.
Grau 1	Contração muscular sem deslocamento do segmento (perceptível à palpação).
Grau 2	Contração muscular com deslocamento do segmento, sem movimento contra a gravidade.
Grau 3	Movimento contra a gravidade.
Grau 4	Movimento com capacidade para vencer resistência, porém não com a totalidade da força.
Grau 5	Movimento normal com totalidade da força.

Fonte: Brucki SMD, *et al.*, 2017.

Os principais testes de grupos musculares estão descritos a seguir:

- **Flexão e extensão do antebraço (Figura 5.3):** colocar o antebraço em meio caminho da extensão e flexão; o paciente deve tentar flexionar e estender o cotovelo contra resistência.
- **Punho (Figura 5.4):** faz-se o paciente resistir à extensão e flexão do punho.
- **Preensão (Figura 5.5):** o paciente deve apertar dois dedos do examinador o mais forte possível, evitando que eles se soltem.
- **Abdução dos dedos (Figura 5.6):** o paciente mantém os dedos totalmente estendidos e separados, e deve resistir à tentativa do examinador de aproximá-los.

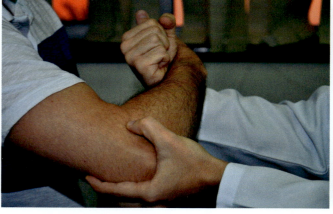
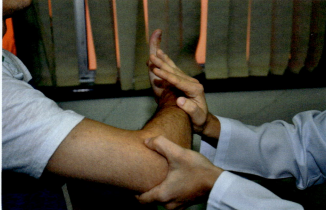

Figura 5.3 Flexão e extensão do antebraço, para avaliação da força muscular.

Fonte: Acervo dos autores.

NEUROLOGIA

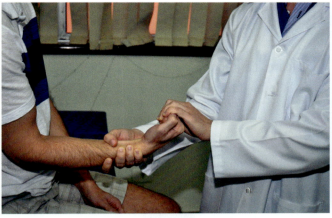
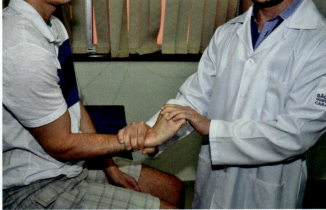

Figura 5.4 Teste de resistência a flexão e extensão do punho, respectivamente.

Fonte: Acervo dos autores.

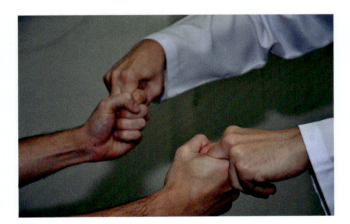

Figura 5.5 Teste de preensão.

Fonte: Acervo dos autores.

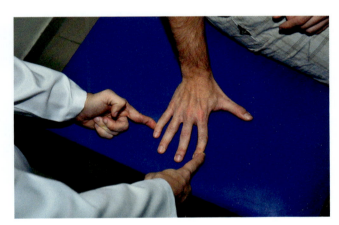

Figura 5.6 Teste de abdução dos dedos.

Fonte: Acervo dos autores.

- **Adução dos dedos (Figura 5.7):** o paciente mantém a mesma posição descrita anteriormente e tenta aduzir os dedos contra a resistência do examinador.
- **Oposição do polegar (Figura 5.8):** o paciente tenta encostar o polegar na ponta do dedo mínimo, contra resistência.
- **Flexão do quadril:** o paciente, em decúbito dorsal, com joelho flexionado e perna repousando no braço do examinador, tenta flexionar a coxa contra resistência.
- **Adução e abdução do quadril (Figura 5.9):** em decúbito dorsal ou sentado, o paciente tenta mover as pernas para dentro e depois para fora, contra resistência do examinador.
- **Flexão e extensão do joelho (Figura 5.10):** o paciente sentado, em decúbito ventral ou dorsal, deve resistir às tentativas do examinador de estender e depois flexionar seu joelho.

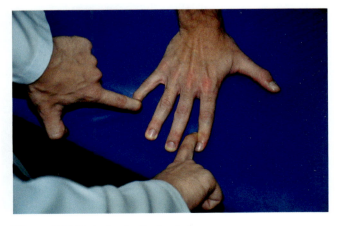

Figura 5.7 Teste de adução dos dedos.

Fonte: Acervo dos autores.

Capítulo 5

87

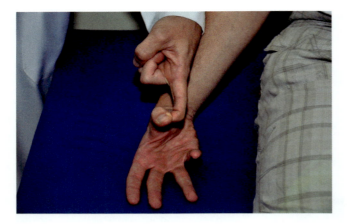

Figura 5.8 Teste de oposição do polegar.

Fonte: Acervo dos autores.

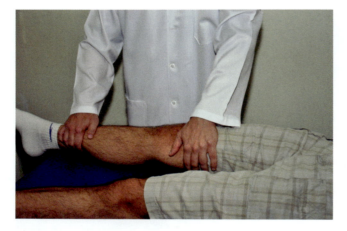

Figura 5.9 Descrição – Adução e abdução do quadril.

Fonte: Acervo dos autores.

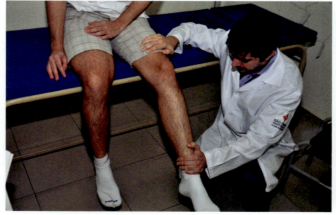

Figura 5.10 Descrição – Flexão e extensão do joelho.

Fonte: Acervo dos autores.

- **Dorsiflexão e flexão plantar do tornozelo:** paciente tenta realizar os movimentos contra resistência do examinador.

Manobras deficitárias

- **Manobra dos braços estendidos:** sentado ou em pé, o paciente deve manter os braços estendidos e paralelos, com os dedos afastados. Depois de meio minuto ou alguns segundos, dependendo do déficit motor, o membro parético apresenta oscilações e tende a ceder lenta e progressivamente (Figura 5.11).

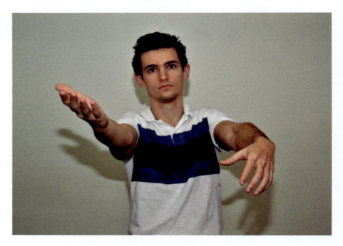

Figura 5.11 Descrição – Manobra dos braços estendidos demonstrando déficit no membro superior esquerdo.

Fonte: Acervo dos autores.

- **Manobra de Raimiste (Figura 5.12):** em decúbito dorsal, manter os antebraços em ângulo reto com os braços, mãos estendidas e dedos separados. Um défi-

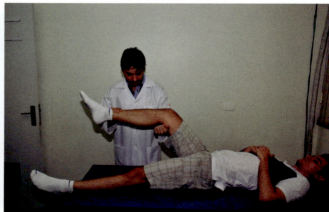

NEUROLOGIA

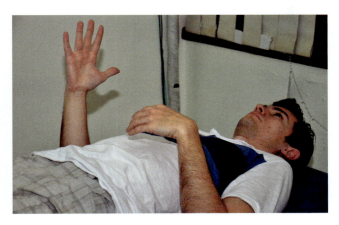

Figura 5.12 Descrição – Manobra de Raimiste demonstrando déficit no membro superior esquerdo.

Fonte: Acervo dos autores.

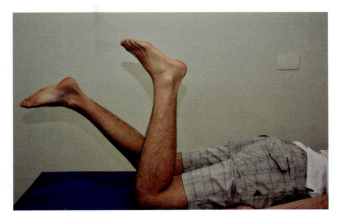

Figura 5.14 Descrição – Manobra de Barré mostrando déficit no membro inferior esquerdo.

Fonte: Acervo dos autores.

cit motor no antebraço do lado comprometido provoca queda sobre o tronco.

- **Manobra de Mingazzini (Figura 5.13):** em decúbito dorsal, elevar os joelhos até se alinharem com os quadris e manter as pernas paralelas ao leito. Em caso de déficit motor, essa posição não consegue ser mantida por muito tempo, surgindo oscilações e queda progressiva dos segmentos.
- **Manobra de Barré (Figura 5.14):** em decúbito ventral, com flexão das pernas até formar ângulo reto com as coxas. O paciente com déficit tem oscilações e queda progressiva ou imediata de uma ou ambas as pernas.
- **Prova da queda do membro inferior em abdução (Figura 5.15):** em decúbito dorsal, trazer os calcanhares para perto das nádegas. Se houver déficit motor, haverá queda do membro em abdução, de maneira lenta ou progressiva.

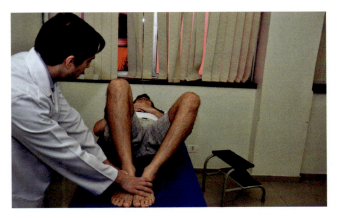

Figura 5.15 Descrição – Demonstração da realização da prova da queda do membro inferior em abdução.

Fonte: Acervo dos autores.

As alterações encontradas são chamadas de *paresias* (força de 1 a 4) ou *plegias* (força grau zero). Quando um membro está parético, chamamos de *monoparesia*; quando dois membros do mesmo lado estiverem paréticos, chamamos *hemiparesia*. Quando os membros inferiores estiverem paréticos em decorrência de uma lesão medular, chamamos *paraparesia*. Quando os quatro membros estiverem paréticos em decorrência de uma lesão medular, chamamos *tetraparesia*. As hemiparesias podem ser *completas* (acometimento da face associado) ou *incompletas*. As hemiparesias completas podem ser *proporcionadas* (o grau de fraqueza no membro superior é igual ao do membro inferior) ou *desproporcionadas*. Nas hemiparesias desproporcionadas de *predomínio braquiofacial*, a fraqueza é mais pronunciada no membro superior, enquanto nas hemiparesias desproporcionadas de *predomínio crural*, há maior grau de fraqueza no membro inferior.

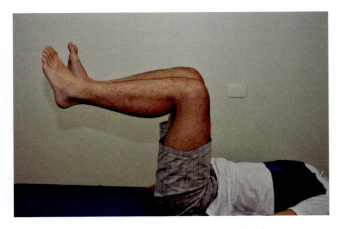

Figura 5.13 Descrição – Preparo para a Manobra de Mingazzini.

Fonte: Acervo dos autores.

Coordenação motora

A coordenação motora depende das vias cerebelares e da sensibilidade profunda. Os distúrbios da sensibilidade profunda afetam o exame da coordenação quando ele é feito com os olhos fechados. Na lesão cerebelar, o ato de fechar os olhos não interfere com o desempenho no exame. A coordenação motora é dividida em axial e apendicular.

A coordenação axial avalia a sinergia entre tronco e membros, a fala, os movimentos oculares, o equilíbrio e a marcha. Testamos especificamente a sinergia de troncos e membros através das três *manobras de Babinski*. Com o paciente deitado, solicita-se que ele se levante sem o apoio das mãos, tornando necessário que faça uma flexão da coxa e elevação dos pés. Com o paciente sentado na ponta da cadeira, puxa-se a cadeira rapidamente, esperando-se que o paciente incline o corpo para a frente, a fim de não cair. Com o paciente em pé, solicita-se que ele curve o tronco para trás, olhe para cima e se mantenha equilibrado.

Os testes para avaliação da coordenação apendicular são a *prova índex-nariz*, *calcanhar joelho*, a *diadococinesia* e a *prova do rechaço de Stewart-Holmes*.

- **Prova índex-nariz:** ordena-se que o paciente estenda o membro superior e, em seguida, toque a ponta do nariz com o indicador. Repetir com o outro membro e, posteriormente, de olhos fechados. Alterações nessa prova indicam distúrbios de sensibilidade profunda (quando se agrava com olhos fechados) ou do cerebelo (não melhora de olhos abertos).

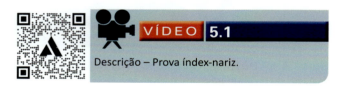
Descrição – Prova índex-nariz.

- **Prova calcanhar-joelho:** em decúbito dorsal e com os membros inferiores estendidos, tocar com o calcanhar o joelho da outra perna. Para sensibilizar a prova, pede-se que o paciente deslize o calcanhar sobre a crista da tíbia após tocar o joelho. Repita com os olhos fechados. Em caso de ataxias apendiculares, como as encontradas em casos de AVC ou esclerose múltipla, o paciente encontrará dificuldades para realização do movimento.

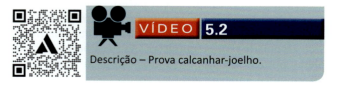
Descrição – Prova calcanhar-joelho.

- **Prova de Stewart-Holmes ou do rechaço:** sentado, com o antebraço semifletido, o paciente deve resistir à força do examinador em estender o membro; bruscamente é retirada a resistência. Em caso de distúrbio cerebelar, o antebraço não irá frear o movimento, chocando-se inesperadamente contra a região peitoral do paciente.

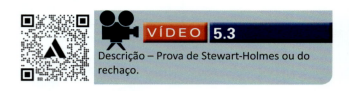
Descrição – Prova de Stewart-Holmes ou do rechaço.

- **Diadococinesia:** com os braços e mãos estendidos, o paciente deve realizar movimentos sucessivos de supinação e pronação, com a maior velocidade possível. Caso exista dificuldade em realizar esse movimento, damos o nome de disdiadococinesia.

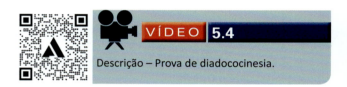
Descrição – Prova de diadococinesia.

- **Outros testes:** pede-se ao paciente que ligue duas linhas verticais por uma horizontal. O objetivo é detectar uma *dismetria*, podendo o alvo não ser atingido (*hipometria*) ou ser ultrapassado (*hipermetria*) com irregularidade do traço.
- **Prova de Barany:** o paciente mantém os braços estendidos, apontando os indicadores para os ombros do examinador, que fica à sua frente. Deve levantar os braços até apontarem para o teto e descer até retornarem à posição original, com os olhos fechados, sucessivas vezes, tentando mantê-los paralelos. Ocorre desvio do membro para fora ipsilateralmente à lesão cerebelar.

Motricidade involuntária

Observam-se tiques, tremores, posturas anormais, coreia, balismo, atetose e fasciculações, assim como amplitude, ritmo, frequência, localização e qualidade do movimento.

Reflexos
Reflexos tendinosos profundos

Os reflexos medulares são involuntários, ocasionados por estímulo sensitivo. As vias que participam das ações reflexas consistem em neurônios aferentes que transmitem impulsos dos receptores sensitivos localizados na pele e nos músculos ao SNC (medula espinal ou tronco encefálico), bem como dos neurônios eferentes provenientes do SNC para o órgão efetor. Na maior parte dos reflexos, há interneurônios interpostos entre o componente aferente e eferente, modulando o reflexo através de inibição ou facilitação.

Para realizar o estímulo, utilize o peso do martelo. Apenas o punho é movimentado durante a percussão.

É importante observar a velocidade, a força, a área de obtenção e a amplitude da resposta reflexa, graduando-a de 0 a 4+, conforme a Tabela 5.5. Compare os dois lados.

Tabela 5.5 – Graduação dos reflexos tendinosos profundos.

0	Ausente
1+	Diminuído
2+	Normal
3+	Mais rápido, porém não indicativo de patologias
4+	Muito rápido, hiperativo, com clono

Fonte: Adaptada de Campbell, 2007.

Observe também a Tabela 5.6, que relaciona os reflexos com nível segmentar e nervo periférico.

Tabela 5.6 – Reflexos tendinosos profundos comumente pesquisados.

Reflexo	Nível segmentar	Nervo periférico
Bíceps	C5-C6	Musculocutâneo
Tríceps	C7-C8	Radial
Braquiorradial	C5-C6	Radial
Quadríceps	L3-L4	Femoral
Aquiliano	S1	Ciático

Fonte: Adaptada de Schwartz e Jessell, 2003.

- **Manobra de Jendrassik (Figura 5.16):** para facilitar a obtenção do reflexo, é necessário o relaxamento do músculo a ser explorado, distraindo-se o paciente. Essa manobra é uma contração muscular ativa em território distante.

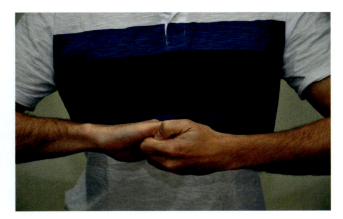

Figura 5.16 Descrição – Manobra de Jendrassik

Fonte: Acervo dos autores.

- **Reflexo bicipital (Figura 5.17):** com o braço relaxado em semipronação, coloque seu polegar sobre o tendão do bíceps e percuta o martelo sobre ele. A principal resposta é a contração do bíceps com flexão do cotovelo. Se o reflexo estiver exacerbado, pode-se obtê-lo também percutindo a clavícula.

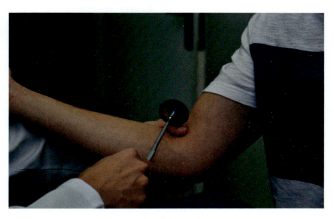

Figura 5.17 Descrição – Reflexo bicipital.

Fonte: Acervo dos autores.

- **Reflexo tricipital:** o paciente deve elevar o cotovelo em abdução no nível do ombro, apoiando o bíceps na mão do examinador, e deixando o antebraço pendente; percutir no tendão do tríceps acima do olécrano.
- **Reflexo supinador ou braquiorradial:** percutir logo acima do processo estiloide do rádio em semipronação. Observa-se uma flexão do bíceps e dos dedos da mão.
- *Reflexo patelar:* se o paciente puder ficar sentado, as pernas devem ficar pendentes ou cruzadas. Se deitado, o joelho deve ficar semifletido. Percutir no tendão da patela, o que leva a uma resposta do músculo quadríceps.
- **Reflexo aquileu:** obtido através da percussão no tendão do calcâneo, causando a contração do gastrocnêmio, sóleo e o plantar (músculos crurais posteriores), gerando flexão plantar. O paciente pode estar ajoelhado em uma cadeira com os pés em ângulo reto em relação à perna.

Reflexos superficiais

- **Reflexo abdominal:** deve-se estimular cada lado do abdome acima (T8, T9, T10) e abaixo da cicatriz umbilical (T10, T11, T12). Utilize um objeto pontiagudo – como um abaixador de língua quebrado ao meio – e deslize-o sobre a pele em direção à cicatriz umbilical leve e bruscamente. Observe se há contração dos músculos abdominais e desvio da cicatriz umbilical para o lado estimulado. Em caso de obesidade, use o dedo para afastar o umbigo para longe do lado estimulado e procure sentir a contração muscular.
- **Reflexo cutâneo-plantar:** utilize um objeto pontiagudo e deslize sobre a lateral plantar da concavidade fazendo uma curva medial. Em adultos, o normal é ocorrer flexão dos dedos; caso haja extensão do hálux e abertura majestosa dos dedos, se tratará de achado patológico a partir de 1 ano de vida, chamado de *sinal de Babinski*.

MANUAL DE SEMIOLOGIA E PROPEDÊUTICA MÉDICA

- **Reflexo anal:** utilize um objeto rombo, como cotonete, e estimule os quadrantes que partem do ânus em sentido externo; haverá contração reflexa da musculatura anal. Está abolido em lesão do arco reflexo S2, S3, S4.

Outros sinais patológicos

- **Sinais meníngeos:** presentes em inflamação meníngea ou hemorragia subaracnóidea.
  a) **Rigidez de nuca:** com o paciente em decúbito dorsal, coloque as mãos por trás da cabeça e flexione o pescoço até que o mento, se possível, toque o tórax. Antes, certifique-se da ausência de lesão das vértebras cervicais ou medula espinal da região.
  b) **Sinal de Brudzinski:** ocorre a flexão dos joelhos e quadril ao se flexionar a nuca.
  c) *Sinal de Kernig:* surgimento de dor e resistência à limitação do movimento quando se tenta fletir passivamente a coxa sobre a bacia e, em ângulo reto, estender a perna sobre a coxa com o paciente em decúbito dorsal.
- **Reflexo de preensão:** resposta flexora involuntária dos dedos e da mão após estimulação da pele da superfície palmar dos dedos ou da mão. É um reflexo normal até quatro meses de idade; no adulto, reaparece em associação a lesões neoplásicas ou vasculares dos lobos frontais.
- **Reflexo palmomentual de Marinesco-Radovici:** é a contração dos músculos mentual e orbicular da boca causando ligeira retração ipsilateral do queixo em resposta ao toque ou arranhão na eminência tênar. Pode estar presente em pessoas normais, sendo fraco e fatigável. Ajuda no diferencial para paralisia facial periférica, no qual está ausente, e na paralisia facial central, em que pode estar exaltado; também pode estar presente em pacientes demenciados.
- **Clono:** é uma série de contrações rítmicas involuntárias induzidas pela distensão passiva súbita de um músculo ou tendão. Pode-se apoiar a perna e o tornozelo do paciente e produzir uma rápida dorsiflexão do pé enquanto se mantém ligeira pressão sobre a sua região plantar. A resposta é uma série de contrações alternadas. Pode ser esgotável, desaparecendo após algumas batidas, ou inesgotável, quando o examinador mantém ligeira pressão sobre a dorsiflexão. O primeiro pode ocorrer em indivíduos normais, mas o segundo sempre é patológico.

Movimentos involuntários

- **Coreia:** movimentos bruscos, breves, arrítmicos e irregulares, de grande amplitude. Os locais mais acometidos são as articulações distais, face e língua.
- **Atetose:** lento, em forma de onda, irregular, arrítmico, praticamente contínuo. Em extremidades distais e proximais dos membros, há dificuldade em realizar movimentos voluntários.

- **Balismo:** abrupto, violento, de grande amplitude, contínuo, ritmado e rápido. Acomete segmentos proximais dos membros.
- **Mioclonias:** abalos musculares bruscos e breves. Podem ser elementares (contração visível de um músculo), complexas (vários músculos envolvidos e com deslocamento do segmento corporal) ou generalizadas (grupo de músculos sinérgicos com comprometimento mais extenso levando a um sobressalto).
- **Fasciculações:** são contrações irregulares de fibras musculares, visíveis no repouso; não provocam deslocamento. Alguns as descrevem como gerando aspecto em "saco de vermes".
- **Cãibras:** espasmos musculares dolorosos que aparecem em resposta a uma forte contração.
- **Tremor de repouso:** característico do Parkinson; rítmico, cessa durante o sono.
- **Tremor de ação:** pode ser cinético (durante um movimento) ou postural (quando surge durante a manutenção de uma posição).
- **Flapping tremor:** tipo especial de tremor desencadeado pela prova das mãos estendidas, na qual o paciente é mantido por dois minutos; o movimento lembra um "bater de asas", é lento e irregular. É considerado uma *mioclonia negativa*.
- **Tiques:** movimentos estereotipados e sempre na mesma região, podem ser controlados pela ação voluntária.

Massa muscular

Observar o volume dos músculos e, em caso de diminuição sugestiva de atrofia, verificar se é simétrico, proximal ou distal. Atente-se às mãos, ombros e coxas. Na atrofia, pode haver fasciculações. Caso não estejam presentes, percuta com o martelo sobre o músculo, o que pode estimular sua ocorrência.

É importante lembrar que o envelhecimento pode levar à atrofia dos músculos.

Tônus muscular

Ainda que relaxados voluntariamente, os músculos tendem a manter uma tensão mínima, chamada tônus.

Na inspeção, observar músculos que se achatam flacidamente sobre o plano em que está o paciente. Deve-se palpar para avaliar a consistência muscular.

Através da percussão, pode-se desencadear contração anormalmente prolongada, que pode aparecer também na movimentação espontânea.

E, por fim, realizar movimentação passiva. É possível analisar a passividade, que é a resistência que os músculos apresentam passivamente ao movimento, e a extensibilidade, ou seja, a amplitude desses movimentos. São realizados por: rotação passiva do tronco e do ombro, bem como flexão e extensão dos dedos, punho e cotovelo. Nos membros inferiores, dê apoio para a coxa com uma das mãos, segure o pé com a outra e faça flexão e extensão do joelho e tornozelo. É importante lembrar que o paciente deve manter o corpo relaxado, e o examinador deve comparar os dois lados.

Quando há facilidade em realizar um movimento, com pouca ou nenhuma resistência, estamos diante de um caso de hipotonia. Podemos, de forma antagônica, encontrar aumento de tônus, a *hipertonia*. As hipertonias podem ser decorrentes de lesão do neurônio motor superior (*hipertonia elástica*) ou da via extrapiramidal (*hipertonia plástica*). A hipertonia elástica pode se acompanhar do *sinal do canivete*, quando ocorre uma dificuldade inicial em se flexionar ou estender o membro, seguida de uma facilitação posterior no final do movimento. Na hipertonia plástica, observamos *o sinal da roda denteada*, quando, ao movimento passivo do membro, notamos súbitas e rápidas mudanças de tônus muscular, temporariamente intercaladas com períodos em que há retorno ao tônus basal, como se estivéssemos movimentando uma engrenagem.

Diagnóstico topográfico das síndromes motoras

As alterações da força muscular podem ser decorrentes de disfunções no neurônio motor superior e/ou inferior. Assim, temos a *síndrome do neurônio motor superior* (também chamada de *síndrome piramidal*) e a *síndrome do neurônio motor inferior*. A síndrome piramidal pode ser *deficitária*, em que há apenas fraqueza muscular e/ou de *liberação*, quando se associa a aumento do tônus muscular (hipertonia elástica – sinal do canivete), hiper-reflexia, sinal de Babinski e abolição dos reflexos cutâneo-abdominais. Na síndrome do neurônio motor inferior, observamos atrofia muscular, hipo ou arreflexia e fasciculações musculares. As lesões piramidais podem ocorrer no córtex cerebral, região subcortical, cápsula interna, tronco cerebral e medula espinal. As lesões do neurônio motor inferior podem estar na ponta anterior da medula, raízes nervosas, plexos, nervos e junção neuromuscular.

Cada uma das topografias da síndrome piramidal têm suas particularidades, melhor definidas na Tabela 5.7.

A lesão do corno anterior da medula ocorre, por exemplo, na poliomielite. Cursa com atrofia muscular, fraqueza, arreflexia e fasciculações. As lesões de raiz nervosa costumam produzir déficit motor no território do miótomo inervado por aquele músculo, associada a arreflexia caso o reflexo tenha integração no nível da raiz acometida, atrofia focal e dor radicular. As lesões de plexo cursam com atrofia, fraqueza, arreflexia e dor em um dos membros. As lesões de nervos periféricos podem obedecer a um de três padrões: *polineuropatia periférica em bota e luva* (fraqueza distal e simétrica nas extremidades dos quatro membros), atrofia e arreflexia; *mononeuropatia* (fraqueza em território de apenas um nervo); *mononeuropatia múltipla* (fraqueza em territórios de nervos distintos, de forma assimétrica, em membros diferentes). A fraqueza da lesão da junção neuromuscular será discutida no tópico sobre miastenia grave.

Dentre as principais neuropatias, temos a *neuropatia do ulnar* (fraqueza no 4º e no 5º dedo da mão), *neuropatia do mediano* (*síndrome do túnel do carpo* – fraqueza para oponência do polegar), *neuropatia do radial* (fraqueza da dorsiflexão da mão – "mão caída") e a *neuropatia do fibular comum* (fraqueza na dorsiflexão do pé, marcha escarvante – "pé caído").

Sensibilidade

A percepção começa quando qualquer forma de energia incide sobre as interfaces situadas entre nosso corpo e o ambiente, sejam elas externas (na superfície corporal) ou internas (nas vísceras). O homem possui um conjunto complexo de receptores sensoriais que enviam uma grande quantidade de estímulos para o SNC. Esses receptores, suas vias e seus centros constituem o sistema somestésico, resumido na Figura 5.18, e responsável pela sensibilidade geral do corpo humano. Existem diversos tipos de classificações para a sensibilidade, como a classificação pela origem embrionária, que inclui *exteroceptores*, de origem ectodérmica, que captam estímulos do meio ambiente, incluindo informações somatossensitivas e estímulos derivados de sistemas especiais, como a visão; e os *interoceptores*, de origem endodérmica, que obtêm informações decorrentes de estímulos internos, como a pressão sanguínea, e os *proprioceptores*, de origem mesodérmica, que permitem a orientação do corpo no espaço a partir de receptores nos tendões e músculos. Também podemos classificar a sensibilidade pelos tipos de receptores (exemplo: mecanorreceptores, termorreceptores etc.) ou pela morfologia dos receptores e calibre das fibras aferentes (exemplo: corpúsculos de Meissner, fibras tipo C etc.).

Clinicamente, podemos dividir a sensibilidade em primária (*dor, temperatura, pressão, posição das articulações* e *vibração*) ou secundária (exemplo: *estereognosia*).

A área da superfície corporal que é inervada por um seguimento medular é chamada de *dermátomo*. O conceito de dermátomo é especialmente importante para os neurologistas, pois permite diagnosticar a posição segmentar que possa ter atingido as raízes espinais, como exemplificado na Figura 5.19.

A avaliação da sensibilidade na técnica propedêutica é uma das mais complexas, tendo em vista que pode haver tanto alterações subjetivas, que são as relatadas durante a anamnese (formigamento, queimação, dormência), quanto alterações objetivas, que são as decorrentes dos estímulos feitos pelo examinador, as quais, muitas vezes, o paciente não consegue discriminar de maneira adequada. O exame deverá ser feito em local calmo e com paciência; porém, devemos evitar exames muito prolongados para não cansarmos o paciente, dificultando a avaliação e a obtenção de resultados confiáveis.

Podemos dividir o exame da sensibilidade em quatro principais tópicos, cada um deles priorizando determinada via neural:

- Dor e temperatura (em que avaliaremos o trato espinotalâmico);
- Propriocepção (em que avaliaremos o funículo posterior);
- Tato fino (as duas vias acima);

MANUAL DE SEMIOLOGIA E PROPEDÊUTICA MÉDICA

Tabela 5.7 – Particularidades das topografias da síndrome piramidal.

	Face	Cognitivo	NNCC contra-lateral	Força MS = MI	Predomínio da fraqueza	Observação
Córtico-subcortical	+	D: heminegligência E: afasia	–	–	ACA: crural ACM: braquiofacial	Hemiparesia completa desproporcionada
Cápsula interna	+	–	–	+	–	Hemiparesia completa proporcionada
Tronco	+	–	+	+	–	Hemiparesia alterna
Bulbo ou medula cervical	–	–	+	+	–	Lateral: hemiparesia incompleta Transversa: tetraparesia
Medula torácica	–	–	–	+	–	Lateral: monoparesia Treansversa: paraparesia

NNCC: nervo craniano; MS: membro superior; MI: membro inferior; D: direita; E: esquerda; ACA: território da artéria cerebral anterior; ACM: território da artéria cerebral média.

Fonte: Tabela cedida pelo Prof. Victor Celso Cenciper Fiorin.

- Discriminação tátil (em que avaliaremos tanto as vias quanto o envolvimento do córtex).

Sempre devemos comparar os membros bilateralmente e as regiões proximais e distais, avaliando os principais dermátomos de maneira a tentar topografar uma possível área de lesão.

O material básico do exame da sensibilidade é constituído por:

- pedaço de algodão ou pincel pequeno e macio;
- agulha de ponta romba que provoque dor sem ferir o paciente;
- dois tubos de ensaio ou vidrinhos (sendo um com água gelada, e o outro com água morna a aproximadamente 45 °C);
- diapasão de 128 Hz.
  - **Dor:** estimularemos a pele do paciente com a agulha de ponta romba, avaliando a resposta do paciente frente à dor. Definiremos como *analgesia* a ausência completa de sensibilidade; como *hipoalgesia,* sua diminuição; e como *hiperalgesia,* o aumento da dor ao estímulo.
  - **Temperatura:** usaremos os dois tubos de ensaio com água morna e fria, pedindo para o paciente identificar qualitativamente a temperatura do tubo usado para estimular sua pele e comparar uma região com outra.
  - **Tato fino:** nesse momento, o algodão será usado para estimular a pele levemente, evitando-se pressionar a área estimulada. O paciente deverá ser instruído a comunicar ao médico toda vez que sentir a pele sendo estimulada.
  - **Sensibilidade vibratória:** também denominada *palestesia.* O examinador deve estimular as proe-

minências ósseas com o diapasão de 128 Hz, perguntando ao paciente o que ele sente. Caso haja dúvidas sobre o paciente estar sentindo a vibração ou a pressão exercida pelo diapasão, deveremos orientá-lo a avisar quando sentir a vibração parar e, então, tocar o diapasão para parar de vibrar, como visto na Figura 5.20.

- **Artrestesia:** também chamada de batiestesia, pode ser avaliada a partir da movimentação das articulações do paciente enquanto ele se encontra com os olhos fechados. Devemos orientar o paciente a falar em qual posição o membro se encontra (flexão ou extensão). Podemos iniciar o teste em pequenas articulações e, se necessário, avaliarmos outras articulações.
- **Tato discriminativo:** aqui, avaliaremos também a função do córtex em analisar, correlacionar e interpretar sensações.
- **Estereognosia:** capacidade de discriminar e nomear objetos através do tato. O paciente deverá permanecer de olhos fechados durante o exame e, quando o examinador colocar um objeto em sua mão, nomeá-lo somente utilizando-se do estímulo tátil. Quando essa função é perdida, denominamos *astereognosia* ou *agnosia tátil.*
- **Grafestesia:** capacidade de discriminar um número desenhado sobre a sua superfície corporal, sem a utilização da visão. Sua deficiência recebe o nome de *agrefestesia.*
- **Discriminação de dois pontos:** o paciente deverá perceber se sua pele está sendo estimulada em um ou dois pontos diferentes. Existem variáveis em

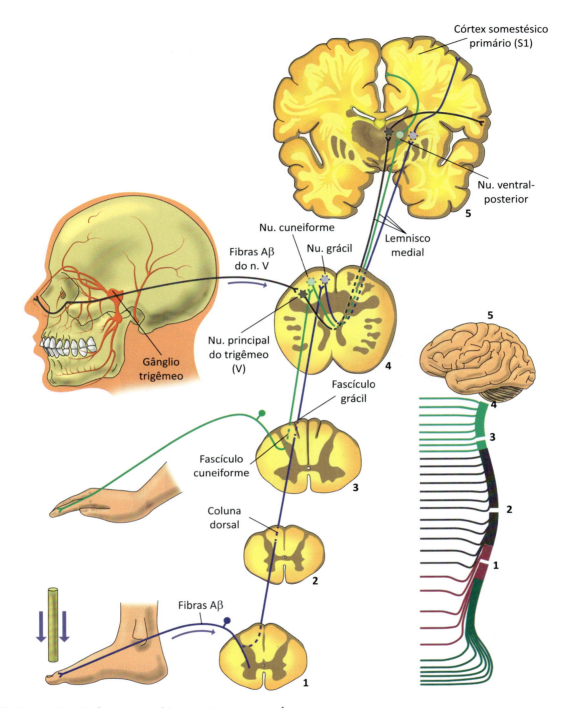

Figura 5.18 Esquematização da via somestésica para temperatura e dor.

Fonte: Adaptada de Lent, 2010.

relação à distância mínima que um paciente consegue localizar, porém, na média, o paciente consegue distinguir distâncias de no mínimo 5 mm.

- **Apontar a localização do estímulo:** o examinador deve tocar um ponto sobre a pele do paciente. Em seguida, pedir ao paciente para abrir os olhos e apontar para o local tocado. Normalmente, uma pessoa pode fazê-lo com precisão. O examinador pode estimular simultaneamente áreas correspondentes em ambos os lados do corpo e perguntar onde o paciente sente o seu toque. A falha nesse teste indica que há *extinção tátil*, *visual* ou *auditiva*.

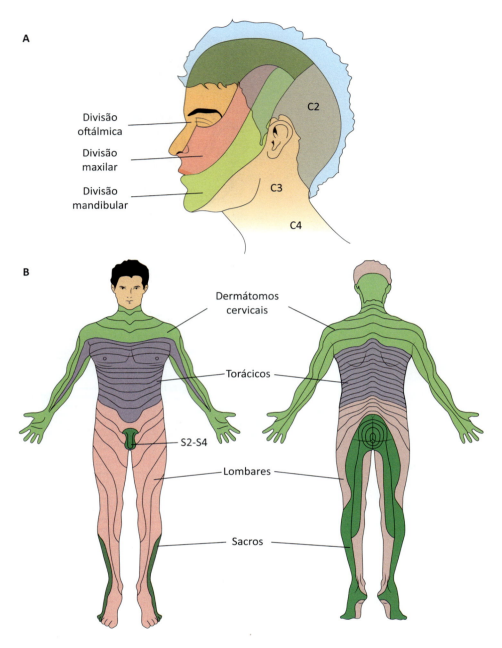

Figura 5.19 Esquematização dos dermátomos, mostrando as regiões inervadas pelos ramos espinais.

Fonte: Adaptada de Lent, 2010.

Achados – correlação clínica – propedêutica armada
Síndrome de Guillain-Barré

É uma polirradiculoneurite ascendente inflamatória aguda. As lesões decorrem de processo desmielinizante que pode atingir toda a extensão do nervo. A etiologia é relacionada a mecanismo imunológico, após uma vacinação, injeção de soro ou infecção viral. Distinguem-se três fases:

- **Extensão:** parestesias nas extremidades e déficit motor ascendente, de início em membros inferiores, progressiva e rápida.
- **Estabilização:** déficit motor pode chegar até a tetraplegia, com comprometimento dos músculos respiratórios e de deglutição. A arreflexia tendinosa é generalizada. Podem surgir alterações autonômicas: hipertensão arterial, distúrbios de repolarização e bradicardias, alterações glicêmicas, hiponatremia (secreção inapro-

NEUROLOGIA

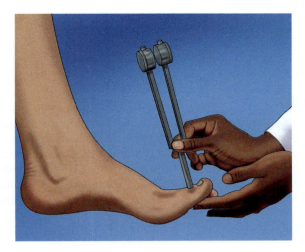

Figura 5.20 Avaliação da sensibilidade vibratória com o uso de um diapasão.

Fonte: Adaptada de Bickley, 2013.

priada de ADH). Na eletroneuromiografia (ENMG), há alongamento das latências F, aumento da latência distal motora e lentificação das velocidades de condução. No exame do líquido cefalorraquidiano (LCR), há aumento da proteinorraquia, o que, em 80% dos casos, exibe elevação das gamaglobulinas, mas quando realizado muito precocemente pode estar normal.

- **Recuperação:** os sinais neurológicos começam a regredir; em 20% dos casos, permanecem sequelas motoras ou sensitivas.

Pares cranianos
I – Nervo olfatório

A importância fisiológica do olfato se dá pela percepção de sinais olfativos de perigo, como alimentos deteriorados, fumaça ou vazamento de gás. Como ocorre em déficits auditivos, os olfativos são divididos em: condutivos e neurossensoriais.

Os déficits condutivos ocorrem devido à dificuldade de as substâncias odoríferas terem contato com o epitélio olfativo, por exemplo, nos casos de pólipos nasais, rinites e sinusites crônicas. Já os déficits neurossensoriais ou neurogênicos são gerados devido à disfunção dos receptores ou de suas conexões centrais.

Diante dos dois tipos de déficits, primeiramente deve-se certificar que a passagem de ar pelas duas narinas esteja livre; para isso, peça ao paciente para expirar forte por uma narina enquanto a outra está sendo comprimida; repita do outro lado.

Em seguida, oclua uma narina e, com o paciente de olhos fechados, ofereça a substância à outra que está livre; pergunte se ele sente algum cheiro e, se sim, peça para que identifique o odor. Utilize odores familiares (como café, sabão, baunilha ou cravo), e não irritantes, que podem confundir o paciente, pois as passagens nasais são inervadas também pelo trigêmeo, que responde a muitas substâncias.

A percepção do odor indica continuidade das vias olfativas, e a identificação correta significa função cortical intacta. A ausência de olfato chama-se *anosmia*. A percepção errada desse sentido é a *cacosmia*.

II – Nervo óptico

É avaliado através de testes de:

- acuidade visual;
- visão de cores;
- visão diurna;
- visão noturna;
- fundo de olho;
- campo visual por confrontação e reflexo fotomotor (será estudado juntamente com o nervo oculomotor).

A *acuidade visual* é uma medida da capacidade do olho em resolver detalhes. Utiliza-se o painel *teste de Snellen* (Figura 5.21), colocado à distância de seis metros do paciente. Cada olho é testado separadamente, e o normal é 20/20 (indivíduo vê a 20 metros de distância o que uma pessoa normal vê aos mesmos 20 metros).

A *acromatopsia* (cegueira para cores) pode ser testada através de painéis pseudoisocromáticos (de Ishihara ou de Hardy-Ritter-Rand). A dessaturação do vermelho é o sintoma mais precoce, mas mantendo a intensidade no centro do campo visual, tal alteração pode ocorrer também com o brilho.

A *hemeralopia* (cegueira diurna) é relatada como melhor visão em iluminação fraca. Pode ocorrer em início de catarata ou efeito colateral raro da trimetadiona.

A *nictalopia* (cegueira noturna) é uma visão muito pior em locais de pouca claridade; pode ocorrer em alcoolismo crônico e retinite pigmentar.

O *exame de fundo de olho* é realizado através da oftalmoscopia direta, e as áreas de atenção são: o disco, a mácula e as artérias. O disco deve ter contorno bem delimitado e coloração branco-amarelada. A mácula situa-se a 2 cm do disco e não deve ter vasos sanguíneos grandes.

O campo visual é definido como a área em que um objeto é visto enquanto o olhar permanece fixo. É normal na região temporal do campo visual de 90° a 100°. O examinador deve estender os braços de maneira que os dedos indicadores fiquem a 0,5 m do canto lateral do olho do paciente; em seguida, deve fazer flexão dos indicadores e pedir para o examinando apontar o lado que vê o movimento.

A imagem que se forma da retina é proveniente de um componente lateral, que se encontra no campo visual temporal e se projeta sobre a retina nasal, e um componente medial, que se encontra no campo visual nasal e se projeta sobre a retina temporal. A imagem da retina temporal é transportada através da via visual até o lobo occipital ipsilateral. A imagem que se forma na retina nasal é transmitida ao lobo occipital contralateral, uma vez que as fibras responsáveis pela informação visual nesse caso específico cruzam

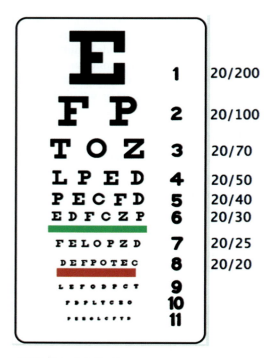

Figura 5.21 Painel de Snellen.

Fonte: Campbell, 2007.

para o outro lado, numa estrutura chamada quiasma óptico. Dessa forma, em cada lobo occipital, projetam-se neurônios que carregam informações dos campos visuais contralaterais ao lobo em questão. Assim, imagens à esquerda de cada um dos olhos do indivíduo serão interpretadas pelo lobo occipital direito, e vice-versa.

A lesão do nervo óptico pode ser completa ou incompleta. Na lesão incompleta, o indivíduo vê uma mancha escura em parte do campo visual de um único olho, chamada de *escotoma*. A lesão completa leva à cegueira de um olho (amaurose monocular). Uma alteração clássica é a visão em túnel, ou, *hemianopsia bitemporal*, pois, quando lesado o quiasma óptico, são anuladas as visões laterais dos dois olhos, levando a uma diminuição do campo visual. As lesões do lobo occipital levam às *hemianopsias homônimas*. Por exemplo, na lesão do lobo occipital direito, o indivíduo não enxerga o que está à esquerda com cada um de seus olhos.

III, IV e VI – Nervos motores oculares
Oculomotor

É necessário deixar claro os músculos pelos quais o oculomotor é responsável:

- músculo elevador da pálpebra;
- músculos extrínsecos do olho (exceto o reto lateral e oblíquo superior);
- músculo esfíncter pupilar – pela inervação parassimpática (causando miose).

Portanto, sua lesão leva a *ptose palpebral, estrabismo divergente* e *midríase*.

Troclear

Lesões nesse nervo afetam apenas o músculo oblíquo superior, podendo levar a diplopia vertical, dificuldade de abaixamento e inciclodução do globo ocular, observada através da perda da rotação medial do olho quando o indivíduo tenta aproximar a orelha de seu ombro. Para avaliar esse movimento, é necessário observar os vasos da esclera.

Abducente

Sua lesão causa estrabismo convergente, pois esse nervo é responsável apenas pelo músculo reto lateral.

Inspeção

Observar anormalidades como *ptose palpebral, vasos sanguíneos tortuosos na conjuntiva, posição incomum da cabeça* (desvio do alinhamento ocular), *enoftalmia, exoftalmia, nistagmo* e *equimoses periorbitais bilaterais* (olhos de guaxinim, sinais que sugerem fratura de base de crânio). Em caso de dúvida na ptose, fixe o músculo frontal com o dedo; assim, o paciente será incapaz de elevar a pálpebra.

As pupilas devem ser iguais quanto ao tamanho, redondas, regulares e centradas na íris, além de exibirem respostas reflexas específicas.

Reflexos pupilares

A pupila apresenta a capacidade de se contrair ao estímulo luminoso (*reflexo fotomotor*), diminuindo a quantidade de luz que chega à retina, ou ao processo de *acomodação visual*. Nesse último caso, um estímulo que se aproxime do olho causará contração pupilar. A via do reflexo fotomotor é composta por neurônios aferentes (nervos ópticos), que realizam sinapse com o núcleo de Edinger-Westphall no mesencéfalo, de onde partem neurônios parassimpáticos do nervo oculomotor para a contração pupilar. Cada nervo óptico estimulado pela luz é capaz de provocar a contração de ambas as pupilas (caráter consensual do reflexo fotomotor).

O *reflexo fotomotor direto* deve ser testado em cada olho individualmente. A luz deve incidir obliquamente, com o paciente focando a distância. Deve-se procurar a constrição da pupila, seguida de ligeira dilatação de volta a um estado intermediário (escape pupilar).

O *reflexo consensual* ocorre quando, estimulado um olho, o outro também exibe constrição da pupila.

O *reflexo de acomodação* é verificado pedindo ao paciente para que foque em um objeto longe e, depois, em um perto. A resposta consiste em espessamento do cristalino, convergência dos olhos e miose. Sem a resposta, ocorre visão turva ou diplopia.

O *sinal de Argyll-Robertson*, observado na neurossífilis, é caracterizado pela dissociação luz-perto, em que há ausência de contração pupilar à luz, mas manutenção do reflexo de acomodação.

Motilidade ocular

Testar os movimentos extraoculares nas seis posições do olhar, assim como mostra a Figura 5.22. A perda de algum movimento conjugado causa diplopia.

Teste do nistagmo optocinético

Temos movimentos oculares lentos (*seguimento lento*) e rápidos (*sacádicos*). Os lentos têm a função de perseguir um objeto em movimento, ou seja, manter a imagem de um objeto em movimento incidindo sempre na fóvea, local de maior acuidade visual. Os rápidos finalizam uma fixação e permitem uma exploração de campo visual através de fixações sucessivas.

A integração dos dois movimentos é realizada na formação reticular paramediana do tronco cerebral, na ponte para os movimentos horizontais, e no mesencéfalo, para os verticais. Sendo assim, é importante que seja testado nas duas direções para se determinar o diagnóstico topográfico.

O *nistagmo optocinético* aparece quando se faz girar diante do paciente um cilindro com faixas verticais brancas e pretas, alternadas. Em caso de diminuição do nistagmo, a alteração é ipsilateral à lesão.

V – Nervo trigêmeo

Motor

Solicite ao paciente que cerre os dentes enquanto palpa o músculo temporal e o masseter, verificando a força da contração muscular.

Solicite ao paciente que mova a mandíbula de um lado para o outro.

Sensitivo

O paciente, com os olhos fechados, deverá identificar o estímulo álgico que é realizado na região temporal, maxilar e mandibular. Pode ser realizado com um alfinete de segurança ou até mesmo com um abaixador de língua quebrado ao meio, utilizando-se a parte romba e a pontiaguda.

Se houver alteração, realizar estímulos térmicos, com água fria e quente, nas mesmas regiões descritas. O paciente deve identificar o estímulo.

Com um chumaço de algodão, teste a sensibilidade tátil superficial e peça para que o paciente acuse o momento em que a pele é tocada.

Reflexo corneano

Solicite ao paciente olhar para longe e para cima. Aproxime-se do lado oposto do olhar e, com um chumaço de algodão, evitando os cílios, toque a córnea. A resposta normal é piscar ambos os olhos. O uso de lentes de contato pode diminuir ou suprimir o reflexo. O estímulo é levado pelo nervo trigêmeo, integrado na ponte, e a resposta motora chega através do facial.

VII – Nervo facial

O nervo facial apresenta funções motoras, sensitivas, reflexas e vegetativas.

Inerva os músculos digástrico e estilo-hioideo, além de toda a musculatura mímica, com exceção do músculo elevador da pálpebra superior.

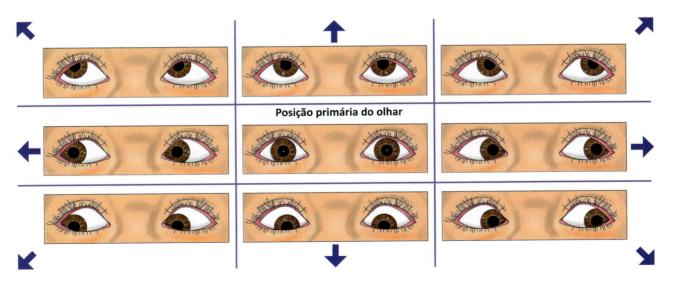

Figura 5.22 As seis direções cardeais do olhar.

Fonte: Adaptada de Martins, *et al.*, 2009.

Cabe a ele a sensibilidade gustativa dos dois terços anteriores da língua e a propriocepção dos músculos da mímica. Suas fibras parassimpáticas destinam-se às glândulas lacrimais e salivares (maxilar e sublingual).

A inspeção é iniciada durante a anamnese. Observa-se a presença de assimetria na face, tiques e outros movimentos anormais. Para avaliar com mais detalhes, peça para o paciente levantar as sobrancelhas, franzir a testa, fechar bem os dois olhos (tente abri-los contra a resistência do paciente, testando a força muscular), mostrar os dentes superiores e inferiores, sorrir, assoviar e inflar as bochechas.

De acordo com as alterações, podemos dividir a paralisia do nervo facial em duas: periférica (nuclear ou infranuclear) ou central (supranuclear).

Paralisia facial periférica

As principais causas são:

- idiopática (de Bell);
- traumatismo;
- infecções;
- doenças desmielinizantes;
- tumores e paralisia facial *a frigore*.

À inspeção, observam-se desvio da musculatura para o lado saudável, piscar ausente ou diminuído, sulcos menos pronunciados, rima palpebral mais aberta do lado paralisado (lagoftalmo) e, por déficit do orbicular das pálpebras, a secreção lacrimal escorre pelo lado do rosto lesado (epífora).

Ao sorrir, há desvio para o lado são. Ao cerrar fortemente os olhos, o lado comprometido praticamente não se contrai. Há a impossibilidade de assoprar ou assoviar e pode ocorrer disartria. Ao tentar levantar as sobrancelhas, não há enrugamento da testa do lado paralisado.

A lesão pode ocorrer em algum dos seus ramos e levar a hiperacusia ou fonofobia, e até alteração gustativa dos dois terços anteriores da língua.

Quando o paciente cerra os olhos, aparece um desvio do globo ocular para cima, ficando boa parte da córnea recoberta pela pálpebra superior; esse é o *sinal de Bell*. Ao olhar para cima, o globo do lado paralisado excursiona mais no sentido vertical que o lado são; esse é o *sinal de Negro*.

Paralisia facial central

A principal causa é vascular e, semiologicamente, se traduz por comprometimento exclusivo do andar inferior da face contralateral à lesão; devido à inervação cortical ser bilateral para os músculos do território superior, não há comprometimento dessa área.

VIII – Nervo vestibulococlear

É formado por fibras acústicas (audição) e vestibulares (equilíbrio).

Sistema auditivo

É composto por aparelho receptor, de transmissão (fibras periféricas) e percepção/identificação do estímulo (cortical). É explorado através da voz alta ou cochichada, diapasão e audiômetro.

- **Prova de Weber:** colocar o diapasão vibrando no vértice do crânio; o som pode lateralizar para a orelha referida como boa. Isso significa que a orelha ruim tem um distúrbio de percepção, e pode ocorrer do som lateralizar para a orelha ruim, ou seja, o distúrbio é condutivo, e a percepção permanece intacta.
- **Prova de Rinne:** permite avaliar a audição óssea e aérea. Colocar o diapasão vibrando na mastoide. O paciente deve perceber o estímulo por até 20 segundos, e quando não for mais percebido, colocar imediatamente o diapasão ao lado da orelha. O estímulo deve ser percebido de 30 a 40 segundos. Esse é o Rinne normal. O anormal ocorre quando a audição óssea está melhor que a aérea, isto é, o paciente apresenta um distúrbio condutivo. O Rinne pode ser positivo encurtado quando a audição óssea e a aérea estão comprometidas, ou seja, há distúrbio de percepção (para maiores informações, consulte o capítulo sobre otorrinolaringologia).

Sistema vestibular

- **Nistagmo:** pode ser vertical, horizontal ou rotatório. Tem um componente rápido e um lento (a orientação do nistagmo é dada pelo componente rápido). Exemplo: nistagmo horizontal que bate para direita, ou seja, o componente rápido se desloca para a direita. Os nistagmos podem ser centrais, quando não há melhora com a fixação do olhar, ou periféricos, em que a fixação do olhar alivia sua intensidade.
  - **Desvio postural:** em alteração vestibular, o paciente tende a desviar para o lado deficitário. Peça ao paciente que fique em pé, com os olhos fechados e pés juntos; caso haja queda para um lado preferencial, vê-se o *sinal de Romberg vestibular*.

    O desvio pode ser avaliado pedindo ao examinando que ande em linha reta de olhos fechados para a frente e para trás. Ele descreverá uma trajetória em formato de estrela, a *marcha em estrela de Babinski-Weil*.

IX – Nervo glossofaríngeo

É misto, constituído por fibras motoras, sensoriais (terço posterior da língua), sensitivas e parassimpáticas.

É necessário explorar a sensibilidade gustativa com as quatro substâncias fundamentais (doce, salgado, ácido e amargo) no terço posterior da língua.

Devido a razões anatômicas e clínicas (o nervo dificilmente é acometido isoladamente), as funções sensitivas e motoras são testadas juntamente com o nervo X.

X – Vago

É um nervo misto, composto de fibras motoras, sensitivo-sensoriais e vegetativas. As funções vegetativas não são comprometidas em caso de lesão unilateral do nervo.

Em comprometimento motor unilateral do IX e X, observa-se desvio do véu do palato para o lado lesado à inspeção estática; ocorre para o lado oposto na dinâmica (fonação) e pode haver abolição do reflexo velopalatino. O *sinal da cortina* é o desvio da parede posterior da faringe para o lado são durante a fonação.

Lesões bilaterais costumam causar disfagia importante, com frequente regurgitação nasal para líquidos.

XI – Nervo espinal acessório

É exclusivamente motor, inerva os músculos trapézio e esternocleidomastóideo. Em caso de lesão, apresenta-se a atrofia desses músculos, como déficit de elevação do ombro e rotação da cabeça para o lado são, com pronunciamento da fossa supraclavicular.

A lesão do complexo vagoespinal leva a alterações da fonação e respiração, pois inerva os músculos da laringe.

XII – Nervo hipoglosso

É o nervo motor da língua.

À inspeção estática, com a língua dentro da cavidade bucal, observar se há desvio (para o lado são), atrofia (aspecto geográfico ou escrotal) ou fasciculações (comuns em lesões crônicas do núcleo, como na esclerose lateral amiotrófica).

À inspeção dinâmica, mediante a exteriorização do órgão, há desvio da língua para o lado lesionado. E, por fim, palpação, que permite avaliação do trofismo e tonicidade dos músculos.

Em paralisia bilateral, há imobilidade, atrofia e fasciculações.

Sinais meníngeos

Do ponto de vista neurológico, o primeiro passo durante o exame é a inspeção, durante a qual poderemos observar alterações, como o chamado "pescoço curto", que pode nos levar a pensar em alterações ósseas. Algumas provas semiológicas podem ser realizadas com o intuito de detectar alterações meníngeas e/ou radiculares:

- Brudzinski (paciente flete os membros inferiores ao flexionarmos a sua cabeça em direção ao tórax, em decúbito dorsal);
- Lasegue (dor à flexão passiva da coxa sobre a bacia);
- Kernig (dor à extensão da perna quando o paciente encontra-se com a coxa perpendicular à bacia);

Esses sinais podem nos levar a pensar em irritação meníngea, tendo como principais causas a hemorragia subaracnoidea e a meningite.

Meningites

A meningite é definida como o processo de inflamação das meninges, tendo como principais causas infecções causadas por bactérias e vírus, podendo também ser causada por fungos ou até mesmo ser de causa não infecciosa (como traumatismos).

As principais bactérias envolvidas na gênese da meningite são o *Streptococcus pneumoniae* e a *Neisseria meningitidis*. Os agentes gram negativos (*Acinetobacter calcoaceticus, Escherichia coli, Klebsiella*) são ligados a etilistas, idosos, pacientes neurocirúrgicos, diabéticos ou com neoplasias. A *Listeria monocytogenes* acomete indivíduos imunocomprometidos, enquanto o *Streptococcus agalactiae* e o *Streptococcus* do grupo B comprometem principalmente neonatos. Já os vírus pertencem principalmente ao grupo dos enterovírus.

O principal modo de transmissão é por via respiratória, sendo o homem o principal reservatório da doença.

O diagnóstico é baseado nos achados clínicos de irritação meníngea associado com os exames laboratoriais.

Ao exame físico, encontramos os clássicos sinais de Kernig e Brudzinski (já explicados anteriormente) associados a febre, cefaleia intensa, náusea, vômito, rigidez de nuca, prostração e confusão mental. Também poderemos encontrar ao exame convulsões, paralisias, tremores, transtornos pupilares, hipoacusia, ptose palpebral e nistagmo, dependendo do comprometimento encefálico.

Doença de Parkinson

Doença em que há degeneração dos neurônios dopaminérgicos, especialmente na camada ventral da parte compacta da substância negra mesencefálica e no *locus ceruleus*. O início dos sintomas se dá quando há perda neuronal em 60% e o nível de dopamina no núcleo estriado é de 80% do normal.

Os principais sinais e sintomas são tremor, rigidez, lentidão de movimento (bradicinesia) e distúrbio cognitivo.

A percussão com o martelo de reflexo sobre a região da glabela, na raiz do osso nasal, entre os olhos, é capaz de gerar um piscamento a cada golpe, chamado reflexo glabelar. Em indivíduos normais, esse reflexo é obtido poucas vezes e se esgota após alguns movimentos. Nos pacientes com doença de Parkinson, pode ocorrer o *sinal de Meyerson*, quando esse reflexo passa a ser inesgotável. Além desse, há também o *reflexo de protusão labial* ao se golpear o lábio superior com o martelo (*snouting*) e o *palmomentual* (estímulo tátil com objeto pontiagudo,

MANUAL DE SEMIOLOGIA E PROPEDÊUTICA MÉDICA

provocando um leve arranhão sobre a superfície palmar da mão, gerando uma contração ipsilateral do mento), mesmo no início da doença.

O diagnóstico é basicamente clínico, através de critérios como *bradicinesia* e pelo menos um dos seguintes sintomas: *rigidez muscular plástica (sinal da roda denteada), tremor de repouso* (4 a 6 Hz) avaliado clinicamente e *instabilidade postural* tardia não causada por distúrbios visuais, vestibulares, cerebelares ou proprioceptivos.

Miastenia grave

Causada por defeito de transmissão neuromuscular, devido a ataque mediado por anticorpos aos receptores nicotínicos de acetilcolina, localizados nas junções neuromusculares. Tem como característica *fraqueza muscular flutuante* e *fatigabilidade* (movimentos sucessivos geram um desempenho motor cada vez pior).

Os músculos oculares são afetados inicialmente em 40%, chegando até a ptose e diplopia. Outros locais acometidos são face, orofaringe, membros e músculos respiratórios.

O estudo eletroneuromiográfico, que consiste em estimulação elétrica repetitiva de 3 Hz até 4 Hz, será positivo se houver decremento do potencial de ação evocado muscular composto maior que 10% quando comparado o primeiro ao quarto ou quinto estímulos. É o teste de escolha para avaliação de pacientes com potencial disfunção da junção neuromuscular.

Caso o exame seja normal e ainda permaneça a suspeita diagnóstica, recomenda-se a realização de eletromiografia de fibra única, que apresenta uma sensibilidade de 99%.

O teste imunológico utilizado é a medida da quantidade de anticorpo antirreceptor de acetilcolina: a sensibilidade é de 50% na forma ocular e de 85% na generalizada.

Confirmado o diagnóstico, deve-se investigar a ocorrência concomitante de outras doenças frequentemente associadas, através da realização de tomografia computadorizada de tórax para investigar aumento de volume do timo e planejar cirurgia, se indicada.

Hemograma, função renal e hepática, eletrólitos, velocidade de hemossedimentação, provas de função tireoideana e de atividade reumática são exames necessários para excluir outras doenças.

Demência

Trata-se do desenvolvimento de múltiplos déficits cognitivos – incluindo-se a memória, como de caráter obrigatório –, graves o suficiente para comprometer o funcionamento ocupacional ou social. As demências podem ser degenerativas, vasculares, infecciosas e metabólicas, classificadas em reversíveis e irreversíveis.

A avaliação através de exames complementares é necessária para exclusão das causas reversíveis, sendo feita através de: hemograma completo, concentrações séricas de ureia, creatinina, hormônio tireostimulante (TSH), enzimas hepáticas (AST/TGO, ALT/TGP, gama GT), vitamina B12, cálcio e tomografia de crânio. Reações sorológicas para sífilis e sorologia para HIV devem ser solicitadas apenas para os pacientes com idade inferior a 60 anos.

Acidente Vascular Cerebral (AVC)

Pode ocorrer por oclusão súbita de uma artéria cerebral e levar à morte de tecido nervoso (infarto), caracterizando o AVC isquêmico, ou por ruptura de um vaso causando sangramento no encéfalo (hemorragia cerebral), constituindo o AVC hemorrágico.

Clinicamente, manifesta-se por quadro de déficit neurológico súbito, em um dos lados do corpo, decorrente da disfunção aguda de determinado grupo de neurônios. Há diversas síndromes decorrentes de diferentes artérias acometidas, cada uma com seu quadro clínico típico. É possível topografar o território vascular acometido de acordo com o exame físico na maioria dos pacientes. As principais topografias vasculares e suas síndromes encontram-se na Tabela 5.8.

Esclerose lateral amiotrófica

A esclerose lateral amiotrófica é a doença degenerativa mais comum dos neurônios motores. Embora a doença seja incurável e fatal, com sobrevida média de três anos, o tratamento pode prolongar e melhorar a qualidade de vida dos pacientes de maneira significante.

A sua forma esporádica ainda não tem causa definida, mas estudos mostram ligação com algumas condições, dentre elas infecções por HIV e outros vírus, intoxicação por mercúrio e chumbo, intoxicação por aminoácidos excitotóxicos como o glutamato, dentre outros. Já na sua forma familiar, a doença apresenta alterações no gene para superóxido dismutase (SOD1) presente no cromossomo 21. Essa proteína mutante parece ter um efeito citotóxico sobre o neurônio motor.

Os principais achados clínicos são *fraqueza, atrofia muscular* e *fasciculações*, que no geral se iniciam em membros superiores e orofaringe, causando perda na destreza manual e fala pastosa ou *disartria* com dificuldade de deglutição. Conjuntamente com esses sintomas, o paciente pode apresentar sinais de Hoffmann, de Babinski e clono, que evidenciam alterações do neurônio motor superior.

O quadro evolui com alterações de marcha e mais tardiamente com paresia do diafragma e dos músculos intercostais, ou com disfagia, que pode causar aspiração

NEUROLOGIA

Tabela 5.8 – Principais topografias vasculares e suas síndromes.		
	Infarto córtico-subcortical	Infarto lacunar
ACMD	Hemiparesia completa desproporcionada Predomínio braquiofacial esquerda + heminegligência	Hemiparesia Completa Proporcionada esquerda
ACME	Hemiparesia completa desproporcionada Predomínio braquiofacial direita + afasia	Hemiparesia Completa Proporcionada direita
ACA	Hemiparesia completa desproporcionada Predomínio crural (direita ou esquerda)	
ACP	Hemianopsia homônima (direita ou esquerda)	
SUCA AICA PICA	Hemiataxia ipsilateral	

ACMD: artéria cerebral médica direita; ACME: artéria cerebral média esquerda; ACA: artéria cerebral anterior; ACP: artéria cerebral posterior; SUCA: artéria cerebelar superior; PICA: artéria cerebelar posteroinferior; AICA: artéria cerebelar anteroinferior.

Fonte: Tabela cedida pelo Prof. Victor Celso Cenciper Fiorin.

e pneumonia, sendo essa uma das principais causas de morte juntamente com insuficiência respiratória e embolia pulmonar.

Não existe nenhuma anormalidade laboratorial patognomônica, porém o diagnóstico clínico deve ser complementado por evidências de desnervação em pelo menos três segmentos confirmadas na eletroneuromiografia. Exames de imagem podem ser usados para excluir outros diagnósticos. Outros exames laboratoriais podem ser usados para excluir outras causas ou ajudar no diagnóstico da doença, como rastreio de infecções (HIV, sífilis), exame do líquido cefalorraquidiano em busca de aumento nas proteínas (indicando gamopatia monoclonal ou linfoma), elevação nos anticorpos policlonais e anormalidades endócrinas.

Mielopatia

Mielopatia é um termo geral que se refere ao envolvimento da medula espinal de múltiplas etiologias. As doenças da medula espinal muitas vezes têm consequências devastadoras: podem causar tetraplegia, paraplegia e déficits sensitivos graves. As mielopatias podem ser agrupadas em dois grandes grupos. O primeiro se refere às mielopatias compressivas, como hérnias discais, neoplasias, fraturas patológicas, dentre outras doenças. O segundo grupo é o de mielopatias não compressivas, como as doenças desmielinizantes

(destacando-se a esclerose múltipla), secundárias a doenças sistêmicas e parainfecciosas; à pós-radiação tardia; a alterações vasculares e idiopáticas; e por deficiência de vitamina B12.

Anatomicamente, as lesões medulares podem ocorrer no sentido transversal, de maneira completa, ou comprometer apenas parte da estrutura parenquimatosa, originando secção anterior, posterior, lateral ou central, gerando diferentes sintomatologias dependendo do local exato da lesão medular.

As mielopatias podem ser classificadas em seis grandes síndromes: *Brown-Séquard, medular central, medular anterior, medular posterior, síndrome do cone medular* e *da cauda equina*.

- A síndrome de Brown-Séquard se caracteriza anatomicamente por lesão hemimedular com perda proprioceptiva e motora ipsilateral e perda contralateral das sensações de dor e temperatura abaixo do nível da lesão. Esse quadro é decorrente das características anatômicas das vias. As fibras das vias de dor e temperatura cruzam para o lado oposto na entrada da raiz nervosa, enquanto as vias responsáveis pela propriocepção decussam no tronco cerebral.

- A *síndrome medular central* é caracterizada por alterações motoras das extremidades superiores mais intensas do que as das extremidades inferiores, disfun-

Capítulo 5

103

ção vesical e graus variáveis de perda da sensibilidade abaixo do nível da lesão.
- A síndrome medular anterior é caracterizada por paralisia completa e pela perda de sensação de dor e temperatura abaixo do nível da lesão, acompanhada de preservação do tato e da propriocepção.
- A síndrome *medular posterior* é caracterizada pela perda do tato e da propriocepção abaixo do nível da lesão, acompanhada por preservação da sensação de dor, temperatura e força motora.

A *síndrome do cone medular* é caracterizada por uma combinação de sinais do neurônio motor superior e inferior, como anestesia em sela, arreflexia vesical e intestinal, e graus variáveis de fraqueza e perda de sensibilidade. Caso haja a ausência de sinais do neurônio motor superior, ela é caracterizada como síndrome da cauda equina, decorrente da lesão nervosa das raízes lombossacrais.

A Figura 5.23 apresenta os tipos de lesões medulares.

Vertigem Posicional Paroxística Benigna (VPPB)

É a principal causa de vertigem, principalmente na população idosa. A incidência é estimada em 64 casos por 100 mil habitantes nos Estados Unidos e 10,7 casos por 100 mil no Japão. Ela foi descrita pela primeira vez por Barany, em 1921, e detalhada por Dix e Hallpike em 1952.

Apesar de ser idiopática na maioria dos casos, a VPPB pode ser ocasionada por traumatismo craniencefálico, insuficiência vértebro-basilar, pós-cirurgia otológica, por hidropisia endolinfática, neurite vestibular ou doença de orelha média. A associação da VPPB com a doença de Ménière tem sido relatada.

Existem duas principais teorias sobre a origem da VPPB. A teoria da cupulolitíase foi proposta por Schuknecht em 1969, quando encontrou, em estudos anatomopatológicos, depósitos basofílicos aderidos à cúpula do canal semicircular de indivíduos que apresentavam VPPB antes do óbito. O autor argumentou que esses depósitos basofílicos, compostos por partículas inorgânicas, se desprenderiam da mácula do utrículo e, em virtude da ação da gravidade, cairiam no canal semicircular (CSC) posterior, cuja abertura está situada inferiormente ao utrículo, e ficariam aderidas à cúpula. A teoria da canalolitíase também admite que pequenos fragmentos de carbonato de cálcio se soltam da mácula utricular e caem nos CSCs, mas, contrariamente à teoria da cupulolitíase, parte do princípio de que esses fragmentos flutuam livremente na endolinfa.

Durante a anamnese, o paciente com VPPB descreve ataques de vertigem rotatória, de curta duração e forte intensidade, desencadeados por movimentos rápidos da cabeça, sendo os mais frequentes os seguintes: levantar da cama pela manhã, deitar e virar na cama, estender o pescoço para olhar para o alto e fletir o pescoço para olhar para baixo. Alguns pacientes conseguem inclusive referir para que lado a rotação da cabeça é capaz de desencadear o ataque de VPPB. Na posição ortostática, ataques desencadeados por movimentos bruscos podem levar a quedas. Durante o exame físico, o examinador deve utilizar a *manobra de Dix-Hallpike*, que serve como diagnóstico específico de VPPB, como visto na Figura 5.24.

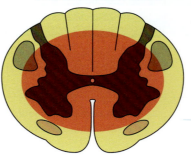
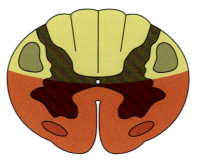
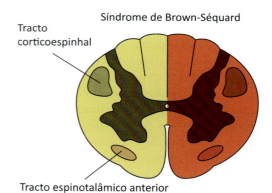

Figura 5.23 Tipos de lesões medulares.

Fonte: Acervo dos autores.

NEUROLOGIA

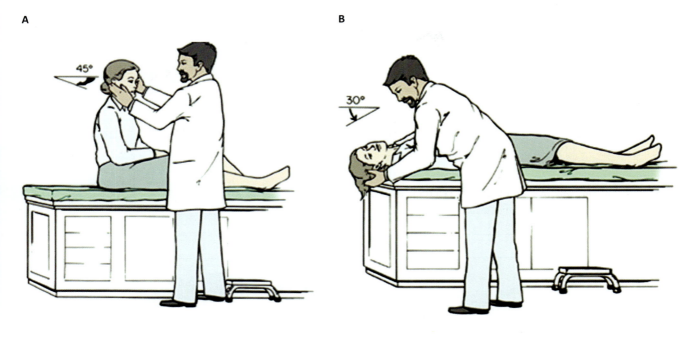

Figura 5.24 Manobra de Dix Hallpike.

Fonte: Arquivo dos autores.

Inicialmente, o examinador deve manter o paciente sentado e, logo em seguida, girar a cabeça do paciente 45° para o lado a ser testado. O paciente deve ser rapidamente posto deitado, com a cabeça hiperestendida a cerca de 20°. Caso a manobra seja positiva, o paciente irá referir vertigem e apresentar o nistagmo típico, geotrópico, horizonto-rotatório, em crescendo-decrescendo, com melhora após a fixação do olhar e duração de segundos.

A VPPB é autolimitada, na maioria dos casos regride espontaneamente, sem qualquer tratamento, num período de tempo muito variável em cada caso. Algumas formas distintas de tratamento são propostas, como exercícios de habituação vestibular, medicamentos sedativos labirínticos, ablação cirúrgica do canal semicircular posterior e principalmente as manobras de reposicionamento, também conhecidas como *manobra de Semont* e *manobra de Epley*, sendo essa a mais utilizada para o tratamento da VPPB.

Na manobra de Epley, inicialmente o paciente fica sentado em uma maca, posicionado de tal forma que, ao deitar, sua cabeça fique suspensa, fora da mesa. Em seguida, o paciente é deitado com auxílio do examinador de modo que a cabeça fique hiperestendida, sendo que sua cabeça é rodada lateralmente em 45° para o lado do labirinto acometido (onde a prova de Dix-Hallpike é positiva); posteriormente, gira-se a cabeça 90° para o lado oposto. Depois, o paciente, com o auxílio do examinador, assume rapidamente a posição de decúbito lateral de forma que o paciente fique com o olhar voltado para o chão. Por fim, mantendo a cabeça do paciente girada, traz o paciente de volta à posição sentada e então volta a cabeça para a posição inicial, com o olhar para a frente e cabeça baixa a 20°. A Figura 5.25 resume a manobra em questão.

Já na manobra de Semont, a cabeça do paciente é rodada 45° para o lado são; em seguida, o paciente é deitado para o lado comprometido. Rapidamente, é realizado um grande arco e o paciente é deitado em decúbito no outro lado, mantendo a posição da cabeça em relação ao tronco, isto é, o paciente olha para baixo com o nariz encostado na maca. Logo após, o paciente levanta-se rapidamente, como demonstrado na Figura 5.26.

Capítulo 5

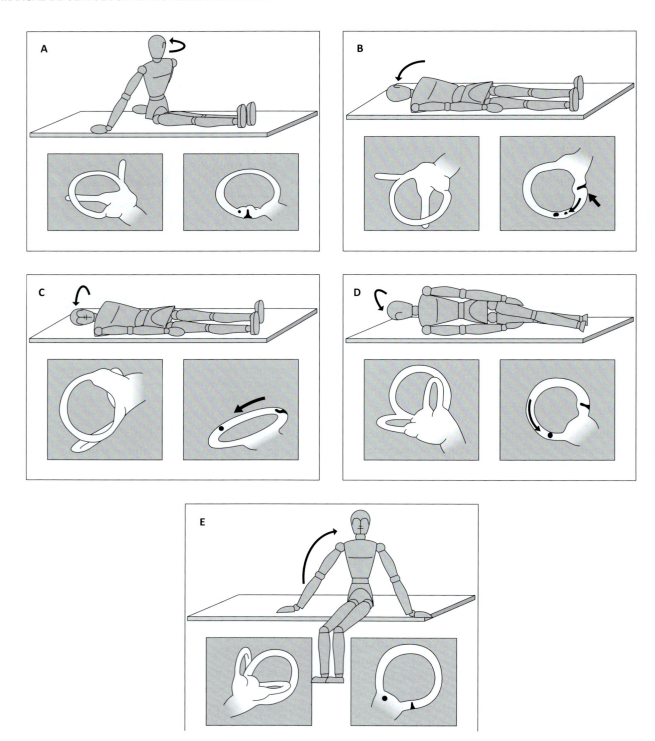

Figura 5.25 Manobra de Epley.

Fonte: Adaptada de Pereira e Scaff, 2001.

NEUROLOGIA

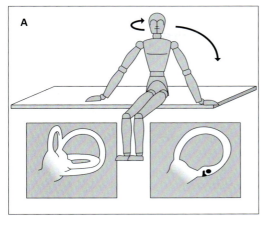 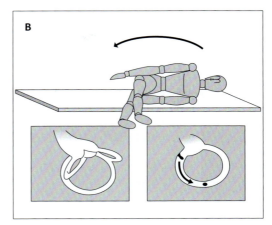
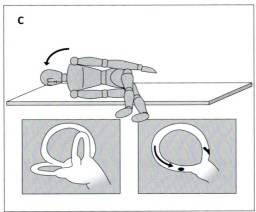 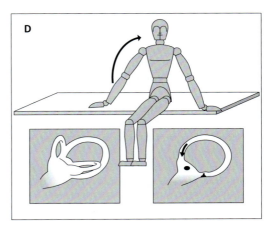

Figura 5.26 Manobra de Semont.

Fonte: Adaptada de Pereira e Scaff, 2001.

REFERÊNCIAS

1. Adams AC. Mayo Clinic Essential Neurology. 1.ed. Minessota: Mayo Clinic Scientific Press, 2008.
2. Bickley LS, Szilagyi PG. Bates: Propedêutica Médica. 10.ed. Rio de Janeiro: Guanabara Koogan, 2010.
3. Bickley LS. Bates' guide to physical examination and history-taking. 11.ed. Philadelphia: Wolters Kluwer Health/Lippincott Williams & Wilkins, 2013. p.419-24.
4. Brucki SMD, et al. Sugestões para o uso do mini-exame do estado mental no Brasil. Arq Neuro-Psiquiatr [São Paulo]. 2003;61(3B). [Internet] [Acesso em 2017 sept 23]. Disponível em: <http://www.scielo.br/scielo.php?script=sci_arttext&pid=S0004-282X2003000500014&lng=en&nrm=iso>
5. Caldas MA, et al. Vertigem posicional paroxística benigna: caracterização clínica. Braz J Otorhinolaryngol. 2009;75(4). [Internet] [Acesso em 2017 sept 28]. Disponível em: http://www.scielo.br/scielo.php?script=sci_arttext&pid=S1808-86942009000400006&lng=en&nrm=iso
6. Cambier J, Masson M, Dehen H. Manual de Neurologia. 27.ed. Rio de Janeiro: Guanabara Koogan, 1999.
7. Campbell WW. Dejong. O exame neurológico. 6.ed. Rio de Janeiro: Guanabara Koogan, 2007.
8. Campbell WW. DeJong. O exame neurológico. 6.ed. Rio de Janeiro: Guanabara Koogan, 2007.
9. Campbell WW. DeJong. O exame neurológico. 6.ed. Rio de Janeiro: Guanabara Koogan, 2007.
10. Campbell WW. Dejong. O exame neurológico. 6.ed. Rio de Janeiro: Guanabara Koogan, 2007.
11. Costa SS, Rosito LPS, Cristovam RA, Dorneles S. Vertigens. In: Chaves MLF, Finkelsztejn A, Stefani MA. Rotinas em Neurologia e Neurocirurgia. Porto Alegre: Artmed, 2008. p.480-502.
12. Crossman AR. Neuroanatomia ilustrada. 4.ed. Rio de Janeiro: Elsevier, 2011.
13. Froehling DA, Silverstein MD, Mohr DN, Beatty CW, Offord KP, Ballard DJ. Benign positional vertigo: incidence and prognosis in a population-based study in Olmstead County, Minnesota. Mayo Clin Proc. 1991;66:596-601.

MANUAL DE SEMIOLOGIA E PROPEDÊUTICA MÉDICA

14. Kandel ER, Schwartz JH, Jessel TM. Princípios da neurociência. 4.ed. São Paulo: Manole, 2003.

15. Lent R. Cem Bilhões de Neurônios?: Conceitos Fundamentais de Neurociência. 2.ed. São Paulo: editora Atheneu, 2010. p.228-63.

16. Lent R. Neurociência da Mente e do Comportamento. 1.ed. Rio de Janeiro: Guanabara Koogan, 2008. p.159-65.

17. Lobos do cérebro. [Internet] [Acesso em 2017 sept 23]. Disponível em: http://www.guia.heu.nom.br/lobos_do_cerebro.htm.

18. Maia RA, Diniz FL, Carlesse A. Manobras de reposicionamento no tratamento da vertigem paroxística posicional benigna. Rev Bras Otorrinolaringol [São Paulo]. 2001;67(5). [Internet] [Acesso en 2017 sept 26]. Disponível em: http://www.scielo.br/scielo.php?script=sci_arttext&pid=S0034-72992001000500003&lng=en&nrm=iso

19. Maia RA, Diniz FL, Carlesse A. Manobras de reposicionamento no tratamento da vertigem paroxística posicional benigna. Rev Bras Otorrinolaringol [São Paulo]. 2001;67(5).

20. Mandigo CE, Kaiser MG, Angevine PD. Traumatismos Raquimedulares. In: Rowland LP, Pedley TA. Merrit, Tratado de neurologia. Rio de Janeiro: Guanabara Koogan, 2011. p.758-76.

21. Martins MA, et al. Clínica Médica: doenças dos olhos, doenças dos ouvidos, nariz e garganta, neurologia, transtornos mentais. 1.ed. São Paulo: Manole, 2009.

22. Merrit. Tratado de neurologia. Rio de Janeiro: Guanabara Koogan, 2011. p.1085-94.

23. Miller RG, et al. Practice Parameter update: The care of the patient with amyotrophic lateral sclerosis: Multidisciplinary care, symptom management, and cognitive/behavioral impairment (an evidence-based review). St Paul: Neurology, 2009. p.1227-33.

24. Ministério da Saúde. Manual de rotinas para atenção ao AVC. Brasília: Editora do Ministério da Saúde, 2013. [Internet] [Acesso em 2017 sept 23]. Disponível em: http://bvsms.saude.gov.br/bvs/publicacoes/manual_rotinas_para_atencao_avc.pdf.

25. Ministério da Saúde. Protocolo clínico e Diretrizes terapêuticas, Doença de Parkinson. Portaria SAS/MS número 228, 2010.

26. Ministério da Saúde. Protocolo clínico e Diretrizes terapêuticas, Miastenia Gravis. Portaria SAS/MS número 229, 2010.

27. Mizukoshi K, Watanabe Y, Shojaku H, Okubo J, Watanabe I. Epidemiological studies on benign paroxysmal positional vertigo in Japan. Acta Otolaryngol (Stockh). 1988;Suppl.447:67-72.

28. Netter FH. Netter, atlas de anatomia humana. 4.ed. Rio de Janeiro: Elsevier, 2008.

29. Nitrini R, Bacheschi LA. A neurologia que todo médico deve saber. 2.ed. São Paulo: Atheneu, 2010.

30. Pereira AB, Santos JN, Volpe FM. Efeito da manobra de Epley na qualidade de vida dos pacientes com vertigem posicional paroxística benigna. Braz J Otorhinolaryngol. 2010;76(6). [Internet] [Acesso em 2017 sept 26]. Disponível em: http://www.scielo.br/scielo.php?script=sci_arttext&pid=S1808-86942010000600006&lng=en&nrm=iso

31. Pereira CB, Scaff M. Vertigem de posicionamento paroxística benigna. Arq Neuro-Psiquiatr. 2001;59(2B). [Internet] [Acesso em 2017 sept 26]. Disponível em: http://www.scielo.br/scielo.php?script=sci_arttext&pid=S0004-282X2001000300031&lng=en&nrm=iso

32. Pereira CB, Scaff M. Vertigem de posicionamento paroxística benigna. Arq Neuro-Psiquiatr. 2001;59(2B). [Internet] [Acesso em 2017 sept 26]. Disponível em: http://www.scielo.br/scielo.php?script=sci_arttext&pid=S0004-282X2001000300031&lng=en&nrm=iso

33. Porto CC, Porto AL. Exame Clínico: Bases para a prática médica. 6.ed. Rio de Janeiro: Guanabara Koogan, 2008. p.408-35.

34. Porto CC, Porto AL. Exame Clínico: Bases para a prática médica. 6.ed Rio de Janeiro: Guanabara Koogan, 2008.

35. Porto CC, Porto AL. Exame Clínico: Bases para a prática médica. 6.ed. Rio de Janeiro: Guanabara Koogan, 2008. p.408-35.

36. Porto CC. Semiologia Médica. 6.ed. Rio de Janeiro: Guanabara Koogan, 2011.

37. Rowland LP. Merritt, Tratado de neurologia. 11.ed. Rio de Janeiro: Guanabara Koogan, 2007.

38. Sánchez AMG, et al. Enfoque diagnóstico de las mielopatías. Revista Colombiana de Radiología [Bogotá]. 2011;22(3):3231-51.

39. Sanvito WL. Propedêutica neurológica básica. 1.ed. São Paulo: Atheneu, 2000.

40. Sociedade Brasileira de Medicina de Família e Comunidade Academia Brasileira de Neurologia. Demência do Idoso: Diagnóstico na Atenção Primária à Saúde. 2009. [Internet] [Acesso em 2017 sept 23]. Disponível em: http://www.projetodiretrizes.org.br/8_volume/19-Demencia.pdf.

6 capítulo

Carlos José de Mello Porto
Ana Carolina Pinto Moreira de Mello Porto
Felipe Petermann Choueiri Bugalho

Oftalmologia

PROPEDÊUTICA E SEMIOLOGIA OFTALMOLÓGICA

Introdução

A oftalmologia é descrita desde os primórdios da medicina. No código de Hamurabi, escrito algum tempo antes de 2000 a.C., existia um sistema complexo de procedimentos oftalmológicos. No antigo Egito, o papiro de Ebers foi o primeiro documento a ter uma seção inteira dedicada apenas à Oftalmologia – já conheciam doenças como blefarite, calázio, ectrópio, entrópio e até catarata.

No período grego, houve um avanço significativo na oftalmologia, época em que foi descoberto o nervo óptico e em que iniciava-se o entendimento sobre as doenças. As noções de higiene e a evolução da física trouxeram muitos benefícios para a oftalmologia. No século XVIII, foram descritas técnicas cirúrgicas para o tratamento da catarata. No século XIX, surgiu o tratamento cirúrgico para o glaucoma e o oftalmoscópio – que abriu portas inimagináveis em direção à oftalmologia atual.

A visão é considerada um dos sentidos mais importantes para o ser humano, o que o faz buscar rapidamente um serviço médico. O atendimento de causa oftalmológica corresponde aproximadamente a 7% de toda demanda de um pronto-socorro.

De todos os órgãos, o olho é um dos mais acessíveis ao exame direto. É a única parte do corpo onde a circulação terminal e o tecido do sistema nervoso central (retina e nervo óptico) podem ser vistos diretamente através de exames não invasivos. Importantes efeitos sistêmicos de doenças infecciosas, autoimunes e vasculares podem ser percebidos no exame oftalmológico.

No Brasil, as urgências oculares são representadas, principalmente, por traumas, queimaduras, corpo estranho, glaucoma agudo e conjuntivites. Baixa acuidade visual súbita, dor, prurido e hemorragia estão entre as diversas formas possíveis de manifestação.

Embora muitas dessas afecções possam levar a danos irreversíveis, sabe-se que o primeiro atendimento, muitas vezes, é realizado por médicos não especialistas e em serviços com carências estruturais. Portanto, torna-se imprescindível que todo médico saiba realizar o primeiro atendimento oftalmológico e indicar a conduta mais apropriada.

Em âmbito ambulatorial, a importância do atendimento oftalmológico é ainda maior. Estima-se que cerca de 65 milhões de brasileiros possuem hipermetropia, dos quais 15 milhões são crianças em idade escolar – o que pode gerar grande prejuízo no aprendizado (dados CBO – http://agenciabrasil.ebc.com.br/noticia/2013-01-15/hipermetropia-afeta-visao-de-65-milhoes-de-brasileiros-aponta-conselho). Segundo a OMS, no Brasil, cerca de 33 mil crianças ficam cegas anualmente por conta de doenças oculares, que poderiam ter sido evitadas ou tratadas precocemente.

Muitas doenças oculares têm sua prevalência aumentada conforme a idade, o que nos coloca em uma situação de alerta, já que a tendência da pirâmide demográfica brasileira é o alargamento do ápice (pessoas acima de 60 anos). Entre essas doenças, podemos citar: catarata, retinopatia diabética, retinopatia hipertensiva, degeneração macular relacionada a idade, glaucoma, entre tantas outras.

O propósito deste capítulo é fornecer a todo médico e estudante de medicina noções de anatomia básica e do exame oftalmológico completo.

Localização e distribuição do sistema

A compreensão adequada da anatomia e fisiologia ocular é um pré-requisito para interpretação, exame e diagnóstico de qualquer moléstia oftalmológica. Além disso, tal conhecimento é essencial para escolha da conduta clínica mais adequada, tanto no pronto-socorro como em casos eletivos.

Órbita óssea

O arcabouço da órbita forma uma pirâmide quadrangular composta por um conjunto de sete ossos: frontal, maxilar, zigomático, esfenoide, etmoidal, lacrimal e palatino; servem de referência para localização do conteúdo orbitário.

Bulbo ocular

O bulbo ocular é formado por três túnicas (Figura 6.1):

- **Túnica externa ou fibrosa:** compreende a esclera, córnea e limbo.
- **Túnica média ou vascular:** composta pela coroide, íris e corpo ciliar (úvea).
- **Túnica interna ou nervosa:** representada pela retina.

Músculos extraoculares

Seis músculos extraoculares são responsáveis pelo movimento de cada olho: quatro retos (medial, lateral, inferior e superior) e dois oblíquos (superior e inferior) (Figura 6.2).

Os quatro músculos retos originam-se no ângulo tendíneo (ângulo de Zinn), que circunda o nervo óptico no ápice posterior da órbita. Eles são designados de acordo com sua inserção na esclera, nas superfícies medial, lateral, inferior e superior do olho

O músculo oblíquo superior é o maior e mais delgado dos músculos oculares. Origina-se inferiormente e medialmente ao forame óptico, sobrepondo-se parcialmente à origem do músculo levantador da pálpebra superior. Já o músculo oblíquo inferior origina-se no lado nasal da parede orbital, exatamente atrás da borda orbital e lateralmente ao ducto nasolacrimal. A inserção ocorre no segmento posterotemporal do globo e exatamente acima da área macular.

A Tabela 6.1 apresenta a ação e inervação dos músculos extrínsecos.

Pálpebras

As pálpebras são formadas por quatro camadas básicas: pele, músculo orbicular, tarso e conjuntiva, e desempenham principalmente as funções de proteção do globo ocular e secreção, distribuição e drenagem da lágrima.

A inervação sensorial é originada do nervo trigêmeo, via divisão oftálmica e maxilar. O músculo orbicular é inervado pelo nervo facial. O músculo levantador da pálpebra superior é inervado pelo nervo oculomotor.

Aparelho lacrimal

O aparelho lacrimal é divido em parte secretora e parte excretora. A primeira consiste em uma glândula lacrimal, responsável principalmente pela secreção da lágrima que irá banhar a superfície anterior do globo ocular. Localiza-se na porção anterossuperior externa da órbita. A porção excretora é responsável pela eliminação da lágrima e é formada pelo ponto, canalículo e saco lacrimal e pelo ducto nasolacrimal.

Conjuntiva

A conjuntiva é uma membrana mucosa fina e transparente que reveste a superfície posterior da pálpebra (conjuntiva palpebral) e a superfície anterior da esclera (conjuntiva bulbar). Ela é contínua com a pele na margem da pálpebra e com o epitélio corneano no limbo.

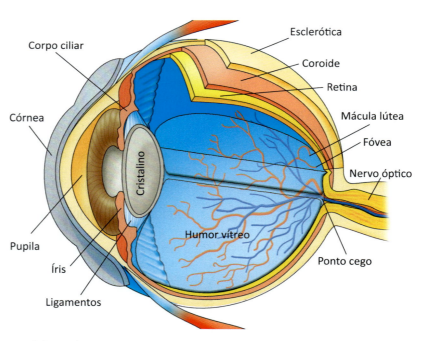

Figura 6.1 Olho humano, globo ocular.

Fonte: Adaptada de Gowdak e Henrique.

OFTALMOLOGIA

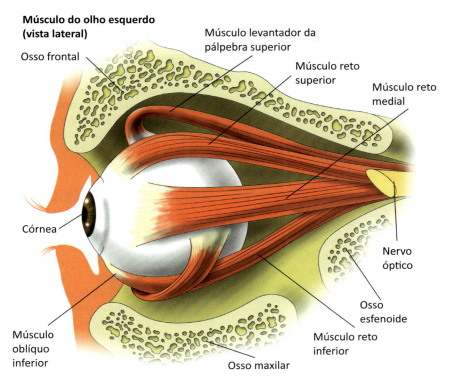

Figura 6.2 Músculos extrínsecos.

Fonte: Adaptada de Gowdak e Henrique.

Tabela 6.1 – Ação e inervação dos músculos extrínsecos.			
Músculo reto lateral	Abdução	Deslocamento para o lado	VI - Abducente
Músculo reto medial	Adução	Deslocamento para o meio	III - Oculomotor
Músculo reto superior	Elevação	Deslocamento para cima	III - Oculomotor
Músculo reto inferior	Abaixamento	Deslocamento para baixo	III - Oculomotor
Músculo oblíquo superior	Intorção	Deslocamento para baixo e lateralmente	IV - Troclear
Músculo oblíquo inferior	Extorção	Deslocamento para cima e lateralmente	III - Oculomotor

Fonte: Adaptada de Gowdak e Henrique.

Esclera e córnea

A córnea e a esclera, juntas, formam uma superfície esférica que compõe a parede externa do globo. Embora as duas sejam muito similares, a córnea apresenta uma estrutura única modificada capaz de transmitir e refratar a luz.

A córnea, formada por cinco camadas, é extremamente sensível, e quando fibras nervosas do ramo oftálmico do nervo trigêmeo são expostas, devido à desepitelização, ocorre dor intensa.

Trato uveal: íris, corpo ciliar e coroide

A íris é contígua com a superfície anterior do cristalino, separando a câmara anterior da posterior, ambas contendo humor aquoso. No estroma da íris, estão o músculo do esfíncter e o músculo dilatador inervados pelo sistema nervoso parassimpático e simpático. Essa estrutura tem como principal objetivo controlar a quantidade de luz que penetra no olho.

Capítulo 6

O corpo ciliar é uma estrutura especializada que une a íris com a coroide e é responsável pela produção do humor aquoso. A função do músculo ciliar é relaxar ou contrair as fibras da zônula, que sustentam o cristalino, e com isso tem-se o fenômeno da acomodação.

A coroide é uma estrutura composta por vasos sanguíneos, tecido do conectivo e células pigmentares. Está localizada no segmento posterior do trato uveal, entre a retina e a esclera. É responsável pelo aporte de oxigênio e de nutrição das camadas externas da retina. Entre essa estrutura e a esclera, existe o espaço supracoroidiano, o qual pode ser preenchido por sangue ou líquido seroso em algumas moléstias oculares.

Cristalino

Estrutura transparente, biconvexa, avascular, com cerca de 4 mm de espessura e 9 mm de diâmetro. No seu interior, apresenta fibras compactadas em um núcleo duro envoltas pelo córtex. É revestida por uma cápsula elástica que é capaz de se deformar para realizar acomodação.

Humor aquoso

O humor aquoso preenche as câmaras posterior e anterior, e é composto de proteínas de alto peso molecular, glicose, aminoácidos e oxigênio. Após ser produzido pelo corpo ciliar, é drenado através da malha trabecular, tecido especializado, localizado no ângulo da câmara anterior, entre a íris e a córnea. A partir dessa malha, o humor aquoso é coletado pelo canal de Schlemm, que desemboca nas veias episclerais.

Para manter uma pressão intraocular adequada, a drenagem e a produção devem ser balanceadas.

Vítreo

O vítreo ocupa o espaço entre a lente (cristalino) e a retina, representando dois terços do volume do olho. Está aderido à base, ao disco óptico e à mácula. É composto de água, fibras elásticas e ácido hialurônico.

Retina

A retina é uma lâmina do tecido neural fina, semitransparente e com múltiplas camadas, que reveste a porção interna dos dois terços posteriores da parede do globo. Estende-se anteriormente até próximo à parte anterior do corpo ciliar e termina na borda serreada.

A superfície externa da retina sensorial está justaposta ao epitélio pigmentado da retina relacionando-se com a membrana Bruch, a coroide e a esclera. Algumas vezes, a retina e o epitélio pigmentado se separam formando um espaço sub-retiniano, que ocorre no descolamento de retina. Ao redor do disco óptico e na borda serreada, a retina e o epitélio pigmentado estão unidos firmemente.

As camadas da retina, começando pelo lado interno, são as seguintes: membrana limitante interna, camada de fibras nervosas, camada de células ganglionares, camada plexiforme interna, camada nuclear interna, camada plexiforme externa, camada nuclear externa, membrana limitante externa, camada de fotorreceptores e epitélio pigmentado.

No centro da mácula, cerca de 4 mm lateralmente ao disco óptico, localiza-se a fóvea, identificada clinicamente como uma depressão que gera um reflexo particular quando observada com o oftalmoscópio.

Os cones estão concentrados na mácula e são responsáveis pela acuidade visual e pela apreciação das cores. Os bastonetes estão relacionados com a visão de baixos níveis de luminosidade e detecção de movimentos, estando distribuídos por toda a retina.

SEMIÓTICA E SEMIOTÉCNICA

A oftalmologia é uma das especialidades que mais utiliza procedimentos com bases tecnológicas. Contudo, em um contexto de pronto-socorro, não é necessário um aparato de instrumentos de alta complexidade como no dia a dia do especialista. Na Tabela 6.2, estão listados os materiais requeridos para auxílio dos principais exames.

Após a anamnese detalhada e completa, o médico deverá estar apto a realizar o exame físico oftalmológico do paciente e atentar-se à necessidade de encaminhamento e exames complementares. O exame oftalmológico básico que deverá ser realizado compreende:

- Acuidade visual;
- Exame ocular externo;
- Motilidade ocular;
- Exame pupilar;
- Biomicroscopia;
- Tonometria;
- Fundoscopia.

É importante ressaltar que nem sempre todos esses exames são indicados e disponíveis, e que o médico gene-

Tabela 6.2 – Materiais necessários para um exame físico oftalmológico básico.

Exame	Material
Acuidade visual	Tabela de Snellen, cartões de Teller, estenopêico
Exame ocular externo	Foco luminoso
Motilidade ocular	Foco luminoso
Exame pupilar	Foco luminoso
Biomicroscopia	Lâmpada de fenda
Avaliação da pressão intraocular	Tonômetro e lâmpada de fenda
Fundo de olho	Oftalmoscópio (direto ou indireto), lâmpada de fenda e lentes

Fonte: Acervo dos autores.

OFTALMOLOGIA

ralista e o estudante de medicina poderão não estar capacitados para tal, devendo encaminhar o paciente para o oftalmologista quando houver necessidade.

Não é demais lembrar que, em caso de paciente apresentando queixa em seu "olho único", vale o bom senso de requisitar a presença de um oftalmologista.

Anamnese

A anamnese oftalmológica, assim como em outras especialidades, quando bem feita e detalhada, guia o raciocínio médico e traz informações relevantes sobre o caso e seu provável diagnóstico.

- **ID:** algumas afecções oculares ocorrem com mais frequência em determinadas idades.

QD: de acordo com semiologia normal
Exemplo

No idoso, os fenômenos da senilidade como a catarata e lesões vasculares da retina são muito comuns.

- **HPMA:** deve-se caracterizar bem os sintomas oculares e os concomitantes, perguntando se existiu uma história de trauma precedente, se os sintomas apareceram de forma aguda ou progressiva e se são uni ou bilaterais. Não é incomum que uma baixa de visão antiga seja percebida pelo paciente após uma afecção recente.
- **AP:** deve-se questionar sobre uso de medicamentos, alergias, cirurgias oculares prévias, uso de lentes de contato, realização de tratamentos (como *laser* e injeções medicamentosas) e uso de colírios. Além disso, deve-se questionar quanto a doenças sistêmicas como hipertensão arterial, diabetes, lúpus, tuberculose, neoplasia, HIV, sífilis, artrite reumatoide e doenças nutricionais. Em casos de trauma, é importante averiguar a profilaxia antitetânica.
- **AF:** pesquisar casos de estrabismo, retinopatias, glaucoma e amaurose.
- **ISDA:** devem ser investigados sintomas associados, como cefaleia, tontura, zumbido e artralgias.

Sintomas oculares comuns

Para compreensão básica da sintomatologia oftalmológica, é necessária a compreensão dos principais sintomas, bem como o que deve ser questionado e como deve ser feita a investigação de cada um deles:

- **Dor e desconforto ocular:** pode ser periocular, ocular, retrobulbar ou mal localizada. Deve-se pesquisar se é acompanhada de outros sintomas, como vômitos, cefaleias e diminuição da acuidade visual.
- **Irritação ocular:** pode estar acompanhada de prurido, ressecamento, ardor e sensação de areia. Deve-se questionar sobre a presença de lacrimejamento.
- **Embaçamento ou turvação visual:** podem ser resultantes de processos hemorrágicos ou inflamatórios intraoculares.

- **Diminuição da acuidade visual:** pode ser súbita ou progressiva, associada a dor ou desconforto, central ou periférica. E, ainda, uni ou bilateral.
- **Fotofobia:** deve-se questionar sobre sintomas associados, como cefaleia, mal-estar e uso de fármacos como cloroquina e acetazolamida.
- **Diplopia:** é importante conhecer o momento do aparecimento da diplopia, se constante ou intermitente e se é mono ou binocular.
- **Olho vermelho:** é importante averiguar quanto ao tempo de aparecimento e associação com outros sintomas, como prurido, secreção e dor ocular.
- **Fotopsias:** a percepção de raios luminosos ou *flashes* pode ocorrer em casos de tração vitreorretiniana, que deve ser obrigatoriamente investigada.
- **Moscas volantes:** opacidades móveis flutuantes podem ser percebidas quando há alterações do vítreo.
- **Xantopsia (aparecimento de visão amarelada):** investigar uso de medicamentos (fenacetina, digitálicos e salicilato sódico) e icterícia em outras partes do corpo.
- **Alucinações visuais:** é importante definir se a sensação visual reproduz um objeto ou se é limitada à sensação de luz e cores. Pode ser por manifestações orgânicas e psíquicas, bem como por intoxicação exógena.
- **Escotoma:** deve ser investigado se é uni ou bilateral, assim como seu posicionamento, tamanho, forma e início de aparecimento.

Acuidade visual

É um exame fácil de ser realizado e importante para o teste da função visual, pois permite esclarecer se a queixa de perda ou diminuição da visão é procedente ou não.

A acuidade visual espacial é a capacidade de distinguir elementos separados em um alvo e identificá-los como um todo. É qualificado como o ângulo mínimo de separação entre dois objetos que possam ser percebidos separadamente.

Deve ser testada em cada um dos olhos separadamente. Ao se ocluir o olho que não está sendo examinado, deve-se tomar cuidado e não pressioná-lo para não provocar distorções na imagem. Se o paciente usar óculos, a acuidade visual deve ser avaliada com a correção óptica.

Para minimizar possíveis efeitos refracionais (grau) não corrigidos, torna-se necessário e recomendado o uso de orifício estenopêico (*pinhole*). Na ausência de tal instrumento, pode-se furar uma folha de papel e usá-la com o mesmo propósito. Se a acuidade visual não melhorar com esse procedimento, pode-se suspeitar de problemas da retina, de opacificações dos meios oculares ou de alterações neuro-oftalmológicas.

O método mais utilizado para realizar esse exame é a tabela de Snellen (Figura 6.3), e o paciente deve estar, por convenção, a 6 metros (20 pés) de distância dela.

A notação de Snellen é feita de letras de diferentes tamanhos (optótipos), com distância de 5 cm entre elas. Quanto mais afastado estiver o quadro, menor é a imagem na retina.

Capítulo 6

113

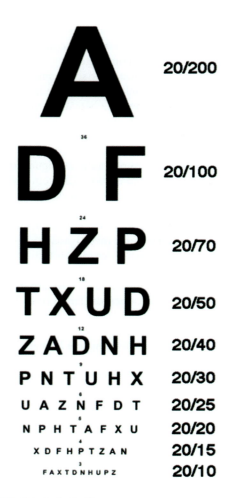

Figura 6.3 Tabela de Snellen.

Fonte: Adaptada de mdsupport.org.

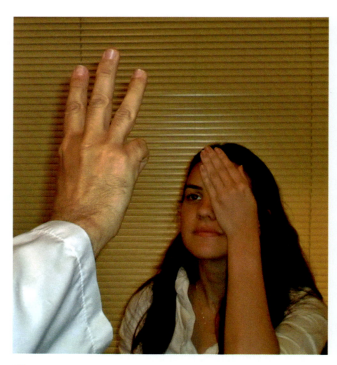

Figura 6.4 Técnica de contar dedos.

Fonte: Guimarães, HP; 2013.

Combinados os dois fatores (tamanho das letras e distância do quadro), é possível determinar o ângulo visual mínimo que corresponde à melhor acuidade visual.

A acuidade é pontuada com dois números, sendo que o primeiro número representa a distância, em pés, entre o quadro e o paciente, e o segundo representa a fileira menor das letras que é possível ler. Uma visão normal é considerada 20/20.

A tabela de Snellen pode ser adaptada em casos de analfabetos, podendo-se usar, por exemplo, tabelas com objetos. Em casos de bebês, pode-se usar cartões de Teller.

Quando o paciente não consegue ler a linha de maior optótipo, podemos diminuir a distância do paciente ao quadro ou ainda usar a técnica de contar dedos (Figura 6.4).

A técnica de contar dedos deve ser realizada a uma distância estabelecida; pede-se que o paciente conte quantos dedos o examinador está mostrando. Caso o paciente não enxergue a mão do examinador, deve-se aproximar até uma distância possível. Se o paciente não conseguir cumprir essa etapa, segue para a técnica seguinte: "movimentos de mãos".

Mantendo uma distância de 30 cm do paciente, o examinador movimenta as mãos e pergunta ao paciente se ela está em movimento ou parada. Se o paciente responder corretamente, registra-se como acuidade visual de movimento de mãos.

Quando o paciente não consegue perceber o movimento de mãos, realizamos a técnica de localização de foco luminoso. Sendo essa negativa, parte-se para a técnica de percepção luminosa. O paciente deve ocluir um dos olhos e verificar se existe ou não fonte de luz. A identificação correta registra-se como acuidade visual de percepção de luz.

Exame ocular externo

É imprescindível que o médico faça um exame externo geral do globo ocular e de seus anexos detalhadamente, principalmente em um pronto-socorro.

Esse exame pode ser feito quase exclusivamente pela inspeção desarmada; quando necessário, realiza-se a palpação. Além disso, deve-se lembrar de sempre comparar as alterações com o lado oposto.

Com o auxílio de um foco luminoso, inspeciona-se as seguintes áreas e alterações:

- **Globo ocular e cavidade orbitária:** deve-se observar a separação entre as duas cavidades orbitárias, tamanho do globo, enoftalmia e tumorações. Na palpação da órbita, é possível encontrar fraturas e espessamentos.

OFTALMOLOGIA

- **Supercílios:** identificar posição, lacerações, traumas e cicatrizes.
- **Pálpebras:** investigar cor, textura, edema e observar o tamanho da fenda palpebral.
- **Conjuntiva e esclera:** podemos identificar hemorragias, congestão, edema e ferimentos. Para exame da conjuntiva palpebral superior, é necessário fazer a sua eversão para evidenciar reações inflamatórias, bem como corpo estranho e tumorações.
- **Cílios:** observar cor, quantidade, secreções e triquíase.

Motilidade ocular

O objetivo do teste de motilidade ocular é avaliar o alinhamento dos olhos e seus movimentos, individualmente (ducções) e em conjunto (versões). Nesse teste, analisamos o funcionamento dos seis músculos extraoculares, que são inervados por três pares de nervos cranianos:

III. Oculomotor (músculos reto superior, reto inferior, reto medial e oblíquo inferior).
IV. Troclear (músculo oblíquo superior).
VI. Abducente (músculo reto lateral).

Os pacientes normais têm visão binocular. Uma vez que cada olho gera uma imagem visual separada e independente do outro olho, o cérebro deve ser capaz de unir as duas imagens e evitar diplopia.

Um teste simples para verificar o alinhamento binocular é realizado pedindo-se ao paciente que olhe para uma fonte de luz a certa distância. O reflexo de luz deverá aparecer em cada córnea e ser centralizado em cada pupila.

A fim de precisar o alinhamento, pode-se fazer o teste de oclusão (Figura 6.5), que gera uma maior exatidão do alinhamento. Pede-se que o paciente olhe fixamente um objeto distante com ambos os olhos abertos. Se os dois olhos estiverem simultaneamente fixos no objeto, o ato de cobrir um olho não afetará a posição ou a fixação continuada do outro olho.

Após a realização do reflexo corneano, o examinador deve analisar as nove posições do olhar. Pede-se para o paciente seguir um objeto móvel com ambos os olhos. O examinador nota a velocidade, a suavidade, a amplitude e simetria dos movimentos, e observa a estabilidade da fixação (Figura 6.6).

Deficiência nos movimentos oculares pode sugerir déficits neurológicos, como paralisia de nervo craniano e miastenia gravis.

Vale ressaltar que, na suspeita de perfuração ocular, a musculatura não deve ser testada, já que existe o risco de extrusão do tecido intraocular.

Exame pupilar

O exame pupilar consiste na inspeção, que avalia a simetria, tamanho e a forma, e na avaliação dos reflexos fotomotor direto, consensual e de acomodação.

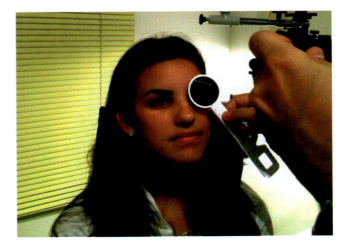

Figura 6.5 Teste de oclusão.

Fonte: Guimarães, HP; 2013.

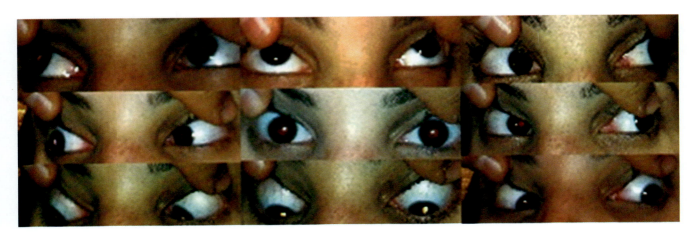

Figura 6.6 As nove posições do olhar.

Fonte: Guimarães, HP; 2013.

O reflexo fotomotor é um valioso exame que auxilia no diagnóstico topográfico da causa da diminuição da acuidade visual do paciente, principalmente em casos unilaterais e assimétricos.

A via aferente da inervação das pupilas inicia-se juntamente com a da visão, nos cones e bastonetes da retina, e a acompanha até o trato óptico. As fibras pupilares dirigem-se ao núcleo pré-tectal, no mesencéfalo, onde fazem sinapse, decussam ao redor do aqueduto e fazem nova sinapse no núcleo do III par de nervo craniano, onde se inicia a via eferente da contração da pupila e da acomodação.

Como o trajeto da via aferente da inervação das pupilas se dá juntamente com o da visão até o trato óptico, nas lesões das vias visuais anteriores haverá também alteração do reflexo pupilar. Sendo assim, doenças do nervo óptico ou afecções extensas dos fotorreceptores da retina provocam diminuição do reflexo fotomotor do lado acometido.

Para testar o reflexo fotomotor direto, deve-se incidir um foco de luz no olho do paciente e verificar se ocorre miose da pupila iluminada. Para testar o reflexo fotomotor consensual, deve-se fazer o mesmo procedimento e observar se ocorre miose da pupila contralateral (não iluminada). Para evitar acomodação, pede-se ao paciente para olhar fixamente a distância enquanto uma lanterna é direcionada. Deve-se ainda deixar o ambiente com uma condição luminosa diminuída para acentuar a resposta pupilar.

Com a finalidade de facilitar a comparação da intensidade da resposta de contração pupilar em cada olho, utiliza-se o teste *Swinging Flash Light* (ou teste de oscilação de luz para a pupila de Marcus Gunn), que consiste na iluminação alternada dos olhos. Esse teste é muito importante para avaliar lesões na retina ou do nervo óptico (defeitos pupilares aferentes).

É importante ressaltar que mesmo que o paciente não tenha visão em um dos olhos, a pupila desse olho se contrairá com a mesma intensidade daquela do olho normal quando iluminado. Se houver lesão de um dos nervos ópticos, a intensidade da contração pupilar será menor, se comparada com o olho normal.

Para testar o reflexo de acomodação, pede-se ao doente que olhe para um ponto distante e depois fixe o olhar em um objeto próximo. Quando se olha para um objeto que está próximo, as pupilas se contraem independentemente da iluminação. Isso ocorre pela convergência (músculos retos mediais) e acomodação (músculos ciliares) e é influenciada por vias supranucleares.

O exame pupilar é importantíssimo em um pronto-socorro, já que na presença de traumatismo, processo inflamatório intenso, intoxicações, tumores, afecções sistêmicas e no glaucoma esse exame pode estar alterado.

Biomicroscopia

A biomicroscopia é um exame realizado com a lâmpada de fenda, um microscópio binocular montado em uma mesa com uma fonte de luz especial, e tem como principal objetivo permitir que o oftalmologista determine diversas doenças oculares. Tal exame permite o estudo das estruturas oculares por meio de corte óptico, possibilitando a avaliação em estereopsia do contorno e da textura.

O paciente deve estar com a testa e o queixo apoiados; um feixe de luz incandescente é projetado através de uma fenda sobre o globo ocular, iluminando uma parte transversal do olho. O ângulo de iluminação pode variar de acordo com a largura, comprimento e intensidade do feixe de luz (Figura 6.7).

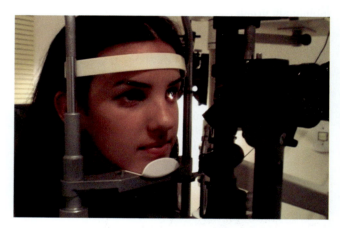

Figura 6.7 Posicionamento correto na biomicroscopia.

Fonte: Guimarães, HP; 2013.

Através desse exame, pode-se estudar alterações nas pálpebras, cílios, conjuntiva, filme lacrimal, córnea e íris. A fim de examinar o vítreo anterior e o cristalino, devemos dilatar a pupila.

Além dos estudos dos elementos do segmento anterior, a biomicroscopia permite a realização de outros exames, como a tonometria, a gonioscopia e a biomicroscopia de fundo.

Apesar de trazer importantíssimos auxílios para diagnóstico e conduta oftalmológica, não é um exame difundido ao nível de pronto-socorro, já que demanda técnica, tempo e disponibilidade de aparelho. É importante ressaltar que, em caso de suspeita de trauma ou lesão de crânio, não se deve realizar a dilatação de pupila.

Avaliação da pressão intraocular

Como já mencionado anteriormente, o humor aquoso circula constantemente dentro das câmaras oculares. A produção e a drenagem são balanceadas para que a pressão intraocular (PIO) se mantenha adequada.

O valor normal da PIO é um dado estatístico oriundo de estudos da distribuição da PIO na população brasileira (13,0 + 2,1 mmHg) e não deve ser aplicado para cada indivíduo de forma isolada. Portadores de PIO de 21 mmHg devem ser considerados hipertensos oculares.

Em ambiente hospitalar, a PIO pode ser medida de duas formas: objetiva e subjetiva; a última é a mais utilizada.

A medição subjetiva é realizada através do exame bidigital, em que o paciente fecha os olhos e o examinador, com os dois dedos indicadores, pressiona levemente o globo ocular a fim de aferir diferença entre as pressões oculares (Figura 6.8). A consistência pétrea sugere PIO muito elevada.

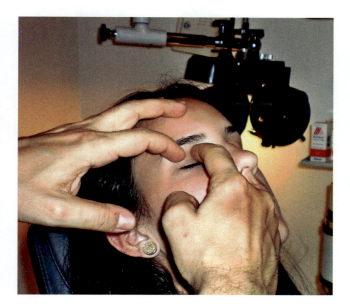

Figura 6.8 Medição subjetiva da PIO.

Fonte: Guimarães, HP; 2013.

O teste bidigital de avaliação está contraindicado em casos de suspeita de perfuração ocular, para que não cause a extrusão do conteúdo intraocular.

A medida objetiva da PIO (tonometria) pode ser realizada através de diferentes tipos de tonômetros. Neste capítulo, iremos abordar a tonometria de indentação (Schiotz), a de aplanação (Goldmann) e a sem contato.

A tonometria de Schiotz pode ser usada em qualquer clínica ou sala de emergência, mas encontra-se atualmente em desuso pelos especialistas, que normalmente preferem outros tonômetros portáteis, como o de Perkins e o Tono-Pen, ambos de aplanação. É, no entanto, um recurso prático para não oftalmologistas, que podem fazer uma triagem de pacientes com glaucoma ou diagnosticar glaucoma agudo de ângulo fechado, em situações emergenciais.

O paciente deve ser colocado em posição supina, e anestésico tópico deve ser administrado. Com uma mão, o examinador mantém as pálpebras do paciente abertas, e com a outra, é colocada a extremidade côncava do tonômetro sobre a córnea. A resistência da córnea, que é proporcional à pressão intraocular, empurrará o êmbolo para cima. Conforme o êmbolo desliza para cima dentro do cilindro, ele irá defletir o ponteiro sobre a escala, e uma tabela de conversão será utilizada para traduzir a leitura em mm de Hg.

Para utilizar o tonômetro de aplanação de Goldmann, método padrão-ouro para aferir a PIO, deve-se adaptá-lo sobre uma lâmpada de fenda, através da qual o examinador poderá ver o cone plástico do tonômetro, provocando a aplanação da córnea e a formação de uma imagem característica (Figura 6.9).

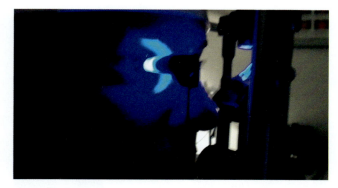

Figura 6.9 Medição objetiva da PIO – Tonômetro de Goldmann.

Fonte: Guimarães, HP; 2013.

A técnica com esse tonômetro é mais precisa que a anterior, porém exige uma maior capacidade do examinador. Tendo em vista isso, deve-se estar atento a erros que podem comprometer a medição, como excesso de fluoresceína, tensão inadvertida sobre o olho e oclusão das pálpebras. Apesar de ser ainda considerada como o padrão-ouro, essa técnica, mais complexa e não difundida em prontos-socorros, tem sua acurácia atualmente questionada, já que as medidas obtidas poderão ser subestimadas pela redução da espessura corneana, que ocorre, por exemplo, após cirurgias refrativas.

Há um risco de transmissão de infecção, como adenovírus e vírus da imunodeficiência adquirida (HIV) quando se usa o tonômetro indevidamente limpo e protegido.

Nos últimos anos, vem sendo bastante difundida entre os especialistas a técnica de tonometria sem contato ou "sopro de ar", na qual, como o próprio nome diz, não existe contato direto com a córnea do paciente. Tal método consiste em um sopro de ar contra a córnea, e não necessita de fármacos anestésicos. É uma forma útil para levantamento em estudos populacionais, não devendo, contudo, ser usado para diagnóstico ou acompanhamento de pacientes com suspeita ou existência confirmada de glaucoma.

Outros elementos, como a medida da espessura da córnea através da paquimetria, vêm sendo cada vez mais considerados na avaliação da PIO. A difusão de novas tecnologias, como a *Dynamic Contour Tonometry* (Pascal) e o *Ocular Response Analyzer* (ORA), que reduzem os efeitos das variações individuais na medida da PIO, certamente irão proporcionar maior precisão no diagnóstico e acompanhamento dos pacientes glaucomatosos.

Fundo de olho

A fundoscopia é um exame que nos permite a visão da retina e de seus componentes: vasos, disco óptico e mácula. Pode ser direta ou indireta, de acordo com a técnica e instrumentos utilizados.

A oftalmoscopia direta é realizada com auxílio do oftalmoscópio direto. O exame é feito pedindo-se ao paciente que fixe um ponto distante; o examinador se aproxima o máximo possível da pupila, procurando avaliar a retina, vasos, disco óptico e mácula. Pode ser realizada com ou sem dilatação pupilar, embora sob midríase facilite a observação das estruturas do fundo de olho; portanto, recomenda-se o escurecimento da sala (Figura 6.10).

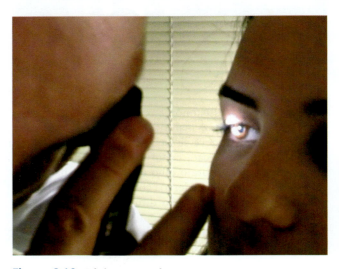

Figura 6.10 Oftalmoscopia direta.

Fonte: Guimarães, HP; 2013.

Apesar de a oftalmoscopia direta ser um exame monocular, não estereoscópico, e permitir somente a observação de pequena parte do fundo de olho de cada vez e não propiciar o exame da retina periférica, ela tem a vantagem de gerar um aumento maior e ser mais fácil para o uso de estudantes e médicos não oftalmologistas. Sendo assim, esse exame deve fazer parte do exame físico geral de qualquer médico.

A oftalmoscopia indireta utiliza-se de lentes convexas de alto poder dióptrico projetadas para se obter um grande campo de visão do fundo do olho. A imagem é invertida verticalmente e reversa lateralmente. A técnica pode ser realizada com a lâmpada de fenda (Figura 6.11) ou com o auxílio do capacete de Schepens (Figura 6.12).

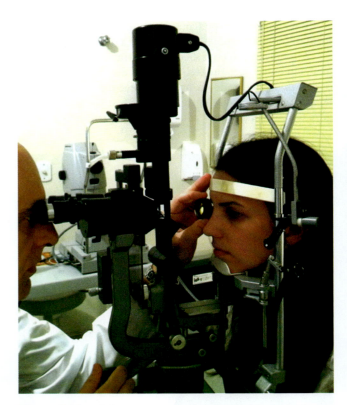

Figura 6.11 Oftalmoscopia indireta com lâmpada de fenda.

Fonte: Guimarães, HP; 2013.

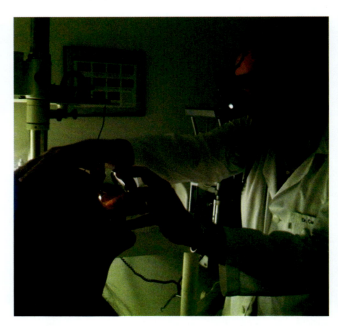

Figura 6.12 Oftalmoscopia indireta com capacete de Schepens.

Fonte: Guimarães, HP; 2013.

Esse método gera uma visão estereoscópica do fundo e oferece visão de toda a área retiniana até sua periferia. Mas, como já mencionado anteriormente, exige uma maior capacidade técnica, treinamento e instrumentos mais sofisticados.

Na presença de acometimento posterior, o ideal é a presença de um oftalmologista e, quando for observado edema de disco óptico, uma avaliação de um neurologista é essencial.

ACHADOS – CORRELAÇÃO CLÍNICA – PROPEDÊUTICA ARMADA
Retinopatia hipertensiva

- Representa o cume da lesão de órgão-alvo devido à descompensação da Hipertensão Arterial Sistêmica (HAS)
- **AP:** histórico de HAS
- **EF:**
    - Esclerose arteriolar que pode adquirir aspecto de fio de cobre e fio de prata.
    - Sinal de Gunn (afinamento das porções proximal e distal da vênula).
    - Cruzamento arteriovenular (Figura 6.13 e 6.14).
    - Sinal de Salus (mudança do trajeto da vênula junto ao cruzamento)
    - Tortuosidade vascular.
    - Estreitamento do calibre arteriovenular em grau variável.
    - Hemorragia retiniana.
    - Exsudatos duros (Figura 6.15).
    - Manchas algodonosas.
    - Papiledema.
- **Diagnóstico:** clínico + angiofluoresceinografia.
- **Achados do exame:** na retinografia ou oftalmoscopia, vemos principalmente a porção central do vaso, onde

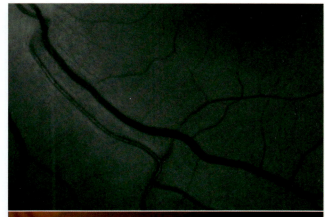
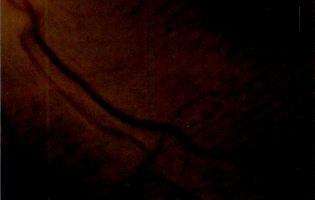

Figura 6.14 Paciente hipertenso apresentando cruzamento AV e aumento do reflexo arteriolar.
Fonte: Acervo dos autores.

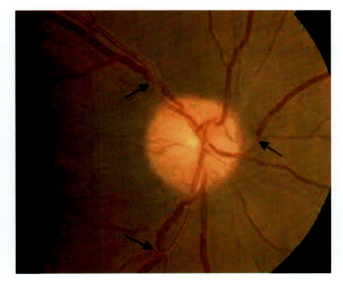

Figura 6.13 Cruzamento arteriovenoso patológico na retinopatia hipertensiva.
Fonte: Acervo dos autores.

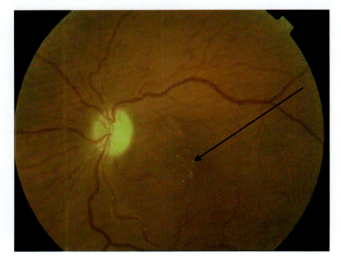

Figura 6.15 Exsudato duro.
Fonte: Acervo dos autores.

encontramos predominantemente células vermelhas do sangue. Isso torna a borda do vaso imprecisa, e o vaso, aparentemente mais estreito.

Como a fluoresceína mistura-se à coluna líquida do sangue, os vasos se apresentam em maior diâmetro, e o exame torna-se de maior precisão.

Retinopatia diabética

Lesão de arteríolas que irrigam a retina devido a consequências da DM.

- **QD e HPMA:** amaurose súbita, "nuvem escura" na visão, pontos ou linhas na visão, visão turva, visão noturna fraca e dificuldade em ajustar-se a luzes fortes ou fracas
- **AP:** histórico de DM
- **EF:** classificada em não proliferativa e proliferativa.
    - **Não proliferativa:** há alterações intrarretinianas, formando microaneurismas, hemorragias, alterações venosas e alterações da permeabilidade vascular resultando em edema. Exsudatos duros, manchas algodonosas ou edema macular podem estar presentes.
    - **Proliferativa:** neovasos crescem da retina ou do nervo óptico (Figura 6.16).
- **Diagnóstico:** clínico + angiofluoresceinografia + Tomografia de Coerência Óptica (OCT).
- **Achados do exame:** pela ação da fluoresceína, alguns microaneurismas não detectados pela oftalmoscopia são aqui visualizados, permitindo o diagnóstico precoce da retinopatia diabética. Podemos também observar a proliferação de vasos neoformados, que podem ser intrarretinianos ou pré-retinianos, além da proliferação glial e fibrosa em resposta à isquemia retiniana (Figura 6.17).

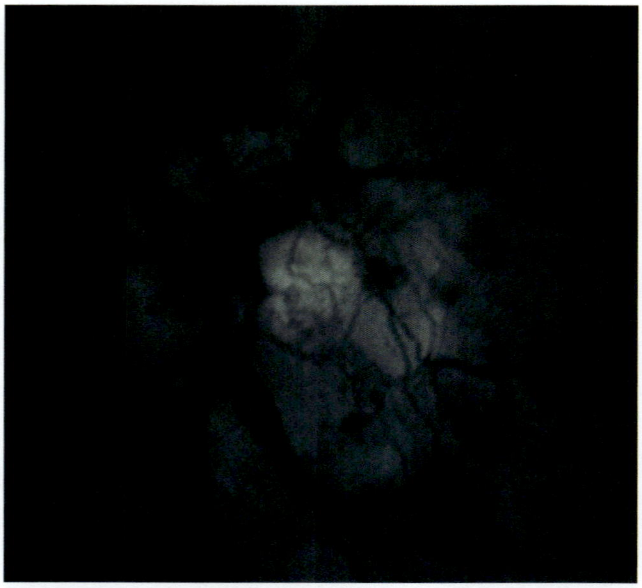

A Figura 6.18 apresenta retinopatia diabética proliferativa com neovascularização da papila.

A Figura 6.19 apresenta retinopatia diabética com presença de hemorragias retinianas.

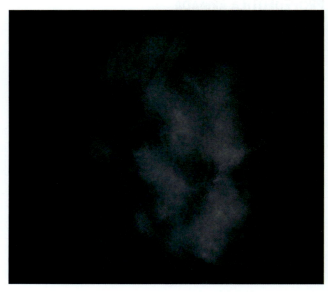

Figura 6.17 Imagem de exame de retinografia fluorescente do olho esquerdo de paciente portador de retinopatia diabética com destaque do disco óptico, onde a presença de neovasos provoca o extravasamento do contraste.

Fonte: Arquivo Carlos Porto.

Figura 6.16 Imagem de retinografia com filtro verde evidenciando os neovasos de papila no olho esquerdo de paciente portador de retinopatia diabética proliferativa.

Fonte: Arquivo Carlos Porto.

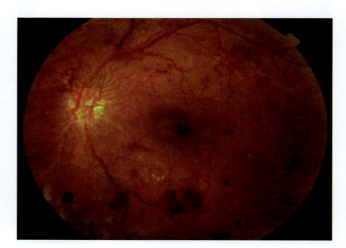

Figura 6.18 Retinopatia diabética proliferativa com neovascularização da papila.

Fonte: Acervo dos autores.

OFTALMOLOGIA

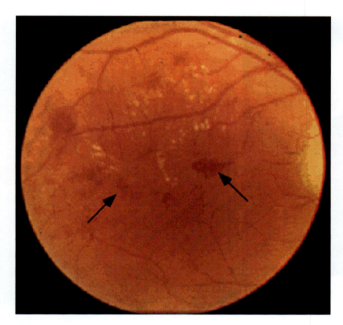

Figura 6.19 Retinopatia diabética com presença de hemorragias retinianas.

Fonte: Arquivo dos autores.

A tomografia de coerência óptica ou OCT (*optical coherence tomography*), recentemente incorporada à prática oftalmológica, tornou-se uma importante ferramenta no diagnóstico e acompanhamento das diversas doenças que acometem a retina e o nervo óptico, podendo ser utilizada também para a avaliação do segmento anterior.

Trata-se de um procedimento não invasivo que pode ser feito sem a dilatação pupilar e não requer uso de contraste. O exame, realizado em poucos minutos, fornece imagens de alta resolução semelhantes a cortes histológicos.

No caso específico da maculopatia diabética, a OCT permite mensurar de forma objetiva a espessura retiniana e identificar a presença de estruturas anômalas como exsudatos, cistos intrarretinianos, hemorragias e líquido no espaço sub-retiniano. Devido à grande precisão e reprodutibilidade, a OCT tornou-se atualmente o padrão-ouro para diagnóstico e acompanhamento da maculopatia diabética fornecendo informações de valor prognóstico e subsidiando as eventuais decisões terapêuticas.

CATARATA

- Lesão ocular que atinge e torna opaco o cristalino, comprometendo a visão. Podendo ser congênita ou adquirida.
- **ID:** está fortemente associada à idade; assim, estima-se que 10% da população norte-americana têm catarata e que essa prevalência aumenta em 50% no grupo etário de 65 a 74 anos, enquanto, em pessoas acima de 75 anos, a incidência aumenta para 75%.
- **QD e HPMA:** visão desfocada sem dor, troca frequente de lentes corretivas, ofuscamento e halos em volta da luz; as cores parecem menos vivas e com tons de marrom, a visão é deficiente à noite, há sensibilidade à luz e a impressão constante de que a iluminação não está boa.
- **AP:** problemas congênitos em associação com a doença, doenças crônicas (como DM), uso excessivo de remédios à base de esteroides, ferimento nos olhos.
- **AF:** muito relacionado com hereditariedade.
- **EF:** redução da acuidade visual de forma insidiosa, normalmente ao longo de muitos anos. Também é comum o relato de embaçamento, turvação ou obscurecimento visual após exposição a uma fonte de luz (*glare*). Pode também ser assintomática, sendo detectada no exame oftalmológico de rotina.

    Na catarata congênita, ao direcionar um foco luminoso contra a pupila, é observada a presença de um reflexo esbranquiçado, sinal que recebe o nome de leucocoria.
- **Exame complementar:** exame com lâmpada de fenda.
- **Achados do exame:** o exame com a lâmpada de fenda é muito importante no diagnóstico e classificação da catarata, evidenciando a opacificação do cristalino e devendo ser realizado com e sem a pupila dilatada.
- Os tipos de catarata variam conforme o local acometido (Figura 6.20):
    - córtex (catarata cortical);
    - núcleo do cristalino (catarata nuclear);
    - posterior à cápsula anterior do cristalino (catarata subcapsular anterior);
    - anterior à cápsula posterior do cristalino (catarata subcapsular posterior);
    - totalmente branca (madura).

Em caso de programação cirúrgica, devem ser também considerados outros exames:

- **Microscopia especular:** para avaliação do endotélio corneano, direcionando quanto à melhor técnica e estratégia a ser empregada.
- **Topografia corneana e biometria ultrassônica:** importantes para o cálculo do valor dióptrico da lente intraocular a ser implantada em substituição ao cristalino.
- **Ultrassom do globo ocular:** deve ser executado nos casos de opacidade total de meios que não permita avaliar o segmento posterior ou em olhos com comprimento axial extremo.

GLAUCOMA

- Neuropatia óptica progressiva, caracterizada por aumento da escavação do disco óptico (perda de fibras nervosas) associado a déficit visual.
- **ID:** raça negra ou asiática configuram populações de risco para a doença.
- **QD e HPMA:** embora alguns pacientes notem alteração no campo visual já no início da doença, a maioria

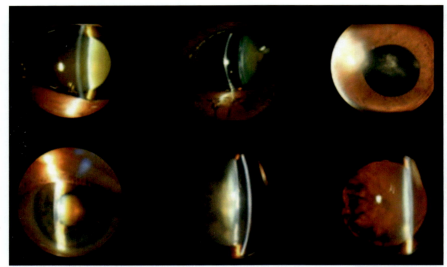

Figura 6.20 Tipos de Catarata; de I a III na parte superior e de IV a VI na parte inferior. I – Catarata madura; II – Catarata nuclear; III – Catarata polar; IV – Catarata rubra; V – Catarata cortical; VI – Catarata cortical anterior.

Fonte: Acervo dos autores.

é assintomática, notando baixa da acuidade visual quando o glaucoma já está muito avançado; por isso, a importância da prevenção através de exames oftalmológicos completos regulares, que incluem a tonometria e a oftalmoscopia direta. No caso do glaucoma agudo, o principal sintoma é a dor ocular, e o diagnóstico deve ser feito o quanto antes de modo a iniciar rapidamente o tratamento.

- **EF:** a palpação digital simultânea dos olhos pode revelar consistência pétrea, sugerindo PIO muito elevada.
- O exame de fundo de olho (oftalmoscopia direta), acessível a qualquer médico, deve ser sempre realizado. Através dele, é possível presumir o diagnóstico do glaucoma a partir da constatação de assimetrias e/ou aumento na escavação do disco óptico.
- A tonometria é um exame fundamental e deve ser sempre realizado, já que atualmente o aumento da pressão intraocular (PIO), um dos principais fatores que contribuem para lesão do nervo óptico, é, na maioria das vezes, passível de controle medicamentoso.
- **Exames complementares:** clínico + gonioscopia + retinografia + perimetria + tomografia de coerência óptica (OCT).
- **Achados do exame:** a avaliação das estruturas do seio camerular (ângulo iridocorneano) é usualmente realizada através da gonioscopia indireta. Esse exame, feito na lâmpada de fenda e com auxílio de uma lente especial, é extremamente útil na determinação do tipo de glaucoma, assim como da melhor opção terapêutica.

A retinografia, preferencialmente com estéreo-foto de papila, mostra a escavação do disco óptico, sendo esse o principal achado na maioria dos pacientes. Um aumento da escavação sugere a presença da doença, principalmente se houver assimetria entre um olho e outro (Figura 6.21 e 6.22).

Outro achado típico é uma perda localizada do anel neurorretiniano, que é chamado de *notch*. A hemorragia do disco óptico também pode ser encontrada, sendo altamente sugestiva.

O exame de perimetria avalia o campo de visão de cada olho examinado detectando eventuais falhas absolutas ou relativas. Os fundamentos da perimetria moderna consolidados a partir das padronizações propostas por Goldmann, em 1945, embasaram o desenvolvimento dos atuais campímetros computadorizados capazes de realizar exames ainda considerados padrão-ouro para o diagnós-

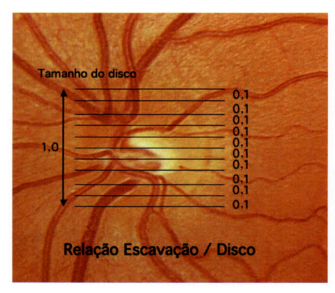

Figura 6.21 Forma de avaliação do disco óptico para quantificar a escavação.

Fonte: Acervo dos autores.

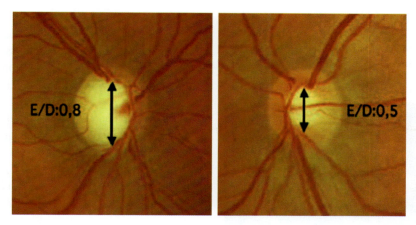

Figura 6.22 Retinografia mostrando escavação do disco óptico assimétrica, maior à esquerda (0,8).

Fonte: http://oftalmologiausp.com.br/imagens/capitulos/Capitulo%206.pdf.

tico do glaucoma. Trata-se, no entanto, de um exame relativamente subjetivo que requer bastante compreensão e cooperação do paciente.

Novas tecnologias vêm sendo propostas para proporcionar maior capacidade diagnóstica nos estados iniciais do glaucoma, já que alterações significantes não são detectáveis pela perimetria computadorizada até que haja uma perda de aproximadamente 30% das células ganglionares. Dentre os exames atualmente utilizados, a tomografia de coerência óptica (OCT) vem também aqui se destacando através do desenvolvimento de protocolos específicos para a análise da cabeça do nervo óptico e da espessura da camada de fibras nervosas da retina.

Degeneração Macular Relacionada à Idade (DMRI)

- Doença bilateral que afeta a região macular, pode se apresentar nas formas "seca" ou "exsudativa".
- **ID:** considerada a maior causa de cegueira em pessoas com mais de 55 anos nos países industrializados.
- **QD e HPMA:** embaçamento e distorção das imagens (metamorfopsia) sugerem a forma "exsudativa" na suspeita diagnóstica.
- **EF:** o exame da mácula através da oftalmoscopia direta poderá revelar a presença de manchas amarelas (drusas), muitas vezes coalescentes, e elevação central, sob a qual nota-se conteúdo seroso e/ou hemático (Figura 6.23).
- **Diagnóstico:** clínico + exame contrastado + OCT
- **Achados no exame:** os exames contrastados da retina com o uso de fluoresceína sódica ou da indocianina verde revelam achados característicos da presença de

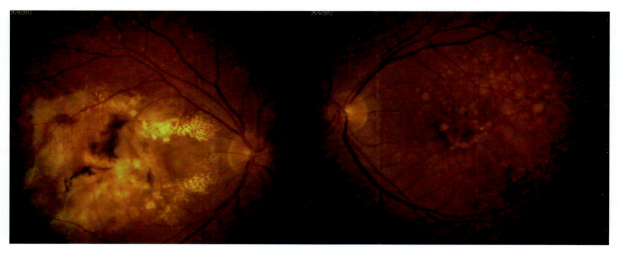

Figura 6.23 Paciente de 74 anos do sexo feminino portadora de DMRI com intensa exsudação e cicatriz macular no olho direito. No olho esquerdo, notam-se drusas confluentes.

Fonte: Acervo dos autores.

membrana neovascular sub-retiniana (Figura 6.24). No entanto, a tomografia de coerência óptica (OCT) tornou-se atualmente essencial no diagnóstico e acompanhamento dessa doença.

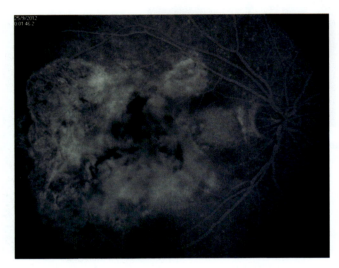

Figura 6.24 Exame contrastado com extensa área hiperfluorescente e OCT de alta definição do olho direito da mesma paciente mostrando grande espessamento com presença de cistos, fibrose e fluido sub-retiniano decorrente da exsudação neovascular.

Fonte: Arquivo Carlos Porto.

REFERÊNCIAS

1. Ambrosio JR. A revolução dos lasers de femtossegundo na oftalmologia. Rev Bras Oftalmol [Rio de Janeiro]. 2011;70(4).
2. Brandt JD, Beiser JD, et al. Central corneal thickness in the Ocular Hypertension Treatment Study (OHTS). Ophthalmology. 2001;108(10):1779-88.
3. Copt R, Thomas R, Mermoud R. Corneal Thickness in Ocular Hypertension, Primary Open-angle Glaucoma, and Normal Tension Glaucoma. Arch Ophthalmol. 1999 Jan;117:14-6.
4. Faucher A, Gregoire J, Blondeau P. Accuracy of Goldmann tonometry after refractive surgery. J Cataract Refract Surg. 1997 Jul-Aug;23(6):832-8.
5. Ferreira RC. Emergências Oftalmológicas. Sociedade Brasileira de Oftalmologia Pediátrica. [Internet] [Acesso em 2017 sept 26]. Disponível em: www.sbop.com.br/sbop/site/conteudo/SITESBOP3-emergências.pdf
6. Ghisi LB. A Angiofluoresceinografia na Retinopatia Diabética. Arq Cat Med. 1997;26(1-4):80-5.
7. Gillet P, Goldblum K. Ophtalmic Patient Assessment. J Am Soc Ophtalmic Regist Nurses. 2004;29:23.
8. Guimarães, HP. Procedimentos em Medicina de Urgência e Emergência. 1. ed. São Paulo: Editora Atheneu, 2013.
9. Jacomini CZ, Hannouche RZ. Retinopatia Hipertensiva. Rev Bras Hipertens. 2001;8:321-7.
10. Kanski JJ. Oftalmologia Clínica: Uma abordagem Sistemática. 6.ed. Rio de Janeiro: Elsevier, 2008. p.3-17.
11. Porto CC. Semiologia Médica. 6.ed. Rio De Janeiro: Guanabara Koogan, 2009. p.210-6.
12. Ralph H. Eye Emergency Manual: An Illustrated Guide. 2.ed. NSW Department of Health Sydney, 2009.
13. Rodrigues MLV. Semiologia Oftalmológica. Medicina [Ribeirão Preto]. 1996;29:54-60.
14. Sheldrik JH, Vernon SA, Wilson A, Read SJ. Demand incidence and episode rates of ophthalmic disease in a defined urban population. BJM. 1992;305:933-6.
15. Silva APB, Herkenhoff FL. Retinopatia Hipertensiva. Rev Arq Bras Oftalmol. 2002;65:487-93.
16. Silva JC, et al. Exame Ocular Medicina USP. [Internet] [Acesso em 2017 sept 26]. Disponível em: http://www.oftalmologiausp.com.br/graduacao.html
17. Sociedade Brasileira de Glaucoma. Glaucoma primário de ângulo aberto. São Paulo: Plan Mark, 2005
18. Souza NP, Rodrigues MLV. Manifestações Oculares de Doenças Sistêmicas. Medicina [Ribeirão Preto]. 1997;30:79-83.
19. Vaughan D, Asbury T, Riordan-Eva P. Oftalmologia Geral. 15.ed. São Paulo: Atheneu, 2003. p.27-9.

7 | capítulo

Davi Knoll Ribeiro   Fernando Veiga Angélico Junior

Otorrinolaringologia

INTRODUÇÃO

Poucas áreas na medicina sofreram tantas mudanças e avanços científicos nessas últimas décadas quanto a otorrinolaringologia, tanto no que se refere ao diagnóstico como ao tratamento de doenças nessa especialidade.

O nariz, a garganta e a orelha intrigam o ser humano desde os períodos mais remotos, possivelmente devido ao fato de a área abranger quatro funções sensoriais principais (audição, equilíbrio, olfato e gustação).

O primeiro relato de exame nasal na literatura médica mundial data do século VI a.C., no documento hindu "Suchruta-samhita", no qual é descrito um espéculo nasal tubular, confeccionado com bambu, além de tonsilectomias e cirurgias para remoção de pólipos nasais.

O século XX foi a época de grandes avanços na área, pois ocorreu a fusão da otologia e laringologia, surgindo de fato a especialidade otorrinolaringologia.

Atualmente as doenças otorrinolaringológicas representam aproximadamente 40% dos atendimentos dos médicos generalistas e pediatras, portanto a especialidade tem importância socioeconômica extremamente significativa.

A semiologia otorrinolaringológica tem grande importância na prática médica, seja ela generalista ou especialista.

No pronto-socorro, a propedêutica otorrinolaringológica é especialmente importante pois, quando bem realizada e associada à anamnese cuidadosa, consegue elucidar a grande maioria dos casos (apenas 9,7% dos atendimentos otorrinolaringológicos necessitam de recursos de alta complexidade).

Este capítulo visa fornecer, de maneira objetiva e prática, como deve ser realizada a propedêutica otorrinolaringológica, além de apresentar ilustrações das afecções mais comuns dentro da especialidade, visando uma melhor compreensão dos diagnósticos otorrinolaringológicos do seu paciente.

SEMIÓTICA E SEMIOTÉCNICA
Anamnese

Com a finalidade de levantar pistas para direcionamento do exame físico, exames complementares e conduta eficaz, a anamnese deve ser a mais completa possível, como em qualquer especialidade médica.

- **Identificação (ID):** destaca-se a profissão – devido ao fato de várias doenças otorrinolaringológicas estarem relacionadas com exposição ocupacional.
- **Queixa e Duração (QD) e História Pregressa da Moléstia Atual (HPMA):** interroga-se por presença e caracterização de tonturas, vertigens, perdas auditivas e zumbidos; presença e caracterização de otalgia e otorreia (duração, lateralidade, períodos de melhora); presença e caracterização de dor facial e/ou nasal e da obstrução nasal; presença e caracterização das rinorreias (anterior, posterior, coloração, frequência, lateralidade) e de alterações olfativas; presença e caracterização dos sangramentos nasais (epistaxes); presença de roncos e apneia do sono; odinofagia (dor à deglutição) e disfagia (dificuldade de deglutição); lesões na cavidade oral; presença e caracterização de disfonia (tempo de história, progressão, fatores associados); presença e caracterização de abaulamentos cervicais (tempo de evolução, lateralidade, fatores associados) e traumas maxilo-faciais.
- **Interrogatório Sobre os Diversos Aparelhos (ISDA):** sinais e sintomas que tenham relação com os eventos relacionados na HPMA.
- **Antecedentes pessoais e hábitos de vida:** questionar sobre tabagismo, etilismo, uso de drogas ilícitas, doenças sistêmicas (HAS, DM, tireoidopatias, asma etc.), história de atopias e de afecções otorrinolaringológicas de repetição, cirurgias prévias e medicações.

Exame físico

O exame físico otorrinolaringológico segue uma sequência que parte da avaliação do nariz, fossas nasais e seios paranasais, seguido pelo exame da cavidade oral, faringe, laringe, orelhas e região de cabeça e pescoço.

Nariz e fossas nasais

A propedêutica do nariz, fossas nasais e seios paranasais compreende a inspeção externa e a palpação, seguida por rinoscopia anterior e, por último e como complementação dessa, a rinoscopia posterior.

Inspeção e palpação

Inicialmente, faz-se a inspeção externa da pirâmide nasal, narinas e vestíbulos nasais, devendo-se observar: alterações da forma e da estrutura cartilaginosa ou óssea por deformidades congênitas ou adquiridas, como nariz em sela (congênito ou resultante de destruição dos ossos nasais pela sífilis), nariz com corcova, alargamento de dorso nasal, laterorrinias etc.

Devem ser observados os movimentos das asas nasais em adução (incompetência valvular nasal, hipotonia ou paresia do músculo elevador da narina, obstruções nasais acentuadas ou, quando unilateral, na paralisia facial periférica ou central) e em abdução (dispneia inspiratória nas obstruções de laringe, da traqueia, dos brônquios e dos bronquíolos).

Alterações da pele devem ser observadas, como hiperemia, teleangiectasias, manchas eritemato-escamosas, róseas ou acastanhadas na região malar (aspecto de "asas de borboletas", que são sugestivas de lúpus eritematoso sistêmico), entre outras.

Sequencialmente realiza-se a palpação, que deve ser feita de modo bidigital, com o polegar e o indicador, avaliando-se: as propriedades da pele sobrejacente às estruturas faciais e nasais (firmeza, endurecimento, edemas e dor à pressão); presença de massas palpáveis nas estruturas vizinhas e crepitações, além de mobilidade da estrutura óssea do nariz.

Inspeção com instrumentos

Geralmente, utiliza-se a mão esquerda para examinar a fossa nasal direita do paciente e vice-versa.

O espéculo adequado, diferenciado para adultos e crianças, deve ser introduzido fechado (com as lâminas juntas) no vestíbulo nasal. A ponta do espéculo é dirigida lateralmente no vestíbulo nasal. Abre-se o espéculo no vestíbulo nasal, fixando-o às asas nasais com o dedo indicador. A outra mão é usada para ajustar a posição da face e da cabeça, permitindo que o olhar do examinador fique paralelo ao assoalho do nariz e ao longo da concha inferior e meato inferior. Se a fossa nasal for ampla, as coanas e a parede posterior da rinofaringe poderão ser vistas nessa posição. O meato e a concha média, de grande importância clínica, podem ser visualizados se o examinador inclinar a cabeça do paciente discretamente para trás, permitindo que a parte superior da fossa nasal seja examinada.

Quando a posição da cabeça tiver sido ajustada satisfatoriamente, a mão livre fica disponível para manipular instrumentos e realizar aspirações ou procedimentos no interior da fossa nasal. Ao término da rinoscopia anterior, o examinador deverá ter reconhecido e poderá descrever as seguintes estruturas: assoalho nasal, conchas e meatos nasais, válvula nasal e septo.

Durante a rinoscopia anterior, pode-se notar:

- **Mucosa nasal:** coloração (pode estar róseo-pálida em processos alérgicos ou hiperemiada em processos inflamatório-infecciosos agudos), umidade, espessamento, lesões, tumorações etc.
- **Secreções nasais:** coloração (secreção purulenta no meato médio indica sinusite aguda ou crônica, geralmente do seio maxilar, por exemplo), quantidade e localização; formação de crostas.
- Presença de epistaxe ou sinais de sangramento nasal ativo ou recente e coágulos sanguíneos decorrente de epistaxes.
- **Posição do septo nasal e deformidades septais:** localização e grau; presença de ulcerações ou perfurações.
- **Conchas nasais:** edema e hipertrofia da mucosa (muito comum na rinite alérgica); hiperemia de mucosa (inflamações agudas ou crônicas da mucosa nasal e/ou dos seios paranasais).
- **Neoplasias benignas e malignas:** pólipos (geralmente apresentam-se como um tecido liso, amarelado ou róseo, úmido e brilhante); tumores malignos (irregulares, sanguinolentos, destruição local).
- Presença de corpos estranhos (principalmente em crianças).

DICAS

- Em crianças pequenas, apenas levantando-se a ponta do nariz consegue-se uma boa exposição das fossas nasais e evita-se o trauma e o medo causado pelo uso dos espéculos nasais.

- Em recém-nascidos, se a técnica anterior não for efetiva, o otoscópio e um espéculo de orelha são utilizados para examinar as fossas nasais.

- Se a mucosa nasal estiver muito edemaciada, não permitindo a visualização da fossa nasal, aconselha-se usar vasoconstritores tópicos (oximetazolina, nafazolina etc.) ou algodão embebido em solução vasoconstritora na concentração de 1:80.000 a 1:200.000, deixando que atue por 10 minutos, para promover a retração das conchas e então se obter uma boa visualização.

Rinoscopia anterior

Para a avaliação das fossas nasais, o paciente deve estar sentado, com a cabeça em ortostase, respiração tranquila, braços ao lado do corpo e boca fechada. A fonte de luz deve estar à altura dos olhos do paciente e direcionada para as narinas.

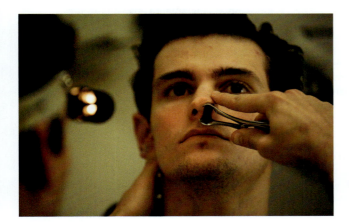

Figura 7.1 Rinoscopia anterior.

Fonte: Acervo dos autores.

Na rinoscopia anterior, utiliza-se um espéculo nasal, uma fonte luminosa forte e um espelho de cabeça ou fotóforo, e só é executada após a inspeção sem instrumentos (Figura 7.1).

Rinoscopia posterior

A rinoscopia posterior é usada para examinar a parte posterior das fossas nasais, podendo-se visualizar: coanas, as extremidades posteriores das conchas inferiores, a margem posterior do septo, a rinofaringe e os óstios das tubas auditivas. Com o advento da nasofibrolaringoscopia, essa técnica caiu em desuso, já que é de difícil realização e precisa de bastante cooperação do paciente. De qualquer forma, descreveremos sua técnica a seguir.

A rinoscopia posterior requer muita prática por parte do examinador e cooperação do paciente. O examinador utiliza o abaixador de língua para afastar a língua do palato. A distância entre a superfície da língua e do palato mole em relação à parede faríngea posterior então aumentará. Em seguida, um pequeno espelho angulado específico e previamente aquecido é introduzido na orofaringe lateralmente à úvula, possibilitando avaliação da rinofaringe. O espelho não deve encostar na mucosa palatal, pois poderá desencadear o reflexo de náusea. Não se obtendo uma visualização satisfatória, muitas vezes consegue-se uma melhor avaliação utilizando-se anestesia tópica local da orofaringe, particularmente do palato mole e da parede posterior da faringe, com um aerossol de lidocaína a 10%, bem como a retração do palato com sonda de nelaton introduzida pelas fossas nasais.

Durante a rinoscopia posterior, pode-se notar:

- Mucosa da parte posterior das fossas nasais e da rinofaringe com umidade, ressecamento, espessamento e coloração.
- Abertura e largura das coanas – presença de estenoses ou atresias.
- Obstrução da rinofaringe por aumento de volume da adenoide em crianças ou tumorações em adultos.
- Secreções e/ou sangramentos provenientes das fossas nasais.
- Evidências de cicatrizes ou deformidades na rinofaringe (decorrentes de traumas e/ou cirurgias).

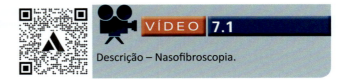

Descrição – Nasofibroscopia.

SEIOS PARANASAIS

A avaliação semiológica dos seios paranasais é caracterizada pelo conjunto de achados dos exames da avaliação das fossas nasais, associado, se necessário, ao estudo através de imagens radiográficas (radiografia simples, tomografia computadorizada e ressonância magnética), sendo necessárias várias incidências e reconstruções para a melhor avaliação.

Apresentamos a seguir uma tabela com algumas patologias mais comumente encontradas na prática clínica que acometem o nariz e os seios paranasais (Tabela 7.1)

BOCA, FARINGE E GLÂNDULAS SALIVARES

Na boca e cavidade oral deverão ser avaliadas as seguintes estruturas: lábios, mucosa jugal e bochechas, gengivas, dentes, língua, palato duro e mole, assoalho da boca, faringe e, por último, as glândulas salivares.

Os principais sintomas sugestivos de doença da boca, cavidade oral e da faringe são: dor à alimentação, mastigação ou deglutição; disfagia; sintomas de globo faríngeo; queimação da boca, língua e/ou faringe; presença de escarro hemoptoico; halitose; distúrbios da gustação; obstrução respiratória e tumorações da cabeça, pescoço, boca, assoalho da boca e dos linfonodos cervicais.

A semiotécnica da boca, cavidade oral e faringe compreende inspeção, palpação e exame com espelho, nessa ordem.

Inspeção e palpação

A inspeção deve ser realizada em ambiente iluminado, com auxílio de espelho frontal ou fotóforo, utilizando-se dois abaixadores de língua. A palpação deve ser bimanual, procurando endurecimento, infiltrações, ulcerações e áreas dolorosas.

MANUAL DE SEMIOLOGIA E PROPEDÊUTICA MÉDICA

Tabela 7.1 – Achados e correlação clínica.

Doença	Sintomas	Exame físico
Epistaxe	Sangramento nasal	• **Rinoscopia:** sangramento ativo ou recente, coágulos e crostas. • **Oroscopia:** sangramento ativo escorrendo pela parede posterior da faringe.
Rinite alérgica	Prurido no nariz, obstrução nasal, crises de espirros e corrimento nasal aquoso claro. Pode apresentar sensação de plenitude, conjuntivite, febre temporária, perda de apetite. É possível apresentar infecção secundária.	• **Rinoscopia:** edema e palidez de mucosa de concha inferior; hipertrofia de conchas inferiores; secreção hialina em fossas nasais.
Rinossinusite aguda	Dor na face e na cabeça que piora com o abaixamento ou a elevação da cabeça; tosse, coriza, febre e queda do estado geral.	• **Palpação:** dor facial (inespecífica). • **Rinoscopia:** hiperemia e edema de mucosa de conchas nasais e rinorreia amarelada uni ou bilateral. • **Radiografia:** espessamento mucoso, nível líquido ou velamento dos seios paranasais.
Fratura nasal	Dor local, podendo haver sangramento, edema e hematoma.	• **Palpação:** dor facial (inespecífica). • **Rinoscopia:** hiperemia e edema de mucosa de conchas nasais e rinorreia amarelada uni ou bilateral. • **Radiografia:** espessamento mucoso, nível líquido ou velamento dos seios paranasais.

Fonte: Acervo dos autores.

Deve-se observar:

- **Lábios:** coloração, mobilidade e simetria, condição da pele e da mucosa e alterações da superfície, ulcerações, endurecimentos e dor à palpação.
- **Mucosa jugal e das bochechas:** coloração, umidade, ressecamento, membranas, ulcerações, tumorações e sensibilidade; abertura e características do ducto parotídeo (na altura do segundo molar superior); drenagem de saliva ou secreção purulenta pelos ductos parotídeos.
- **Dentes:** presença ou ausência, disposição, cáries etc.
- **Palato mole e duro:** posicionamento, assimetrias, mobilidade, fissuras etc.
- **Língua:** tamanho, forma, mobilidade, superfície e consistência da língua com a boca aberta.
- **Faringe:** presença ou não das tonsilas palatinas; tamanho e assimetria de tonsilas palatinas; coloração, hidratação, ressecamento, ulcerações, tumorações e sensibilidade de mucosa.
- **Assoalho da boca:** abaulamentos, ulcerações, tumorações e sensibilidade de mucosa; abertura e características dos ductos submandibulares; drenagem de saliva ou secreção purulenta pelos ductos submandibulares.
- Mobilidade da mandíbula e função da articulação temporomandibular

O exame das tonsilas tem papel fundamental na semiologia oral otorrinolaringológica devido à grande prevalência das afecções dessa região, principalmente em crianças. Em adultos, deve-se introduzir um abaixador de língua na parte medial da língua, aproximadamente em seu terço médio (no sentido anteroposterior) e solicitar ao paciente que diga "a" ou "é" ao mesmo tempo em que se faz uma pressão delicada para baixo. Deve-se evitar apoiar a espátula na base da língua, o que causa reflexo nauseoso. Deve-se explicar o procedimento ao paciente antes de iniciá-lo, sendo o único modo de possibilitar uma visualização satisfatória de toda boca e faringe.

Nas crianças, na maioria das vezes, pedindo-se para que abram ao máximo a boca e coloquem a língua para fora, é possível a visualização da faringe e as tonsilas faríngeas. Não sendo possível, utiliza-se a técnica para adultos; em último caso, o reflexo nauseoso pode servir como auxílio.

Exame com espelho angulado

Como complementação do exame da cavidade oral, pode ser utilizado o pequeno espelho angulado (espelho de Garcia ou para rinoscopia posterior) para a visualização indireta de áreas mais difíceis, principalmente atrás dos terceiros molares superiores.

GLÂNDULAS SALIVARES

Os principais sintomas das doenças das glândulas salivares são: distúrbios de secreção salivar (aumento ou diminuição), dor, calor, hiperemia da pele e modificações no seu tamanho e consistência.

As doenças muitas vezes podem ser diagnosticadas com base na história, na idade do paciente e nos achados clínicos. Os últimos incluem edema, consistência, mobilidade, aumento de volume, dor, hiperemia local e função do nervo facial.

A semiotécnica das glândulas salivares é desempenhada pelos métodos da inspeção e da palpação.

Inspeção e palpação

Inicialmente, deve-se observar se há presença de abaulamentos em regiões parotídeas ou submandibulares, além de hiperemia da pele sobrejacente. Pequenos aumentos da glândula parótida já podem levar ao apagamento do ângulo da mandíbula, o que é muito comum nas parotidites agudas.

Os achados específicos podem ser detectados através da palpação, que deve ser realizada pelos três dedos – indicador, médio e anular – justapostos e ligeiramente fletidos, comprimindo e deslizando de cima para baixo na região da parótida. Hipertrofia massetérica uni ou bilateral muitas vezes é confundida com doença da parótida. A glândula parótida pode ser distinguida do músculo masseter pedindo-se ao paciente que aperte os dentes firmemente, o que faz com que o músculo fique saliente. A palpação do ducto parotídeo se faz com o dedo indicador enluvado, colocado dentro da boca do paciente na mucosa jugal da bochecha, um dedo abaixo do osso zigomático, com o polegar da mesma mão sobre a pele da bochecha; a finalidade é colocar o ducto parotídeo entre os dedos, formando uma "pinça". A única região do canal, que é acessível à palpação, é a sua extremidade anterior, uma vez que suas outras porções são encobertas pelo músculo masseter e sua inserção tendinosa. Concomitantemente à palpação, devemos observar a saída ou não de saliva e/ou secreção purulenta do ducto parotídeo.

As glândulas submandibulares são dificilmente observadas no paciente normal, em razão da musculatura e do panículo adiposo correspondente à região inferior das mandíbulas. A palpação da glândula submandibular é bimanual, com o dedo enluvado na face interna da mandíbula no interior da boca (assoalho bucal), e as polpas dos dedos da outra mão em posição paralela ao dedo enluvado, no nível da projeção da glândula. O dedo na região da boca desliza desde o terço posterior da língua até a papila sublingual, onde se acha o orifício de abertura da glândula submandibular (Figura 7.2). Como nas glândulas parótidas, deve-se observar a saída ou não de saliva e/ou secreção purulenta do ducto parotídeo.

As glândulas salivares sublinguais normais são mais difíceis de serem verificadas, tanto na inspeção quanto na palpação do assoalho da boca.

Para auxiliar o raciocínio clínico, vale lembrar:

- dor intensa recorrente indica sialolitíase ou parotidite recorrente;
- doença bilateral indica sialodenose ou caxumba;

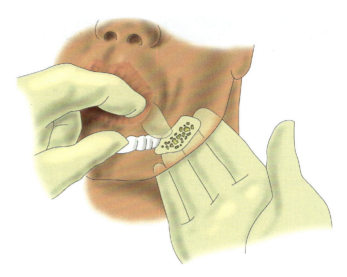

Figura 7.2 Palpação da glândula submandibular.

Fonte: Acervo dos autores.

- dor, paralisia facial, metástase em linfonodos regionais e ulceração indicam doença maligna.

Além disso, as doenças das glândulas salivares geralmente dependem da idade: hemangiomas e linfangiomas congênitos ocorrem no recém-nascido; caxumba e parotidite infecciosa recorrente ocorrem em crianças em idade escolar; sialolitíase e parotidite crônica ocorrem em adultos jovens; adenomas e sialodenose ocorrem na meia-idade, e as doenças malignas aumentam com o avançar da idade.

Apresentamos a seguir uma tabela com algumas patologias mais comumente encontradas na pratica clínica que acometem boca, faringe e glândulas salivares (Tabela 7.2).

LARINGE

Os métodos propedêuticos básicos usados para investigar a laringe são a inspeção, seguida pela palpação e, por último, a laringoscopia indireta. Esses fornecem informações sobre a posição da laringe e sua relação com estruturas anatômicas vizinhas no pescoço, a forma externa e interna da laringe e o tipo, o local e a extensão das lesões externas e internas da laringe. Além disso, é possível utilizar a nasofibrolaringoscopia flexível ou a laringoscopia direta para a visualização com mais detalhe da estrutura e da função da laringe e pregas vocais.

Inspeção

O início da avaliação é representado pelo exame externo, em que se observa a localização cervical mediana da laringe. A movimentação normal desse conjunto é vertical, para baixo, durante a inspiração (o movimento para dentro

MANUAL DE SEMIOLOGIA E PROPEDÊUTICA MÉDICA

Tabela 7.2 – Achados e correlação clínica.

Doença	Sintomas	Exame físico	Imagem
Hipertrofia de adenoide	Obstrução nasal que leve à respiração bucal, dificuldade de alimentação, roncos, face alongada, babação e apneia (casos graves).	• **Rinoscopia posterior:** aumento de volume da adenoide. • Podem ser necessários radiografia de cavum ou nasofibroscopia para complementar a investigação.	—
Hipertrofia de tonsilas palatinas	Semelhante ao da hipertrofia de adenoide; é importante determinar se há hipertrofia de ambas as estruturas. *Hipertrofia unilateral progressiva da tonsila deve levar sempre à suspeita de doença maligna.	• **Oroscopia:** aumento de volume das tonsilas palatinas.	Hipertrofia de tonsilas palatinas
Estomatite ulceromembranosa	Geralmente se inicia com hiperemia, tumefação e sensibilidade à pressão nas margens da gengiva; pode ocorrer tumefação da mucosa bucal e língua; evolui para ulcerações com membrana fibrinosa de coloração "cinza-suja" com dor grave; halitose, sialorreia, saliva turva ou purulenta, perda de gustação, dificuldade para alimentação e febre podem estar presentes.	• **Oroscopia:** tumefação e hiperemia de gengiva ou mucosa; ulcerações com membrana fibrinosa "cinza-suja".	Estomatite ulceromembranosa Cortesia da Dra. Rita de Cássia Soler
Aftas recorrentes crônicas	Afta única (1-5 mm), ocorrendo intermitentemente, pode afetar mucosa bucal, a língua, o palato e a gengiva; muito dolorosa; linfonodos regionais aumentam de volume; não há sialorreia, halitose ou febre.	• **Oroscopia:** lesão avermelhada, ulcerada, dolorosa à palpação.	Aftas Cortesia da Dra. Rita de Cássia Soler

(Continua)

OTORRINOLARINGOLOGIA

Tabela 7.2 – Achados e correlação clínica.			*(Continuação)*
Doença	Sintomas	Exame físico	Imagem
Leucoplasia	Placas esbranquiçadas, levemente elevadas, geralmente indolores.	• **Oroscopia:** lesão em lábios, assoalho da boca ou mucosa bucal; aveludado ou nodular, em geral nitidamente circunscrito; espessamento branco que não pode ser removido.	Leucoplasia Cortesia da Dra. Rita de Cássia Soler
Pênfigo	Vesículas ou erosões na boca, com queixa de odor fétido e dor local.	• **Oroscopia:** vesículas planas moles ou tensas; com a evolução da doença, essas dão lugar a erosões superficiais com camada de fibrina e pontas epiteliais na borda. • **Palpação:** linfadenopatia regional. • **Inspeção:** erupção bolhosa na pele.	Pênfigo Cortesia da Dra. Rita de Cássia Soler
Eritema multiforme	Lesões em lábios e mucosa oral; há simultaneamente lesões cutâneas e articulares; febre; halitose; sialorreia.	• **Oroscopia:** exsudato fibrinoso, crostas e vesículas nos lábios e mucosa oral. • **Palpação:** linfadenopatia regional	Eritema multiforme Cortesia da Dra. Rita de Cássia Soler
Líquen plano	Nódulos esbranquiçados na boca, sem odor, pápulas (2-3 cm) de coloração vermelho-acastanhada a rosa na superfície flexora do braço, antebraço e punho.	• **Oroscopia:** nódulos esbranquiçados dispostos em grupos na mucosa bucal, gengiva ou língua; placas lisas cinza ou azuladas no dorso da língua; as lesões não podem ser removidas, são firmes e planas.	Líquen plano Cortesia da Dra. Rita de Cássia Soler

(Continua)

Capítulo 7

MANUAL DE SEMIOLOGIA E PROPEDÊUTICA MÉDICA

Tabela 7.2 – Achados e correlação clínica.			(Continuação)
Doença	Sintomas	Exame físico	Imagem
Parotidite	Principalmente unilaterais ou alternantes, podem ser extremamente dolorosas, geralmente em crianças. Muitas vezes há trismo e a parótida fica endurecida.	• **Palpação:** endurecimento e dor em região da parótida. • **Oroscopia:** saliva é leitosa, granular ou puramente purulenta; paciente relata que sua saliva está com gosto salgado.	Parotidite Cortesia da Dra. Rita de Cássia Soler

Fonte: Acervo dos autores.

da incisura supraesternal na inspiração aponta para obstrução laringotraqueal por corpo estranho, tumor ou edema) e superiormente na expiração e deglutição (a ausência desse movimento indica fixação da laringe por infecção ou tumor). Normalmente, a proeminência tireoidea só pode ser vista em homens.

Palpação

Na palpação da laringe, buscam-se alterações no arcabouço cartilaginoso, presença de dor, crepitações ou tumorações. O esqueleto laríngeo e as estruturas vizinhas são palpados durante a respiração e a deglutição, procurando-se localizar: cartilagem tireoidea e membrana cricotireoidea, cartilagem cricoide, além do osso hioide (Figura 7.3).

Laringoscopia indireta

Para a realização da laringoscopia indireta, são necessários: espelho de Garcia, fotóforo ou foco de luz e espelho frontal, luva e gaze. O paciente deve estar sentado com a cabeça em leve hiperextensão e com protrusão externa da língua. O examinador coloca-se na frente do paciente e segura a língua do mesmo com a gaze, utilizando o polegar e o dedo médio da mão esquerda. O dedo indicador esquerdo é usado para tracionar o lábio superior para cima, permitindo uma maior abertura. A língua deve ser levada para a frente cuidadosamente para evitar a lesão do frênulo lingual pelos dentes inferiores.

O espelho laríngeo deve ser levemente aquecido em água morna, e sua temperatura, testada na mão do examinador antes que ele seja introduzido na cavidade oral do paciente, evitando-se, assim, queimaduras. É então introduzido ao longo do palato até que alcance a úvula. A superfície posterior do espelho é usada para elevar a úvula e empurrá-la para cima e para trás. A parte posterior da língua, a faringe e parte da laringe agora ficam visíveis no espelho. Pede-se

ao paciente que emita o som da vogal "i" ou "é". Com a emissão do som, a epiglote se levanta permitindo uma excelente visualização das pregas vestibulares, das pregas vocais, das cartilagens aritenoides, das pregas ariepiglóticas e dos seios piriformes e suas possíveis alterações.

A estimulação da base da língua e da parede faríngea posterior durante o exame deve ser evitada, já que isso provoca o reflexo nauseoso (em pacientes com reflexo nauseoso exacerbado, podemos recorrer à anestesia tópica do palato, orofaringe e base da língua com spray de lidocaína a 10%).

A posição de Killian, na qual o examinador senta-se em frente ao paciente em pé, fornece uma melhor visualização da comissura posterior. A posição de Tuerck, na qual o examinador fica em pé em frente ao paciente sentado, permite uma visualização melhor da comissura anterior (Figura 7.4).

Apresentamos a seguir uma tabela com algumas patologias mais comumente encontradas na pratica clínica que acometem a laringe (Tabela 7.3)

PESCOÇO
Inspeção

Avaliam-se as alterações de forma e volume observadas em tireoide, linfonodos, glândulas parótidas e submandibulares e demais estruturas do pescoço. Atenção especial deve ser dada para sinais vasculares, congestão venosa, radiodermatite, nevos pigmentados e melanomas, bem como aberturas de fístulas. Avalia-se também a posição e a mobilidade da cabeça, à procura de espasmos dos músculos do pescoço, como acontece nos abscessos, na tireoidite e no torcicolo.

Palpação

Complementa a inspeção, evidenciando as alterações acessíveis ao tato. Deve ser realizada com o paciente sen-

OTORRINOLARINGOLOGIA

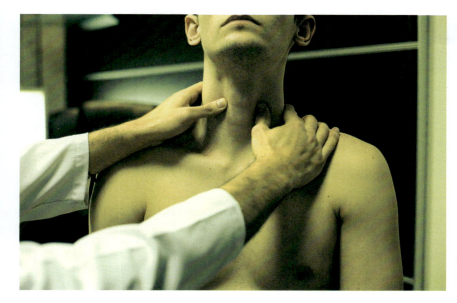

Figura 7.3 Palpação da laringe.

Fonte: Acervo dos autores.

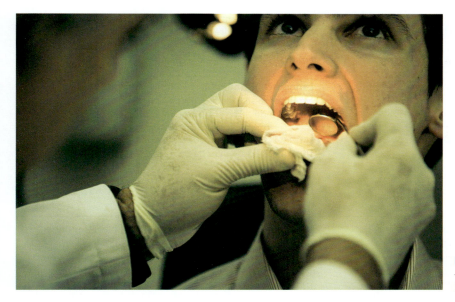

Figura 7.4 Laringoscopia indireta.

Fonte: Acervo dos autores.

tado, com o examinador colocando-se atrás do paciente e utilizando o polegar e os demais dedos em posição de garra para "agarrar" as estruturas do pescoço, gentilmente. Ambos os lados são palpados e comparados. A cabeça deve ser inclinada discretamente para a frente a fim de que se relaxem as partes moles.

Os linfonodos geralmente ficam palpáveis quando seu diâmetro é maior que 1 cm. Palpam-se os grupos individuais de linfonodos seguindo-se uma ordem específica: do submentoniano para o triângulo submandibular, depois ao longo do músculo esternocleidomastóideo, seguindo para o triângulo omoclavicular e, finalmente, ao longo do curso do nervo acessório. Deve ser feita a palpação da artéria carótida e do bulbo carotídeo (não deve ser confundido com os linfonodos cervicais vizinhos) e da glândula tireoide (situada inferior e lateralmente às cartilagens tireoide e cricoide), observando-se o movimento simultâneo da laringe e glândula tireoide na deglutição.

 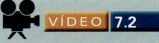

Descrição – *Palpação da região cervical.*

Capítulo 7

MANUAL DE SEMIOLOGIA E PROPEDÊUTICA MÉDICA

Tabela 7.3 – Achados e correlação clínica.

Doença	Sintomas	Exame físico
Paralisia unilateral do nervo laríngeo recorrente	Disfonia na fase aguda, com posterior melhora da voz; sem obstrução respiratória.	**Laringoscopia indireta:** prega vocal imóvel na posição paramediana unilateral.
Paralisia bilateral do nervo laríngeo recorrente	Dispneia com a possibilidade de asfixia por estreitamento da fenda glótica; estridor inspiratório intenso durante o sono ou atividade física; disfonia inicial.	**Laringoscopia indireta:** pregas vocais imóveis em posição mediana ou paramediana.
Trauma externo	Dispneia imediata ou crescente, até obstrução completa por hematoma, edema e luxação dos fragmentos de cartilagem, sangramento e disfonia. Quando há esôfago afetado, ocorre dor e disfagia.	**Inspeção:** hematomas, edemas, lacerações e desvios laterais. **Palpação:** crepitação, dor, deslocamento de fragmentos laríngeos, enfisema do pescoço. **Laringoscopia indireta:** visualização de fragmentos laríngeos, edema, lacerações ou hematomas.
Corpos estranhos	Geralmente crises de tosse, dores penetrantes na laringe e disfagia; pode ocorrer dispneia e, dependendo do tamanho, asfixia.	**Laringoscopia indireta:** visualização do corpo estranho. *Em alguns casos, edema pode sobrepor o corpo estranho.
Laringite aguda	Disfonia, afonia, dor na laringe e crises de tosse.	**Laringoscopia indireta:** visualização das pregas vocais hiperemiadas e edemaciadas. Mucosa faríngea ou traqueal vizinha pode estar normal ou alterada.
Nódulos vocais	Disfonia progressiva, profissionais da voz, mulheres.	**Laringoscopia indireta:** visualização dos nódulos, geralmente situados na borda livre da prega vocal (na transição de terço anterior e médio); bilateral.
Pólipos vocais	Disfonia, afonia, sensação de corpo estranho e crises de tosse.	**Laringoscopia indireta:** visualização do pólipo, geralmente situado na borda livre da prega vocal (séssil e/ou pediculado); unilateral.
Edema de Reinke	Disfonia progressiva e voz grave; mulheres fumantes.	**Laringoscopia indireta:** visualização de edema bilateral de base ampla nas pregas vocais.
Papiloma laríngeo	Disfonia progressiva, muitas vezes grave, podendo levar à obstrução respiratória.	**Laringoscopia indireta:** visualização dos papilomas que podem ser pediculados, solitários ou generalizados. Superfície amarelo-pálida a vermelha, com aspecto em "cacho de uva" ou framboesa.
Carcinoma laríngeo	Disfonia progressiva é o primeiro sintoma quando o tumor afeta a glote. Pode ocorrer sensação de corpo estranho, pigarro, dispneia, disfagia, tosse e hemoptise. *Disfonia com duração maior que duas semanas sempre deve ser investigada por um especialista.	**Laringoscopia indireta:** visualização de lesão normalmente irregular com áreas de sangramento ou necrose.

Fonte: Acervo dos autores.

Ausculta

Deverá ser realizada com o estetoscópio e tem a sua aplicação na pesquisa dos ruídos vasculares do pescoço. Geralmente é executada quando se suspeita de tumores do corpo carotídeo, aneurismas vasculares e estenoses da artéria carótida (Figura 7.5).

PRINCIPAIS ESTRUTURAS DO PESCOÇO

Por estar diante de uma região do corpo formada por muitas estruturas nobres, será enfatizado o exame físico da traqueia, aorta na fúrcula esternal e veias jugulares. O exame físico da tireoide será abordado no capítulo sobre endocrinologia.

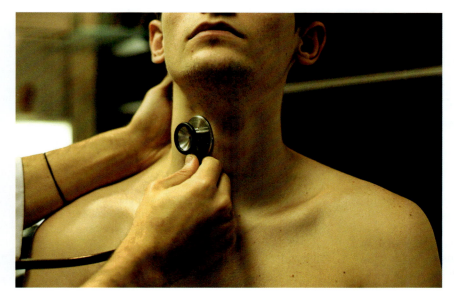

Figura 7.5 Ausculta de carótida.

Fonte: Acervo dos autores.

Traqueia

A traqueia localiza-se em sua posição normal na linha mediana do pescoço e é visível facilmente em pescoços magros e astênicos. Pela palpação em qualquer tipo constitucional, verifica-se bem a traqueia e a face anterior e lateral da laringe.

Desvios laterais podem ocorrer devido a retrações no nível do tórax ou por tumores do mediastino que exerçam pressão lateral ou posterior.

As pulsações da traqueia são perceptíveis pela palpação e dependem da proximidade das artérias carótidas e das relações do brônquio esquerdo com a concavidade do arco da aorta. Existem diversos sinais que são observados nas pulsações da traqueia, porém o sinal de Oliver é o mais utilizado na prática clínica.

SINAL DE OLIVER

Com a cabeça em posição anatômica, fixando-se a cartilagem cricoide e elevando-a com as polpas das últimas falanges dos dedos indicador e polegar direitos, normalmente não é percebida a pulsação da cartilagem de cima para baixo. Quando a pulsação é percebida nesse sentido, sincronicamente ao pulso arterial, identifica-se a positividade do sinal de Oliver, que depende sempre do aumento do diâmetro da aorta (aneurisma) na sua concavidade e que transmite a pulsação ao brônquio esquerdo que está contíguo (Figura 7.6).

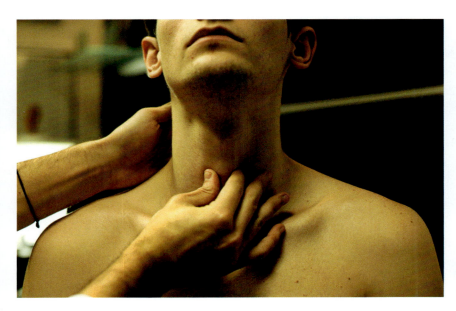

Figura 7.6 Sinal de Oliver.

Fonte: Acervo dos autores.

Aorta na fúrcula esternal

A semiotécnica para palpação da aorta corresponde à introdução do indicador na fúrcula esternal junto à porção posterior do manúbrio esternal do paciente, em pé ou sentado, com a cabeça fletida. Normalmente não se vê e nem se palpa a aorta na fúrcula. Quando a parede da aorta é palpável diretamente na fúrcula, indica dilatação desse segmento da aorta (Figura 7.7).

Veias jugulares

Os métodos da inspeção, palpação e ausculta dessas estruturas exploram os seguintes elementos propedêuticos: turgescência jugular fisiológica, estase jugular e sopro jugular.

Nos indivíduos normais, a turgescência jugular aparece em decúbito dorsal, sem travesseiro, e intensifica-se durante a fase expiratória, devido a um aumento da pressão intratorácica. Fisiologicamente, também está presente em qualquer posição que ocorre uma expiração forçada, como se observa durante um canto ou um grito.

A estase jugular corresponde a uma situação patológica dependente de um aumento permanente da pressão venosa e que não desaparece na fase inspiratória da respiração. Ela é classificada em pulsátil e não pulsátil. Na primeira, a veia permanece túrgida, apresentando o pulso jugular venoso positivo, consequente à transmissão retrógrada da pressão intra-atrial direita. É evidente em pacientes com insuficiência cardíaca congestiva. Na não pulsátil, existe estase sem pulso jugular e depende de um bloqueio entre as câmaras cardíacas direitas e as veias jugulares. Esse bloqueio ocorre nos processos compressivos tumorais e na trombose de veia cava superior ou dos troncos braquiocefálicos.

O sopro jugular é pesquisado colocando-se a campânula do estetoscópio sobre a veia jugular, ouvindo-se um sopro contínuo e superficial. O seu aparecimento depende do aumento da velocidade circulatória na veia, que é encontrado especialmente no hipertireoidismo e na anemia intensa (ruído somente quando o hematócrito é inferior a 25%).

Apresentamos a seguir uma tabela com algumas patologias mais comumente encontradas na prática clínica que acometem o pescoço (Tabela 7.4).

ORELHAS

Inspeção

O exame das orelhas inicia-se pela inspeção. O médico deve procurar hiperemia, edema, ulcerações, tumores, malformações, fístulas ou cicatrizes retroauriculares.

Palpação

A palpação é o próximo passo do exame físico das orelhas. O processo mastóideo deve ser palpado com ambas as mãos, procurando-se edemas e sensibilidade à pressão da superfície do processo mastóideo e de seu ápice. A orelha é examinada para se verificar dor à pressão no trago ou puxando-a.

Otoscopia

Na sequência, é realizada a otoscopia. São examinados o meato acústico externo (MAE) e a membrana timpânica (MT). Em casos nos quais estiver presente perfuração de MT, também se examina a mucosa da orelha média. Para a realização da otoscopia, o médico deve utilizar otoscópio com pilhas novas e espéculos auriculares adequados para cada faixa etária e tamanho de MAE.

Primeiramente, retifica-se o MAE, tracionando o pavilhão para cima e para trás. O espéculo é então introduzido

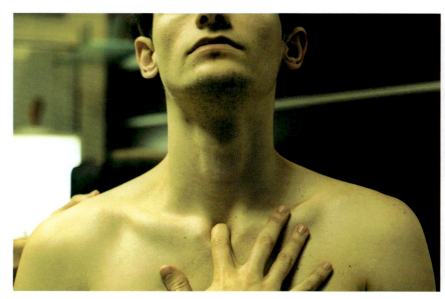

Figura 7.7 Palpação da aorta na fúrcula esternal.

Fonte: Acervo dos autores.

Tabela 7.4 – Achados e correlação clínica.

Doença	Sintomas	Exame físico	Imagens
Abscesso cervical	Dor em região cervical, com rigidez muscular e dor à deglutição. Tremores, obstrução respiratória ou mediastinite indicam tromboflebite ou um início de septicemia.	**Inspeção e palpação cervical:** nódulo hiperemiado, doloroso, amolecido em região cervical; pontos de flutuação.	Abscesso cervical livro
Fístulas cervicais	Apresenta rubor e edema. Saída de secreção leitosa ou purulenta.	**Inspeção:** se a abertura da fístula for na borda anterior do músculo esternocleidomastóideo, é originada no segundo arco branquial; se há abertura na cartilagem cricoide, é originada no terceiro arco branquial; já a abertura perto da incisura supraesternal é originada no quarto arco branquial **Palpação:** é palpado um cordão subcutâneo correndo superiormente da abertura fistulosa.	Fístula cervical

no maior eixo do meato ósseo. Em casos de manipulação, o otoscópio deve ser segurado com a mão esquerda, para que a mão direita fique livre para manipular instrumentos (sondas com algodão, ganchos, aspirador etc.).

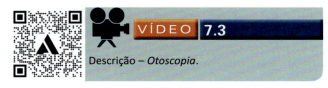
Descrição – *Otoscopia*.

O espéculo deve ser introduzido cuidadosamente no MAE devido ao fato de a parede do meato ósseo ser sensível e fácil de ser lesada; o contato com ela deve, portanto, ser evitado.

Cerúmen e outros materiais que encubram a visualização da membrana timpânica devem ser removidos (Tabela 7.5).

Sempre antes de iniciar o exame, deve-se questionar o paciente a respeito de perfurações timpânicas prévias.

Tabela 7.5

Instrumento	Conteúdo a ser removido
Seringa	Corpos estranhos, cerúmen, descamações epiteliais e exsudatos. * A orelha é irrigada com água na temperatura corporal, desde que não haja perfuração da MT.
Gancho/cureta	Cerúmen endurecido, corpos estranhos.
Aspirador auricular	Exsudato ou cerúmen líquido.
Estilete porta-algodão	Exsudato.

* Descrição de como utilizar água para lavagem otológica
MT - Membrana timpânica.
Fonte: Acervo dos autores.

Em crianças de pouca idade, deve-se atentar a alguns detalhes:

- A orelha deve ser puxada para baixo e para trás para permitir que o espéculo seja introduzido.
- A parte cartilaginosa curta do MAE é reduzida a uma fenda e somente admitirá um espéculo estreito.
- A cabeça deve ser fixada por um assistente ou por um apoio na cadeira do paciente para impedir movimentos desnecessários, que poderiam causar dor.

Seguindo todos os passos para a otoscopia, será possível visualizar a membrana timpânica normal, que possui uma superfície homogênea, é moderadamente translúcida e não tem qualquer característica realçante, exceto pelo cabo do martelo e a parte tensa, que tem a cor de madrepérola (róseo-acinzentada).

Alterações que podem ser visualizadas na MT, a saber:

- Congestão vascular e sinais inflamatórios na otite externa (ocasionalmente), na miringite e na otite média aguda.
- Hemorragia vermelha é recente, e acastanhada é antiga.
- MT opaca e abaulada ou nível líquido com bolhas de ar na orelha média na otite média secretora. Em etapas mais avançadas, vê-se a membrana azulada ou "tímpano azul", característica de otite média seromucinosa crônica.
- Retração da membrana timpânica, como resultado de diminuição da pressão na orelha média.
- Abaulamento devido à formação de exsudatos atrás da membrana timpânica.
- Espessamento da membrana timpânica como resultado de alterações degenerativas.
- Perfurações da MT (centrais falam a favor de inflamação crônica da mucosa, enquanto periféricas ou epitimpânicas geralmente associam-se a um colesteatoma).

Acuidade auditiva

Após a otoscopia, realiza-se os testes da audição utilizando-se um diapasão. Esse dispositivo oferece uma avaliação qualitativa da audição, proporcionando apenas uma ideia grosseira a respeito da presença de perdas auditivas, mas com certa segurança na determinação se a perda auditiva é sensorioneural ou condutiva. Nem sempre será possível determinar pelo diapasão se a perda é mista e, quando sensorioneural, se é coclear ou retrococlear.

Utiliza-se um diapasão com frequência de 512 Hz e, basicamente, empregam-se os seguintes testes, de modo rotineiro.

TESTE DE WEBER

O diapasão é colocado para vibrar e posicionado no centro do crânio, na linha de implantação dos cabelos, na glabela ou apoiado nos dentes incisivos centrais (protegidos por espátula de madeira). O paciente com audição normal ou perda de audição simétrica localiza o som no centro da cabeça ou igualmente em ambas as orelhas. O paciente com surdez de condução unilateral (orelha média ou externa) localiza o som na orelha doente, enquanto o paciente com uma surdez sensorioneural unilateral localiza o som na orelha sadia. O princípio desse teste repousa na comparação biauricular da condução óssea (teoria da perda do som de Mach e teoria da inércia).

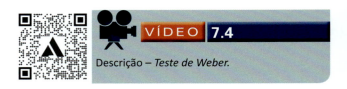

Descrição – *Teste de Weber*.

TESTE DE RINNE

O diapasão é colocado para vibrar e é posicionado pela sua base na região retroauricular, na parte mais saliente da mastoide (via óssea); em seguida, seus arcos são colocados em frente ao meato acústico externo (via aérea), evitando-se tocar a pele do paciente.

Quando o paciente escuta melhor o som pela via aérea do que pela via óssea, diz-se que o Rinne é positivo; se o paciente escuta apenas pela via aérea, diz-se que é positivo patológico. O Rinne positivo costuma ser compatível com audição normal ou com perdas sensorioneurais moderadas, e o Rinne positivo patológico, com perdas sensorioneurais mais severas.

Quando o paciente escuta melhor pela via óssea do que pela via aérea, diz-se que o Rinne é negativo, característico de perdas auditivas de condução ou mistas. Eventualmente, o paciente poderá ouvir apenas pela via óssea, o que caracteriza o Rinne negativo patológico. Essa eventualidade deve ser analisada com cuidado, pois o paciente poderá estar escutando pela orelha oposta (audição contralateral). Nesses casos, deve-se verificar como foi a resposta ao teste de Weber. No caso de um paciente apresentar um teste de Rinne negativo patológico (por exemplo, escuta apenas por via óssea na orelha esquerda) e o Weber lateralizar para a orelha melhor (orelha direita), pode-se com alto grau de confiabilidade afirmar que naquela orelha (esquerda) não existe audição e que a resposta ao teste de Rinne foi lateralizada para a orelha melhor. Dessa maneira, vê-se a importância da aplicação e associação dos testes de Weber e Rinne para o diagnóstico correto.

Outra possibilidade é a de o paciente escutar de maneira igual, quer seja por via óssea ou via aérea; nesse caso, diz-se que o Rinne foi igual. Isso pode acontecer em pacientes com lesões mistas ou quando o *gap* aéreo ósseo é menor que 15 ou 20 dB NA.

OTORRINOLARINGOLOGIA

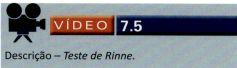

Descrição – *Teste de Rinne.*

Para o término da investigação das orelhas, realizam-se os testes de função vestibular. Na otorrinolaringologia, três testes são os mais comumente realizados, de fácil aplicação: Romberg, marcha cega em linha reta e Unterberger.

TESTE DE ROMBERG

O paciente fica em pé com os pés paralelos, os olhos fechados e os braços paralelos. Em lesões vestibulares periféricas, o centro de gravidade do corpo geralmente se desloca para o lado da lesão labiríntica (o paciente se inclina e tende a cair em direção ao labirinto doente). Em distúrbios centrais do equilíbrio, o padrão de instabilidade de marcha e a direção da queda são irregulares.

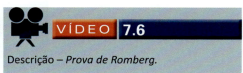

Descrição – *Prova de Romberg.*

MARCHA CEGA E CAMINHADA EM UMA LINHA RETA

O paciente fica em pé, e solicita-se para que ande em linha reta com os olhos fechados. Apenas anormalidades grosseiras têm significado diagnóstico. O paciente se desvia para o lado do labirinto doente, como no teste de Romberg.

TESTE DE UNTERBERGER

O paciente fica em pé, e solicita-se que ele dê passos num determinado ponto fixo (apenas simular que está caminhando). Os pacientes com distúrbios periféricos mostram uma rotação do eixo do corpo para o lado da lesão labiríntica. Somente desvios maiores que 40° têm significado diagnóstico.

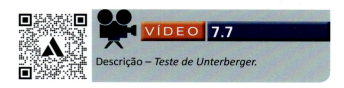

Descrição – *Teste de Unterberger.*

Apresentamos a seguir uma tabela com algumas patologias mais comumente encontradas na prática clínica que acometem a orelha (Tabela 7.6)

Tabela 7.6 – Achados e correlação clínica.

Doença	Sintomas	Exame físico	Imagem
Otite externa difusa aguda	Prurido acompanhado de plenitude auricular, desconforto, exsudato purulento, dor progressivamente mais intensa; nos casos mais graves, hipoacusia e linfadenite retroauricular.	**Otoscopia:** dor à manipulação; edema e hiperemia da pele do meato acústico externo; secreção e descamação epitelial.	—
Otite média aguda	Febre, dor latejante que piora à noite, surdez e hipersensibilidade do processo mastóideo.	**Otoscopia:** abaulamento, hiperemia e opacificação da membrana timpânica; os contornos do cabo do martelo e seu processo curto desaparecem. Em caso de perfuração da membrana timpânica, visualiza-se secreção em meato acústico externo e a membrana timpânica perfurada.	OMA Cortesia do Dr. Ulisses José Ribeiro

MANUAL DE SEMIOLOGIA E PROPEDÊUTICA MÉDICA

Tabela 7.6 – Achados e correlação clínica.			*(Continuação)*
Doença	**Sintomas**	**Exame físico**	**Imagem**
Otite média crônica	Otorreia crônica de exsudato mucoide, purulento inodoro; apresenta surdez de condução.	**Otoscopia:** perfuração da membrana timpânica, cicatrização da parte tensa e, ocasionalmente, pólipos aurais por hiperplasia da mucosa.	Otite média crônica Cortesia do Dr. Ulisses José Ribeiro
Otomicose	Prurido intenso é a principal queixa do paciente. Sensação de plenitude auricular e zumbido pode ser relatada em decorrência do acúmulo de secreções. Otalgia será relatada nos casos em que ocorrer processo inflamatório devido à infecção e agravado pelo trauma da manipulação do conduto auditivo.	**Otoscopia:** MAE hiperemiado com pouco edema; nas infecções por Aspergillus é possível visualizar os micélios fúngicos; nas infecções por Candida, o MAE pode estar preenchido por massa esbranquiçada "fibras de algodão".	Otomicose Cortesia do Dr. Ulisses José Ribeiro
Colesteatoma adquirido da orelha média	Otorreia fétida, algumas vezes mínima ou completamente ausente e, quando presente, sempre purulenta; surdez progressiva, quadros de tonturas; sensação de pressão na cabeça.	**Otoscopia:** bolsa de retração, geralmente no quadrante posterossuperior da parte tensa; perfuração marginal posterossuperior; visualização de granulações inflamatórias, destruição circunscrita da parede meatal posterossuperior.	Colesteatoma livro Cortesia do Dr. Ulisses José Ribeiro
Paralisia facial periférica	Assimetria facial, desvio da rima bucal para o lado normal e apagamento dos sulcos faciais do lado comprometido.	**Inspeção dinâmica:** piscamento é mais lento e incompleto do lado paralisado; solicita-se ao paciente franzir a testa, observando-se, na paralisia periférica, o não enrugamento do lado paralisado; com o fechamento ocular, ocorre o sinal de Bell, que é caracterizado pelo desvio do globo ocular para cima e para fora, que não é visível com o fechamento palpebral normal e se torna visível quando há a paralisia.	Paralisia facial

(Continua)

OTORRINOLARINGOLOGIA

Tabela 7.6 – Achados e correlação clínica.			(*Continuação*)
Doença	Sintomas	Exame físico	Imagem
Mastoidite	Observação: geralmente é uma complicação da otite média. Piora do estado geral, febre, leucocitose. Aumento da otalgia sincrônica com o pulso, irradiando para osso temporal e occipital; otorreia cremosa, inodora e purulenta; paciente apresenta perda auditiva.	**Inspeção dinâmica:** rubor e edema flutuante da pele sobre o processo mastóideo com dor a compressão da mastoide. **Otoscopia:** membrana timpânica pálida, mas ainda espessada, e otorreia.	Mastoidite Cortesia do Dr. Ulisses José Ribeiro

Fonte: Acervo dos autores.

REFERÊNCIAS

1. Angelico FV, Manin MG, Natalino RR. Exame Otorrinolaringológico no Pronto Socorro. Guia de Procedimentos em Medicina de Urgência e Emergência da Lamurgem-Abramurgem. 2011;19:2-10.
2. Becker W, Naumann HH, Pfaltz CR. Otorrinolaringologia Prática Diagnóstico e Tratamento. 2.ed. Rio de Janeiro: Revinter, 1999. p.36-189, 316-60.
3. Furtado PL, Nakanishi M, Rezende GL, et al. Clinic-epidemiological analysis of an Otorhinolaryngology Emergency Unit Care in a Tertiary Hospital. Braz J Otorhinolaryngol. 2011;77(4):426-31.
4. Lascaratos JG, Segas JV, Trompoukis CC, et al. From the roots of rhinology: the reconstruction of nasal injuries by Hippo- crates. Ann Otol Rhinol Laryngol. 2003;112(2):159-62.
5. Mir N, Trilla A, Quinto LL, et al. Que papel tiene La otorrinolaringologia en La asistencia primaria? Un análisis de variación en áreas concretas. Acta Otorrinolaringol Esp. 2002;53:495-501.
6. Ramos J. Semiotécnica da Observação Clínica. 7.ed. São Paulo: Sarvier, 1998. p.311.
7. Redondo MC, Lopes O. Testes Básicos da Avaliação Auditiva. In: Lopes O, Campos CAH. Tratado de Otorrinolaringologia. 1.ed. São Paulo: Roca, 1994. p.545-7.
8. Rivero VP, Ruiz GT, Palomino AG, et al. Consideraciones sobre las urgencias ORL. Análisis de 30000 pacientes atendidos en 10 años. Acta Otorrinolaring Esp. 2005;56:198-201.

Capítulo 7

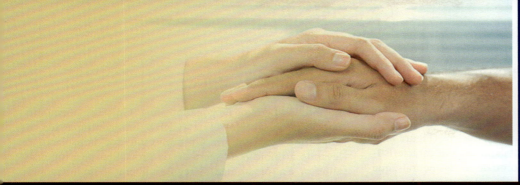

8 capítulo

Lenira Cristina Stella
Thiago Limoli Bueno
José Carlos S. Lopes

Roberta Frota Villas Boas
Daniel Pires Penteado Ribeiro
Karina Garcia Biagi

Endocrinologia

INTRODUÇÃO

O termo endocrinologia deriva de *endon* (dentro) + *krino* (secretar) + *logos* (estudo) + *ia*, dando a origem ao termo "secreção interna", usado pela primeira vez em 1885, por Claude Bernard.

Trata-se de um sistema altamente integrado, responsável pela regulação de diversas funções corporais:

- Metabolismo;
- Crescimento;
- Desenvolvimento;
- Equilíbrio hidroeletrolítico;
- Reprodução;
- Comportamento.

Em nosso país, a endocrinologia começou a ganhar corpo como especialidade no ano de 1950, com a fundação da Sociedade Brasileira de Endocrinologia e Metabologia (SBEM).

Essa especialidade vem ganhando cada vez mais importância para a formação do médico generalista em função do aumento da incidência de muitas patologias estudadas por ela, como obesidade, diabetes *mellitus* e tireoidopatias; a tireoidite de Hashimoto e os nódulos tireoideanos ganham destaque, representando grande taxa de morbimortalidade, fato que pode ser confirmado pelos altos custos gerados com seus tratamentos.

LOCALIZAÇÃO E DISTRIBUIÇÃO DOS SISTEMAS

Os principais constituintes do sistema endócrino são as glândulas endócrinas, que exercem seus efeitos sistêmicos através de seus respectivos hormônios. São elas: hipófise e hipotálamo, tireoide, paratireoide, adrenais, pâncreas, ovários e testículos. Outros órgãos têm mostrado participação no metabolismo, como o tecido adiposo e o intestino.

Devido ao seu padrão sistêmico, a propedêutica endocrinológica é melhor entendida a partir da compreensão de sua "hierarquia" anatomofisiológica. Com isso, conseguiremos identificar os principais sinais e sintomas associados a cada glândula.

Para isso, seguimos um padrão cefalocaudal, visto que, à exceção do pâncreas e da paratireoide, que possuem liberação hormonal regulada pelas alterações nos níveis da glicemia e do cálcio respectivamente, as demais glândulas estão no eixo hipotálamo–hipófise–órgãos-alvo, representado nas Figuras 8.1 e 8.2.

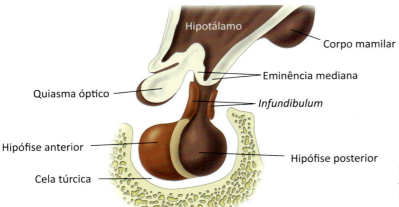

Figura 8.1 Eixo hipotálamo–hipófise.

Fonte: Adaptada de http://pt-br.infomedica.wikia.com/wiki/Arquivo:Hipot%C3%A1lamo_Hip%C3%B3fise.jpg.

143

Hipotálamo e hipófise

O hipotálamo é divido em áreas e núcleos (Figura 8.2). Essas áreas possuem células hipotalâmicas com características tanto de células endócrinas como de células neurais, que recebem sinais vindos de diversas áreas do sistema nervoso.

A hipófise localiza-se na base do crânio, na cavidade do osso esfenoide, a sela turca, conectada ao hipotálamo através de um infundíbulo (Figura 8.1).

A secreção hipofisária é controlada por sinais hormonais e nervosos provenientes do hipotálamo (Figura 8.2). Os hormônios liberadores hipofisários produzidos no hipotálamo são: hormônio liberador do hormônio de crescimento (GHRH), hormônio liberador de tireotrofina (TRH), hormônio liberador de gonadotrofina (GnRH) e hormônio liberador de corticotrofina (CRH). Em contrapartida, a dopamina age como um hormônio inibidor da prolactina, levando à inibição da secreção de prolactina pela hipófise anterior, e a somatomedina regula a liberação do hormônio do crescimento.

A adeno-hipófise é responsável pela produção dos hormônios somatotrófico (GH), tireotrófico (TSH), adrenocorticotrófico (ACTH), folículo estimulante (FSH), luteinizante (LH) e prolactina (PRL). A neuro-hipófise, entretanto, não produz hormônios, mas faz o armazenamento de ocitocina e hormônio antidiurético (ADH ou vasopressina), produzidos no hipotálamo e conduzidos até a hipófise através do infundíbulo.

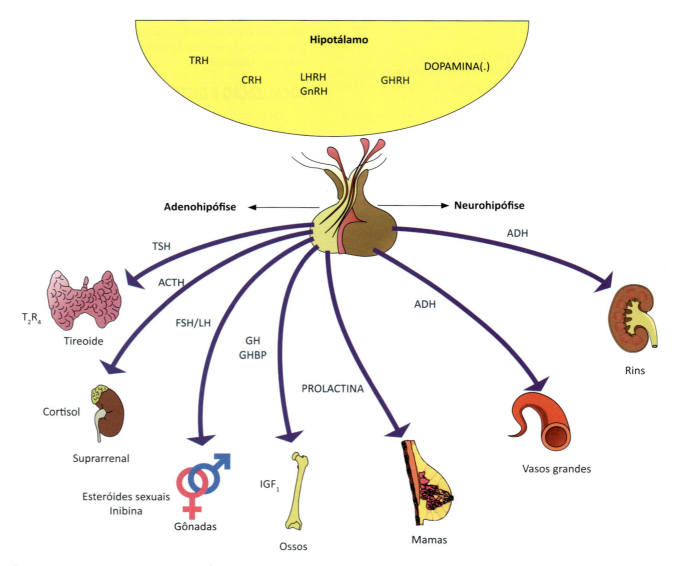

Figura 8.2 Eixo Hipotálamo–Hipófise–Órgãos-Alvo.

Fonte: Adaptada de https://corticoides.wordpress.com/2012/06/02/corticoides-e-o-eixo-hipotalamo-hipofisario.

Tireoide

Situada na região cervical, é anterior à traqueia e está abaixo da cartilagem cricoide. Composta de dois lóbulos unidos por um istmo, é constituída por folículos, que produzem tri-iodotironina (T3) e tiroxina (T4). Além das células foliculares, há as células parafoliculares ou células claras (células C), responsáveis pela produção de calcitonina, hormônio que ajuda na regulação do metabolismo do cálcio.

Paratireoides

São quatro pequenas glândulas localizadas posteriormente aos lobos tireoideanos, duas em cada lado, que produzem o paratormônio (PTH), o principal regulador do metabolismo do cálcio.

Pâncreas

Situado posteriormente ao estômago, trata-se de um órgão retroperitonial. É uma glândula mista, que possui função endócrina devido às células das ilhotas pancreáticas, conhecidas como ilhotas de Langerhans. As células beta dessas ilhotas produzem insulina, e as células alfa são responsáveis pela produção de glucagon.

Glândula adrenal (ou suprarrenal)

São duas glândulas, uma acima de cada rim. Encontram-se entre a 11ª vertebra torácica e a 1ª vértebra lombar. Apresenta duas partes distintas: córtex e medula. O córtex envolve a medula e corresponde a 90% da glândula, sendo dividido em três camadas. O córtex produz glicocorticoides, mineralocorticoides e esteroides sexuais. A medula, por sua vez, é responsável pela produção das catecolaminas.

SEMIÓTICA E SEMIOTÉCNICA – ANAMNESE GERAL NA ENDOCRINOLOGIA

Embora a anamnese endocrinológica siga o roteiro de uma anamnese geral, apresenta algumas peculiaridades em função das ações específicas de cada um de seus hormônios.

- **Identificação:** doenças tireoidianas são mais frequentes em mulheres e incidem em faixas etárias distintas de acordo com a etiologia. Quando se investiga doenças tireoidianas, é importante questionar a profissão para investigar se há manipulação de material que contenha iodo ou exposição à radioatividade.
- **QD e HPMA:** a HPMA segue o mesmo princípio da anamnese geral.
- **ISDA:** em relação aos diversos aparelhos, é importante questionar sobre sintomas sistêmicos decorrentes de cada glândula acometida:
- **Hipotálamo e hipófise:** questionar sobre alterações no desenvolvimento físico (gigantismo, nanismo e acromegalia), alterações sexuais (puberdade precoce, puberdade tardia, galactorreia, infertilidade), altera-

ções visuais (devido a tumores que possam comprimir o quiasma óptico), polidipsia e poliuria. Antecedentes pessoais de parto pélvico e hipoglicemia ao nascer podem ser correlacionados à deficiência de GH. Defeitos de linha média como lábio leporino podem associar-se a anomalias do desenvolvimento hipofisário e hipopituitarismo, assim como dos traumas encefálicos pode decorrer a ruptura da haste hipofisária. Sintomas de hipotireoidismo e hipocortisolismo relacionados a seguir podem estar presentes nas doenças hipotálamo-hipofisárias. O excesso de glicocorticoides pode ser oriundo de tumor hipofisário produtor de ACTH e cursa com sinais e sintomas semelhantes aos da hiperprodução adrenal.

- **Tireoide:** deve-se questionar sobre manifestações tanto de hiperfunção como de hipofunção da glândula, além de alterações locais. As manifestações locais incluem alterações relativas à anatomia da glândula: bócio, nódulos, dor, dispneia, disfagia e rouquidão.
  - **Hiperfunção:** perda de peso, taquicardia, tremor, irritabilidade, insônia, hiperdefecação, exoftalmia, sudorese e calor.
  - **Hipofunção:** aumento de peso, bradicardia, cansaço, apatia, sonolência, esquecimento, obstipação intestinal, unhas quebradiças, pele seca, macroglossia, rouquidão, alterações menstruais, diminuição de sudorese e hipersensibilidade ao frio.
- **Paratireoides:**
  - **Hiperfunção:** cãibras, dor nos ossos e articulações, alterações ósseas, raquitismo, osteomalacia, tetania, arritmias cardíacas, emagrecimento, astenia, obstipação.
  - **Hipofunção:** tetania, convulsões, unhas quebradiças, alterações dentárias, queda de cabelo, catarata.
- **Suprarrenais:** as manifestações diferenciam-se de acordo com a camada acometida, visto que cada área é responsável pela produção de um hormônio diferente.
  - **Glicocorticoides:** a produção em excesso acarreta aumento de peso, acúmulo de gordura na face, região cervical e dorso, hipertensão arterial, aumento de glicemia, poliuria, polidipsia, fraqueza muscular proximal, estrias na pele, irregularidade menstrual, infertilidade, maior predisposição a infecções. As queixas decorrentes da diminuição são hiperpigmentação de pele e mucosas quando há déficit primário, náuseas, vômitos, astenia, anorexia, hipoglicemia e emagrecimento.
  - **Mineralocorticoides:** o aumento de produção leva aos sintomas relacionados ao aumento da absorção de sódio e espoliação de potássio, como hipertensão arterial, parestesias, astenia e cãibras. O déficit na produção leva a sintomas de hipotensão arterial e hipotensão postural.
  - **Esteroides sexuais:** o aumento da produção pode levar a hirsutismo ou virilização na mulher, infertilidade no homem e puberdade precoce iso ou

contrassexual em crianças. A redução na produção adrenal de testosterona pode causar a perda de pelos pubianos nas mulheres e diminuição de libido.
- **Catecolaminas:** o aumento da produção leva a hipertensão arterial, palpitações, sudorese, cefaleia e sensação de morte iminente. A falta corrobora para a hipotensão postural e ocorrência de hipoglicemias assintomáticas em diabéticos.
- **Pâncreas:** relacionado a alterações glicêmicas. É importante questionar sobre manifestações de hiperglicemia e hipoglicemia.
  - **Hiperglicemia:** poliuria, sede intensa, sinais gerais de desidratação, perda ponderal, fraqueza, tontura, respiração acelerada, visão turva, perda de consciência em situações extremas.
  - **Hipoglicemia:** as manifestações clínicas da hipoglicemia ocorrem devido à liberação de adrenalina (conhecidas como adrenérgicas) e por manifestações do sistema nervoso central (neuroglicopênicas).
  - **Sintomas adrenérgicos:** sudorese, taquicardia, palpitação, tremor, palidez, sensação de mal-estar.
  - **Sintomas neuroglicopênicos:** alteração de comportamento, letargia, cefaleia, confusão, obnubilação, distúrbios visuais, síncope, coma, convulsão.
- **Gônadas:** a falta de estrógenos nas mulheres e testosterona nos homens acarreta infertilidade e redução da libido. As mulheres podem referir alterações do ciclo menstrual ou amenorreia.
- **Antecedentes pessoais:** deve-se questionar sobre histórico de obesidade, dislipidemia, hipertensão arterial, tabagismo, uso de álcool, atividade física, oscilações do peso, padrão alimentar, estatura, puberdade, hábitos de vida, tratamentos e cirurgias prévias. Nas mulheres, incluir antecedentes obstétricos e possíveis complicações nessa fase, como diabetes *mellitus* gestacional, macrossomia fetal e doença hipertensiva específica da gestação.
- **Antecedentes familiares:** os antecedentes familiares podem indicar morbidades recorrentes. Filhos de pais obesos possuem um risco maior de desenvolver obesidade do que aqueles filhos de pais eutróficos. O diabetes *mellitus* tipo 2 apresenta herança poligênica, e as neoplasias tireoidianas podem ter fatores genéticos predisponentes. As neoplasias endócrinas múltiplas (NEM), definidas pelo achado de tumor em mais de uma glândula endócrina, são endocrinopatias hereditárias transmitidas por herança autossômica dominante. Questionar consanguinidade, relevante para doenças recessivas, como algumas associadas à genitália ambígua.

EXAME FÍSICO GERAL ENDOCRINOLÓGICO

As doenças endocrinológicas possuem manifestações em todo o organismo. Através de uma anamnese minuciosa, podemos direcionar o exame físico para a glândula acometida e para os possíveis sintomas relacionados. O exame físico direcionado para cada glândula se encontra em seu respectivo capítulo.

SEMIOLOGIA DOS DISTÚRBIOS DO CRESCIMENTO
Introdução

O crescimento ocorre em função da interação de diversos fatores, tanto extrínsecos, como oferta alimentar e ambientais/socioeconômicos, quanto intrínsecos, como genéticos, hormonais e psicológicos. Durante o desenvolvimento, há períodos característicos de maior e menor crescimento, sendo fundamental sua avaliação periódica.

O principal hormônio envolvido no crescimento é o GH, produzido na adeno-hipófise, controlado positivamente pelo GHRH e negativamente pelo SST (somatostatina). Apesar da deficiência de GH ser rara entre as causas de baixa estatura, essa é uma queixa frequente em endocrinologia pediátrica.

Semiótica e semiotécnica

A medição da estatura deve ser feita idealmente em três aferições consecutivas. Até os 2 anos, a criança é medida deitada e, a partir dessa idade, com estadiômetro de parede (Figura 8.3).

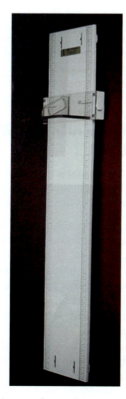

Figura 8.3 Estadiômetro de parede.

Fonte: Seidel, *et al.*, 2007.

Para a interpretação das medidas, utiliza-se gráficos de altura × idade disponibilizados pelo CDC (Figuras 8.4 e 8.5). Trata-se de baixa estatura, quando a altura encontra-se abaixo do percentil 5, e alta estatura, se acima do percentil 95.

A interpretação da estatura deve considerar ainda o alvo genético para a estatura final. Quando um dos pais é muito baixo, deve-se considerar a hipótese de baixa estatura familiar de causa genética.

O cálculo da altura-alvo é a média da altura dos pais acrescida de 6,5 nos meninos e menos 6,5 nas meninas.

A avaliação da criança não se limita ao crescimento linear. O peso deve ser aferido e interpretado de acordo com o gráfico de peso × idade.

Questões sobre o desenvolvimento neuropsicomotor, estádio puberal de Tanner (Figuras 8.2, 8.3, 8.4 e 8.5) e idade óssea (Figuras 8.6, 8.7, 8.8, 8.9 e 8.10) devem ser ativamente pesquisados. A idade óssea deve ser interpretada de acordo com o desvio-padrão normal para a idade cronológica.

PROPEDÊUTICA ARMADA
Baixa estatura

São divididas em causas primárias e secundárias. As causas primárias ocorrem devido a anormalidades esqueléticas (síndrome de Turner, acondroplasia, hipocondroplasia e síndrome de Leri-Weill), e as secundárias, devido a desnutrição, doenças crônicas e medicamentosas (Quadro 8.1).

As doenças endócrinas respondem apenas por 10% das causas de baixa estatura. Logo, a anamnese e o exame físico devem abranger qualquer patologia potencial que leve ao prejuízo no crescimento.

Anamnese de baixa estatura

- **HPMA:** estimativa da data de início da baixa estatura; hábitos alimentares, desenvolvimento neuropsicomotor e pondero-estatural; sono e atividade física.
- **ISDA:** importante questionar sobre todos os diversos aparelhos, pois a maior parte das baixas estaturas decorre de doenças não endócrinas.

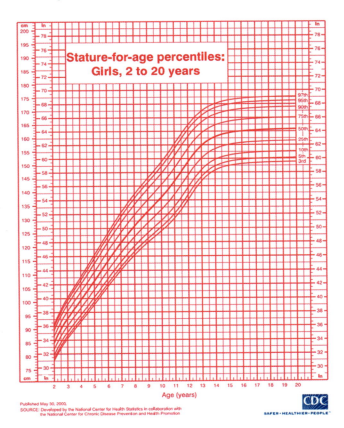

Figura 8.4 Altura × Idade – Meninas – 2 anos a 20 anos.

Fonte: CDC, 2000.

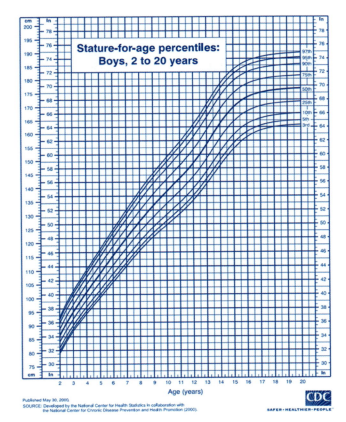

Figura 8.5 Altura × Idade – Meninos – 2 anos a 20 anos.

Fonte: CDC, 2000.

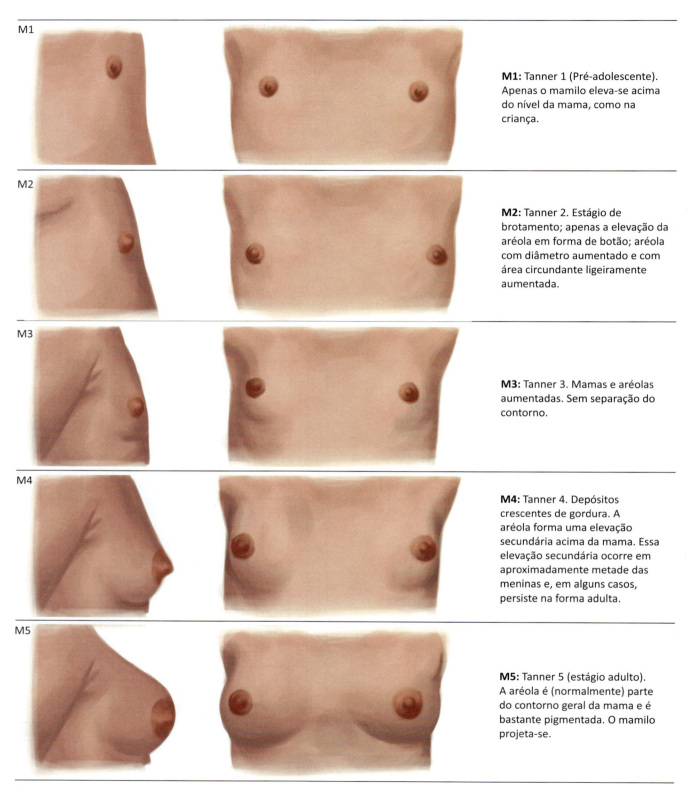

Figura 8.6 Estádio de Tanner – Mamas.

Fonte: Adaptada de Seidel, Hm. *et al;* 2007.

ENDOCRINOLOGIA

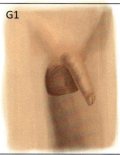

G1: Tanner 1. Os testículos, o escroto e o pênis são do mesmo tamanho que o da criança impúbere.

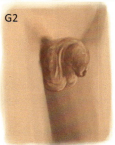

G2: Tanner 2. Aumento do escroto e dos testículos. A pele do escroto torna-se mais vermelha, mais fina e pregueada. O pênis não é maior ou é levemente aumentado.

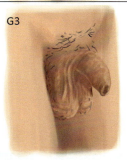

G3: Tanner 3. Aumento de pênis em comprimento. Mais aumento de testículos. Descida do escroto.

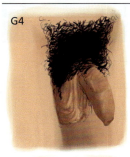

G4: Tanner 4. Aumento continuado do pênis e delineamento da glande. Pigmentação aumentada do escroto.

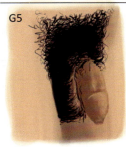

G5: Tanner 5 (estágio adulto). Escroto grande. Pênis alcançando quase a parte de baixo do escroto.

Figura 8.7 Estadiamento de Tanner – Genitália masculina.

Fonte: Adaptada de Seidel, Hm. *et al;* 2007.

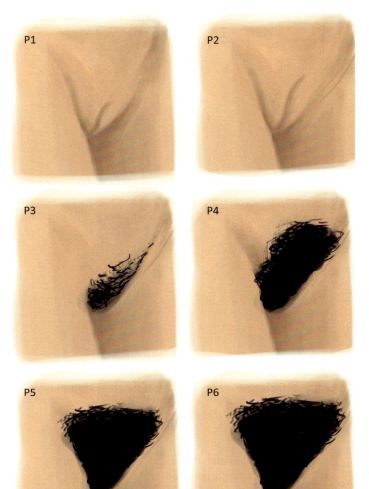

P1: Ausência de pelos.

P2: Pelos escassos, lisos, finos, pouco pigmentados, distribuídos nos grandes lábios.

P3: Pelos mais escuros, mais grossos e encaracolados, começam a expandir-se para o púbis.

P4: Pelos abundantes com características do adulto mas limitados ao púbis.

P5: Pelos com distribuição característica do adulto, terminando em triângulo invertido.

P6: Pelos que ultrapassam a base do triângulo.

Figura 8.8 Estadiamento de Tanner – Pelos Pubianos – Meninas.

Fonte: Adaptada de Seidel, Hm. *et al;* 2007.

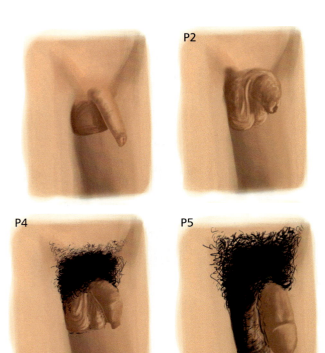
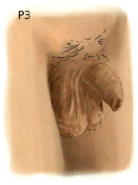
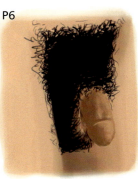

P1: Tanner 1. Sem crescimento de pelos.

P2: Tanner 2. Pelo ligeiramente pigmentado, maior e reto, normalmente em base de pênis, por vezes em escroto.

P3: Tanner 3. Pelo pubiano escuro, definitivamente pigmentado e cacheado em torno da base do pênis.

P4: Tanner 4. Pelo pubiano definitivamente adulto em relação ao tipo, mas não vai além da prega inguinal.

P5: Tanner 5 (padrão adulto). Pelo espalhado pela superfície medial da coxa.

P6: Tanner 6. Pelo espalhado ao longo da linha alba (80% dos homens).

Figura 8.9 Estadiamento de Tanner – Pelos Pubianos – Meninos.

Fonte: Adaptada de Seidel, Hm. *et al*; 2007.

- **Antecedentes pessoais:** histórico gestacional (nutrição materna durante a gestação, duração da gestação, doenças maternas – DM, HAS, infecções –, uso de substâncias (teratógenos, cigarro, álcool e drogas). Peso e altura ao nascimento, doenças crônicas ou de repetição e tratamentos utilizados.

Quadro 8.1 – Causas de baixa estatura secundária.

Desnutrição
Medicamentosa: glicocorticoides.
Doenças crônicas: • **Renais:** insuficiência renal, acidose tubular, síndrome nefrótica. • **Gastrintestinais:** doença celíaca, insuficiência hepática, doenças inflamatórias. • **Hematológicas:** anemias. • **Cardíacas:** cardiopatias congênitas. • **Respiratórias:** asma, fibrose cística. • **Endócrinas:** hipotireoidismo, defeitos no eixo GH/IGF-1, hipercortisolismo, pseudo-hipoparatireoidismo e raquitismo.
Nanismo psicossocial.

Fonte: Lopes, 2009.

- **Antecedentes familiares:** estatura familiar e presença de doenças genéticas que cursam com baixa estatura.

Exame físico

- Geral.
- Pesar, medir altura, avaliar desenvolvimento puberal.

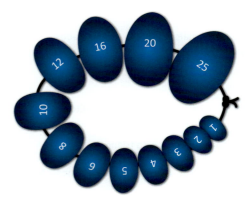

Figura 8.10 Orquidômetro. Cada número na figura corresponde ao valor em cm³ do testículo.

Fonte: Adaptada de Guedes, *et al.*, 2006.

Após a tomada da estatura, pode-se calcular a velocidade de crescimento, que consiste no ganho de estatura em cm/ano e constitui um dado clínico muito relevante.

A relação da estatura sentada/em pé pode evidenciar uma baixa estatura desproporcionada que remete a alguns diagnósticos, principalmente relacionados a doenças esqueléticas.

Algumas doenças têm achados característicos ao exame físico. Cita-se algumas a seguir.

Síndrome de Turner
(Figura 8.11)

- Tórax largo.
- Quarto metacarpo curto.
- Hipoplasia de unhas.
- Múltiplos nevos.
- Coarctação de aorta.
- Baixa implantação do cabelo.
- Baixa implantação do pavilhão articular.
- Epicanto (prega da pálpebra cobrindo a face medial do olho).
- Palato ogival.

Síndrome de Leri-Weil/discondrosteose
(Figura 8.12)

É uma displasia óssea na qual ocorre encurtamento do segmento médio de pernas e antebraços.

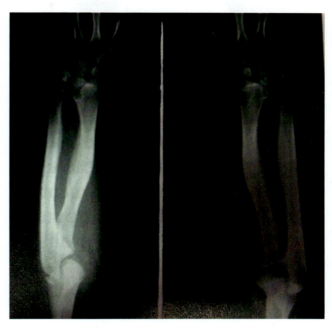

Figura 8.12 Raio X – Síndrome de Leri-Weil. Presença de luxação dorsal da porção distal da ulna.

Fonte: Martins, *et al.*, 2009.

Acondroplasia
(Figura 8.13)

Encurtamento dos segmentos proximais de coxa e braço.

- Macrocefalia relativa.
- Fronte proeminente.
- Hipoplasia de face.
- Acentuação da lordose lombar.
- Mão pequena.
- Braquidactilia com disposição de dedos em tridente (sem diferença de tamanho).
- Extensão incompleta do cotovelo.
- Estreitamento do canal espinal.

- **Hipocondroplasia:** é a forma mais branda da acondroplasia.
- **Defeitos no eixo GH/IGF-1:** baixa estatura proporcional, baixa velocidade de crescimento e atraso da idade óssea.
  Características:
  - fronte olímpica;
  - hipoplasia de face;
  - nariz em sela;
  - face infantil;

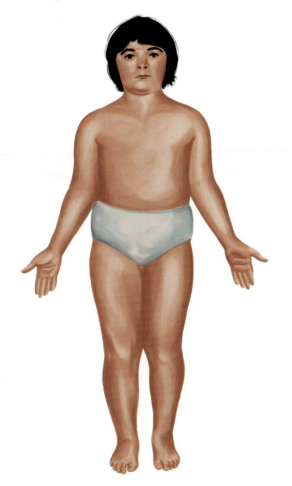

Figura 8.11 Síndrome de Turner.

Fonte: Adaptada de Seidel, Hm. *et al;* 2007.

MANUAL DE SEMIOLOGIA E PROPEDÊUTICA MÉDICA

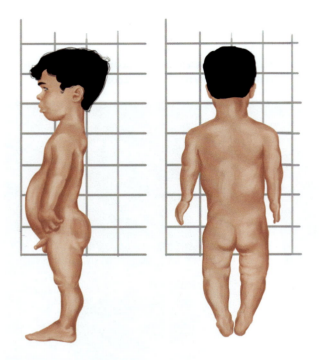

Figura 8.13 Acondroplasia.

Fonte: Adaptada de Seidel, Hm. *et al;* 2007.

- obesidade centrípeta;
- voz infantil;
- pele e cabelos finos;
- micropênis.
- **Hipercortisolismo:** a síndrome de Cushing acarreta baixa estatura proporcional, que pode ser o único sinal na criança. Outros achados são os mesmos discutidos no tópico Adrenal.

Raquitismo

Apresenta-se com:

- baixa estatura desproporcional;
- alargamento epifisário;
- proeminência frontal;
- rosário raquítico (alargamento da cartilagem costocondral);
- craniotabes;
- joelho varo ou valgo.
- **Pseudo-hiperparatireoidismo/osteodistrofia de Albright (Figura 8.14):** baixa estatura, face em lua cheia, obesidade, calcificações subcutâneas (e também nos rins e cérebro), deformidades articulares (joelho valgo, coxa vara, *cubitus valgus*) e braquidactilia (mais frequente nos 4º e 5º dedos).

Exames complementares na investigação de baixa estatura

- Hemograma: anemia.
- Raio X de mãos e punho: idade óssea.

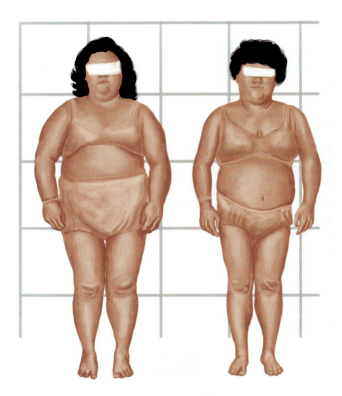

Figura 8.14 Osteodistrofia de Albright.

Fonte: Adaptada de Goldman e Ausiello, 2005.

- GH, IGF1: avaliar o eixo.
- TSH e T4 livre: função tireoidiana.
- Velocidade de Hemossedimentação (VHS): doenças inflamatórias crônicas.
- Albumina e ferritina: estado nutricional.
- TGO, TGP, GAMA GT, fosfatase alcalina: hepatopatias crônicas.
- Ureia, creatinina, Na, K, Urina 1: doenças renais.
- Cálcio, fósforo, fosfatase alcalina, paratormônio: raquitismo.
- Protoparasitológico: verminoses.
- Cariótipo: síndrome de Turner.
- Pesquisa genético-molecular: doenças genéticas.

Alta estatura

Em geral, as queixas referentes à alta estatura são menos frequentes do que aquelas referentes à baixa estatura. A alta estatura pode ser decorrente de um padrão familiar (nesse caso, portanto, é fisiológica) ou decorrente de alterações endócrinas.

Nesse cenário, encontram-se os adenomas hipofisários. Outros fatores que contribuem para alta estatura são obesidade exógena, puberdade precoce, hipertireoidismo. Entre as doenças cromossômicas, a síndrome de Klinefelter cursa com alta estatura.

Anamnese de alta estatura

Dados relacionados ao início e instalação da queixa, como antecedentes pessoais mórbidos, condições de gestação e parto, além de interrogatório minucioso sobre diversos aparelhos.

Questões relacionadas a possíveis etiologias necessitam ser dirigidas. Hábito alimentar e desenvolvimento puberal são aspectos relevantes, visto que a estatura acima da esperada para a idade pode decorrer de obesidade exógena ou puberdade precoce.

Exame físico

O exame físico segue o mesmo padrão da baixa estatura. Entretanto, nesse caso deve-se avaliar a acuidade visual, pela suspeita de adenomas hipofisários.

Alguns achados são específicos de algumas doenças que cursam com alta estatura, são elas:

Acromegalia e gigantismo

São patologias resultantes da exposição ao excesso de hormônio de crescimento (GH). Em 98% dos casos, deve-se a adenomas hipofisários produtores de GH.

A maioria é esporádica. Quando a patologia se inicia após o fechamento epifisário dos ossos longos, é denominada acromegalia, e quando previamente à fusão epifisária, denomina-se gigantismo.

O gigantismo é caracterizado pelo crescimento ósseo linear excessivo. Entretanto, leva ao crescimento harmônico, com aumento de estatura e sem sinais característicos.

A acromegalia, por sua vez, possui características clínicas mais relevantes:

- o aumento dos tecidos moles;
- crescimento ósseo excessivo;
- aumento de extremidades com dedos grossos (em "salsicha");
- hiperglicemia;
- letargia;
- sudorese;
- fraqueza muscular;
- ossos encurvados.

É característica a fácie acromegálica (Figura 8.15): face alongada e alargada, com traços faciais rudes, proeminência frontal, prognatismo (queixo avançado), dentes afastados, nariz e orelhas aumentados, lábios grossos e macroglossia.

A pele é espessa, com pigmentação cutânea, saliência das pregas e sulcos. A voz torna-se rouca e arrastada devido ao espessamento das cordas vocais.

HIPERTIREOIDISMO

Esses pacientes apresentam alta estatura proporcional, acompanhada de sintomas clássicos de hipertireoidismo (veja em Afecções tireoideanas).

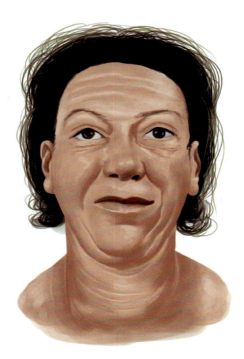

Figura 8.15 Acromegalia.

Fonte: Adaptada de Seidel, Hm. *et al;* 2007.

Síndrome de Klinefelter

Acomete pacientes masculinos e resulta de não disjunções com cariótipo 47, XXY ou mosaicismos. Em geral, permanecem sem diagnóstico até a puberdade. Nessa fase, se instala o hipogonadismo, e a puberdade pode não se completar. Como características clínicas, apresentam déficit cognitivo leve, ginecomastia, segmento corporal inferior maior que o segmento superior, hábito ginecoide.

Exames complementares na investigação de alta estatura

- Estradiol, testosterona, LH, FSH: avaliar o estado puberal (se há presença de puberdade precoce ou hipogonadismo).
- Glicemia: avaliar alteração da glicose.
- TSH e T4 L: avaliar a função tireoidiana.
- Raio X de mãos e punhos: determinar a idade óssea.
- GH, IGF-1 e IGFBP-3: avaliar o eixo GH-IGF-1.
- Cariótipo: síndrome de Klinefelter.

SEMIOLOGIA DA OBESIDADE
Introdução

Obesidade é definida como um excesso de gordura corporal em relação à massa magra. Atualmente, as mudanças dos hábitos alimentares e do estilo de vida, associadas ao sedentarismo, estão transformando o sobrepeso e a obesidade em uma epidemia mundial.

MANUAL DE SEMIOLOGIA E PROPEDÊUTICA MÉDICA

É uma doença crônica, de etiologia multifatorial, decorrente da interação de fatores genéticos, ambientais e comportamentais.

Embora tenha sido tratada com certa discriminação e preconceito até um passado recente, trata-se de uma patologia que é o alvo central do tratamento de um número imenso de outras patologias, porém de difícil manejo e grande ocorrência de recidivas.

Semiótica e semiotécnica

- **Anamnese:** nessa é importante termos o maior número de informações sobre a história da obesidade para uma melhor abordagem do problema.
- **Idade de início da obesidade:** é importante para avaliar se está mais relacionada a uma questão genética, um padrão alimentar familiar ou a outros fatores desencadeantes, mesmo porque, se iniciada na infância ou adolescência, quando temos grande hiperplasia dos adipócitos, o controle será mais difícil.
- **Fatores desencadeantes:** pós-operatórios, puberdade, uso de anticoncepcionais ou outras medicações como alguns antidepressivos, anticonvulsivantes, antipsicóticos, corticosteroides etc., cessação do tabagismo, gravidez, menopausa, mudança do padrão alimentar decorrente da atividade profissional ou do estilo de vida e traumas emocionais.
- **Tratamento prévio:** dietas, uso de medicamentos, cirurgias e o resultado desses tratamentos.
- **Padrão alimentar:** questionar se faz todas as refeições, bem como os horários, o local, a quantidade e a qualidade; se desenvolve atividades paralelas durante a refeição (televisão, computador) e tentar caracterizar alguns padrões alimentares como o "comer compulsivo", hiperfagia noturna ou mesmo comportamento bulímico.
- **Hábitos e vícios:** tabagismo, etilismo, drogas e atividade física.
- **ISDA:**
  - **Aparelho respiratório:** questionar sobre respiração bucal, roncos, apneia do sono e sibilos.
  - **Aparelho cardiovascular:** hipertensão arterial sistêmica, dispneia, palpitações, dor retroesternal, edema de membros inferiores.
  - **Aparelho gastrintestinal:** presença de refluxo gastroesofágico, de hemorroidas, hábito intestinal.
  - **Aparelho osteoarticular:** perguntar sobre quadros inflamatórios em articulações.
  - **Aparelho geniturinário:** síndrome dos ovários policísticos, alterações menstruais, prurido vulvar (sinal indireto de diabetes *mellitus*), incontinência urinária.
  - **Sistema neuropsiquiátrico:** sintomas depressivos e ansiosos, padrão de sono, alterações comportamentais.
- **Antecedentes pessoais:** peso e altura ao nascer, bem como idade gestacional para avaliar prematuridade e PIG – pequeno para idade gestacional. No caso de mulheres que já tiveram filhos, investigar a presença de fetomegalia, que pode ser um indicador de diabetes gestacional.
- **Antecedentes familiares:** questionar sobre a presença de diabetes *mellitus*, tireopatias, hipertensão arterial sistêmica, dislipidemias, doenças cardiovasculares e mesmo sobre a história ponderal dos pais, que pode dar pistas sobre fatores genéticos e comportamentais.
- **Comorbidades relacionadas à obesidade:** síndrome metabólica, hipertensão arterial sistêmica, dislipidemias, diabetes *mellitus*, doença coronariana, litíase biliar, osteoartrose, apneia obstrutiva do sono, doença do refluxo gastroesofágico, síndrome dos ovários policísticos etc.

Apesar de a maioria dos casos de obesidade ser de etiologia multifatorial, é importante descartarmos algumas patologias endócrinas que dificultam seu tratamento, como o hipotireoidismo, ou que cursam com obesidade, como a síndrome de Cushing ou outros distúrbios do eixo hipotálamo-hipofisário, embora sejam raros.

Diagnósticos diferenciais

- **Síndrome de Cushing:** a obesidade se encontra presente em 95% dos casos, é distribuída de forma centrípeta, acompanhada de fácies de lua cheia e giba de búfalo. Trata-se de uma obesidade de rápida evolução, com estrias violáceas de mais de 1 cm de largura, geralmente cursando com hipertensão arterial e intolerância a glicose.
- **Síndrome metabólica:** nesses casos, temos o risco cardiovascular muito maior que nos casos de obesidade sem comorbidades, sendo imperioso estarmos investigando e tratando os fatores associados. Embora existam critérios diferentes para sua caracterização, a mais utilizada é a definição do *National Cholesterol Education Program* (NCEP) – ATP III (Tabela 8.1).

Tabela 8.1 – Critérios para diagnóstico de síndrome metabólica.	
Parâmetro	**Número de alterações ≥ 3 de:**
Glicose	≥ 100 mg/dL ou em tratamento para hiperglicemia
HDL-colesterol	• **Homens:** < 40 mg/dL ou em tratamento para HDL baixo • **Mulheres:** < 50 mg/dL ou em tratamento para HDL baixo
Triglicérides	≥ 150 mg/dL ou em tratamento para triglicérides elevados
Obesidade	Cintura ≥ 102 cm para homens ou ≥ 88 cm para mulheres
Hipertensão	≥ 130 × 85 mmHg ou em tratamento medicamentoso para HAS

Fonte: Adaptada de Lopes AC; 2009.

- **Formas monogênicas da obesidade:** são formas muito raras de obesidade e estão associadas a outras patologias.

ENDOCRINOLOGIA

- **Síndrome de Prader-Willi:** associada à obesidade severa, hipogonadismo, hipotonia, retardo mental e hiperfagia.
- **Síndrome de Bardet-Biedel:** associada a retardo mental, retinopatia pigmentar severa, malformações do tipo polidactilia ou sindactilia, hipogonadismo e algumas vezes malformações renais e hipertensão arterial.

Exame físico

Como todo o exame físico, deve ser completo, porém dando uma atenção especial para as características da patologia em questão, como:

- **Peso (kg):** sempre pedir para o paciente retirar os calçados e trajar a menor quantidade de roupa possível.
- **Estatura (cm):** sempre sem os calçados e de preferência usando a plataforma com medidor.
- **Cálculo do IMC:** é obtido pela fórmula IMC = Peso(kg)/Altura(m)^2. Embora não avalie a distribuição da gordura corporal e nem a porcentagem de massa magra, ainda é o índice recomendado pela OMS para avaliar o risco de mortalidade, até pela facilidade de sua obtenção.

Tabela 8.2 – Classificação de peso pelo IMC.		
Classificação de peso pelo IMC(D)		
Classificação	IMC (kg/m²)	Risco de comorbidades
Baixo peso	< 18,5	Baixo
Peso normal	18,5-24,9	Médio
Sobrepeso	≥ 25	–
Pré-obeso	25,0-29,9	Aumentado
Obeso I	30,0-34,9	Moderado
Obeso II	35,0-39,9	Grave
Obeso III	≥ 40,0	Muito grave

Fonte: Adaptada de Projeto Diretrizes, Sobrepeso e Obesidade – Sociedade Brasileira de Endocrinologia e Metabologia, 2004.

- **Circunferência abdominal:** com uma fita métrica, mede-se a circunferência abdominal no ponto médio entre o rebordo costal e a crista ilíaca, uma vez que seu aumento é um indicativo de excesso de gordura visceral e está associado a uma série de comorbidades, como: HAS, risco coronariano aumentado, AVC, diabetes *mellitus*, dislipidemias, esteatose hepática não alcoólica, entre outros. Embora haja várias tabelas para quantificar o aumento de risco dessas comorbidades, inclusive em função de diferenças raciais, a mais utilizada é a que está representada na Tabela 8.3.
- **Relação cintura-quadril:** índice também utilizado para avaliar o acúmulo de gordura visceral, considerado por alguns mais sensível por discriminar portadores de obesidade generalizada. Para estabelecer esse índice, dividimos a cintura abdominal pela circunferência do quadril, medida na linha dos trocânteres maiores, que geralmente coincide com a parte mais larga da região glútea, sendo um dos critérios da OMS para caracterização da síndrome metabólica:

Homens	> 0,90
Mulheres	> 0,85

> **Obs.:** é importante observar a distribuição da gordura corporal, uma vez que a deposição da gordura central (androide) está mais associada a distúrbios metabólicos, enquanto sua distribuição periférica (ginecoide), a problemas de artrose, principalmente de joelhos.

- **Aparelho cardiocirculatório:** verificar a pressão arterial sistêmica, ausculta cardíaca e presença de edema de membros inferiores.
- **Aparelho respiratório:** ausculta pulmonar para detectar a presença de sibilos ou estertores em base que poderiam indicar algum grau de insuficiência cardíaca.
- **Aparelho osteoarticular:** detectar alterações esqueléticas ou processos articulares como osteoartroses e artrites.
- **Pele:** procurar evidências de acantose *nigricans* (Figura 8.16), que é um indicador de resistência à insulina, estrias violáceas como indicador de síndrome de Cushing e hirsutismo com acne como sinal da síndrome dos ovários policísticos.

Tabela 8.3 – Circunferência abdominal e risco de complicações associadas com obesidade em homens e mulheres caucasianos.			
Circunferência abdominal e risco de complicações metabólicas associadas com obesidade em homens e mulheres caucasianos(A)			
	Circuferência abdominal (cm)		
Risco de complicações metabólicas	Homem	Mulher	Nível de ação
Aumentado	≥ 94	≥ 80	1
Aumentado substancialmente	≥ 102	≥ 88	2

Fonte: Adaptada de Projeto Diretrizes – Sobrepeso e Obesidade - Sociedade Brasileira de Endocrinologia e Metabologia, 2004.

Capítulo 8

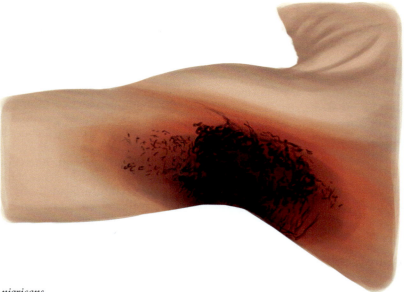

Figura 8.16 Acantose *nigricans*.

Fonte: Adaptada de Sampaio e Rivitti, 2000

- **Aparelho geniturinário:** é importante em crianças e adolescentes pelo risco de puberdade precoce ou associação de patologias causadoras de atraso puberal, como hipotireoidismo, síndrome de Cushing e algumas síndromes genéticas.

Exames complementares

Para orientar a condução do tratamento da obesidade, alguns exames são importantes tanto para identificar sua etiologia como para detectar existência de patologias concomitantes:

- **Glicemia de jejum e HbA1c (hemoglobina glicada):** quando da suspeita de diabetes *mellitus*.
- **Colesterol total, frações e triglicérides:** para pesquisa de dislipidemias.
- **Transaminases (TGO, TGP):** podem estar elevadas na presença de esteatose hepática não alcoólica.
- **TSH:** para investigar a presença de hipotireoidismo.
- **Testosterona e/ou outros andrógenos:** em mulheres, quando se suspeitar da síndrome dos ovários policísticos, e em homens, quando houver queixas de diminuição de potência ou libido.
- Cortisol salivar, cortisol urinário de 24 horas ou cortisol plasmático pós-supressão com 1,0 mg de dexametasona quando houver suspeitas da síndrome de Cushing.

SEMIOLOGIA DA TIREOIDE – DOENÇAS TIREOIDIANAS

Introdução

As doenças tiroidianas são comuns na endocrinologia. Seus sintomas, tanto de hiperfunção como de hipofunção glandular, são diversos e podem passar despercebidos, por isso, faz-se necessário uma anamnese e exame físico minuciosos.

As doenças tireoidianas algumas vezes não possuem cura, mas a instituição de tratamento adequado e precoce leva ao bem-estar e qualidade de vida dos pacientes.

Semiótica e semiotécnica

Anamnese

As doenças tireoidianas possuem manifestações sistêmicas, portanto se faz necessário uma anamnese completa abrangendo todos os aparelhos.

A maioria das doenças tireoidianas (cerca de 80% a 90%) ocorre em mulheres. A idade sempre deve estar referida, pois, com o envelhecimento, aumenta a incidência de nódulos e câncer de tireoide. É importante questionar sobre o tempo de evolução dos sintomas e o uso de medicamentos, pois muitos costumam interferir na produção hormonal.

Exame físico

O exame da glândula tireoide envolve:

- **Inspeção:** para o exame, o paciente deve estar com o pescoço levemente estendido. A tireoide normalmente não é visível. Deve-se observar a forma e se há aumento da glândula e, se houver, se é simétrico ou assimétrico. Pede-se para o paciente fazer a deglutição de modo a observar se ocorre movimento da glândula. O aumento da tireoide é denominado bócio.
- **Palpação:** na palpação, observa-se:
  - tamanho;
  - forma;

- consistência (normalmente fibroelástica), se há presença de nódulos (geralmente a glândula apresenta superfície lisa);
- dor à palpação (comum em tireoidites).

A glândula deve subir livremente à deglutição. Pode-se palpá-la frontalmente ou por trás. Para se palpar frontalmente a glândula, deve-se primeiro colocar o polegar sobre a traqueia a aproximadamente 3 cm abaixo da proeminência da cartilagem tireoide. Pede-se para o paciente deglutir e, dessa forma, encontra-se o istmo da glândula. Para examinar o lobo esquerdo, pressiona-se a traqueia para a esquerda e coloca-se os três primeiros dedos da outra mão de modo a sentir o lobo que foi empurrado. Repete-se essa sequência ao examinar o outro lobo (Figura 8.17).

Para palpar a tireoide por trás (Figura 8.18), usa-se as duas mãos ao mesmo tempo. Coloca-se dois dedos de cada mão nos dois lados da traqueia, logo abaixo da cartilagem cricoide. Fixa-se uma das mãos sobre um dos lobos, enquanto a outra explora a superfície do lobo contralateral. Depois, repete-se a sequência do lado oposto. Para maiores informações, consulte os Qr-codes a seguir.

- **Ausculta:** em alguns casos de hipertireoidismo, o fluxo sanguíneo é tão intenso que podemos auscultar sopro sobre a tireoide.

HIPOTIREOIDISMO

É a alteração funcional endócrina mais comum e ocorre por redução da quantidade de hormônios produzidos pela tireoide. Assim, indivíduos com hipotireoidismo possuem uma redução em uma série de funções metabólicas. Pode ocorrer desde o nascimento (hipotireoidismo congênito), infância ou principalmente na vida adulta.

Se a causa da disfunção ocorre na própria glândula tireoideana, chamamos de hipotireoidismo primário (99% dos casos). Hipotireoidismo secundário é a alteração que ocorre na hipófise, e o terciário, aquele que ocorre no hipotálamo, sendo as duas últimas alterações conhecidas como hipotireoidismo central.

O hipotireoidismo primário ocorre por uma série de etiologias, dentre as quais destacam-se:

- produção de autoanticorpos (tireoidite de Hashimoto);
- deficiência de iodo;
- medicações que interferem com a produção hormonal;
- infiltrações tireoideanas (amiloidose, hemocromatose, sarcoidose etc.);
- pós-ablação de iodo para tratamento de hipertireoidismo;
- pós-cirurgia de câncer de tireoide.

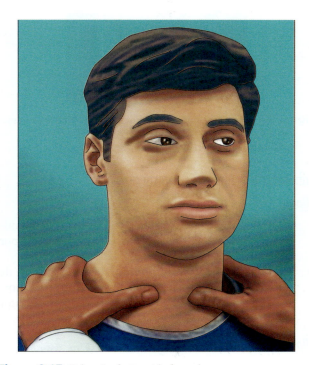

Figura 8.17 Palpação da tireoide frontal.
Fonte: Adaptada de Seidel, Hm. *et al;* 2007.

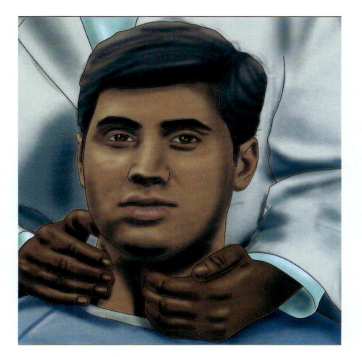

Figura 8.18 Palpação da tireoide por trás.
Fonte: Adaptada de Seidel, Hm. *et al;* 2007.

Sinais e sintomas

O hipotireoidismo pode afetar todos os sistemas e órgãos, e suas manifestações não dependem da causa da doença, mas sim do grau de deficiência do hormônio tireoideano, da época da vida em que se instalou a deficiência e do seu tempo de duração.

Queixas de hipotireoidismo não são específicas e são muito difíceis de diferenciar das queixas próprias da idade do paciente, lembrando que a incidência aumenta progressivamente com a idade.

Na infância, provoca déficit de crescimento, de desenvolvimento corpóreo e cognitivo (Quadro 8.2).

Quadro 8.2 – Sintomas de hipotireoidismo congênito.

- Bradicardia
- Lesões cerebrais irreversíveis
- Icterícia prolongada
- Fontanela anterior alargada
- Retardo na maturação óssea
- Bócio
- Fácie mixedematosa
- Choro rouco
- Macroglossia
- Distensão abdominal
- Hérnia
- Persistência do coto umbilical
- Dificuldade de sucção
- Baixo ganho ponderal
- Hipotonia
- Hipotensão

Fonte: Adaptado de Martins, *et al.*, 2009.

O edema periorbital e nos membros inferiores ocorre pela retenção hídrica, consequente à diminuição da taxa de filtração glomerular.

Devido ao acúmulo intersticial de mucopolissacarídeos, ácido hialurônico e sulfato de condroitina que ocorre no hipotireoidismo, nota-se sintomas como pele seca e áspera, rouquidão, fácie mixedematosa em casos mais graves (Figura 8.19), edema periorbitário e macroglossia. Galactorreia, infertilidade, amenorreia, diminuição da libido e ginecomastia ocorrem devido ao aumento de prolactina, que é estimulada pelo TRH.

Com relação às alterações cardiovasculares, a pressão arterial encontra-se normal ou discretamente aumentada, devido ao aumento da resistência periférica, conhecida como hipertensão diastólica. Os pulsos normalmente são lentos e de pequena amplitude. Em alguns casos, pode-se encontrar insuficiência cardíaca congestiva.

O edema é do tipo não depressível devido aos mucopolissacarídeos no tecido subcutâneo (Quadro 8.3).

Quadro 8.3 – Sintomas de hipofunção tireoidiana no adulto.

- Fadiga e fraqueza
- Disfunção cognitiva
- Intolerância ao frio
- Tendência ao ganho de peso
- Bradicardia, bulhas hipofonéticas, hipertensão diastólica
- Unhas fracas e quebradiças
- Cabelos ressecados
- Depressão
- Edema periorbital e de membros inferiores
- Macroglossia
- Galactorreia, infertilidade, amenorreia, diminuição da libido e ginecomastia
- Obstipação intestinal (pode levar a dilatação do colo, fecaloma e íleo paralítico)
- Voz arrastada, rouquidão

Fonte: Adaptado de Martins, *et al.*, 2009.

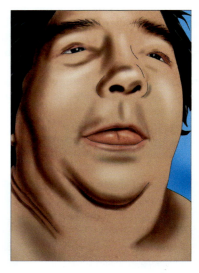

Figura 8.19 Fácie mixedematosa. Edema periorbitário evidente.

Fonte: Adaptada de Seidel, Hm. *et al*; 2007.

Laboratório – Alterações hormonais

Hipotireoidismo primário

- **TSH elevado:** como mais de 99% dos casos de hipotireoidismo são devidos ao hipotireoidismo primário, por mecanismo de *feedback* ocorrerá a elevação do TSH.
- **T4 Livre normal ou diminuído:** nas fases iniciais de hipotireoidismo primário, o T4l ainda pode ser normal, mas com o passar do tempo a tendência é de diminuição dos seus valores.

Hipotireoidismo central

- TSH geralmente diminuído, mas pode ser normal ou até mesmo elevado.
- T4 Livre geralmente diminuído ou normal baixo.

Hipotireoidismo Subclínico:
- **TSH:** geralmente aumentado.
- **T4 Livre:** dentro dos valores da normalidade.

Laboratório – anticorpos
- Anticorpo antitireoperoxidase (anti-TPO) – presente em 90% dos casos de tireoidite de Hashimoto.
- Anticorpo antitireoglobulina (anti-Tg) – presente em 70% dos casos de tireoidite de Hashimoto.

Não são necessários para o diagnóstico de hipotireoidismo e não definem a forma de tratamento, mas confirmam a causa autoimune do hipotireoidismo. No entanto, sua ausência não exclui o diagnóstico de tireoidite de Hashimoto.

Exame radiológico
USG da tireoide: avalia tamanho, ecogenicidade, vascularização, presença de linfonodos e calcificações. A tireoide pode ser de tamanho normal ou com alteração textural difusa, principalmente se for de causa autoimune. Não é utilizado para o diagnóstico de hipotireoidismo, e sim para diagnóstico de bócio, nódulos ou câncer de tireoide.

HIPERTIREOIDISMO
É preciso ressaltar a diferença entre hipertireoidismo e tireotoxicose. Hipertireoidismo refere-se à hiperatividade tireoidiana, enquanto a tireotoxicose refere-se à síndrome causada por excesso de hormônio tireoidiano, não necessariamente originados na glândula tireoidiana – por exemplo, a ingestão excessiva de hormônio tireoideano.

Doença de Graves é a principal causa de hipertireoidismo e acomete principalmente mulheres entre 25 e 45 anos de idade. Sua etiologia é multifatorial, envolvendo fatores genéticos e ambientais. É uma doença autoimune, causada pela produção de autoanticorpos que atuam ativando o receptor do TSH na tireoide, aumentando a síntese e secreção hormonal.

Entre as outras causas, encontra-se adenoma tóxico e bócio multinodular tóxico, além das próprias tireoidites que podem cursar com uma fase de tireotoxicose, como a tireoidite subaguda.

Sinais e sintomas
As manifestações típicas de hiperfunção tireoidiana são descritas no Quadro 8.4.

A exoftalmopatia ocorre em cerca de 50% dos pacientes com doença de Graves. De causa autoimune, leva à projeção do globo ocular para fora da órbita, levando os pacientes muitas vezes a relatarem lacrimejamento, fotofobia, sensação de areia nos olhos, dor retro-ocular, diplopia e edema periorbitário e retração palpebral (Figura 8.20).

Quadro 8.4 – Sintomas de hiperfunção tireoidiana.

- Perda de peso
- Aumento da sensibilidade ao calor
- Aumento da sudorese
- Irritabilidade, ansiedade, insônia
- Tremores, hiper-reflexo
- Fadiga, fraqueza
- Hiperdefecação
- Poliuria
- Polidipsia
- Oligomenorreia/amenorreia
- Perda de libido
- Miopatia proximal
- Pele quente, fina e úmida
- As unhas podem estar descoladas denotando onicólise (unhas de Plummer)
- Taquicardia, bulhas hiperfonéticas, hipertensão sistólica
- Fibrilação atrial e sopro sistólico

Fonte: Adaptado de Martins, et al., 2009.

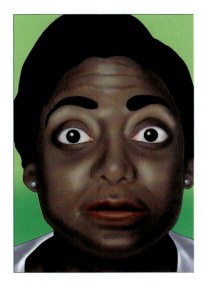

Figura 8.20 Oftalmopatia de Graves.

Fonte: Adaptada de Seidel, Hm. et al; 2007.

O mixedema pré-tibial (Figura 8.21) ocorre devido ao aumento da síntese e deposição de glicosaminoglicanos por fibroblastos locais na derme dessa região, estimulados pelo processo autoimune. Ocorre espessamento da pele, com pápulas elevadas hiperpigmentadas (Quadro 8.5).

Quadro 8.5 – Manifestações próprias da doença de graves.

Sintomas de hiperfunção +

- Bócio difuso
- Exoftalmopatia
- Dermopatia localizada (mixedema pré-tibial)
- Acropaquia tireoidea

Fonte: Adaptado de Martins, et al., 2009.

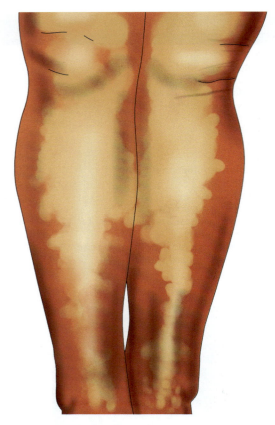

Figura 8.21 Mixedema pré-tibial.

Fonte: Adaptada de Sampaio e Rivitti, 2000.

- **Acropaquia:** consiste no envolvimento dos ossos dos metacarpos com formação óssea subperióstica e edema, como visto na Figura 8.22.

Laboratório – alterações hormonais

- **TSH diminuído** – como os níveis de hormônios tireoideanos tendem a se elevar por se tratar de doença primária e geralmente autônoma da tireoide, por mecanismo de *feedback* negativo, a primeira alteração laboratorial que ocorre em todas as formas de hipertireoidismo é a diminuição ou supressão dos níveis de TSH.
- **T4l, T4 total, T3 total (elevados)** – T4 livre é preferível ao T4 total, devido à interferência da TBG.

Laboratório – anticorpos

- **TRAB:** presente em 90% a 5% dos pacientes com doença de graves.
- **Anticorpo antitireoperoxidase (anti-TPO):** presente em 50% a 90% dos pacientes com doença de graves.
- **Anticorpo antitireoglobulina (anti-Tg):** presente em 70% dos pacientes com doença de graves.

Não são necessários para o diagnóstico de hipertireoidismo, mas a presença de TRAB elevado confirma a etiologia de doença de Graves e também ajuda a avaliar a atividade da doença no decorrer do tratamento.

Exame radiológico

- **USG da tireoide:** em pacientes com doença de Graves, a ultrassonografia mostra aumento do fluxo sanguíneo ao *doppler* e pode evidenciar aumento do volume da glândula – bócio tireoideano difuso. Pacientes com outras causas de hipertireoidismo podem apresentar nódulo único produtor de hormônio (doença de Plummer ou adenoma tóxico) ou múltiplos nódulos, como no bócio multinodular tóxico. Importante: o ultrassom apenas identifica a presença ou não dos nódulos, e não mostra se o nódulo produz ou não excesso de hormônio.
- **Cintilografia com Iodo 131 ou Iodo 123:** mostra a captação da glândula tireoideana e ajuda quando existe dúvida da causa do hipertireoidismo, como na doença de Plummer, bócio multinodular ou tireoidites.

TIREOIDITES

As tireoidites são representadas por uma série de processos inflamatórios da glândula tireoideana, de causa aguda, subaguda ou crônica, e em alguns casos podem levar à disfunção definitiva da produção hormonal.

Tireoidite de Hashimoto

É de etiologia autoimune e mais frequente em mulheres (10 a 20 vezes mais frequente). A prevalência ocorre entre 45 e 65 anos de idade.

É uma doença de progressão crônica, levando geralmente anos. A fase inicial pode levar ao hipertireoidismo transitório, devido à destruição dos folículos tireoidianos por anticorpos e liberação hormonal na circulação.

Entretanto, sua consequência final é o hipotireoidismo, conforme vai ocorrendo perda gradual da função tireoidiana.

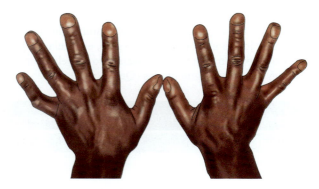

Figura 8.22 Acropaquia.

Fonte: Adaptada de Kronenberg, *et al.*, 2008.

No início do quadro, pode haver bócio, geralmente difuso, com superfície irregular, firme ou levemente elástica, móvel à deglutição e indolor. Com a evolução, a tireoide tende a ficar com tamanho reduzido e consistência mais firme, devido à substituição progressiva por tecido linfocitário.

Pode estar associada a doenças autoimunes, como miastenia gravis, doença celíaca e síndrome poliglandular autoimune tipo 2. Ocorre uma prevalência elevada de tireoidite de Hashimoto nas síndromes de Turner e de Down.

Exames complementares

- **Teste da função tireoidiana (TSH e T4 livre):** na fase inicial, pode ocorrer TSH diminuído e T4 livre elevado, mas conforme há progressão da destruição glandular, ocorre TSH elevado e T4 livre diminuído.
- **Anticorpos antiperoxidase (anti-TPO):** positivos em 80% dos casos.[3]
- **Anticorpos anti-TG:** 20% a 50% dos casos.[3]
- **Ultrassonografia:** padrão heterogêneo com predomínio hipoecogênico. Pode-se encontrar pseudonódulos.
- **PAAF:** aspecto distinto, presença de linfócitos, macrófagos, coloide escasso e poucas células epiteliais. Não é indicada para todos os casos.

Tireoidites induzidas por medicamentos

Principalmente amiodarona, lítio e interferon-alfa.

DOENÇA NODULAR OU CÍSTICA

A identificação de um nódulo ou cisto tireoideano é uma situação bastante comum na prática clínica. Cerca de 80% dos indivíduos têm ou terão pelo menos um nódulo até os 80 anos de idade. A importância no manejo do nódulo tireoideano é a exclusão de malignidade, definida apenas pela biópsia do nódulo. Felizmente, a maioria dos nódulos tem natureza benigna (90%).

Quanto maior o conteúdo cístico do nódulo, menor o risco de malignidade. Assim, a maioria dos cistos (99%) é benigna.

Um nódulo tireoideano pode produzir hormônio tireoideano – sendo considerado "quente" no exame de cintilografia, ou então "frio", quando não capta iodo. Essa terminologia está em desuso.

Algumas características dos nódulos são importantes para definir se devemos ou não realizar uma biópsia do nódulo, como listado no Quadro 8.6.

Quando se optar por realizar a biópsia, essa deve ser feita através de uma agulha fina e guiada por ultrassom (PAAF). O material deve ser enviado para análise citológica para exclusão de câncer de tireoide.

CÂNCER DA TIREOIDE

Os tumores da tireoide representam a neoplasia mais comum na endocrinologia, mas são raros quando compara-

---

Quadro 8.6 – Características suspeitas dos nódulos tireoideanos.

- Tamanho maior que 10 mm
- Microcalcificações
- Vascularização central maior que periférica
- Bordas irregulares e limites imprecisos
- Hipoecogenicidade
- Irradiação prévia do pescoço ou corpo inteiro
- Histórico familiar de câncer de tireoide
- Ausência de halo
- Nódulos sólidos
- Nódulo incidentalmente detectado no PET para investigação de outra patologia

Fonte: Adaptado de Lopes, 2009.

---

dos a outros tumores malignos. Geralmente são diagnosticados através de biópsias de nódulos tireoideanos suspeitos, mas podem ser descobertos através de massas tireoideanas, como nos casos de linfomas, ou até mesmo por metástases tireoideanas em sítios diversos, como pulmões e ossos. A sua incidência vem aumentando nas últimas décadas, mas a taxa de mortalidade permanece a mesma. Cerca de 80% dos pacientes portadores de câncer maligno de tireoide, tratados adequadamente, terão uma expectativa de vida igual àquela da população normal. O tratamento é cirúrgico em todos os casos.

Carcinomas diferenciados

- **Papilífero:** representa 80% a 90% dos casos. Seu crescimento é lento e apresenta baixo grau de progressão. Costuma ter excelente evolução. Cerca de 30% evoluem com metástases linfonodais em região cervical.
- **Folicular:** corresponde a cerca de 10% dos casos. Apresenta maior prevalência em áreas carentes de iodo. Apresenta um prognóstico pior do que o papilífero e pode metastatizar para pulmões ou osso.

Carcinoma indiferenciado ou anaplásico

Responde por menos de 5% das neoplasias tireoideanas. É uma das formas mais agressivas e resistentes de cânceres de tireoide, com crescimento rápido, invasão local precoce e prognóstico extremamente desfavorável.

Carcinoma medular

Podem ser esporádicos ou associados a doenças familiares, como a NEM-2A e NEM-2B. Podem ter evolução desfavorável, principalmente se associados à NEM-2B, com metástases linfonodais ou a distância.

Linfoma

Representa menos de 1% dos cânceres tireoideanos. Ocorre geralmente em mulheres idosas com tireoidite de

Hashimoto. Manifesta-se por massas cervicais de rápido crescimento, com sintomas de dor, disfagia, rouquidão ou síndrome da veia cava superior.

Metástases

Metástases de outros tumores para a tireoide são incomuns. Quando surgem, geralmente são decorrentes de melanomas, cânceres de mama, pulmão, rim, entre outros.

Bócios (Figura 8.23)

Bócio se refere ao aumento de volume da glândula tireoideana e pode vir ou não acompanhado de disfunção. Sua ocorrência se dá por estímulo do receptor de TSH na glândula tireoideana ou nas tireoidites ou doença de Graves.

Pode ser difuso sem nódulos ou apresentar lesões nodulares de diversos tamanhos. São chamados tóxicos quando há produção hormonal excessiva (bócio difuso ou nodular tóxico) e atóxicos quando a única alteração é o tamanho da glândula.

Quando o bócio tireoideano é bastante evidente, podemos identificar o sinal de Pemberton – pletora facial, estridor, distensão das veias do pescoço e até mesmo dispneia quando o paciente eleva os braços, por compressão das estruturas do pescoço pela massa cervical.

DISTÚRBIOS DA ADRENAL
Introdução

Os distúrbios adrenais podem ser entendidos como oriundos de uma hiperfunção ou hipofunção de cada uma das camadas da glândula. Os sinais e sintomas são inespecíficos e devem ser considerados em conjunto, sempre tendo as doenças adrenais como diagnóstico diferencial. Algumas condições clínicas listadas a seguir podem ter etiologia adrenal.

Síndrome de Cushing

Consiste no quadro clínico decorrente da exposição exagerada aos glicocorticoides.

A síndrome pode ser endógena de origem adrenal, hipofisária ou ectópica e exógena pelo uso de glicocorticoide. De acordo com a origem endógena, pode ser dependente ou não da secreção de ACTH.

Quando a síndrome de Cushing decorre da secreção ectópica de ACTH de origem tumoral, o quadro clínico difere na intensidade e rapidez de instalação dos sintomas. Nessa situação, prevalece a perda de peso decorrente do tumor de base, além da hiperpigmentação da pele e distúrbios hidroeletrolíticos e metabólicos.

Semiótica e semiotécnica

A anamnese revela ganho inexplicado de peso geralmente concomitante ao aumento dos níveis pressóricos e alterações do metabolismo da glicose e lípides.

- **Interrogatório dos aparelhos:** pode haver sintomas psiquiátricos associados como depressão, ansiedade, alteração do comportamento, surto psicótico, distúrbios da cognição e do humor. A associação incomum entre osteoporose e obesidade pode ser encontrada nesses pacientes.
- **Antecedentes pessoais:** a síndrome de Cushing pode fazer parte de doenças com sintomas e sinais característicos, que se sobrepõem aos do hipercortisolismo; por exemplo, o complexo de Carney, que compreende a presença de mixoma de coração, pele e mama, associado a lentigens, acromegalia e tumor de testículo; NEM 1, tumor de paratireoides, pâncreas e hipófise e a síndrome de McCune Albright, que cursa com manchas café com leite, puberdade precoce e distrofia óssea poliostótica.

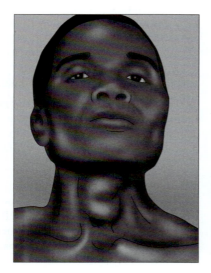

Figura 8.23 Bócio – visão frontal e lateral.

Fonte: Adaptada de Porto, CC; 2006.

ENDOCRINOLOGIA

- **Exame físico:** a obesidade mostra-se de predomínio central, com fácies arredondada e, por vezes, giba e preenchimento supraclavicular. É comum a presença de equimoses espontâneas, estrias violáceas, micoses nas unhas, hirsutismo e acne. Fraqueza da musculatura proximal pode ser referida ou pode haver um achado ao exame clínico (Ver infográfico 1).

Diagnóstico e propedêutica armada

Laboratorialmente, após a confirmação do hipercortisolismo através do teste de supressão *overnight*, cortisol salivar ou cortisol urinário, a dosagem de ACTH orienta o diagnóstico topográfico na síndrome de Cushing. Geralmente, dosagens de ACTH superiores a 15 pg/mL sugerem as formas dependentes de ACTH, e inferiores a 5 pg/mL direcionam para causas adrenais. O diagnóstico por imagem orienta-se pelos resultados bioquímicos. Os principais sinais e sintomas encontram-se resumidos na Tabela 8.4.

Tabela 8.4 – Frequência dos sinais e sintomas na doença de Cushing.	
Sintomas/sinais	Doença de Cushing
Ganho de peso/obesidade	42/46 (91,3%)
Fraqueza	28/46 (60,8%)
Hipertensão	32/46 (69,5%)
Face de "lua cheia"	37/46 (80,4%)
Giba de búfalo	26/46 (56,5%)
Adelgaçamento da pele	29/46 (63%)
Hirsutismo	17/34 (50%)
Acne	16/46 (34,7%)
Equimoses	32/46 (69,5%)
Pletora facial	35/46 (76%)
Hiperpigmentação cutânea	3/46 (6,5%)
Estrias violáceas	35/46 (76%)
Edema de MMII	15/46 (32,6%)
Depressão e outros distúrbios psiquiátricos	11/46 (23,9%)
Alterações menstruais	24/34 (70,5%)
Redução de libido (ambos os sexos)	32/46 (69,5%)
Osteopenia ou esteoporose	20/32 (62,5%)
Disfunção erétil	6/12 (50%)
Diabetes *mellitus* (glicemia de jejum $\geq$ 126 mg/dL)	14/46 (30,4%)
Glicemia de jejum alterada ($\geq$ 100 e < 126 mg/dL)	10/46 (21,7%)
Hipocalemia (K^+ < 3 mEq/L)	5/46 (10,8%)

Fonte: Adaptada de Arq Bras Endocrinol Metab vol.51 no.4 São Paulo June 2007.

Vale lembrar que, para chegarmos à confirmação de síndrome de Cushing, necessitaremos descartar um diagnóstico diferencial importante, o pseudo-Cushing. Nessa condição associada ao alcoolismo, depressão, ansiedade, estresse físico, obesidade mórbida ou diabetes descontrolado, os níveis circulantes glicocorticoides estão elevados, oriundos do aumento da secreção de CRH. Pode não ocorrer a supressibilidade do eixo, entretanto o ritmo de secreção de cortisol está mantido, preservando o nadir noturno.

Feocromocitoma e paraganglioma

São tumores originados de células cromafins, produtoras de catecolaminas, oriundos em 90% das vezes da medula adrenal, e em 10%, de fora do eixo simpático central, sendo denominados paragangliomas. Sua apresentação clínica é decorrente da exposição dos tecidos a quantidades aumentadas de catecolaminas: taquicardia, cefaleia, sudorese, hipertensão, hiperglicemia, palidez, ansiedade e agitação psíquica. A Tabela 8.5 resume os principais sinais e sintomas.

O feocromocitoma, assim como a síndrome de Cushing, entra como diagnóstico diferencial na investigação da hipertensão arterial secundária.

- **Anamnese:** pode revelar o aparecimento recente de hipertensão, geralmente caracterizada como nível II ou III, de difícil controle, havendo a necessidade da associação de várias classes de anti-hipertensivos.

  A hipertensão pode ser constante ou aparecer em crises, e essas, quando acompanhadas por cefaleia, sudorese e palpitações, são preditivas de feocromocitoma. Crises hipertensivas desencadeadas por esforços também são muito sugestivas de feocromocitoma.
- **Antecedentes pessoais:** podem revelar crises hipertensivas graves em procedimentos cirúrgicos prévios e doença hipertensiva específica da gestação nas mulheres.
- **Antecedentes familiares:** podem conter patologias associadas ao feocromocitoma, como NEM2A e NEM2B, síndrome de Von-Hippel-Lindau e neurofibromatose do tipo 1.
- **Exame físico:** no feocromocitoma isolado é pobre, mas algumas patologias associadas podem ter achados característicos.
- **Neurofibromatose:** neurofibromas, manchas café com leite, nódulos de Lish e sardas axilares e inguinais.
- **Von-Hippel-Lindau:** angiomas retinianos.
- **NEM 2b:** aspecto marfanoide, neuromas mucosos, nervos corneais espessados.

Diagnóstico e propedêutica armada

A exemplo das demais patologias endócrinas, o diagnóstico laboratorial precede o diagnóstico por imagem. Após a confirmação da liberação excessiva de catecolaminas pela dosagem sérica ou de metabólitos séricos

Capítulo 8

INFOGRÁFICO 1
Achados clínicos na síndrome de Cushing

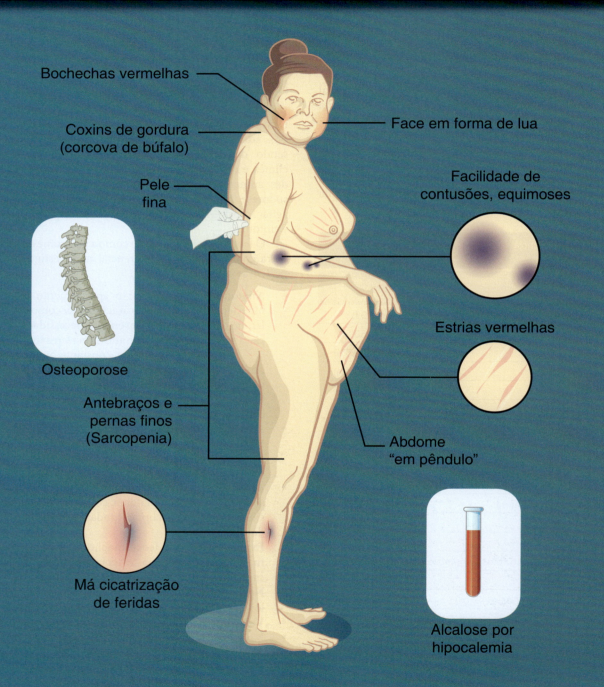

Fonte: Collection of Medical Illustrations, Endocrine System - Volume 2 - 2 Edition - Author: William F. Young, Jr.

ENDOCRINOLOGIA

Tabela 8.5 – Frequência de sintomas em 100 pacientes portadores de feocromocitoma.

Sintomas	%	Sintomas	%
Cefaleia	80	Tonteira	8
Sudorese excessiva	71	Convulsões	5
Palpitação (com ou sem taquicardia)	64	Dor no pescoço e no ombro	5
Palidez	42	Dor nas extremidades	4
Náuseas (com ou sem vômitos)	42	Dor nos flancos	4
Tremores	31	Zumbido	3
Fraqueza e exaustão	28	Disartria	3
Nervosismo e ansiedade	22	Engasgo	3
Dor epigástrica	22	Bradicardia	3
Dor torácica	19	Lombalgia	3
Dispneia	19	Tosse	1
Rubor	18	Bocejos	1
Parestesia ou dormência	11	Síncope	1
Visão turva	11	Sensação de insegurança	1
Aperto na garganta	8	Fome	1

Fonte: Adaptada de Thomas, 1966.

e urinários, segue-se a localização do tumor. A pesquisa genético-molecular é disponível atualmente e pode orientar o rastreamento dos familiares assintomáticos de um caso índice.

Hiperplasia adrenal congênita

O córtex da glândula adrenal é responsável pela produção de hormônios esteroides, para o que se utiliza de um complexo maquinário enzimático em cascata culminando com a síntese de aldosterona, cortisol e testosterona. Defeitos de herança autossômica recessiva dessas enzimas resultam na perda da produção de cortisol e consequente aumento do ACTH por falta de *feedback,* gerando o acúmulo de precursores e quadros clínicos variados.

A forma mais comum é a deficiência de 21 hidroxilase. Pode ter apresentação clínica ao nascer pela presença de estado intersexual em meninas, com ou sem desidratação e choque hipovolêmico nos primeiros dias de vida. A apresentação pode ser mais tardia através de puberdade precoce em meninos e pubarca precoce em meninas ou, ainda, na sua apresentação mais comum, como infertilidade na vida adulta. Assim, a anamnese vai revelar oligo ou amenorreia nas mulheres, dificuldade para engravidar e alterações do metabolismo de carboidratos e lipídios. No

exame físico, pode estar evidente a acantose *nigricans* e sinais de hiperandrogenismo, como acne, alopecia e hirsutismo, esse avaliado objetivamente pelo escore de Ferriman, resumido na Figura 8.24.

O diagnóstico diferencial se faz com a síndrome dos ovários policísticos que, inclusive, pode decorrer de uma deficiência de 21 hidroxilase.

Bem menos frequente, a deficiência de 11 hidroxilase cursa com virilização, a exemplo da deficiência de 21 hidroxilase, entretanto, associada à hipertensão com hipocalemia e alcalose metabólica. A manifestação precoce com intersexo nas meninas não se acompanha da perda de sal, e sim de hipocalemia.

A deficiência de 17 hidroxilase, igualmente rara, habitualmente não se manifesta como distúrbio de intersexo, visto que previne a síntese de testosterona, e o fenótipo é sempre feminino. Apresenta hipertensão com hipocalemia e alcalose metabólica. A queixa geralmente ocorre na puberdade por ausência dos caracteres sexuais secundários. O exame físico revela uma paciente com genitália feminina normal impúbere, ausência de pilificação pubiana e alta estatura. Trata-se de um diagnóstico diferencial de hipertensão endócrina a ser lembrado, assim como a deficiência de 11 hidroxilase.

Capítulo 8

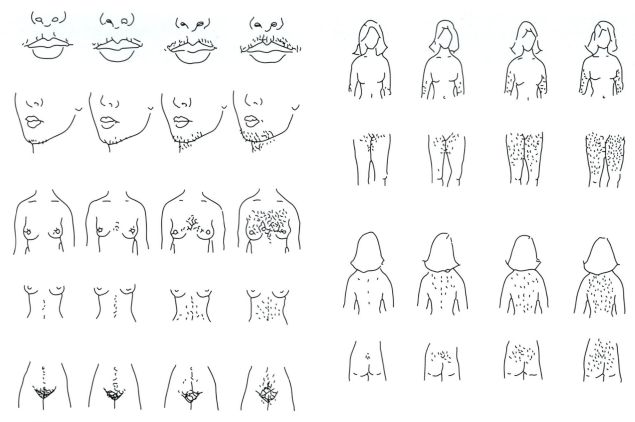

Figura 8.24 Escore semiquantitativo de Ferriman e Galey.

Fonte: Adaptada de Revista Associação Médica Brasileira, vol. 56 nº 1. São Paulo, 2010.

Hiperaldosteronismo primário

Deve ser considerado o diagnóstico diferencial de hipertensão endócrina, apesar de não haver muitos sinais e sintomas. Trata-se de um paciente hipertenso de difícil controle ou com hipocalemia espontânea ou induzida por diuréticos.

- **Anamnese:** pode haver relatos de cãibras e arritmias decorrentes da hipocalemia.
- **Antecedentes pessoais:** algumas formas familiares constarão nos antecedentes como episódios cardiovasculares precoces em membros da família.
- **Diagnóstico e propedêutica armada:** o diagnóstico é basicamente laboratorial, mas deve ser sempre considerado por tratar-se de uma causa curável de hipertensão arterial.

Insuficiência adrenal

É uma síndrome clínica decorrente da falta dos hormônios esteroides adrenais. Pode decorrer do acometimento da adrenal, dita insuficiência adrenal primária ou do eixo-hipotálamo-hipofisário-adrenal, a insuficiência adrenal secundária, cada qual com etiologias diferentes resultando no hipocortisolismo.

- **Anamnese:** em geral, as queixas são inespecíficas, e o diagnóstico deve ser ativamente pesquisado. São informações relevantes da anamnese: perda de peso, adinamia, cansaço, tontura, hipotensão postural, dor abdominal, artralgia e sintomas sugestivos de hipoglicemia.

  A insuficiência adrenal secundária geralmente não manifesta sintomas clínicos relacionados à perda de sal, visto que não há destruição da zona glomerulosa, entretanto pode ter sintomas decorrentes do acometimento de outras linhagens hipofisárias (hipotireoidismo, hipogonadismo, hipo ou hiperprolactinemia).
- **Antecedentes pessoais:** as condições clínicas que podem estar associadas à insuficiência adrenal secundária incluem:
  - Macroadenomas hipofisários;
  - Lesões infiltrativas;
  - Isquemia hipofisária;
  - Radiação e supressão do eixo por excesso de glicocorticoides.

ENDOCRINOLOGIA

- **Antecedentes pessoais:** a insuficiência adrenal primária tem como causa mais frequente a adrenalite autoimune, que pode ser isolada ou associada à síndrome poliglandular autoimune. Dessa forma, sinais clínicos podem estar associados a essa condição.
    - **Tipo 1:** Insuficiência adrenal, candidíase mucocutânea e hipoparatireoidismo.
    - **Tipo 2:** Diabetes *Mellitus* tipo 1, tireoidite autoimune, vitiligo e alopecia areata.

Outras autoimunidades podem ser concomitantes e devem ser pesquisadas a fim de auxiliar o diagnóstico etiológico.

Exame físico

Revela hipotensão postural e escurecimento da pele na insuficiência adrenal primária por aumento na produção de pró-opiometanocortina (POMC), a molécula precursora do ACTH. As morbidades associadas acrescentam achados característicos ao exame físico.

Geralmente, a evolução do quadro de hipocortisolismo é insidiosa, mas a insuficiência adrenal primária pode apresentar um quadro agudo caracterizado por um rápido acometimento da adrenal por infecções (meningococcemia, sepse, AIDS, tuberculose e infecções fúngicas), hemorragias ou tumores. Clinicamente manifesta-se com hipotensão postural, dor abdominal, febre, agitação, confusão mental e colapso circulatório.

Diagnóstico e propedêutica armada

O diagnóstico laboratorial da insuficiência adrenal contempla sua confirmação e, depois, através da dosagem do ACTH, o diagnóstico topográfico.

Proceder à investigação etiológica é mandatório, pois o tratamento do hipocortisolismo deve incluir também o tratamento da causa de base e doenças associada.

DIABETES *MELLITUS* (DM)
Introdução

É um distúrbio do metabolismo da glicose que cursa com o aumento dos seus valores séricos. Tal aumento pode ser causado predominantemente por uma resistência periférica à insulina, como visto de forma mais evidente em um subtipo (DM2); ou por uma produção insuficiente desse hormônio, no diabetes *mellitus* do tipo 1. De uma forma geral, podemos classicamente dividir o diabetes *mellitus* em duas formas principais, DM tipo 1 e tipo 2.

- **Diabetes mellitus do tipo 1:** é uma afecção autoimune, em que anticorpos são dirigidos contra as células beta pancreáticas comprometendo assim a produção de insulina. Geralmente é desencadeada por infecções virais ou outros fatores ambientais.
- **Diabetes mellitus do tipo 2:** é uma desordem metabólica causada por um aumento na resistência periférica à captação de insulina e em alguns casos também por uma incapacidade na síntese desse hormônio. Essa afecção é geralmente encontrada após os 40 anos e está mais relacionada à herança familiar e à síndrome metabólica, sendo o excesso de peso o principal fator associado.

Semiótica e semiotécnica
Apresentação clínica

O conjunto de sinais e sintomas apresentado pelo paciente será decorrente da hiperglicemia e do tempo de exposição a tal condição patológica. No entanto, muitos pacientes são assintomáticos durante um longo período da doença, o que pode retardar o seu diagnóstico. As principais alterações detectadas na história clínica e no exame físico são:

- **Anamnese:** os sintomas clássicos são polidipsia, polifagia e poliuria. Outra queixa frequentemente relatada é a alteração do peso corporal, podendo ser detectada tanto a perda ponderal (em situações mais graves ou fases avançadas da doença) quanto o aumento (queixa muito frequente, porém está muito mais relacionada à causa e não consequência do DM2). A polifagia pode ser compreendida como uma consequência da escassez de nutrientes intracelulares, visto que a insulina tem dificuldades de exercer o seu papel. A poliuria e a polidipsia são decorrentes de fenômenos osmóticos (hiperglicemia), que favorecem a diurese e avidez pela água.
- **ISDA:** outros sinais e sintomas podem ser relatados pelos pacientes e devem ser pesquisados pelos médicos generalistas, pois podem estar relacionados às complicações crônicas. Entre esses, devemos citar:
- **Diminuição da acuidade visual:** o DM é a principal causa de cegueira entre os indivíduos de 20 a 74 anos de idade. Tal distúrbio é decorrente da microangiopatia proporcionada pelo acúmulo de glicose e outros produtos oxidativos no interior dos vasos. Pode ser dividida em retinopatia pré-proliferativa e proliferativa, com risco de hemorragia, descolamento de retina, *amaurose*.
    - **Diagnóstico:** fundo de olho e mapeamento de retina, que deverão ser acompanhados rotineiramente pelo oftalmologista (para maiores informações, ver capítulo sobre oftalmologia).
- **Urina com espuma (Sic):** indivíduos diabéticos estão mais suscetíveis à agressão renal, sendo uma das principais causas de doença renal em estágio terminal, juntamente com a hipertensão arterial. Nos estágios mais precoces, os pacientes encontram-se assintomáticos, entretanto em fases mais avançadas relatam urina com espuma, edema de MMII, denotando perdas proteicas oriundas da agressão glomerular, e sinais e sintomas de IRC nos casos terminais.
    - **Diagnóstico:** dosagem da microalbuminúria (acima de 30 mg), nas fases iniciais, e da macroalbuminúria (acima de 300 mg), com a progressão da doença.
- **Formigamento em mãos e pés (Sic)** – a neuropatia diabética pode se apresentar clinicamente com diferentes sinais e sintomas, sendo o mais comum a polineuropatia simétrica distal. Essa é tipicamente carac-

Capítulo 8

terizada pelo acometimento sensório-motor insidioso, inicialmente comprometendo as fibras grossas e mielinizadas Adelta/BS (propriocepção, tato e vibração) ou as fibras C (sensibilidade térmica, dolorosa e tátil) de maneira assintomática. Com a evolução, a queixa clínica é de um acometimento em "botas e luvas", a qual é descrita em queimação e parestesia, denotando o acometimento de fibras finas (desmielinizadas) e, com o passar do tempo, anestesia. Nessa fase, podem ocorrer ulcerações principalmente nos pés (pé diabético).

- **Diagnóstico da neuropatia periférica:** dois parâmetros alterados – sinais, sintomas, anormalidades de condução nervosa ou testes sensoriais quantitativos (realizados com Semmes-Weinstein de 10 g).

- **Ferida no pé (Sic):** O pé diabético é uma complicação caracterizada pela formação de úlceras de difícil cicatrização que podem predispor a outras complicações (abcesso, úlceras profundas, osteomielite, celulite, necrose, gangrena). Acredita-se que seja originada do comprometimento das fibras c (dolorosas) e proprioceptivas, associadas a disfunções autonômicas e vasculares, favorecendo a lesão cutânea e, em alguns casos, a formação do pé de Charcot (deformidades por acometimento crônico).

- **Tontura ao levantar (Sic):** outra complicação neurológica proporcionada pela agressão metabólica dessa condição clínica. Tipicamente, tanto a parte parassimpática quanto a simpática podem ser acometidas, sendo os sistemas mais frequentemente acometidos o cardiovascular, o geniturinário, o gastrintestinal, o oftálmico e o das glândulas sudoríparas.

  - **Diagnóstico:** é estabelecido com dados da história clínica, dirigida ao sistema acometido, em que se priorizam os sinais e sintomas de comprometimento cardiovascular. Tal método é utilizado por dois motivos: (1) é mais fácil a detecção do acometimento autonômico do sistema cardiovascular; (2) na vigência de sinais e sintomas não cardiovasculares (gastrintestinais, geniturinário, oftalmológico e das glândulas sudoríparas), o paciente já apresentará acometimento autonômico cardíaco, detectado por testes simples1. Para tal, dois testes simples são realizados.

1. **Resposta da pressão sistólica à posição ortostática:** mensura-se a pressão em posição supina ou deitada. Após tal aferição, pede-se ao paciente que fique em posição ortostática por dois minutos. Passado esse período, espera-se que a pressão sistólica diminua no máximo 30 mmHg, caso contrário confirma-se a afecção.

2. **Variação da frequência cardíaca:** com o paciente descansado em posição supina, com ECG acoplado, verificamos a variação da frequência cardíaca, solicitando ao paciente que realize 6 incursões respiratórias por minuto. Se a variação for menor que 10 batimentos cardíacos, caracteriza-se a afecção.

> Obs.: outro achado frequente é a taquicardia de repouso – decorrente da destruição preferencial de fibras parassimpáticas.

- **Antecedentes pessoais:** é importante também pesquisarmos associações com outras doenças, para descartarmos uma síndrome poliglandular autoimune, especialmente no DM tipo 1 (ex. SPA 1 = DM1, hipoparatireoidismo, adrenalite autoimune, candidíase oral e hepatite 1).
- **Exame físico:** Além dos achados citados previamente no tópico ISDA, podemos encontrar também aspectos previamente relatados no capítulo sobre semiologia da obesidade, como a acantose *nigricans*.

Diagnóstico de DM e exames complementares (resumidos na Tabela 8.6)

Tabela 8.6 – Classificação dos distúrbios do metabolismo da glicose.

Categoria	Método/Dignóstico			
	Glicemia de jejum*†	TTG‡‡	HbA1c§†	Glicemia casual**
Normal	< 100 mg/dL	< 140 mg/dL	< 5,7%	–
GJA	100-125 mg/dL	< 140 mg/dL	5,7%-6,4%	–
TDG	< 100 mg/dL	140-199 mg/dL		–
DM	< 126 mg/dL	≥ 200 mg/dL	≥ 6,5%	≥ 200 mg/dL

*O jejum deve ser de, no mínimo, 8 horas;

† Na ausência de hiperglicemia inequívoca, esses critérios devem ser confirmados pela repetição do teste;

‡ O teste deve ser realizado conforme os padrões da Organização Mundial de Saúde, utilizando uma sobrecarga com 75 g de glicose anidra dissolvida em água;

§ O teste deve ser feito em laboratório que utiliza um método certificado pelo *National Glycohemoglobin Standardization Program e padronizado pelo Diabetes Control and Complications Trial*;

** Em pacientes com sintomas clássicos de hiperglicemia ou crise hiperglicêmica.

TTG: teste oral de tolerância à glicose; HbA1c: hemoglobina glicada; GJA: glicemia de jejum alterada; TDG: tolerância diminuída à glicose; DM: diabetes *mellitus*.

Fonte: Adaptada de Goldman L; *et al.*, 2012.

REFERÊNCIAS

1. Arq Bras Endocrinol Metab vol.51 no.4 São Paulo June 2007
2. Arq Bras Endocrinol Metab vol.51 no.4 São Paulo June 2007.
3. Arq Bras Endocrinol Metab. 2012;56(5).
4. CDC. 2000 CDC Growth Charts for the United States: Methods and Development. [Internet] [Acesso em 2017 sept 26]. Disponível em: http://www.cdc.gov/growthcharts
5. Crespin J, Reato LFN. Hebiatria – Medicina do Adolescente. 1.ed. São Paulo: Editora Roca Ltda., 2007. p.55-69.
6. Diretrizes SBEM Tireóide. Hipotireoidismo. Hipotireoidismo Congênito. Tireoide, Doenças da: Utilização dos Testes Diagnósticos. Hipertireoidismo. [Internet] [Acesso em 2017 sept 26]. Disponível em: http://www.tireoide.org.br/galerias/6/
7. Diretrizes SBEM; Endocrinologia pediátrica. Baixa Estatura por Deficiência do Hormônio de Crescimento: Diagnóstico; Baixa Estatura por Deficiência do Hormônio de Crescimento: Tratamento; Hipopituarismo: Diagnóstico; Hipopituarismo: Tratamento; Síndrome de Turner: Diagnóstico e Tratamento. [Internet] [Acesso em 2017 sept 26]. Disponível em: http://www.sbemrj.org.br/diretrizes-da-sbem/
8. Goldman L, Ausiello D. Cecil Tratado de Medicina Interna. 22.ed. Rio de Janeiro: Elsevier editora Ltda, 2005. p.1831.
9. Goldman L, Schafer AL. Goldaman's Cecil Medicine. 24. ed. Philadelphia: Elsevier Saunders, 2012.
10. Guedes DP, et al. Manual Prático para Avaliação em Educação Física. 1.ed. Barueri: Editora Manole Ltda, 2006. p.80.
11. Kronenberg HM, et al. Williams Textbook of Endocrinology. 11.ed. Philadelphia: Saunders/Elsevier, 2008. p.1563-74.
12. Kronenberg HM, et al. Williams Textbook of Endocrinology. 11.ed. Philadelphia: Saunders/Elsevier, 2008. p. 377-88.
13. Lopes AC. Tratado de clínica médica. 2.ed. São Paulo: Roca Ltda., 2009. p.3464-83.
14. Martins MA, et al. Clínica Médica. 1.ed. Barueri: Editora Manole Ltda., 2009. p.47-63.
15. Martins MA, et al. Clínica Médica. Vol 5, 1.ed. Barueri: Editora Manole Ltda., 2009. p.350-73.
16. Ministerio da Saude. Protocolo Clínico e Diretrizes Terapêuticas Portaria SAS/MS no 209, de 23 de abril de 2010. Raquitismo e Osteomalacia, 2010.
17. Porto CC, Porto AL. Semiologia Médica. 6. ed. Rio de Janeiro: Guanabara Koogan, 2011.
18. Porto CC. Semiologia Médica. 5.ed. Rio de Janeiro: Guanabara Koogan, 2005. p.713-26.
19. Projeto diretrizes Sem Obesidade. Diagnóstico e Tratamento da Criança e do Adolescente. Etiologia. Sobrepeso e Obesidade: Avaliação. [Internet] [Acesso em 2017 sept 26]. Disponível em: http://www.abeso.org.br/pdf/diretrizes_brasileiras_obesidade_2009_2010_1.pdf
20. Revista Associação Médica Brasileira, vol. 56 no 1. São Paulo, 2010.
21. Sampaio SAP, Rivitti EA. Dermatologia. 2.ed. São Paulo: Editora Artes Médicas Ltda., 2000. p.287.
22. SBP. Sociedade Brasileira de Pediatria. Departamento Científico de Nutrologia. Avaliação Nutricional da Criança e Adolescente - Manual de Orientação. 2.ed. Rio de Janeiro, 2012.
23. SBP. Sociedade Brasileira de Pediatria. Departamento de Nutrologia - Obesidade na Infância e adolescência – Manual de orientação – Rio de Janeiro, 2008.
24. Seidel HM, et al. Mosby Guia de Exame Físico. 6.ed. Rio de Janeiro: Elsevier editora Ltda., 2007. p.106-37.
25. Seidel HM, et al. Mosby Guia de Exame Físico. 6.ed. Rio de Janeiro: Elsevier editora Ltda., 2007. p.106-37.
26. Seidl EM, Machado ACA. Bem estar psicológico, Enfrentamento e Lipodistrofia em pessoas vivendo com HIV/AIDS, 2008.
27. Síndrome poliarglandular autoimune tipo 1 e mutação C322fsX372; An Pediatr 2015; 82: e60-3, vol. 82 no 1 DOI: 10.1016/j.anpedi.2014.01.012

9 capítulo

Jair Cremorim
Matheus Bartolomei de Siqueira Corradi
Rafael José Romero Garcia

Rafael Lopes Srebro
Guilherme Picerni Stanichi

Gastroenterologia

INTRODUÇÃO

A Gastroenterologia como especialidade médica tem raízes no final do século XIX, com a contribuição de Claude Bernard para o conhecimento da fisiologia do aparelho digestório, e no início do século XX, com a descoberta, pelos ingleses Bayliss e Starling, dos hormônios gastrintestinais. IzmarIsidor Boas (1858-1938) é considerado o fundador da Gastroenterologia como especialidade médica. Novas pesquisas, assim como o desenvolvimento de complexas técnicas diagnósticas e poderosas armas terapêuticas, tornaram a Gastroenterologia, no início do século XXI, especialidade de ampla abrangência.

As doenças do trato gastrintestinal (TGI) geram 50 milhões de consultas anualmente nos Estados Unidos, e cerca de 90 bilhões de dólares por ano com custos diretos e indiretos, sendo a doença do refluxo gastro-esofágico (DRGE) a mais prevalente, seguida de doenças da vesícula biliar e, por fim, câncer colorretal. As doenças do TGI correspondem a 10% de todas as mortes anualmente, sendo o câncer colorretal a principal causa.

As doenças do TGI no Brasil representam um grave problema não só em número de internações, como também em gastos para a saúde pública (Tabelas 9.1 e 9.2), os quais podem ser evitados com uma boa anamnese e exame físico, como veremos a seguir.

A propedêutica aplicada ao TGI é de grande importância, nota-se que 70% dos diagnósticos gastroenterológicos são feitos somente com anamnese e 90% associando-se ao exame físico, ou seja, na teoria apenas 10% dos casos necessitariam de exames complementares para o diagnóstico, corroborando a importância da semiologia para essa cadeira.

LOCALIZAÇÃO E DISTRIBUIÇÃO DO SISTEMA

Esôfago é um tubo longo que se inicia na laringe, continua no tórax e tem fim no início do abdome; podemos dividir o esôfago em 3 partes:

Tabela 9.1 – Internações no Brasil decorrentes de doenças do TGI.

Internações por ano processamento segundo região Capítulo CID-10: XI. Doenças do aparelho digestivo Período: Junh/2012-Jun/2013			
Região	2012	2013	Total
Total	**520.612**	**494.485**	**1.015.097**
Região Norte	42.092	37.368	79.460
Região Nordeste	136.218	122.746	258.964
Região Sudeste	210.094	202.962	413.056
Região Sul	93.795	92.498	186.743
Região Centro-Oeste	38.413	38.461	76.874

Fonte: Adaptada de Ministério da Saúde – Sistema de Informação do SUS (SIH/SUS).

MANUAL DE SEMIOLOGIA E PROPEDÊUTICA MÉDICA

Tabela 9.2 – Gastos com internações no Brasil por doenças do TGI.

Valor total por ano processamento segundo região
Capítulo CID-10: XI. Doenças do aparelho digestivo
Período: Jun/2012-jun/2013

Região	2012	2013	Total
Total	**434.263.310,74**	**450.654.968,80**	**884.918.279,54**
Região Norte	24.712.361,61	23.548.389,35	48.260.750,96
Região Nordeste	100.413.334,29	98.318.841,32	198.732.175,61
Região Sudeste	192.975.416,37	204.056.910,60	397.032.326,97
Região Sul	88.443.379,40	96.156.009,16	184.599.388,56
Região Centro-Oeste	27.718.819,07	28.574.818,37	56.293.637,44

Fonte: Adaptada de Ministério da Saúde – Sistema de Informação do SUS (SIH/SUS).

- **Cervical**
- **Torácica**
- **Abdominal**

A parte cervical se inicia logo abaixo da cartilagem epiglótica, situando-se posteriormente à traqueia, e se torna parte torácica após cruzar as extremidades esternais das clavículas. A parte abdominal, por sua vez, tem início ao cruzar o hiato diafragmático e termina 3 cm após cruzar o cárdia do estômago.

- **Estômago** é um órgão oco, situado no epigástrio. É composto de fundo gástrico (local que contém fisiologicamente uma bolha de ar chamada bolha gástrica), corpo, antro e piloro (possui um esfíncter que segura os alimentos no estômago para sofrerem a digestão). Tem relação com o baço à esquerda, superior com o diafragma, inferior com o colón transverso, medial com o duodeno, posterior com o pâncreas e anterior com o gradeado costal e parede anterior do abdome.
- **Fígado** é um órgão maciço situado no hipocôndrio direito e epigástrio, que é revestido externamente por um invólucro fibroso denominado cápsula hepática (cápsula de Glisson). Possui duas faces, a diafragmática e visceral, e quatro lobos: esquerdo, direito, quadrado e caudado. O fígado é responsável por metabolizar todos os compostos que chegam da digestão através da veia porta (veia responsável por drenar todo o sangue do sistema digestório), além de produzir ácidos e sais biliares essenciais para o funcionamento correto do sistema.
- **Vesícula** biliar é um órgão piriforme, que tem como função armazenar os ácidos e sais produzidos pelo fígado e excretá-los durante a digestão. Isso ocorre através dos ductos biliares, formados pelo ducto hepático esquerdo e direito, que se unem para formar o ducto hepático comum. Este, por sua vez, recebe o ducto cístico e forma o ducto colédoco. O colédoco, por fim, vai se unir com o ducto pancreático principal formando a ampola hepatopancreática que irá desembocar no intestino delgado através da papila maior do duodeno.

- **Pâncreas** é um órgão retroperitoneal que se encontra posterior ao estômago. Possui uma relação simbiótica com o duodeno, uma vez que ambos recebem a mesma vascularização e não podem ser separados. É formado pelo processo uncinado, cabeça, corpo e cauda. Possui uma parte endócrina que produz hormônios e uma parte exócrina que secreta ácidos e sais pancreáticos, que excretam esse conteúdo no intestino delgado através do ducto pancreático principal e acessório.
- **Baço** é um órgão maciço localizado lateralmente à esquerda do estômago, na cavidade abdominal. Ele é responsável por parte da resposta imunológica do corpo, agindo como um filtro imunológico e sanguíneo, além de realizar a degradação das células do sangue (glóbulos brancos, vermelhos e plaquetas).
- **Intestino** delgado é dividido em três porções; duodeno, jejuno e íleo. A partir do piloro, inicia-se o duodeno, o qual tem o formato da letra C e apresenta uma parte côncava, onde encaixa-se a cabeça do pâncreas. Ele possui 4 partes: superior, descendente (contém a papila maior e menor do duodeno e recebe o ducto pancreático acessório), inferior e ascendente. O duodeno termina na flexura duodenojejunal (ângulo de Treitz), dando início ao jejuno. O jejuno e o íleo estão situados no centro do abdome e são cercados por todos os lados pelo intestino grosso. Não se sabe o local correto em que o jejuno se torna íleo, então considera-se que os 2\3 iniciais são jejuno e o 1\3 distal é íleo. Os órgãos digestórios possuem um peritônio que liga a víscera à parede posterior e por onde correm os vasos, sendo

chamado de meso. No intestino delgado, esse peritônio é chamado de mesentério.

- **Intestino** grosso tem início no ceco, recebendo o conteúdo do intestino delgado através da válvula ileocecal. O ceco está situado na fossa ilíaca direita, e junto a ele o apêndice, um órgão fibroso formado pela união das tênias do cólon (camadas transversais de músculo liso presentes apenas no intestino grosso). A partir do ceco, o trânsito intestinal segue para o cólon ascendente (órgão retroperitoneal situado no flanco direito), passa pela flexura direita e vai para o cólon transverso (órgão peritonizado, situado no epigástrio), que por sua vez dirigi-se para a flexura esquerda e vai para o cólon descendente (órgão retroperitoneal situado no flanco esquerdo), desembocando no cólon sigmoide (órgão peritonizado, situado na fossa ilíaca esquerda), o qual coloca-se medialmente e continua no reto. Este termina no canal anal, constituído por 2 esfíncteres; o interno (involuntário) e o externo (voluntário). O intestino grosso diminui progressivamente de diâmetro desde o ceco, a parte mais calibrosa. Logo, ceco > colo ascendente > colo transverso > colo descendente > colo sigmoide > reto.

  - **Fisiologia (Motora e Secretora):** O sistema digestório (SD) é inervado pelo sistema nervoso entérico (SNE) ou intrínseco, tendo o mesmo presença em todo trajeto do trato gastrintestinal.

A mastigação reduz o alimento a partículas pequenas e as mistura com o muco secretado pelas glândulas salivares para lubrificar essas partículas. Já a deglutição é a passagem do bolo alimentar da boca para o estômago, através do esôfago.

O armazenamento do alimento no estômago é feito na região do fundo e porção proximal do corpo gástrico. A mistura do alimento, por sua vez, ocorre na região média e distal do corpo, enquanto a trituração é efetuada na região antral do estômago. Com as contrações peristálticas do corpo e do antro, o piloro relaxa-se permitindo que escape pequenas quantidades de quimo (bolo alimentar digerido) para o duodeno.

A motilidade do delgado possui três funções: a mistura do quimo com secreções que ocorre no duodeno, a renovação do contato do quimo com a mucosa intestinal e propulsão do quimo em direção ao cólon.

O cólon por sua vez:

- Absorve água e eletrólitos
- Mistura e lubrifica o conteúdo colônico
- Progride a massa fecal em sentido do reto
- Expulsa as fezes

A motilidade do cólon é feita pelas haustrações (pregas localizadas unicamente no intestino grosso) e pelos movimentos de massa envolvidos com processo da defecação.

- **Secreção salivar:** é um líquido que contém eletrólitos e solutos orgânicos secretados pelas glândulas salivares, proporcionando a digestão e lubrificação.
- **Secreção gástrica:** o estômago secreta 1 a 2 L de suco gástrico por dia, esse é composto de: ácidos, enzimas e outros compostos.
- **Secreção pancreática:** apresenta componente proteco ou enzimático, sendo este com características proteolíticas e lipolíticas.
- **Secreção biliar:** A bile é sintetizada nos hepatócitos, a partir do colesterol da dieta; funciona como um agente detergente sobre as gorduras presentes no lúmen intestinal. É constituído por componentes inorgânicos (água, sódio, cloreto, potássio, bicarbonato, cálcio etc.) e componentes orgânicos (lecitina). A bile sai dos hepatócitos, vai para os ductos biliares e é armazenada na vesícula biliar durante períodos interdigestivos, sendo lançada no duodeno durante o período digestivo.

ANAMNESE

- **Identificação:** deve-se questionar a idade dos pacientes, a condição social, a religião e a etnia, pois colaboram, e muito, para diversas patologias. Ex.: Os orientais possuem maior predisposição para tumores de estômago (se mantém a dieta oriental) ou intestino grosso (se aderir às dietas ocidentais). Enquanto os evangélicos, por não consumirem bebidas alcoólicas e cigarros, tem menor índice de tumores de pâncreas e fígado.
- **QD:** escrever a queixa e duração. Sendo que a data de início do principal sintoma é muito importante nesse sistema.
- **HPMA:** as patologias gastrintestinais, geralmente, apresentam-se com dor referida pelos pacientes. Portanto é de extrema importância atentar-se aos dez caracteres propedêuticos da dor, juntamente com a sintomatologia do paciente (Ex.: tipo do vômito, dor ao defecar, constipação, febre, empachamento, entre outros que serão citados a seguir), uma vez que esse sistema é de grande extensão e composto de diversos órgãos (como já citado na anatomia) que funcionam em conjunto. Consequentemente, grande parte das patologias poderá ter repercussões no funcionamento de outro(s) órgão(s) do sistema, gerando sintomas sugestivos aos tipos de doenças.
- **HV:** questionar sobre etilismo (importante fator de risco para hepatopatias, pancreatite e carcinoma espinocelular de esôfago), tabagismo (fator de risco para tumores) e hábitos alimentares, incluindo os tipos e frequência dos alimentos ingeridos, a quantidade deles e o local de consumo e venda dos mesmos.
- **AP:** indagar sobre dislipidemia, tumores e/ou cirurgias prévias na região, prole constituída (no caso de mulheres), transfusão de sangue e situação vacinal.
- **AF:** histórico de neoplasias, hipercolesterolemia e obesidade na família.

Capítulo 9

SEMIÓTICA (SINTOMAS)
Esôfago

- **Disfagia:** é a dificuldade de deglutição, localizada em toda a região retroesternal ou em determinados pontos. Pode ser de origem:

Psicogênica

- **Disfagia episódica:** ocorre da rejeição de determinado alimento. Em geral se manifesta com sensação de constrição esofágica na altura da cartilagem tireoidea.
- **Disfagia por alteração motora do esôfago:** seu aparecimento ocorre no terço superior e inferior do esôfago, de frequência episódica ou periódica, mesmo na ausência de deglutição.

Orgânica

Disfagia relacionada à deglutição: ocorre sempre durante a deglutição, podendo ter localização retroesternal ou orofaríngea.

Na disfagia orofaríngea o alimento permanece na cavidade bucal após tentativa de deglutição, pode ocorrer aspiração para os brônquios, seguida de tosse ou regurgitação nasal.

Na disfagia esofagiana ocorre a sensação de alimento retido no esôfago, sendo que a localização do bolo é imprecisa.

Patologias associadas: neoplasias, estenoses pépticas, megaesôfago, acalasia, espasmo difuso esofagiano.

- **Odinofagia:** é a deglutição com dor, a qual ocorre por um aumento da constrição de diferentes partes do esôfago, por alteração do peristaltismo esofagiano ou lesões associadas de mucosa gástrica. É caracterizada como dor em punhalada, constritiva ou espasmódica. Comumente pode ser confundida com a dor relacionada aos sintomas da síndrome coronariana aguda quando a dor se localiza na região intermediária da linha médio esternal ou na altura do processo xifoide e da porção epigástrica do abdome. Para isso, usa-se de quatro regras para a diferenciação:
  1. Disfagia não relacionada ao esforço, inspirações e determinados decúbitos;
  2. Em doenças esofagianas, a odinofagia geralmente melhora ou cessa com a posição supina e piora com o decúbito;
  3. Acompanhado de outros sintomas esofagianos como pirose e regurgitação;
  4. A comparação constritiva ou em queimação não serve para diagnóstico diferencial.

> Obs.: Lembrando que tomamos a característica da odinofagia em doenças esofagianas como base para a diferenciação da síndrome coronariana.

Em alguns casos, nem sempre se consegue plena convicção da origem da dor. A partir disso, somente a evolução do paciente e a resposta ao tratamento podem chegar ao diagnóstico.

Presente em: moniliíase de esôfago, esofagite actínica, esofagite herpética, ulcerações agudas, esôfago em quebra nozes.

Dor sem relação com a deglutição

É menos frequente que a odinofagia. Quando presente, indica processos inflamatórios, funcionais cavitários, divertículos de esôfago e hérnias diafragmáticas. Essa dor pode ocorrer em qualquer localização retroesternal com ou sem irradiações, de duração variável.

- **Pirose:** é a sensação de queimação retroesternal, desde o epigástrio até a faringe, ou em segmentos menores. Normalmente é localizada a nível do processo xifoide, pode se direcionar para a região epigástrica. Esse sintoma pode ser episódico quando há mastigação irregular, aumento de alimentos e líquidos ingeridos, ou por simples ingestão de alimentos como frituras, bebidas alcoólicas, café, frutas cítricas, chocolate e outros. Ela ocorre pois há uma alteração da motricidade gástrica e esofagiana, podendo ser decorrente de um aumento da bolsa gástrica (por ingestão de alimentos), hérnia de hiato ou falha anatômica do esfíncter esofagiano inferior. Isso gera um mau fechamento (parcial ou total) do esfíncter e ocorre o refluxo do conteúdo estomacal para o esôfago.

  Gostaríamos de ressaltar apenas que a pirose não tem relação direta com a existência ou alta concentração de ácido clorídrico do suco gástrico.
- **Patologias associadas:** DRGE, dispepsia, gastrite.
- **Regurgitação** e ruminação: regurgitação é o retorno do conteúdo alimentar (líquido) do esôfago e do estômago até a parte baixa da faringe ou para a boca. Já a ruminação consiste no retorno de alimentos em pequenos pedaços, que serão mastigados e deglutidos novamente. Pode favorecer a regurgitação fatores como a hipotonia do esfíncter inferior do esôfago, aumento da pressão intragástrica ou intra-abdominal e as mudanças posturais e de decúbito. Pode ocorrer também quando há fatores emocionais envolvidos como forma de repulsão psicológica aos atos ou fatos inconscientemente inaceitáveis.
- **Patologias associadas:** megaesôfago, DRGE.
- **Soluço ou singulto:** caracteriza-se pela contração brusca do diafragma por excitação do nervo frênico que precede uma inspiração brusca com a glote fechada. Pode ser de origem psicogênica, ingestão de líquidos frios (excitando o nervo frênico no diafragma) e de processos orgânicos que possam estimular o nervo frênico (distensões gástricas, peritonites, divertículos de esôfago, mediastinites).

> Obs.: as moléstias do esôfago podem, por mecanismos reflexos ou compressivos, causar tosse, rouquidão, afonia e síndromes mediastinais.

Estômago

- **Dor epigástrica:** foi descrito por Moynihan dois ritmos clássicos que diferenciam as úlceras gástricas (UG) e úlceras duodenais (UD). O ritmo da UD é em três tempos, "doi, come, passa", enquanto o ritmo da UG é de quatro tempos (doi, come, passa, doi), ambos podem intercalar de 1-2 semanas a meses com períodos de acalmia. Podem ser associados à irradiação para locais próximos ou à presença de outras dores, vômitos de estase, hematêmese ou melena. O fenômeno de *clocking* consiste no despertar do paciente no meio da noite (entre 0 hora e 3 horas) por causa da dor, o que é altamente sugestivo de doença ulcerosa péptica.
- **Eructação:** é o nome técnico do arroto. Depende de um fenômeno reflexo psiconeurológico que promove a contração inspiratória e expiratória do diafragma, contração dos músculos abdominais, fechamento da glote, levantamento do palato mole e da boca. Esses acontecimentos somados ao movimento antiperistaltico do esôfago e estômago geram a expulsão dos gases. Dentre as origens, temos as fisiológicas voluntárias, da qual alguns indivíduos expelem eructações por vontade própria através da aerofagia, e as fisiológicas involuntárias, decorrentes do aumento agudo ou crônico do volume de gases na bolsa gástrica. E por fim temos as psicogênicas, decorrentes da não aceitação de fatos ou atos.
- **Doenças associadas:** DRGE, divertículos esofagianos, megaesôfago, síndrome hipostênica das gastrites, infiltrações neoplásicas e doenças ulcerosas.
  - **Náusea:** é o enjoo comum, uma sensação de mal-estar com repulsa e aversão aos alimentos, acompanhada ou não de palidez, sudorese e taquicardia.
  - **Vômito:** é a ejeção do conteúdo gástrico expelido voluntária ou involuntariamente através de um mecanismo de antiperistaltismo. O vômito pode ser líquido, pastoso, com alimentos inteiros ou digeridos. Composição dos vômitos:
    a) **Suco gástrico de gosto ácido ou azedo que pode ocorrer em gastrites agudas ou crônicas pelo álcool, condimentos picantes. Gastrossucorreia de Reinchman:** Quando o paciente vômita uma quantidade bem maior que o componente ingerido ou grande quantidade de vômito de suco gástrico a qualquer momento ou ao despertar;
    b) **Alimentar:** os alimentos podem estar intactos ou digeridos. Quando o vômito ocorre depois de duas horas da refeição, ele deve estar digerido, se intacto, pode evidenciar diminuição ou ausência tanto aguda quanto crônica da secreção clorídrico-péptica;
    c) **Bilioso:** a coloração amarela ou amarelo-esverdeado caracterizando o refluxo do material duodenal. Ressalta-se que o vômito bilioso pode não indicar a presença de doença biliar ou hepática;
    d) **Mucoso:** composto de material líquido com fragmentos pequenos de muco sem gosto azedo ou ácido, que ocorre com o estômago vazio;
    e) **Fecaloide:** é o vômito cuja cor castanho-escura e gosto amargo sucede o vômito de suco gástrico, ou mucoso, ou bilioso, e depende dos movimentos antiperistálticos da porção jejuno-ileal. Tem origem do líquido parado no intestino continuamente que teve proliferação bacteriana. Logo, o vômito fecaloide não é composto de fezes, mas sim de líquidos estacionados que sofreram hiperproliferação bacteriana e possuem aspecto de fezes.
    Ocorre no íleo paralítico, ou na obstrução do intestino delgado.
    f) **Sanguíneo/hematêmese:** será descrito posteriormente.

Tempo de aparecimento

Com relação às refeições: imediato (até meia hora depois), precoce (de 1 a 2 horas), tardio (depois de 3 horas), ultratardio ou estase (depois de 6 horas).

Os vômitos relacionados às refeições indicam a dificuldade do esvaziamento gástrico pela via fisiológica, podendo ser episódicos ou permanentes. Os episódicos exprimem uma situação inflamatória crônica irreversível, já os permanentes (de aparecimento contínuo em dias ou semanas) geralmente são ultratardios e exprimem a estenose orgânica ulcerosa ou neoplásica na via de saída gástrica (UG) e úlcera duodenal.

Sem relação com refeições: psicogênico, decorrente de conflitos emocionais que se explicam pela "não aceitação de atos ou fatos".

- **Pituita:** vômito mucoso que aparece ao despertar pela manhã, precedido de náuseas. Patologias associadas: existente na gastrite crônica de etiologia alcoólica.
- **Hematêmese:** vômito homogeneamente sanguíneo decorrente de patologias esofagogástricas. Pode ser de grande ou pequena monta. Quando grande, possui cor vermelho vivo, pois não ficou tempo suficiente no estômago para sofrer ação digestória. Quando pequeno, aparece de cor marrom-escura ou preta, sendo chamado de vômito cafeano (ou em borra de café).

Não podemos esquecer que é obrigatória a diferenciação entre hemoptise e hematêmese.

- **Hematêmese:** sangue escuro ou vivo, precedido de náusea; história de vômito alimentar precedente, abuso de álcool, história de doenças digestórias altas; ausência de histórias respiratórias.
- **Hemoptise:** sangue arejado, vermelho vivo, com bolhas de ar; precedido de tosse com ou sem expectoração; não ocorre depois de vômitos; história patológica

pulmonar presente; ausência de história de doenças esofagogastroduodenais.

- **Melena:** fezes enegrecidas com odor pútrido e consistência pastosa, é resultado da digestão de sangue presente no esôfago-estômago na vigência de hemorragia digestiva alta. Porém, pode ocorrer melena na hemorragia digestiva baixa quando o volume é muito pequeno e o trânsito intestinal é lento, o que favorece o processo de digestão do sangue.
- **Patologias associadas:** varizes esofágicas, doenças ulcerosas sangrantes ou câncer ulcerado do esôfago ou estômago.
- **Dispepsia:** é o conjunto de sintomas mal caracterizados, que podem incluir qualquer dor ou desconforto abdominal, com localização principal no epigástrio, acompanhada ou não de saciedade precoce, plenitude gástrica, distensão gástrica, dor epigástrica, náuseas.

Alguns pacientes portadores de dispepsia não apresentam nenhuma doença detectável por grande parte dos métodos diagnósticos, isso configura um quadro crônico chamado dispepsia funcional. Essa é caracterizada por qualquer dispepsia, que ocorre por 12 semanas durante os 12 meses anteriores à consulta, sem alívio com a defecação, sem mudança de hábito intestinal ou consistência das fezes, e sem evidência de qualquer patologia que explique os sintomas.

Intestino delgado

Dor abdominal: na caracterização semiológica da dor abdominal é importante considerar os dez caracteres propedêuticos da dor (local, irradiação, intensidade, tipo, frequência, fatores desencadeantes, fatores de melhora, fatores de piora, fatores associados, evolução da dor – melhor explicados no capítulo Semiologia Geral).

1. A dor de origem exclusiva no intestino sem participação do peritônio, tem sua localização geralmente imprecisa, sendo indicada próximo à região umbilical.
2. No comprometimento dos segmentos mais distais do íleo, ela é localizada abaixo da cicatriz umbilical, entre o mesogástrio e o hipogástrio.
3. Se sua origem for no íleo terminal, ela é percebida no quadrante inferior direito.
4. Quando a dor decorre de uma peritonite restrita, sua localização vai corresponder a da sede do processo inflamatório.
5. Quando a dor é motivada por distensão das paredes do intestino ou por contração vigorosa de sua musculatura, a irradiação para o dorso somente ocorre se o estímulo for muito intenso.
6. A dor visceral originada da distensão ou contração das paredes musculares do intestino costuma ser descrita como "distensão" ou "torção". Quando há alterações inflamatórias congestivas ou isquêmicas, é possível que se apliquem as designações "constrição" ou "peso". Sensações semelhantes à "queimação" ou "pontada" podem ser empregadas quando há participação do peritônio perivisceral no processo inflamatório.
7. A verdadeira cólica intestinal está caracterizada por uma dor de início abrupto, com duração variável, geralmente intermitente e com aumento rápido e progressivo de sua intensidade. Acompanha-se de manifestações autonômicas (tontura, sudorese, fraqueza, palidez, náusea, palpitação, cefaleia), em seguida a dor diminui gradualmente tornando-se pouco intensa, ou desaparecendo completamente.

Diarreia: é conceituada como o aumento do teor líquido das fezes, podendo estar associado ao aumento na frequência de evacuações e do volume fecal em 24 horas. A diarreia pode ser decorrente de um ou mais dos seguintes mecanismos:

a) **Aumento da pressão osmótica do conteúdo intraluminal (diarreia osmótica):** pode ocorrer através do acúmulo de substâncias não absorvíveis no intestino delgado, isso pode gerar um retardo da absorção de água e eletrólitos, ou, mais frequentemente, a passagem de líquidos do interstício e dos vasos para o lúmen. Geralmente, ocorre na síndrome da má absorção;

b) **Aumento da secreção de água e eletrólitos pela mucosa intestinal (diarreia secretora):** Este é um mecanismo de resposta do intestino a enterotoxinas bacterianas (*Vibrio cholerae e Escherichia coli*) e alguns medicamentos (teofilina, prostaglandinas).

c) **Aumento da permeabilidade da mucosa intestinal (diarreia exsudativa):** ocorre por passagem anormal de líquidos do interstício do órgão para o lúmen do intestino delgado por inflamações, neoplasias ou isquemias na mucosa intestinal. São exemplos: a diarreia das doenças inflamatórias intestinais agudas ou crônicas e os linfomas difusos do intestino grosso;

d) **Alteração da motilidade do intestino delgado (diarreia motora):** ocorre quando há uma alteração que modifica o padrão normal do trânsito do intestino delgado, deixando-o mais rápido, com isso a absorção não ocorre corretamente. São exemplos o hipertireoidismo e a diarreia funcional, condições em que o trânsito pelo intestino delgado é acelerado.

É necessário certificar-se da própria existência da diarreia; deve-se buscar na anamnese informações objetivas sobre:

- Volume;
- Frequência;
- Consistência ou teor de líquidos nas evacuações.

GASTROENTEROLOGIA

As dejeções costumam ser volumosas e amolecidas quando não líquidas ou semilíquidas. As fezes podem se apresentar mais claras, brilhantes leves e espumosas, podendo se acompanhar da eliminação de grande quantidade de gases. Muitas vezes ocorrem cólicas abdominais de localização periumbilical, ou de dor difusa, predominando no hemiabdome direito antes das evacuações.

- **Disenteria:** é definido como o aumento do teor líquido nas fezes (diarreia) associado ao conteúdo fecal mucossanguinolento. São cólicas intensas, seguida de tenesmo ao fim do ato evacuatório.
- **Patologias associadas:** shiguelose, disenteria amebiana.
- **Esteatorreia:** é o aumento da quantidade de gorduras nas fezes que pode indicar um distúrbio nos processos de digestão e absorção. Em condições normais, evacua-se cerca de 5% do aporte diário total de gorduras. As fezes passam a ser volumosas, brilhantes ou lustrosas com clareamento, as quais ficam flutuando na água do vaso sanitário, pelo aumento de seu conteúdo gorduroso. Pode ser reconhecida também pela emissão de uma substância oleosa, de cor branca, que se mistura ou se adiciona as fezes, ou pela formação de gotas ou placas de gordura na água do vaso sanitário.
- **Meteorismo:** aumento na quantidade de gases do estômago e dos intestinos, provocando a sensação de estufamento em todo o abdome. Esse aumento de volume gasoso pode ocorrer por conta de alterações da motilidade do estômago e/ ou do intestino delgado com o atraso em seus respectivos movimentos, ou por aumento efetivo do volume gasoso. Pode decorrer também da influência de germes ou parasitas patogênicos ou alterações funcionais da flora intestinal.
- **Choque do intestino delgado:** é a síndrome de Porges, decorrente de alterações motoras, secretoras, digestivas e da absorção do intestino delgado, representadas por mal-estar, sonolência, bocejos, diversas vertigens (tontura, lipotimias, sensação de cabeça enuviada, ou de cabeça pesada), borborigmo, gargarejo, meteorismo, diarreia pós-prandial ou "explosiva", taquicardia e hipotensão arterial. Patologias associadas: processos inflamatórios do intestino e *dumping syndrome.*
- **Borborigmo:** ruídos gasosos audíveis a distância provocada pela hipermotricidade do intestino delgado com aparecimentos episódicos ou sistêmicos.
- **Rolamento:** é a sensação de movimento intestinal sem dor e sem ruído. Poderá ser episódico ou compor o choque do intestino delgado.
- **Ronco:** é o ruído grave (altura do som) que pode ocorrer no estômago ou no intestino delgado desde que a cavidade seja de maior volume, podendo ser episódico, fisiológico ou no choque.
- **Gargarejo:** conflito entre líquido e gases no interior do intestino, que ocorre por aumento da quantidade de líquidos e gases no intestino grosso.

- **Patologias associadas:** enterocolites agudas ou crônicas, ou com uso de laxantes e purgativos.

Vias biliares

- **Dispepsia biliar:** trata-se de um conjunto de sinais e sintomas como o peso no hipocôndrio direito ou epigástrio, com ou sem náuseas e vômitos. Geralmente ocorrem após refeições extremamente gordurosas, ingestão de álcool, frutas de gosto ácido e ovos. Tais sintomas sugerem a perturbação dos órgãos biliares como a vesícula ou a papila duodenal.
- **Cólica biliar:** dor em cólica, acompanhada ou não por vômitos, situada no hipocôndrio direito e ou no epigástrio, que piora a ingestão de alimentos gordurosos que pode irradiar para:
  - Região dorsal na base do hemotórax direito (mais comum)
  - Ombro direito
  - Região precordial
  - Lombo direito
  - Hipocôndrio esquerdo
  - Região dorsal na base do hemotórax esquerdo
  - Dor transfixante no epigástrio

Geralmente a bile de composição alterada gera deposição de cálculos e estes geram a cólica. Lembrando que a irradiação da dor pode ocorrer para um desses locais, ou para vários deles simultaneamente.

Patologias associadas: colelitíase, colecistite, colangite, coledocolitíase.

Fígado

Ascite: define-se ascite como a quantidade aumentada, além dos 80 mL fisiológicos, de qualquer tipo de líquido na cavidade abdominal.

Na maioria das vezes, o líquido ascítico tem aspecto citrino, podendo ser transparente ou turvo, em função do seu conteúdo em proteínas e de sua menor ou maior celularidade. Os principais fatores que participam da formação da ascite são:

- Hipertensão portal;
- Diminuição de pressão oncótica do plasma;
- Retenção renal de sódio e água;
- Aumento da permeabilidade dos capilares peritoneais;
- Formação de linfa no fígado;
- Drenagem linfática visceral;
- Derrame e secreções diretamente na cavidade peritoneal.

Icterícia

A icterícia é coloração amarelada da pele e de outros órgãos. Geralmente ocorre pelo aumento ou incapacidade de degradação da bilirrubina (geralmente a conjugada, pois penetra mais facilmente na pele pela ausência/ou quantida-

Capítulo 9

177

Formas de ascite

Ascite hemorrágica	Ocorre a presença de sangue no líquido ascítico. Se este for obtido na primeira paracentese (punção do líquido de uma cavidade através de uma agulha), pode ser sugestiva de neoplasia maligna, traumas abdominais fechados, entre outros.
Ascite pancreática	Vem do extravasamento de suco pancreático que pode ocorrer em casos de pancreatite crônica com lesão de ducto pancreático ou abertura de um pseudocisto diretamente para a cavidade abdominal. O aspecto do líquido pode ser variável, sendo que sua característica principal é o elevado teor de amilase (quase sempre acima de 1.000 unidades) e de lipase.
Ascite biliar	Ocorre pelo extravasamento de bile para a cavidade peritoneal. Caracterizado por sua cor esverdeada. Pode ser em consequência de traumatismos abdominais ou procedimentos cirúrgicos sobre o fígado ou vias biliares. Normalmente é a causa de coleperitônio, configurando o abdome agudo.
Ascite quilosa	Deve-se a obstrução ou ruptura de linfáticos quilíferos, o líquido ascítico se apresenta de aspecto leitoso por seu elevado conteúdo em lipídeos. Sua principal causa são as neoplasias malignas (especialmente os linfomas), responsáveis por cerca de 90% dos casos.
Ascite urinária	Deve-se a traumatismos ou lesões cirúrgicas do trato urinário, geralmente com formação de fístulas (conexões para dentro da cavidade peritoneal). A dosagem da ureia e creatinina do líquido da paracentese indicam valores muito acima dos níveis plasmáticos.
Ascite mucinosa	Condição em que o líquido ascítico é constituído por uma substância gelatinosa (mucina). Ocorre devido ao pseudomixoma peritoneal.

Fonte: Acervo dos autores.

de insuficiente da albumina) presente no sangue. Com isso, essa substância é depositada na pele gerando tal coloração.

A icterícia pode ser medida de 1 a 4 + (como já citado no capítulo de Semiologia Geral), podendo se apresentar de forma intensa (3 ou 4 +) ou leve (1 – 2 +); ela cora a pele, mucosas e conjuntivas oculares, sendo mais visível nas duas últimas.

A bilirrubina resulta da degradação final da fração heme das hemácias proveniente da quebra de eritrócitos maduros. Depois que as hemácias são destruídas (possuem em média 120 dias de ciclo de vida), os produtos da sua degradação são liberados na circulação sanguínea, onde a hemoglobina se divide em três frações: ferro, heme e globina (proteína). A porção heme é captada por células endoteliais do baço, fígado e medula óssea e transformada em biliverdina, que então é transformada em bilirrubina não conjugada (bilirrubina indireta), uma substância insolúvel ligada à albumina. No fígado, a bilirrubina e a albumina se dissociam e, na presença da enzima UDP-glucoroniltransferase, é conjugada com o ácido glicurônico, produzindo a bilirrubina conjugada (bilirrubina direta), que é excretada na bile. No íleo terminal e cólon, através da ação das bactérias, a bilirrubina conjugada é reduzida em urobilinogênio (reabsorvido e excretado na urina) e estercobilinogênio, pigmento que após ser oxidado dará coloração às fezes.

- **Patologias associadas:** hiperbilirrubinemia, colangite, hepatite, anemias hemolíticas.
- **Icterícia colestática:** nela temos uma icterícia gerada normalmente por obstrução do ducto colédoco,

obstrução intra-hepática, ou até mesmo uma papilite duodenal. Ela é acompanhada por cólica biliar e urina colúrica, geralmente escura (cor de vinho ou de coca-cola), que produz espuma amarelada quando agitada. As fezes do paciente aparecem descoradas ou ácolicas (em massa de vidraceiro), quando há obstrução total, e coradas, normalmente se a obstrução for parcial, sendo que o prurido pode estar ou não presente.

Icterícia rubínica, verdínica, melânica e flavínica

A icterícia rubínica ocorre com febre intensa, "fácies" ictérica com maçãs do rosto avermelhadas. Já a icterícia verdínica apresenta-se intensa e com ausência de febre, enquanto a icterícia melânica é intensa e de duração prolongada, ressaltando que ambas são icterícias não colestáticas. Existe também a icterícia flavínica, trata-se de uma icterícia leve, não colestática, que está associada à anemia, deixando assim o paciente mais pálido do que ictérico.

Intestino grosso

Disquesia retal: ocorre em pacientes mais idosos em leito pós-operatório de qualquer intervenção cirúrgica, ou em pacientes que evitam a evacuação por muito tempo por estarem em um ambiente não apropriado para tal. Trata-se de uma retenção das fezes no cólon sigmoide e no reto, muitas vezes formando um fecaloma, decorrente da diminuição dos movimentos peristálticos dos cólons.

GASTROENTEROLOGIA

- **Tenesmo:** sensação de dor no períneo e no reto acompanhada de uma necessidade avassaladora de defecar. O paciente sente uma dor intensa, súbita, espasmódica e pressente que a defecação será abundante, quando no fim a evacuação é mínima, contendo fezes e muco, e permanece a vontade de defecar.
- **Patologias associadas:** doença inflamatória intestinal, síndrome do intestino irritável.
- **Prisão de ventre ou obstipação:** caracteriza-se pela diminuição do número de evacuações, em que as fezes ficam retidas no intestino grosso por mais de 48 horas. Pode se apresentar como aguda ou crônica. A obstipação aguda em pacientes com 40 anos ou mais com ausência da modificação de hábitos alimentares pode indicar a presença de tumores de cólon esquerdo. Já a obstipação crônica tem como possíveis causas o medo de defecar por apresentar lesões anais (fissura, hemorroidas, proctites, fístulas), hipertonicidade dos cólons (presente no megacólon) e enteropatias crônicas.
- **Enterorragia:** saída de sangue vivo pelo ânus, em grande quantidade, normalmente com ausência de fezes. Sua origem é de lacerações do intestino delgado e intestino grosso. Geralmente exprimindo Hemorragia Digestiva Baixa (HDB), entretanto, pode ocorrer em sangramentos altos, quando muito volumosos, pois não tiveram tempo de serem digeridos.
- **Patologias associadas:** mais comuns em doenças do cólon como doença diverticular dos cólons, angiodisplasia, neoplasia de cólon, pólipos colônicos.
- **Hematoquezia:** sangramento anal, de pequena quantidade, relacionado com fezes, geralmente apresentando gotejamento de sangue pré ou pós-evacuatório.
- **Patologias associadas:** mais comuns em patologias orificiais como doença hemorroidária, fissura anal, fístula anal, abcesso anorretal.

Semiotécnica (sinais)
Regiões do abdome

A parede anterior do abdome se divide em nove regiões (epigástrio, hipocôndrio esquerdo e direito, região umbilical, flancos direito e esquerdo, hipogástrio, fossa ilíaca esquerda e direita), para isso usa-se quatro linhas imaginárias, duas verticais e duas horizontais (Figura 9.1). A parede também pode ser dividida em três andares: superior (que engloba o epigástrio, hipocôndrio esquerdo e direito), médio (região umbilical, flancos direito e esquerdo) e inferior (hipogástrio, fossa ilíaca esquerda e direita). Essas divisões facilitam a localização dos órgãos e anomalias abdominais.

O exame físico da região gastrintestinal ocorre em ordem diferente:

- Inspeção
- Ausculta, pois a palpação e a percussão podem estimular o peristaltismo intestinal aumentando os ruídos hidroaéreos.

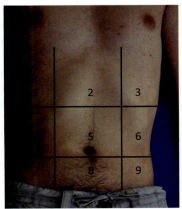

Figura 9.1 Regiões do abdome.

Fonte: Acervo dos autores.

1. Hipocôndrio direito
2. Epigástrio
3. Hipocôndrio esquerdo
4. Flanco direito
5. Mesogástrio
6. Flanco esqerdo
7. Fossa ilíaca direita
8. Hipogástrio
9. Fossa ilíaca esquerda

- **Percussão:** delimita o tamanho e localização dos órgãos.
- **Palpação:** o exame é feito com o paciente em decúbito dorsal e o médico a sua direita.

Inspeção
Estática
Proeminência geral e alterações de forma

- **Abdome plano:** tipo mais convencional de abdome;
- **Abdome em forma de saco:** observa-se na obesidade, sendo evidente na parte inferior com certo achatamento na parte superior.
- **Abdome de batráquio:** é observado em grandes ascites. Com o paciente em decúbito dorsal, o abdome é largo nos flancos e achatado na parte central (semelhante a um sapo).
- **Abdome em forma de avental:** grande camada de gordura hipogástrica que cai sobre a sínfise púbica formando uma grande prega, podendo cobrir os órgãos genitais externos e a parte superior das coxas.
- **Abdome globoso:** caracterizado pelo aumento em todas as direções e diâmetros com maior abaulamento no sentido anteroposterior, sendo que mudança de decúbito não altera a forma do ventre.
- **Abdome atípico:** quando não se encontra em nenhuma das classificações acima.
    - **Marcas e vergões:** a gravidez, a ascite e os grandes tumores abdominais geram na parede abdominal estrias mais lisas e brancas que o resto da pele. Para mais informações, consulte o capítulo de Medicina Legal.
    - **Umbigo:** pode estar retraído no ventre obeso. Protuberante na gravidez, hérnia umbilical, ascite e nos grandes tumores abdominais.
    - **Cicatrizes, Tatuagens e *Piercings*:** devem ser descritas e caracterizadas.

- **Veias (circulação colateral):** o aparecimento de veias dilatadas na parede abdominal constitui uma circulação venosa colateral, podendo ser circulação Cava ou Porta.
- **Cava:** no tipo cava inferior predominam as veias da parte inferior e lateral da parede abdominal. Na cava superior predominam as da parte superior do tórax. (Figura 9.2).
- **Porta:** se desenvolvem na parte superior do abdome entre o umbigo e o apêndice xifoide. Existem veias distendidas que se dispõem radiadas em torno do umbigo, estas constituem a chamada cabeça de medusa.

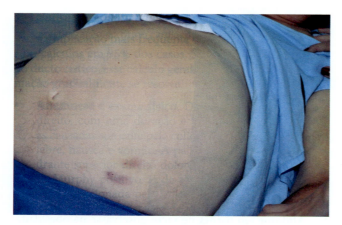

Figura 9.2 Circulação venosa colateral do tipo porta.

Fonte: Acervo dos autores.

- Proeminências localizadas:
  - Tumores da parede abdominal (lipomas).
  - Tumores dos órgãos intra-abdominais, abcessos e oclusões que sobressaltam a parede em determinado ponto. Ao exame deve-se indicar a região do abdome em que aparece.
  - Hepatomegalias: pode ocorrer um abaulamento na base do hemitórax direito. Reconhece-se as pulsações anormais e visíveis da região hepática e aumentos de volume da vesícula biliar.
  - Esplenomegalias crônicas: pode ocorrer um abaulamento na base do hemotórax esquerdo.
  - Ânus
    - **Possíveis abaulamentos:** hemorroidas externas, plicomas, pólipos ou verrugas.
    - **Lesões de pele da borda anal:** cicatrizes, lesões venéreas ou eczantemáticas, fissuras.

Dinâmica

A inspeção dinâmica é realizada aumentando a pressão intra-abdominal através de manobras simples como a tosse provocada, o choro (no caso de recém-nascidos e lactentes) e a "força de cocô" (utilizada apenas para inspeção do ânus) ou a manobra de Valsalva, na qual pede-se para o paciente colocar o dorso da mão na boca e assoprar com força sem deixar o ar sair (nem pela boca e nem pelo nariz). Na inspeção dinâmica geralmente aparecem proeminências da parede abdominal que não estavam presentes antes das manobras de aumento de pressão.

- **Hérnias:** epigástricas, incisionais, inguinais, umbilicais.
- **No ânus:** prolapso anal, hemorroidas internas, sangramento.
- **Diástase de reto:** afastamento patológico dos músculos retos do abdome, gerando um espaço permanente entre eles. Pode ser observado um abaulamento em grande parte da linha mediana do abdome, quando o paciente levanta a cabeça e os ombros, que ocorre pela pressão do conteúdo intra-abdominal contra esse espaço patológico.
- **Movimentos e pulsações:** contrações peristálticas.
- **Peristaltismo fisiológico:** no estado normal, as contrações peristálticas do estômago e do intestino grosso não são visíveis na superfície do abdome. Já as contrações do intestino delgado são silenciosas e discretas, podendo ser visíveis em uma parede abdominal fina, própria de indivíduos magros. Essas são chamadas de movimentos rotatórios do intestino.
- **Peristaltismo patológico:** é chamado de ondas de Kussmaul e se manifesta pela associação de meteorismo e contrações peristálticas visíveis (geralmente muito mais intensas e protuberantes que os movimentos rotatórios), que ocorrem quando o intestino precisa vencer uma obstrução no trânsito que foi instalada de maneira lenta e progressiva.

Ausculta

Deve ser feita por quadrante (divide-se a parede anterior em quatro partes), iniciando pelo quadrante inferior direito, depois superior direito, superior esquerdo e termina no inferior esquerdo. Os ruídos auscultados normalmente recebem o nome de ruídos hidroaéreos (RHA), são borbulhos e cliques que representam a contração intestinal que movimenta os gases e líquidos contidos neles. Nos casos de peritonite crônica podem existir ruídos de atrito no fígado, baço ou no estômago. Nos aneurismas de aorta, percebe-se um sopro sistólico, na cirrose hepática ao nível do umbigo existe um sopro venoso sistólico e na gravidez ouve-se as bulhas do coração do feto.

Durante a ausculta deve-se medir o tempo entre dois RHA ou quantos ocorreram em 1 minuto, tendo uma frequência mínima de 2 a 5 e máxima de 35 por minutos, podendo estar ausentes se não audíveis em 2 minutos.

São diminuídos ou ausentes nos casos de:

- Íleo paralítico.
- Abdome agudo inflamatório (apendicite aguda, diverticulite de Meckel).

- Abdome agudo perfurativo (divertículos perfurados, úlceras gastroduodenais perfuradas).
- Abdome agudo vascular (trombose mesentérica, colite isquêmica).

E extremamente aumentados nas:

- Diarreias.
- Abdome agudo obstrutivo (intussuscepção intestinal, volvo de cólon, bridas).

Percussão

Quando feita sobre um órgão que contém gases, o som é timpânico, enquanto em órgãos sólidos, tumores, ascite ou massas fecais o som é maciço ou submaciço. Se houver uma zona maciça presente em um local conhecidamente timpânico, pode significar produção patológica sólida ou líquida, estase fecal, órgãos maciços deslocados, ou situação pós-prandial.

- **Estômago:** é feita no espaço de Traube, o qual possui sua parte superior delimitada por uma linha côncava que se inicia na cartilagem costocondral da 6ª vértebra e termina na linha axilar anterior na altura da 10ª costela, e sua parte inferior está à margem do gradeado costal esquerdo. Geralmente o som é timpânico, pois corresponde à bolha gástrica presente no fundo do estômago. Pode se encontrar maciço ou submaciço em casos de esplenomegalia.
- **Intestinos:** deve ser feita obedecendo o trajeto dos alimentos no intestino, delimitando assim a presença de ar e sólidos ao longo do trânsito. Geralmente o som na percussão é do tipo é timpânico, porém, em casos de obstrução intestinal, ou quadros inflamatórios, o mesmo pode-se encontrar hipertimpânico, pelo excesso de gases que estão represados.
- **Fígado:** é feita do pulmão para o fígado, sobre a linha hemiclavicular direita, marcando os pontos em que o som claro pulmonar é substituído pela submacicez (pois a borda superior do fígado ainda está em contato com o pulmão e a sobreposição de um som maciço e um timpânico gera um submaciço), e por fim modificada para a macicez hepática, delimitando assim o local e o espaço que o fígado ocupa. A borda superior do fígado geralmente se encontra margeando a linha hemiclavicular direita, no 5º espaço intercostal. Já a borda inferior está na mesma linha do gradeado costal, ou até 2 cm abaixo desse local. Para melhor entendimento dessa sequência sonora, consulte o Qr-Code a seguir.

 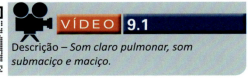

Descrição – Som claro pulmonar, som submaciço e maciço.

- **Sinal de Joubert:** sinal clássico que indica a presença de pneumoperitônio. Nele, a macicez e/ou submacicez presente em toda a região hepática é substituída por timpanismo (indicando que existe ar na cavidade). Logo, na percussão do fígado teremos: o som claro pulmonar e, abaixo dele, no local que deveria se tornar um som submaciço e mais abaixo maciço, encontramos uma percussão timpânica.
- **Sinal de Torres-Homem:** consiste na dor causada pela percussão, em qualquer área circunscrita e localizada do fígado. Geralmente está presente quando há abcesso hepático.
- **Baço:** na imensa maioria dos casos só conseguimos percuti-lo quando estiver em estado patológico. A percussão é feita de cima para baixo, do pulmão para o baço, na direção da linha axilar posterior esquerda. Obtém-se primeiro um som claro pulmonar e depois uma alteração do som para a sub-macicez, o ponto em que a sonoridade do pulmão se torna submaciço corresponde à parte do limite superior do baço.

O limite inferior do órgão é encontrado percutindo de baixo para cima na direção da linha axilar posterior, logo abaixo do gradeado costal. Primeiro obtém-se o som timpânico do estômago e do cólon, depois, um som maciço que corresponde à margem inferior do baço. No estado normal, o limite superior do baço corresponde à borda superior da 9ª costela e o limite inferior à borda inferior da 11ª costela, sendo que a altura da macicez esplênica na linha axilar média é de 6 a 8 cm.

Palpação

A palpação do abdome será realizada enquanto o examinador conversa com o paciente. Isso é de extrema importância, pois distrai a atenção do paciente e evita contraturas psicogênicas voluntárias da parede abdominal. Além disso, as manobras devem ser feitas olhando para a face do paciente, pois isso permite identificar possíveis fácies de dor, expressas, quando palpa-se o abdome.

A técnica é realizada com o paciente em decúbito dorsal e o médico à direita do paciente. As mãos devem estar aquecidas e podem unir-se de forma que o 2º, 3º e 4º dedos de uma mão fique em cima dos 2º, 3º e 4º dedos da outra mão (geralmente a mão que fica embaixo é a dominante do médico) ou espalmadas, unidas paralelamente e colocadas em cheio sobre o abdome.

A palpação é feita de forma suave sem movimentos bruscos, apertando e desapertando aos poucos, nunca tentando vencer qualquer defesa muscular que se apresente. Não se deve usar a ponta dos dedos. A mão como um todo deve estar em contato com a superfície do abdome. Nunca comprima a parede com a ponta de um só ou mais dedos a fim de localizar pontos de dor, isso poderá provocar contraturas que não existem.

MANUAL DE SEMIOLOGIA E PROPEDÊUTICA MÉDICA

Em caso de abdome distendido por gases, abcessos, ou com resistência de sua musculatura, podemos deixar as mãos abertas, unidas paralelamente e oblíquas, fazendo um ângulo de 45°. As mãos devem ser colocadas de maneira que formem um ângulo agudo com a abertura voltada para o médico. Em grandes resistências, pode-se usar uma mão totalmente sobreposta a outra, sendo que a mão de baixo (geralmente a mão predominante do médico) irá palpar e a de cima fará pressão necessária para alcançar os planos mais profundos.

É importante lembrar que a técnica e os posicionamentos das mãos podem ser utilizadas tanto na palpação superficial quanto na profunda.

A tensão da parede abdominal anterior aumenta na inspiração e diminui a expiração, logo o médico aproveitará a fase expiratória para aprofundar as mãos e chegar aos planos profundos.

Palpação superficial

É uma palpação realizada apenas na parede anterior do abdome. As mãos realizam movimentos circulares ou movimentos únicos com uma pressão leve, insuficiente para alcançar planos mais profundos. Com ela verificamos:

- **Sensibilidade:** é realizada beliscando levemente a pele que recobre a parede anterior do abdome, sempre comparando as zonas simetricamente. Encontra-se em hiperestesia em caso de herpes zóster, migração de cálculos, apendicites e perfurações gastroduodenais, sendo assim própria das inflamações agudas, não existindo nos casos superagudos ou crônicos. Encontra-se em hipoestesia ou anestesia na presença de manchas cutâneas de hanseníase e cicatrizes mais espessas.
- **Espessura** de parede: é examinada com o polegar e o indicador em forma de pinça, deve-se prender e sentir uma prega da pele com a hipoderme ou com todas as camadas da parede abdominal. A gravidez, ascite, grandes tumores podem gerar atrofia de parede, enquanto o edema, obesidade, e musculatura excessiva aumentam a espessura da parede.
- **Tensão:** a modificação da tensão só possui valor semiológico se estiver aumentada. Esse aumento de tensão pode ter etiologias cavitárias, ou parietais. As cavitárias são responsáveis por tornar o abdome distendido, e podem ser por aumento/estase de gases nos intestinos, pneumoperitônio, ascite, hidronefroses ou hepatoesplenomegalias.

Já as parietais podem ocorrer devido a um reflexo somático fisiológico que aparece em abdomes de pacientes hígidos, como quando se encosta as mãos frias no paciente, ou em situações patológicas como a contratura involuntária de defesa. Esse é um reflexo peritônio-parieto-motor, que é sinal do ataque ao peritônio comum em patologias como úlceras gastroduodenais, embolia de artéria mesentérica, peritonites agudas e outros.

Nela ocorre uma contração da parede abdominal, firme e sólida, descrita como "ventre de madeira" ou "muro abdo-

minal", para evitar um ataque externo ao peritônio que está em sofrimento. No início do exame, o abdome faz apenas graus iniciais de contratura, com defesas mínimas, atenuadas de pequena extensão e com endurecimento discreto, para, no fim, revelar um abdome de completa rigidez.

Continuidade: examina-se a parede abdominal a fim de saber se possui uma superfície contínua ou se oferece partes descontinuadas, como abaulamentos que podemos encontrar em hérnias e tumorações da parede (lipomas, fibrolipomas, formações dermoides) ou depressões presentes em cicatrizes.

Palpação profunda

Em seguida, faz-se a palpação profunda e deslizante. Para tal, emprega-se pressão suficiente para sentir os planos mais profundos e os órgãos situados na cavidade abdominal. Devemos descrevê-los quanto:

- Formas.
- Alterações de volume, sensibilidade ou consistência.

Achados Semiológicos da palpação profunda

Tumores aparentes e fantasmas:

- Tumores aparentes que mimetizam neoplasias, como os fecalomas (massas fecais endurecidas).
- Tumores fantasmas que resultam da contração dos músculos da parede ou do espasmo do piloro e segmentos do intestino.

Mobilidade:

- **Respiratória:** ocorre quando o órgão se movimenta na respiração, sendo visível em estruturas peridiafragmáticas como fígado, estômago e baço.
- **Postural:** os órgãos se movimentam de acordo com a postura adotada pelo paciente; ortostase, decúbito.
- **Manual:** ocorre nos órgãos que possuem mesos. Os órgãos com mesos menores como o estômago, ceco, íleo terminal e cólon sigmoide possuem mobilidade curta, enquanto o cólon transverso e intestino delgado possuem longas mobilidades.
- **Imobilidade:** nesses órgãos pode significar neoplasias, processos inflamatórios ou fibróticos.

Técnicas de palpação

Pode ser realizada de duas maneiras:

- **Manobra de "dar pele":** é a principal manobra da palpação profunda e deslizante realizada na avaliação das vísceras ocas. Para executá-la, as mãos empurram a pele para cima, produzindo o enrugamento e pregueamento da mesma ("dar pele"). Em seguida, puxa-se as mãos para trás a fim de palpar os órgãos da região, com isso as mãos atingem os planos mais profundos do abdome. É importante ressaltar que o movimento como um todo é realizado durante a expiração profunda do paciente, quando as mãos chegam aos planos mais profundos do abdome. Para melhor entendimento, consulte o QR Code a seguir.

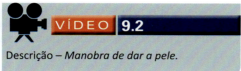

Descrição – *Manobra de dar a pele.*

Se não obtiver sucesso, "dê pele" novamente e afunde mais as mãos, em seguida puxe para trás novamente tentando reconhecer os órgãos. Se mesmo assim não obtiver sucesso, refaça o processo pela terceira e última vez, pois a parede começará a realizar contraturas de defesa na região impedindo o exame.

- **Manobra de Galambos:** realizada nos casos de hipertonia e/ ou contratura da parede abdominal, as quais dificultam a técnica de palpação. Nela pressiona-se moderadamente a parede abdominal com uma das mãos, em um ponto próximo à área desejada, obtendo assim um relaxamento da zona que deseja ser examinada, facilitando a palpação desse local com a outra mão.

Peculiaridades técnicas quanto aos órgãos e as apresentações clínicas

Estômago: deve-se procurar a grande curvatura do estômago, percebida por um degrau que se desloca nos movimentos inspiratórios, podendo estar presente 6 cm acima ou abaixo do umbigo, pois ela não tem sede fixa. Já o piloro é palpado da mesma forma, acima do umbigo à direita da linha mediana, o qual possui forma de cilindro com consistência parecida com uma borracha. Ressaltamos que o ruído de vascolejo gástrico (será descrito posteriormente) é comumente encontrado na palpação profunda do estômago.

Durante a palpação pode ocorrer uma dor difusa, encontrada nas gastrites, úlceras, ou quando houver acometimento do peritônio.

Esse movimento de pressão lenta e forte pode ser realizado em qualquer parte do abdome, recebendo o nome de manobra de descompressão brusca, e geralmente está presente em casos de inflamação visceral e/ ou de peritonite. Entretanto, só recebe o nome de Sinal de Blumberg quando a mesma se encontra positiva no ponto de Mcburney.

Manobra de Rovsing: consiste em provocar a dor na região ileocecal para evidenciar doenças inflamatórias agudas ou crônicas do intestino grosso e do apêndice. Para executá-lo, comprime-se o cólon sigmoide com as duas mãos unidas (como na palpação profunda), deslocando-as em sentido oposto ao trânsito intestinal (em direção ao cólon transverso) sem retirá-la da parede abdominal. Com isso, o refluxo dos gases distendem a parede do intestino e o apêndice, gerando a dor.

- **Reto, canal anal:** deve-se avaliar:
  - Tonicidade do esfíncter;
  - Elasticidade;
  - Motricidade;
  - Dor.
  - Alterações anatômicas e oficiais.
- **Toque retal:** geralmente é feito com o paciente na posição de Sims (paciente em decúbito lateral esquerdo com os joelhos fletidos ao máximo em direção ao tronco), então avalia-se (Figura 9.3).

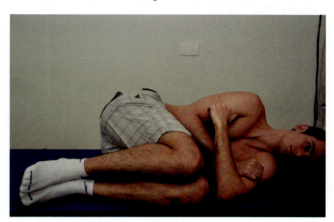

Figura 9.3 Posição de sims.

Fonte: Acervo dos autores.

- **Inspeção dinâmica:** solicitamos que o paciente "faça força", a mesma força realizada na defecação, com isso verificamos alterações como prolapsos retais, patologias como hemorroidas internas de graus avançados.
- **Palpação:** é realizada introduzindo apenas um dedo (o indicador), utilizando luva e anestésico local. Em seguida solicitamos que o paciente "aperte o dedo" (contraindo a musculatura esfincteriana), com isso, é observado a tonicidade (hipo, hiper ou normotônico) do esfíncter. Então é analisada a presença de fezes, fecalomas ou algum corpo estranho e, por fim, a mucosa retal, buscando pólipos, tumefações, tumorações e doenças orificiais (hemorroidas internas de graus leves, fístulas anais, abcessos anorretais) e a próstata (situada na parede anterior do reto no homem). Podemos observar também se há presença de sangue, melena ou fezes na luva ao retirar o dedo.
- **Fígado:** o fígado pode ser palpado em até 2 cm do gradeado costal. Se estiver presente em uma distância maior, pode indicar uma situação patológica como tumores, hepatomegalias e hepatites.
  - **Manobra de Mathieu:** com paciente em decúbito dorsal horizontal (DDH) e o médico à direita do paciente voltado para seus pés, o examinador coloca as mãos paralelas, flete os dedos em forma de garra e pede para o paciente inspirar profundamente. Durante a expiração profunda, o médico contorna os dedos por baixo do gradeado costal direito e mantêm-os fixos até o fim do movimen-

to. Então pede-se novamente para o paciente respirar e durante a inspiração o fígado irá de encontro com o as pontas dos dedos. Para um melhor entendimento, consulte o Qr Code a seguir.

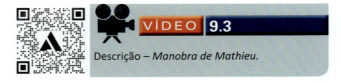

- **Manobra do polegar de Glenard:** com o paciente em decúbito dorsal, o médico coloca os quatro últimos dedos da mão esquerda, justapostos, atrás do ângulo formado pela 10ª costela com o músculo trapézio. O examinador pede para o paciente inspirar profundamente e empurra esse músculo, então, durante a expiração profunda o polegar da mesma mão se coloca abaixo da margem do gradeado costal direito mantendo-o fixo. Então pede-se novamente para o paciente respirar e, durante a inspiração, o fígado irá de encontro com o polegar.
- **Manobra de Lemos-Torres:** com o paciente em decúbito dorsal, o médico comprimirá com certa força o gradeado costal direito usando a mão esquerda (limitando a movimentação do fígado). A mão direita começará a palpar na fossa ilíaca direita e subirá gradativamente durante cada expiração profunda, colocando-se progressivamente embaixo do gradeado costal. Quando os dedos estiverem fixos em baixo do gradeado, pede-se para o paciente respirar e, durante a inspiração, o fígado irá de encontro com os dedos.

Na palpação deve-se reconhecer:

- **Estado da borda inferior:** no estado normal, a borda inferior do fígado é fina, macia e menos acessível à palpação. Alterações patológicas a tornam dura e grossa, com relevo irregular e de fácil palpação. (Ex.: cirrose hepática).
- **Estado da superfície do fígado:** liso, retangular ou irregular. Pode apresentar saliências pequenas (frequentes na tuberculose e cirrose) ou saliências maiores (frequentes no cisto hepático e hemangiomas).
- **Consistência:** o fígado pode se apresentar mole na degeneração gordurosa e dura na degeneração amiloide, sífilis hepática e cirroses antigas.
- **Sensibilidade:** normalmente não apresenta dor. Em estado patológico pode ocorrer uma dor difusa ou circunscrita. Nos abcessos do fígado, a dor que ocorre na pressão exercida pelo examinador é devido à distensão da cápsula hepática (Capsula de Glisson).
- **Palpação da vesícula biliar:** normalmente a vesícula não é acessível à palpação nem a percussão. Porém em condições patológicas, deve-se identificar o ponto ve-

sicular (representando o fundo da vesícula), este é encontrado na intersecção da linha hemiclavicular direita com o gradeado costal correspondente a 9ª cartilagem (Figura 9.4).

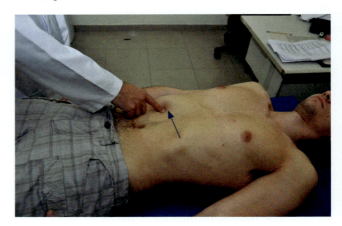

Figura 9.4 Ponto de localização da vesícula biliar.

Fonte: Acervo dos autores.

- **Sinal de Murphy:** é o sinal clássico encontrado na colecistite aguda (em 50% a 60% dos casos). Nele ocorre a interrupção no processo da respiração durante o movimento inspiratório, pela presença de dor associada à inflamação vesicular. Com os dedos estirados, faz-se uma compressão no ponto vesicular durante a inspiração (pois o rebaixamento do diafragma levanta a borda inferior do fígado expondo a vesícula biliar), observando a sequência de eventos previamente descritas. Para um melhor entendimento, consulte o Qr Code a seguir.

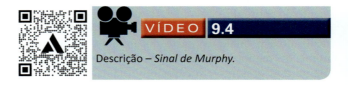

- **Sinal de Courvoisier-Terrier:** está presente normalmente em neoplasias periampolares, neoplasias de cabeça de pâncreas e colangiocarcinomas distais, pois estes proporcionam a compressão do ducto colédoco, impedindo a excreção da bile. Com isso, a vesícula fica túrgida (cheia de bile), palpável e o paciente apresenta icterícia colestática. Porém pela ausência do processo inflamatório, a vesícula se apresenta indolor quando palpada.
- **Manobra de Chiray e Pavel:** usada na pesquisa de inflamação vesicular em casos de exagerada tensão da parede do abdome. Nela, o paciente ficará em decúbito lateral esquerdo inclinado para o decúbito ventral. O médico coloca-se por trás do paciente (do lado direito do leito), usando o dedo indicador da mão direi-

ta para tatear a borda inferior do tórax e procurando com o dedo médio a existência do ponto vesicular.
- **Manobra de Pron:** pode ser utilizada em pacientes com obesidade grave ou em condições que a manobra de Chiray e Pavel e o sinal de Murphy não obtiveram sucesso. É feita com o paciente em decúbito dorsal e o médico à esquerda dele, sentado na cama de frente para a cabeça do paciente. O examinador coloca os polegares unidos no ponto vesicular e o comprime verificando a presença de dor durante a inspiração profunda.
- **Palpação do baço:** pode ser feito em decúbito dorsal ou na posição de Schuster (paciente em decúbito lateral com as pernas fletidas e o braço esquerdo por cima do direito formando um ângulo de 90°). Normalmente não é palpável, exceto em condições patológicas como esplenomegalias, esplenoptose ou quando é deslocado por alguma afecção ou visceromegalia de órgãos adjacentes. Portanto, quase sempre que o baço está palpável indica alguma situação patológica, mas não afirma a existência de esplenomegalia.

Devemos saber que nos pequenos aumentos de volume a palpação só é possível com a descida do baço durante a inspiração profunda, e nos grandes o baço é facilmente palpável, independente da respiração. (Para mais informações sobre baço, consulte o capítulo de Hematologia).

- **Manobra de Mathieu:** com o médico à esquerda do paciente, é feita da mesma maneira que a palpação do fígado, porém usa-se apenas mão direita em garra e esta procura sentir a ponta esplênica abaixo do gradeado costal esquerdo, sendo que a descida inspiratória do baço facilita a palpação.
- **Manobra de Merllo:** com paciente em posição de Schuster, o médico se situa à esquerda do paciente, coloca os dedos da mão esquerda sobre o quadrante inferior esquerdo do abdome e o comprime em sentido ao hipocôndrio direito, na tentativa de deslocar o baço para região anterior do abdome. Então o paciente deverá inspirar profundamente e, durante a expiração profunda, o médico contorna e fixa a mão direita por baixo do gradeado costal esquerdo, por fim solicita-se que o doente inspire novamente, fazendo com que o baço toque a polpa dos dedos. Para melhor entendimento dessa manobra, assita o QR Code a seguir.

 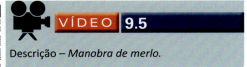

Descrição – *Manobra de merlo.*

- **Manobra de Lemos-Torres:** é realizada da mesma maneira da palpação do fígado. Com médico à direita do paciente e o mesmo em decúbito dorsal, a mão esquerda é colocada espalmada comprimindo o gradeado costal (para limitar os movimentos expansivos) enquanto a mão direita é colocada abaixo do gradeado durante a expiração profunda. A palpação será realizada após nova inspiração profunda, que promove a descida do baço.

Durante a palpação é observado:
- Volume e forma: o grau de hipertrofia pode tornar apenas o baço acessível ou invadir toda a cavidade abdominal. O baço hipertrófico apresenta as incisuras da borda anterossuperior perfeitamente palpáveis, sendo a principal funda e duas ou três menores.
- Consistência: variável, o baço não é duro nas hipertrofias agudas, porém nas crônicas pode apresentar dureza considerável.
- Sensibilidade: a dor provocada pela pressão ocorre na:
  - Periesplenite.
  - Infarto esplênico.
  - Nos abcessos localizados.
  - Congestão aguda associada às doenças infecciosas.
- Estado da superfície: apresenta-se lisa em aumentos uniformes. A superfície irregular possui abaulamentos que podem ser observados em:
  - Infarto.
  - Carcinoma.
  - Sarcoma.
  - Sífilis.
- Abcessos de baço. (Para mais informações, consulte o capítulo de Hematologia).

Patologias e propedêutica armada/Propedêutica por órgãos específicos

Hérnias

A hérnia da parede abdominal ocorre quando parte de um órgão (normalmente alças do intestino delgado) se desloca, através de um orifício (chamado de anel herniário), e invade um espaço indevido (criando o saco herniário).

Esse deslocamento somente é possível devido ao enfraquecimento do tecido protetor dos órgãos internos do abdome, que pode ocorrer em consequência de um problema congênito ou pode estar associado a esforços em demasia (exercícios físicos, gestação ou obesidade, por exemplo) que deixam a parede abdominal fragilizada. As complicações ocorrem quando há a conjunção de dois fatores: grande volume do órgão deslocado, aumentando o conteúdo no saco herniário e anel herniário estreito, o que dificulta o retorno do órgão à cavidade abdominal. Essa situação faz com que o conteúdo herniário fique preso (encarcerado) no saco herniário e sujeito a estrangulamento, que implica na torção das alças intestinais. Falaremos quatro tipos de hérnias: inguinal e ventrais (umbilical, epigástrica e incisional), por fim citaremos alguns tipos especiais.

A. Inguinal

São classificadas como diretas ou indiretas. A direta é medial aos vasos epigástricos inferiores, medial ao anel inguinal interno e faz protrusão para fora e para adiante. A indireta passa do anel inguinal interno obliquamente em direção ao anel inguinal externo e por fim para o escroto. A maioria é indireta e homens têm uma chance 25 vezes maior do que mulheres para desenvolver esse tipo de hérnia.

Anamnese e exame físico. Pode haver dor ou desconforto vago na região inguinal, a dor não é muito importante a não ser que a hérnia estrangule ou encarcere. Inspecionar região inguinal e femoral cuidadosamente, em busca de abaulamentos. Solicitar ao paciente para realizar a manobra de Valsalva (paciente inspira posteriormente, faz força abdominal sem expelir o ar inspirado, toda força é centrada na pelve e abdome). Para palpar hérnias inguinais, deve-se introduzir o dedo indicador, invaginando a pele escrotal, e seguir o cordão espermático, até encontrar o anel inguinal externo, de formato triangular. Peça ao paciente para realizar a manobra de Valsalva novamente e pesquise eventuais massas colidindo contra o dedo. Muitas vezes é possível sentir o abaulamento fazendo compressão na parte lateral do dedo indicador (hérnia inguinal direta) ou na ponta do dedo indicador (hérnia inguinal indireta). O exame deve ser feito tanto com o paciente de pé como em decúbito dorsal. Exames complementares. Não é necessário para o diagnostico porém, a USG pode auxiliar quando ainda restarem dúvidas.

Diagnóstico diferencial. Qualquer anormalidade que gere um abaulamento na região inguinal pode ser um diagnóstico diferencial de hérnia inguinal como por exemplo hidrocle, adenite inguinal, varicocele, lipoma, hematoma, epididimite, hérnia femoral etc.

B. Umbilical

Comuns em crianças ate dois anos de idade, na maior parte dos casos com resolução espontânea. Em adultos, são mais comuns em mulheres e em pacientes em condições que resultam em um aumento da pressão abdominal (obesos, ascite, gravidez).

Anamnese e exame físico. Geralmente indolor, o paciente refere pequeno abaulamento em região umbilical, geralmente aos esforços. Ao exame, é possível com a ponta do dedo indicador delimitar um anel circular indolor, na região umbilical. Com a manobra de Valsalva, pode-se sentir o saco herniário na ponta do dedo.

Exames complementares. Não tem necessidade para o diagnóstico.

Diagnostico diferencial. Granulomas e cistos.

C. Epigástrica

Cerca de 3% a 5% da população tem hérnia epigástrica, são mais comuns em homens duas a três vezes. Localizam-se entre o processo xifoide e o umbigo.

Anamnese e exame físico. São assintomáticos 50% a 60% dos casos, o paciente pode referir dor no epigástrio, que piora com tosse, esforço, após refeições e compressão local; pode ocorrer presença de nódulos na linha média de consistência gordurosa (epíplon), pois não tem intestino delgado, pode ocorrer encarceramento ou estrangulamento.

Exames complementares. Não têm necessidade na grande maioria das vezes, como as outras hérnias citadas. A identificação da hérnia epigástrica, pela US ou pela TC, pode ser necessária em pacientes obesos. À US, a manobra de Valsalva pode auxiliar na identificação do conteúdo herniário. O *Doppler* pode ser útil na diferenciação entre vasos omentais e gordura pré-peritoneal.

Diagnóstico Diferencial. Tumores subcutâneos (lipoma, fibroma ou neurofibroma).

D. Incisional

As hérnias incisionais (ou ventrais) são protrusões do conteúdo abdominal através de orifícios da parede abdominal localizados em áreas de incisão cirúrgica prévia. Sua etiologia está relacionada principalmente à infecção da ferida cirúrgica e obesidade. Colaboram também idade avançada, anemia, ascite, uso de corticosteroides e quimioterapia, hipoalbuminemia e diabetes.

Anamnese e exame físico. O paciente irá referir um abaulamento na região da cicatriz com ou sem dor, redutível ou não, que piora em pé e no esforço. Pode ainda haver sensação de peso no local (depende do tamanho do saco herniário e das estruturas dentro), a superfície caracteriza-se lisa e regular, pois são alças intestinais palpáveis.

Cavidade oral

Câncer de boca

Pode acometer o assoalho da boca, a língua anterior, os lábios, a mucosa bucal, o palato duro, o trígono retromolar e as gengivas. O principal tipo é o carcinoma espino celular (CEC).

Anamnese e exame físico. Está frequentemente relacionado ao uso de:

- Tabaco.
- Álcool.
- HPV.
- Má higiene oral.

Prótese dentária e a exposição por longos períodos à radiação ultravioleta.

Pode ser facilmente avaliada pelo exame físico, e, por isso, tumores nessa área deveriam ser detectados precocemente. Existem dois tipos de lesões pré-malignas:

- Leucoplasia.
- Eritroplasia.

A primeira caracteriza-se por uma placa branca no tecido da mucosa oral e a segunda como uma lesão vermelha hiperceratótica na mucosa, podendo já corresponder a um câncer *in situ* (Ca in situ). Além dessas lesões, podem ser encontrados nódulo único ou múltiplos, massa, ulceração ou um simples espessamento da mucosa. A dor pode ser no local da lesão, ou referida pelo paciente na mandíbula, gengiva e até mesmo orelhas, devido à inervação facial. O examinador deve atentar-se ao período de crescimento da lesão, localização, inflamação e avaliação de linfonodos cervicais.

Diagnósticos diferenciais. Aftas, candidíase, condiloma acuminado, sífilis primária, leishmaniose, glossite migratória benigna.

Esôfago

A. Doença do Refluxo Gastroesofágico (DRGE)

Afecção, geralmente crônica, decorrente do refluxo anormal do conteúdo gastroduodenal para o esôfago e/ou órgãos adjacentes, ocasionando variável espectro de sintomas esofagianos ou extraesofagianos, associados ou não a dano à mucosa. A prevalência da doença é muito elevada, atingindo cerca de 20% da população adulta. Embora a distribuição da DRGE entre os sexos seja igual, os homens sofrem mais complicações da doença. Sua fisiopatologia envolve três mecanismos, que são: relaxamento do esfíncter esofagiano inferior (EEI) não relacionado à deglutição, incoordenação entre abertura e fechamento durante a propulsão esofagiana e redução do tônus do EEI (alimentos, medicamentos, esclerodermia, entre outros). Associado a isso, nós temos, geralmente, aumento da pressão intra-abdominal (sobrepeso, gravidez), além de hérnia de hiato (patologia mais comum que pode gerar doença do refluxo).

- **Anamnese:** o paciente irá referir dor do tipo queimação retroesternal (pirose, descrito anteriormente), com ou sem irradiação à base do pescoço ou garganta, com duração de minutos a no máximo uma hora, ocorrendo 30 a 60 minutos após a alimentação, com fatores de piora:
  - Ingesta de refeições copiosas, gordurosas ou contendo condimentos e cítricos.

Fatores de melhora

Ingesta de leite ou antiácidos

Outro sintoma muito característico é a regurgitação, que ocorre comumente após refeição copiosa ou ao deitar-se. Manifestações atípicas (Tabela 9.3) também devem ser levadas em conta pelo examinador. São considerados sintomas de alarme: disfagia, perda de peso e sangramento gastrintestinal. Com os sinais e sintomas expostos, principalmente regurgitação e pirose, teremos uma sensibilidade e especificidade de 92% e 94%, respectivamente.

- **Exame físico.** O esôfago é um órgão inacessível ao exame físico abdominal. Sua avaliação não fornece dados para o diagnóstico, porém o exame físico geral pode sim fornecer algumas informações, como por exemplo a rouquidão associada à pirose, que pode indicar uma DRGE.
- **Exames complementares.** Caso o diagnóstico não seja estabelecido pela anamnese/exame físico, ou ainda res-

Tabela 9.3 – Sintomas mais relatados em DRGE.	
Otorrinolaringológicas	• Rouquidão • Pigarro • Laringite posterior crônica • Sinusite crônica • Otite recorrente (em crianças)
Orais	• Halitose • Estomatite aftosa • Erosões do esmalte dentário
Esofágicas	• Dor torácica não cardíaca • Globus
Pulmonares	• Tosse crônica • Asma • Fibrose pulmonar • Pneumonia de repetição
Outras	• Soluços

Fonte: Acervo dos autores.

tarem dúvidas, uma série de exames complementares estão disponíveis, como veremos a seguir:

- Ph-metria de 24 horas. Melhor técnica disponível para definir o refluxo gastroesofágico e correlacionar, muitas vezes, os sintomas dos pacientes com os episódios de refluxo. Suas principais indicações são:
  - Confirmar ou excluir DRGE em pacientes sintomáticos persistentes (típicos ou atípicos) que não apresentam evidência de dano mucoso na EDA.
  - Monitorização do controle do refluxo em pacientes que continuam com os sintomas durante a terapia.
- **Impedânciophmetria e manometria:** exames ainda pouco utilizados devido ao custo e à especialização, porém útil em casos de refluxos não ácidos (não diagnosticados pela phmetria convencional); tendência é se tornar o padrão-ouro para DRGE.
  - Diagnósticos diferenciais. Esofagite infecciosa, dispepsia não ulcerosa, doenças do trato biliar, distúrbios motores do esôfago, doença coronariana.

B. Carcinoma de esôfago

Existem dois tipos principais de carcinoma de esôfago, o CEC (carcinoma espinocelular) e o adenocarcinoma. O CEC é observado na maioria dos pacientes com câncer de esôfago, se localiza no terço superior e médio. Já o adenocarcinoma se localiza no terço distal, como medida adaptativa à agressão da refluxo, o esôfago distal de revestimento escamoso muda para tornar-se com revestimento colunar metaplásico, conhecido como esôfago de Barrett. Este pode gerar displasia e causar câncer.

Anamnese. CEC: os principais fatores de rico para esse câncer são o tabagismo e o etilismo, combinados o risco pode aumentar em 100 vezes. Outros fatores de risco são aditivos de alimentos, nitrosaminas, ingestão por longos períodos de bebidas quentes (chimarrão etc.), deficiência de zinco, além de outros fatores que expõem o esôfago à trauma mucoso incluindo ingestão cáustica, acalasia, bulimia, tilose (traço dominante autossômico herdado), síndrome de Plummer-Vinson, radiação por feixe externo e divertículos esofágicos. Adenocarcinoma: pacientes com DRGE apresentam maior incidência desse tipo de câncer, dieta ocidental e maior uso de medicamentos de supressão ácida. Outros fatores incluem ingesta de cafeína, gorduras, alimentos ácidos e picantes por levarem a uma redução no tônus do EEI e aumentar o refluxo gastroesofágico.

Ambos podem apresentar a mesma sintomatologia, dependendo do estádio da doença. Pirose, regurgitação, indigestão, disfagia, perda de peso, engasgo, tosse e rouquidão.

Exames complementares. Semelhantes à DRGE como EED, em que pode-se notar um sinal clássico chamado lesão em "maçã mordida" e EDA (melhor exame, pois podemos fazer biópsia da lesão). Além disso, tomografia computadorizada (TC) e ressonância magnética (RM) e ultrassom endoscópico estão indicadas para estadiamento.

C. Hérnia de hiato

Existem três tipos: tipo A, que está associada com maior frequência à DRGE (hérnia por deslizamento), e tipos B e C (Figura 9.5) (hérnia paraesofágica e mista, respectivamente). Iremos falar somente do tipo A. Hérnia de hiato tipo A ou hérnia por deslizamento ocorre quando a junção gastroesofágica não é mantida na cavidade abdominal pela membrana frenoesofágica. Quanto maior seu tamanho, maior o risco de DRGE.

Anamnese. Os sinais e sintomas são idênticos ao descrito anteriormente pelo paciente com DRGE, uma vez que a hérnia é uma das causas dessa afecção.

D. Distúrbios da motilidade

Existem cinco principais tipos de distúrbios, desde hipomotilidade até hipermotilidade e classificados ainda em primário e secundário.

1. **Acalasia:** principal hipótese para explicar a fisiopatogenia é idiopática ou degeneração neurogênica infecciosa, ainda são citados estresses emocionais, trauma, redução drástica do peso e doença de chagas. Com essa degeneração ocorre hipertensão do EEI, falha do EEI em relaxar durante a deglutição faríngea, com consequente aumento da pressão no esôfago e posterior dilatação e perda progressiva da função.
    - **Anamnese.** A tríade clássica consiste em disfagia, regurgitação e perda de peso. Entretanto, soluços, engasgos pós-prandiais e tosse noturna são observados frequentemente. Os pacientes referem comer muito lentamente e utilizam uma grande quantidade de água junto, para ajudar a levar o alimento até o estômago. Pode ocorrer dor retroesternal devido à tentativa do EEI abrir.
    - **Exames complementares.** Esofagograma com uma lesão típica chamada lesão em "bico de pássaro", isso demonstra um esôfago dilatado pelo bário, com estenose do EEI e retardo do esvaziamento. A manometria é o exame padrão-ouro para o diagnóstico e ajudará a excluir outras causas de distúrbios da motilidade.

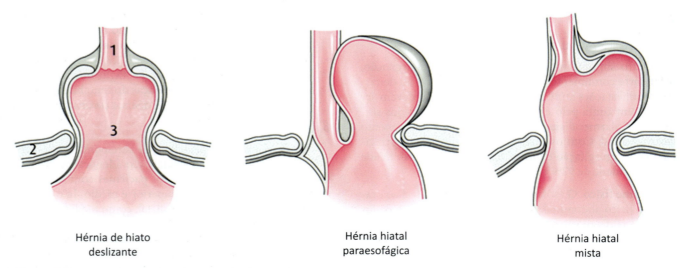

Hérnia de hiato deslizante

Hérnia hiatal paraesofágica

Hérnia hiatal mista

Figura 9.5

Fonte: Adaptada de http://accessmedicina.mhmedical.com/data/books/1434/archundia4_ch11_fig-11-13.png

GASTROENTEROLOGIA

2. **Espasmo esofágico difuso.**
   - Distúrbio de hipermotilidade com fisiopatologia desconhecida.
   - Anamnese e exame físico. Apresentação típica é de dor torácica e disfagia. Se relacionam com o ato de comer ou exercício e podem simular angina. Os pacientes se queixam de uma pressão em esmagamento no tórax que se irradia para a mandíbula, braços e parte superior das costas.
   - Exames complementares. EED com lesão característica chamada "esôfago em saca rolhas", deve-se à presença de contrações terciárias. A manometria como nos demais distúrbios motores também é de grande valia.
   - Diagnósticos diferenciais. Esôfago em quebra nozes, EEI hipertenso e motilidade esofágica ineficaz.

E. Divertículos de esôfago

Atualmente, está bem estabelecido de que os divertículos são consequentes a um distúrbio motor primário ou uma anormalidade tanto do EES como do EEI. Podem ocorres em três locais mais comuns e serão descritos a seguir.

1. Divertículo faringoesofágico (de Zenker).
   - Mais comum divertículo encontrado no esôfago, se apresenta em pacientes idosos normalmente na sétima década de vida e tem como causa a perda da elasticidade do tônus do tecido e tônus muscular com a idade.
   - Anamnese e exame físico. Até se tornarem grandes, o paciente geralmente é assintomático. Depois, se queixam de obstrução na garganta, tosse, salivação excessiva e disfagia intermitente. Com o aumento da bolsa formada pelo divertículo, é comum o regurgitamento de conteúdo não digerido de odor fétido. Halitose, alteração de voz, dor retroesternal e infecções respiratórias são comuns em pacientes idosos.
   - Exames complementares. EED – onde pode ser visto o divertículo ser preenchido pelo bário, incidências laterais são mandatórias pois, geralmente, o divertículo é uma estrutura posterior. Não são necessários manometria nem EDA para fazer o diagnóstico de divertículo de Zenker.
2. Divertículo parabrônquico (de esôfago médio).
   - Causado por infecção como histoplasmose ou por mediastinite fibrosante. A inflamação dos linfonodos exerce tração na parede do esôfago e causa a formação de um divertículo verdadeiro (mucosa, submucosa, muscular e serosa) no esôfago médio.
   - Anamnese e exame físico. Atentar para história de infecção prévia; em relação aos sintomas, a grande maioria dos pacientes são assintomá-

ticos. Podem se apresentar com disfagia, dor torácica e regurgitamento.
   - Exames complementares. EED – também de grande importância à incidência lateral. Pode-se lançar mão da TC para avaliar linfadenomegalias mediastinais que possam localizar o divertículo.
3. Divertículo epifrênico (subdiafragmático).
   - São adjacentes ao diafragma no terço distal do esôfago. São falsos divertículos.
   - Anamnese e exame físico. Disfagia, dor torácica. Em casos mais avançados podemos encontrar regurgitação, dor epigástrica, anorexia e halitose.
   - Exames complementares. EED e EDA para avaliar danos à mucosa.

F. Anéis e membranas

1. Anéis

Localizado na mucosa da junção esofagogástrica, o anel consiste em um estreitamento concêntrico representando uma área de distensibilidade restrita do esôfago inferior. Chamado de anel de Shatzki, sua etiologia não é bem conhecida.

Anamnese e exame físico. Os pacientes apresentam disfagia, em geral para alimentos sólidos apenas. O termo afagia episódica é empregado e significa a obstrução intermitente do anel não distensível a grandes pedaços de alimentos. Pressão retroesternal inferior e dor podem acompanhar uma obstrução aguda e são seguidos por salivação e secreção de muco espesso e copioso do esôfago.

Exames complementares. EED – o paciente é colocado de bruços, virado para o lado direito. Nesse momento ele inspira até o bolo de bário atingir a junção esofagogástrica (nessa posição o anel é bem visualizado). EDA faz diagnóstico com facilidade.

2. Membranas

Estruturas finas e membranosas que comprometem a luz esofágica parcial ou completamente. Não são envolvidas em qualquer distúrbio de motilidade, podem ser congênitas ou adquiridas e podem se apresentar em todas as regiões do esôfago.

Anamnese e exame físico. Em crianças, o sintomas de alimentação podem não aparecer até esta começar a ingerir alimentos sólidos. Obstrução luminal completa resulta em regurgitação. A maioria dos adultos com membranas esofágicas adquiridas é assintomática.

Exames complementares: EED, para diagnóstico e afastar outras lesões, e EDA.

Estômago

A. Adenocarcinoma gástrico

O câncer gástrico, atualmente, é a segunda principal causa de morte por câncer no mundo, perdendo apenas para o pulmonar. Em relação aos tipos histológicos, os adenocarcinomas representam 95% dos casos, outros tipos incluem o espinocelular, adenoacantoma, tumores carci-

Capítulo 9

noides, tumores estromais gastrintestinais (GISTs) e o linfoma. Sua incidência aumenta com a idade e tem seu pico ao redor da sétima década de vida. Os principais fatores de risco estão associados às dietas de baixo teor proteico e alto teor de gordura animal e carboidratos complexos, grande quantidade de carnes e peixes salgados, alimentos secos, defumados e a bactéria Helicobacter Pylori. Em contrapartida, vegetais crus, frutas cítricas, pães com alto teor de fibras, ácido ascórbico e o betacaroteno estão associados a um risco menor de câncer gástrico.

Anamnese e exame físico (dividido por região do estômago)

- **Justa cárdia:** Disfagia ou odinofagia de localização epigástrica, com ou sem irradiação para a região precordial ou outras regiões do tórax. Pirose pela alteração funcional com movimentos antiperistálticos. Vômitos quase imediatos após a alimentação, quase sempre associados à odinofagia.
- **Justa pilórico e antro:** A síndrome inicial corresponde à síndrome hipostênica que se caracteriza por plenitude, eructação, pirose, regurgitação, náusea e vômito. Evolui para síndrome obstrutiva pilórica que se caracteriza por ondas peristálticas de Kussmaul e a "distensão rígida" que se caracteriza por "bolas" que têm um decurso do hipocôndrio esquerdo para o direito, os ruídos são audíveis caracterizados por borborigmo, roncos ou gargarejos.

  Podem ainda aparecer hematêmese e melena.

- **Corpo e fundo:** Sintomatologia mais tardia, corresponde à síndrome hipostênica, com ou sem hemorragia, diagnosticada pela hematêmese e melena. A inapetência ou repugnância aos alimentos pode estar ligada ao fato da motilidade do estômago estar prejudicada devido à infiltração muscular.

  Podem aparecer alterações pelo organismo como emagrecimento, caquexia, palidez (anemia), desidratação, distúrbios hidroeletrolíticos, hipoalbuminemia.

- **Sinais clínicos.** Massa abdominal palpável no epigástrio quando em casos avançados, linfonodo supraclavicular palpável – de Virchow, linfonodo periumbilical palpável – de Maria José, metástases peritoneais palpável pelo toque retal – Prateleira de Blummer, massa ovariana palpável – tumor de Krukenberg, hepatomegalia secundaria a metástases, icterícia, ascite e caquexia.
- **Exames complementares.** O primeiro exame que deve ser realizado é uma EDA com biópsia. Apesar de a radiografia gastrintestinal com duplo contraste de bário ter uma precisão diagnóstica de 90%, esse exame não consegue distinguir úlceras benignas de malignas. Durante a endoscopia, um mínimo de sete biópsias devem ser feitas, com isso a precisão do exame alcança 98%. A ultrassonografia endoscópica está indicada para saber a extensão da invasão da parede gástrica. Uma vez confirmado o diagnóstico de câncer, exames devem ser realizados para estadiamento como por exemplo TC e RNM, esporadicamente videolaparoscopia para complementar o estadiamento.

B. Doença ulcerosa péptica

Pode se apresentar como úlcera gástrica ou duodenal, únicas na maioria das vezes, sempre devendo alcançar a submucosa ou até outras camadas mais profundas, podendo chegar à perfuração completa da parede. Atualmente, supõe-se que 90% das úlceras duodenais e 75% das gástricas estão relacionadas ao H. *pylori*; quando esse organismo é erradicado em um tratamento para úlcera, sua recidiva torna-se muito rara. A úlcera gástrica mais comum é a de pequena curvatura devido à pior circulação do local. Após a infecção pelo H. *pylori*, o uso de anti-inflamatórios não esteroidais (AINE) é a segunda causa de úlcera. O ácido gástrico (HCl) também desempenha um importante fator na patogênese das úlceras, por exemplo, a úlcera duodenal e a úlcera gástrica tipo 2,3 (Figura 9.6) estão associadas a uma hipersecreção ácida.

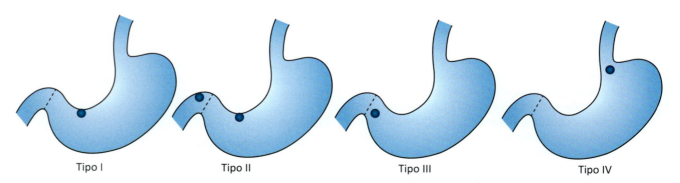

Figura 9.6 Úlceras gástricas.

Fonte: Adaptada de http://y.tt/56510200070la.html

GASTROENTEROLOGIA

- **Anamnese e exame físico.** Úlcera duodenal – dor abdominal, mesoepigástrica, geralmente bem localizada, a dor em geral é tolerável e alivia com a alimentação (dói-come-passa, em três tempos), pode ser episódica, pode aparecer durante períodos de estresse. Dor irradiada para as costas geralmente sugere penetração no pâncreas e sinais de irritação peritoneal podem indicar perfuração. A perfuração ocorre em 5% dos casos e o paciente pode referir com precisão o momento exato de início da dor, que geralmente vem acompanhada de febre, taquicardia, desidratação e íleo. Ao exame físico, nota-se um abdome rígido, doloroso difusamente e possivelmente o sinal da descompressão brusca é positivo. Pode ocorrer hemorragia gastrintestinal maciça quando há comprometimento da artéria gastroduodenal, sendo a principal causa de morte em portadores de úlcera duodenal. Outra complicação seria a obstrução pilórica, manifestada por retardo no esvaziamento gástrico, anorexia, náuseas e vômitos.
  - **Úlcera gástrica:** Dor com características episódicas (em quatro tempos, dói-come-passa-dói) que pioram logo após a alimentação; sangramento em até 40% dos casos. Podem perfurar, principalmente, em úlceras gástricas de pequena curvatura e com isso causam a mesma sintomatologia de úlcera duodenal perfurada.
- **Exames complementares.** Pesquisa do H. pylori para comprovar ou não a presença do microrganismo, sendo o mais utilizado o teste da urease. EED – demonstrando a presença do contraste dentro da úlcera, e o exame mais utilizado é a EDA com múltiplas biopsias.

Intestino delgado
A. Neoplasias

São muito raras, apesar do intestino delgado corresponder a 80% do comprimento total do TGI, apenas 1% a 2% das neoplasias malignas gastrintestinais são de intestino delgado. O tipo histológico mais comum é o adenocarcinoma, seguido de GIST e linfomas.

- **Anamnese e exame físico.** Dor abdominal e perda de peso são os sintomas mais comuns. A obstrução se desenvolve em até 35% dos pacientes, resultado da infiltração e aderências. Pode ocorrer diarreia com tenesmo e passagem de grande quantidade de muco. Uma massa abdominal palpável ocorre em aproximadamente 20% dos pacientes e perfurações geralmente são secundários a linfomas e sarcomas.
  - **Exames complementares.** Radiografia contrastada de intestino delgado pode evidenciar algumas lesões, enteroscopia com biópsia seria o padrão-ouro, cápsula endoscópica seria outra opção. TC e RNM são úteis para avaliar lesão local e metástase.

B. Isquemia mesentérica

Pode ser secundaria à insuficiência arterial ou venosa, seja aguda ou crônica. Os fatores predisponentes incluem a doença cardiovascular persistente (fibrilação atrial, insuficiência cardíaca congestiva e infarto agudo do miocárdio), operação vascular abdominal recente, estados de hipercoagulabilidade, medicações (agentes vasopressores e digoxina) e vasculite.

- **Anamnese e exame físico.** O examinador deve atentar-se aos fatores de risco descritos acima e questioná-los na história clínica. Além disso, o paciente poderá se encontrar em mau estado geral, hipotensão arterial grave, pulso fino, rápido e arrítmico eventualmente, alteração do ritmo respiratório, cianose de extremidades, febre pode estar presente, dor abdominal mal definida, vômitos de líquido escuro de odor necrótico. No abdome, podemos encontrar dor à palpação superficial e profunda, descompressão brusca dolorosa nem sempre presente, distensão abdominal, RHA ausentes ou diminuídos, toque retal pode apresentar hematoquezia, temperatura retal mais baixa que axilar (sinal de Lenander "ao contrário»).
  - **Exames complementares.** Radiografia pode evidenciar sinais de abdome agudo com empilhamento de moeda, múltiplos níveis hidroaéreos. TC revela espessamento da parede intestinal e pode demonstrar a obstrução em fases contrastadas; a arteriografia constitui-se em padrão-ouro, tendo possibilidade de angioplastia.

C. Fístulas

As fístulas de intestino delgado podem ocorrer por diversos motivos: iatrogênicas, complicação pós-operatória, ferimentos por projéteis de arma de fogo, abscessos adjacentes, trauma, radioterapia prévia, obstrução intestinal, doença intestinal inflamatória, doença vascular mesentérica, sepse.

- **Anamnese e exame físico.** Geralmente seu reconhecimento não é difícil. A apresentação clínica é de um paciente febril no pós-operatório, com uma ferida de aspecto eritematoso. Quando a sutura da pele é removida, nota-se um corrimento purulento ou sanguinolento. Ocorre então o extravazamento de conteúdo entérico.
  - Exames complementares. Injeção de material de contraste hidrossolúvel através do trajeto fistuloso pode ser realizado. TC é útil para determinar o tamanho das coleções intracavitárias e sua possível localização.

Cólon e reto
A. Neoplasia

São 95% adenocarcinomas, seguidos de tumores carcinoide, linfomas e sarcomas. Os fatores de risco incluem

Capítulo 9

191

dieta rica em gordura, carboidratos refinados, tabagismo, etilismo, câncer colorretal hereditário não polipoide (síndrome de Lynch), poliposes hereditárias (polipose adenomatosa familiar, síndrome de Gardner, síndrome de Turcor), poliposes juvenis hereditárias (síndrome de Peutz-Jeghers), doença inflamatória intestinal.

- **Anamnese e exame físico.** Em pacientes nas fases iniciais, o câncer de cólon é totalmente assintomático. Seus principais sintomas são sangramento (oculto ou exteriorizado), dor abdominal, alteração do hábito intestinal (diarreia e constipação), massa abdominal palpável em 30% dos casos, emagrecimento, obstrução intestinal é possível, perfuração intestinal com peritonite, icterícia pode acontecer quando há metástases hepáticas. Podemos dividir esses sinais e sintomas de acordo com a localização do tumor. Ca de colón direito (ascendente e ceco) – Cursa com anemia e presença de sangue oculto nas fezes, raramente com obstrução, devido ao maior diâmetro do cólon direito. Geralmente se observa uma massa palpável no abdome e, no momento do diagnóstico, esses tumores normalmente são maiores e mais infiltrados que os de outras topografias no cólon. Ca de cólon esquerdo (descendente, sigmoide) – Tipicamente sua característica é a alteração do hábito intestinal com períodos de constipação intercalados com períodos de diarreia. Câncer de reto – Hematoquezia de pequena quantidade persistente ou intermitente. Constipação, tenesmo e eliminação de muco também podem estar presentes. Caso haja invasão de órgãos adjacentes, ainda podem ser encontrados uropatia obstrutiva, fístulas e hematúria. O toque retal, apesar de ser obrigatório em qualquer exame proctológico, nesse tumor ele apresenta grande benefício, pois em câncer de reto distal a tumoração pode ser sentida pelo examinador.
- **Exames complementares.** Retossigmoidoscopia flexível, radiografia baritada com duplo contraste (enema opaco), TC de abdome e pelve e a colonoscopia com biópsia.

B. Doença inflamatória intestinal

Representados por Retocolite Ulcerativa e Inespecífica (RCUI) e doença de Crohn (DC). São doenças inflamatórias causadas por alteração da imunorregulação intestinal. A etiopatogenia envolve principalmente dois fatores – genéticos: história familiar (10% a 20%), sistema HLA (DR1, DR2 etc.), genes de suscetibilidade (loci 12, 16 – gene NOD2); e luminais: aumento da permeabilidade da barreira intestinal e alteração da imunorregulação da mucosa intestinal. Em linhas gerais, a RCUI é restrita ao cólon e reto enquanto a DC pode acometer todo TGI, com preferência à região do íleo.

- **Anamnese e exame físico.** DC – As manifestações clínicas mais comuns são semelhantes às de uma ileocolite como diarreia com muco e pus, associada à dor abdominal, febre, anorexia e perda de peso, massa palpável no quadrante inferior direito que pode corresponder a uma alça edemaciada devido à inflamação e doença perianal. Evidentemente que por se tratar de uma doença que acomete da boca ao ânus, a sintomatologia pode variar de acordo com a topografia da lesão, lembrando sempre que o local mais acometido pela DC é o íleo. RCUI – Parecido com a DC, ocorre diarreia com muco, pus e dor abdominal. Além disso, quando há sangue oculto nas fezes ou uma diarreia sanguinolenta propriamente dita, devido ao acometimento principalmente do reto, pode estar presente entre os sintomas o tenesmo. Uma gama de sinais e sintomas extraintestinais ainda podem estar presentes em ambas as doenças, em menor ou maior frequência (Tabela 9.4).
- **Exames complementares.** Exame padrão-ouro para ambas as doenças é a colonoscopia com biópsia. Na DC o padrão característico é o de lesões salteadas com aspecto de pedras de calçamento, já na RCUI as lesões são contínuas, ou seja, não se observa mucosa normal entre as lesões. Podem ser feitos radiografia de tórax, radiografia baritada com duplo contraste e ultrassom. TC e RNM são usadas para diagnosticar complicações.

Tabela 9.4 – Sintomas extraintestinais mais observados em doenças inflamatórias intestinais.

Manifestações	RCUI	Crohn	Relação com atividade da doença
Aftas orais	4%-25%	10%-30%	+
Pioderma gangrenoso	1%-5%	1%-2%	+ ou –
Sacrileíte	—	5%-15%	–
Eritema nodoso	2%-5%	Até 15%	+
Espondilite anquilosante		1%-6%	–
Artrite, artralgia	6%-30%	15%-35%	+
Uveíte	—	0,5%-3,6%	+ ou –

Fonte: Acervo dos autores.

GASTROENTEROLOGIA

Diagnósticos diferenciais. Síndrome do cólon irritável, infecção entérica (salmonella, shigella, campylobacter jejuni etc.), apendicite, hemorroidas, câncer de cólon.

C. Apendicite

Considerada a causa mais comum de abdome agudo não traumático. Predomínio no sexo masculino e com pico de incidência entre a segunda e terceira década de vida. Sua fisiopatologia inclui primariamente a obstrução do lúmen apendicular, sendo as principais causas a hiperplasia dos folículos linfoides de origem infecciosa (60%), e em segundo a obstrução mecânica por fecalitos, áscaris, bário, outros corpos estranhos (sementes) e tumoração (tumor carcinoide é o mais comum). Ocorre aumento da pressão intralumial com distensão, diminuição do retorno venoso e do suprimento arterial, podendo ocorrer isquemia, necrose e perfuração.

- **Anamnese e exame físico.** Tipicamente a dor é de início difuso, principalmente em mesogástrio, inespecífica e de moderada intensidade, acompanhada de anorexia, náuseas e vômitos. Geralmente após 12 horas esta se localiza na fossa ilíaca direita no Ponto de McBurney. Caso haja peritonite, e a descompressão brusca seja positiva, dá-se o nome de sinal de Blumberg positivo. Uma massa abdominal pode ser palpável em fossa ilíaca direita (plastrão), são alças intestinais tentando bloquear a perfuração formando em torno do apêndice um abscesso. Febre também pode acompanhar o quadro, geralmente baixa.
  - **Sinais clássicos. Rovsing:** dor na fossa ilíaca direita quando se comprime a fossa ilíaca esquerda. Lapinsky – dor quando se comprime a fossa ilíaca direita enquanto o paciente eleva o membro inferior ipsilateral esticado. Lenander – temperatura retal geralmente elevada mais de 1 grau do que a axilar (não é mais realizado). Sinal do psoas – com o paciente deitado apenas com o lado esquerdo do corpo no leito, realiza-se a extensão ativa da coxa direita seguida de sua abdução, ocorrendo a dor. Sinal do obturador – com o paciente em decúbito dorsal, flexiona-se a coxa direita e em seguida realiza a rotação externa passiva da mesma, gerando dor em região hipogástrica. Sinal de Dumphy – dor na fossa ilíaca direita quando o paciente tosse.
- **Exames complementares.** Não é necessário nenhum exame complementar para diagnosticar apendicite, pois este não deve retardar a cirurgia. Pode ser usado a radiografia de abdome, pois esta faz parte da rotina de abdome agudo, onde pode ser visto nível hidroaéreo, apagamento do psoas à direita e desaparecimento da gordura pré-peritoneal ipsi lateral. Além de alça sentinela na fossa ilíaca direita, podem ainda ser usados ultrassonografia e TC para avaliar extensão do acometimento abdominal.
- **Diagnóstico diferencial.** Adenitemesentérica, doenças ginecológicas (cisto roto de ovário, gravidez ectópica,

doença inflamatória pélvica abdominal etc.), gastroenterites virais, DC, tuberculose intestinal, diverticulite de Meckel, entre outras.

D. Doença diverticular dos cólons

Na verdade, são pseudodivertículos, uma vez que são constituídos apenas de mucosa e submucosa. Geralmente são múltiplos e predominam no sigmoide. Existem divertículos hipertônicos, com fator de risco associado à dieta pobre em fibras, encontrado principalmente no sigmoide. Já os divertículos hipotônicos são devidos à fragilidade da camada muscular, relacionado com o avançar da idade, e estão presentes em todo o cólon. Podem ocorrer duas complicações básicas: a diverticulite e o sangramento gastrintestinal.

- **Anamnese e exame físico.** A maioria dos pacientes é assintomático, quando muito, apresenta uma dor abdominal difusa de leve intensidade e alteração do hábito intestinal. Diverticulite é o termo utilizado para a macro ou microperfuração de um divertículo. Nos casos graves pode ocorrer febre, dor abdominal baixa (sigmoide), principalmente em fossa ilíaca esquerda, que piora com a defecação e sinais de irritação peritoneal como descompressão brusca positiva. Com relação ao sangramento, a doença diverticular dos cólons é a principal causa de hemorragia digestiva baixa, principalmente em pacientes acima dos 50 anos, geralmente com hematoquezia autolimitada,porém pode ocorrer sangramento maciço em 5% dos casos, uma vez que o sangramento é arterial.
- **Exames complementares.** Quando ocorre sangramento abundante, a EDA pode ser necessária para descartar uma causa de sangramento alto. Colonoscopia e Enema Opaco devem ser utilizadas com parcimônia quando existe a suspeita de diverticulite pelo risco de perfuração. A TC é um bom exame para avaliar a formação e extensão de abscessos e geralmente confirma diagnóstico na fase aguda.

Doenças orificiais
A. Hemorroidas

Hemorroida é a dilatação varicosa das veias anorretais submucosas devido à pressão venosa persistentemente elevada no plexo hemorroidário.As hemorroidas externas ocorrem abaixo da linha pectínea, enquanto o plexo hemorroidário interno localiza-se acima da linha pectínea. Os fatores de risco ligados a um aumento da incidência de hemorroidas são a constipação crônica, ausência de válvulas nas veias do plexo hemorroidário, hipertensão portal, entre outros. O pico de incidência ocorre na quarta década.

- **Anamnese.** O sangramento é o sintoma mais comum e, na grande maioria das vezes, não é volumoso e sim intermitente e de pequena monta (embora não seja muito frequente, o paciente pode, algumas vezes, apresentar

Capítulo 9

anemia importante). Quando a queixa principal do paciente for referida como dor, atenção especial deve ser dada para a possibilidade de estar presente alguma complicação da doença hemorroidária como trombose hemorroidária aguda, associação com fissura anal ou o surgimento de um abscesso perianal.

- **Exame físico.** O exame proctológico deverá incluir uma inspeção detalhada e cuidadosa da região anal e perianal, quando poderão ser diagnosticadas, com relativa facilidade, as hemorroidas externas, internas prolapsadas, trombose hemorroidária com ou sem flebite. O exame digital vem a seguir e, nos casos de lesões dolorosas, o mesmo deverá ser evitado (por exemplo, na vigência de fissura anal ou de trombose hemorroidária aguda com flebite). O exame digital é importante, pois fornece informações a respeito do tônus esfincteriano de repouso e de contração, além de afastar a possibilidade de qualquer lesão tumoral ou de estenoses. É importante ressaltar que hemorroidas internas assintomáticas não são diagnosticadas pelo toque retal, são adequadamente avaliadas quando o paciente realiza a manobra de valsalsa e quando o examinador realiza a anuscopia. Hemorroidas externas podem ser identificadas à inspeção.
- **Exames complementares.** Não são necessários exames complementares para o diagnóstico de hemorroidas, porém, todos os pacientes com idade acima de 40 anos, apresentando-se com sangramento retal, devem ser submetidos a uma retossigmoidoscopia flexível ou colonoscopia, para afastar a possibilidade da presença de tumores colorretais benignos ou malignos, de doença inflamatória intestinal e de doença diverticular. A decisão de se realizar a colonoscopia deve ser baseada na idade do paciente, presença de sintomas gastrintestinais e outros fatores de risco (história familiar, como exemplo). Comparando-se a retossigmoidoscopia flexível, associada ao enema opaco, com a colonoscopia, observou-se melhores resultados com este último método.

B. Fissura

Consiste em uma solução de continuidade do revestimento do canal anal. A fissura anal afeta habitualmente adultos jovens ou de meia-idade (entre os 20 e 60 anos). Não existem diferenças de incidência quanto ao sexo. A fissura anal ocorre na maioria das situações (cerca de 80% a 90%) na comissura anal posterior, embora possa também surgir na comissura anterior, em especial na mulher.

- **Anamnese.** Manifesta-se por dor associada à defecação e hematoquezia. A dor anal possui forma e intensidade variáveis, como uma sensação de rasgadura, ardor ou queimadura, frequentemente severa, por vezes incapacitante, sendo caracteristicamente desencadeada pela passagem das fezes. A dor pode ser localizada ao ânus ou apresentar irradiação para as regiões lombar, nádegas e coxas bem como para os órgãos genitais e urinários. A hematoquezia caracteriza-se pela presença de sangue vermelho vivo nas fezes, ou no papel higiênico.

- **Exame físico.** Mediante o afastamento das nádegas e o "despreguear" suave da margem anal com os polegares, o examinador consegue habitualmente a visualização de uma solução de continuidade em forma de lanceta na porção distal do canal anal. Podem ainda existir bordos elevados, exposição das fibras do esfíncter anal interno na base da fissura, fibrose do canal e uma papila anal hipertrófica. O toque retal é frequentemente doloroso e não é mandatório, contudo é possível de efetuar na maioria dos doentes.
- **Exames complementares.** Raramente necessária na fase sintomática. Contudo, se necessário, pode ser efetuada com anuscopia.
- **Diagnósticos diferenciais.** O aparecimento em uma idade mais avançada, quando presente lateralmente (fora da linha média), ao se tratar de fissuras grandes, irregulares ou múltiplas, deve-se efetuar o diagnóstico diferencial com etiologias específicas como a doença de Crohn, VIH/SIDA e infecções associadas, tuberculose, sífilis, gonorreia, herpes, leucemia ou cancro do ânus. Pode ainda ocorrer uma complicação, o abscesso anal que se caracteriza por edema local, calor e ainda com sintomas sistêmicos como febre, calafrios e prostração.

C. Fístula

A fístula anal ocorre frequentemente como resultado de um abscesso que se formou nessa região. A fístula, portanto, comunica a região interna do canal anal ou reto até a pele da região externa do períneo ou nádegas. Não é sempre que um abscesso dessa região produz uma fístula e, por isso, não se pode prever quando um abscesso irá formar uma fístula, podendo ocorrer em cerca de metade dos casos de abscesso anal.

- **Anamnese e exame físico.** O sintoma mais comum da fístula anal é a saída de secreção persistente na região externa, ao redor do ânus, através de um ou vários pequenos orifícios.
- **Diagnóstico diferencial.** Outras doenças podem se assemelhar às fístulas como a hidroadenite supurativa e o cisto pilonidal. Este último pode ser assintomático quando é descoberto pela existência de um ou mais orifícios primários na linha média interglútea por onde pode sair um líquido e ainda aflorar alguns pêlos. O paciente normalmente desconhece a sua presença. Na infecção aguda, apresentam como um abscesso pilonidal, ou seja, uma tumoração, com flutuação central, na região sacrococcígea, causa de dor intensa, febre e grande impotência funcional.

Pâncreas
A. Pancreatite aguda

Clinicamente caracterizada pelo início subido de sintomas em um indivíduo previamente saudável e o desaparecimento desse sintoma quando o episódio cessa. Sua

GASTROENTEROLOGIA

principal causa é associada a cálculos biliares, pode ser resgatado cálculos nas fezes em ate 90% dos pacientes com pancreatite aguda. A segunda causa se deve ao abuso de álcool. Outras causas incluem medicamentos, infecciosa, colangiopancreatografia retrógada endoscópica, hiperlipidemia, hipercalcemia etc.

- **Anamnese e exame físico.** Dor abdominal, náusea e vômito são os principais sintomas. A dor é localizada no epigástrio, muitos pacientes referem a dor como sendo em facada na região medial irradiada para o dorso "dor em faixa". Geralmente o início é abrupto e há aumenta de intensidade até atingir seu nível máximo. Alguns pacientes serão encontrados pelo examinador na posição chamada de «prece maometana», que consiste no paciente em decúbito ventral com as pernas fletidas, posição que apresenta supostamente uma melhora parcial da dor. Taquicardia, taquipneia e hipotensão podem ocorrer. Em raras ocasiões podem ser observados equimoses nos flancos (sinal de Grey-Turner) e equimose periumbilical (sinal de Cullen) que resultam da hemorragia retroperitonial durante um caso de pancreatite grave.
- **Exames complementares.** TC com contraste pode evidenciar edema pancreático, presença de coleções fluidas peripancreáticas ou intrapancreáticas. Áreas não perfundidas pelo contraste estão associadas a áreas de necrose. Mais tardiamente, a TC pode acompanhar a evolução de um pseudocisto do pâncreas e guiar uma aspiração por agulha fina em áreas com suspeita de infecção, ambas complicações da pancreatite aguda.
- **Diagnóstico diferencial.** Obstrução intestinal, colecistite ou colangite, isquemia mesentérica e perfuração de víscera oca.

B. Pancreatite crônica

Caracterizada por alterações irreverssíveis, incluindo fibrose pancreática e perda de tecido funcional exócrino ou endócrino. São pacientes que podem ter apresentado episódios prévios ou sintomas de insuficiência endócrina ou exócrina, anteriormente ao episódio atual, e seus sintomas podem persistir mesmo após a resolução do quadro agudo. De maneira geral, um episódio de pancreatite aguda ou um episódio de pancreatite crônica agudizada se apresentam da mesma maneira. Dessa forma, sem a realização de uma boa anamnese, exames complementares ou a espera pela resolução do quadro pode ser difícil determinar se um primeiro episódio é devido à pancreatite aguda ou crônica. A principal causa de pancreatite crônica é o abuso do álcool, o consumo médio desses pacientes varia de 150 a 175 g/dia, com a duração média de 18 anos.

- **Anamnese e exame físico.** Exatamente os mesmos sinais e sintomas da pancreatite aguda são observados durante a agudização da pancreatite crônica. O examinador deve estar atento à história de abuso de álcool, diabetes *mellitus*, recorrência desses episódios, história familiar de pancreatite (sugerindo pancreatite heredi-

tária). É bem característico nesses pacientes a presença de eritema nas costas devido ao calor excessivo e repetitivo de compressas de água quente.
- **Exames complementares.** Radiografias e TC evidenciando calcificações pancreáticas, irregularidades nos ductos pancreáticos, tamanho e morfologia do pâncreas.
- **Diagnósticos diferenciais.** O principal diagnóstico diferencial se faz com câncer de pâncreas, principalmente o de cabeça.

C. Neoplasia

Ocorre mais frequentemente em homens, mais comum em brancos do que negros. Dos casos, 80% ocorrem entre 60 e 80 anos de idade. Outros fatores de risco incluem história de pancreatite crônica ou hereditária, tabagismo e exposição ocupacional a carcinógenos. O adenocarcinoma ductal acontece em 80% a 90% dos casos e sua localização se origina na cabeça ou processo uncinado do pâncreas em 70% dos casos.

- **Anamnese e exame físico.** São tumores insidiosos, que podem demorar longos períodos para apresentarem algum sintoma. Quando presentes, variam de acordo com a localização. Os relacionados à cabeça incluem pancreatite, icterícia em 82% dos casos, náusea, vômitos, esteatorreia e perda ponderal. Posteriormente, com a evolução da doença, o paciente irá referir dor no andar superior do abdome. Tumores com localização no corpo e cauda cursam com perda de peso, dor, fraqueza, náusea, anorexia e vômitos. A icterícia nos tumores de corpo e cauda é encontrada em apenas 7% dos casos. A obstrução do ducto biliar comum frequentemente leva à obstrução biliar e distensão da vesícula, surge uma vesícula palpável com icterícia indolor (sinal de Courvoisier). Esse sinal é fortemente sugestivo de tumor periampular.
- **Exames complementares.** Se inicia a investigação com um US, onde pode ser diferenciado massa cística de massas sólidas. A TC com contraste mostra uma massa hipodensa com contornos pouco definidos. A colangiopancreatografia retrógrada endoscópica pode ser útil na avaliação de icterícias obstrutivas na ausência de massas à TC. Ela pode identificar cálculos ou outras causas de icterícia benignas.

Vesícula e vias biliares

Primeiramente iremos abordar as condições benignas da vesícula e vias biliares com maior importância clínica, posteriormente, as malignas, e, por fim, trataremos nesse item o diagnóstico diferencial de icterícias que, apesar de possuir inúmeras causas, está frequentemente relacionado com as vias biliares.

A. Doença biliar calculosa (Colelitíase)

Cálculos biliares estão entre as doenças gastrintestinais mais comuns que exigem hospitalização. Os fatores de

Capítulo 9

195

MANUAL DE SEMIOLOGIA E PROPEDÊUTICA MÉDICA

risco presentes são obesidade, perda ponderal rápida, sexo feminino (principalmente entre a terceira e quarta década) e gravidez. Existem três tipos de cálculos biliares, sendo os de colesterol e mistos responsáveis por 80% dos casos e 20% restantes de cálculos pigmentados.

- **Anamnese e exame físico.** Assintomáticos em 85% dos casos. Sintomas inespecíficos como náuseas, vômitos, distensão abdominal e dor em quadrante superior direito que ocorre 15 a 30 minutos após a ingestão de alimentos (cólica biliar), principalmente gordurosos. A dor persiste por 3 a 4 horas e cessa espontaneamente ou com o uso de anti-inflamatórios não esteroidais.
- **Exames** complementares. US é capaz de diagnosticar a presença de cálculos em 95% dos casos.

B. Colecistite calculosa aguda

Complicação mais frequente da colelitíase, se relaciona com cálculos em 95% dos casos. Se inicia com a obstrução do ducto cístico, esse cálculo geralmente se desloca e a inflamação gradualmente se resolve.

- **Anamnese e exame físico.** Dor no quadrante superior direito, com uma duração e intensidade maior do que as causadas somente pela cólica biliar. Acompanhada de febre, náusea e vomito. A palpação do abdome no quadrante superior direito doloroso dá-se o nome de sinal de Murphy positivo. Pode ainda ocorrer icterícia acentuada, ocasionada pela inflamação pericolecística grave secundaria à impactação de um cálculo no infundíbulo da vesícula biliar chamada de síndrome de Mirizzi.
- **Exames complementares.** US evidencia espessamento da parede da vesícula biliar, líquido pericolecístico, distensão da vesícula, cálculos impactados e sinal de Murphy sonográfico (dor no quadrante superior direito quando o ultrassonografista passa o transdutor no local).

C. Colecistite calculosa crônica

Episódios redicivantes de cólica biliar ou dor proveniente da obstrução do ducto biliar é conhecida como colecistite crônica.

- **Anamnese e exame físico.** Dor, em geral referida como cólica biliar. Dor constante de 1 a 5 horas, os ataques duram menos de 1 hora. Podem acompanhar náuseas, vômitos, distensão abdominal, e eructação em 50% dos casos. O exame físico em geral é normal no intervalo entre os ataques de cólica biliar. Durante o ataque, pode haver dor em quadrante superior direito.
- **Exames complementares.** US evidenciando cálculos, alterações estruturais da vesícula biliar e alterações nos ductos biliares.

D. Coledocolitíase

São cálculos que estão no colédoco. Podem ser primários, geralmente associados à estase biliar e infecção ou secundários a cálculos provenientes da vesícula biliar.

- **Anamnese e exame físico.** Podem não apresentar sintomas nenhum e na maior parte das vezes são descobertos ocasionalmente. Quando presentes, pode ocorrer cólica biliar, icterícia, clareamento das fezes chamado de acolia fecal, escurecimento da urina chamado de colúria.

Exames complementares. US visualiza cálculos na vesícula e estima o diâmetro do colédoco. Um ducto biliar dilatado (maior que 8 mm) em um paciente com cálculos biliares, icterícia e dor biliar é altamente sugestivo de coledocolitíase. A colangiopancreatografia retrógrada endoscópica, além de ser um exame diagnostico, também pode ser terapêutico.

E. Colangite aguda

Infecção bacteriana do sistema biliar, os microrganismos mais envolvidos são E. coli, Klebsiela pneumoniae, S faecalis e Bacteroides fragilis. A causa mais comum é a própriacoledocolitiase, seguida de estenose benigna, estenose anastomótica bilioentérica, colangiocarcinoma e câncer periampular.

- **Anamnese e exame físico.** Se caracteriza por icterícia febre e dor abdominal (tríade de Charcot) ou ainda podem incluir alteração do estado mental e hipotensão (pêntade de Reynold).
- **Exames complementares.** Obrigatoriamente a colangiografia retrógrada endoscópica deverá ser realizada seja para fins diagnósticos ou terapêutico.

F. Câncer de vesícula biliar

São 95% adenocarcinomas com pico de incidência em pacientes acima de 65 anos de idade, seus fatores de risco são cálculos biliares, vesícula biliar em porcelana, junção pancreatobiliar anômala, colangite esclerosante primária e obesidade.

- **Anamnese e exame físico.** Dor abdominal no quadrante superior direito, em geral semelhante à colecistite calculosa crônica e colelitíase. Perda ponderal, icterícia e massa abdominal são menos frequentes.
- **Exames complementares.** US é o primeiro exame a ser realizado. A colangiografia também é útil para a avaliação, angiografia, TC e RNM são úteis para estadiamento da doença. Por fim, uma biópsia guiada por TC está indicada.

G. Câncer de vias biliares

Chamado de colangiocarcinoma, nao é um tumor comum. Pode se apresentar em qualquer parte da árvore biliar intra ou extra-hepática. A localização mais comum é na confluência dos ductos hepáticos (60% a 80%).

- **Anamnese e exame físico.** Dos pacientes, 90% apresentam icterícia. Manifestaçõs menos comuns incluem prurido, febre, dor abdominal, fadiga, anorexia e perda

GASTROENTEROLOGIA

ponderal. A colangite não é um achado frequente, exceto pela icterícia, o exame físico geralmente é normal.

- **Exames complementares.** US inicialmente, colangiografia, TC com contraste e biópsia. Exames semelhantes aos de outras afecções de vesícula e vias biliares.

H. Icterícia

É a cor amarelada da pele e das mucosas decorrente da hiperbilirrubinemia. Em adultos o limiar plasmático para o aparecimento da icterícia é considerado em torno de 2 mg/dL. Pode ser classificadas em: 1. Produção aumentada, 2. Defeito na captação, 3. Defeito na conjugação, 4. Defeito na excreção. As três primeiras são caracterizadas por uma hiperbilirrubinemia não conjugada e a última por hiperbilirrubinemia conjugada. O diagnóstico diferencial das doenças que cursam com icterícia é fundamental, pois as alterações de captação, conjugação e colestase intra-hepática são tratadas clinicamente enquanto a obstrução extra-hepática tem, em geral, tratamento cirúrgico. Apresentaremos algumas características sugestivas de doenças que cursam com icterícia.

- **Anamnese e exame físico.** Colúria, hipocolia ou acolia fecal e prurido são características de hiperbilirrubinemia direta (Figura 9.7). A presença de uma icterícia progressiva sem regressão é típica de carcinoma de cabeça de pâncreas enquanto manifestações flutuantes e com remissões espontâneas associadas a episódios de sangramento intestinal orientam o diagnóstico para carcinoma de ampola de Vater. Uma icterícia intermitente com pico em horas ou dias pode sugerir coledocolitíase e, na presença de febre, calafrios, dor e confusão mental considerara colangite. Apresentações brandas e persistentes associadas a sinais de anemia indicam anemia hemolítica e, quando leve e intermitente agravada por jejum e exercícios físicos, sugere síndrome de Gilbert. A presença de anorexia, náuseas, intolerância alimentar ou ao cigarro, mialgia, astenia, fadiga, cefaleia e febre no período que precede a icterícia é sugestivo de hepatopatia viral. O exame físico minucioso é também uma etapa essencial para o esclarecimento da etiologia da icterícia, sendo importante a comprovação da icterícia, presença de escarificações cutâneas, sinais de hepatopatia, anemia ou vesícula palpável. Achados tais como hepatoesplenomegalia dolorosa, superfície do fígado nodular à palpação, aranhas vasculares, eritema palmar, atrofia muscular, ginecomastia, ascite e veias periumbilicais dilatadas associados à história de alcoolismo são sugestivos de cirrose hepática. A hepatomegalia dolorosa acompanhada de angiomas estelares, náusea, febre, dor, sopro arterial sobre o fígado com história de alcoolismo sugerem hepatite alcoólica aguda. A presença de sinais de anemia, queda do estado geral, vesícula palpável, massas palpáveis ou linfadenomegalias sugerem obstrução maligna.

- **Exames complementares.** Na maioria dos casos, o US permite identificar o nível de obstrução e diferenciar icterícia obstrutiva de doença colestática intra-hepática. TC, colangiopancreatografia endoscópica retrógrada e US, além do desenvolvimento da RNM e US endoscópico, promoveram avanços no diagnóstico e estadiamento de malignidades pancreato biliares que compõem diagnósticos diferenciais das icterícias obstrutivas.

Fígado

A. Tumores benignos

1. Hemangioma hepático

Tumor benigno mais frequente no fígado. Prevalência maior no sexo feminino.

- **Anamnese e exame físico.** Na maioria dos casos é assintomático, sendo a sua descoberta um achado de exame ultrassonográfico, na investigação de dor abdominal ou ginecológica. Quando sintomáticos, a principal queixa é dor abdominal difusa, 50% dos pacientes apresentam doença associada, sendo a litíase biliar a principal.
- **Exames complementares.** US, TC e RNM podem definir o diagnóstico de forma não invasiva.

2. Hiperplasia nodular focal

É o segundo tumor benigno mais comum, geralmente encontrado em mulheres jovens. A teoria mais comum para sua etiologia está relacionada com uma malformação que se desenvolveu.

- **Anamnese e exame físico.** Vagas dores abdominais, porém, quase sempre o exame é normal e esse tumor é um achado incidental de exames complementares.
- **Exames complementares.** TC com contraste e RNM são os métodos mais precisos para o seu diagnóstico.
- **Diagnósticos diferenciais.** Cistoadenomas biliares intra-hepáticos, adenomas do ducto biliar, hamartomas biliares, hiperplasia biliar comum, restos embriológicos de adrenais e pancreáticos.

3. Adenoma hepatocelular

Raramente observado, em geral único, sendo quase exclusivo do sexo feminino, com associação comprovada com o uso de anticoncepcionais orais superiores a cinco anos. Além disso, a gravidez e esteroides anabolizantes também estão associados ao adenoma hepatocelular.

- **Anamnese e exame físico.** Os adenomas de pequeno tamanho geralmente são assintomáticos. Quando maiores de tamanho, as principais queixas são dor ou desconforto em andar superior do abdome. Anemia e dor aguda de forte intensidade sugerem complicações.
- **Exames complementares.** USG, TC e ainda pode ser lançada mão de punção guiada por USG.
- **Diagnósticos diferenciais.** Carcinoma hepatocelular.

Capítulo 9

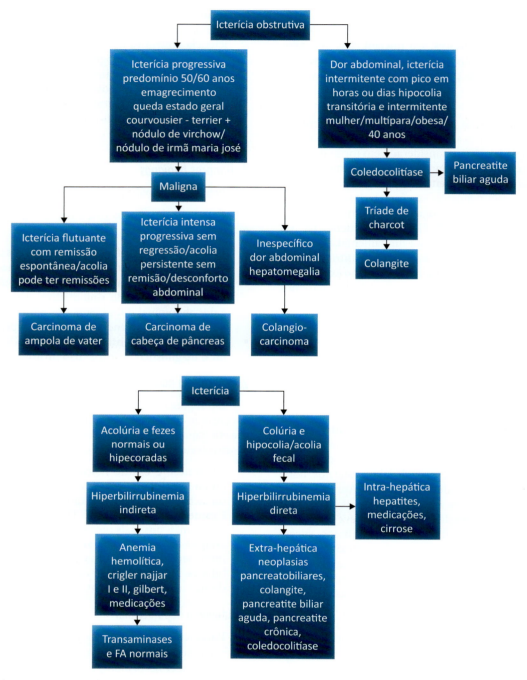

Figura 9.7 Fluxograma para avaliação de icterícia.

Fonte: Acervo dos autores.

B. Tumores malignos
1. Carcinoma Hepatocelular (CHC)

Tumor primário maligno mais comum do fígado é um dos cânceres mais comuns do mundo, responsáveis por cerca de 1 milhão de mortes por ano. Dos casos de CHC, 75% a 80% estão relacionados à infecção viral sendo 50% a 55% devido à Hepatite B e 25% a 30% à Hepatite C. Além disso, exposições ambientais, consumo de álcool, fumo, doenças metabólicas, cirrose também apresentam relação com o CHC.

- **Anamnese e exame físico.** Frequentemente são pacientes com 50 a 60 anos de idade com queixas de dor abdominal no quadrante superior direito. São observados perda ponderal, massa palpável. Em tumores mais avançados ocorre anorexia, náuseas e letargia. Manifestações menos comuns incluem oclusão da veia hepática (síndrome de Budd-Chiari), icterícia obstrutiva, hemobilia e febre de origem desconhecida.
- **Exames complementares.** Os exames radiológicos são de extrema importância para o diagnóstico do CHC. A investigação inicial se faz com USG. TC e RNM dão praticamente o diagnóstico definitivo e contribuem para o planejamento pré-operatório. Biópsias só devem ser realizadas em pacientes com opção de tratamento não cirúrgico, uma vez que se optou por tratamento cirúrgico não existe a necessidade de realizá-la.

2. Tumores metastáticos

Os tumores malignos mais comuns no fígado são os metastáticos. O fígado é o local mais comum de metástase provenientes de tumores do trato gastrintestinal. Isso se deve, muito provavelmente, à disseminação através do sistema venoso portal. Além disso, tumores de pele, mama, partes moles e sistema geniturinário também apresentam com frequência disseminação para o fígado.

- **Anamnese** e exame físico. Depende da localização do tumor primário, podendo ser muito variável.
- **Exames** complementares. Exames de imagem são de extrema importância para a localização do tumor primário. Biópsias estão indicadas quando o primário não é descoberto.

C. Cirrose hepática

A cirrose é o resultado final de uma variedade de mecanismos que cursam com lesão hepática, como toxinas (álcool), vírus (hepatite B e C), colestase prolongada (intra ou extra-hepáticas), autoimune (hepatite lúpica) e distúrbios metabólicos (hemocromatose, doença de Wilson, deficiência de alfa1-antitripsina). O processo final ocorre com necrose hepatocelular, seguida de fibrose e regeneração nodular. Devido a isso, ocorrem complicações como hipertensão portal que leva à ascite e insuficiência hepática que leva à encefalopatia hepática. Do ponto de vista da semiologia, as complicações são mais importantes do que a cirrose propriamente dita.

1. Cirrose

- **Anamnese e exame físico.** Depende do estágio, apresentam uma gama de sinais e sintomas. Inicialmente o paciente se apresenta assintomático e evolui para uma fase marcada pelas complicações citadas acima.
- **Exames complementares.** Padrão-ouro para o diagnóstico da cirrose é a biópsia hepática.

2. Ascite

- **Inspeção:** o formato do abdome na ascite depende da quantidade de líquido contido na cavidade peritoneal.
- **Grande volume:** também chamada de ascite tensa, o abdome possui forma globosa, que não se modifica com a variação de posições (decúbito dorsal, ortostase, ou decúbito ventral). Nela os pacientes apresentam uma postura semelhante à das gestantes, logo tendem a inclinar o tronco para trás a fim de manter o equilíbrio que está alterado pelo grande volume do abdome. Geralmente para a pesquisa de ascites grandes (> 3 L), usa-se o sinal da piparote.
- **Médio volume:** em ortostase, o líquido se restringe a dois terços da altura abdominal, gerando assim uma dilatação abdominal menor do que o de grande volume. Quando o paciente se deita, o líquido se desloca para os flancos e goteiras parietocólicas, enquanto o centro do abdome se torna plano. Esse abdome configura o abdome de batráquio. Geralmente para a pesquisa de ascites médias (1,5 L), usa-se o sinal da macicez móvel.
- **Pequeno volume:** o aspecto do abdome pode ser normal ou se mostrar levemente distendido com o paciente em decúbito dorsal, podendo ser detectado em ortostase. Tais ascites (500 mL) geralmente são indetectáveis ao exame físico e necessitando de exames complementares como USG ou TC de abdome.

Palpação

- **Sinal de piparote:** com o paciente em decúbito dorsal, o examinador aplica um golpe rápido e firme (com o vente do dedos unidos ou com o 3º dedo em forma de "peteleco") em um dos flancos do abdome, enquanto a outra mão se situa espalmada sobre o flanco do lado oposto onde se sente a vibração do choque da onda líquida sobre a parede. Para melhorar a vibração do líquido e impedir a propagação do golpe pela parede abdominal (em caso de edema ou panículo adiposo excessivo), solicita-se ao paciente ou a um auxiliar que coloque a o antebraço sobre a linha mediana do abdome, exercendo suave compressão. Lembrando que esse sinal só é positivo quando a ascite é volumosa, excedendo 3 litros (Figura 9.8).
- **O sinal do rechaço:** não visa o diagnóstico da ascite, mas o de massas abdominais, como hepatoesplenomegalias, na presença de ascite volumosa. O sinal consiste em uma sensação de choque percebida na parede quando o examinador aplica, com as extremidades dos dedos, pequenos e sucessivos golpes em toda a extensão do abdome. Com isso ele toca o fígado, o baço ou uma outra estrutura sólida e os impulsiona contra a parte posterior da cavidade abdominal, submergindo no líquido. Quando esse órgão ou massa flutuar novamente, ele irá de encontro com a parede abdominal e o examinador repetirá os golpes verificando o tamanho da víscera.

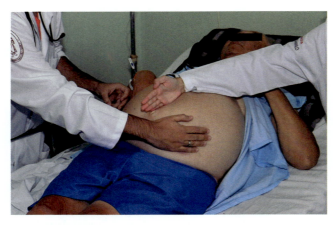

Figura 9.8 Técnica para obtenção do sinal de piparote.

Fonte: Acervo dos autores.

Percussão

A presença de líquido na cavidade abdominal se apresenta por som maciço ou submaciço, contrastando com o som timpânico das alças intestinais.

- **Decúbito dorsal:** o líquido distribui-se nas regiões de maior declive do abdome como flancos e fossas ilíacas. Portanto a percussão deve ser feita em diferentes sentidos, começando na região umbilical, onde geralmente haverá um som timpânico e indo em direção aos flancos e ao hipogástrio, onde evidenciará uma mudança gradativa no som, para submaciço e maciço. Os pontos de transição dessa gradação sonora, quando unidos, formam linhas com concavidade voltada para o epigástrio chamadas de semicírculos de Skoda.

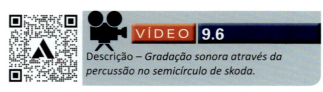

Descrição – *Gradação sonora através da percussão no semicírculo de skoda.*

- **Ortostática:** o derrame peritoneal tende a coletar-se na parte baixa do abdome e o seu nível superior vai-se elevando à medida que a ascite aumenta.
- **Decúbito lateral:** o líquido ascítico deposita-se no lado sobre o qual o paciente estiver deitado e essa região se mostrará maciça à percussão.
- **Sinal da macicez móvel:** com o paciente em decúbito dorsal, faz-se a percussão do abdome iniciando na região umbilical e migrando para os flancos direito e esquerdo. Conforme a percussão se dirige para os flancos, o som timpânico intestinal vai sendo substituído gradualmente, pela submacicez e macicez. Em seguida,

mantendo a percussão no local que está sendo examinado, solicita-se ao paciente que ele passe lentamente para o decúbito lateral oposto. Percebe-se então a substituição da macicez líquida para o som timpânico intestinal, pois quando o paciente troca de decúbito, o líquido se desloca e, com isso, a área de macicez também muda.
- **Sinal de Lemos-Torres:** coloca-se a mão espalmada com os dedos afastados e percute-se o indicador, então o examinador sentirá a vibração da parede nos demais dedos.

Ausculta

- **Sinal de Lian:** coloca-se o estetoscópio na fossa ilíaca do paciente (direita ou esquerda) e golpeia do lado oposto (semelhante ao sinal de piparote). Se houver ascite, pode-se auscultar dois ruídos sucessivos: o primeiro causado pelo golpe e o segundo pelo choque do líquido na parede do abdome. Por vezes pode-se ouvir alguns ruídos cardíacos em ambas as fossas ilíacas, pois o som se propaga melhor em meio líquido.
- **Exames complementares.** USG é suficiente para o diagnóstico de líquido na cavidade abdominal. Se ainda restarem dúvidas, uma TC pode ser realizada.

3. Encefalopatia hepática

Anamnese e exame físico. Alteração do nível de consciência, queda intelectual, mudanças de personalidade e achados neurológicos como *flapping* ou asterixe. O *flapping* é o agitar espontâneo das mãos em "bater de asas" quando as palmas são hiperestendidas para frente. Hemorragia gastrintestinal, diurese excessiva, azotemia, constipação, sedativos e excesso de proteína alimentar podem induzir à encefalopatia em pacientes com cirrose. Menos de 10% são de forma espontânea. A maioria dos episódios ocorre de maneira aguda, com duração de horas a dias, se inicia com mudança súbita de personalidade e distúrbio do sono. Com a progressão, pode ocorrer desorientação, fala desarticulada e confusão e até coma.

4. Hipertensão portal

- **Anamnese e exame físico.** Hemorragia gastrintestinal alta devido à formação de varizes gastroesofágeanas, diagnósticas com EDA. Esplenomegalia devido à estase venosa em território da veia esplênica. Ascite, já descrita anteriormente. Circulação colateral superficial que se observa na parede abdominal, geralmente chamada de telangiectasias ou cabeça de medusa. Hemorroidas devido à estase no território da veia mesentérica inferior que impede o sangue retornar por fim à veia cava inferior.

5. Insuficiência hepática

Anamnese e exame físico. Encefalopatia hepática descrita anteriormente e icterícia descrita no tópico de vias biliares.

REFERÊNCIAS

1. A importância da semiologia no diagnóstico diferencial das icteríciasaliada a examescomplementares .
2. Amaro P, Duarte A. Fissura anal. Ver Port Coloproctol. [Internet] [Acesso em 2018 mar 22]. Disponível em: http://www.spcoloprocto.org/uploads/rpcol__jan_abril_2009__pags_18_a_26__recomendacoes__fissura_anal__parte_i.pdf
3. aparelhodigestivojuliocoelhoclinica e cirurgia 3 edicao-capitulo 97 ictericiapagina 1206 a 1222
4. cecil cap 157 pag 1312 a 1320 cirrose, portopag 362 a 371, sabiston cap 53 pag1445 a 1451
5. DATASUS – Departamento de Informática do SUS. [Internet] [Acesso em 2018 mar 22]. Disponível em: http://datasus.saude.gov.br/
6. Ebooks – Livros médicos digitais. [Internet] [Acesso em 2018 mar 22]. Disponível em: www.medbook.com.b
7. Fonseca JM. [Internet] [Acesso em 2018 mar 22]. Disponível em: www.medicinaatual.com.br
8. Foto eritrodisplasia. [Internet] [Acesso em 2018 mar 22]. Disponível em: http://wacky5.com/wp-content/uploads/2010/12/hard-palate-lesions-including-erosions--due-to-eating-tobacco.jpg foto
9. GastroCenter. [Internet] [Acesso em 2018 mar 22]. Disponível em: www.gastroobeso.com.br
10. Gastroenterologia, hepatologia e endoscopia – Unifesp. [Internet] [Acesso em 2018 mar 22]. Disponível em: http://www2.unifesp.br/dped/disciplinas/gastro/gastro.html
11. Gordon capitulo 8 pag 145 hemorroidas
12. Kikawa R. Fotos de acervo pessoal. Fig. 4,5,6.
13. MedicinaNet. [Internet] [Acesso em 2018 mar 22]. Disponível em: www. medicinanet.com.br
14. Miklas DM. Cecil Whig. Marshalposnerintroducao. p.1667-75. [Internet] [Acesso em 2018 mar 22]. Disponível em: http://www.cecildaily.com/
15. Miklas DM. Cecil Whig. Proctorinroducao. p.1097. [Internet] [Acesso em 2018 mar 22]. Disponível em: http://www.cecildaily.com/
16. Misodor – Site de estudo e treinamento para provas da área médica. [Internet] [Acesso em 2018 mar 22]. Disponível em: www.misodor.com
17. Moreira JPT, Araujo SEA, Oliveria Jr O. Diagnóstico da hemorroida. Rev Assoc Med Bras. 2007;53(1).
18. Moura AA, MG Lhano, Del Giglio A. Educação via Internet: experiência preliminar de Hematologia e Oncologia da Faculdade de Medicina da Fundação ABC. Rev Assoc Med Bras. 2000;46(1):47-51.
19. O tabaco e a infância. Rev Assoc Med Bras. 2007;53(1).
20. Polli CA, Gonçalves ACA, Defácio A, Bechaalani P, Moraes CM, Paula RA. A importância da semiologia no diagnóstico diferencial das icterícias aliada a exames complementares. Arq Med Hosp Fac Cienc Med Santa Casa São Paulo. 2008;53(3):113-7
21. ramos junior815
22. Rapoport A. Câncer de Boca. São Paulo: Pancast, 1997.
23. Sabiston. Cirugía general y del aparato digestivo. 19.ed. Asmsterdã: Elsivier, 2013. Cap.1.
24. sabistonpag 1161
25. sabistonpag 1333 vesiculasabiston 1462
26. Senaga CM, Corralo GCMB, Lopes AF, Chojniak R. Divertículo de Zenker. Rev Assoc Med Bras. 2007;53(2).
27. Sociedade Brasileira de Coloproctologia. [Internet] [Acesso em 2018 mar 22]. Disponível em: https://www.sbcp.org.br
28. Sociedade Brasileira de História da Medicina. [Internet] [Acesso em 2018 mar 22]. Disponível em: https://www.sbhmhistoriadamedicina.com/
29. Vallejo G, Martín G. Leucoplasia oral. [Internet] [Acesso em 2018 mar 22]. Disponível em: http://zl.elsevier.es/es/revista/atencion-primaria-27/articulo/leucoplasia--oral-13025586

10 | capítulo

Lafayete William Ferreira Ramos
Lilton Rodolfo Martinez
Thiago Ferraz Vieira Pinto

Lívia da Mata Lara
Gabriela Menichelli Medeiros Coelho

Cardiologia

INTRODUÇÃO

O sistema cardiovascular sempre despertou a curiosidade humana, sendo as tentativas de entendê-lo acompanham a própria história da humanidade. Entretanto, apesar do Papiro de Smith em 3000 a.C. já conter registros sobre o pulso, por exemplo, apenas a partir do século XVII houve desenvolvimento da propedêutica cardiovascular. Nessa época, Heberden foi pioneiro em associar queixas com achados anatômicos, além de realizar a descrição da angina.

Em 1816, Laennec marcou a História da Medicina com a invenção do estetoscópio. Ainda hoje a ausculta cardíaca permanece como um desafio, exercendo grande fascínio sobre acadêmicos e estudiosos.

O século XIX trouxe mudanças na forma de organização social e da produção, resultando em grande impacto na epidemiologia das doenças. Deste modo, a virada desse século testemunhou as doenças cardiovasculares substituírem as infectocontagiosas como principal causa de morte no mundo.

No século XX, Einthoven introduziu o eletrocardiograma, revolucionando o exame do coração. A seguir, a fonocardiografia, a ecocardiografia, a radiografia e outros permitiram diagnósticos mais seguros e precisos.

Hoje, a tecnologia traz mudanças no processo de ensino e na assistência à saúde, através da interação com sons, movimentos, gráficos e imagens. Estes podem ser particularmente explorados pelo recurso da Internet e enriqueceram os métodos tradicionais.

SEMIÓTICA E SEMIOTÉCNICA

Nos últimos anos, a aplicação técnica de exame físico passa por desvalorização, principalmente em virtude do desenvolvimento de novos métodos diagnósticos complementares. No entanto, diante do avaliador bem treinado, não há método diagnóstico que substitua anamnese e exame físico adequados.

A semiologia cardiovascular não deve ser desprezada, pois é essencial para formar a hipótese diagnóstica, estabelecer gravidade, evolução e prognóstico de determinadasdoenças.

Anamnese

A anamnese o sistema cardiovascular deve seguir a sistemática já definida para a entrevista do paciente, com particularidades que serão explanadas a seguir. Ao iniciá-la, é essencial lembrar-se que pacientes com doenças cardiovasculares tem sintomas sistêmicos e que doenças sistêmicas podem também acometer o coração. Além disso, é fundamental conhecer a história natural e a epidemiologia das doenças cardiovasculares.

Principais sinais e sintomas

Apesar da necessidade de uma história clínica completa e adequada, existem sintomas que serão mais profundamente trabalhados nesta seção, pois são as manifestações mais comuns do sistema cardiovascular: dor torácica, palpitação, dispneia, síncope e lipotímia. Outros sintomas que podem ocorrer também serão abordados: tosse, expectoração, hemoptise, sibilância (chiado), alterações do sono, fadiga e astenia.

1. **Dor torácica:** pode ter origem no coração ou outros órgãos e estruturas, como pleura, esôfago, aorta, mediatino, estômago e na própria parede torácica. Em sua avaliação, deve-se considerar: localização, irradiação, caráter, intensidade, duração, frequência e fatores desencadeantes (Tabela 10.1). A investigação destas características permite estimar a probabilidade da dor precordial ser de origem cardíaca ou não. Deste modo, deve-se estar atento nesta investigação a outros diagnósticos diferenciais de dor torácica (Quadro 10.1).

2. **Palpitações:** percepção incômoda dos batimentos cardíacos. Podem ser relatadas como batimentos mais fortes, falhas, arrancos, paradas, tremor no coração, o coração deixa de bater ou pula. A avaliação deve ser realizada de acordo com o Quadro 10.2.

MANUAL DE SEMIOLOGIA E PROPEDÊUTICA MÉDICA

Tabela 10.1 – Caracterização clínica da dor torácica de causa cardiovascular, segundo a etiologia.	
Causa	**Características**
Isquemia miocárdica crônica	Retroesternal, com limites mal definidos ou difusa; desencadeada por exercícios, com aumento gradativo; cessa em 5 a 15 minutos, com interrupção do exercício. Pode se manifestar como sensação de mal-estar, dor mal definida, opressão, queimação.
Isquemia miocárdica aguda	Retroesternal, em aperto; dura cerca de 2 a 20 minutos. Pode ser desencadeada pelo exercício, situações de estresse ou mesmo ocorrer no repouso. Melhora espontânea, repouso e/ou nitrato sublingual. Irradiação para pavilhões auriculares, maxilar inferior, nuca, região cervical, membros superiores, ombros, região epigástrica e região interescapulo-vertebral.
Pericárdica: pericardite aguda	Retroesternal, junto do rebordo esternal esquerdo, em peso ou queimação, com irradiação para pescoço e dorso. Contínua (horas a dias); sem relação com exercícios. Piora com respiração, decúbito dorsal, deglutição e com a movimentação do tronco. Atenuada com inclinação do tórax ou posição genupeitoral.
Aórtica: aneurismas de Aorta	Dor de início súbito, muito intensa, lancinante, retroesternal ou face anterior do tórax, irradia para o pescoço, região interescapular, ombros, dorso e lombar. Paciente deita-se, levanta-se, revira-se, adota posturas estranhas, comprime o tórax.

Fonte: Moretti MA, Ferreira JFM, 2010; Porto CC, Porto AL, 2011.

Quadro 10.1 – Diagnósticos diferencias não cardíacos de dor torácica.		
• Costocondrite • Fratura de costela • Artrite • Herpes zóster • Cólica biliar • Úlcera péptica • Costocondrite	• Embolia pulmonar • Pneumotórax • Pneumonia • Pleurite • Esofagite • Espasmo esofagiano • Colecistite	• Ansiedade • Transtorno factício • Simulação • Pânico • Cólica biliar • Úlcera péptica • Pancreatite

Fonte: Moretti MA, Ferreira JFM, 2010; Braunwauld E, Zipes DP, Libby P, 2001.

Quadro 10.2 – Avaliação clínica da queixa de palpitações.
Avaliação das palpitações
Frequência, duração, intensidade, ritmo e horário de aparecimento Fatores desencadeantes, agravantes e de alívio Uso de substâncias associadas (estimulantes em geral)

Fonte: Moretti MA, Ferreira JFM, 2010; Porto CC, Porto AL, 2011.

3. **Dispneia:** sensação subjetiva de respiração desconfortável ou com dificuldades. Os pacientes podem relatá-la como cansaço, canseira, falta de ar, fôlego curto, fadiga ou respiração difícil. Deve ser caracterizada quanto duração, evolução, relação com o esforço e posição adotada pelo paciente. É importante definir o quadro como agudo (horas a semanas) ou crônico (semanas a meses), e estabelecer se a causa é cardíaca ou pulmonar.

4. **Síncope e lipotímia:** perda súbita e temporária da consciente e do tônus muscular, geralmente levando à queda, seguida de recuperação, que costuma ser completa e espontânea. Ocorre por momentânea perfusão inadequada do tecido cerebral durante redução rápida do débito cardíaco ou da resistência vascular periférica. Causas cardiogênicas de síncope estão descritas no Quadro 10.3.

Alguns pacientes referem sentir que a síncope é iminente, o que se denomina pré-síncope, e geralmente é acompanhada de tontura ou outros sintomas inespecíficos (escurecimento visual, mal-estar, sudorese, náuseas), mas sem perda de consciência. Apesar de comuns, esses sintomas prodrômicos não são obrigatórios. A síncope deve, ainda, ser diferenciada da lipotimia (perda do tônus muscular sem perda da consciência) e crise convulsiva (com descrição de movimentos tônico-clônicos, liberação esfincteriana e mordedura de língua).

5. **Alterações do sono:** a insônia é um sintoma frequente nos pacientes com insuficiência ventricular esquerda. Pode haver dificuldade para dormir devido à acentuação da dispneia à noite. Na doença grave, pode ocorrer excitação e obnu-

CARDIOLOGIA

Quadro 10.3 – Causas cardiovasculares de síncope.

Causas cardiovasculares de síncope

• Trombose de prótese valvar	• Pericardiopatias	• Estenose valva aórtica
• Síndrome coronariana aguda	• Disautonomias	• Tamponamento cardíaco
• Cardiomiopatia hipertrófica	• Mixoma atrial	• Hipotensão ortostática
	• Arritmias	

Fonte: Pinto IM, 2007.

lação, alterando-se com períodos de sonolência e prostração.

6. **Fadiga ou Cansaço:** estado de desconforto aumentado e eficiência diminuída, por um esforço prolongado ou excessivo, ou como perda do poder de resposta à estimulação. É um sintoma muito comum e facilmente confundido com a dispneia, sendo necessária uma boa caracterização clínica. Nos pacientes cardiopatas pode ocorrer pelo baixo débito em tecidos musculares e periféricos, manifestação de isquemia miocárdica, hipotensão arterial, hipopotassemia ou hipomagnesemia induzida por diuréticos e efeito colateral de betabloqueadores.

7. **Astenia:** sensação de fraqueza generalizada, tendo como base a impotência motora funcional. Pode ter como causas: insuficiência cardíaca, infarto do miocárdio, diminuição do débito cardíaco, depleção de sódio e potássio; atrofia muscular pela própria insuficiência cardíaca ou falta de exercício físico; redução da ingestão de alimentos pelo uso de medicamentos.

Avaliação funcional

Todo paciente com doença cardiovascular deve ser avaliado quanto à classe funcional. Essa avaliação costuma ser realizada através da ocorrência e intensidade da dispneia, da fadiga e das palpitações. Segundo os critérios da NYHA, a capacidade funcional em paciente com doença cardíaca pode ser escalonada em quatro classes:

- **Classe I:** paciente sem limitação da atividade ordinária por dispneia.
- **Classe II:** apresenta alguma limitação às atividades física comuns devido dispneia.
- **Classe III:** acentuada limitação nas atividades físicas. Eles se sentem bem em repouso, porém pequenos esforços (como tomar banho) provocam dispneia.
- **Classe IV:** paciente com incapacidade de exercer qualquer atividade física. Os sintomas existem mesmo em repouso.

Exame físico

Nesta etapa, é frequente observar que os achados gerais são menosprezados em função da propedêutica específica.

Entretanto, deve-se lembrar que pacientes cardíacos têm sintomas sistêmicos e que doenças sistêmicas podem também acometer o coração.

Exame físico geral

No exame físico geral, procura-se manifestações sistêmicas ou sinais definidores de quadros sindrômicos (descritas resumidamente na Tabela 10.2).

Tabela 10.2 – Alterações do exame físico geral associadas a queixas cardiovasculares.	
Segmento	**Alterações esperadas**
Cabeça e pescoço	Fácies mixedematosa; prega lobular na orelha, pulsação da cabeça; edema facial; distrofias musculares
Olhos	Ofatlmoplegia, ptose, exoftalmia, pulsão ofálmica
Anexos	Cianose, pigmentação, icterícia, xantomas, telangiectasias
Tórax	Características da respiração; forma do tórax
Abdome	Hepatomegalia; reflexo abdominojugular; ascite; esplenomegalia; sopro sistólico periumbilical ou em flanco
Extremidades	Aracnodactilia, petéquias, nódulos de Osler, petéquias em leito ungueal; edema; alterações de pulsos
Outros	Alterações genitais, baixa estatura, *cubitus valgus*, deformidades ósseas

Fonte: Braunwauld E, Zipes DP, Libby P, 2001.

Perfusão periférica

Reflete o *status* circulatório nas extremidades, diretamente relacionado à integridade da vascularização local e ao débito cardíaco adequado às necessidades metabólicas. Para isso, deve-se avaliar temperatura, coloração e tempo de enchimento das extremidades.

Espera-se tempo de enchimento capilar em torno de dois segundos e tempos maiores que três segundos podem sugerir vasoconstrição por hipotermia, hipovolemia ou baixo débito cardíaco e obstrução arterial.

Pulso arterial

Palpação do pulso arterial é considerada etapa fundamental na semiologia cardiovascular. O pulso é definido como flutuação periódica no sistema, causada pelo coração. Isso ocorre porque há flutuações de fluxo, pressão e dimensão dos vasos quando o sangue é ejetado para o interior do sistema arterial.

A palpação do pulso permite avaliar a regularidade do ritmo, a frequência cardíaca e mesmo inferir a presença de cardiopatias estruturais. Quanto à morfologia e à amplitude do pulso, ele pode ser classificado em: *parvus et tardus*, célere (martelo d'água ou de Corrigan), *bisferiens*, dicrótico, paradoxal, alterante, *bigeminus*. A caracterização dos principais tipos de pulso será realizada adiante.

É importante que o local da palpação seja adequado a seu objetivo e considerando situações clínicas que podem comprometer sua avaliação (como edema local, por exemplo). As características básicas que devem ser investigadas no exame dos pulsos arteriais estão listadas no Quadro 10.4.

Pulso venoso jugular

O pulso venoso é uma onda de volume que reflete a dinâmica do retorno venoso ao coração direito. O pulso jugular (Figura 10.1) é composto de três ondas positivas (a, c, v) e duas negativas (x e y), que expressam as alterações de volume do coração direito.

Do ponto de vista semiológico, deve-se colocar o paciente em posição confortável, com a cabeça relaxada, em ângulo de 45°, voltada para o lado esquerdo e com uso de iluminação tangencial (se possível).

A amplitude e a localização do pulso venoso sofrem alteração de acordo com a respiração e angulação da cabeça. Merecem destaque duas situações (sinal de Kussmaul e refluxo hepatojugular), descritas nos Quadros 10.5 e 10.6.

Quadro 10.4 – Características clínicas dos pulsos arteriais.

Características dos pulsos arteriais

- Frequência: de acordo com o ritmo cardíaco;
- Ritmo: regular ou irregular. Avaliar em conjunto com a ausculta cardíaca.
- Localização: carotídeo, temporal, braquial, radial, ulnar, abdominal, femoral, poplíteo, tibial posterior e pedioso.
- Simetria: percepção da amplitude com o correspondente contralateral.
- Formato: expressa a análise do seu contorno.
- Amplitude: normal, aumentada ou reduzida.

Fonte: Acervo dos autores.

Quadro 10.5 – Características do sinal de Kussmaul.

Sinal de Kussmaul

Aumento, paradoxal, do pulso venoso jugular durante inspiração profunda. Refere-se ao aumento da pressão venosa durante a inspiração, em situações patológicas em que há restrição ao enchimento ventricular direito.

Fonte: Antúnio P, André Schmidt A, Maciel BC, 2004.

Quadro 10.6 – Características do refluxo hepatojugular.

Refluxo hepatojugular

Aumento do pulso venoso jugular por compressão forte e sustentada de hipocôndrio direito. Espera-se que leve a aumento de 1 cm no pulso venoso ou 3 cm na PVC.

Fonte: Antúnio P, André Schmidt A, Maciel BC, 2004.

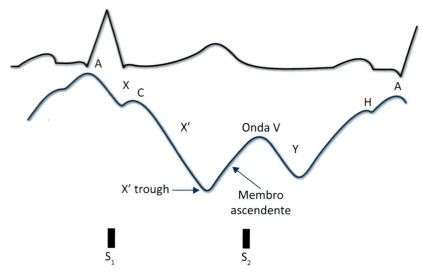

Figura 10.1 Pulso venoso jugular normal.[2]

Fonte: Antúnio P, André Schmidt A, Maciel BC, 2004.

Pressão arterial

A aferição da pressão arterial tem valor inestimável na semiologia cardíaca, uma vez que colabora para o diagnóstico da Hipertensão Arterial Sistêmica (HAS), além de fornecer informações sobre o estado hemodinâmico do paciente e constituir fator de risco e prognóstico para diversas doenças cardiovasculares.

A aferiação pode ser realizada de modo invasivo (fornecendo medida direta da mesma) ou de modo indireto. Este pode ser efetuado através de diversas técnicas, mas o uso de esfigmomanômetro de coluna de mercúrio ou aneroide é o mais utilizado na prática clínica diária.

Recomenda-se que a aferição seja feita com o paciente sentado. Em idosos, diabéticos, portadores de disautonomias, alcoolistas e/ou em uso de medicação anti-hipertensiva, as posições ortostática e supina devem ser adotadas pelo menos na primeira avaliação.

Na primeira avaliação, deve-se obter medidas de ambos os braços, sendo que é esperado uma diferença normal de 10 mmHg entre os membros inferiores e 20 mmHg entre os membros superiores. Se houver dúvida, permanece o maior valor. Em cada consulta deverão ser realizadas pelo menos três medidas, com intervalo mínimo de um minuto entre elas. Essas medidas devem ter diferença menor que 4 mmHg ou realizar nova medida.

Aferição da PA em idosos

Dificuldades para aferição da PA podem ocorrer pela alta prevalência de comorbidades e pelas alterações próprias do envelhecimento.

a) **Hiato auscultatótio:** desaparecimento dos sons durante a deflação do manguito, resultando em valores aparentemente baixos para a sistólica ou altos para a diastólica.

b) **Pseudo-hipertensão:** associada à aterosclerose, pode ser detectada pela manobra de Osler (Quadro 10.7).

Quadro 10.7 – Características da manobra de Osler.
Manobra de Osler
Artéria radial permanece ainda palpável, após a insuflação do manguito pelo menos 30 mmHg acima do desaparecimento do pulso radial.

Fonte: Acervo dos autores.

c) **Outros fatores:** maior ocorrência de efeito do avental branco, hipotensão ortostática e pós-prandial e fibrilação atrial.

Aferição da PA em obesos

Manguitos mais longos e largos são necessários em pacientes obesos, para não haver superestimação da pressão arterial. Em braços com circunferência superior a 50 cm, onde não há manguito disponível, pode-se fazer a medida no antebraço e o pulso auscultado deve ser o radial.

Cianose

Implica em coloração azulada da pele e das mucosas, devido a níveis reduzidos de hemoglobina no sangue capilar. É um importante sinal de doença cardíaca principalmente na infância. Pode ser classificada por grau de cianose, intensidade e localização. A cianose central e a periférica são duas classificações possíveis, melhor explicadas na Tabela 10.3.

Tabela 10.3 – Diferenciação entre cianose central e periférica.		
	Cianose central	Cianose periférica
Etiologia	Associada à lesão intracardíaca ou intrapulmonar.	Redução do fluxo de sangue periférico na falência cardíaca e na doença vascular periférica.
Achados semiológicos	Envolve principalmente locais bem perfundidos (mucosas).	Mais proeminente no frio, áreas expostas do corpo.

Fonte: Braunwauld E, Zipes DP, Libby P, 2001.

Edema cardíaco

Resultado do aumento do líquido intersticial, proveniente do plasma sanguíneo. A causa básica é a insuficiência ventricular direita e inicialmente atinge membros inferiores (pela ação da gravidade) e não necessariamente é simétrico. Intensifica-se com o decorrer do dia, atingindo máxima intensidade à tarde. Com o agravamento da função cardíaca, o edema atinge o corpo todo (anasarca). Outros sintomas podem estar associados, como ingurgitamento das jugulares, reflexo hepatojugular e hepatomegalia.

Baquetamento digital

Caracteriza-se pela alteração na falange distal dos dedos das mãos e dos pés, que se torna dilatada, de aspecto bulboso e com convexidade da leito ungueal, com unha em vidro de relógio. Decorre de cianose central crônica e tem mecanismo ainda incerto.

Divisão da superfície torácica

As costelas e os espaços intercostais servem como base para a localização ou descrição da posição de estruturas ou de locais de trauma ou doença na parede torácica. As descrições são facilitadas pela aplicação de linhas imaginárias no tórax, que podem ser observadas na Figura 10.2.

Inspeção e palpação torácica

Em geral, a inspeção e a palpação são realizados em conjunto, na propedêutica cardiovascular. Devem ser analisados: abaulamentos, análise do *ictus cordis*, análise de abaixamento ou movimentos visíveis ou palpáveis e pesquisa de frêmito cardiovascular. A palpação da região precordial ocorre, em geral, com a mão espalmada largamente à região precordial, avaliando batimento cardíaco, choque precordial ou *ictus cordis*.

1. **Abaulamento:** deve ser pesquisado através de observação da região precordial. Realizar em incidências tangencial e frontal, sendo que o paciente deve permanece deitado, sentado ou de pé. Abaulamentos da região precordial são mais comuns em mulheres e crianças (maior flexibilidade da caixa torácica) e menos comum em idosos (ossificação das cartilagens dificulta o aparecimento). As causas mais comuns de abaulamentos estão descritas na Tabela 10.4.
2. **Depressão da região precordial:** total e permanente, na sínfise pericárdica – atrofia e retração das lâminas pericárdicas; cifoescoliose.
3. ***Ictus cordis*:** também denominado choque da ponta ou impulso apical, traduz o contato da porção anterior do ventrículo esquerdo com a parede torácica, durante a fase de contração isovolumé-

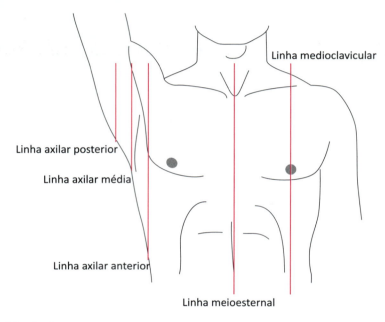

Figura 10.2 Linhas imaginárias do tórax.

Fonte: Acervo dos autores.

Tabela 10.4 – Caracterrísticas de abaulamentos precordiais e seus diagnósticos diferenciais.

Achado	Causas	Características
Abaulamento verdadeiro	Derrames pericárdicos, aneurismas de aorta descendente e tumores do mediastino	Derrames pericárdicos são pouco visíveis, mas pode ocorrer entre 3ª e 6ª cartilagem costal (*sinal de Williams*). Outras causas cursam com deslocamento proporcional do coração.
Falso abaulamento	Raquitismo, cifoescoliose, derrame pleural e pneumotórax.	Atingem todo hemitórax esquerdo e não são causas verdadeiras de abaulamento precordial.
Elevação ou abaulamento parcial	Aneurisma volumoso de aorta	Região precordial ou pré-vascular, circunscritas, pulsáteis, à direita do esterno, entre 1º e 3º espaço intercostal
	Aumento do VD, estenose mitral, tumores, osteopatias	Elevações da 3ª ou 4ª costela, na linha medioclavicular ou mesmo de outras regiões.

Fonte: Romeiro V, 1954.

CARDIOLOGIA

trica. Em sua avaliação devem ser estudados sua localização, extensão, mobilidade, intensidade e forma de impulsão, ritmo e frequência. Suas características em indivíduos normais estão resumidas na Tabela 10.5.

Essas características devem ser avaliadas através de palpação, sendo que a intensidade deve ser quantificada com a mão espalmada sobre a área de impulsão. Possíveis alterações do *ictus* estão listadas nas Tabelas 10.6 e 10.7.

4. **Frêmito cardiovascular:** sensação tátil determinada por estremecimento vibratório produzido em lesões orovalvares ou aórticas. As estenoses são a causa mais comum (mitral, aórtica e pulmonar). Três características devem ser investigadas: localização (usando-se como referência as áreas de

auscuta), situação no ciclo cardíaco (de acordo com a relação com o pulso carotídeo) e intensidade (avaliada em 1 a 4 cruzes).

5. **Choque valvular palpável:** estremecimento vibratório como um breve choque, pela súbita tensão do aparelho valvar, na região precordial, na altura dos orifícios do coração. Para que seja produzido, é necessário que as bulhas tenham intensidade aumentada.

Melhor percebido na estenose mitral (choque corresponde à primeira bulha, em foco mitral); hipertensão da grande ou pequena circulação (base, à direita ou à esquerda do esterno, na diástole), aortite crônica (base, à direita do esterno, diástole).

6. **Frêmito pericárdico:** sensação tátil de "vai e vem" causada pela pericardite. É mais superficial que os anteriores, aumenta de intensidade quando o doen-

Tabela 10.5 – Características fisiológicas do *ictus cordis*.

Características fisiológicas do *ictus cordis*		
Extensão	2 polpas digitais (2 a 2,5 cm), em 1-2 espaços intercostais, podendo mudar de acordo com a posição postural.	
Posição	Decúbito dorsal	4º ou 5º espaço intercostal esquerdo, na linha hemiclavicular.
	Decúbito lateral esquerdo	Deslocamento de cerca de 2 cm, lateralmente, em direção à axila.
Duração	Simultâneo ou precoce em relação à sístole e ao pulso carotídeo.	

Fonte: Antúnio P, André Schmidt A, Maciel BC, 2004; Romeiro V, 1954.

Tabela 10.6 – Alterações fisiológicas do *ictus cordis*.

Característica	*Ictus cordis*
Mediolíneos	Linha hemiclavicular, 5º espaço intercostal
Brevilíneos	2 cm lateral à linha hemiclavicular, 4º espaço intercostal
Longelíneos	1-2 cm medial à linha hemiclavicular, 6º espaço intercostal
Pessoas magras	Aumento de intensidade
Exercício e emoções	Aumento de intensidade

Fonte: Porto CC, Porto AL, 2011.

Tabela 10.7 – Alterações patológicas do ictus cordis.

Ictus cordis	Possíveis causas
Invisível e impalpável	Enfisema pulmonar, obesidade, musculatura ou mamas muito desenvolvidas
Imóvel, sinal de sínfise pericárdica (sinal de Friedreich)	Aderências entre o coração e o pericárdio e entre este e a parede costal, pericardite constritiva
Ondulante ou choque duplo	Ritmo de galope
Aumento da intensidade (maior área de choque)	Tumores do mediastino, aneurisma de aorta descendente

Fonte: Fonte: Antúnio P, André Schmidt A, Maciel BC, 2004; Porto CC, Porto AL, 2011; Romeiro V, 1954.

Capítulo 10

MANUAL DE SEMIOLOGIA E PROPEDÊUTICA MÉDICA

te se inclina para frente. Encontra-se ordinariamente à esquerda, na base. Não apresenta relação com o ciclo cardíaco. Tem como causa a pericardite.

7. **Outras impulsividades precordiais:** além do já descrito, é possível identificar a presença de outras impulsividades precordiais, cujas descrições também são importantes e serão exploradas na Tabela 10.8.

Percussão da região precordial

A percussão do coração e dos grandes vasos é um método de valor muito relativo, por ser inseguro e inexato quando comparado aos resultados da radiologia. Os erros da percussão em determinar a localização dessas estruturas chegam a centímetros e muitas vezes chegam a ser grosseiros, apesar do treino e dedicação ao método.

A técnica é realizada por percussão dígito-digital, sendo que apenas a linha marginal esquerda é obtida com alguma segurança (formar linha percutindo a partir da linha axilar anterior, entre 3º e 6º espaços intercostais esquerdos). Outras margens do coração não podem ser traçadas através da percussão.

Ausculta cardíaca

A ausculta cardíaca é a captação do último fenômeno do ciclo cardíaco referente à transformação de energia cinética do sangue em energia acústica. Através da ausculta é possível inferir alterações elétricas, fisiológicas e anatômicas cardíacas.

Técnica de ausculta

Pode ser praticada: (1) aplicação direta do ouvido sobre a região precordial (ausculta imediata); (2) com auxílio de um estetoscópio (ausculta mediada). O estetoscópio apresenta as vantagens de isolamento de sons externos, além de melhor localização e isolamento dos ruídos percebidos na região precordial. Ainda assim é necessário dedicação e treino ao ouvido.

Focos ou áreas de ausculta

Os focos de ausculta são pontos de referência para facilitar a compreensão e a padronização do exame físico, além da comodidade para registro. Eles são pontos de referência porque neles encontram-se as informações mais pertinentes em relação às valvas. As características de cada foco estão descritas na Tabela 10.9.

Não obstante as áreas clássicas de ausculta cardíaca, a ausculta de área vizinhas é importante segundo a irradiação dos diferentes sons produzidos nas valvas (Figura 10.3).

Posição do paciente e do examinador

A posição padrão é o decúbito dorsal com a cabeça apoiada em um pequeno travesseiro, com o tórax completamente descoberto. Tradicionalmente, o médico permanece do lado direito, de pé ou sentado, conforme a altura da cama ou da mesa de exame.

Outra posição de rotina é com o paciente de pé ou sentado na beira do leito com o tórax ligeiramente inclinado para frente. O examinador põe-se de pé do lado direito do doente. Essa posição é mais propícia para a ausculta dos fenômenos estetoacústicos originados na base do coração.

Uma terceira posição do paciente é a do paciente deitado em decúbito lateral esquerdo com a mão esquerda na cabeça. O médico continua de pé do lado direito. Essa posição é mais adequada para auscultar os fenômenos da área mitral.

Tabela 10.8 – Características clínicas e etiológicas de impulsividades precordiais.

Impulsividade	Causas	Características
Pulsações da aorta	Aneurisma e ectasia da aorta; insuficiência aórtica; tumores de mediastino	Impulsão sistólica na extremidade esternal do 2º e 3º espaços intercostais direitos ou extremidade superior do esterno
Pulsações da artéria pulmonar	Insuficiência mitral, dilatação da artéria pulmonar, retrações do pulmão esquerdo	Impulsão sistólica em extremidade interna do 2º ou 3º espaço intercostal esquerdo
Pulsações epigástricas	Hipertrofia do ventrículo direito, astenia, hipertireoidismo	Elevação sistólica brusca, localizada em epigástrio ou depressão súbita
Pulso hepático	Insuficiência tricúspide, aneurisma de aorta abdominal	Expansão se estende para todo hipocôndrio direito, massa imediatamente acima do fígado, simples impulsão sem expansão
Outros	Doenças da aorta abdominal ou tumores superpostos a mesma; insuficiência aórtica, hipertireoidismo; abaixamento do diafragma; doença de Rummo.	

Fonte: Romeiro V, 1954.

CARDIOLOGIA

Tabela 10.9 – Localização dos focos/áreas de ausculta.

Foco ou área	Localização
Mitral	5º espaço intercostal esquerdo na linha hemiclavicular e corresponde ao *ictus cordis* ou ponta do coração
Pulmonar	2º espaço intercostal esquerdo, junto ao esterno
Aórtico	2º espaço intercostal direito, justaesternal
Aórtico acessório	3º e 4º espaço intercostal esquerdo, próximo ao esterno
Tricúspide	Base do apêndice xifoide, ligeiramente à esquerda

Fonte: Porto CC, Porto AL, 2011.

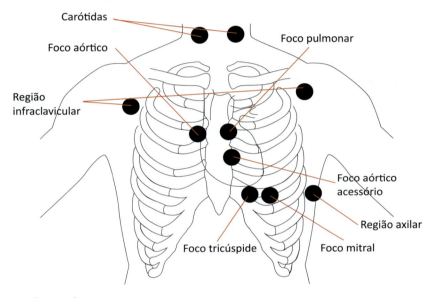

Figura 10.3 Focos ou áreas de ausculta.

Fonte: Pazin-Filho A, Schmidt A, Maciel BC, 2004.

Com relativa frequência é conveniente lançar mão de alguns artifícios durante a ausculta cardíaca com o objetivo de tornar mais nítidos ou complementar os dados estetacústicos. Alguns estão descritos a seguir, no Quadro 10.8. Nos momentos oportunos serão feitas referências a esses procedimentos (ver o item ausculta dinâmica).

Abordagem sistemática da ausculta cardíaca

A ausculta do coração deve ser realizada sistematicamente, observando os elementos da Tabela 10.10. Em cada um dos componentes da sequência de avaliação auscultatória, deve-se analisar as características sonoras de seus elementos e sua variação com a respiração.

Quadro 10.8 – Uso de manobras na ausculta cardíaca.

Quando usar manobras na ausculta cardíaca

- **Posição ortostática, debruçado sobre a mesa de exame:** hipofonese das bulhas ou para exacerbar os sons originados na base do coração;
- **Decúbito lateral esquerdo:** amplificar sons mitrais;
- **Posição sentada:** tornar mais audíveis os ruídos semilunares.

Fonte: Porto CC, Porto AL, 2011.

Capítulo 10

MANUAL DE SEMIOLOGIA E PROPEDÊUTICA MÉDICA

Para que todo esse processo seja executado e compreendido, é essencial um profundo conhecimento sobre a fisiologia cardiovascular e, em especial, do ciclo cardíaco, representado esquematicamente na Figura 10.4.

- **Identificação das bulhas cardíacas:** bulhas são ruídos transitórios, de curta duração, cuja propagação até a superfície do tórax depende do local de origem e da intensidade da vibração. Os sons do lado esquerdo do coração são audíveis em todo o precórdio, enquanto aqueles gerados no lado direito são restritos à borda esternal esquerda, entre o segundo e quarto espaços intercostais. Devem ser identificadas corretamente e avaliadas quanto à intensidade e à presença de desdobramentos.

A avaliação da intensidade das bulhas obedece a critérios subjetivos. Um ruído pode ter intensidade normal (normofonético), reduzida (hipofonético) ou aumentada (hiperfonético). É de fundamental importância a com-

Tabela 10.10 – Sistematização da asuculta cardíaca.	
Passo do exame	**Observações**
1. Identificação das bulhas cardíacas	B1, B2, B3 e B4, desdobramentos e intensidade sonora.
2. Caracterização do ritmo cardíaco	Ritmo regular, irregular, ritmo de galope
3. Frequência cardíaca	Normo, bradi ou taquicárdico
4. Ruídos adicionais	*Clicks*, estalidos, ruídos de próteses/marca-passo
5. Sopros cardíacos	Fase do ciclo, localização, intensidade, timbre, irradiação
6. Atrito	Pericárdico

Fonte: Pazin-Filho A, Schmidt A, Maciel BC, 2004.

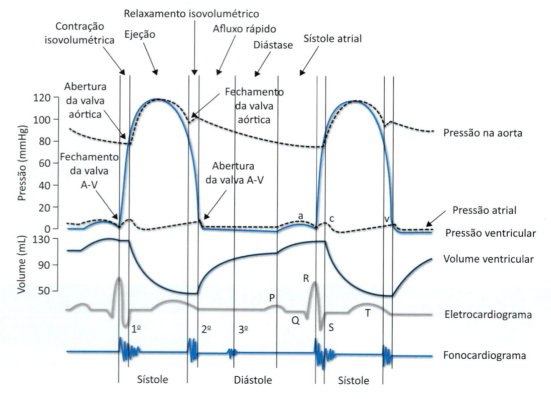

Figura 10.4 Representação esquemática do ciclo cardíaco e seus principais eventos.

Fonte: Guyton AC, Hall JE, 2002.

paração da fonese das bulhas entre focos com as mesmas características acústicas, sempre considerando as variações individuais.

Primeira bulha cardíaca (B1)

A primeira bulha marca o início da sístole, coindincindo com o *ictus* ou com pulso carotídeo. O principal elemento na formação da 1ª bulha cardíaca é o fechamento das valva mitral e tricúspide. Suas características estão apresentadas na Tabela 10.11.

Ainda que alguma controvérsia tenha existido quanto aos mecanismos determinantes do primeiro ruído, parece ser consensual que dois componentes têm maior importância: vibrações intensas de alta frequência no fechamento da valva mitral (M1) e tensão a que a valva tricúspide (T1) é submetida durante seu fechamento. Na prática clínica, os dois componentes não são usualmente distinguíveis. O fechamento das valvas atrioventriculares, assim, coloca em vibração os componentes valvares e do sangue, que dão origem ao primeiro ruído cardíaco.

Segunda bulha cardíaca (B2)

Bulha que vem após o primeiro silêncio, após B1, marcando o início da diástole, e suas características estão resumidas no quadro acima. É constituída por quatro grupos de vibrações, mas apenas são audíveis as originadas pelo fechamento das valvas aórtica e pulmonar. Ouve-se o componente aórtico em toda a região precordial, enquanto o ruído originado na pulmonar é auscultado em área limitada, correspondente ao foco pulmonar e à borda esternal esquerda. Em condições normais, o componente aórtico precede o pulmonar.

Assim como em B1, é recomendável sempre identificá-la com ajuda do pulso carotídeo ou do *ictus cordis*: será o som cardíaco que coincidirá com o fim da impulsão do *ictus* ou do pulso (quando deixa-se de sentir a elevação do pulso ou do *ictus* sobre os dedos).

As valvas semilunares, durante seu fechamento, são submetidas à tensão, que determina uma abrupta desaceleração do sangue e do movimento valvar. As vibrações resultantes desse processo dão origem ao segundo ruído cardíaco. Ele é constituído por dois componentes temporalmente distintos: o primeiro depende do fechamento mais precoce da valva aórtica (A2) relativamente ao da valva pulmonar (P2), ao qual se associa o segundo componente.

Na maioria dos indivíduos normais, percebe-se um único som em B2 na expiração, enquanto na inspiração identifica-se dois componentes, o que caracteriza o desdobramento fisiológico do segundo ruído cardíaco. Esse desdobramento depende de uma sequência de eventos fisiológicos, explicados na Figura 10.5.

A adequada avaliação dessa variação fisiológica requer a execução da ausculta durante respiração profunda e de baixa frequência, sendo menos perceptível quando é realizada durante apeia inspiratória ou expiratória. O grau de desdobramento varia entre os indivíduos e é observado na maioria das crianças. O desdobramento anormal do segun-

Tabela 10.11 – Diferenciação entre características de B1 e B2.

Características	B1	B2
Timbre	Grave	Agudo e seco
Componentes	Mitral e tricúspide	Pulmonar e aórtica
Onomatopeia	"TUM"	"Tá" ou "Tlá"
Maior intensidade	Foco mitral	Foco aórtico e pulmonar
Uso do estetoscópio	Diafragma	Diafragma

Fonte: Acervo dos autores.

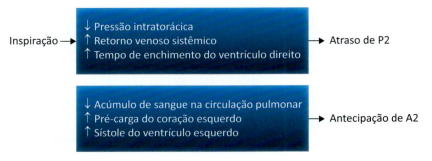

Figura 10.5 Origem fisiológica do desdobramento de B2.

Fonte: Acervo dos autores.

do ruído cardíaco pode ocorrer na dependência de mecanismos diversos e são descritos na Tabela 10.12.

Ruídos cardíacos adicionais

Quando se faz a ausculta e encontra-se outros sons que não sejam as bulhas, cumpre localizá-los exatamente na revolução cardíaca, tomando como base B1 e B2. Para isso divide a sístole e a diástole em proto (terço inicial), meso (terço médio) e tele (terço final). A telediástole também pode ser chamada de pré-sístole.

Além do primeiro e do segundo ruído, alguns sons adicionais podem ser auscultados durante o ciclo cardíaco, tanto em condições fisiológicas como em decorrência de cardiopatias diversas. Estão incluídos aqui a terceira e quarta bulhas cardíacas, os ruídos de ejeção e os *clicks*, bem como os sons de próteses valvares e marca-passos cardíacos.

Terceira bulha cardíaca (B3)

A 3ª bulha é um ruído protodiastólico (após B2, no início da diástole) de baixa frequência que se origina das vibrações da parede ventricular subitamente distendidas pela corrente sanguínea que penetra na cavidade durante o enchimento ventricular rápido. É mais audível na área mitral, com o paciente em decúbito lateral esquerdo, com a campânula (exercendo pequena pressão).

Esse som é considerado marcador de disfunção ventricular esquerda, podendo originar-se da súbita limitação do movimento de expansão longitudinal da parede ventricular durante essa fase do ciclo cardíaco. Do ponto de vista auscultatório, não existe diferença entre B3 fisiológico ou patológico (veja as principais causas na Tabela 10.13), mas o desvio do *ictus cordis* em direção à axila e o aumento da duração de B3 apontam para uma característica patológica.

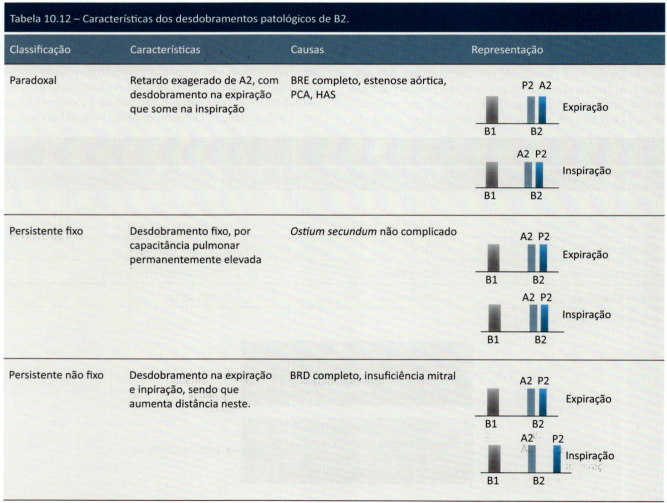

Tabela 10.12 – Características dos desdobramentos patológicos de B2.

Classificação	Características	Causas
Paradoxal	Retardo exagerado de A2, com desdobramento na expiração que some na inspiração	BRE completo, estenose aórtica, PCA, HAS
Persistente fixo	Desdobramento fixo, por capacitância pulmonar permanentemente elevada	*Ostium secundum* não complicado
Persistente não fixo	Desdobramento na expiração e inpiração, sendo que aumenta distância neste.	BRD completo, insuficiência mitral

Fonte: Acervo dos autores.

Tabela 10.13 – Causas fisiológicas e patológicas de B3.	
Fisiológica	Patológica
• Crianças • Adultos jovens • Mulheres até 40 anos • Exercício físico • Elevação de membros inferiores	• Insuficiência mitral • Febre • Hipertireoidismo • Anemia • Insuficiência cardíaca

Fonte: Acervo dos autores.

Quarta bulha cardíaca (B4)

A 4ª bulha é um ruído débil que ocorre no fim da diástole ou na pré-sístole (antes de B1). A comparação com B3 e local do ciclo pode ser observada na Figura 10.6.

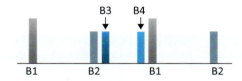

Figura 10.6 Esquematização de B3 e B4 na ausculta cardíaca.

Fonte: Acervo dos autores.

A gênese da 4ª bulha não está completamente esclarecida. Atualmente admite-se que a bulha seja originada pela brusca desaceleração do fluxo sanguíneo mobilizado pela contração atrial de encontro à massa sanguínea existente no interior do ventrículo ao final da diástole. Suas causas estão listadas na Tabela 10.14.

Tabela 10.14 – Causas fisiológicas e patológicas de B4.		
Fisiológica	Patológica	
• Crianças • Adultos jovens • Idosos sem cardiopatia	• Hipertensão pulmonar • HAS • Estenose pulmonar • Estenose aórtica	• Miocardiopatia hipertrófica • Doença isquêmica do coração

Fonte: Acervo dos autores.

A quarta bulha cardíaca é detectada, com frequência, em situações clínicas em que os ventrículos apresentem redução da complacência, tornando necessário um aumento da força de contração atrial para produzir o enchimento pré-sistólico dessa cavidade. A associação da quarta bulha com a presença de disfunção diastólica tem implicações prognósticas importantes. Por exemplo, no contexto da hipertensão arterial, implica em lesão de órgão-alvo, e justifica o tratamento mais agressivo da pressão arterial.

- **Caracterização do ritmo cardíaco:** inicialmente, deve-se caracterizar o ritmo cardíaco do paciente em regular ou irregular, bem como sua variação respiratória. Nesta, é possível identificar um padrão básico de regularidade ou ausência do mesmo. Havendo apenas duas bulhas, trata-se de um ritmo de dois tempos ou binário; quando se torna audível um terceiro ruído, passa a ser um ritmo de três tempos ou ritmo tríplice, assim representado TUM-TA-TU.
- **Frequência cardíaca:** pode ser estimada pela média de batimentos em 15 ou 30 segundos quando o ritmo é regular. No caso de ritmo irregular, considerar um ou dois minutos, para obtenção de um valor médio, quando houver arritmia cardíaca. Normalmente, em pessoas adultas, vai de 60-100 batimentos por minuto. Menos de 60 bpm chama-se bradicardia, mais de 100 bpm, taquicardia.
- **Ruídos adicionais**

Ruídos de marca-passo

O som de marca-passo é um ruído pré-sistólico, de alta frequência e som estalante. Se manifesta logo após o estímulo elétrico de marca-passos ventriculares direitos, sendo, como a quarta bulha, um ruído pré-sistólico. Admite-se que ele seja gerado pela contração de músculos da parede torácica, secundária à estimulação elétrica do marca-passo.

Ruídos de ejeção (*clicks* protossistólicos)

São ruídos transitórios, de alta frequência, com timbre que lembra um estalido de curta duração, que ocorrem logo após o primeiro ruído, relacionando-se, temporalmente, à ejeção ventricular. Os ruídos de ejeção aórticos são melhor audíveis sobre o foco aórtico, região apical e foco pulmonar, utilizando o diafragma do estetoscópio.

Podem ocorrer em decorrência da estenose valvar aórtica, valva aórtica bicúspide, dilatação da raiz da aorta (onde sua presença nestes indica valva não calcificada), estenose valvar pulmonar, hipertensão arterial pulmonar ou dilatação idiopática da artéria pulmonar. Ocorreria, então, vibração dos folhetos estenóticos na sístole associada com disfunção súbita arterial na ejeção ventricular. Não são, portanto, audíveis em indivíduos normais.

Ruídos mesotelessistólicos (*clicks*)

Ruídos de alta frequência, de curta duração, que têm timbre de estalido e ocorrem na porção média ou final da sístole. A causa mais frequente é o prolapso de valva mitral, admitindo-se que sua gênese, nesse caso, estaria relacionada à tensão súbita a que os folhetos redundantes e cordas tendíneas são submetidos na sístole ventricular. Em tal condição clínica, pode-se auscultar apenas um ou, até mesmo, vários desses ruídos, em sequência. Algumas estruturas extracardíacas têm sido implicadas na gênese de ruídos mesossistólicos, incluindo sons de origem pericárdica ou relacionados à pneumotórax.

Estalidos sistólicos

Som de alta frequência audíveis entre B1 e B2, podendo ser proto, meso ou telessistólico. Os protossistólicos são de origem vascular e consequentes da ejeção de sangue para a aorta ou artéria pulmonar. Estalidos meso/telessistólicos podem ocorrer por decorrência de pericardite, pleurite, *pectus excavatum*.

Estalidos de abertura de valvas atrioventriculares

Enquanto, em condições normais, a abertura das valvas atrioventriculares não está habitualmente associada à ocorrência de sons, quando estenóticas, elas podem determinar o aparecimento de ruídos de alta frequência, com timbre de estalido, que surgem, em média, entre 40 e 60 ms após o componente aórtico da segunda bulha. Admite-se que sua gênese dependa da tensão súbita a que são submetidos os folhetos das valvas A-V durante sua abertura incompleta, no início da diástole, na presença de um gradiente de pressão maior que o da situação normal, não patológica.

A estenose mitral é a condição clínica em que mais comumente esse tipo de som é identificado. Sua presença é um indicador clínico de que, pelo menos, o folheto anterior da mitral apresenta mobilidade satisfatória, enquanto sua ausência, na estenose mitral pura, indica a possibilidade de calcificação dos folhetos valvares, ou estenose muito leve. Nessa condição clínica, o intervalo entre o estalido de abertura e o componente aórtico do segundo ruído tende a ser tanto mais curto quanto maior a gravidade hemodinâmica da estenose.

Pelas características físicas, esse ruído é melhor audível com o diafragma do estetoscópio posicionado na porção inferior da borda esternal esquerda, mas ele também pode ser percebido na região apical e nos focos da base.

Além do estalido de abertura das valvas AV, existem outros ruídos protodiastólicos, identificáveis clinicamente. As principais dessas condições estão listadas no Quadro 10.9.

Quadro 10.9 – Causas de ruídos protodiastólicos diversos.

Outros ruídos protodiastólicos

Duto arterioso persistente, defeito do septo ventricular, a tireotoxicose, a miocardiopatia hipertrófica e, com maior destaque, a insuficiência mitral, pericardite constrictiva (*pericardial knock*), mixoma atrial pediculado (*tumor plop*), próteses metálicas mitrais de Starr-Edwards

Fonte: Acervo dos autores.

Estalidos diastólicos

Som de alta frequência decorrente de vibração da valva tricúspide. O estalido surge no momento em que o movimento de abertura da valva é abruptamente desacelerado em razão da estenose, e o sopro diastólico da estenose geralmente se inicia a partir do estalido.

- **Sopros cardíacos:** correspondem a um conjunto de vibrações de duração bem mais prolongada, que surgem quando o sangue modifica o seu padrão laminar de fluxo, tornando-se turbulento. Isto pode ocorrer como resultado de um aumento desproporcional da velocidade do fluxo sanguíneo relativamente às dimensões das estruturas através das quais ele se movimenta.

Assim, sopros podem se originar quando o sangue atravessa orifícios restritivos (estenoses e insuficiências valvares), obstruções arteriais, coarctação da aorta, pequenas comunicações interventriculares, estados de hiperfluxo transvalvar (comunicação interatrial), estados circulatórios hiperdinâmicos, ou quando o sangue flui através de dilatações vasculares.

Existe um conjunto de características fundamentais, que devem ser exploradas na avaliação de sopros cardíacos, descritas no Quadro 10.10.

Quadro 10.10 – Características semiológicas dos sopros cardíacos.

Características dos sopros cardíacos

Fase do ciclo em que ocorrem duração, intensidade, frequência (tonalidade), timbre, configuração, localização, irradiação e relação com a respiração.

Fonte: Acervo dos autores.

A adequada abordagem clínica dos sopros cardíacos exige cuidadosa pesquisa para caracterização detalhada dos elementos mencionados, que, em conjunto, permitirão identificar o processo fisiopatológico, determinante do ruído cardíaco.

Características descritivas dos sopros cardíacos

a) **Fase do ciclo cardíaco:** o examinador precisa ter em mente a sucessão de fenômenos que ocorrem durante o ciclo cardíaco para compreender hemodinamicamente o que se ausculta. Situar os sopros no ciclo cardíaco é a primeira e mais importante análise semiológica. Quanto à situação dos sopros cardíacos, podem ser classificados em sistólicos, diastólicos ou contínuos. Os sopros contínuos são ouvidos durante toda a sístole e a diástole, sem interrupção, recobrindo e mascarando B1 e B2.

b) **Duração:** desde o início até seu término, um sopro sistólico pode ser caracterizado com proto, meso, tele ou holossistólico, no caso de a vibração ocorrer predominantemente no início, meio, final ou ao longo de toda a sístole, respectivamente. Do mesmo modo, os sopros diastólicos também podem ser caracterizados de proto, meso, tele ou holodiastólicos. É quanto da sístole ou diástole é preenchido pelo sopro, podem ser proto, meso, tele ou holo (sistólico e/ou diastólico).

c) **Intensidade:** essa característica é dependente de diversos fatores, incluindo a distância entre o local de origem da turbulência e a região de ausculta, a velocidade do sangue e o fluxo sanguíneo através do local de produção do sopro, bem como das condições de transmissão desse som até a superfície do tórax. Genericamente, os sopros cardíacos são caracterizados de acordo com a escala de Levine (Tabela 10.15), que classifica o sopro de + a 6+.

d) **Frequência (tonalidade):** tem relação direta com a velocidade do sangue no local onde o ruído é gerado. Assim, podem ser agudos ou graves e seu timbre como suaves, rudes, áspero, musical, aspirativo e ruflar. O espectro de variação dos ruídos e sopros cardíacos não é muito amplo, estando entre 20 e 500 Hz. Assim, esses sons poderão ser caracterizados clinicamente, com base na variação de frequências, como sopros graves ou agudos.

e) **Timbre (qualidade):** caracterização depende do espectro de frequências (harmônicas) que o compõe. O conjunto variado de timbres inclui: musical, piante, rasgante, raspante, aspirativo, ruflar, jato de vapor, tipo surdo, tipo ronco, sibilante, rangente, anfórico, entre outros.

f) **Configuração:** maneira pela qual a intensidade do som se distribui ao longo do tempo. Assim, eles podem ser descritos como em crescendo (intensidade aumenta progressivamente), decrescendo, crescendo-decrescendo (ntensidade aumenta no início, atinge um pico e depois se reduz progressivamente) ou em plateau (intensidade constante ao longo de toda a ocorrência).

g) **Localização e Irradiação:** desde que um sopro seja dectectado, deve-se procurar, a partir de pequenos movimentos do estetoscópio, a região de maior intensidade. Essa movimentação também permitirá definir o padrão de irradiação do sopro, outro elemento importante na caracterização clínica desses sons cardíacos.

Dois fatores influenciam na irradiação de um sopro. O mais importante é a sua intensidade, uma vez que, quanto mais intenso o sopro, maior a área em que ele será audível. Outro fator é a direção da corrente sanguínea. Esse fator pode condicionar uma irradiação tão característica que passa a ter excepcional interesse semiológico.

Principais sopros cardíacos

Há alguns padrões básicos de sopros cardíacos que sempre devem ser lembrados (Tabela 10.16).

Tabela 10.15 – Intensidade do sopro cardíaco.	
Grau	Descrição
1	Sopro de difícil ausculta, após vários ciclos cardíacos para ouvi-lo. Em geral, há necessidade de executar manobras.
2	Sopro identificado prontamente na ausculta, em ambiente silencioso.
3	Sopro mais intenso, com irradiação detectada.
4	Sopro associado a frêmito.
5	Sopro auscultado apenas com leve pressão da membrana do estetoscópio.
6	Sopro auscultado sem que o estetoscópio encoste na parede torácica.

Fonte: Acervo dos autores.

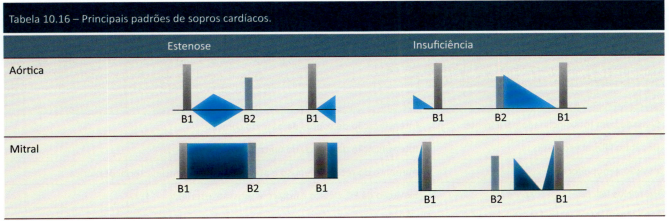

Tabela 10.16 – Principais padrões de sopros cardíacos.

Fonte: Moretti MA, Ferreira JFM, 2010.

MANUAL DE SEMIOLOGIA E PROPEDÊUTICA MÉDICA

Tais sopros cardíacos serão mais bem detalhados adiante, juntamente com suas respectivas patologias cardiovasculares.

Sopro ou fenômeno ou dissociação de Gallavardin

O fenômeno de Gallavardin é um sopro mesossistólico que ocorre em valva aórtica fibrocalcificada, mas ainda móvel, em adultos mais velhos.

É originado pela vibração de alta frequência originários das cúspides aórticas fibrocalcificadas (mas ainda móveis), irradiando seletivamente para dentro da cavidade ventricular esquerda.

Na ausculta, é classicamente percebido como um sopro mesossitólico rude em área aórtica que transforma-se em um som piante (semelhante ao piar de um pássaro), se seguirmos auscultando com o estetoscópio em direção à área mitral.

- **Atrito pericárdico:** ruído provocado pelo rossar dos folhetos pericárdicos que perderam suas características normais. Ausculta-se o atrito mais frequentemente entre a ponta do coração e a borda esternal esquerda. Não se propaga, não tem relação com o ciclo cardíaco, tem área de audibilidade restrita. Varia muito de intensidade e a simples mudança de posição pode alterá-la. A força da pressão do receptor do estetoscópio contra a parede torácica também pode determinar modificações de sua intensidade.

Ausculta dinâmica

A ausculta dinâmica se refere à técnica de alterar o dinamismo circulatório com uma variedade de manobras fisiológicas e farmacológicas e determinar os efeitos destas nos sons cardíacos.

As condições e intervenções mais comumente empregadas são: respiração, alterações de decúbito, manobra de valsalva, contrações prematuras ventriculares, exercício isométrico e uso de um agente vasoativo (nitrito, metoxamine ou fenilipfrina). As alterações observadas com a respiração, posturas e exercício estão descritas nas Tabelas 10.17 e 10.18.

Tabela 10.17 – Alterações dinâmicas com a respiração.	
Alterações da respiração	
Sinal de Rivero-Carvallo	Fenômeno em que se pede ao paciente que realize incursões inspiratórias lentas e prolongadas, para explorar o desdobramento fisiológico de B2. Melhor explorado com o estetoscópio colocado no foco tricúspide.
Sopros cardíacos	A inspiração aumenta a intensidade de sopros originados no coração direito.
B3 e B4	Quando B3 e B4 são originadas no ventrículo direito, estas são caracteristicamente aumentadas durante a inspiração.
Estalidos	A inspiração acentua o estalido do prolapso de valva mitral, ao contrário do estalido de abertura da valva tricúspide.
Sons ejetivos	Diminuição na estenose da valva pulmonar.
Manobra de Valsalva	Inspiração profunda seguida por expiração forçada contra a glote fechada por dez a 20 segundos, resultando em superação da pressão arterial sistêmica e bradicardia reflexa.
Manobra de Muller	Pouco usada, o paciente inspira e mantém o ar preso por dez segundos. A manobra exagera o esforço de inspiração, amplia a divisão B2 e sons originários do lado direito do coração.

Fonte: Braunwauld E, Zipes DP, Libby P, 2001; Porto CC, Porto AL, 2011; Pazin-Filho A, Schmidt A, Maciel BC, 2004.

Ausculta cardíaca com estetoscópio eletrônico

Com o avanço da tecnologia, muitas vezes o exame físico foi posto em dúvida. Entretanto, a ausculta cardíaca continua a ser uma parte importante da medicina clínica. Assim, o estetoscópio acústico padrão manteve-se como uma ferramenta portátil e de baixo custo, mas também passou por modificações e hoje possui uma versão eletrônica.

Estas são capazes de fornecer melhor qualidade de som, capacidade de reproduzir sons de interesse de modo personalizado, visualizar padrões e ondas espectrais. Como os

Tabela 10.18 – Alterações posturais e do exercício.	
Alterações posturais e do exercício	
Sentado com tórax inclinado para frente	Intensificação de sopros da base do coração
Decúbito lateral esquerdo	Intensificação de sopros do ápice
Posição genupeitoral	Aumento do retorno venoso e aumento da resistência arterial periférica.
Exercícios físicos	Elevação da FC, débito cardíaco e pressão arterial.[1]

Fonte: Moretti MA, Ferreira JFM, 2010; Porto CC, Porto AL, 2011.

CARDIOLOGIA

sons podem ser gravados, podem ser submetidos à análise visual e numérica objetiva. Além disso, as gravações podem ser transmitidas para locais distantes e armazenadas em registos médicos.

Apesar de ainda não serem amplamente difundidos, possuem própria aplicação clínica e possibilitam um novo método de ensino.

Propedêutica armada/Principais patologias

Hipertensão arterial sistêmica (HAS)

Condição multifatorial caracterizada por níveis elevados e sustentados de pressão arterial (PA). Associa-se a alterações funcionais e/ou estruturais dos órgãos-alvo e alterações metabólicas. Pode ser primária ou secundária (3% a 5%). Seu diagnóstico é clínico, mas pode ser investigada através de MAPA, AMPA e a MRPA. Atualmente há grande discussão quanto aos níveis pressóricos adequados, mas há um consenso de que a avaliação deve ser essencialmente individualizada, considerando perfil do paciente e risco cardiovascular do mesmo.

A VII Diretriz Brasileira recomenda o diagnóstico por níveis pressóricos, de acordo com o risco cardiovascular, de modo que indivíduos com aferição de PA maior ou igual a 140/90 mmHg de baixo ou moderado risco cardiovascular devem passar por segunda avaliação para confirmação ou não do diagnóstico. Pacientes com PA maior ou igual a 140/90 mmHg de alto risco cardiovascular ou com PA aferida maior ou igual a 180/110 mmHg podem ser considerados hipertensos.

Além disso, é essencial exclusão de: medida inadequada da PA; hipertensão do avental branco; tratamento inadequado; não adesão ao tratamento; progressão das lesões nos órgãos-alvo; presença de comorbidades; interação com medicamentos.

Doença pericárdica

Envolvem principalmente a pericardite e o tamponamento pericárdio, que consistem cerca de 5% dos pacientes com queixa de dor torácica na emergência.

A pericardite pode ser de causa infecciosa ou não e tem como manifestações mais comuns dor torácica abrupta, intensidade variavel de acordo com posição, podendo irradiar até trapézio, com possibilidade de atrito pericárdio a ausculta. O tamponamento pode ocorrer com queixa principal de dispneia, sendo econtrados no exame físico taquicardia, pulso paradoxal, pressão venosa jugular elevada. Hipotensão e abafamento de bulhas não são achados comuns. ECG fornece informações adicionais, como elevação do ST om depressão do PR, mas o Ecocardiograma constitui principal método complementar, avaliando derrame associado e repercussão.

Doença arterial coronária (DAC)

Tendo a doença aterosclerótica como causa mais comum, pode se apresentar de modo crônico ou agudo, na forma de isquemia miocárdica aguda, por exemplo. Deste modo, o paciente pode se apresentar com quadro de dor torácica anginosa, com sinal de Levine, acompanhado ou não de sinais de falência de bomba miocárdica. Métodos complementares para avaliação da DAC podem ser invasivos ou não e dependem da avaliação individual do paciente, podendo incluir teste ergométrico, cintilografia miocárdia, angiotomografia, cinecoronarioangiografia.

Valvopatias

As valvopatias são afecções cardíacas de alta prevalência. O manejo do paciente exige avaliação clínica seriada, com conhecimento da história natural e interpretação correta dos exames complementares com o objetivo de determinar o momento exato de alterar a história natural.

Estenose mitral

Obstrução ao enchimento ventricular esquerdo resultante de anormalidade estrutural do aparato valvar, impedindo sua abertura normal durante a diástole. A causa mais prevalente é a febre reumática.

a) **Sinais e sintomas:** O principal sintoma é a dispneia, podendo ocorrer tosse, sibilos, arritmias, hemoptise, desconforto torácico.

b) **Exame físico:** vasoconstrição sistêmica, fácies mitral (placas violáceas na região malar); *ictus* preservado; frêmito diastólico no ápice em decúbito lateral esquerdo; P2 pode ser sentido no foco pulmonar (sinal de hipertensão pulmonar); B1 hiperfonética; P2 acentuada; estalido de abertura; sopro diastólico em ruflar.

c) **Diagnóstico:** história, exame físico e com os achados radiológicos e eletrocardiográficos. O ECO *Doppler* quantifica a gravidade da estenose mitral e a hipertensão pulmonar.

Insuficiência mitral

Pode ser primária ou congênita (alterações das cordas, folhetos ou anel) e secundária ou funcional (relacionada a processos envolvendo o VE e/ou os músculos papilares), sendo o prolapso da valva mitral a causa mais frequente (20% a 70%).

a) **Sinais e sintomas:** dispneia, ortopneia, choque cardiogênico;

b) **Exame físico:** sopro sistólico em regurgitação da insuficiência mitral pode ser ou não holossistólico; pulso carotídeo forte; *ictus* impulsivo e hiperdinâmico, deslocado para a esquerda; onda diastólica de enchimento ventricular frequentemente palpável; hiperfonese de P2 com P2 palpável; B1 é reduzida ou hipofonética; presença de B3.

c) **Diagnóstico:** ECO transtorácico pode demonstrar insuficiência da valva mitral e estimar sua gravidade.

Capítulo 10

219

MANUAL DE SEMIOLOGIA E PROPEDÊUTICA MÉDICA

Prolapso de valva mitral (PVM)

Um ou dois de seus folhetos se movimenta de modo exagerado na sístole, por pelo menos 2 mm acima do anel mitral em direção do átrio esquerdo. Pode ser primária ou secundária (desproporções anatômicas, doenças do tecido conectivo, disfunção isquêmica dos músculos papilares, dentre outras).

a) **Sinais e sintomas:** geralmente assintomática; dor torácica, palpitação e síncope ou sintomas psiquiátricos (síndrome do prolapso mitral).

b) **Exame físico:** astenia, malformação do esqueleto, cifoescoliose dorsal, *pectus excavatum* ou *carinatum*, diminuição posteroanterior do tórax; hiperfonese de B1, estalidos meso ou telessistólicos, únicos ou múltiplos;

c) **Diagnóstico:** ECO é o meio mais útil para identificar o PVM, mas não é recomendada como uma ferramenta de triagem.

Estenose aórtica

Alteração valvar que pode resultar em obstrução ao fluxo de saída do VE. A etiologia mais comum é calcificada (antiga estenose aórtica senil) e a reumática.

a) **Sinais e sintomas:** angina, síncope, dispneia progressiva; insuficiência cardíaca; nas fases mais avançadas, fibrilação atrial, hipertensão pulmonar e hipertensão venosa sistêmica; morte súbita.

b) **Exame físico:** *pulsus parvus et tardus*; redução da pressão sistólica e da pressão de pulso (doença avançada); frêmito sistólico; B4 proeminente; B2 com componente único; sopro ejetivo, de pico tardio, melhor ouvido na base do coração e, às vezes, transmitido para as carótidas e ápice. Em geral, quanto mais grave a estenose, mais tardio é seu pico na sístole.

c) **Diagnóstico:** baseado nos achados de exame físico e na confirmação pelo ECO. O teste de esforço nos pacientes com estenose aórtica não é feito rotineiramente.

Insuficiência aórtica

Pode ocorrer por doença primária dos folhetos valvares ou da parede da raiz aórtica. A doença reumática é causa comum de doença primária da valva aórtica que leva à regurgitação.

a) **Sinais e sintomas:** dispneia de esforço, ortopneia e dispneia paroxística noturna; angina (estágios mais avançados); percepção desconfortável do batimento cardíaco, especialmente quando deitados; dor torácica;

b) **Exame físico:** sinal de Musset, pulsos em "martelo d'água" (ascensão abrupta e colapso rápido); sinal de Traube ou de *pistol shot* (sons sistólicos e diastó-

licos audíveis na artéria femoral); sinal de Muller; sinal de Quinke (pulsações capilares presentes); sons de Korotkoff persistem até zero mesmo; impulso apical difuso, hiperdinâmico e deslocado lateral e inferiormente; pode haver retração sistólica na região paraesternal; sopro aórtico regurgitante.

d) **Diagnóstico:** ECO determina causa, repercussão hemodinâmica e lesões.

INSUFICIÊNCIA CARDÍACA CONGESTIVA (ICC)

Síndrome clínica complexa de caráter sistêmico, definida como disfunção cardíaca com inadequado suprimento sanguíneo para atender necessidades metabólicas, com retorno venoso normal. No Brasil, a principal causa é a cardiopatia isquêmica crônica associada à hipertensão arterial, mas em determinadas regiões está mais associada à doença de Chagas, endomiocardiofibrose e à cardiopatia valvular reumática crônica.

- **Sinais e sintomas:** os sinais mais específicos e de maior valor prognóstico (pressão venosa elevada e B3) são pouco sensíveis e de reprodutibilidade limitada, sendo a acurácia melhorada pelo sistema de pontos (Boston) ou critérios maiores e menores (Framingham), com adição de informação radiológica.

Insuficiência cardíaca aguda

Início rápido ou mudança clínica dos sinais e sintomas de IC, resultando na necessidade urgente de terapia. Pode ser nova ou por piora de uma IC preexistente (IC crônica descompensada).

a) **Síndromes clínicas de IC aguda:** insuficiência cardíaca hipertensiva, insuficiência ventricular direita (isolada), insuficiência cardíaca congestiva (descompensada), baixo débito cardíaco (choque cardiogênico), edema agudo de pulmão, síndrome coronária aguda e insuficiência cardíaca.

b) **Diagnóstico clínico:** baseado em sinais e sintomas clínicos e amparado por exames complementares. O principal sintoma é a dispneia. Outros sintomas importantes são: ortopneia, dispneia paroxística noturna, cansaço, fadiga e sintomas digestivos (anorexia, distensão abdominal e diarreia).

c) **Exame físico:** B3 presente; turgência jugular; edema de membros inferiores, hepatomegalia, ascite e taquicardia; caquexia; sinais típicos de baixo débito cardíaco (hipotensão arterial, alterações do nível de consciência, oligúria, pulso filiforme e extremidades frias); sopros sistólicos ou diastólicos (causas primárias); congestão pulmonar (estertores pulmonares ou broncoconstrição). Além disso, derrame pleural é comum em pacientes com IC descompensada.

REFERÊNCIAS

1. Aikawa L, Zornoff DC, Matsubara BB. Guia de Endereços Eletrônicos para o Estudo de Cardiologia. Arq Bras Cardiol. 2004;83(5).

2. Antúnio P, André Schmidt A, Maciel BC. Semiologia Cardiovascular: inspeção, palpação e percussão. Medicina Ribeirão Preto. 2004;37:227-39.

3. Bocchi EA, Marcondes-Braga FG, Ayub-Ferreira SM, Rohde LE, Oliveira WA, Almeida DR, et al. Sociedade Brasileira de Cardiologia. III Diretriz Brasileira de Insuficiência Cardíaca Crônica. Arq Bras Cardiol. 2009;93(1 supl.1): 1-71.

4. Braunwauld E, Zipes DP, Libby P. Heart disease: a textbook of cardiovascular medicine. 6.ed. Harcourt International Edition, 2001.

5. Chagas AC, Laurindo FR, Pinto IM. Manual prático em Cardiologia. SOCESP. São Paulo: Atheneu, 2005.

6. Ferraz AP, Soares BS, Terra DA, Lopes JA. A história do estetoscópio e da ausculta cardíaca. Rev Med Minas Gerais. 2011;21(4):479-85.

7. Guyton AC, Hall JE Tratado De Fisiologia Médica. 10.ed. Rio de Janeiro: Guanabara Koogan, 2002.

8. Malachias MVB, Souza WKSB, Plavnik FL, Rodrigues CIS, Brandão AA, Neves MFT, et al. 7ª Diretriz Brasileira de Hipertensão Arterial. Arq Bras Cardiol 2016; 107(3Supl.3):1-83.

9. Montera MW, Almeida RA, Tinoco EM, Rocha RM, Moura LZ, Réa-Neto A, et al. Sociedade Brasileira de Cardiologia. II Diretriz Brasileira de Insuficiência. Arq Bras Cardiol. 2009;93(3 Suppl 3):2-65.

10. Moore KL, Dalley AF, Agur AMR. Anatomia Orientada Para a Clínica. 6.ed. Rio de Janeiro: Guanabara Koogan, 2011.

11. Moretti MA, Ferreira JFM. Cardiologia Prática. 1.ed. São Paulo: Editora Atheneu, 2010.

12. Morton ET. Cardiac Auscultation: A Glorious Past—And It Does Have a Future! Circulation. 2006;113:1255-9.

13. Pazin-Filho A, Schmidt A, Maciel BC. Ausculta Cardíaca: bases fisiológicas - fisiopatológicas. Medicina Ribeirão Preto. 2004;37:208-26.

14. Pesinato RM, et al. A expertise clássica da ausculta cardíaca para o diagnóstico do prolapso da valva mitral. Rev Bras Clin Med [São Paulo]. 2012 mai-jun;10(3):222-5.

15. Pinto IM. SOCESP 30 Anos Instantes de sua História. História da Cardiologia. RR Donnelley Moore, 2007.

16. Porto CC, Porto AL. Semiologia Médica. 6.ed. Rio de Janeiro: Guanabara Koogan, 2011.

17. Romeiro V. Semiologia Médica. v.1. 9.ed. Rio de Janeiro: Editora Científica, 1954.

18. Schmidt A, Pazin-Filho A, Maciel BC. Medida Indireta da Pressão Arterial Sistêmica. Medicina Ribeirão Preto. 2004;37:240-5.

11 | capítulo

Nilton Gonçalves dos Santos Junior
William Salibe Filho

Jeferson Gomes de Oliveira
Flavia Fernandes Cintra

Pneumologia

INTRODUÇÃO

Na época da Grécia Antiga, Hipócrates (460-377 a.C.) observou que existia uma doença que dificultava a respiração das pessoas, levava ao emagrecimento e até a morte, dando o nome de Mal de Tísica (*Phtisis*, em grego, definhamento), atualmente chamada de tuberculose, e que levou ao surgimento da tisiologia. No entanto, a relação dessa doença com os pulmões só surgiu no século XVI com o filósofo e médico suíço Paracelsus (1493-1541), o qual afirmou que o pulmão era capaz de absorver substâncias nocivas juntamente com o ar. Mais tarde o médico William Harvey (1578-1657) relacionou a respiração com os pulmões e a vida. No século XVIII, a tuberculose já era vista como a "peste branca", e somente em meados do século XX, com a ascensão da farmacologia, ocorreu significante redução de sua incidência. Nessa época, os tisiologistas também passaram a pesquisar mais sobre outras pneumopatias, criando-se assim uma nova especialidade dentro da Medicina, a pneumologia, a qual vem crescendo progressivamente. Apesar de recente, já recebeu nomes que atualmente não são mais usados, tais como: tisiopneumologia, respirologia, pneumonologia e pulmologia.

A pneumologia não trata apenas os problemas pulmonares, mas também os das vias aéreas superiores, da pleura, da parede torácica, do sono, da alergia e das consequências da exposição ambiental que afetam o aparelho respiratório. Por isso, é de extrema importância conseguir identificar a queixa do paciente, que muitas vezes se apresenta de forma subjetiva, e explorar dados da história médica, ambiental e ocupacional, e analisar os sinais clínicos e as alterações dos exames subsidiários de forma crítica e estruturada.

Muitas moléstias que acometem o trato respiratório ganham grande importância devido a sua incidência. Um dos principais exemplos é a pneumonia, responsável por 580 mil internações no Brasil em 2012 (conforme o Sistema de Informações Hospitalares do Sistema Único de Saúde) correspondendo à primeira causa de internação por doença.

No mundo, 300 milhões sofrem de asma, 210 milhões de Doença Pulmonar Obstrutiva Crônica (DPOC) e 3 mi-lhões têm outras doenças respiratórias crônicas. Em 2005, 250.000 pessoas morreram de asma e 3 milhões de DPOC. Estima-se que em 2030 a DPOC se torne a terceira causa de morte em todo o mundo. No Brasil, a prevalência de asmáticos gira em torno de 10%, ou seja, aproximadamente 20 milhões de pessoas.

Os melhores dados de prevalência de DPOC nos Estados Unidos, disponíveis até o momento, são do estudo denominado NHANES III, um grande inquérito nacional realizada 1988 e 1994. Nesse estudo, estimou-se que a prevalência de DPOC foi de 14% dos tabagistas, 7% nos ex--tabagistas e 3% nos não fumantes.

De 2000 a 2005, o número anual de mortes por DPOC aumentou 5% entre os homens e 11% entre as mulheres. Além disso, evidências demonstram que a DPOC prévia é um fator de risco significativo e importante para o câncer do pulmão, que é hoje o tumor maligno com a maior taxa de mortalidade mundial.

LOCALIZAÇÃO E DISTRIBUIÇÃO DO SISTEMA
Anatomia

O sistema respiratório é dividido em trato respiratório superior e trato respiratório inferior, sendo separados pela glote. No superior encontra-se o compartimento nasofaringolaríngeo e no inferior os compartimentos traquiobrônquico e alveolar. A traqueia chega até a quarta vértebra dorsal, dando origem à carina, mesma região do ângulo de Louis.

A carina dá origem aos brônquios principais direito e esquerdo. O brônquio direito é mais largo, mais curto e mais vertical em relação ao esquerdo, entrando diretamente no hilo do pulmão direito. Já o esquerdo é inferolateral, abaixo do arco da aorta e anterior ao esôfago e à parte torácica da aorta, chegando, assim, ao hilo pulmonar esquerdo. Os brônquios principais se dividem em brônquios lobares, sendo que cada um supre um único lobo pulmonar. Desta forma, há três brônquios lobares à direita e dois à esquerda, e eles se dividem em brônquios segmentares.

O pulmão é um órgão leve, macio e esponjoso. O seu ápice está acima do nível da primeira costela e chega até a raiz do pescoço. Já sua base possui a superfície côncava e é oposta ao ápice. A borda inferior do pulmão cruza a sexta costela na linha hemiclavicular, a oitava costela na linha axilar média e posteriormente no nível de T 10. Na inspiração esses valores se alteram devido à expansão dos pulmões.

O pulmão direito é dividido em lobo superior, médio e inferior pelas fissuras oblíqua direita e horizontal. Comparado ao pulmão esquerdo, o direto é maior, mais pesado, contudo, mais curto por conta da cúpula direita do diafragma ser mais alta, visto que o coração é mais voltado para a esquerda. Já o pulmão esquerdo é dividido em lobo esquerdo superior e inferior pela fissura oblíqua esquerda e possui a língula, processo estreito linguiforme que surge abaixo da incisura cardíaca, a qual está presente na face anteroinferior do lobo superior esquerdo devido à impressão deixada pela ápice do coração. Cada pulmão, ainda, possui um hilo por onde saem ou entram os brônquios, artérias pulmonares, veias pulmonares e plexo pulmonar de nervos e vasos linfáticos.

A pleura é única e contínua, com dois folhetos separados por um espaço virtual em que há líquido pleural seroso para lubrificá-los, para que deslizem durante a respiração. A pleura visceral é aderida ao pulmão e a parietal tem continuação do hilo pulmonar e adere à parede torácica, ao mediastino e ao diafragma, revestindo as cavidades pulmonares.

Entre os dois pulmões, encontra-se um espaço extrapleural, o mediastino, que contém todas as vísceras e estruturas torácicas, exceto os pulmões. No mediastino médio está situado o coração, separando o mediastino anterior do posterior e o superior do inferior. O diafragma é um músculo que limita o mediastino do abdome. Sua face superior reveste a pleura parietal e a inferior, o peritônio. A forma é de hemicúpula com convexidade voltada para o tórax. A aorta passa por ele através do hiato aórtico, o esôfago e nervos vagos passam pelo hiato esofagiano e ainda há o hiato da veia cava inferior.

Fisiologia

Entre os pulmões e a parede torácica não existem ligações físicas. Em vez disso, os pulmões são mantidos como que "empurrados" contra essa parede por pequeno vácuo no espaço intrapleural, este extremamente reduzido entre os pulmões e a parede torácica e possui 10 a 20 mL de líquido intrapleural, com uma pressão interna de – 3 mmHg.

As primeiras 16 gerações de brônquios (zona de condução) e a traqueia, somadas às vias aéreas superiores, constitui o espaço morto anatômico.

Na intimidade dos pulmões, a zona respiratória (local de encontro entre ar e sangue) ocorre da 17ª à 23ª geração brônquica, quando aparecem os alvéolos, especificamente na membrana alveolocapilar.

A zona respiratória do pulmão ideal teria um acoplamento perfeito entre a ventilação e o fluxo sanguíneo (V/Q) em todas as regiões. No entanto, há áreas em que o acoplamento ventilação/perfusão não é perfeito. Logo, os volumes ventilatórios alveolares não entram totalmente em contato com capilares pulmonares e, portanto, não efetuam trocas gasosas. O somatório desse volume desperdiçado com o espaço morto anatômico constitui o espaço morto fisiológico, e este subtrai-se à ventilação total para obter-se a ventilação alveolar.

Aumentos anormais da desigualdade de distribuição da ventilação alveolar, do fluxo sanguíneo pulmonar e da relação ventilação-perfusão representam as causas mais frequentes e importantes de pertubação das trocas gasosas nos pulmões, com repercussão predominante na troca de O_2. Geralmente associada a outras disfunções pulmonares, o prejuízo da difusão alveolocapilar aumenta o comprometimento da troca de O_2, notadamente durante o exercício físico. O resultado final das alterações da função pulmonar pode ser a insuficiente oxigenação do sangue arterial (hipoxemia) associada ou não à retenção de CO_2 (hipercapnia).

SEMIÓTICA E SEMIOTÉCNICA
Anamnese

No início da consulta, é importante realizar os passos de uma anamnese geral: identificação (idade, sexo, raça, procedência, profissão e ocupação), queixa, duração, história da doença atual, antecedentes pessoais e familiares, hábitos de vida e interrogatório sintomatológico. E, particularmente na pneumologia, alguns pontos merecem maior ênfase, e toda queixa específica deve ser investigada de forma detalhada quanto a sua qualidade, intensidade, duração, momento da instalação, evolução e antecedentes familiares.

Na história geral do paciente, deve-se perguntar sobre as medicações em uso, alergias e infecções dignas de nota. Questionar se há presença dos sintomas respiratórios mais comuns, que serão descritos a seguir, seus fatores desencadeantes e de alívio (medicação, repouso, mudança de posição etc.) e a ocorrência ao longo do dia e do ano. Também investigar se há outras pessoas de seu convívio que apresentam os mesmos sintomas, além das condições de saúde de parentes mais próximos.

Mesmo se tratando de algo específico, não se pode negligenciar os outros aparelhos. É necessária a investigação de edema nos membros inferiores, dores ou deformidades articulares, queixas gastroesofagianas, alterações dermatológicas, entre outros.

Quanto a exposições ambientais e antecedentes ocupacionais, o tabagismo é o que merece maior destaque, tanto de forma ativa quanto passiva. Tal fator está fortemente relacionado com neoplasias pulmonares, doenças pulmonares obstrutivas, doenças pulmonares intersticiais, maior risco de infecções e inflamação das vias aéreas superiores.

PNEUMOLOGIA

Na pneumologia é essencial conhecer os antecedentes profissionais, a atividade exercida, o ambiente de trabalho, materiais de contato, uso de equipamento de proteção individual e tempo de trabalho. Após o interrogatório, correlacionar essas informações com os achados clínicos e de exames complementares.

Sinais e sintomas

- **Dor torácica:** Normalmente relaciona-se com cardiopatia, mas o desconforto nessa região também pode estar vinculado a outras estruturas torácicas, como pulmões, traqueia e pleura. Para diferenciar é necessário atentar a localização da dor e irradiação.

  Nas doenças pulmonares, usualmente a dor se caracteriza por ser ventilatória dependente. Contudo, o parênquima pulmonar, as vias respiratórias e a pleura visceral, apesar de serem inervadas por fibras sensitivas, elas não transmitem sensação dolorosa para o sistema nervoso central. Na maioria das vezes a dor vem por acometer pleura parietal e caixa torácica.

- **Dispneia:** Desconforto gerado pela respiração inadequada em relação ao nível de esforço, sendo usualmente referida como "falta de ar", "cansaço" e "perda de fôlego".

É importante verificar o nível de esforço para seu aparecimento, se é em repouso ou em exercício, correlacionado com as atividades diárias do paciente. Além disso, atentar à cronologia da dispneia, os fatores de melhora e de piora.

Uma das escalas de dispneia muito utilizada na Pneumologia é a da *Medical Research Council* (MRC), que tem sua aplicação descrita na literatura para classificar o grau de dispneia em pacientes portadores de Doença Pulmonar Obstrutiva Crônica (DPOC) e será descrita na Tabela 11.1.

- **Tosse:** Tem significação variável, desde trivial até muito grave. Consiste em um estímulo que irrita receptores específicos, localizados em: canal auditivo externo, membrana timpânica, seios paranasais, nariz, faringe, laringe, pleura, árvore brônquica, pericárdio, diafragma, peritônio, esôfago e estômago. Esses estímulos incluem muco, pus, sangue, agentes externos como poeira, corpos estranhos, ar extremamente quente ou frio, inflamação da mucosa respiratória e pressão ou tensão nas vias respiratórias por tumor ou aumento de linfonodos peribrônquicos.

A tosse pode ser seca ou acompanhada por expectoração e é classificada conforme a sua duração (Tabela 11.2).

Tabela 11.1 – Escala de dispneia MRC modificado.

0	Dispneia ao realizar exercício intenso.
1	Dispneia quando apressa o passo, ou sobe escada ou ladeira.
2	Para quando anda sem apressar o passo, ou anda mais devagar que outras pessoas de mesma idade.
3	Para várias vezes, devido à dispneia, quando anda perto de 100 metros, ou poucos minutos de caminhada no plano.
4	Não sai de casa, ou precisa de ajuda para se vestir ou tomar banho por conta da dispneia.

Fonte: Acervo dos autores.

Tabela 11.2 – Classificação do período de duração da tosse com as possíveis causas.

Aguda: < 3 semanas	Subaguda: 3 a 8 semanas	Crônica: > 8 semanas
• Resfriado comum • Sinusite aguda • Gripe • Rinite, laringite, traqueíte e faringite • Bronquite aguda • Exacerbação de doenças preexistentes (asma, bronquitectasia, DPOC e rinossinusopatias) • Exposição a alérginos ou irritantes • Drogas (iECA, β-bloqueadores) • Pneumonia • Edema pulmonar por Insuficiência ventricular Esquerda (IVE) • Embolia pulmonar	• **Pós-infecciosa:** infecção viral das vias aéreas nas últimas três semanas • **Outras causas:** asma, rinossinusite, doença do refluxo gastroesofágico (DRGE), bronquite eosinofílica e outras doenças broncopulmonares evidenciadas pela histórica clínica, exame físico e/ou complementares	• Histórico de tabagismo • Uso de iECA • Bronquite crônica • Tuberculose • Micoses pulmonares

Fonte: Acervo dos autores.

Capítulo 11

- **Expectoração:** Usualmente é consequência da tosse e deve ser analisado quanto a: volume (comparando com tamanho de colher ou xícara nas últimas 24 horas), odor, transparência e consistência. Em condições fisiológicas, as células caliciformes e as glândulas mucíparas da mucosa produzem 100 mL de muco no período de 24 horas, que são eliminados através da movimentação ciliar até a traqueia, onde é deglutido sem causar tosse (Tabela 11.3).
- **Hemoptise:** É a eliminação, pela boca, de sangue, proveniente das vias aéreas inferiores ou do parênquima pulmonar, podendo se apresentar como laivos de sangue no escarro até sangue vivo, contudo com coloração mais fraca que o originário do estômago. Normalmente é sintoma de alarme associado a doenças de maior gravidade, podendo levar à insuficiência respiratória e ao choque hipovolêmico. Para analisar o potencial de letalidade, deve-se avaliar o volume de sangue eliminado, circunstâncias, atividades associadas e sintomas correlacionados.

    Importante diferenciar hemoptise de outros tipos de hemorragia, tais como: pseudo-hemoptise (sangue de origem oral, nasal ou faríngea), hematêmese (vômito com sangue) e expectoração hemoptoica.
- **Cornagem:** dificuldade respiratória por redução do calibre das vias respiratórias superiores, na altura da laringe, e que se manifesta por um ruído (estritor). É comum o paciente deslocar a cabeça para trás buscando facilitar a entrada de ar. As causas mais comuns são: laringite, difteria, edema de glote, corpos estranhos, estenose de traqueia primária ou secundária (por exemplo, pós intubação oral-traqueal) e tumor de traqueia.
- **Rouquidão ou disfonia:** alteração do timbre da voz por mudança dinâmica das cordas vocais. É um sintoma sem importância na fase aguda, mas sua cronicidade exige investigação. Pode ser ocasionada por acometimento das cordas vocais devido à mixedema, mucosidade e lúpus eritematoso; comprometimento do nervo recorrente esquerdo por neoplasia maligna, adenomegalia, aneurisma do arco aórtico, estenose mitral e hipertensão pulmonar severa; ou por doenças que podem acometer a laringe, tais como: tuberculose, paracocoidioidamicose, pólipos e neoplasias.

Exame físico

O paciente deve estar na posição sentada e preferencialmente com o tórax despido. Prossiga com o exame físico na seguinte sequência: inspeção, palpação, percussão e ausculta (Figura 11.1).

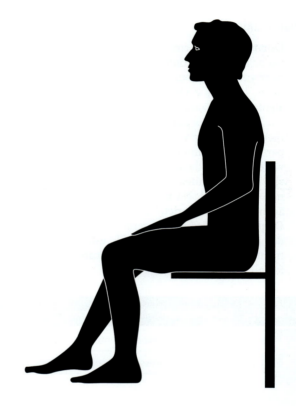

Figura 11.1 Posição do paciente.

Fonte: Acervo dos autores.

INSPEÇÃO
Inspeção estática
Biotipos

- **Brevelíneo** (ângulo de Charpy > 90º)
- **Normolíneo** (ângulo de Charpy = 90º)
- **Longilíneo** (ângulo de Charpy < 90º)

Tabela 11.3 – Classificação da secreção e suas possíveis causas.

Escarro	Coloração	Conteúdo	Causa possível
Seroso	Incolor/rósea	Aquoso, rico em eletrólitos e proteínas e pobre em células	Edema pulmonar
Mucoide	Translúcido	Aquoso, proteínas, mucoproteínas, eletrólitos e celularidade baixa	Asma
Purulento	Amarelado ou esverdeado	Ricos em piócitos e possuem alta celularidade	Bronquite crônica
Hemoptoico	Vermelho	"Rajas de sangue"	Pneumonia

Fonte: Acervo dos autores.

Anormalidades
Anormalidades do osso esterno (Figuras 11.2 e 11.3)

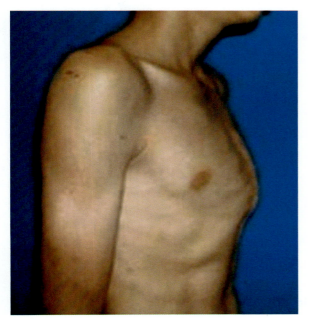

Figura 11.2 Tórax cariniforme ou em peito de pombo.

Fonte: Acervo dos autores.

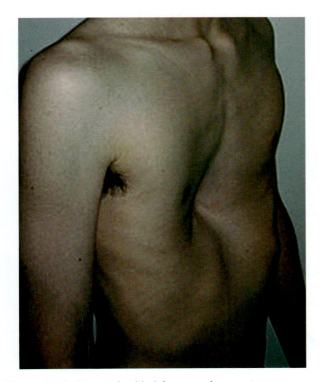

Figura 11.3 Tórax infundibuliforme ou de sapateiro.

Fonte: Acervo dos autores.

Anormalidades das costelas (Figura 11.4)

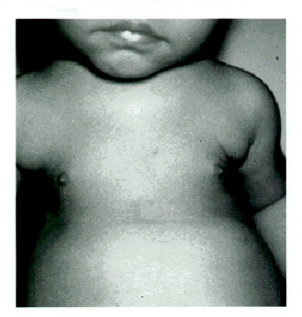

Figura 11.4 Tórax em sino.

Fonte: J Pediatr; 1998.

Anormalidades da coluna vertebral (Figuras 11.5 e 11.6)

Inspeção dinâmica

Na inspeção dinâmica avaliamos a frequência, ritmo, intensidade e tipo respiratório.

Frequência

Veja a Figura 11.7.

Ritmos

O ritmo respiratório pode ser classificado como *regular* ou *irregular*.

Intensidade

Veja a Figura 11.8.

Tipos respiratórios

Veja a Figura 11.9.

PALPAÇÃO
Avaliação da expansibilidade

Avalie separadamente a expansibilade dos ápices e das bases, usando manobras semiológicas específicas. A expansibilidade pode estar *normal* ou *diminuída* comparada ao hemitórax contralateral.

Expansibilidade do ápice pulmonar (manobra de Rualt) Figura 11.10.

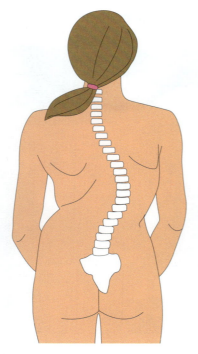

Figura 11.5 Escoliose.

Fonte: Acervo dos autores.

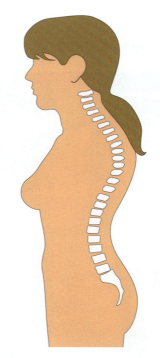

Figura 11.6 Cifose.

Fonte: Acervo dos autores.

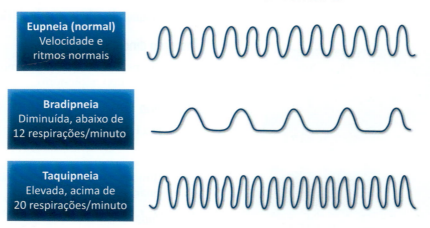

Figura 11.7 Gráfico das frequências respiratórias em comparação com a frequência normal.

Fonte: Acervo dos autores.

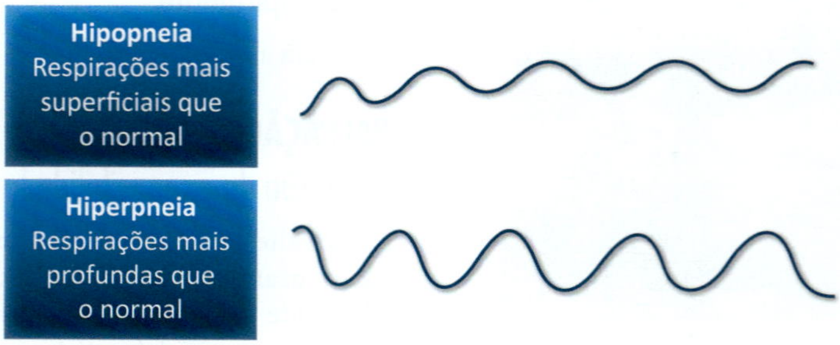

Figura 11.8 Gráfico de intensidade respiratória: hipopneia e hiperpneia.

Fonte: Acervo dos autores.

PNEUMOLOGIA

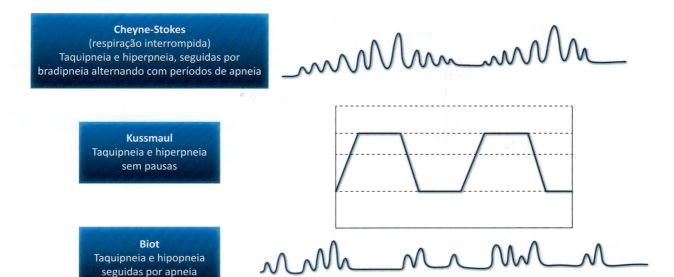

Figura 11.9 Gráfico dos tipos respiratórios.

Fonte: Acervo dos autores.

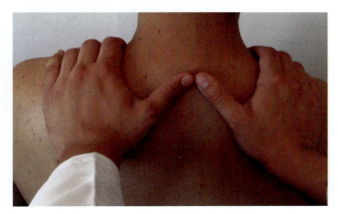

Figura 11.10 Verificação da expansibilidade pulmonar.

Fonte: Acervo dos autores.

1. Coloque seus polegares juntos no nível da proeminência da 7ª vértebra cervical e a face ventral dos demais dedos sobre a fossa supraclavicular com as mãos em garra.
2. Solicite ao paciente para inspirar profundamente.
3. Observe a amplitude e a simetria da expansão torácica.

Expansibilidade da base pulmonar:

1. Coloque seus polegares no mesmo nível paralelos à 10ª costela com as mãos espalmadas.
2. Solicite ao paciente para inspirar profundamente.
3. Observe a amplitude e a simetria da expansão torácica (Figura 11.11).

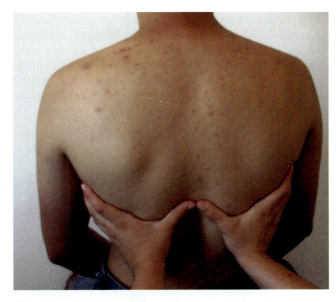

Figura 11.11 Avaliação da amplitude e simetria pulmonar.

Fonte: Acervo dos autores.

Frêmito toracovocal

A avaliação do frêmito traduz às vibrações percebidas pela mão do examinador enquanto o paciente pronuncia as palavras de ressonância vibratória alta, como, por exemplo, "trinta e três". À medida que ele fala, o examinador desloca a mão espalmada sobre a parede torácica posterior comparando bilateralmente. O frêmito pode estar *diminuído*, *normal* ou *aumentado* (Figura 11.12).

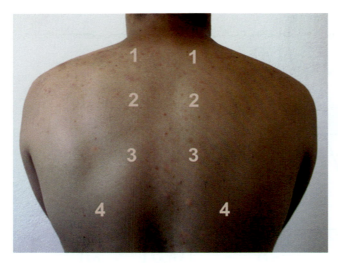

Figura 11.12 Locais para palpação do frêmito.

Fonte: Acervo dos autores.

PERCUSSÃO

A força deve ser simétrica quando se percute regiões homólogas. Sobre as regiões de parênquima pulmonar normal, encontra-se sonoridade pulmonar ou *som claro pulmonar*. As modificações possíveis são: hipersonoridade (como em DPOC), submacicez, macicez (como em derrame pleural, pneumonia, consolidação e massas) e timpanismo (como em pneumotórax).

1. Posicione o dedo médio da mão esquerda (plexímetro) em hiperextensão sobre a superfície a ser percutida. Observe que o polegar, 2º, 4º e 5º quirodáctilos não estão em contato com o tórax (Figura 11.13).
2. Dedo médio da mão direita deve ficar semifletido, relaxado, suspenso e pronto para golpear.
3. Com o dedo médio da mão direita golpeie com o plexímetro a articulação interfalangeana distal (Figura 11.13).

> **Observações:**
> 1. Na área de projeção das estruturas ósseas (exceto região de vértebras), coração, fígado e baço obtém-se som maciço ou submaciço.
> 2. Na área de projeção do fundo do estômago (espaço de Traube), obtém-se som timpânico, som semelhante ao percutir um tambor.
> 3. Nas demais regiões, encontra-se som claro pulmonar (Figura 11.14).

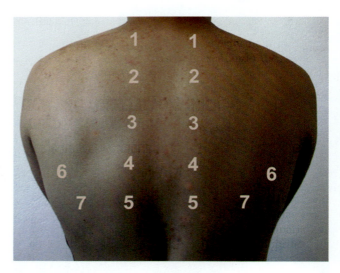

Figura 11.14 Focos de ausculta pulmonar.

Fonte: Acervo dos autores.

AUSCULTA

Realiza-se a ausculta com o tórax despido seguindo uma sequência em barra grega.

1. Peça ao paciente para respirar profundamente com os lábios entreabertos.
2. Ausculte os pontos na sequência numerada comparando os lados.
3. Identifique o ruído auscultado (Figura 11.14, Tabelas 11.4 e 11.5).

Exames complementares

Muitos são os exames que podem ser pedidos para análise do aparelho respiratório. Nessa parte citaremos somente os mais usuais para complementar e confirmar os diagnósticos estabelecidos.

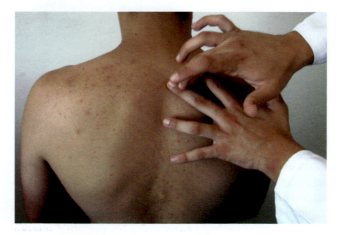

Figura 11.13 Técnica de percussão pulmonar.

Fonte: Acervo dos autores.

PNEUMOLOGIA

Tabela 11.4 – Ruídos respiratórios normais.

Som laringotraqueal ou traqueal
Percebidos no tórax anterior sobre a traqueia, são caracteristicamente intensos e grosseiros. A fase expiratória dura mais que a insiratória.

Som brônquico ou broncovesicular
Percebidos no tórax posterior entre as escápulas, caracteristicamente menos intensos que os sons traqueal e suave. As fases expiratória e inspiratória apresentam a mesma duração de tempo.

Múrmurio vesicular
Percebidos no tórax posterior e anterior, sobre as áreas pulmonares periféricas, suaves e menor intensidade que os sons broncovesiculares. Corresponde à entrada de ar no alvéolo sob fluxo turbulento. A fase inspiratória dura mais que a fase expiratória.

Fonte: Adaptada de Tarantino AB.; 2009.

Tabela 11.5 – Ruídos respiratórios anormais.

Crepitações
Crepitações *finas* ou *grosseiras* são sons semelhantes à celofane suavemente amassado ou ao esfregar dos cabelos. Resultante de líquido ou secreções em vias aéreas inferiores.

Roncos
Sons graves ou bolhosos. Geralmente, resultante de secreções em vias aéreas superiores.

Sibilos
Sons agudos de alta frequência, os quais resultam do ar passando por vias aéreas bronquiolares estreitadas.

Atrito pleural
Este som assemelha-se ao esfregar de duas peças de couro uma contra a outra, resultante do atrito entre a pleura visceral e parietal. Geralmente audíveis ao final da inspiração e início da expiração.

Fonte: Adaptada de Tarantino AB.; 2009.

Radiografia simples do tórax (RX de Tórax)

O ideal é que seja realizada a radiografia durante a inspiração forçada, pois, quanto maior a quantidade de ar nos pulmões, melhor contraste. Quanto a melhor incidência, deve ser em PA (posteroanterior) e em perfil.

A análise desse exame exige uma sequência que deve ser seguida à risca, verificando a qualidade da técnica, como: qualidade do filme, penetração suficiente do raio e posicionamento do paciente. Em seguida, analisa-se as estruturas, da periferia para o centro, incluindo: partes moles, partes ósseas, mediastino, coração, diafragma, pleura e parênquima pulmonar. Além disso, para garantir uma melhor interpretação da imagem, é importante avaliar comparativamente os hemitórax e com luminosidade adequada.

Tomografia computadorizada (TC)

A tomografia não é um exame de primeira escolha, sendo muito utilizada para melhor definir densidade e delimitar os achados da radiografia simples. Permite a visualização do tórax em cortes axiais que são realizados a cada 7 a 10 mm de espessura, desde a base do pescoço até o início do abdome (nível das glândulas suprarrenais), rea-

lizando uma análise individual do parênquima pulmonar e do mediastino.

Para avaliar doenças difusas, bronquiectasias e enfisema pulmonar, utiliza-se tomografia computadorizada de alta resolução (cortes de até 2 mm de espessura).

Gasometria arterial

Utilizada para avaliar troca gasosa de forma eficiente e o equilíbrio ácido-básico, buscando sinais de hipoxemia, hipocapnia e distúrbio eletrolítico.

Valores de referência (em ar ambiente):

- **pH:** 7,35 a 7,45
- **PaO_2:** 80 a 95 mmHg
- **HCO_3:** 23 a 27 mEq/L
- **$SatO_2$:** 95 a 98%
- **Excesso** de base: 0 ± 2 mEq/L

Exame das secreções broncopulmonares

As secreções para análise podem ser coletadas por expectoração, aspiração do conteúdo gástrico, aspiração traqueobrônquica, coleta na broncoscopia, pela aspiração transtraqueal ou aspiração percutânea por agulha. O material é avaliado tanto macroscopicamente quanto microscopicamente. Analisa-se características físicas, pes-

Capítulo 11

231

quisa de microrganismos, células neoplásicas e elementos da mucosa brônquica.

Na coleta de escarro através de expectoração espontânea, o ideal é realizar a coleta proveniente de tosse, pela manhã e após higiene bucal, e não por aspiração da nasofaringe ou pela eliminação de saliva. O material deve ser analisado no mesmo instante de sua coleta.

A amostra obtida por lavagem broncoalveolar através da broncoscopia realiza a análise da celularidade alveolar, investigação de fibrose pulmonar, pesquisa de BAAR e cultura de microrganismo. O lavado gástrico só tem indicação em crianças para pesquisa de bacilo de Koch.

Prova de função pulmonar (PFP)

A prova de função pulmonar, também conhecida como espirometria, que significa "medida da respiração", registra a respiração tanto no volume corrente quanto em condições de maior amplitude e intensidade. Tal medida é obtida pela mensuração do ar que entra e sai dos pulmões através da boca e passa pelo espirômetro.

Para analisar uma PFP, deve-se seguir uma sequência: avaliar a qualidade da técnica (forma da curva fluxo × volume e tempo da curva volume × tempo, sendo que o tempo ideal de manutenção da expiração é de no mínimo seis segundos durante o exame), comparar os dados obtidos com os valores de referência e classificar o padrão ventilatório (obstrutivo, restritivo, combinado ou inespecífico). Contudo, para concluir a análise é essencial correlacioná-la com a história clínica.

Em uma espirometria simples, os principais volumes a serem analisados são: capacidade vital forçada (CVF), volume expiratório forçado do primeiro segundo (VEF1) e a relação entre eles (VEF1/CVF). Em uma espirometria completa, além desses valores, pode-se verificar outros, tais como: capacidade pulmonar total (CPT), volume residual (VR) e a relação entre eles (VR/CPT). Esses dados são obtidos em duas fases: pré e pós-uso de broncodilatador (BD) para verificar se há melhora no volume pulmonar após uso desse medicamento. Além disso, pode-se associar o exame com o teste de broncoprovocação, o qual provoca broncoespasmos em pessoas com certas doenças pulmonares, como asma, devido a uma hipereatividade brônquica após uso de substância broncoprovocadora, resultando em uma queda de 20% do VEF1 (Tabela 11.6 e Figura 11.15).

Tabela 11.6 – Caraterística ventilatória analisada em espirometria.			
Distúrbio ventilatório	Característica	PFP	Causa
Obstrutivo	Estreitamento das vias aéreas	Redução de VEF1 e da relação VEF1/CVF	Asma, enfisema, bronquite crônica
Restritivo	Limitação para expansibilidade dos pulmões	Redução de CVF, de VEF1 e de CPT, com relação VEF1/CVF normal	Pneumopatias intersticiais, derrame pleural e ascite
Combinado	Obstrução e restrição	Redução de CVF, de VEF1, da relação VEF1/CVF e de CPT	Não há uma única causa
Inespecífico	Não se define obstrução nem restrição	Redução de CVF e VEF1 com relação VEF1/CVF normal e CPT normal	Doença intersticial inicial, obesidade e erros de técnica

Fonte: Acervo dos autores.

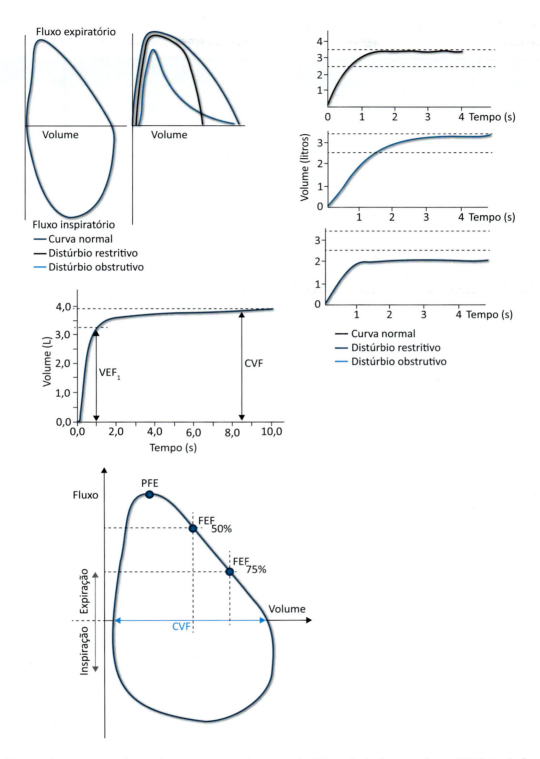

Figura 11.15 No volume × tempo, fazer pelo menos 6 segundos na escala. E legenda do fluxo × volume: PFE (pico de fluxo expiratório) e FEF (fluxo expiratório forçado).

Fonte: Acervo dos autores.

MANUAL DE SEMIOLOGIA E PROPEDÊUTICA MÉDICA

CORRELAÇÃO CLÍNICA E PROPEDÊUTICA ARMADA

Tabela 11.7 – Correlação entre doenças e características semiológicas.

Síndromes	Inspeção	Palpação	Percussão	Ausculta	Exame complementar
Asma	Expansibilidade normal/tiragem inspiratória	Normal/ diminuído	Normal/hipersonoridade	MV** normal/ diminuído	Espirometria (normal ou distúrbio obstrutivo)
Dpoc	Expansibilidade diminuída	FTV* diminuído	Hipersonoridade	MV diminuído	Radiografia (normal ou hiperinsuflado) Espirometria (distúrbio ventilatório obstrutivo VEF1/CVF < 0,7 pós BD)
Derrame pleural	Expansibilidade diminuída	FTV diminuído	Macicez	MV abolido	Radiografia (obliteração do seio costofrênico ou sinal do "menisco")
Atelectasia	Tiragem intercostal	FTV diminuído/ abolido	Submacicez/macicez	MV abolido	Radiografia (Deslocamento das fissuras e redução da transparência)
Pneumotórax	Abaulamento intercostal	FTV diminuído	Som timpânico/ hipersonoridade	MV diminuído	Radiografia (hipertransparência)
Pneumonia	Expansibilidade diminuída	FTV aumentado	Submacicez/macicez	Crepitações	Radiografia (opacidade alveolar ou intersticial)
Neoplasia	Expansibilidade diminuída	FTV aumentado	Macicez	MV diminuído/ abolido	Radiografia/TC*** (nódulos ou massas)

* Frêmito toracovocal;

** Murmúrio vesicular;

*** Tomografia computadorizada.

Fonte: Adaptada de Tarantino AB.; 2009.

REFERÊNCIAS

1. Barbieri R. S.O.S. Cuidados Emergenciais. São Paulo: Editora Rideel, 2002. p.24-31.
2. Brenner DR, McLaughlin JR, Hung RJ. Previous lung diseases and lung cancer risk: a systemic review and meta-analysis. PloS One. 2011;6:e1749.
3. Datasus - Brasília: Ministério da Saúde. Informações de Saúde. World Health Statistics. Geneva: WHO, 2008.
4. Guyton AC, Edward JE. Tratado de fisiologia médica. Rio de Janeiro: Elsevier, 2011. p.503-5.
5. II Consenso Brasileiro de DPOC. J Bras Pneumol. 2004;30(supl 5):s1-s42.
6. International Agency for Research on Cancer. Lyon: International Agency for Research on Cancer. Globocan, 2002.
7. J Pediatr (Rio J) 1998; 74 (4): 333-7
8. Manço JC. Fisiologia e Fisiopatologia Respiratórias. Medicina [Ribeirão Preto]. 1998;31:177-90.
9. Mannino DM, Homa DM, Akinbami LJ, Ford ES, Redd SC. Chronic obstructive pulmonary disease surveillance – United States, 1971 – 2000. MMWR Morb Mortal Wkly Rep. 2002;51:1-16.
10. Ministério da Saúde - Tuberculose no Brasil: realidade e perspectivas. Boletim Epidemiológico 01/2012.
11. Novaes FT, Cataneo DC, Ruiz Junior RL, Defaveri J, Michelin OC, Cataneo AJM. Câncer de pulmão: histologia, estádio, tratamento e sobrevida. J Bras Pneumol. 2008;34(8):595-600.
12. Prado GF, Vargas FS. Doenças Respiratórias. In: Martins MA, Carrilho FJ, Alves VAF, Castilho EA, Cerri GG,

Weng CL. Clínica Médica. Barueri: Editora Manole, 2009. p.390-4.

13. Prado GF. Avaliação Clínica do Paciente com Doença Respiratória. In: Martins MA, Carrilho FJ, Alves VAF, Castilho EA, Cerri GG, Wen CL. Clínica Médica. Barueri: Editora Manole, 2009. p.390-410.

14. Silva LCC. Condutas em Pneumologia. 1.ed. Rio de Janeiro: Livraria e Editora Revinter, 2001.

15. Sociedade Paulista de Pneumologia e Tisiologia – 30 anos de SSPT: 1978-2008. 1.ed. Santo André: SPPT, 2008.

16. Solé D, et al. Prevalence of symptoms of asthma, rhinitis, and atopic eczema in Brazilian adolescents related to exposure to gaseous air pollutants and socioeconomic status. J Investig Allergol Clin Immunol. 2007;17(1):6-13.

17. Tarantino AB. Sistema Respiratório. In: Porto CC. Semiologia Médica. Rio de Janeiro: Editora Guanabara Koogan, 2009. p.297-378.

18. Tórax e Pulmão. In: Bickley LS, Szilagyi PG. Bates: Propedêutica Médica. Rio de Janeiro: Editora Guanabara Koogan, 2010. p.292-4.

19. Tórax. In: Moore KL, Dalley AF, Agur AMR. Anatomia Orientada para a Clínica. Rio de Janeiro: Editora Guanabara Koogan, 2010. p.108-16.

20. Zamboni M. Cancer do Pulmao e DPOC. Pulmao RJ. 2013;22(2):40-4.

12 capítulo

Alexandre Augusto Mannis
Cheng Sush Chiou
Ho Chi Hsien

Ana Clara Marcondes Dobre
Priscila Pamela da Silva

Nefrologia

INTRODUÇÃO

Uma das primeiras associações entre doença renal e sintomas específicos foi postulada por Hipocrátes em 400 a.C ao afirmar "O aparecimento de bolhas na superfície da urina indica doença renal avançada".

O estudo das doenças renais se mostra muito amplo, visto que os rins são acometidos por doenças primárias (como as glomerulopatias) e por um grande número de doenças sistêmicas (hipertensão arterial sistêmica, diabetes *mellitus*, lúpus eritematoso sistêmico etc.). Além disso, doenças infecciosas, como a leptospirose também podem causar comprometimento da função renal.

Dentre as principais síndromes nefrológicas encontram-se a injúria renal aguda, doença renal crônica, glomerulopatias (síndromes nefróticas e nefríticas), nefropatias túbulo-intersticiais (pielonefrites), hipertensão arterial, doenças hereditárias, litíase renal, distúrbios hidroeletrolíticos.

A Doença Renal Crônica (DRC) tornou-se, em anos recentes, um sério problema de saúde nas populações, sendo considerada uma "epidemia" de crescimento alarmante. No ano 2007, no Brasil, existiam mais de 2 milhões pessoas portadoras de algum grau de disfunção renal. Fatores como obesidade, dislipidemia e tabagismo aceleram a sua evolução e consequentemente levam à necessidade de Terapia Renal Substitutiva, gerando gastos anuais de cerca de 2,0 bilhões de reais.

Pelo fato de as doenças renais nem sempre se apresentarem sintomáticas, a semiologia apresenta grande importância no diagnóstico destas. A anamnese, assim como nas outras especialidades, é o pilar de um bom e correto diagnóstico, mas possui significado especial para a nefrologia, visto que muitas vezes o exame físico de pacientes com doenças renais não é muito rico, com sinais tênues que podem se apresentar apenas em fases mais graves das doenças crônicas. O exame físico, por sua vez, mostra-se de grande utilidade nas afecções renais agudas, complementando a história clínica do paciente.

LOCALIZAÇÃO E DISTRIBUIÇÃO DO SISTEMA

O sistema urinário é composto de diversos órgãos (rim, ureteres, bexiga e uretra), sendo que cada um apresenta uma função e importância dentro da manutenção do equilíbrio fisiológico humano, como demonstra a Figura 12.1.

Comumente, existem dois rins, cada um de um lado da coluna vertebral, ao nível das vertebras lombares superiores, localizados posteriormente ao peritônio parietal. Devido à sua relação com o fígado, o rim direito encontra-se mais abaixo que o esquerdo, sendo este um pouco maior e mais estreito.

Cada rim apresenta em média 11 cm de comprimento, 6 cm de largura e 3 cm de espessura, com um peso em torno de 150 g (em homens) e 135 g (em mulheres). Na margem medial e côncava de cada rim há uma fenda verticalizada, chamada de hilo renal, por onde passam artéria, veia e pelve

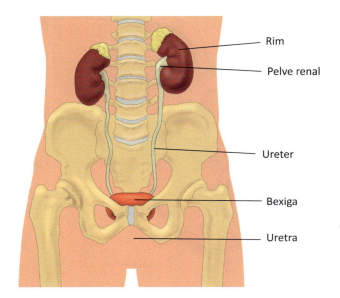

Figura 12.1 Anatomia do sistema urinário.

Fonte: Acervo dos autores.

237

renais. Ao redor de toda a superfície renal, envolvendo o órgão, há uma membrana fibroelástica muito fina e brilhante, conhecida como cápsula renal, que adere à pelve e aos vasos sanguíneos na região do hilo. Essa é a única porção dos rins que possui receptores para dor.

Apesar de os rins constituírem menos de 0,5% do total da massa corporal, eles recebem cerca de 20% a 25% do débito cardíaco em repouso, através das artérias renais direita e esquerda, ramos da artéria aorta abdominal. Antes de adentrar o hilo, cada artéria se divide em cinco ramos, chamados de artérias segmentares, que suprem os diferentes segmentos do rim.

O tecido renal funcional, como ilustrado na Figura 12.2, denominado de parênquima renal, ao corte, apresenta duas subdivisões: uma porção cortical de cor avermelhada; e uma porção medular de cor amarelo-pálida. O tecido renal é constituído, basicamente, pelas unidades funcionais: os néfrons.

Estima-se que em cada rim haja, aproximadamente, 700.000 a 1,2 milhão de néfrons, que são formados por um grupo de capilares glomerulares chamado glomérulo e por 14 segmentos tubulares. O trabalho de milhões de néfrons resulta na formação da urina. O glomérulo é formado por uma rede de capilares glomerulares unificados e anastomosados e que possuem alta pressão hidrostática. O líquido filtrado dos capilares glomerulares flui para o interior da cápsula de Bowman e daí para o túbulo proximal, presente no córtex renal. A partir do túbulo proximal, o líquido flui para a alça de Henle, a qual mergulha para o interior da medula renal. Essa alça possui uma porção descendente fina e uma porção ascendente espessa. No final do segmento espesso do ramo ascendente encontra-se a mácula densa, que se trata de uma placa na parede tubular. Após esta, o líquido entra no túbulo distal e segue para o ducto coletor. Os ductos coletores se unem para formar ductos progressivamente maiores que se esvaziam na pelve renal através das extremidades das papilas renais.

Fisiologia

Entre as diversas funções dos rins, as de maior importância são:

- Manutenção do equilíbrio hidroeletrolítico, que visa manter a quantidade de água corporal constante, assim como a concentração de eletrólitos adequada;
- Manutenção do equilíbrio ácido-básico, mantendo o pH do líquido extracelular;
- Excreção de catabólitos, permitindo a eliminação de substâncias resultantes do catabolismo orgânicos de proteínas, lipídios e carboidratos;
- Função reguladora hormonal, através da secreção de substâncias que regulam o funcionamento do organismo.

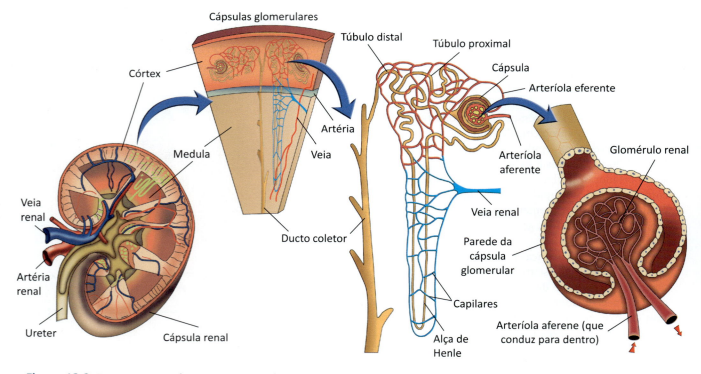

Figura 12.2 Esquematização do parênquima renal.

Fonte: Acervo dos autores.

Compartimentos dos líquidos corporais e composição

O total de água presente em um indivíduo adulto equivale a cerca de 60% de toda a sua massa corporal, isenta da gordura. Pode-se dividir essa porcentagem de líquido em dois compartimentos distintos: o líquido contido no interior das células (LIC), representando 62,5% de toda a água corporal; e o líquido no compartimento extracelular (LEC), contabilizando os demais 37,5% da água corpórea. Alguns autores costumam colocar o sangue como um terceiro compartimento, entretanto sabe-se que o volume plasmático do sangue tange 20% do LEC, sendo o restante distribuído como líquido intersticial (LIS), localizado dentro dos órgãos e tecidos corporais.

Em indivíduos normais, apesar da ingestão diária de líquidos, o volume desses compartimentos permanece notavelmente constante, através de diversos mecanismos regulatórios relacionados aos pulmões, à pele, ao intestino e aos rins. Os rins são os principais controladores de ajuste da perda de água, com uma capacidade altamente variável de produzir urina, enquanto as perdas dos outros locais são, em geral, fixas.

A distinção entre LEC e LIC não se restringe apenas ao âmbito celular, mas também à própria composição. Em resumo, a principal diferença reside nas concentrações dos cátions e ânions. No LEC, predominam o sódio, o cloreto e o bicarbonato, ao passo que, no LIC, dominam o potássio, o fosfato e outros ânions orgânicos.

Outra diferenciação que se faz importante salientar é a existente entre a composição do plasma e do líquido intersticial. Sabe-se que no plasma, e apenas neste, há uma concentração substancial de proteínas, como a albumina e globulinas, que apresentam-se, homeostaticamente, controladas através da presença de uma barreira de permeabilidade capilar.

As taxas com que as diferentes substâncias são excretadas na urina representam a soma de três processos renais: filtração glomerular; reabsorção de substâncias dos túbulos renais para o sangue e secreção de substâncias do sangue para os túbulos renais. Portanto, para cada substância plasmática, ocorre uma combinação de filtração, reabsorção e secreção. Esses três processos são regulados de acordo com as necessidades corporais.

SEMIOLOGIA E SEMIOTÉCNICA

Anamnese

Na grande maioria dos casos, uma cuidadosa história clínica, um exame físico minucioso e uma detalhada urinálise são suficientes para o estabelecimento de um diagnóstico preciso. A coleta dos dados deve ser realizada da maneira mais habilidosa e cuidadosa possível, visto que em muitas circunstâncias a evolução, a história natural e a progressão da afecção ganham tanto ou mais importância que o diagnóstico.

Para tal, deve-se atentar à relação epidemiológica existente entre algumas doenças e dados identificatórios do paciente, como o sexo, a idade e a profissão. Como exemplo, a maior incidência de glomerulonefrite pós-estreptocócica em crianças do sexo masculino ou a relação de algumas profissões que culminem com uma maior exposição a metais pesados, e o aumento dos casos de pacientes com doença renal entre esses trabalhadores. Além disso, a inquisição sobre os hábitos alimentares, a residência do paciente e a existência ou não de enfermidades anteriores servem como um norte na busca de nefropatias, que em alguns casos evoluem silenciosamente.

Podemos dividir a sintomatologia das doenças do sistema urinário em dois grandes grupos: os sintomas que guardam relação direta com o sistema e o grupo que não apresenta tal relação.

Entre as manifestações diretamente relacionadas ao sistema urinário, podemos incluir a alteração do volume e frequência urinários e mudanças na coloração da urina. Por sua vez, entre as não relacionadas constam: febre, emagrecimento, artralgia, anemia, hipertensão arterial, redução da acuidade visual ou auditiva, edema, cefaleia, dor, astenia etc.

Adicionalmente, para facilitar o estabelecimento do diagnóstico, podemos estratificá-lo em diversos níveis: sindrômico, com o agrupamento dos dados clínicos de sinais e sintomas, comuns a diversas patologias; e etiológico através da investigação aprofundada desses mesmos sinais e sintomas.

Segue uma breve revisão sobre os principais sinais e sintomas relacionados às alterações urinárias:

- **Volume urinário normal:** Um indivíduo adulto, em condições normais de saúde e em clima ameno, elimina cerca de 800 a 2.500 mL de urina por dia. Sendo a capacidade de uma bexiga normal em torno de 400 a 600 mL.
- **Anúria:** Patologicamente causada pela obstrução bilateral das artérias renais ou dos ureteres e pela necrose cortical bilateral, ocorre quando a taxa de diurese diária é inferior a 100 mL.
- **Oligúria:** Ocorre quando o paciente apresenta um volume de excreção urinária inferior às necessidades diárias para excreção de solutos. Por convenção, ficou estabelecido que oligúria configura quadros de diurese inferior a 400 mL por dia ou menos de 20 mL/hora.

    Na maioria das vezes ocorre em decorrência da redução do fluxo sanguíneo renal ou de lesões renais.
- **Poliúria:** Classificada como um volume urinário superior a 2.500 mL por dia, e representada pelo aumento do volume de urina em cada micção, juntamente com aumento da sua frequência, inclusive no período noturno.

    Quadros de poliúria podem ser resultados de uma resposta fisiológica a uma sobrecarga hídrica, osmolar ou sódica, em consequência a diversas patologias, como

MANUAL DE SEMIOLOGIA E PROPEDÊUTICA MÉDICA

a diabetes insípido, insuficiência renal aguda e crônica, e até mesmo em decorrência do uso de fármacos.

- **Disúria:** Corresponde aos casos de micção acompanhada de dor, queimação ou desconforto. Muito comum em quadros de cistite, prostatite, uretrite, traumatismo genitourinário.
- **Urgência miccional:** Caracterizada pela sensação impreterível de urinar. Comumente é causada por irritação ou inflamação vesical.
- **Polaciúria:** Também caracterizadora de quadros de irritação vesical, a polaciúria é o aumento da frequência miccional, acompanhada da diminuição do volume de urina por micção sem ser acompanhada de oligúria, ou seja, aumento de visitas ao banheiro, com um menor volume de urina excretado por vez.
- **Hesitação:** Significa o aumento do intervalo para o aparecimento de um jato de urina, concomitantemente à realização de um maior esforço para urinar. Geralmente, está relacionada aos casos de obstrução das vias de saída da bexiga.
- **Nictúria (noctúria):** É a inversão do ritmo miccional, onde predomina a diurese noturna, podendo refletir a perda da capacidade de concentrar a urina. Ex.: as fases iniciais da insuficiência renal crônica.

Sabe-se que normalmente, durante à noite, as visitas ao banheiro para urinar ocorrem no máximo uma vez devido à diminuição do ritmo de formação de urina nesse período. Contudo, o quadro acima só é assim configurado quando o sono é interrompido única e exclusivamente para urinar.

- **Retenção urinária:** É o resultado da incapacidade de esvaziamento da bexiga, associada ao desejo de realizá-lo, apesar da normal produção de urina pelos rins. Entre as suas principais causas podemos apontar a hiperplasia e neoplasia de próstata, estenose de uretra e bexiga neurogênica.

    Nesses casos, é importante investigar a presença de sintomas sugestivos de doença prostática, como dor perineal, redução da força do jato urinário, hesitação e gotejamento pós-miccional.
- **Incontinência urinária:** É a perda involuntária de urina. Pode ocorrer em todas as faixas etárias, sendo considerada normal até um ano e meio de idade.

    Pode ocorrer após esforços, como evacuação e tosse, apresentando uma incidência muito mais significativa em mulheres multíparas, associada à cistouretrocele.

    Existe um tipo de incontinência, a paradoxal, que está associada à perda involuntária por extravasamento secundário à retenção crônica de urina. Podemos citar como causa: obstrução de uretra, hiperplasia prostática benigna, ou em consequência à bexiga neurogênica.
- **Alterações de coloração da urina:** Uma urina normal é transparente, com tonalidades variante de amarelo-claro ao amarelo-escuro, e as principais alterações de coloração são: hematúria e hemoglobinúria.

Hematúria significa nada além de sangue na urina, podendo sua apresentação ser micro ou macroscópica. Pode ter origem de qualquer ponto do trato urinário, exigindo, assim, uma investigação extensa.

Hemoglobinúria é a presença de hemoglobina livre na urina, que por via de regra está associada a crises de hemólise intravascular.

Exame físico

Após uma detalhada anamnese, deve-se realizar um completo exame físico, atentando-se tanto ao exame físico geral quanto aos exames específicos de cada setor do corpo.

Ao analisar o estado geral de saúde do paciente, deve-se atentar à postura, ao biótipo, a fáceis, aos odores corporais e ao hálito, ao nível de consciência e aos sinais vitais (frequência cardíaca, frequência respiratória, pressão arterial e temperatura corpórea), deve-se observar também, o estado de hidratação, os dados antropométricos (peso, altura, IMC) e as alterações de pele e fâneros.

O exame físico do segmento urinário, por sua vez, pode ser estratificado em quatro partes: exame dos rins, exame dos ureteres, exame da bexiga e exame da próstata; sendo que cada uma deve ser adequadamente explorada. Contudo, como anteriormente citado, frequentemente nenhuma alteração fundamentalmente marcante é detectada.

O exame nefrológico ou renal deve seguir a cronologia de inspeção, seguida da palpação e finalizada com a compressão dos ângulos costovertebrais pela percussão.

Com o paciente sentado, realiza-se a inspeção do abdome, dos flancos e das costas, analisando a possível presença de lesões elementares, retrações e abaulamentos.

Devido a sua localização retroperitoneal, normalmente os rins não são palpáveis. Exceção seja feita às mulheres magras com delgada musculatura abdominal e crianças, cujo pólo inferior do rim direito é facilmente palpável, com sua superfície lisa, consistência firme e contorno arredondado.

Estando o paciente em decúbito dorsal, a manobra de palpação é realizada com ambas as mãos (palpação bimanual), onde o examinador com uma das mãos "empurra" o rim para cima e com a outra pressiona o flanco, com o intuito explorar o quadrante. Durante a manobra, o paciente deve respirar tranquila e profundamente, enquanto o examinador deve procurar sentir a "descida" do rim.

A palpação facilitada do rim sugerem seu aumento de volume, decorrente de várias causas, como hidronefrose, neoplasia, cistos ou doença policística. É importante ressaltar que durante o exame se busca avaliar a sensibilidade renal, cuja dígito pressão pode ser capaz de desertar a dor.

Por fim, a realização da manobra punho-percussão: com o paciente sentado, mantendo-se uma das mãos fechada, e a outra espalmada sobre o ângulo costovertebral, junção da borda inferior da 12ª costela com as apófises transversas das vertebras lombares superiores (região lombar), realiza-se golpes com a superfície ulnar do punho, cuja intenção é a investigação de reação dolorosa profunda, uni ou bilateral.

Para mais informações, consulte o capítulo de Urologia (Figura 12.3).

A força requerida nessa manobra é apenas a suficiente para gerar, em indivíduos normais, vibração indolor e perceptível. Nota-se o aparecimento da dor nos casos de inflamação, infecção ou obstrução, tendo como principal causa a distensão da cápsula renal.

Uma observação importante se faz, no que tange aos exames de outros sistemas, em especial ao gastrintestinal, onde a ausculta de sopros na arterial abdominal está descrita nos casos de estenose da artéria renal, aneurisma ou fístulas arteriovenosas.

TEMAS
Doença Renal Crônica

A Doença Renal Crônica (DRC) é a síndrome metabólica decorrente da perda progressiva, geralmente lenta, da capacidade excretória renal, apresentando elevada morbidade e mortalidade.

- **ID:** A DRC acomete principalmente pacientes idosos, hipertensos e diabéticos não controlados de longa data.
- **QD e HPMA:** Como a DRC progride muito lentamente, os pacientes são assintomáticos durante muitos anos. A DRC em estágio final é caracterizada pela "uremia" ou "síndrome urêmica". O paciente se apresenta com anorexia, náuseas e vômitos (principalmente náuseas pela manhã ou pós-prandiais), hálito amoniacal ("hálito urêmico"), serosites (pleurite, pericardite) e manifestações neurológicas (polineuropatia que atinge principalmente membros inferiores). Prurido é muito comum na DRC em estágio final. Devido à anemia, o paciente é pálido, com queixas de fadiga ou sensações de mal-estar. Quanto ao aparelho cardiovascular, hipertensão arterial, edema pulmonar e manifestações de insuficiência cardíaca congestiva, ocorrem devido à hipervolemia. Quanto ao aparelho osteomuscular, dores e fraturas ósseas são comuns devido à deficiência de vitamina D.
- **AP:** Hipertensão arterial sistêmica; *diabetes mellitus*; glomerulopatias primárias ou secundárias; obstrução crônica do trato urinário; uso de medicações nefrotóxicas; rim policístico e doenças renais hereditárias ou congênitas.
- **Exame físico:** Nos pacientes com DRC e assintomáticos, o EF é normal. Na DRC em estágio final, o paciente se encontra emagrecido, pálido, desidratado. O hálito pode ser amoniacal. O exame físico deve ser completo, visando encontrar possíveis alterações que ocorrem na DRC (cardiovasculares, ósseas etc.)

Diagnóstico

A estimativa da taxa de filtração glomerular (TFG) a partir da creatinina sérica é uma ótima maneira de mensurar a função renal e deve ser utilizada para estadiamento da DRC. Outros exames que devem ser realizados são urina I e microalbuminúria em urina de 24 horas.

A avaliação também deve incluir hemograma, eletrólitos, cálcio, fósforo, fosfatase alcalina e ureia a fim de evidenciar as complicações da doença.

Achados nos exames

- Albumina entre 30 a 300 mg em urina de 24 horas;
- Urina I com proteinúria;
- TFG < 90 mL/min/1,73 m^2;
- Anemia normocítica normocrômica ao hemograma;
- Hipercalemia, níveis de sódio variáveis, hipercalcemia, hipofosfatemia, FA aumentada, ureia aumentada.

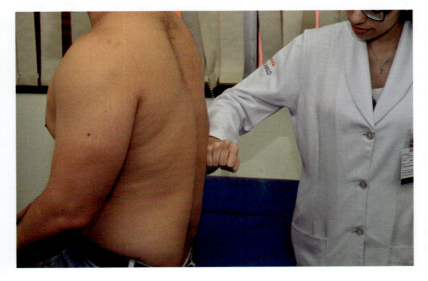

Figura 12.3 Punho de percussão.

Fonte: Acervo dos autores.

Insuficiência renal aguda

A insuficiência renal aguda (IRA) é definida como a redução abrupta da função renal mantida por períodos variáveis de tempo, fazendo com que os rins deixem de exercer as funções básicas de excreção e manutenção da homeostase hidroeletrolítica.

Para fins de diagnóstico e tratamento, a IRA costuma ser classificada quanto à etiologia:

- **Pré-renal:** IRA resultante de reduções na perfusão renal, causadas por eventos que reduzem o volume circulante efetivo e, consequentemente, o fluxo sanguíneo renal. Corresponde a 55% dos casos e apresenta como causas mais frequentes desidratação (por vômitos, diarreia), uso de diuréticos e insuficiência cardíaca. Geralmente é reversível, se corrigida a causa.
- **Renal:** IRA causada por lesão direta ao parênquima renal, classificada de acordo com o principal sítio anatômico afetado (túbulos, interstício, vasos ou glomérulo). A causa mais comum de IRA renal é a necrose tubular isquêmica, que geralmente ocorre como uma consequência da redução do fluxo sanguíneo renal. Outra causa importante é a lesão mediada por nefrotoxinas, como antibióticos, contrastes iodados e mioglobina. A IRA renal corresponde a 40% dos casos de IRA.
- **Pós-renal:** A IRA pós-renal ocorre de forma secundária à obstrução do trato urinário, em consequência à hipertrofia prostática, câncer de próstata ou cervical, cálculos renais bilaterais. Trata-se da forma menos comum de IRA, correspondendo a apenas 5% dos casos.
- **ID:** IRA ocorre como complicação em cerca de 5% das hospitalizações e até 30% das internações em Unidade de Terapia Intensiva.
- **QD:** A principal queixa do paciente em IRA é a diminuição do volume urinário (oligúria). Outras queixas incluem edema e queixas relacionadas à insuficiência cardíaca. Sintomas urêmicos (pericardite, sangramento gastrintestinal, alterações neurológicas, vômitos, diarreia) podem ocorrer. Queixas relacionadas à causa da IRA também podem estar presentes. A IRA pós-renal geralmente se apresenta com dor suprapúbica ou em flanco associada à bexiga palpável, dor no flanco em cólica que se irradia para a bexiga pode sugerir obstrução ureteral; nictúria, polaciúria e hesitação costumam ocorrer na síndrome prostática.
- **Exame físico:** O paciente pode se apresentar com sinais de desidratação, hipotensão e edema nefrogênico. Devem ser pesquisados possível obstrução de trato rinário (globo vesical palpável, rins hidronefróticos), avaliação prostática e possível presença de massas pélvicas. Deve-se também observar a presença de febre e/ou erupções cutâneas macropapulares ou petequiais que possam sugerir nefrite intersticial aguda por hipersensibilidade a drogas. Por fim, avaliar o estado mental e padrão respiratório para verificar possíveis causas de intoxicação, assim como qualquer outro sinal clínico que possa indicar uma causa de IRA.

Diagnóstico

Devem ser solicitados níveis de creatinina, ureia, sódio e potássio séricos e urinários e análise da urina. Deve-se estar atento às alterações eletrocardiográficas que podem ocorrer na IRA. Esta última é importante a investigação etiológica da IRA. Dentre os exames de imagem, a ultrassonografia de abdome é um método de baixo custo, que não necessita da utilização de contraste e que permite a diferenciação entre IRA e DRC.

Achados

- Aumento de, pelo menos, 0,3 mg/dL dos níveis de creatinina sérica;
- Aumento dos níveis séricos de ureia;
- Sódio variável (de acordo com a etiologia da IRA);
- Hipercalemia;
- ECG: Onda T apiculada; achatamento da onda P; prolongamento do intervalo PR; alargamento do intervalo QRS; ritmo idioventricular; formação de onda sinusoidal; fibrilação ventricular ou assistolia.
- USG abdominal: Tamanho renal alterado de acordo com a etiologia (diminuído na pré-renal, normal ou aumentado na renal e aumentado na pós-renal), e possível presença de cálculos renais.

Glomerulopatias

As glomerulopatias, também conhecidas como "glomerulonefrites", são doenças que acometem os glomérulos, estruturas constituídas por um tufo de capilares sanguíneos responsáveis pela ultrafiltração do plasma. Quanto à etiologia, as glomerulopatias são classificadas em primárias (acometimento renal primário) ou secundárias (causadas por doenças sistêmicas autoimunes, hepatites).

Síndrome Nefrítica

A síndrome nefrítica pode ser entendida como o conjunto de sinais e sintomas decorrente de um processo inflamatório agudo glomerular. Os processos inflamatórios glomerulares podem ocorrer de forma idiopática como uma doença primária dos rins ou secundariamente a alguma doença sistêmica, como infecções e colagenoses.

- **QD:** O paciente com síndrome nefrítica geralmente refere "urina cor de coca-cola" (refletindo a hematúria macroscópica) e edema (especialmente palpebral). Pacientes com casos mais graves podem apresentar os sinais e sintomas urêmicos.
- **Exame físico:** Edema generalizado; hipertensão arterial. Demais alterações relacionadas com a etiologia da doença.

Síndrome nefrótica

A síndrome nefrótica é definida como proteinúria maciça (proteinúria de 24 horas acima de 3,5 g), com tendência a edema, hipoalbuminemia e hipercolesterolemia.

- **QP:** O paciente com síndrome nefrótica apresenta como principal queixa o edema generalizado. Tipicamente o edema se inicia em face, principalmente em região periorbital, pela manhã, e com a evolução da doença se torna generalizado, acometendo membros e abdome.
- **EF:** Edema generalizado; alterações na ausculta cardiovascular e pulmonar podem estar presentes.

Diagnóstico das glomerulopatias

A síndrome nefrítica e a síndrome nefrótica necessitam de investigação laboratorial para serem confirmadas, sendo necessário avaliar a função renal através da ureia e creatinina e avaliação do sedimento urinário.

Para investigação etiológica da glomerulopatia, deve-se levar em conta a história clínica do paciente e pesquisa de anticorpos como anti-DNA, anti-estreptocócicos, antimembrana basal glomerular, a fim de avaliar causas autoimunes ou infecciosas. A biópsia renal mostra-se como o padrão-ouro para o diagnóstico da etiologia das glomerulopatias, porém só deve ser realizada quando não há etiologia definida após a investigação inicial acima apresentada.

Achados na síndrome nefrítica

- Hematúria micro ou macroscópica é seu sinal mais característico;
- Proteinúria < 3,5 g/24h.

Achados na síndrome nefrótica

- Proteinúria > 3,5 g/24h;
- Hipoalbuminemia;
- Hipercolesterolemia.

Nefrolitíase

A nefrolitíase é um processo de cristalização, onde ocorre a biomineralização, com a formação de cálculos no trato urinário, com a influência de vários componentes e moduladores. Simplificadamente, podemos dividi-los em fatores físico-químicos, relacionados à saturação urinária, nucleação, crescimento e agregação de partículas cristalinas, e fatores biológicos, correlacionados a macromoléculas urinárias inibidoras da cristalização.

- **ID:** Condição de alta prevalência e recorrência, sendo uma das doenças mais comuns do trato urinário. Acomete de 5% a 15% da população, em especial homens, brancos, (na proporção de 3:1) entre os 30 e 50 anos de idade, residentes em áres quentes e secas.
- **QD e HPMA:** Classicamente, os quadros de nefrolitíase se manifestam por dor do tipo cólica, na região lombar, de forte intensidade (cólica nefrética), podendo ou não irradiar para a região dos flancos, fossa ilíaca ou genitália externa. Contudo, na literatura também são descritos quadros de dor abdominal difusa, sem fatores de melhora ou piora com a posição corporal.
- **ISDA:** Concomitantemente, pode haver disúria e hematúria macroscópica, além de náuseas, vômitos e mal-estar.
- **AP:** Sempre se atentar ao historórico de infecções urinárias de repetição, diarreia crônica, gota, bexiga neurogênica, alterações metabólicas (como hipercalciúria, hipocitratúria e hiperuricosúria), exposição excessiva ao sol, baixa ingestão de líquidos, restrição de leite ou derivados e uso de medicações sem prescrição médica como, por exemplo, vitaminas e suplementos de cálcio.
- **AF:** Observa-se história familiar positiva de nefrolitíase.
- **EF:** Ao exame físico, o paciente encontra-se taquicárdico, pálido, com sudorese, dor à palpação costovertebral e distensão abdominal leve, não associada a sinais de irritação peritoneal e hipertermia.
- **DX:** Baseado na história clínica e confirmado através da tomografia computadorizada de abdome e pelve sem contraste e exames laboratoriais como a urina I. Na impossibilidade de realização da tomografia (gestantes e crianças), pode ser realizada a ultrassonografia de abdome total.

Achados nos exames

- **Urina I:** hematúria, alterações do pH urinário e a presença de cristais;
- **TC abdome e pelve sem contraste:** pode-se identificar os tipos de cálculos, diferenciar os cálculos de coágulos sanguíneos, de neoplasias ureterais, de concreções fúngicas e de papilas renais necrosadas;
- **Ultrassonografia de abdome total:** detecta todos os tipos de cálculos, avalia a presença e o grau de hidronefrose, caso presente.

REFERÊNCIAS

1. Alves MAR. Diagnóstico de doença renal crônica: avaliação de proteinúria e sedimento urinário. J Bras Nefrol. 2004;24(3):48-59.
2. Andrew JP, Sundaram CP. Diagnosis and initial management of kidney stones. Am Fam Physician. 2001;63(7):1329-39.
3. Bastos MG, Bregman R, Kirstjan GM. Doença renal crônica: frequente e grave, mas também prevenível e tratável. Rev Assoc Med Bras. 2010,56(2):248-53.
4. Bickley SL. Propedêutica Médica Essencial: avaliação clínica, anamnese, exame físico. 6.ed. Rio de Janeiro: Guanabara Koogan, 2010. p.198, 205, 211-12.

MANUAL DE SEMIOLOGIA E PROPEDÊUTICA MÉDICA

5. Black D. The story of nephrology. J R Soc Med. 1980;73(7):514-8.

6. Carvalho M. Nefrolitíase. In: Riella MC. Princípios de Nefrologia e Distúrbios Hidroeletrolíticos. 4.ed. Rio de Janeiro: Guanabara Koogan, 2003. p.609-19.

7. Carvalho MFC, Franco MF, Soares VA. Glomerulopatias Primárias. In: Riella MC. Princípios de Nefrologia e Distúrbio Hidroeletrolíticos. 4.ed. Rio de Janeiro: Guanabara Koogan, 2003. p.403-6.

8. Costa JAC, Vieira-Neto OM, Neto MM. Insuficiência renal aguda. Medicina (Ribeirão Preto). 2003;36:307-24.

9. Field M, Pollock C, Harris D. O Sistema Renal – Ciência Básica e Condições Clínicas. 1.ed. Rio de Janeiro: Guanabara Koogan, 2004. p.2-3.

10. Field M, Pollock C, Harris D. O Sistema Renal – Ciência Básica e Condições Clínicas. 1.ed. Rio de Janeiro: Guanabara Koogan, 2004. p.17-9.

11. Gomes PN. Profilaxia da Lítiase Renal. Acta Urológica. 2005;22(3):47-56.

12. Gonçalves LFS, Costa CAR. Diagnóstico Sindrômico em Nefrologia. In: Barros E, Manfro RC, Thomé FS, Gonçalves LFS. Nefrologia: Rotinas, diagnóstico e tratamento. 3.ed. Porto Alegre: Artmed, 2006. p.32-8.

13. Guyton AC. Os Rins e os Liquidos Corporais. In: Fisiologia Humana e os Mecanismos das Doenças. 5.ed. Rio de Janeiro: Guanabara Koogan, 1993. p.167-208.

14. López M, Medeiros JL. Semiologia Médica: as bases do diagnóstico clinico. 3.ed. São Paulo: Atheneu, 1990. p.799-818.

15. Luca DGD, et al. Avaliação do Conhecimento do Termo "Nefrologia" em uma amostra populacional. J Bras Nefrol. 2013;35(2):107-11.

16. Moore KL, Dalley AF. Anatomia Orientada Para a Clínica. 4.ed. Rio de Janeiro: Guanabara Koogan, 2007. p.246-7.

17. Moraes CA, Colicigno PRC. Estudo Morfofuncional do Sistema Renal. SARE. 2007;1(1):161-7.

18. National Kidney Foundation. K/DOQI Clinical Practice Guidelines for Chronic Kidney Disease: Evaluation, Classification and Stratification. 2002. p.44-5.

19. Nunes TF, Brunetta DM, Leal CM, et al. Insuficiência renal aguda. Medicina (Ribeirão Preto). 2010;43(3):272-82.

20. Pecoits-Filho R. Diagnóstico de doença renal crônica: avaliação da função renal. J Bras Nefrol. 2004;24(3):4-5.

21. Pereira ERS, Souza CAM. Sistema Urinário. In: Porto CC. Semiologia Médica. 6.ed. Rio de Janeiro: Guanabara Koogan, 2009. p.791-812.

22. Peres LAB, Almeida LP, Bolson LB, et al. Investigação de Nefrolitíase no Oeste do Paraná. J Bras Nefrol. 2011;33(2):60-165.

23. Riella MC, Pachaly MA, Zunino D. Avaliação Clínica e Laboratorial da Função Renal. In: Riella MC. Princípios de Nefrologia e Distúrbio Hidroeletrolíticos. 4.ed. Rio de Janeiro: Guanabara Koogan, 2003. p.267-93.

24. Riella MC, Pecoits-Filho R. Insuficiência renal crônica: fisiopatologia da uremia. In: Riella MC. Princípios de Nefrologia e Distúrbio Hidroeletrolíticos. 4.ed. Rio de Janeiro: Guanabara Koogan, 2003. p.661-88.

25. Rovetto CRDR. Semiología Renal y Genitourinaria en Pediatría – Primeira parte. Revista Gastrohnup. 2010;12(3):45-53.

26. Santos OFP, Neto MC, Draibe AS, et al. Insuficiência Renal Aguda. In: Riella MC. Princípios de Nefrologia e Distúrbio Hidroeletrolíticos. 4.ed. Rio de Janeiro: Guanabara Koogan, 2003. p.388-401.

27. Schor N, Santos OFP, Boim MA. Insuficiência renal aguda. In: Bendhack DA, Damião R. Guia Prático de Urologia. 1.ed. São Paulo: BG Cultural, 1999. p.65-73.

28. Seguro AC, Yu L. Filtração Glomerular. In: Riella MC. Princípios de Nefrologia e Distúrbio Hidroeletrolíticos. 4.ed. Rio de Janeiro: Guanabara Koogan, 2003. p.30-6.

29. Silva FAQ, Simões FA. Semiologia Urológica. In: Júnior AN, Filho MZ, Reis RB. Urologia Fundamental. 1.ed. São Paulo: Planmark Editora, 2010. p.37-45.

30. Siveiro P, Machado CJ, Rodrigues RN. Doença Renal Crônica: Um Agravo de Proporções Crescentes Na População Brasileira. CEDEPLAR/UFMG, 2013. p.17-9.

31. Standring S. Gray's Anatomia. 40.ed. Rio de Janeiro: Elsevier, 2012. p.1225-8.

13 capítulo

Adriano Francisco Cardoso Pinto
Alvaro Alexandre Dias Bosco
Mirella Cintra Golçalves
Nicholas Simões Laureano
Ravendra Ryan Moniz

Urologia

PROPEDÊUTICA E SEMIOLOGIA UROLÓGICA
Introdução

A urologia é uma especialidade médica que vem acompanhando os avanços tecnológicos da humanidade. Com o passar do tempo, passou a incorporar novas técnicas e instrumentos que modificaram a forma de fazer diagnósticos e tratamentos (Nahon, 2011).

No antigo Egito praticava-se a circuncisão como ritual religioso. É o único procedimento cirúrgico mencionado na bíblia (Êxodo IV, 25) e a sua representação pôde ser vista nas ruínas e primeiros papiros entre 2980 e 2900 a.C., ficando eternizados (Figura 13.1).

Além dos procedimentos cirúrgicos, nos tempos antigos, os homens consideravam a urina com uma "substância da alma" e, para algumas antigas sociedades africanas, a chuva era considerada a urina dos deuses. Posteriormente, a análise da urina com o propósito de avaliar a saúde do indivíduo fez com que o "pai da medicina" (Hipócrates) observasse que mudanças no consumo de água poderia afetar o aspecto da urina (ao redor de 400 a.C.).

Personalidades de áreas distintas contribuíram muito, direta ou indiretamente, para o desenvolvimento da Medicina e também da Urologia. Leonardo da Vinci fez a descrição completa dos rins, bexiga e uretra. A primeira ilustração da próstata foi feita por Adrea Versálio na sua publicação *Tabulae anatomicae* (1538) aperfeiçoando-a no grandioso tratado de anatomia *De humanis corporis* (1543).

O espanhol Martin Castelhanos de Maudes foi o primeiro professor de Urologia da história da medicina; três séculos mais cedo que no resto da Europa. No Brasil, foi apenas em 1926 que Agenor Edésio Estellita Lins fundou a Sociedade Brasileira de Urologia (SBU) (Begliomini).

Os urologistas têm uma posição única e interessante na medicina. Os seus pacientes compreendem todos os grupos etários, incluindo o pré-natal, pediátrico, adolescente, adulto e geriátrico. São os responsáveis por fazer a avaliação inicial, diagnósticos e promover tratamento clínico e cirúrgico para todas as doenças do sistema genitourinário masculino e urinário feminino.

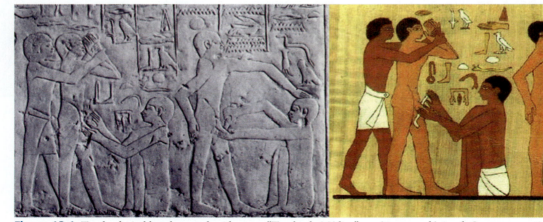

Figura 13.1 Tumba de Ankhmahor, conhecida como "Tumba do Médico", no sítio arqueológico de Saqqara na antiga cidade de Mênfis, no Egito.

Fonte: Acervo dos autores.

Dessa forma, muitos médicos, de várias especialidades, se depararão com pacientes com diagnósticos urológicos no decorrer da sua formação ou na sua área de atuação diária. Explica-se, assim, a importância de conhecimento sobre esses sistemas por todos os médicos.

Condições como infecções do trato urinário, cálculo renal ou ureteral e hiperplasia prostática benigna são muito incidentes na população. Estudos demonstraram que há uma indicência de 130 a 175 milhões de casos de infecções urinária por ano no mundo, com custos que chegam a 1,6 bilhão de dólares (Moura, 2009). A prevalência de cálculo renal na população gira ao redor de 10%, e muitos acabam desenvolvendo sintomas durante a vida (Wein, 2012).

Com relação às neoplasias, o câncer de próstata é o mais comum do homem, excetuando-se os tumores de pele não melanoma. No Brasil, segundo o INCA (Instituto Nacional de Câncer), estimam-se 68.800 casos para 2014.

Localização e distribuição do sistema

Para adequada avaliação dos pacientes urológicos, é necessário conhecer a anatomia do sistema urinário e gential masculino. Fica a cargo da Ginecologia a avaliação do genital feminino.

Rins e ureteres

Os rins e os ureteres são órgãos retroperitoneais (Figura 13.2). É função dos rins manter a homeostase. Eles têm a capacidade de eliminar as excretas nitrogenadas, fazer o controle hidrossalino e acidobásico, além atuar no metabolismo ósseo. Produzem hormônios que atuam na produção dos glóbulos vermelhos (eritropeotina) e no controle da pressão arterial (renina).

Os rins recebem grande quantidade de sangue (1/5 do débito cardíaco) através das artérias renais (originadas na aorta), dando entrada através dos hilos renais (medialmente). Dentro do rim, dividem-se em 5 artérias segmentares, que dão origem às artérias interlobares que, após entrarem no córtex, formam um arco sendo chamadas de arciformes. Estas dão origem às artérias interlobulares que se dirigem à periferia do córtex originando as arteríolas aferentes que chegam ao glomérulo (PORTO). Existe uma linha imaginária, avascular, na porção convexa dos rins, 1 cm posterior, onde não há cruzamento de vasos, chamada de linha de Brödel (Figura 13.3). Também compõe o hilo renal as veias renais que desembocam na veia cava inferior, sendo mais longa à esquerda (Wein, 2012).

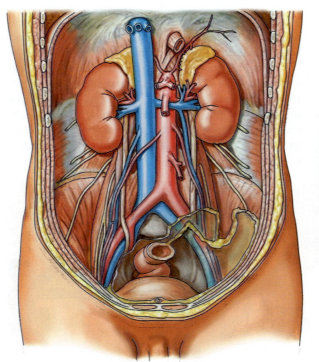
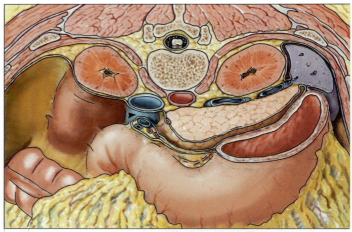

Figura 13.2 Retroperitôneo. Rins e ureteres e relações anatômicas.

Fonte: Adaptada de Netter 2014.

UROLOGIA

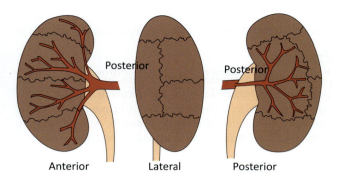

Figura 13.3 Irrigação arterial renal e linha avascular de Brödel.

Fonte: Adaptada de Netter 2014.

Os ureteres são órgãos longos, tubuliformes, que, através de contrações peristálticas, levam a urina produzida nos rins até a bexiga. Medem aproximadamente 30 cm na idade adulta e possuem diâmetro variável que vai de 3 mm no ureter distal e 7 ou 8 mm no ureter proximal. Possui três estreitamento anatômicos: junção ureteropiélica, no cruzamento com os vasos ilíacos e na junção ureterovesical. Sua irrigação arterial se faz através de diversos ramos, desde a artéria renal na porção superior até ramos da artéria vesical inferior distalmente. É interessante notar que os ramos que irrigam o ureter proximal (superiormente ao cruzamento com os vasos ilíacos) se apresentam de medial para lateral; enquanto no ureter distal (inferiormente ao cruzamento com os vasos ilíacos) a irrigação se dá de lateral para medial (Figura 13.4).

Bexiga e uretra

A bexiga é um órgão muscular que se situa na pelve e tem função de armazenar e eliminar a urina. Na sua porção superior e posterior fica em contato com o peritônio. Nas demais áreas, não tem esse revestimento. O epitélio que fica em contato com a urina é semelhante àquele presente na via excretora, desde a pelve renal: epitélio de transição ou urotélio, variando apenas o número de camadas de células.

A uretra é um conduto que tem a função de eliminar a urina nas mulheres, e tem aproximadamente 4 cm de extensão. Nos homens, também tem a função de eliminar o sêmen após a junção do ducto ejaculatório na porção prostática. Portanto, faz parte tanto do sistema urinário quanto do reprodutivo. A uretra no homem pode ser dividida em posterior (prostática e membranosa) e anterior (bulbar e peniana) e mede aproximadamente 15 a 20 cm.

Órgãos genitais externos

Compreendem: 1) pênis, 2) bolsa testicular e testículos, 3) epidídimos e 4) funículos espermáticos.

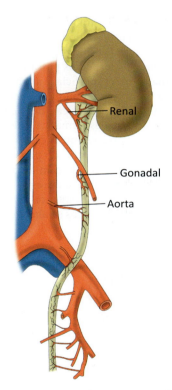

Figura 13.4 Irrigação arterial do ureter esquerdo.

Fonte: Adaptada de Netter 2014.

Pênis

O pênis é dividido em duas porções: raiz e a porção livre. A primeira encontra-se no períneo superficial e é responsável pela fixação e estabilidade do órgão, sendo composto.

A segunda, que é a maior parte do órgão, é constituído pelos corpos cavernosos e o corpo esponjoso. O último, projeta-se distalmente, sendo recoberta pela pele formando a glande. No ápice da glande está localizado o meato uretral.

MANUAL DE SEMIOLOGIA E PROPEDÊUTICA MÉDICA

O prepúcio é um tecido mucocutâneo que recobre e protege a glande. Ao nascimento, encontra-se fundida com a glande impedindo a sua exposição. Após os dois ou três anos de idade, cistos de queratinização acabam por romper as aderências prepuciais e associado às ereções intermitentes, alargam o anel fimótico expondo a glande. Aproximadamente 80% a 90% dos meninos não circuncidados são capazes de expor a glande após os três anos de idade (Nardi, 2013).

Foi proposta uma classificação para determinação da fimose, conforme a Figura 13.5 (Kayaba, 1996).

Bolsa testicular e testículos

A bolsa testicular é uma dobra de pele da região perineal que abriga os testículos, epidídimos e os elementos do cordão espermático. É dividida em dois compartimentos independentes, sendo separados por uma rafe mediana que cria uma barreira anatômica que impede a disseminação de infecções de um testículo ao outro, por exemplo. Abaixo da pele, encontramos a túnica dartos que é contínua com a fáscia superficial do abdome e períneo superficial. Abaixo dela, encontramos túnicas que derivam da parede abdominal, por onde os testículos passaram durante a sua migração. A camada mais superficial é a túnica espermática externa derivada do músculo oblíquo externo do abdome; internamente, a túnica cremastérica é derivada do músculo oblíquo interno e a túnica espermática interna é derivada do músculo transverso do abdome. A camada mais profunda é a túnica vaginal, que se deriva do peritôneo.

Os testículos ficam em contato com a porção visceral da túnica vaginal e é envolto por uma túnica espessa, a túnica albugínea, que envia septos para o seu interior, dividindo-o em lobos. Neles, encontram-se os túbulos seminíferos que originam a rede testicular, de onde partem os túbulos eferentes que comunicam o testículo com a cabeça do epidídimo (Nardi, 2013).

Epidídimos

É o órgão responsável pela maturação, reserva e transporte dos espermatozoides até a os ductos deferentes. Possui três porções: cabeça, corpo e cauda. A primeira tem íntimo contato com o polo superior do testículo. A região entre o testículo e o epidídimo é denominada mesórquio.

Funículos espermáticos

Inicia-se na altura do anel inguinal profundo, lateralmente aos vasos epigástricos inferiores, e terminam na face posterior dos testículos sustentando estes no escroto. Atravessa o canal inguinal e, ao sair no anel inguinal superficial, adquire sua terceira túnica (fáscia espermática externa).

São constituídos de: ducto deferente, artérias (testicular, deferencial e cremastérica), veias (plexo pampiniforme), nervos (sensitivos autonômicos e ramo genital do nervo genitofemoral) (Moore, 2006).

Órgãos genitais internos

Compreendem: próstata e vesículas seminais.

Próstata

A próstata é um dos órgãos mais importantes para o urologista, uma vez que é sede do câncer mais comum no homem e muitas das queixas miccionais do homem adulto é proveniente do crescimento da glândula. Possui uma base mais cranial e um ápice mais caudal. As relações anatômicas se dão: superiormente (colo vesical), sendo que a uretra

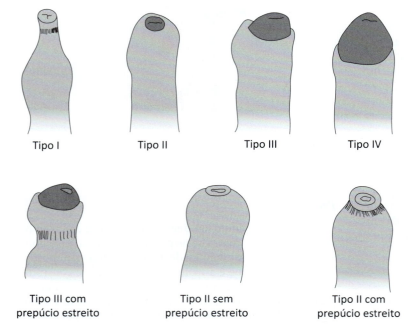

Figura 13.5 Classificação do tipo de fimose mostrando presença ou ausência de anel fimótico e exemplos de fimose. Tipo 1: ausência de retração prepucial; Tipo II: exposição apenas do meato uretral; Tipo III: gande exposta entre o meato uretral e o sulco coronal; Tipo IV: exposição da glande com aderência balanoprepucial.

Fonte: Acervo dos autores.

penetra na sua região central; inferiormente (repousa na superfície superior do diafragma urogenital); anteriormente (sínfise púbica) e posterormente (parede anterior do reto, separada pela fáscia de Denoviliers) (Nardi, 2013).

Segundo a Classificação de Lowsley, a próstata é dividida em seis lobos contínuos e não separáveis macro ou microscopicamente: lobo anterior, posterior, laterais direito e esquerdo, médio comissural e médio subcervical. No entanto, McNeal propõe, ao invés do conceito clássico da divisão anatômica em lobos, a anatomia zonal que divide a próstata conforme as diferenças histológicas. Foi dividida em zona central (onde desembocam os ductos ejaculatórios), zona de transição (local onde se desenvolve a hiperplasia prostática benigna, com compressão das outras zonas), zona fibromuscular anterior (onde não existe tecido glandular) e a zona periférica (maior área compreendendo 70% dos tumores de próstata).

A inervação da próstata se origina do plexo hipogástrico inferior que, por sua vez, se origina a partir da união do nervo hipogástrico com os nervos esplâncnicos pélvicos (ramos parassimpáticos). Um dos principais ramos do nervo hipogástrico inferior é o nervo cavernoso (feixe neurovascular), responsável pela ereção. Durante a cirurgia de prostatectomia radical devido ao câncer de próstata, esse feixe deve ser, sempre que possível, poupado (Figura 13.6) (Hricak, 2009) (Figura 13.7).

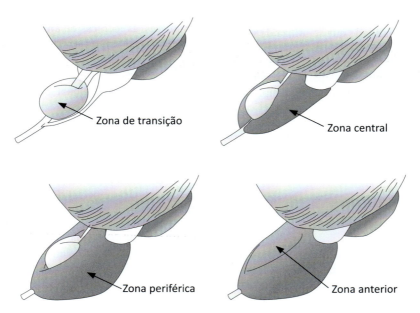

Figura 13.6 Anatomia zonal da próstata segundo McNeal.

Fonte: Adaptada de Hricak 2009.

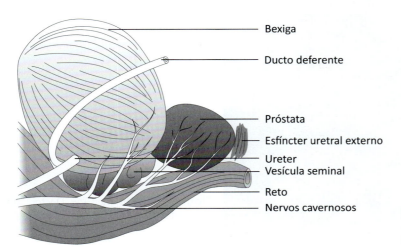

Figura 13.7 Nervos cavernosos da próstata.

Fonte: Adaptada de Hricak 2009..

Vesículas Seminais

São órgãos anexos do sistema genital masculino que produz parte do líquido seminal. Anteriormente à elas, está a porção vesical correspondente ao trígono vesical. Posteriormente, estão separadas do reto pelo septo retoprostático. Lateralmente, relacionam-se com o plexo venoso periprostático.

Na sua porção mais distal, forma o ducto da vesícula seminal, junta-se com o ducto deferente e forma o ducto ejaculatório que desembocará na uretra prostática na porção anterior do colículo seminal à direita e esquerda do utrículo prostático.

SEMIÓTICA E SEMIOTÉCNICA

A urologia é uma especialidade que se utiliza de vários artifícios para se chegar aos diagnósticos. A anamnese e exame físico dirigidos ao sistema urogenital são a primeira etapa e não há necessidade de nenhum equipamento avançado para isso. No entanto, algumas vezes, exames complementares de baixa e alta complexidade têm o seu papel como auxiliar no raciocínio clínico para firmarmos diagnósticos.

Separamos as técnicas semiológicas do trato genitorinário, para fins didáticos, da seguinte forma:

1. Anamnese;
2. Exame físico;
3. Exames complementares.

Anamnese

Como nas outras especialidades, a anamnese é o ponto de partida da prática médica. Quando bem realizada e conduzida, auxilia na elucidação diagnóstica e dirige o raciocínio clínico para as afecções mais prováveis, aumentando as chances de acerto. No entanto, é cada dia mais comum nos depararmos com profissionais que não conseguem extrair as informações necessárias e acabam transformando o momento mais relevante da arte médica simplesmente no meio de solicitar os exames complementares.

O artista Samuel Luke Fildes, em 1887, antes da era da descoberta dos antibióticos, já havia representado esse momento nas suas pinturas (Figura 13.8). E nos dias de hoje, estando cada vez mais rodeados de tecnologia e, a cada dia, com mais dificuldades para conseguirmos conversar pessoalmente, a anamnese tem se tornado uma arte (Peresson, 2010).

Como o urologista lida com uma ampla gama de pacientes, que vão desde recém-nascidos até idosos, homens e mulheres, as técnicas de anamnese diferem assim como as doenças mais importantes para cada grupo.

Identificação

É o momento no qual identificamos a faixa etária e sexo do paciente e iniciamos o raciocínio para diferentes doenças.

Dentre as afecções mais comuns nas crianças, podemos citar algumas doenças congênitas como estenose da junção ureteropiélica (JUP), refluxo vesicoureteral (RVU), válvula de uretra posterior (VUP), além da fimose e infecção urinária.

Nas mulheres jovens, avaliamos a possibilidade de infecção urinária e nefrolitíase. Nas idosas são comuns também queixas de incontinência urinária e infecção urinária.

Nos homens jovens, podemos fazer diagnóstico de nefrolitíase, doença sexualmente transmissível (DST), orquite ou orquiepididimite, balanopostite e infertilidade. Nos idosos, há grande prevalência de hiperplasia prostática benigna (HPB), disfunção erétil e câncer de próstata.

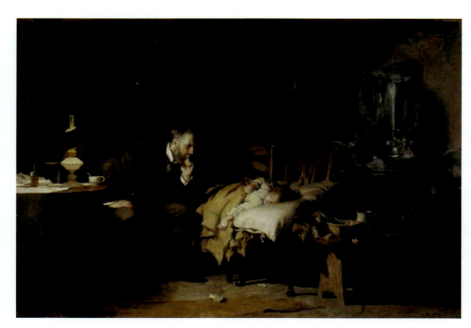

Figura 13.8 Pintura "The Doctor" (O médico) de Samuel Luke Fildes, 1887.

Fonte: Acervo dos autores.

Queixa Principal e Duração (QPD) e História Pregressa da Moléstia Atual (HPMA)

Neste momento, se faz necessário tentarmos entender o motivo da consulta. Muitas vezes, não é fácil conseguirmos extrair a razão da consulta inicialmente; mesmo porque os pacientes podem apresentar outras queixas que podem confundir o médico. Por nos depararmos com doenças genitais nos homens e até de caráter sexual, é comum nos avaliarmos homens receosos de se exporem e, caso não se sintam à vontade, podem passar a consulta inteira tentando achar uma brecha para indagarem sobre suas reais dúvidas.

Neste momento, devemos nos ater aos sinais e sintomas apresentados pelos pacientes e para a sua caracterização é fundamental que saibamos como caracterizá-los. A seguir, transcrevemos algumas queixas encontradas durante a consulta.

Alteração na produção de urina

- **Anúria:** caracteriza-se por volume urinário menor do que 100 mL/24h. Normalmente evidenciada por obstrução ureteral bilateral, obstrução das artérias renais bilaterais, na necrose cortical bilateral e insuficiência renal aguda (IRA) grave.
- **Oligúria:** produção de urina inferior a 400 mL/24h (ou 20 mL/h). Isso promove uma excreção de urina inferior à necessidade de excreção de solutos. Pode ser decorrente de estados de desidratação, hemorragias ou lesões renais (glomerulopatias ou necrose tubular aguda – NTA).
- **Poliúria:** aumento do volume urinário, superior a 2.500 mL/24h. Existem dois mecanismos básicos: osmótica ou incapacidade de concentração da urina.

Alteração no armazenamento e esvaziamento vesical

- **Disúria:** micção acompanhada de dor, sensação de queimação ou desconforto ao urinar. Habitualmente, é causada por inflamação em decorrência de uretrite, cistite, prostatite ou trauma geniturinário. Quando a dor acentua-se ao final da micção, dificultando o ato miccional, é chamada de estrangúria.
- **Polaciúria:** aumento da frequência das micções, com intervalos entre as micções menores do que 2 horas, sem que haja aumento do volume urinário. Normalmente acontece devido a afecções na uretra posterior ou na bexiga. Causas comuns: infecção urinária, cálculos vesicais (ou ureterais distais), alterações neurológicas, psicológicas (ansiedade) ou fisiológicas (como no frio).
- **Urgência miccional:** desejo forte, súbito e irrefreável de urinar. Pode ou não estar associado à incontinência por urgência.
- **Esforço miccional:** condição em que se usam recursos auxiliares para urinar. Reflete dificuldade no esvaziamento vesical de natureza inflamatória, neurogênica, infecciosa ou, mais comumente, obstrutiva.
- **Hesitação:** aumento do tempo para início da micção, muitas vezes associada a esforço miccional.

- **Retenção urinária:** incapacidade de eliminar a urina acumulada na bexiga. Os rins produzem a urina normalmente, mas há incapacidade de esvaziamento vesical. Na infância, deve-se suspeitar de problemas neurológicos, ureterocele em meninas e válvula de uretra posterior em meninos. Em adultos do sexo masculino, a maior suspeita recai sobre problemas uretroprostáticos. No feminino, doenças neurológicas ou inflamatórias/infecciosas. O uso de medicamentos (descongestionantes nasais, antigripais ou dilatadores de pupila) pode ser a causa. Quando aguda, costuma ser bastante incômoda; se crônica, pode ser menos sintomática, embora possa comprometer o trato urinário superior. Pode ser completa ou incompleta. Nesta última, normalmente nos casos crônicos, os pacientes apresentam resíduo pós-miccional elevado.
- **Incontinência urinária:** perda involuntária de urina. Contínua ou intermitente, com ou sem micções preservadas, relacionada ou não ao esforço abdominal. Em grande parte dos casos, reflete incompetência esfincteriana, mas também pode ser observada, na retenção urinária, por transbordamento (ou incontinência paradoxal) ou associada à urgência miccional (nos casos de bexiga hiperativa). No sexo feminino, pode ser decorrente de fístulas ou ectopias ureterais extravesicais.
- **Noctúria ou Nictúria:** micção noturna. Reflete diminuição da autonomia miccional ou aumento do volume urinário noturno. Normalmente, um adulto não deve acordar mais do que duas vezes por noite para urinar.
- **Pneumatúria:** emissão de gases pelo trato urinário, não necessariamente, mas principalmente ao urinar. Pode aparecer em quadros infecciosos, mais frequentemente em diabéticos e/ou em comunicações anormais entre os tratos digestivo e urinário (fístulas neoplásicas, inflamatórias ou actínicas).
- **Parurese:** incapacidade de urinar diante de pessoas ou em ambientes estranhos, sendo de caráter psicológico ("bexiga tímida").
- **Enurese:** micção involuntária, inconsciente, que não deve ser confundida com incontinência (que por definição é perda, não micção). Fisiológica até os três a quatro anos de idade, passa a ser considerada anormal a partir dessa faixa etária. Pode ser classificada em diurna ou noturna, dependendo do período no qual se apresenta com mais frequência. Pressupõe ausência de doença do trato urinário, relacionando-se a fatores neuropsicogênicos. Tem caráter hereditário e é atribuída a atraso no processo de mielinização das fibras nervosas envolvidas no arco reflexo da micção.

Alteração sexual

- **Priapismo:** definido como ereção persistente (mais de quatro horas) e dolorosa, mesmo sem estímulo sexual (Montague, 1999).

MANUAL DE SEMIOLOGIA E PROPEDÊUTICA MÉDICA

- **Hemospermia:** significa presença de sangue no esperma, o que gera grande ansiedade nos pacientes. Na sua maior parte (96,5% dos casos) é de etiologia benigna. Quando recorrente ou persistente, indica que a investigação clínica deve ser aprofundada com exames complementares, conforme algoritmo 13.1.
- **Secreção uretral:** é o principal sinal de pacientes com uretrite e que muitas vezes vem associada a disúria. As uretrites podem ser divididas em: uretrite gonocócica (*Neisseria gonorrhoeae*) e não gonocócica (*Chlamydia trachomatis*, *Ureaplasma urealyticum*, *Mycoplasma hominis*, *Trichomonas vaginalis*) ou traumática (Figura 13.9).

O tempo de aparecimento após a relação sexual suspeita e o aspecto da secreção uretral ajudam a diferenciá-las. As traumáticas acontecem logo após a

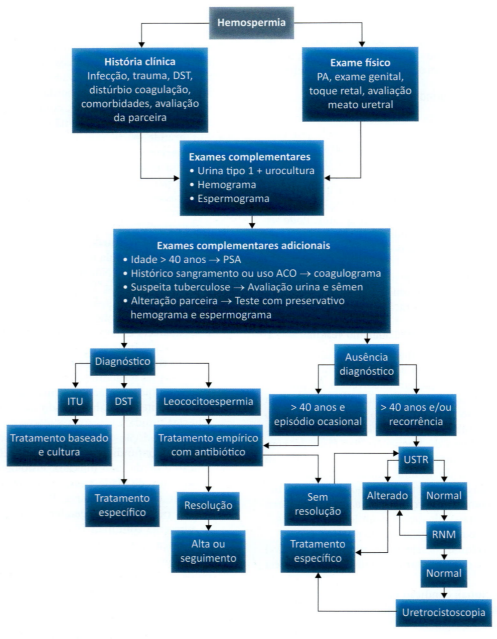

Algoritmo 13.1 Fluxograma de diagnóstico e acompanhamento da hemospermia.

Fonte: Adaptada de Dos Reis 2012.

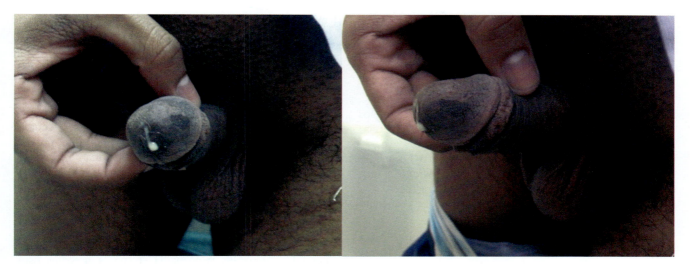

Figura 13.9 Uretrite gonocócita.

Fonte: Fotos cedidas pelo Dr. Álvaro Alexandre Dias Bosco.

relação, que muitas vezes é referida como intensa. As gonocócicas normalmente aparecem poucos dias após o ato (até cinco dias) e são abundantes e purulentas. As não gonocócicas têm um período de incubação maior, podendo chegar a dez dias, e são hialinas.
- **Disfunção erétil:** é a incapacidade de ter ou manter ereção peniana suficiente para performance sexual satisfatória. Após melhora da compreensão das bases moleculares da doença e com o advento de medicações específicas e bem toleradas, houve um aumento do número de consultas nos consultórios devido a esse problema. As causas mais comuns são: orgânicas (nestas, incluem-se as hormonais e vasculogênicas) e psicogênicas.
- **Ejaculação precoce:** refere-se à persistência ou recorrência de ejaculação antes, durante ou logo após a penetração, na qual o indivíduo não deseja e não satisfaz nem a ele e nem à parceira.
- **Ejaculação retardada:** dificuldade em chegar à ejaculação. Normalmente associada a causas psicológicas.
- **Anejaculação:** falha na emissão do esperma, que pode ser devido à obstrução de canalículos ejaculatórios (por exemplo, infecções) ou pode haver ejaculação retrógrada (a emissão ocorre para dentro da bexiga, saindo posteriormente na urina). Nesta última, as causas podem ser: pós-cirúrgica (como tratamento da HPB, RTU de próstata e colo vesical, prostatectomia transvesical, após linfadenectomia retroperitoneal), neurogênica (DM) e medicamentosa (utilização de alfa-bloqueadores). O diagnóstico diferencial pode ser feito através de coleta de urina após a masturbação.
- **Anorgasmia:** impossibilidade de atingir o orgasmo durante relação sexual. Também tem causa psicogênica.
- **Dispareunia:** dor durante a relação sexual.

Alteração da fertilidade

- **Infertilidade masculina:** impossibilidade de conceber após um ano de relações sexuais não protegidas. Afeta aproximadamente 15% dos casais e 40% das vezes está associada à causa masculina. A história é muito importante na avaliação da fertilidade masculina. No quadro abaixo, constam as informações relevantes:
    - História médica
        - Febres;
        - Doenças sistêmicas – DM, câncer, infecção;
        - Doenças genéticas – fibrose cística, Sd. De Klinefelter.
    - História cirúrgica
        - Orquidopexia, criptorquidia;
        - Herniorrafia inguinal;
        - Trauma testicular, torção de testículo;
        - Cirurgia pélvica, retroperitoneal ou vesical;
        - RTU de próstata;
        - Início puberal.
    - História da fertilidade
        - Ereções, frequência, uso de lubrificantes.
    - História familiar
        - Criptorquidia, hipospádia, eposição a diestilbestrol;
        - Doenças da linha média (Sd. De Kartagener);
        - Outras síndromes: Prune-belly.
    - História medicamentosa
        - Nitrofurantoína, cimetidina, sulfasalazina, espironolactona;
        - Alfabloqueadores.
    - História social
        - Abuso de álcool, tabagismo, cocaína, esteroides anabolizantes.

- História ocupacional
  - Exposição à radiação ionizante, corante anilina;
  - Exposição crônica ao calor (saunas, fornos);
  - Pesticidas, metais pesados.

Interrogatório Sobre Diversos Aparelhos (ISDA)

Devemos questionar sobre alterações em outros órgãos e sistemas. Algumas doenças urológicas podem estar relacionadas a um quadro sistêmico sem diagnóstico.

Para tentarmos fazer diagnósticos precisos, um bom interrogatório sobre outras afecções do indivíduo é fundamental. Muitas doenças urológicas vêm associadas a alterações em outros sistemas, principalmente a doenças endócrinas, neurológicas e cardiovasculares.

Antecedentes Pessoais (AP)

Neste momento, é fundamental nos atentarmos a outras doenças do indivíduo, medicações de uso habitual, alergias e cirurgias prévias. Uma vez que a Urologia é uma especialidade cirúrgica, termos conhecimento detalhado sobre cirurgias pregressas é de suma importância antes de realizarmos outro procedimento.

Antecedentes Familiares (AF)

Conhecimento sobre o histórico familiar para câncer, principalmente o de próstata, é muito importante no acompanhamento dos pacientes que desejam avaliação anual como rastreamento para o câncer da doença. É também importante sabermos sobre doenças hereditárias e genéticas para avaliação de infertilidade.

Exame físico

O exame físico geniturinário compreende inspeção, palpação, percussão e ausculta. Este último, diferentemente do sistema cardiovascular e respiratório, é de relevância limitada. No entanto, os demais são fundamentais para fazermos diagnósticos precisos. Muitas vezes, não é necessário nenhum exame complementar para darmos o diagnóstico de doenças urológicas.

Inspeção

O exame deve ser realizado em local privado, de preferência com luz natural ou com uma fonte de luz adequada. Quando o paciente vem acompanhado à consulta, pode-se indagar sobre a possibilidade do acompanhante permanecer ou não na sala de exame.

Para inspecionar, o paciente será despido e colocado em ambiente bem iluminado. Começando pela pele devemos notar: eritema, cianose, palidez, depressões, placas, cicatrizes ou nódulos em todo abdome, região lombar e genitais.

Durante a inspeção podemos fazer alguns diagnósticos como balanopostites, hipospádia, epispádia, uretrites, fístula urinárias, fimose, parafimose, estenose de meato uretral, carcinoma de pênis, priapismo, hidrocele, varicocele (quando em grau mais acentuado), e até bexigoma (em pacientes magros).

Pênis

O pênis deve ser examinado em toda sua extensão, podendo se iniciar no meato uretral e glande e posteriormente na haste (corpos cavernosos) e prepúcio. Calibre do meato uretral e a sua posição são avaliados, identificando-se estenoses de meato e ectopias (Figuras 13.10 a 13.12).

Localização anômala do meato uretral é denominada ectopia e recebem denominações de acordo com os locais de abertura do meato uretral; quando na face ventral, denomina-se hipospádia; na dorsal, epispádia. Hipospádias podem ser acompanhadas de outras alterações ao exame físico, destacando-se: ausência de prepúcio ventral, excesso de prepúcio dorsal ("capuchão"), presença de corda fibrosa ventral (*chordee*), escroto bífido e transposição penoescro-

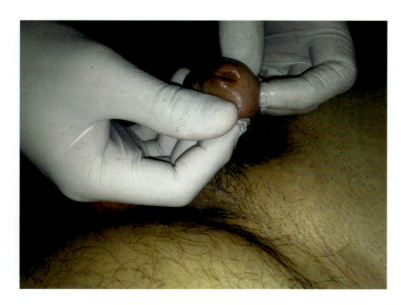

Figura 13.10 Meato uretral tópico.

Fonte: Foto cedida pelo Dr. Álvaro Alexandre Dias Bosco.

UROLOGIA

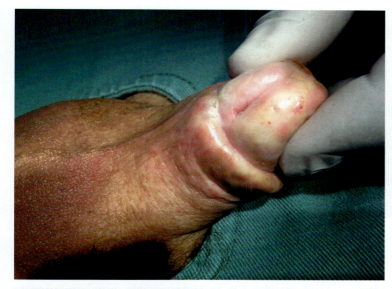

Figura 13.11 Balanopostite após radioterapia por carcinoma de pênis.

Fonte: Foto cedida pelo Dr. Álvaro Alexandre Dias Bosco.

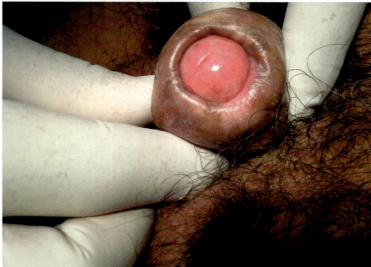

Figura 13.12 Estenose de meato uretral.

Fonte: Foto cedida pelo Dr. Álvaro Alexandre Dias Bosco.

tal. O *chordee* tem grande importância clínica, pois confere ventroflexão ao pênis ereto, podendo dificultar ou impossibilitar o ato sexual.

A pele de toda a região genital deve ser examinada, procurando-se fimose (em seus diversos graus) e lesões compatíveis com doenças sexualmente transmissíveis. O HPV peniano é muito frequente e, uma vez que há suspeita clínica, podemos realizar a peniscopia para realçar lesões aceto-brancas, indicativas da infecção (Figura 13.13).

Bolsa testicular

A avaliação da bolsa testicular deve se iniciar com a inspeção, onde podemos observar alterações da pele como: angioqueratoma de escroto (pequenas dilatações de vasos superficiais da pele que podem romper e causar pequenos sangramentos), lúpia escrotal (cistos epidérmicos escrotais) e é possível observar varicoceles em graus maiores (grau III).

Genital feminino

Caso o médico seja do sexo masculino, é prudente que esteja acompanhado de enfermeira ou de outra profissional da área da saúde. A paciente deve despir-se com privacidade e ser coberta antes do início do exame, que deve ser realizado em posição ginecológica. Faz-se a inspeção da genitália externa e do introito vaginal, atentando-se para alterações tróficas, lesões ulcerosas ou verrucosas e secreções uretrais ou vaginais.

Solicita-se à paciente que realize manobra de Valsalva, visando à identificação de cistocele ou retocele e também a continência urinária.

Capítulo 13

255

MANUAL DE SEMIOLOGIA E PROPEDÊUTICA MÉDICA

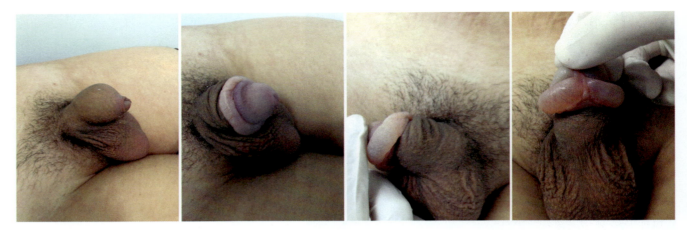

Figura 13.13 Fimose e Parafimose.

Fonte: Fotos cedidas pelo Dr. Álvaro Alexandre Dias Bosco.

Em meninas, deve-se atentar à posição do meato uretral e presença de meato ureteral ectópico, predispondo a perdas urinárias (Figura 13.14).

Palpação

A palpação é fundamental no exame físico urológico. Através dela, podemos avaliar muitos órgãos do trato geniturinário: rins, bexiga, próstata, testículos e cordões testiculares e na mulher, a vagina e uretra.

Rins

Por estarem protegidos pelo gradeado costal e por musculatura, geralmente os rins não são palpáveis no adulto. O esquerdo, por ser mais alto, é praticamente inacessível. Em pacientes magros, o polo inferior do rim direito normal pode ser palpado ao final da expiração profunda. Em crianças e mulheres magras, pode ser possível palpar o pólo superior do rim direito com inspiração.

A melhor maneira de palpar os rins é com o paciente na posição supina. O rim é levantado por trás com uma mão no ângulo costovertebral e, durante a inspiração profunda, a mão do examinador avança com firmeza no abdome, logo abaixo da margem costal. Com cada inspiração, a mão do examinador pode ser avançado mais profundamente no abdome (Figura 13.15).

Em lactentes, o rim pode ser facilmente palpado com o polegar colocado abaixo do gradil costal e os demais dedos posteriormente, no ângulo costovertebral.

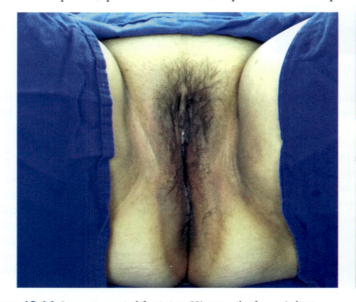
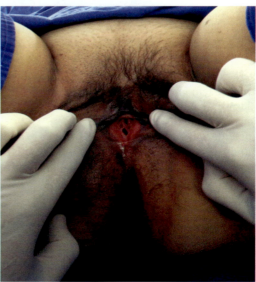

Figura 13.14 Inspeção genital feminina. Hímen cribriforme à direita.

Fonte: Fotos cedidas pelo Dr. Álvaro Alexandre Dias Bosco.

UROLOGIA

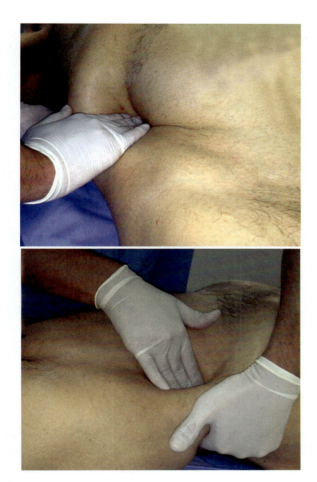

Figura 13.15 Palpação renal.

Fonte: Fotos cedidas pelo Dr. Álvaro Alexandre Dias Bosco.

Bexiga

Em adultos, pode ser avaliada por palpação e percussão, quando em quantidade de urina superior a 300 mL. Pode ser visível e palpável em crianças ou em pacientes magros como uma tumoração mediana infraumbilical. Em mulheres, a bexiga pode ser palpada entre a parede abdominal anterior e a vagina, estando protruída na cistocele; nos homens, pode ser palpada através do toque retal em pacientes anestesiados. A palpação pode fornecer informações importantes sobre a extensão de tumores vesicais avaliando a sua mobilidade no exame bimanual (Figura 13.16).

Próstata

A próstata é palpada através do exame retal. Deve ser realizado em todo paciente com queixas urológicas, independentemente de sua idade. É muito utilizado para avaliarmos o seu volume, assim como a sua consistência nas avaliações anuais do chek-up prostático.

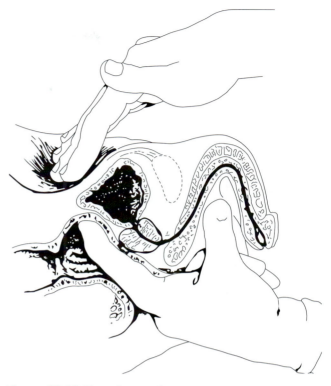

Figura 13.16 Toque bimanual.

Fonte: Adaptada de Campbell 2007.

Como um método de rastreamento do câncer, é realizado em indivíduos acima dos 50 anos e/ou acima dos 45 anos naqueles com histórico familiar para esse tipo de câncer. Ou então, quando há qualquer dúvida ou elevação dos valores do PSA (antígeno prostático específico) em pacientes mais jovens.

Naqueles com suspeita de prostatite aguda, o toque retal deve ser adiado inicialmente, devido ao risco de sepse.

Posição do paciente

O exame é realizado com o paciente em quatro posições, conforme (Figura 13.17).

Tanto a preferência do paciente quanto dos examinadores foram avaliadas e o decúbito lateral esquerdo foi o preferido pelos primeiros enquanto a posição de decúbito dorsal e litotomia foi a posição preferida pelos segundos (DosReis, 2012).

Etapas do exame

- Informar o paciente sobre a manobra;
- Adquirir uma luva para realização do procedimento e lubrificar com anestésico (xylocaína gel 2%) ou vasilina;
- Separar as nádegas e a região perianal para serem inspecionadas;
- O dedo é introduzido horizontalmente no ânus, com uma pressão firme para vencer o esfíncter;

MANUAL DE SEMIOLOGIA E PROPEDÊUTICA MÉDICA

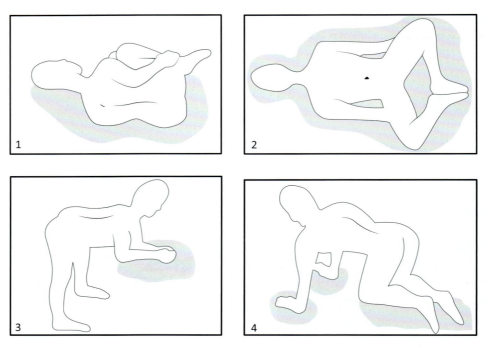

Figura 13.17 Posição para realização do toque retal.

Fonte: Adaptada de DosReis, 2012.

- Por fim, através de um movimento rotativo, é lentamente introduzido o dedo indicador em direção ao umbigo, 6 a 10 cm;
- Deve-se virar o dedo para explorar o reto;
- Em caso de dor, você deve retirar o dedo introduzido ou usar anestésicos locais, uma vez que é uma manobra que requer a cooperação do paciente.

O que deve ser avaliado

- **Esfíncter anal:** o tônus deve ser avaliado, sentindo uma resistência durante a introdução digital e, quando se pede para o paciente apertar o esfíncter externo ao seu dedo são firme não é irritante para a paciente. Ao toque também pode ser observado sangue em dedo de luva, assim como fezes moles e marrom.
- **Temperatura anal:** será aumentada em presença de processos inflamatórios ou infecciosos.
- **Deformação:** nódulos ou depressões nas paredes do reto.
- **Próstata:** normalmente, a glândula é do tamanho de uma noz, com consistência elástica semelhante àquela da eminência tênar quando o polegar encontra com o dedo mínimo.

Toda a superfície prostática deve ser examinada, buscando-se áreas ou nódulos endurecidos, assimetria na consistência dos lobos, aumento na sensibilidade ou perda de mobilidade, bem como apagamento dos limites laterais da glândula, alterações sugestivas de carcinoma. Metade dos nódulos detectados ao exame clínico é maligna à biópsia. A palpação, geralmente, é indolor, pode ser desconfortável e causar incômodo, mas não causa dor. Os pacientes se queixam de urgência miccional e, em algumas ocasiões, apresentam secreção prostática com saída espontânea pela uretra. Caso o paciente apresente dor, próstata amolecida e quente, pode estar vivenciando um quadro de prostatite. – Depois da palpação da prostática podem ser palpadas das vesículas seminais (normalmente imperceptíveis ao toque, mas que podem ter aumento do seu volume por tuberculose ou tumores).

Bolsa testicular, testículos, epidídimos e cordões testiculares

Na palpação, devemos sentir os testículos e compararmos os seus volumes através do orquidômetro (avaliar possibilidade de atrofia testicular ou mesmo ausência de um dos testículos na bolsa testicular, criptorquidia). Têm consistência firme, sem nodulações. Estas, quando presentes, podem conferir diagnóstico de neoplasia. Os epidídimos, que são encontrados posterolateralmente aos testículos sendo que a sua cabeça projeta-se na porção superior, são confundidos frequentemente com tumores testiculares pelos próprios pacientes ou suas parceiras.

Durante o exame, deve-se apreender o testículo analisado entre as polpas digitais de ambas as mãos para que não escapem. Normalmente fazemos oposição do polegar com o anelar (quarto dedo) de cada mão, ficando livres os indicadores e dedos médios para pesquisa de nódulos (Figura 13.18).

O aumento do volume da bolsa testicular pode estar associada ao aumento dos testículos ou pela presença de líquido ao redor dos mesmos, o que denota hidrocele. Quando há hidrocele com um volume moderado, fica difícil a palpação dos testículos. Em crianças, o exame de transiluminação da bolsa testicular com uma pequena lanterna ajuda a fazer esse diagnóstico.

Deve-se incluir o exame da região inguinal bilateral à procura de abaulamentos e fraqueza da parede abdominal (hérnias inguinais). Para isso, introduzimos gentilmente o dedo indicador através da bolsa testicular na sua porção próxima à pube de cada lado, seguindo o trajeto dos cordões espermáticos até a altura do anel inguinal superficial. É solicitado para o paciente realizar a manobra de Valsalva. Quando há protrusão do conteúdo abdominal que vai de encontro à ponta do dedo, sugere-se hérnia inguinal indireta. Na hérnia inguinal direta, a protrusão é sentida na face ventral do dedo indicador (Figura 13.19).

Percussão

Ideal para avaliarmos presença de bexigoma, onde conseguimos evidenciar globo vesical com macicez suprapúbica e timpanismo ao redor do globo vesical.

Para avaliação renal, utilizamos a "punho-percussão" na região lombar para tentarmos avaliar a possibilidade de hidronefrose e distensão da cápsula renal, o que gera dor intensa. É realizada com a face interna da mão fechada.

Ausculta

Diferentemente de outros aparelhos, como o cardiovascular e o pulmonar, a ausculta do sistema geniturinário não traz muitas informações. Realizamos a ausculta em região periumbilical, na altura das artérias renais em busca de sopros que possam indicar estenose.

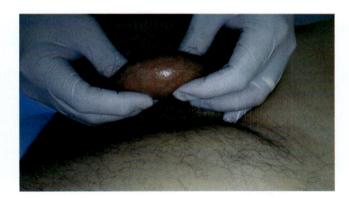

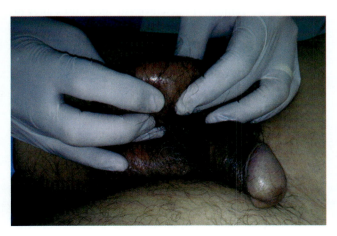

Figura 13.18 Palpação testicular.

Fonte: Fotos cedidas pelo Dr. Álvaro Alexandre Dias Bosco.

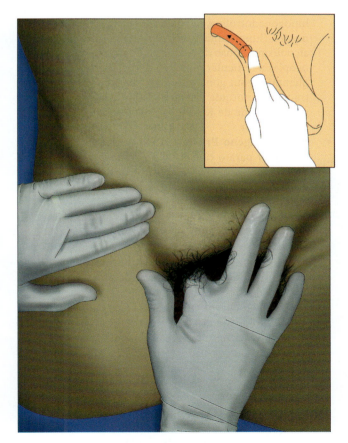

Figura 13.19 Manobra para avaliação de hérnia inguinal.

Fonte: Foto cedida pelo Dr. Álvaro Alexandre Dias Bosco.

Exames complementares
Exames séricos, urina, esperma e de imagem

Dentre os exames séricos mais requisitados pelos Urologistas, encontramos:

- **Creatinina (0,3 a 1,2 mg/dL):** produto do metabolismo muscular com valores constantes de excreção renal e de concentração plasmática, não sendo secretada nem absorvida nos túbulos renais.
- **Ureia (15 a 45 mg/dL):** também auxilia na avaliação da função renal. É o produto final do metabolismo proteico, sintetizada no fígado. Como parte da ureia é reabsorvida no néfron, seu *clearance* subestima a taxa de filtração glomerular.
- **Ácido úrico (3,5 a 7,5 mg/dL):** varia com relação à quantidade de purinas da dieta. Está aumentada em casos de insuficiência renal aguda e crônica, uso de diuréticos tiazídicos e cetoacidose diabética.
- **Gasometria:** relevante nos casos de insuficiência renal na qual esperamos acidose metabólica, com diminuição do HCO_3 (< 22 mEq/L) e pH (< 7,35).
- **Testosterona total (> 12 nmol/L ou > 300 ng/dL):** está presente no hipogonadismo masculino. Pode ser hipogonadotrófico, quando possui LH e FSH diminuídos (hipopituitarismo, hipotireoidismo, obesidade, alcoolismo, abuso de maconha, síndrome de Kallmann, neoplasia testicular ou adrenal) ou hipergonadotrófico, quando possui gonadotrofinas elevadas. Este é encontrado na anorquia bilateral, quimioterapia, radioterapia, síndrome de Klinefelter, pós-orquites e após trauma testicular.
- **PSA (Antígeno Prostático Específico):** é o principal marcador para o câncer de próstata. Desenvolvido na década de 1970, vem sendo utilizado desde a década de 1980. É uma glicoproteína da família das calicreínas humanas e tem papel na liquefação dos líquidos seminais. Possui grande especificidade para o tecido prostático, no entanto, não é câncer específica. Tecido prostático normal produz PSA. O seu aumento evidenciado em casos de neoplasia devem-se a alteração da arquitetura da glândula. As indicações para biópsia de próstata são:
  - Toque retal suspeito (alteração da consistência, aumento de um dos lobos ou presença de nódulos);
  - PSA ≥ 2,5 ng/mL em pacientes até 55 anos;
  - PSA > 4,0 ng/mL nos pacientes com mais de 55 anos;
  - Relação PSA livre/PSA total < 18% quando PSA > 2ng/mL;
  - Velocidade de PSA > 0,75 ng/mL/ano
  - Densidade de PSA > 0,15 ng/mL
- **Alfafeto proteína, Beta-HCG e DHL:** são marcadores tumorais nos casos de câncer de testículo (Tabela 13.1). O primeiro pode estar associado a tumores hepáticos e testiculares de células germinativas não seminoma-

tosos. O segundo é produzido pelas células do sinciciotrofoblasto. Já o DHL é um exame de baixa especificidade e pode estar aumentado nos casos de tumores volumosos.

Tabela 13.1 – Porcentagem de elevação dos marcadores tumorais nas neoplasias testiculares germinativas.

Tipo	Alfafeto proteína	Beta-HCG
Seminoma puro	0%	10%
Carcinoma embrionário	70%	65%
Teratocarcinoma	0%	0%
Coriocarcinoma	0%	100%
Tumor do saco vitelínico	75%	25%

Fonte: Acervo dos autores.

- **Urina:** a análise da urina traz muitas informações importantes. Nela, podemos avaliar:
  - **pH:** varia entre 4,5 e 8,0. Pode estar mais baixo nos casos de cálculo renal de ácido úrico e elevado em casos de infecções por organismos que metaboliza a ureia (como *Proteus*);
  - **Densidade:** mede a densidade de substâncias sobre o soluto (1.015 a 1.025 mOsm/L);
  - **Proteínas:** normalmente a sua presença indica doença renal incipiente por lesão da membrana glomerular, alteração de reabsorção tubular ou aumento dos níveis séricos de proteínas de baixo peso molecular. No entanto, pode estar aumentada na urina concentrada, urina contendo muitos leucócitos ou na proteinúria de ostostase;
  - **Glicose:** quando elevada sericamente, ultrapassa o limiar de reabsorção tubular renal levando à glicosúria. Também pode elevar-se após doses altas de aspirina, ácido ascórbico e cefalosporinas;
  - **Corpos cetônicos:** a cetonúria indica deficiência de insulina;
  - **Urobilinogênio:** aumentado nos casos de hepatopatias e distúrbios hemolíticos;
  - **Nitrito:** muitas enterobactérias podem converter nitrato em nitrito, ajudando no diagnóstico de infecções urinárias. No entanto, não exime a necessidade da urocultura para firmar o diagnóstico. Quando positivo, sugere presença > 100.000 UFC/mL;
  - **Exame microscópico:** presença de hemáceas (sangramento do trato urinário); leucócitos (possível infecção); células epiteliais (quando muito elevadas podem indicar contaminação da amostra por células pavimentosas ou necrose de células uroteliais); cilindros (são elementos formados nos túbulos dos néfrons e podem representar diferentes quadros clínicos); cristais (são resultado da precipitação

UROLOGIA

dos sais da urina quando submetidos a variações de temperatura, pH e concentração). Ainda podem ser identificados: bactérias, leveduras, espermatozoides, parativas e muco.

- **Citopatológico (pesquisa de células neoplásicas):** útil na suspeita de neoplasias uroteliais e no seu seguimento. Nos tumores de alto grau, a sensibilidade do exame chega a 80%; no entanto, nos casos de baixo grau, pode chegar a apenas 20% dos casos.
- **PCA3 (marcador urinário):** também conhecido como DD3, é um gene prostático-específico altamente expresso no câncer de próstata. É colhido em amostra de urina após massagem prostática. O RNA-mensageiro codificado por este gene pode ser dosado na urina. A sua utilização na prática é para pacientes que possuem elevação do PSA e realizaram biópsia de próstata negativa, podendo-se evitar, desta forma, novas biópsias desnecessárias, pois possui elevado valor preditivo negativo (NARDI, 2013).
- **Espermograma:** os valores de referência foram revistos recentemente pela Organização Mundial da Saúde (OMS) após análise de vários estudos de análises do sêmen de homens férteis definidos como aqueles que conceberam em até 12 meses após cessarem uso de métodos contraceptivos (Tabela 13.2).

Tabela 13.2 – Parâmetros de avaliação do espermograma e seus valores de referência.

Parâmetro	Referência limítrofe inferior
Volume do sêmen (mL)	1,5 (1,4-1,7)
Número de espematozoides totais (10^6)	39×10^6 (33-46)
Concentração de espermatozoides (10^6/mL)	15 (12-16)
Motilidade total (Progressivo + não Progressivo, em %)	40 (38-42)
Motilidade progressiva (%)	32 (31-34)
Vitalidade (espermatozóides vivos, em %)	58 (55-53)
Morfologia (formas normais, em %)	4 (3-4)
Outros limites de consenso	
pH	$\geq 7,2$
Leucócitos peroxidase-positivos (10^6/mL)	< 1,0
Frutose seminal (μmol/ejaculado)	≥ 13

Fonte: Adaptada de Organização Mundial da Saúde (OMS), 2010.

Alterações relacionadas aos parâmetros apresentados previamente são mais utilizados do que os números:

- **Aspermia:** ausência de sêmen (ausência ou ejaculação retrógrada);
- **Astenozoospermia:** porcentagem de mobilidade progressiva dos espermatozoides menor do que o limite inferior da referência;
- **Astenoteratozoospermia:** porcentagem tanto da molidade progressiva quanto da morfologia menores do que o limite inferior da referência;
- **Azoospermia:** ausência de espermatozoides no ejaculado;
- **Criptozoospermia:** espermatozoides ausentes no preparado a fresco, mas observado na lâmina;
- **Hemospermia:** presença de eritrócito no ejaculado;
- **Leucospermia:** presença de leucócitos no ejaculado acima do limite da referência;
- **Necrozoospermia:** baixa porcentagem de espermatozoides vivos e alta de imóveis;
- **Normozoospermia:** número total (ou concentração) de espermatozoides e porcentagens de mobilidade progressiva e morfologia normal acima dos limites da referência;
- **Oligoastenozoospermia:** número total (ou concentração) de espermatozoides e porcentagem de mobilidade progressiva abaixo dos limites da referência;
- **Oligoastenoteratozoospermia:** número total (ou concentração) de espermatozoides e porcentagens de mobilidade progressiva e morfologia normal abaixo dos limites da referência;
- **Oligoteratozoospermia:** número total (ou concentração) de espermatozoides e morfologia normal abaixo dos limites da referência;
- **Oligozoospermia:** número total (ou concentração) de espermatozoides abaixo dos limites da referência.
- **Teratozoospermia:** porcentagem de espermatozoides morfologicamente normais abaixo do limite da referência.

Exames de imagem
Radiográficos

Os exames radiográficos utilizam o raio-X para aquisição de imagens, podendo ou não utilizar meios de contraste iodados. Uma vez que emitem radiação ionizante, não devem ser utilizados em gestantes. Os mais realizados são:

- **Raio-X simples de abdome e pelve:** utilizado na Urologia para avaliarmos a presença de cálculos renais ou ureterais. Mesmo que 80% dos cálculos sejam radiopacos, na avaliação do pronto-socorro, devido à falta de preparo intestinal, algumas vezes fica difícil fazermos o diagnóstico apenas com esse exame.
- **Uretrocistografia retrógrada e miccional:** exame radiográfico contrastado. A técnica para a sua realização consiste em:

1. Realizar uma radiografia simples do abdome e pelve (Figura 13.20);

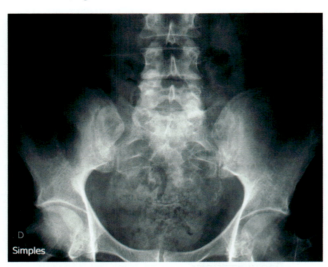

Figura 13.20 Radiografia simples do adbome e pelve em AP.

Fonte: Acervo dos autores.

2. Injeção de contraste iodado através da uretra e realizar radiografias da pelve em diferentes incidências para evitar sobreposição de imagens (Figura 13.21);

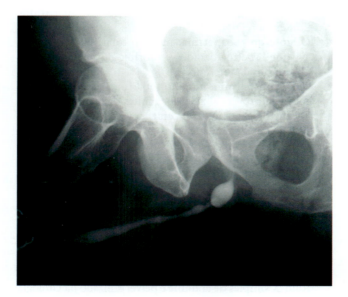

Figura 13.21 Infusão do meio de contraste através da uretra.

Fonte: Acervo dos autores.

3. Na fase cistográfica, a bexiga deve estar repleta e avalia-se a presença de refluxo vesicoureteral que pode chegar até o ureteres proximais ou rins ou alterações vesicais como divertículos ou falha de enchimento;

4. A próxima etapa é a fase miccional, na qual deve ser avaliada a uretra à procura de estenoses ou divertículos;
5. A última etapa consiste na avaliação pós-miccional, sendo possível avaliar resíduo pós-miccional ou mesmo refluxo vesicoureteral.

- **Pielografia descendente:** injeta-se contraste iodado diretamente no trato urinário superior (normalmente através do cálice renal ou da pelve), acompanhando-se a sua descida pelo ureter. Normalmente utilizado em pacientes com obstrução ureteral ou da junção uretero-vesical (o que impossibilita a realização do exame por via retrógrada) e, além disso, possuem insuficiência renal (impedindo a filtração do contraste pelos rins), ou devido à alergia pelo contraste iodado. Uma vez que o sistema coletor urinário não realiza absorção, pode ser utilizado em pacientes com alergia a contraste iodado, com cuidado (Figura 13.22).

- **Urografia excretora:** permite excelente avaliação do trato urinário superior a partir da injeção de contraste iodado intravenoso. Para isso, é fundamental que os rins tenham a capacidade de concentração e eliminação do meio de contraste, e o paciente não pode ser alérgico a ele. É um exame que está sendo substituído cada vez mais pela Tomografia Computadorizada (TC) ou pela Uro-Ressonância Magnética, uma vez que estes têm uma resolução do parênquima renal muito melhor do que o primeiro. As suas principais indicações são: investigação diagnóstica de hematúrias, tumores uroteliais do trato urinário superior, detecção de necrose papilar, tuberculose do trato urinário superior e para programação cirúrgica (como na nefrolitotripsia percutânea).

A técnica do exame consiste em realizar radiografia simples de abdome e pelve (podendo-se avaliar calcificações), injeção de contraste iodado intravenoso e posterior aquisição de radiografias de abdome e pelve em diferentes tempos: 3 minutos (nefrotomogramas – avaliação do parênquima renal), 5 minutos, 10 minutos, 15 minutos, 20 minutos e posteirormente a realização da radiografia após esvaziamento vesical. O tempo para a aquisição das chapas é variável. O intuito é a avaliação do trato urinário como um todo. Caso haja retardo na eliminação de contraste (que pode ocorrer devido à obstrução do trato urinário ou em doenças específicas como na estenose da JUP (junção ureteropiélica), imagens deverão ser obtidas muitos minutos após a injeção do contraste para que haja preenchimento do sistema coletor. Cinto de compressão pode ser utilizado para melhorar a acuidade do exame por distender o sistema coletor.

- **Pielografia ascendente:** exame muito utilizado durante procedimentos cirúrgicos endoscópicos retrógrados, como a nefrolitotripsia transureteroscópica flexível ou ureterolitotripsia semirrígida para avaliação do trajeto ureteral e anatomia do sistema coletor renal. Injeta-se contraste iodado após cateterização do meato urete-

UROLOGIA

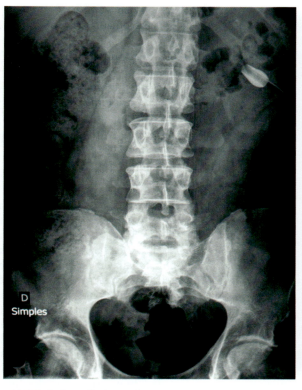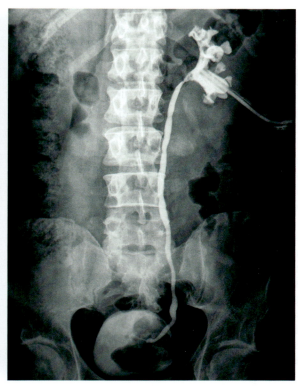

Figura 13.22 Pielografia descendente.

Fonte: Acervo dos autores.

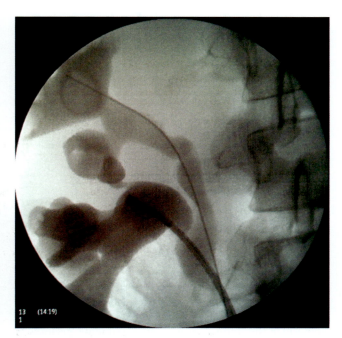

Figura 13.23 Pielografia ascendente durante nefrolitotripsia transureteroscópica flexível.

Fonte: Acervo dos autores.

ral. Ou então em pacientes com insuficiência renal ou impossibilidade de realização da urografia excretora (Figura 13.23).

Ultrassonográficos

São exames não invasivos, rápidos, fácil disponibilidade em vários centros, custo relativamente baixo, passível de repetições e sem emissão de radiação ionizante. No entanto, é um exame que depende da experiência do examinador e das características dos pacientes, sendo mais difíceis de serem realizados em pacientes obesos.

O aparelho urinário é muito bem visibilizado pela ultrassonografia: rins, bexiga, próstata, vesículas seminais, uretra e testículos. Apenas os ureteres, devido ao calibre pequeno e sua posição retroperitoneal e posterior às alças intestinais, ficam muito pouco evidentes ao exame. A próstata e as vesículas seminais são melhor avaliadas através do probe transretal. Por essa via é que também são realizadas as biópsias de próstata.

O *doppler* auxilia em vários diagnósticos diferenciais como: tumores renais, tumores testiculares ou vesicais. É possível também a avaliação de estenose de artérias renais.

É um exame dinâmico e, sempre que possível, deve ser analisado o seu filme. No entanto, na maioria das vezes são entregues apenas as fotos dos exames para os pacientes.

Tomografia computadorizada de abdome e pelve

É um exame muito importante para avaliação do sistema urinário. Devido à localização retroperitoneal dos rins e ureteres, é de grande utilidade para uma melhor análise das doenças urológicas.

Cada dia mais o exame se torna acessível, mesmo em centros mais distantes. A aquisição de imagens está cada vez mais rápida e doses menores de radiação podem fornecer imagens ainda detalhadas com uma menor exposição do indivíduo.

É possível a utilização de meio de contraste iodado que facilita alguns diagnósticos, como nas doenças do parênquima renal (por exemplo, as neoplasias). A primeira fase do exame consiste em realizar a tomografia sem contraste e, depois, aplica-se o contraste intravenoso, que será distribuído no organismo e serão captadas as imagens nas diferentes fases: arterial, nefrográfica (portal) e excretora (tardia). A radiodensidade pode ser analisada através das Unidades Hounsfield (UH), com a qual determinamos: a densidade de cálculos renais ou mesmo a quantidade de impregnação de um tecido pelo meio de contraste.

O exame padrão-ouro para diagnóstico de cálculos renais é a TC de abdome e pelve sem contraste e com cortes finos. Raramente há necessidade de injeção de contraste para esse tipo de diagnóstico. Exceto nos casos de dúvida quanto à possibilidade de cálculos ureterais quando há calcificações pélvicas (como flebólitos), nos quais a comparação da fase sem contraste e a fase excretora define o diagnóstico.

As características de massas sólidas malignas incluem:

- captação significativa de contraste;
- densidade heterogênea;
- distorção do contorno renal;
- presença de calcificação (Rhoden, 2009).

A presença de tecido adiposo (-80 a -120 UH) em massa renal permite que seja feito o diagnóstico de angiomiolipoma renal (lesão benigna). Quando associada a nódulos de cor vermelha na pele (normalmente na face), retardo mental e outros nódulos benignos no sistema nervoso central, coração, pulmões e olhos, fazem o diagnóstico de Esclerose Tuberosa.

A TC também auxilia no diagnóstico de tumores adrenais. Estes são de difícil diagnóstico através da ultrassonografia pela localização e pequeno volume que a maioria traz. Os tumores mais comuns são os adenomas e os adenocarcinomas. Quando a densidade do tumor adrenal for < 10 UH, há 70% de chance de se tratar de um adenoma (rico em lipídio). No entanto, para tentarmos diferenciar os dois tipos, associamos à análise a prova de *wah-out*. Consiste em realizar a TC sem contraste, posterior injeção de contraste

e análise após 15 minutos com medição das UH na adrenal, aplicando-se posteriormente a seguinte fórmula:

$$Wash\text{-}out \text{ absoluto} = \frac{(\text{Fase com contraste} - \text{fase 15 min})}{(\text{fase com contraste} - \text{fase sem contraste})}$$

No caso do resultado ser > 60%, trata-se de adenoma. Se associarmos a baixa atenuação inicial (<10%) com *wash-out* > 60%, temos uma sensibilidade de 98% e especificidade de 92% para adenoma (Wein, 2012).

Ressonância magnética de abdome e pelve

É alternativa à TC quando o paciente é alérgico a contastes iodado, uma vez que não utiliza esse tipo de contraste. Nos casos em que há necessidade do contraste, utiliza-se o gadolínio, que dificilmente causa alergia. As imagens são criadas através do alinhamento dos prótons em respota a uma magneto externo. Em seguida, radiofrequência é aplicada ao tecido causando diferença na sua energia. Na fase ponderada em T1, líquido é representado pelo preto e a gordura, brilhante. Na fase ponderada em T2, líquido fica brilhante e gordura, preta.

A avaliação de tecidos moles é melhor do que na tomografia computadorizada (WEIN, 2012). No entanto, há algumas contraindicações, como pacientes com implantes que podem comprometer o campo magnético: marca-passos, clipes em aneurismas e próteses metálicas.

É um exame bastante utilizado em tumores de adrenais, na tentativa de diferenciar adenomas (com grande quantidade de gordura) com relação à feocromocitoma e carcinoma.

Na Bexiga, há possibilidade de avaliarmos a invasão da parede da bexiga pelo carcinoma de células transicionais.

Na próstata, é possível avaliarmos a extensão de tumores através da cápsula prostática.

Ressonância magnética de pênis e testículos

Possível avaliação de tumores testiculares quando há dúvidas quanto ao possível diagnóstico.

Cintilografia renal

Oferece avaliação tanto fisiológica quanto anatômica do sistema urinário. No passado, Iodo-131 foi utilizado como traçador primário para avaliar o trato urinário. No entanto, foi trocado pelo Tecnécio-99m, que tem meia-vida menor (6 horas *versus* 8 dias) com melhor resolução de imagens. Ele pode ser ligado ao ácido dietilenotriamino pentacético (DTPA) e o ácido dimercaptossuccínico (DMSA). O primeiro é um agente quase totalmente excretado por filtração glomerular tornando o exame primariamente perfusão e função renal.

O segundo tem retenção prolongada nas célular tubulares, indicando presença de cicatrizes renais ou perda focal do parênquima, por exemplo.

Estudo urodinâmico

É um exame que avalia as características fisiológicas e patológicas da bexiga e uretra durante a dinâmica do enchimento e esvaziamento urinário. Tem como finalidade detectar as alterações funcionais relacionadas ao sintomas do trato urinário inferior (RHODEN, 2009). Não deve ser realizado em pacientes com infecção urinária ou que foram submetidos à instrumentação urinária recentemente. É considerado um exame invasivo, devido à necessidade de passagem de sondas e infusão de SF0,9% na bexiga.

É realizado em etapas:

1. **Fluxometria livre (Urofluxometria):** é a primeira etapa do procedimento, sendo, para isso, necessário que o paciente esteja com a bexiga cheia a ponto de conseguir urinar, reproduzindo a forma com a qual urina no dia a dia. Consiste em medir o volume urinado por uma unidade de tempo (mL/s) fazendo a sua representação gráfica. O volume mínimo aceitável para um adulto é de 150 mL. Posteriormente, é realizado um cateterismo uretral para definir o

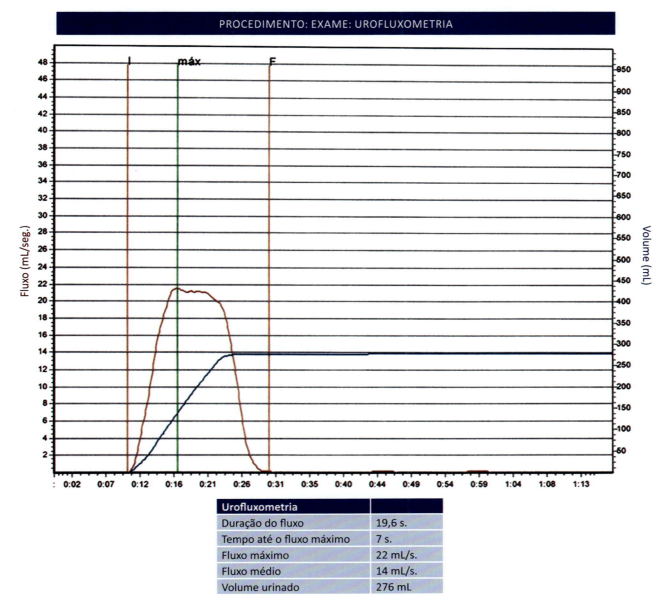

Figura 13.24 Fluxometria normal.

Fonte: Acervo dos autores.

* A escala Charrière ou francesa ou French é utilizada para medirmos o calibre de diferentes instrumentos médicos tubulares. Cada 1 mm corresponde a 3Fr (ou Ch, CH, FR).

MANUAL DE SEMIOLOGIA E PROPEDÊUTICA MÉDICA

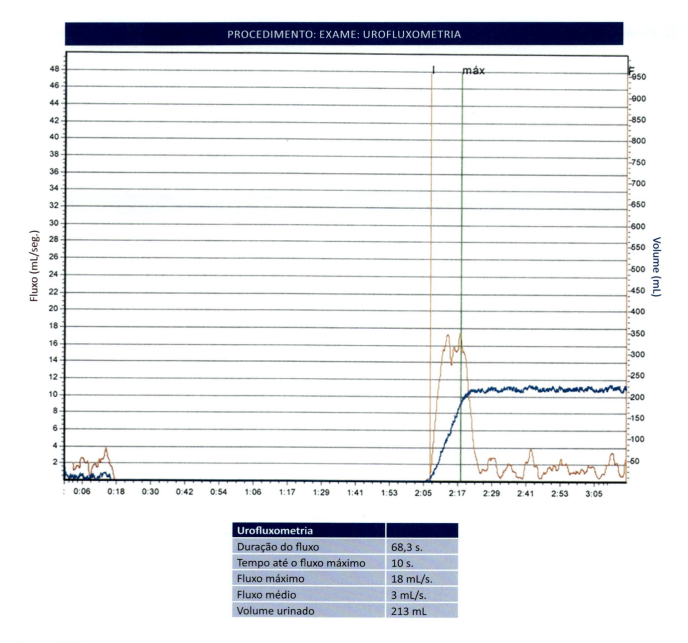

Figura 13.25 Fluxometria demonstrando intermetência e tempo miccional prolongado em homem com Hiperplasia Prostática Benigna.

Fonte: Acervo dos autores.

resíduo pós-miccional e iniciar a próxima fase do exame (Figura 13.24 e 13.25).

2. **Cistometria:** é necessário a introdução de uma sonda uretral com duplo lúmen, de calibre pequeno (8 Fr*), que permite a injeção de SF0,9% na bexiga e a aferição da pressão dentro da bexiga. É introduzida também uma sonda retal para avaliar a pressão intra-abdominal. Tem por objetivo avaliar: sensibilidade vesical, presença de contrações vesicais durante o seu enchimento, perdas urinárias com manobras provocativas (como Valsalva), complacência vesical e a capacidade vesical funcional (Figura 13.26).

3. **Estudo fluxo-pressão:** terceira etapa do exame consiste em avaliar o fluxo-pressão durante a fase miccional. Avaliamos conjuntamente o fluxo e a pressão produzida dentro da bexiga e do abdome (Figura 13.27).

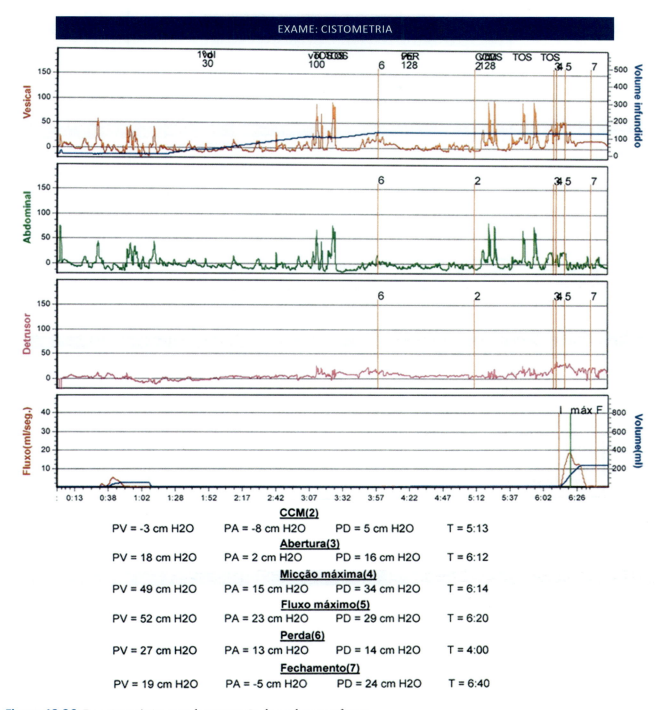

Figura 13.26 Fase cistométrica com demonstração de perdas aos esforços.

Fonte: Acervo dos autores.

MANUAL DE SEMIOLOGIA E PROPEDÊUTICA MÉDICA

Estudo miccional	
Duração do fluxo	27,7 s.
Tempo até o fluxo máximo	8 s.
Fluxo máximo	19 mL/s.
Fluxo médio	8 mL/s.
Volume urinado	232 mL

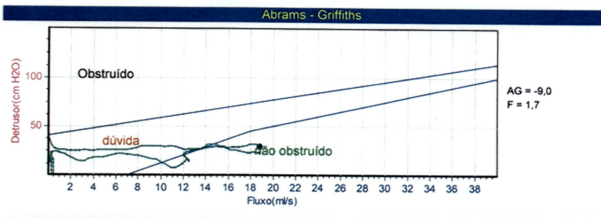

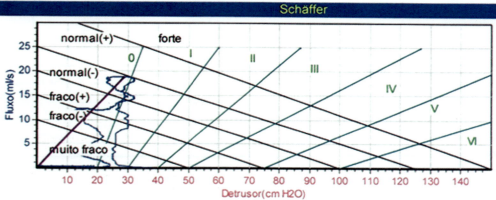

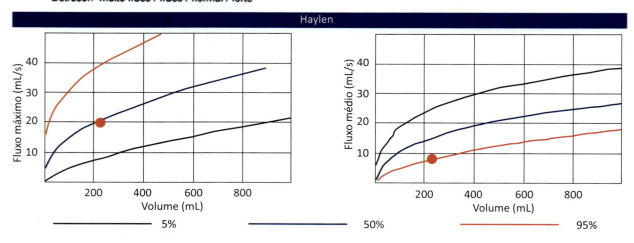

Figura 13.27 Estudo fluxo-pressão normal.

Fonte: Acervo dos autores.

UROLOGIA

Exames Endoscópicos
Uretrocistoscopia

Exame que utiliza uma óptica para avaliação endoscópica da uretra e bexiga. Ideal para suspeita diagnóstica de tumores uroteliais. Através deste exame é possível realizar biópsias endoscópicas para fecharmos diagnóstico anatomopatológico.

Peniscopia

É um exame simples que auxilia na inspeção de pacientes com suspeita diagnóstica de HPV genital. Caso se mostre positiva, há indicação de realização de biópsia e eletrocauterização pode ser realizado como tratamento para aquela lesão.

Consiste com colocar ácido acético a 5% na região genital (pênis e bolsa testicular) com posterior avaliação com lente de aumento. Para o restante do procedimento deve ser utilizado anestesia local (Figura 13.28).

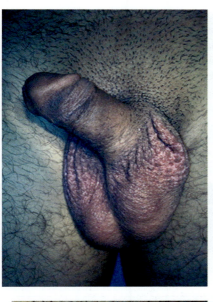
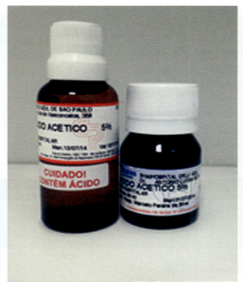
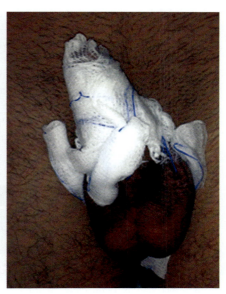
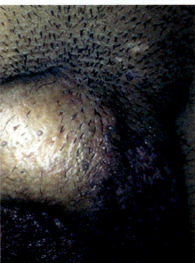
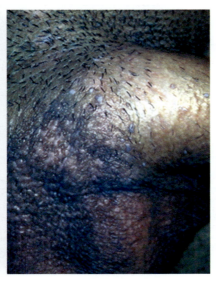

Figura 13.28 Peniscopia. Após aplicação de ácido acético a 5%, há evidências de múltiplas lesões acetobrancas, pouco perceptíveis antes do procedimento.

Fonte: Fotos cedidas pelo Dr. Álvaro Alexandre Dias Bosco.

Capítulo 13

MANUAL DE SEMIOLOGIA E PROPEDÊUTICA MÉDICA

ACHADOS – CORRELAÇÃO CLÍNICA – PROPEDÊUTICA ARMADA

Hiperplasia prostática benigna

- É uma das condições mais comuns do homem, com início a partir da quinta década de vida e com prevalência de aproximadamente 85% aos 80 anos.
- **AP:** dificuldade miccional progressiva, com evolução progressiva em vários meses a anos.
- Utiliza-se o escore internacional de sintomas prostáticos (IPSS) (Tabela 13.3). Este questionário, que deve ser repondido pelo paciente, consta de sete perguntas iniciais e uma pergunta a respeito da qualidade de vida.
- **EF:**
  - Avaliação dos genitais para avaliar o meato uretral.
  - Exame de toque retal para determinar o tamanho da próstata. Esta, normalmente está com tamanho maior do que o esperado para a idade. Deve-se avaliar também a presença de nódulos na tentativa de surpreender um tumor de próstata. O tamanho da glândula não tem relação com a presença de câncer de próstata.

- Existe a possibilidade de observar o paciente urinando, o que muitas vezes ajuda a observar a força do jato miccional assim como intermitência.
- É possível a realização de sondagem uretral para medir a presença de resíduo pós-miccional.
- **Diagnóstico:** Clínico + Exames complementares

Exames complementares

- Ultrassonografia do aparelho urinário e da próstata. Esta última pode ser realizada transabdominal ou transretal. No entanto, por ser mais invasiva, desconfortável e não mudar a conduta clínica, é menos utilizada. É possível também, avaliar as consequências da obstrução na hiperplasia prostática no sistema urinário, como espessamento vesical e hidronefrose.
- **Urofluxometria:** pode ser observado: retorno no início da micção (hesitação), jato intermitente, baixo fluxo máximo e médio, tempo prolongado na micção.

Cólica renal

- **Descrita** como uma das piores dores que o ser humano pode sentir. É aguda e intensa sem melhora ou com pouca melhora após uso de medicações via oral.

Tabela 13.3 – IPSS – Escore Internacional de Sintomas Prostáticos – (*International Prostate Sympto Score*).						
	Nenhuma vez	Menos de 1 vez em cada 5	Menos que a metade das vezes	Cerca de metada das vezes	Mais que a metade das vezes	Quase sempre
No último mês, quantas vezes, em média, você teve a sensação de não esvaziar completamente a bexiga, depois de terminar de urinar?	0	1	2	3	4	5
No último mês, quantas vezes, em média, você teve que urinar de novo menos de 2 horas depois de terminar de urinar?	0	1	2	3	4	5
No último mês, quantas vezes, em média, você notou que parava e recomeçava várias vezes quando urinava?	0	1	2	3	4	5
No último mês, quantas vezes, em média, você notou que foi difícil conter a vontade de urinar?	0	1	2	3	4	5
No último mês, quantas vezes, em média, você notou que o jato urinário estava fraco?	0	1	2	3	4	5
No último mês, quantas vezes, em média, você teve que fazer força para começar a urinar?	0	1	2	3	4	5
No último mês, quantas vezes, em média, você teve que se levantar em cada noite para urinar?	0	1	2	3	4	5
Qualidade de vida:						
Se você tivesse que passar o resto da vida urinando como está agora, como você se sentiria?	Ótimo 0	Muito bem 1	Satisfeito 2	Mais ou menos 3	Insatisfeito 4	Mal 5
Pontuação: 0-7 pontos: Sintomas leves 8-19 pontos: Sintomas moderados 20-35 pontos: Sintomas severos						

Fonte: Adaptada de http://urospec.com/uro/Forms/ipss.pdf

UROLOGIA

- **AP:** Histórico pessoal ou familiar de nefrolitíase ou cólica renal. Mas pode ser o primeiro evento, uma vez que a nefrolitíase não causa dor na maioria dos casos devido à não obstrução do sistema urinário.
- **EF:**
  - Punho percussão dolorosa na região lombar ipsilateral ao quadro da ureterolitíase.
  - Algumas vezes o pacinte está taquicárdico, com palidez cutânea e sudorese fria e pode ter reflexos de vômito devido à dor.
  - É necessário realizar analgesia devido à dor antes de realizar exames complementares para se chegar no diagnóstico da ureterolitíase.
- **Diagnóstico:** Clínico + exames complementares
- **Clínico:** paciente apresenta-se com dor tipo cólica, de forte intensidade na região lombar com irradiação para a região inguinal até o testículo ou grande lábio ipsilateral ao cálculo ureteral (Figura 13.29).

Exames complementares

É necessário realizar exames de imagem. O exame padrão-ouro para o diagnóstico da ureterolitíase é a tomografia computadorizada de abdome e pelve sem contraste; o emprego de contraste se restringe a casos nos quais há dúvida com relação a calcificações periureterais. No entanto, devido ao custo, impossibilidade de realização em alguns centros menos desenvolvidos ou pela quantidade de radiação dispensada acaba sendo utilizada em casos selecionados, uma vez que outros exames podem ajudar no diagnóstico. Dessa forma, pode-se utilizar o raio-x simples de abdome e pelve, a urografia excretora ou a ultrassonografia do aparelho urinário. Esta última, apesar de ser um exame operador-dependente e não evidenciar cálculos no ureter médio, pode diagnosticar cálculos proximais ou próximos à bexiga, assim como dilatação ureteropielocalicial.

- Raio-x de abdome e pelve
- Ultrassonografia do aparelho urinário
- Tomografia computadorizada de abdome e pelve sem contraste

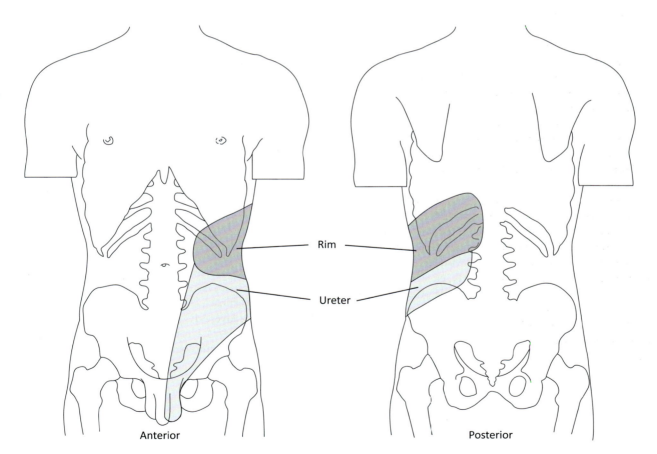

Figura 13.29 Irradiação da cólica renal quando o cálculo se encontra no ureter proximal (região lombar) ou ureter médio-distal (região inguinal).

Fonte: Adaptada de Tanagho, 2008..

Capítulo 13

REFERÊNCIAS

1. Silva MM - História e Desenvolvimento da Urologia: Visão Sintética -Acta Urológica Portuguesa, 2002;19:25-30. http://www.apurologia.pt/acta/1-2002/Hist- Desenv-Uro.pdf

2. Junior AN, Filho ZM, Reis RB – Urologia Fundamental, 1ª Ed, São Paulo, Planmark , 2010; http://www.sbu-sp.org.br/arquivos/publicacoes/OS1688-Completo- UrologiaFundamental-09- 09-10.pdf

3. Requixa A – História da Urologia da Renascença ao Século XIX - Acta Urológica Portuguesa, 2002;19:13-24. http://www.apurologia.pt/acta/1-2002/Hist-Uro-Renasc- sec-XIX.pdf

4. Hinostroza JAF – Manual de Semiologia Urologica, Temuco, 2001 http://www.med.ufro.cl/clases_apuntes/cursos_clinicos/urologia/documentos/manual--semiologia- urologica.pdf

5. Camara FR - Introdução à Urologia Clínica para o Médico Geral. Botucatu, Unesp, 2009; http://www.urologiabotucatu.com.br/medicogeral.pdf

6. Domingos F, Serra A - História da Litíase Urinária – Os Primórdios da Nefrologia. Rev Port Nefrol Hipert, 2004;18:143-153. http://www.spnefro.pt/RPNH/PDFs/n3_2004/artigo_02.pdf

7. Loius RK, Andrew CN, Alan WP, Craig AP – Urology, 10ª Ed, Filadelfia, Elsevier, 2012

8. Hinostroza JAF - Anatomia Del Aparto Genitourinario, Temuco, 2006. http://www.med.ufro.cl/clases_apuntes/cursos_clinicos/urologia/documentos/apuntes-anatom- urogenital.pdf

9. Moore D - Anatomia orientada para a clínica, 5ª Ed, Rio de Janeiro. Guanabara Koogan, 2006.

10. Porto CC - Semiologia Médica, 6ª Ed, Rio de Janeiro. Guanabara Koogan. 2009.

11. Moore KL, Persaud TVN - Embriologia Clínica, 6ª Ed, Rio de Janeiro. Guanabara Koogan, 2000;301-305.

12. Mansur JM, Fernandez ML, Schmitdt MA – Semiología Del Aparato Urinario, Corrientes. http://www.med.unne.edu.ar/catedras/urologia/revista/34/5_34.htm

13. Averbeck MA, Blaya R, Seben RR, et. al – Diagnóstico e tratamento da hiperplasia benigna da próstata. AMRI-GS, 2010;54:471-477. http://www.amrigs.com.br/revista/54-04/021- 519_diagnostico.pdf

14. Srougi M, Cury J – Urologia Básica, 1ª Ed, Barueri, Manole, 2006

15. Miotto A – Câncer de Próstata – LUA, Unifesp. http://uroepm.com.br/lua/lua_pdfs/cancer_de_prostata.pdf

16. Muniz F – Programa Nacional de Controle do Câncer da Próstata, Ministério da Saúde, Rio de Janeiro, 2002. http://bvsms.saude.gov.br/bvs/publicacoes/cancer_da_prostata.pdf

17. Heidenreich A, Bastian PJ, Bellmunt J, et. al – Diretrizes para o Câncer de Próstata. Eur Urol, 2011;59:572-583. http://www.uroweb.org/gls/pockets/portuguese/Prostate%20Cancer%202012%20pocket.pdf

18. Turk C, Knoll T, Petrik A, et. al – Diretrizes sobre Urolitíase, 2011. http://www.sbu.org.br/pdf/guidelines_EAU/urolitiase.pdf

19. Sampaio FJB, Filho GDB – Litíase Renal, em: Bendhack DA, Damião R – Guia Prático de Urologia. Rio de Janeiro, BG Editora e Produções Culturais Ltda. 1999; 97-104. http://www.transdoreso.org/pdf/Litiase_Renal.pdf

20. D'Ancona CAL, Castro N, Sabaneff J, et. Al – Incontinência Urinária: Propedêutica – Projeto Diretrizes, 2006. http://www.projetodiretrizes.org.br/6_volume/30--incontiurinprop.pdf

21. Júnior AN, Reis RB, Campos RSM – Manual de Urologia, 1ª Ed, São Paulo, Planmark, 2010. http://formsus.datasus.gov.br/imgarq/8983/1133487_109700.pdf

22. Reis RB, Filho JCST, Simões FA – Guia Rápido de Urologia GRU, 1ª Ed, São Paulo, Lemar, 2012. http://www.sbu-sp.org.br/arquivos/publicacoes/Manual%20GRU%20completo.pdf

23. Mosconi A, Claro JF de A, Andrade E, et. al – Escroto Agudo. Rev Med, São Paulo, 2008;87:178-183. http://www.revistademedicina.org.br/ant/87-3/revistadc_166_08- escroto-agudo.pdf

24. Dénes FT, Souza NCLB, Souza AS – Escroto Agudo: Diagnóstico de Tratamento – Projeto Diretrizes, 2006. http://www.projetodiretrizes.org.br/6_volume/19--EscrotoAgDiagTra.pdf

25. Jesus LE – Escroto Agudo. Rev. Col. Bras. Cir., 2000;27. http://www.scielo.br/scielo.php?script=sci_arttext&pid=S0100-69912000000400008&lng=pt&nrm=iso&tlng=pt

26. Giron AM - Escroto Agudo, em: Pinto AFC, Campos RSM, Fonseca AS – Emergências Urológicas, 1ª Ed, São Paulo, Martinari, 2013.

27. Silva CB, Alves MC, Ribeiro JC, et. al – Fimose e Circuncisão - Acta Urológica Portuguesa, 2006;23:21-26. http://www.apurologia.pt/acta/2-2006/fimos- circ.pdf

14 | capítulo

Marcelo Alvarenga Calil (*in memoriam*)
Sara Soldera Modonez
Patrícia Romeiro Bretz

Márcia Aparecida Tedesco
Marcos Vinicius Maia da Mata

Ginecologia

14.1 Ginecologia

INTRODUÇÃO

Segundo *Webster's Third New International Dictionary*, a ginecologia é o ramo da medicina que lida com mulheres, suas doenças, higiene e cuidado médico. Essa definição é considerada a mais adequada da ginecologia moderna.

A semiologia ginecológica busca os sinais e sintomas das alterações funcionais e das doenças que acometem o aparelho genital e mamário. De forma geral, obedece ao mesmo padrão das outras áreas da clínica médica, ou seja, anamnese e exame físico, e quando necessário são realizados exames complementares.

Durante a consulta ginecológica, são abordados assuntos relacionados à sexualidade e à intimidade mais profunda da mulher, exigindo-se do profissional da área uma postura diferenciada e cuidadosa. Portanto, a relação médico-paciente deve ser harmoniosa para que a paciente não se sinta constrangida ou insegura, garantindo assim o manejo da melhor prática médica.

Isso nos leva a perceber a importância da semiologia no diagnóstico das doenças neoplásicas e não neoplásicas mais prevalentes na mulher. Segundo o Instituto Nacional do Câncer (INCA), as estimativas para 2012 das principais neoplasias do aparelho genital e mamário (Tabela 14.1) são:

- Câncer do colo do útero;
- Câncer de ovário;
- Câncer do corpo do útero;
- Câncer de mama.

Já as principais doenças não neoplásicas são frequentemente diagnosticadas apenas com uma semiologia aplicada adequadamente. Dentre essas doenças, as de maior relevância epidemiológica e clínica são:

Tabela 14.1 – Distribuição proporcional dos principais tipos de câncer do trato genital e mamário feminino mais incidentes estimados para 2012 no Brasil.

Localização primária	Casos novos	Percentual
Mama feminina	52.680	27,9%
Colo do útero	17.540	9,3%
Ovário	6.190	3,3%
Corpo do útero	4.520	2,4%

Fonte: Adaptada de INCA, 2011.

- Vulvovaginites e vaginoses bacterianas, que são as causas mais comuns de corrimento vaginal patológico, responsáveis por inúmeras consultas aos ginecologistas;
- Miomatose uterina, atingindo 50% das mulheres;
- Endometriose, doença que acomete 10% das mulheres no menacme (intervalo de tempo entre a menarca e menopausa) e até 50% das mulheres com dor pélvica crônica e infertilidade;
- Infertilidade conjugal, presente em 15% dos casais na população geral;
- Amenorreia, cuja forma primária varia de 0,3% a 0,5% e a secundária por volta de 5% nos Estados Unidos;
- Lesões precursoras do câncer de colo uterino: o conhecimento das lesões precursoras é de extrema valia para a prevenção e o diagnóstico precoce do câncer de colo uterino;
- Sangramento pós-menopausa, importante sintoma no câncer de endométrio, o qual acomete 5,7/100.000 mulheres, com mortalidade estimada em 1,6/100.000 mulheres;

- Osteoporose, que tem sido reconhecida como o principal problema de saúde pública da mulher idosa, atingindo cerca de 30% das mulheres no climatério.

LOCALIZAÇÃO E DISTRIBUIÇÃO DO SISTEMA
A pelve feminina – Pelve óssea

A pelve feminina é formada pelo sacro, em forma de cunha, interposto entre os ossos dos quadris, sendo um forte arco ósseo que suporta o peso do corpo.

Em seu ápice articula-se o sacro com o cóccix. As asas dos íleos são paredes da pelve maior ou falsa, que é a parte inferior da cavidade abdominal. A cavidade pélvica situa-se toda na pelve menor ou verdadeira, isto é, a parte inferior da pelve óssea, que compreende o resto do íleo, o ísquio e o púbis, a cada lado do sacro e do cóccix (Figura 14.1).

Regiões da pelve

Embriologicamente, os tratos urinário, reprodutivo e gastriintestinal desenvolvem-se em estreita proximidade, o que perpetua até a vida adulta. Essa característica anatômica pode gerar sintomas que se mesclam dentre esses sistemas.

A pelve pode ser dividida em região vulvoperineal, constituída pelos órgãos genitais externos e pelo assoalho pélvico, e em órgãos genitais internos.

Região vulvoperineal

É uma região losângica situada entre a sínfise púbica e o cóccix. Compreende os órgãos genitais externos e o assoalho pélvico e se divide em um trígono urogenital anteriormente, e um trígono anal, posteriormente.

Os órgãos genitais externos – também chamados de pudenda, pudendo feminino ou vulva – incluem: o monte púbico, os grandes e pequenos lábios, o vestíbulo da vagina, o clitóris e o hímen.

- **Monte púbico:** é uma elevação mediana anterior à sínfise púbica e constituída principalmente por tecido adiposo.
- **Lábios maiores:** são duas pregas cutâneas alongadas que delimitam entre si uma fenda, a rima do pudendo ou rima vulvar.
- **Lábios menores:** também duas pequenas pregas cutâneas, situadas medialmente aos grandes lábios. O espaço entre os pequenos lábios é denominado vestíbulo da vagina.
- **Vestíbulo da vagina:** em sua parte superior, há o óstio externo da uretra e na parte inferior há o óstio da vagina. Lateralmente estão localizados os orifícios dos ductos das glândulas vestibulares (*glândulas de Bartholin*).
- **Clitóris:** uma pequena projeção arredondada na porção superior dos pequenos lábios. Ele possui aproximadamente 2 cm de comprimento e 0,5 cm de diâmetro. É um dos órgãos eréteis feminino.
- **Hímen:** uma membrana de tecido conjuntivo que recobre parcialmente o óstio da vagina e tem forma e tamanhos variáveis, sendo mais frequentemente anular.

Órgãos genitais internos

Os órgãos genitais internos compreendem os ovários, tubas uterinas, útero e vagina.

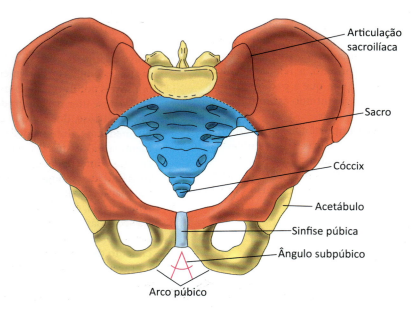

Figura 14.1 Pelve óssea feminina – Vista anterior.

Fonte: Adaptada de Moore, 2004.

Ovários

Localizam-se lateralmente ao útero. Têm função endócrina e reprodutiva. Seu comprimento varia de 2,5 a 5,0 cm no diâmetro longitudinal, com espessura de 1,0 a 1,5 cm e largura de 1,5 a 3,0 cm.

Tubas uterinas

Cooperam para o transporte das células germinativas e para a fecundação. As tubas uterinas têm de 10 a 12 cm de comprimento.

Útero

É um órgão muscular oco, piriforme, localizando-se na mulher não grávida na cavidade pélvica entre a bexiga urinária (anteriormente) e o reto (posteriormente). Divide-se em fundo, corpo, istmo e cérvix ou colo do útero.

Vagina

Órgão tubular de músculo membranáceo que vai do colo uterino ao vestíbulo da vagina, medindo de 8 a 10 cm. O fórnice da vagina, que é o recesso em torno do colo do útero, possui os fundos de saco anterior, posterior (ou escavação retouterina) e laterais. As células vaginais são ricas em glicogênio, o que confere o pH ácido (4,0 a 4,5) característico da secreção vaginal.

Vascularização

Os órgãos genitais internos femininos recebem todo seu suprimento sanguíneo arterial a partir das artérias uterinas e ovarianas.

A drenagem venosa acompanha o padrão de distribuição do sistema arterial; contudo, a veia ovariana direita desemboca na veia cava inferior; e a esquerda, na veia renal esquerda (Figura 14.2).

Suprimento linfático

A drenagem linfática do fundo e da parte superior do corpo uterino, das tubas e dos ovários é feita pelo ligamento suspensor do ovário para os linfonodos lombares, localizados no pólo inferior renal. Alguns vasos que drenam esse sistema também vão para os linfonodos inguinais superficiais, seguindo o trajeto do ligamento redondo do útero. Os

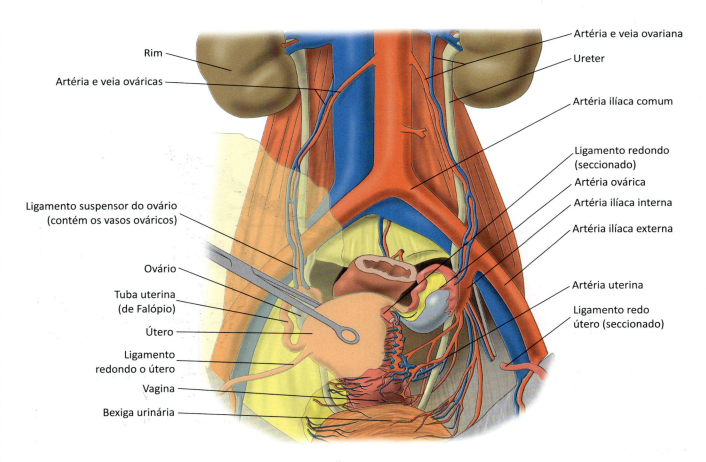

Figura 14.2 Vascularização da pelve feminina.

Fonte: Adaptada de Netter, 2008.

vasos linfáticos da parte inferior do corpo e do colo uterino e a parte superior da vagina drenam para os linfonodos ilíacos comuns, para-aórticos, e para o tronco lombar de cada lado. Já a parte inferior da vagina e os demais órgãos genitais externos têm sua drenagem linfática para os linfonodos inguinais superficiais.

Suprimento nervoso

A inervação dos genitais internos femininos é feita pelo sistema nervoso autonômico. As fibras pré-ganglionares simpáticas originam-se entre as vértebras T10 e T12, e as fibras pós-ganglionares formam, anteriormente à 5ª vértebra lombar, o plexo hipogástrico superior. Desse plexo saem os nervos hipogástricos, que descem para a cavidade pélvica acompanhando medialmente as artérias ilíacas internas e seus ramos. Na parte mais inferior, o nervo hipogástrico forma o plexo hipogástrico inferior, ou plexo pélvico. Esse plexo possui também fibras pré-ganglionares parassimpáticas, cuja origem se dá entre S2 e S4.

A MAMA FEMININA
Anatomia

As glândulas mamárias estão localizadas no tecido subcutâneo da parede torácica anterior, da margem lateral do esterno até a linha axilar média, transversalmente, e verticalmente da 2ª a 6ª costelas.

Em sua maior proeminência está a papila mamária, circundada por uma área de pele circular pigmentada, a aréola. É dividida em 4 quadrantes (Figura 14.3).

O tecido glandular é drenado por ductos lactíferos, que se abrem na papila mamária. Profundamente a aréola, cada ducto possui uma porção dilatada, um seio lactífero.

Está fixada na derme da pele suprajacente por ligamentos subcutâneos, os ligamentos suspensores (de Cooper), os quais ajudam a sustentar os lóbulos da glândula.

Vascularização

O suprimento arterial é feito por ramos das artérias torácica interna, torácica lateral, toracoacromial e intercostais posteriores. A drenagem venosa é realizada para a veia axilar.

Suprimento linfático

A drenagem linfática, importante em virtude de seu papel na metástase de células cancerígenas, segue da mama para o plexo linfático subareolar, e deste para os linfonodos axilares (especialmente se oriundos dos quadrantes laterais da mama) ou para linfonodos paraesternais (principalmente se a origem é dos quadrantes mediais da mama) (Figura 14.4).

Suprimento nervoso

A inervação acontece através do 4º ao 6º nervos intercostais.

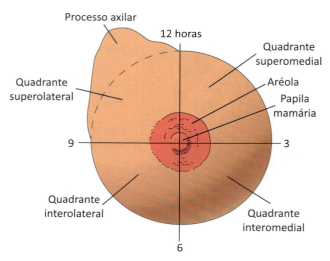

Figura 14.3 Mama direita. Principais estruturas anatômicas da mama e seus quadrantes.

Fonte: Adaptada de Moore, 2004.

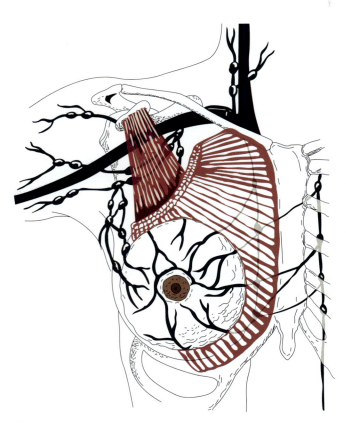

Figura 14.4 Drenagem linfática da mama.

Fonte: Adaptada de Rohen e col., 2007.

Fisiologia

Fisiologia genital

O sistema hormonal feminino é formado por três hierarquias de hormônios que formam o eixo hipotálamo-hipófise-ovário:

1. Hormônio hipotalâmico de liberação, o hormônio de liberação das gonadotropinas (GnRH).
2. Os hormônios adeno-hipofisários, o hormônio folículo estimulante (FSH) e o hormônio luteinizante (LH), ambos são liberados em consequência da secreção e ação do hormônio hipotalâmico GnRH.
3. Hormônios ovarianos, estrogênio e progesterona, que são liberados pelo ovário em resposta aos hormônios hipofisários FSH e LH.

O primeiro hormônio a atuar é oriundo do hipotálamo e sua ação e na adeno-hipófise aproximadamente uns 6 folículos, mas apenas um chegará no estágio final da maturação (folículo Graaf), e o restante sofrerá atresia, isso é oriundo do número de receptores desenvolvidos em consequência do estrógeno. Essa fase tem duração ate o décimo quarto dia do ciclo menstrual.

O estrogênio tem a função de hiperplasia, ou seja, aumenta o número de células. Isso ocorre no endométrio, fazendo muito autores denominar a fase folicular como fase proliferativa, pois é quando o endométrio está se proliferando, ou seja, ocorre desenvolvimento de glândulas e aumento da camada endometrial, na cavidade uterina. No tecido mamário esse hormônio provoca desenvolvimento do estroma, crescimento do sistema de canalículos e deposição de gordura.

Fase luteínica

O fenômeno de *feedback* positivo provocará o aumento de estrógeno até um determinado patamar que desencadeará o pico de LH, provocando a ovulação e o início do aumento da produção de progesterona, que promoverá o funcionamento dos tecidos endometriais proliferados pela ação do estrogênio. Após expelir o óvulo, as células que restaram do folículo se transformaram em células luteínicas que compõem o corpo lúteo. Esse agrupamento de células tem a função de permanecer produzindo progesterona até a formação da placenta no corpo gravídico, já no não gravídico sua duração é bem menor. A involução do corpo lúteo é denominado corpo albicans, que se trata de um tecido fibrotico. Essa fase se inicia com o fim da fase proliferativa e término no vigésimo oitavo dia do ciclo menstrual.

A queda da taxa dos hormônios estrógeno e progesterona em consequência da involução do corpo lúteo provoca a descamação do tecido endometrial que provoca sangramento na cavidade uterina, tal fenômeno levará ao fluxo menstrual, que nada mais é que a liberação do endométrio proliferado durante o ciclo com sangue.

A progesterona tem a função de promover mudanças de caráter secretório no endométrio, ou seja, promoverá o funcionamento de forma efetiva das células proliferadas pela ação do estrogênio. No tecido mamário a progesterona promoverá o desenvolvimento dos lóbulos e alvéolos, lembrando que a progesterona não estimula a liberação do leite pelos alvéolos.

Ao provocar a liberação dos hormônios FSH e LH, esse composto hormonal é denominado de GnRH.

Fase folicular

A ação do FSH é o desenvolvimento dos folículos ovarianos, ou seja, tal composto liberado na hipófise atual nos ovários, mais especificamente nós folículos. A ação desse hormônio tem como consequência a secreção de estrogênio, que provocará aumento dos receptores de FSH nos folículos e também provocará um *feedback* positivo na adeno-hipofise.

Fisiologia mamária

Quando a mulher entra na puberdade, ocorre o desenvolvimento do tecido mamário, que sofre ação de diversos hormônios presentes durante o ciclo menstrual, como: estrogênio que estimula o crescimento da glândula mamária, crescimento do sistema de ductos, e a deposição de gordura, aumentando seu volume; a progesterona estabelece uma função proliferativa das estruturas, ou seja, desenvolve o sistema lóbulo alveolar, que é fundamental para a funcionalidade da glândula na produção láctea.

Anamnese

A anamnese característica do ginecologista não se difere de maneira acentuada das outras áreas médicas, ou seja, na historia do paciente é colocado apenas dois tópicos a mais, que são eles: antecedentes ginecológicos, que é dividido em antecedentes menstruais e antecedentes sexuais, e antecedentes obstétricos.

Antecedentes ginecológicos (AG)

Procurar doenças e tratamentos ginecológicos prévios realizados pela paciente.

Antecedentes menstruais (AM)

O ginecologista deve questionar a paciente sobre determinados assuntos, que são:

1. **Ciclo menstrual:** duração (2 a 8 dias), intervalo (21 a 35 dias) e quantidade (50 a 200 mL).
   Termos utilizados para caracterizar os distúrbios menstruais:
   - **Polimenorreia:** menstruação com intervalos menores de 21 dias.
   - **Oligomenorreia:** menstruação com intervalos maiores de 35 dias.
   - **Amenorreia:** ausência de menstruação por um período maior que três ciclos.

MANUAL DE SEMIOLOGIA E PROPEDÊUTICA MÉDICA

- **Hipermenorreia:** menstruação durando mais de oito dias.
- **Hipomenorreia:** menstruação com duração menor que dois dias.
- **Menorragia:** há excessiva perda de sangue durante o fluxo menstrual.
- **Metrorragia:** perda sanguínea não obedece ao ritmo do ciclo menstrual.

2. Data da menarca (primeira menstruação).
3. Idade em que surgiram os primeiros pelos (pubarca).
4. Idade da telarca (mamas).
5. Dor nas mamas.
6. Presença de descarga papilar.
7. Alguma alteração na mama, como:
   - nódulo;
   - retração pailar;
   - espessamento da pele.
8. Sintomas associados:
   - dismenorreia (menstruação dolorosa)
   - tensão pré-menstrual (conjunto de sintomas que surge na segunda metade do ciclo menstrual e some com a menstruação).
9. Data da última menstruação (DUM).
10. Idade da menopausa (ultima menstruação que ocorreu no mínimo há 12 meses).
11. Sintomas de hipoestrogenismo (sinais e sintomas do climatério).
12. Sangramento pós-menopausa.
13. Terapia hormonal (TH).

Antecedentes sexuais (AS)

1. **Idade da primeira relação sexual:** esse dado serve como meio de orientar a paciente sobre os cuidados que precisam ser tomados, como:
   - uso de preservativos;
   - pílulas hormonais;
   - importância da rotina dos exames preventivos que ela terá que realizar.
2. **Número de parceiros:** informar a paciente que, quanto maior for o número de parceiros, maior a probabilidade de ela ter contato com uma doença sexualmente transmissível (DST).
3. **Método anticoncepcional atual e pregresso:** questionar se já fez o uso de contraceptivo e por que parou, isso ajuda o médico a definir o método mais adequado para a paciente.
4. **Dor à relação sexual (dispareunia):** buscar elementos que caracterizam essa dor, ou seja, trata-se de uma dor de penetração ou de profundidade.
   - dor de penetração está associada à contração da musculatura ou com as vulvovaginites.
   - dor de profundidade está mais relacionada com útero e anexos.

Antecedentes Obstétricos (AO)

1. **Número de gestações e de partos:** parto é quando ocorre o nascimento do concepto com mais de 500 g ou 20 (22) semanas.
2. **Número de Abortos:** questionar a paciente se já teve algum aborto, se ele foi espontâneo ou voluntário, se precisou fazer curetagem, se teve febre.
3. **Tipo de parto:** perguntar o tempo que levou o trabalho de parto, anestesia utilizada, se foi preciso fazer a episiotomia e o tipo:
   - normal, perguntar se o parto foi em meio hospitalar ou domiciliar;
   - cesariana;
   - fórcipe.
4. **O peso do recém-nascido (RN):** acima de 4 kg pode ser questionada uma possível diabetes gestacional, tal situação pode levar posteriormente a resistência à insulina, e abaixo de 2,5 kg pode indicar prematuridade ou restrição de crescimento intrauterino.
5. **Tempo de gestação:**
   - prematuro;
   - termo;
   - pós-termo;
   - para detectar possível prematuridade ou quando as perdas fetais vão ocorrendo em idades inferiores a cada gestação, pode-se estar diante de um quadro de insuficiência istmocervical.
6. **Intercorrências do ciclo gravídico-puerperal:** comorbidades como diabetes, hipertensão.
7. **Lactação ou amamentação:** perguntar o tempo que amamentou, se teve mastite ou fissuras, se permaneceu em amenorreia quando amamentou.
8. Questionar a paciente o intervalo de tempo do último parto até a menopausa.

EXAME FÍSICO GINECOLÓGICO E MAMÁRIO (EG)

Ao iniciar o exame ginecológico, o médico deve-se atentar para ser paciente e delicado, pois de forma geral há grande tensão emocional, especialmente quando a paciente submete-se a esse tipo de exame pela primeira vez.

A paciente não precisa estar completamente despida para a realização do exame, deve-se fazer o desnudamento progressivo de acordo com a região a ser examinada. É prudente que a bexiga urinária seja esvaziada antes do exame. O esvaziamento intestinal também pode ser necessário em alguns casos. Recomenda-se que a paciente não faça duchas vaginais higiênicas na véspera do exame. O exame físico geral deve ser realizado previamente ao exame ginecológico e mamário.

14.1 GINECOLOGIA

Exame das mamas

Inicia-se com a paciente sentada, com o colo desnudo e com os membros superiores paralelos ao longo do tronco, sendo essa etapa a inspeção estática. A seguir, a paciente é orientada a erguer os braços acima da cabeça ou colocar as mãos sobre a cintura com força, a chamada inspeção dinâmica, a qual ressalta alguns pontos notados na inspeção estática (Figura 14.5).

Observa-se durante a inspeção mamária:

- volume;
- contorno;
- forma;
- simetria;
- pigmentação areolar;
- aspecto da papila;
- presença de abaulamentos e retrações;
- presença de sinais flogísticos.

A segunda etapa do exame das mamas é a palpação. A paciente deve estar deitada com as mãos atrás da cabeça e os braços bem abertos. Antes da palpação da mama, é fundamental o exame dos principais linfonodos mais propensos a serem atingidos por um tumor, tais quais, cervical, supraclavicular e axilar.

A palpação mamária inicia-se da região subareolar e estende-se para as regiões paraesternais (Figura 14.6). Palpa-se com as mãos espalmadas e os dedos juntos, e o exame é refinado com as polpas digitais.

Na palpação, avalia-se o volume do panículo adiposo, a quantidade do parênquima mamário, a elasticidade da papila, a presença de secreção papilar e a presença de sinais flogísticos.

Na presença de massas palpáveis, deve-se averiguar características mais típicas de neoplasias benignas ou malignas (Tabela 14.2).

Tabela 14.2 – Características de massas palpáveis em mama.			
Neoplasia	Características da massa palpável		
	Limites	Consistência	Mobilidade
Maligna	Imprecisos	Endurecida	Pouca mobilidade
Benigna	Bem delimitados	Firme ou elástica	Ampla mobilidade

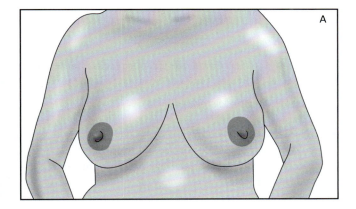

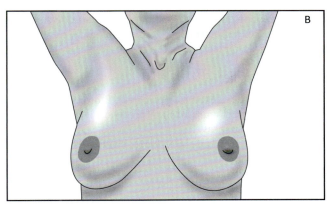

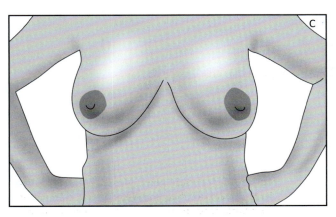

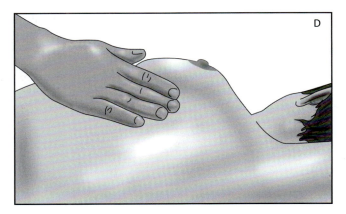

Figura 14.5 Exame físico mamário. Inspeção estática (A), inspeção dinâmica (B e C), palpação (D), sentido da palpação (E).

Fonte: Adaptada de Freitas, 2011.

MANUAL DE SEMIOLOGIA E PROPEDÊUTICA MÉDICA

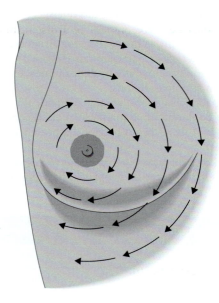

Figura 14.6 Exame físico mamário – Sentido da palpação.
Fonte: Adaptada de Freitas 2011.

Terminada a palpação, faz-se uma delicada pressão ao nível da aréola e da papila. Qualquer secreção que se exteriorize deve ser submetida ao exame citológico, exceto durante a gestação ou lactação.

Exame ginecológico

A paciente deve estar na posição de litotomia ou "posição ginecológica". (Figura 14.7). A presença de um bom foco luminoso é indispensável.

Durante a inspeção, em repouso, examinam-se a vulva, o períneo e o ânus.

Na vulva, avalia-se:

- distribuição dos pelos;
- presença de secreções;
- lesões dermatológicas;
- tumorações;
- distopias;
- malformações.

Quando há áreas suspeitas, pode-se utilizar o teste de Collins (com azul de toluidina a 2%), que colore com mais intensidade as áreas com maior replicação celular, marcando assim o local para biópsia.

No períneo, investiga-se:

- sua integridade ou se há lacerações;
- cicatrizes de episiorrafias ou perineoplastia.

No ânus, deve-se atentar para:

hemorroidas;
plicomas;
fissuras;
prolapso da mucosa;
malformações.

Após essa avaliação, o examinador entreabre os grandes lábios e observa:

clitóris;
óstio uretral;
hímen;
introito vaginal.

Pede-se à paciente para que faça força semelhante a feita para evacuar ou urinar, para que se constate se há prolapso:

- parede anterior (cistocele);
- uretra (uretrocele);
- parede posterior (retocele);
- colo ou corpo uterino (prolapso uterino);
- somente da cúpula vaginal nas pacientes histerectomizadas (elitrocele).

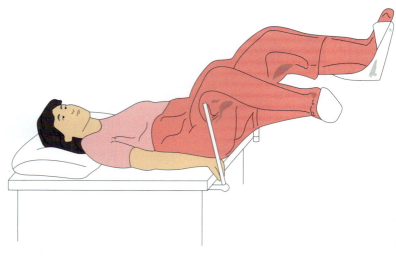

Figura 14.7 Posição ginecológica – Litotomia. A paciente fica em decúbito dorsal horizontal, com nádegas junto as bordas da mesa, coxas e joelhos fletidos, descansando os pés ou a fossa poplítea nos estribos (perneiras).

Fonte: Adaptada de Lammon, 1995.

Exame especular

Após a inserção do espéculo vaginal (Figura 14.8), observa-se a presença e aspecto do conteúdo vaginal, forma do orifício externo do colo uterino e características deste (epitelizado, com ou sem lesões, atrófico), lacerações, neoplasias, ulcerações, pólipos e o aspecto das paredes vaginais durante a retirada lenta do espéculo.

Conforme a necessidade, é feito a coleta de material para coleta de material para exame a fresco e, em seguida, deve-se limpar o conteúdo que possa estar sobre o colo do útero com soro fisiológico, aplicar ácido acético e visualizar após alguns minutos lesões realçadas pelo produto (leucoacéticas).

Em seguida, é realizado o teste de Schiller, através da aplicação de uma solução de lugol, resultando:

- **Positivo (+):** há áreas que não se coram.
- **Negativo (–):** se o colo se cora de maneira uniforme e escura.

Se a mucosa vaginal ou o colo uterino são atróficos, a coloração pode não ser uniforme ou escura.

Toque vaginal

O toque vaginal pode ser:

- **Unidigital:** é o primeiro a ser feito, pois é o melhor tolerado. Executam-se as seguintes manobras:
  - expressão da uretra;
  - palpação das glândulas vestibulares;
  - palpação das paredes vaginais.

  Obtém-se uma primeira impressão dos fundos de saco e do colo do útero.

- **Bigital:** analisam-se:
  - **Fundos de saco:** observa-se a distensibilidade, a profundidade, a sensibilidade, e se estão livres ou ocupados. Quando ocupados, deve-se destrinchar se é um conteúdo sólido ou cístico, fixo ou móvel e se há ou não dor.
  - **Colo do útero:** avalia-se o volume, a forma, o comprimento, a orientação, a superfície, a consistência, a sensibilidade, a mobilidade, o orifício externo e lacerações.
- **Bimanual:** é feito com uma das mãos realizando o toque vaginal uni ou bigital, podendo estar associado ou não ao toque retal, e a outra mão palpando as regiões de fossas ilíacas e hipogástrio (Figura 14.9).

Quanto ao corpo do útero, analisam-se:

- posição (Figura 14.10);
- situação;
- forma;
- tamanho (em relação à cicatriz umbilical ou em comparação às semanas de gestação);
- consistência (normal, amolecida, endurecida, lenhosa ou pétrea);
- superfície (lisa, regular, nodular ou lobulada);
- mobilidade;
- sensibilidade.

Quanto aos anexos, devem-se avaliar os seguintes itens:

- são palpáveis ou não;
- volume;
- há presença de tumorações.

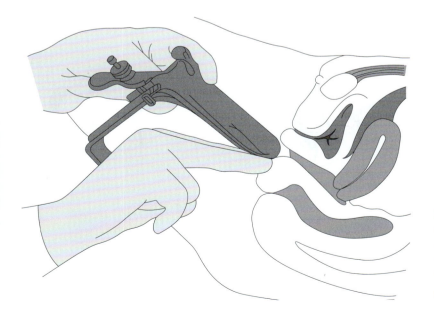

Figura 14.8 Exame especular. O espéculo deve ser introduzido no sentido longitudinal – oblíquo (para desviar da uretra), com um trajeto direcionado posteriormente, ao mesmo tempo em que se rotaciona para o sentido transversal.

Fonte: Adaptada de Freitas, 2011.

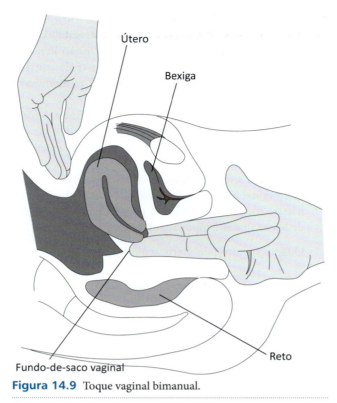

Figura 14.9 Toque vaginal bimanual.

Fonte: Adaptada de Freitas, 2011.

Se este último estiver positivo, verifica-se a forma, o volume, a consistência, a superfície, a mobilidade e a sensibilidade, fatores que permitem um diagnóstico diferencial dentre as neoplasias.

Toque retal

É fundamental para o exame ginecológico, pois é a principal via de acesso para avaliar as condições dos paramétrios, além de verificar a presença de sinais de afecções do canal anal ou do reto.

Nas pacientes com hímen íntegro, o toque retal é a primeira opção ao invés do toque vaginal. Nessas pacientes, se necessário, o exame especular deve ser feito com o colpovirgoscópio.

CORRELAÇÕES CLÍNICAS E PROPEDÊUTICA ARMADA
Leiomioma uterino

- Leiomiomas uterinos, ou miomas, são tumores benignos de células musculares lisas uterinas, são muito prevalentes, sendo os tumores sólidos os mais frequentes. Pode localizar-se no corpo (podendo ser: submucoso, subseroso ou intramural), colo uterino, ligamento largo ou em um pedículo – quando há prolapso.
- **ID:** Ocorre em 20% a 30% das mulheres em idade fértil e em 40% das mulheres com idade superior a 40 anos. Aliás, etnia negra é fator de risco.

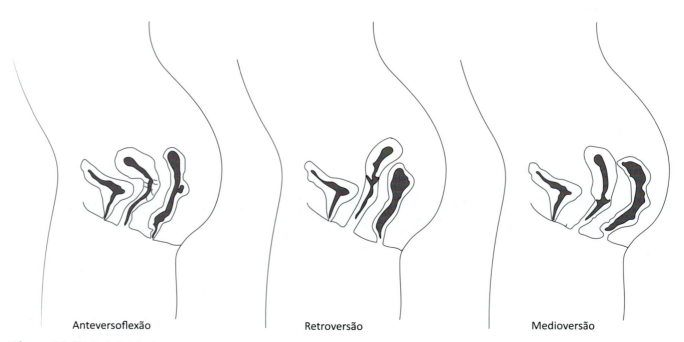

Figura 14.10 Posições do útero.

Fonte: Adaptada de Behera, 2013.

14.1 GINECOLOGIA

- **QD e HPMA:** As manifestações clínicas estão diretamente relacionadas com a localização e com o volume do tumor, portanto são bem variáveis. Entretanto, em 50% dos casos, o mioma é assintomático. As manifestações mais frequentes estão no Quadro 14.1.
- **AP:** IMC elevado ($\geq$ 29,0), hipertensa e diabética são fatores de risco.
- **AF:** histórico de mioma em parentes próximos.
- **AG:** histórico de doença inflamatória pélvica (DIPA) prévia.
- **AM:** menacme precoce.
- **AO:** baixa paridade.
- **EF:** pode haver presença de visceromegalias em palpação abdominal, ascite. Toque vaginal pode revelar útero de dimensões aumentadas e com contornos lobulados. Entretanto, em muitos casos, o exame pode ser normal.
- **Diagnóstico:** Clínico + USG transvaginal, apesar de o diagnóstico definitivo ser feito através de exame anatomopatológico, como forma de descartar o leiomiossarcoma. Em úteros sabidamente grandes (maiores que 250 cm³), RNM é o padrão-ouro.
- **Achados do exame:** Variável, porém geralmente referindo nódulo, de formato ovalado ou arredondado, com margens circunscritas e redução da sua ecogenicidade(hipoecóico)

Vulvovaginites e vaginose bacteriana

- São afecções do epitélio estratificado da vulva e/ou vagina.
- As variedades que são encontradas em mulheres na idade adulta são:
  - candidíase vaginal;
  - tricomoníase vaginal;
  - vaginose bacteriana.
- O corrimento vaginal, de forma geral, é a principal queixa inicial.
- Deve-se diferenciar do corrimento vaginal fisiológico que é transparente ou branco, inodoro, de aspecto mucoide homogêneo ou pouco grumoso.

Candidíase vulvovaginal

A *Candida albicans* fungo comensal com capacidade de se tornar patogênica na dependência de fatores predisponentes (Quadro 14.2), responsável por 80% dos casos de candidíase, pode ser isolada em até 40% das mulheres saudáveis. É a vulvovaginite mais frequente na mulher gestante.

Quadro 14.2 – Principais fatores predisponentes da candidíase vulvovaginal.
Fatores predisponentes – Candidíase vulvovaginal
Gravidez
Anticoncepcionais orais
Diabete *mellitus* descompensado
Uso de corticosteroides ou imunossupressores
Imunodeficiência
Hábitos de higiene e vestuários inadequados
Contato da vulva com substâncias alérgenas e/ou irritantes (talco, perfume, desodorante)

Fonte: Modificado de FEBRASGO, 1999.

- **ID:** Mulheres em qualquer faixa de idade.
- **QD e HPMA:** prurido vulvovaginal intenso, podendo estar associado à hiperemia, edema e fissuras. Além disso, há corrimento branco, grumoso, com aspecto caseoso ("leite coalhado"), levemente aderido à parede vaginal. (Figura 14.11). A paciente pode queixar-se também de disúria e dispareunia. Os sintomas geralmente surgem e pioram na fase pré-menstrual.
- **AP:** DM, uso de corticosteroides ou imunossupressores, imunodeficiência.
- **AG:** contato da vulva com substâncias alérgenas e/ou irritantes (talco, perfume, desodorante).
- **AM:** uso de ACO.
- **AO:** gestação em curso.
- **EF e EG:** Na inspeção e no exame especular, observa-se conteúdo leitoso e placas semelhantes a leite coalhado que se aderem às paredes vaginais e ao colo uterino.
- **Diagnóstico:** clínico, mas em casos duvidosos podem ser realizados os seguintes exames complementares:

a) Exame microscópico a fresco do conteúdo vaginal ou esfregaço pelo método de Gram: a visualização

Quadro 14.1 – Manifestações clínicas do leiomioma uterino.	
Manifestações locais	**Manifestações sistêmicas**
Sangramento uterino anormal	Sinais e sintomas de anemia:
Dor pélvica	• Fadiga, astenia, dispneia, descoramento
Aumento do volume abdominal	Hidronefrose
Infertilidade	Ascite
Corrimento	
Sintomas relacionados à compressão do trato urinário, intestinal e venoso:	
• Polaciúria, retenção urinária, sensação de repleção retal, hemorroidas, edema de membros inferiores	

Fonte: Adaptado de FEBRASGO, 2004.

Capítulo 14

de hifas ou esporos birrefringentes corrobora o diagnóstico (Figura 14.11);
b) **Medida do pH vaginal:** o pH estará mais ácido que o habitual;
c) **Cultura:** é o método diagnóstico mais sensível, quando utilizado em meios específicos (Sabouraud ou Nickerson).

Tricomoníase vaginal

- Doença sexualmente transmissível, causada pelo protozoário *Trichomas vaginalis* (Figura 14.12).
- **HD E HPMA:** tipicamente, apresenta-se com corrimento abundante amarelo-esverdeado, bolhoso e com odor acre, ocasionalmente pode haver queixa de prurido, disúria e dor pélvica
- **EF e EG:** Observa-se conteúdo vaginal purulento, contendo bolhas. O colo uterino apresenta-se hiperemiado, com pequenas pápulas (aspecto de framboesa)
- **Diagnóstico:** Clínico + Exame direito ou a fresco.
- **Achados dos exames:** o colo uterino exibe aparência "tigroide", cérvico-colpite difusa e focal com aspecto de framboesa. (Figura 14.13). O exame a fresco evidencia meio rico em leucócitos e protozoários com flagelos.

Vaginose bacteriana

- caracterizada por um desequilíbrio da microbiota vaginal normal devido ao aumento exacerbado de bactérias, em especial as anaeróbicas (*Gardnerella*, *Bacteroides*, *Mobiluncus*, *Micoplasmas* e *Peptostreptococcus*).
- **QD e HPMA:** corrimento do tipo leitoso, homogêneo, com odor fétido, mais acentuado após o coito e no período menstrual (Figura 14.14). É pouco frequente a queixa de dispareunia. Em 50% dos casos, a vaginose bacteriana é assintomática.
- **Diagnóstico:** clínico, na presença de no mínimo três dos seguintes critérios:
    - corrimento vaginal homogêneo, geralmente acinzentado, de quantidade variável;
    - pH vaginal maior que 4,5;

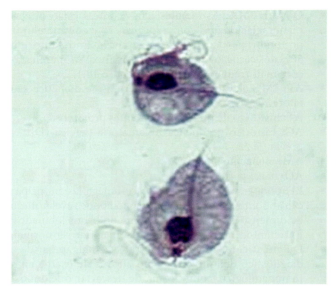

Figura 14.12 *Trichomonas vaginalis*. Dois trofozoítas do *Trichomonas vaginalis* à bacterioscopia.

Fonte: Long, 2012.

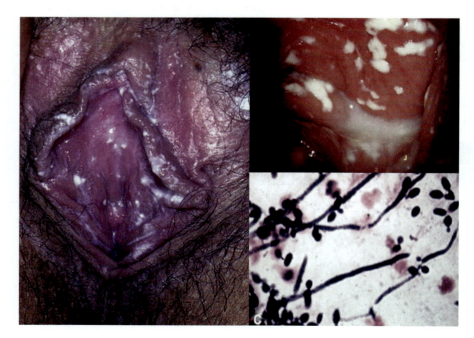

Figura 14.11 Achados de Candidíase no exame clínico e bacterioscópico. Na inspeção e no exame especular, observa-se conteúdo leitoso e placas semelhantes a leite coalhado que se aderem às paredes vaginais e ao colo uterino. À direita e abaixo, aspecto bacterioscópico da *Candida albicans*.

Fonte: Habif, 2010.

14.1 GINECOLOGIA

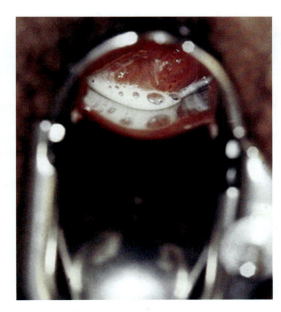

Figura 14.13 Tricomoníase ao exame especular. Observa-se conteúdo vaginal purulento, contendo bolhas. O colo uterino apresenta-se hiperemiado, com pequenas pápulas (aspecto de framboesa).

Fonte: Mandell, 2010.

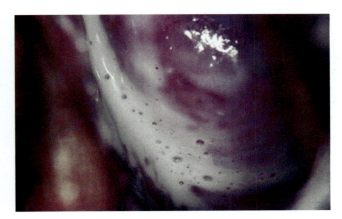

Figura 14.14 Vaginose bacteriana. O corrimento acizentado e homogêneo é característico.

Fonte: Mandell, 2010.

- teste das aminas positivo (liberação de aminas voláteis – cadaverina, putrecina e trimetilamina – exalando odor de peixe)
- Presença de "clue cells" no exame bacterioscópico.

NOTAS
- Pela maior importância, a presença de "clue cells" e de odor fétido são suficientes para o diagnóstico.
- A presença de pH vaginal normal praticamente afasta o diagnóstico de vaginose bacteriana.

Fonte: Febrasgo, 2010.

Quadro 14.3 – Diagnóstico diferencial nas vaginites.

Vaginites	
Infecciosas	Não infecciosas
• Candidíase • Tricomoníase • Vaginose bacteriana	• Aeróbia • Citolítica • Alérgica • Atrófica • Descamativa inflamatória

Endometriose

- doença não neoplásica, na qual tecido endometrial funcionante, com glândulas e estroma, é encontrado em sítios extrauterinos (escavação reto uterina, serosa uterina e tubária, ligamentos largo e útero-sacro, pode localizar-se também em ovários, intestino, no trato urinário, pulmões e cérebro).
- **ID:** A endometriose ocorre no menacme, principalmente entre 20 e 30 anos de idade.
- **QD e HPMA:** suspeita é maior em mulheres com dificuldade de engravidar, dismenorreia, dispareunia, dor pélvica crônica ou presença de massa pélvica na idade reprodutiva. A tríade clássica é dismenorreia, dispareunia e infertilidade, sintomas variam dependendo do local dos implantes e de sua extensão.
- **AM:** menarca precoce, polimenorreia, menorragia, hematoquesia
- **AO:** nuliparidade, infertilidade
- **EF e EG:** útero retrovertido com fixação, massa pélvica retrouterina ou anexial com fixação, nódulos ou espessamentos no fundo de saco, hiperalgesia (pontos gatilhos) no fundo de saco.

Os principais dados colhidos a partir da anamnese e os achados de exame físico estão apresentados no Quadro 14.4.

- **Diagnóstico:** clínico + laparoscopia
- **Achados no exame:** visualização dos implantes (lesões pigmentadas) e obtenção de material para estudo histológico.

Amenorreia Secundária

Ausência de fluxo menstrual cujo período em que faltar for igual ou maior a três intervalos menstruais prévios ou 180 dias.

NOTAS
- **USG pélvica ou transvaginal:** útil para detecção e acompanhamento da doença ovariana, mas tem pouco valor para detecção de implantes focais.

Fonte: Berek JS. 1998.

MANUAL DE SEMIOLOGIA E PROPEDÊUTICA MÉDICA

NOTAS

- **RNM:** exame com 90% de sensibilidade e 98% de especificidade, apesar disso, seu uso não é rotineiro devido à complexidade e ao custo.
- **CA-125:** é um parâmetro utilizado para diagnóstico e segmento, mas deve-se reconhecer as limitações em termo de sensibilidade e especificidade do teste.

Fonte: Berek JS. 1998.

Quadro 14.4 – Resumo do quadro clínico da endometriose.

História da dor	1. Dismenorreia intensa após anos de menstruação indolor; 2. Dor pélvica crônica agravada na fase pré-menstrual, e persistindo após a menstruação; 3. Dispareunia profunda.
História menstrual	1. Menarca precoce; 2. Polimenorreia; 3. Menorragia; 4. Hematoquesia.
História reprodutiva	1. Faixa etária reprodutiva; 2. Nuliparidade; 3. Infertilidade; 4. Dor após interrupção do ACO.
Exame ginecológico	1. Útero retrovertido com fixação; 2. Massa pélvica retrouterina ou anexial com fixação; 3. Nódulos ou espessamentos no fundo de saco; 4. Hiperalgesia (pontos gatilhos) no fundo de saco.

Fonte: Adaptado de Febrasgo, 2010.

- **QD e HPMA:** paciente refere ausência de fluxo menstrual e/ou irregularidades durante longo período, associado a outros sintomas como:
  - Galactorreia (hiperprolactinemia, secundária medicamento, a prolactinoma ou hipotireoidismo).
  - Constipação, ganho de peso, perda da libido, intolerância ao frio, alopécia, mixedema e galactorreia (hipotireoidismo)
  - Ansiedade, taquicardia, intolerância ao calor, diarreia, perda de peso (hipertireoidismo), entre outras.
- **AP:** cirurgias prévias, quimio e radioterapia, questionar sobre uso de medicamentos, drogas.
- **AM:** sintomas de climatério precoce (falência ovariana).
- **AO:** pesquisar presença de secreção mamária espontânea fora da amamentação e do período gravídico (prolactinoma).

  Perguntar sobre abortamentos prévios com necessidade de curetagem uterina, hemorragia intensa pós-parto, sendo necessária a curetagem uterina, uso de compostos cáusticos em vagina e útero pensando em possíveis sinéquias uterinas.

NOTA

- Algumas podem influenciar o eixo Hipotálamo-Hipófise-Ovários.

- **EF e EG:** avaliar desenvolvimento de caracteres sexuais secundários:
  - Consulte o capítulo de Hebiatria, para visibilização da avaliação dos caracteres sexuais secundários, segundo a classificação de Tanner
- Sinais de hiperandrogenismo (tumores de adrenal) e hipoestrogenismo:
  - Hirsutismo,
  - acne,
  - alopécia,
  - virilização,
  - aumento da libido.
- **Peso e estatura:**
  - IMC > X (obesidade mórbida) ou < Y (emagrecimento excessivo ou anorexia nervosa) pode levar à amenorreia.
- **Investigar presença:**
  - acne, estrias, pilificação aumentada (síndrome dos ovários policísticos).
- **Exame ginecológico:**
  - Expressão mamária para verificar descarga láctea.
  - Grau de trofismo da vulva, vagina e útero, pois o hipoestrogenismo diminui o trofismo.
  - Volume dos ovários, buscando verificar possível nódulo ou tumor ovariano.
  - Verificar a permeabilidade da vagina pelo exame especular e da passagem do histerômetro pelo colo uterino (útil para investigar a etiologia da amenorreia por obstrução).
- **Diagnóstico:** depende da suspeita diagnóstica, podendo associar um ou mais exames, além do componente clínico:
  - **Dosagem sérica:**
    - **β-hCG** (a presença diagnostica gravidez);
    - **Prolactina** (aumento pode ser provocado por hipotireoidismo, prolactinoma ou por uma diminuição da dopamina, que em muito dos casos esta relacionado com medicações);
    - **FSH** (aumenta quando cai o nível de estrogênio);
    - **TSH e T4L** (hipo ou hipertireoidismo);
    - **Glicemia de jejum** (diabetes ou intolerância à glicose);
    - **Hemograma completo** (anemia).
- TC axial computadorizada e RNM são solicitadas na suspeita de adenoma de hipófise.
- Histerossalpingografia, histerossonografia ou histeroscopia são feitos pra investigar sinéquias uterinas.

14.1 GINECOLOGIA

CÂNCER DE COLO UTERINO

Neoplasia que inicia em idade precoce e tem evolução lenta, tendo assim um prognóstico rico. O intervalo de tempo da lesão inicial até a fase clinicamente expressiva é de aproximadamente 15 anos. Sendo assim, o câncer de colo uterino apresenta sintomatologia tardiamente, ou seja, se for diagnosticado precocemente a chance de cura é altíssima.

Fatores de risco para adquirir HPV, vírus que possui sorotipos responsáveis por alterar a citologia do colo uterino resultando carcinoma de colo uterino, além da idade e HF:

- **ID:** idade (Evidenciar qual a idade, e condições da Id que apresentam maior relação com a afecção).
- **QD e HPMA:** depende muitas vezes da fase que se encontra:
  - **Fase inicial:** quase sempre assintomático, pode apresentar raramente perda de sangue durante o coito (sinusorragia).
  - **Fase de microinvasão do estroma:** é mais comum a perda de sangue na relação sexual.
  - **Fase de invasão:** perda de sangue espontaneamente ou induzido é o sinal mais sugestivo, corrimento fétido, aquoso, frequentemente de coloração rósea é constante.
  - **Estágios avançados:** disúria, polaciúria, incontinência urinária, enterorragia, tenesmo, dores lombares e edema de membros inferiores.
  Obs.: Trata-se de uma doença escassa em sintomas na maioria das vezes.
- **AG:** doenças sexualmente transmissíveis, como herpes e condiloma.
- **AS:** vida sexual com múltiplos parceiros.
- **AO:** primiparidade precoce, multiparidade.
- **EF e EG:** Deve incluir palpação do fígado, regiões supraclaviculares e inguinais para excluir metásta-

ses quando se estiver diante de doença localmente avançada.

O exame ginecológico não trás muitos dados para o médico nos estágios iniciais, embora o exame especular diagnostique tumores que sangram facilmente. Mas a ausência de sintomas e a inexpressividade do exame especular em lesões epiteliais faz com que o médico solicite exames complementares na sua prática clínica.

- **Diagnóstico:** citologia oncótica (Papanicolaou) + Colposcopia e Biópsia dirigida.
- **Achados no exame:**
  - **Citologia oncótica** é graduada de acordo com anormalidades durante a análise das células (Quadro 14.5).

> ## NOTAS
>
> - É o principal método de rastreamento do câncer cervical.
> - Taxa de falso negativo da citologia pode ultrapassar 50%. Assim, um esfregaço negativo em uma paciente sintomática nunca deve ser considerado como resultado definitivo.
> - **Colposcopia e biópsia dirigida** é fundamental quando o exame histopatológico confirma lesões invasivas, embora necessitará de complementação quando a profundidade de invasão for menor do que 5 mm e a extensão maior do que 7 mm, estágio de microinvasão, nesta situação está indicada a biópsia alargada, a conização ou a exérese da junção escamo colunar (JEC) (Figura 14.15).
>
> **Fonte:** José Alencar Gomes da Silva, 2017.

> ## NOTAS
>
> Este exame tem como finalidade:
> - delimitar a extensão da doença no colo e na vagina;
> - a confirmação do diagnóstico.
>
> **Fonte:** Secretária de Atenção à Saúde. Portaria n458, de 21 de maio de 2012.

Quadro 14.5 – Diferentes sistemas de classificação do exame de colpocitologia oncótica.

Classificação de papanicolaou	Classificação de displasia	Classificação de NIC	Classificação de Bethesda
I	Normal	Normal	Normal
II	Atipia inflamatória	Atipia inflamatória	ASC-US
III	Displasia leve	NIC I	LSIL
III	Displasia moderada	NIC II	HSIL
III	Displasia acentuada	NIC III	HSIL
IV	Carcinoma *in situ*	NIC III	HSIL
V	Carcinoma invasivo	Carcinoma invasivo	Carcinoma invasivo

Fonte: Adaptado de Ministério da Saúde.
Legenda: Displasia: células epiteliais atípicas que conservam um grau de estratificação e maior diferenciação celular.
NIC: neoplasia intraepitelial cervical; ASC-US: atipia de significado indeterminado; LSIL: lesão intraepitelial de baixo grau; HSIL: lesão intraepitelial de alto grau.

Capítulo 14

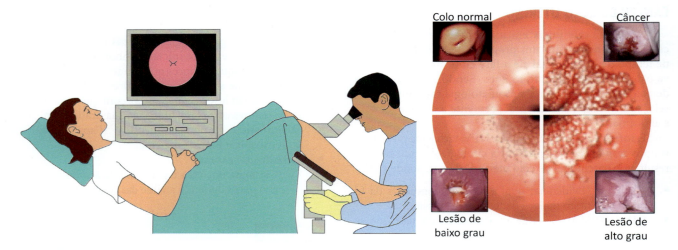

Figura 14.15 Médico visualizando o colo uterino por meio de um instrumento que identifica lesões microscópicas e também realiza a biópsia de lesões suspeitas quando necessário. Esse exame é denominado de Colposcopia.

Fonte: Adaptada de http://cicc.com.br/wp-content/uploads/2012/09/colposcopia1.jpg - http://www.cirujano-oncologo.com.mx/wpimages/resultadocolposcopiaoriginal.jpg

14.2 Infertilidade conjugal

Introdução

A infertilidade é definida como ausência de gravidez após um ano de atividade sexual regular (duas a quatro vezes por semana) sem métodos contraceptivos. Esse distúrbio pode ser classificado como primário quando não houver gestações prévias, e secundário, na qual houve uma gravidez prévia, embora não necessariamente com um nascido vivo.

Abaixo, nos gráficos 14.1 e 14.2, a prevalência da infertilidade de acordo com a etiologia:

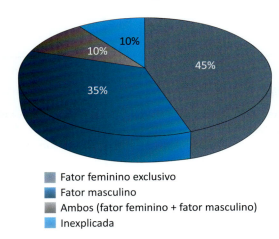

Gráfico 14.1 Etiologias de infertilidade e suas prevalências relativas.

Fonte: Adaptado de Berek, JS, 1998.

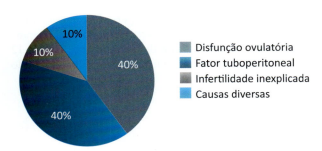

Gráfico 14.2 Prevalência aproximada das causas de infertilidade feminina.

Fonte: Adaptado de Berek, JS, 1998.

Durante a primeira consulta, o parceiro masculino deve estar presente, porque sua história é um componente fundamental na seleção de um plano diagnóstico e terapêutico. Deve ser enfatizado que a infertilidade é um problema do casal.

O médico deve obter uma história clínica, cirúrgica e ginecológica completa da mulher, principalmente sobre os ciclos menstruais, dor pélvica e história obstétrica. Os fatores de risco para infertilidade devem ser questionados, tais quais história de doença inflamatória pélvica, uso de dispositivo intrauterino ou cirurgia pélvica.

Também deve ser questionado sobre doenças hipofisárias, suprarrenais e tireoidianas; além de história de cirurgias genitais, infecções, trauma, história de caxumba do parceiro e exposições ocupacionais.

O entrevistador deve obter informações sobre frequência dos coitos, dispareunia e disfunção sexual.

Quanto ao exame físico, deve ser completo, com especial atenção à altura, peso, biotipo, distribuição dos pelos, tireoide, condição em relação à galactorreia e achados de exame pélvico.

Abaixo, um roteiro para a anamnese (Quadro 14.6) e exame físico (Quadro 14.7) diante da queixa de infertilidade.

Quadro 14.6 – Anamnese em infertilidade. Roteiro para avaliação do casal infértil através da anamnese.

Anamnese	
História atual	Há quanto tempo tentou-se engravidar? Já realizou exames ou tratamentos? Em uso de métodos anticoncepcionais?
História sexual	Qual a frequência das relações sexuais com penetração vaginal? Há dispareunia associada? Há disfunções sexuais? Uso de lubrificantes ou duchas vaginais?
História menstrual	Os ciclos menstruais são regulares? O fluxo menstrual está alterado? Há dismenorreia ou outros sintomas associados à menstruação?
História obstétrica	Qual a paridade (gestações, partos e abortos)? História de gestação ectópica?
História patológica pregressa	História de dor pélvica, doenças hipofisárias, suprarrenais ou tireoidianas? Realizou cirurgias pélvicas?
Antecedentes pessoais/hábitos do casal	Profissão? Hábitos de lazer? Sedentarismo? Uso de drogas lícitas e/ou ilícitas?

Fonte: Acervo dos autores.

Exames complementares para a mulher

Os exames complementares para a mulher avaliam os fatores ovulatório, tuboperitoneal, uterino e cervical.

Quanto ao fator ovulatório, os seguintes métodos podem ser realizados para documentar a fase de ovulação, que é um pré-requisito óbvio para a concepção:

Temperatura corporal basal

É o método mais fácil de detectar a ovulação. Diariamente, a paciente mede sua temperatura corporal e anota em um gráfico (Figura 14.16), além de registrar também quando há o ato sexual.

MANUAL DE SEMIOLOGIA E PROPEDÊUTICA MÉDICA

Quadro 14.7 – Exame físico em infertilidade. Roteiro para avaliação do casal infértil através do EF.	
Exame físico	
Exame físico geral	Peso, altura, caracteres sexuais secundários, pilificação; Medida da pressão arterial, palpação da tireoide, das mamas e do abdome.
Inspeção ginecológica	Inspeção cuidadosa da vulva, pilificação, malformações e alterações do clitóris.
Exame especular	Avaliar se há conteúdo anormal, o aspecto do muco cervical (e se corresponde à fase do ciclo) e da ectocérvice; Coleta de colpocitologia oncótica.
Toque vaginal	Identificar presença de tumorações pélvicas; Verificar mobilidade uterina.

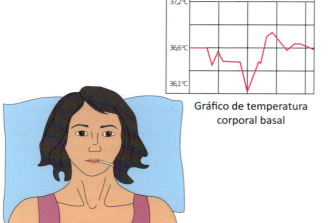

Figura 14.16 Temperatura corporal basal e ovulação. Medida da temperatura corporal basal e sua variação durante o período ovulatório.

Fonte: Adaptada de Netter, 2009.

A temperatura eleva-se aproximadamente 0,6ºC acima da temperatura basal na fase folicular, à custa da progesterona secretada após a ovulação. É um exame limitado, pois a ovulação presuntiva só pode ser identificada retrospectivamente.

Progesterona sérica no meio da fase lútea

Níveis séricos da progesterona > 3 ng/mL (10 nmol/L) constituem evidência indireta da ovulação. A medida deve ser feita quando a secreção de progesterona atinge o pico na fase lútea (tipicamente no 21º a 23º dias de um ciclo ideal de 28 dias).

Monitorização do LH

A ovulação ocorre 34 a 36 horas após o início de LH e aproximadamente 10 a 12 horas após o pico de LH. A elevação de 2 a 3 vezes dos níveis séricos de LH sobre o nível basal indica esse pico.

Outros métodos

- Biópsia de endométrio (atualmente em desuso).
- Monitorização por ultrassonografia.
- Defeito da fase lútea.

O fator tuboperitoneal pode ser avaliado por histerossalpigografia ou por laparoscopia, o padrão ouro.

O teste clássico para avaliação do fator cervical é o teste pós-coito ou teste de *Sims-Huhner* (Figura 14.17). Consiste no exame do muco cervical, no período pré-ovulatório (momento em que há o pico de estrogênio, o qual proporciona estímulo ideal para a produção de muco), de 4 a 12 horas após a relação sexual. O muco é coletado e colocado

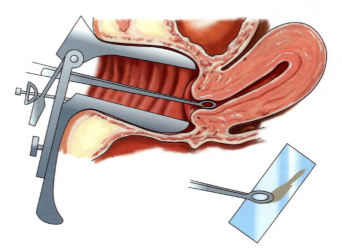

Figura 14.17 Teste pós-coito.

Fonte: Adaptada de Netter, 2009.

sobre uma lâmina de vidro observando-se a quantidade, a filância, a cristalização, a quantidade de células e a quantidade de espermatozoides móveis por campo de maior aumento (Figura 14.18).

Para determinar algum distúrbio do fator uterino, a histerossalpigografia é a melhor opção, mas a ultrassonografia transvaginal pode ser usada como triagem inicial. A vídeo-histeroscopia é um método empregado secundariamente para definir anormalidades suspeitadas por os dois exames anteriores.

Exames complementares para o homem

O primeiro e o principal exame a ser realizado é o espermograma, que faz parte da rotina básica do casal infértil. Um espermograma com alterações não é o suficiente para levar ao diagnóstico, devendo ser repetido. Os parâmetros normais da análise seminal estão no Quadro 14.8.

Amenorreia

Amenorreia é ausência de menstruação no menacme. Pode ser de caráter fisiológico ou patológico. As principais causas fisiológicas são: gravidez, lactação ou determinados tratamentos hormonais. A amenorreia patológica é classificada como primária ou secundária.

Podem ocorrer as falsas amenorreias, que são causadas por obstrução do fluxo menstrual, como consequência de fatores congênitos ou adquiridos.
- **Congênito:** hímen imperfurado, septos vaginais transversais e agenesia do colo do útero.
- **Adquiridos:** sinéquias endometriais (Figura 14.19), cervicais e vaginais e obstrução cervical pós-cauterização ou pós-cirurgia.

A amenorreia é apenas um sintoma, ou seja, não basta constatar, é preciso buscar a sua etiologia.

Quadro 14.8 – Espermograma. Parâmetros normais de análise seminal definidos pela OMS.

Parâmetros normais da análise seminal	
Volume	> 1,5 mL
pH	> 7,2
Concentração	> 15 milhões/mL
Número total de espermatozoides	> 39 milões por ejaculado
Motilidade total	> 40%
Morfologia	> 4% de formas normais
Vitalidade	> 58% de espermatozoides vivos

Fonte: Adaptado de de OMS, 2009.

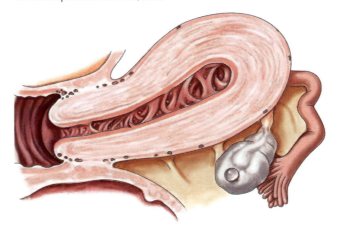

Figura 14.19 Sinéquias (traves fibrosas) uterinas.

Fonte: Adaptada de Netter, 2009.

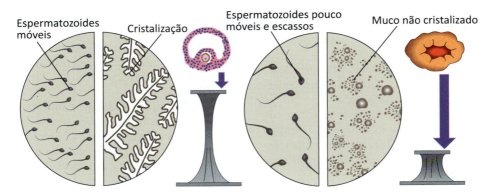

Figura 14.18 Resultados do teste pós-coito. À esquerda observa-se um resultado favorável à fertilidade, com espermatozoides móveis, cristalização e boa filância, ao contrário do resultado à direita.

Fonte: Adaptada de Netter, 2009.

Amenorreia primária

Ausência de menstruação depois dos 14 anos em meninas sem o desenvolvimento dos caracteres sexuais secundários, ou a falta de menstruação em meninas após 16 anos, independente da presença dos caracteres sexuais secundários.

Anamnese

a) Avaliar desenvolvimento de mamas e dos caracteres sexuais secundários.
b) Avaliar desenvolvimento de pelos axilares e pubianos.
c) Investigar presença de nódulos nas regiões inguinais (gônadas de pacientes com feminização testicular).
d) Avaliação do desenvolvimento pôndero-estatural (fundamental na investigação de disgenesia gonadal).
e) Pesquisar antecedentes prévios de cirurgias, traumas, quimioterapia ou radioterapia (pode afetar a funcionalidade da gônada).
f) Presença de dor pélvica periódica (o sangue acumulado na cavidade uterina irrita o miométrio provocando o quadro de dor).

Exame físico

a) Observar fenótipo e a presença de caracteres sexuais secundários (estágios de Tanner).
b) Avaliação dos órgãos genitais, buscando alguma anomalia e nódulos em regiões inguinocrurais.
c) Avaliação da estatura e da envergadura (disgenesia gonadal).

Exame ginecológico

O exame ginecológico fica prejudicado na amenorreia primária, pois estamos examinando uma paciente que não teve relação sexual. Portanto, alguns exames ginecológicos não podem ser realizados para preservar a integridade da anatomia genital.

Exames complementares:

a) Cromatina sexual e cariótipo se houver suspeita de anormalidades na diferenciação sexual (disgenesia gonadal, e pseudo-hermafroditas masculinos e femininos).
b) Dosagem de gonadotrofinas hipofisárias, principalmente FSH, que pode estar aumentado em consequência de uma insuficiência gonadal.
c) Dosagem de testosterona total e livre, sulfato de dehidroepiandrostenediona (S-DHEA) e 17-hidroxiprogesterona (17-OH-P). Para investigar hiperplasia congênita da suprarrenal ou tumores ovarianos ou da suprarrenal.
d) Ultrassonografia e Ressonância Magnética (RM) são importantes pra avaliar malformações mullerianas, disgenesia gonadal e as afecções da suprarrenal. A RNM é fundamental para avaliar sistema nervoso central, principalmente alterações da hipófise (síndrome da sela túrcica vazia).

CÂNCER DE MAMA

O câncer de mama é uma neoplasia altamente prevalente nas mulheres e apresenta influências genéticas, com presença de genes BRCA 1 e 2 em algumas pacientes, e a influência à exposição a hormônios sexuais como estrogênio e progesterona.

Anamnese

A história clínica é fundamental para verificar quais são os fatores de risco para o desenvolvimento de uma possível neoplasia mamária e também investigar alterações clínicas que podem relatar a existência do câncer de mama.

- **ID:** A faixa etária que mais acomete são mulheres com mais de 35 anos e apresenta forte relação do tempo que o tecido mamário fica exposto aos hormônios sexuais.
- **QD e HPMA:** Sinais e sintomas em ordem crescente de gravidade:
  1. **Massa:** indolor, endurecida, podendo apresentar bordas irregulares ou regulares e amolecida, dolorosa (sintoma mais frequente em lesões benignas).
  2. **Outras manifestações:** dor na mama e/ou na papila mamária, edema de toda mama ou de uma região, irritação da pele, presença de abaulamento, retração da papila mamária, hiperemia, aumento da espessura da pele ou da papila e descarga papilar (sanguinolenta ou "água de rocha" sugerem tumor maligno).
  3. Quando o tumor se dissemina para linfonodos regionais, poderá apresentar linfonodomegalia em região axilar, torácica ou supraclavicular, usualmente tornando-o endurecido, fixo e indolor.
  4. Doença disseminada para órgãos à distância, os sintomas apresentados corresponderão aos sítios dos implantes metastáticos: ossos (60% dos casos), pleura e pulmões (20%), fígado (15%) e, mais raramente, cérebro, ovários e pele.
- **ISDA:** Em caso de suspeita clínica, cefaleia e dispneia devem elucidar a possibilidade de metástase.
- **AF:** Questionar se alguém da família já teve alguma neoplasia. Se sim, questionar o local.
- **AM:** Usa ou usou estrogênio para os sintomas do climatério. Se sim, por quanto tempo.
- **AO:** Amamentação (determinar tempo), número de gestações e de parto.
- **EF e EG:**
  - **Inspeção estática:** Constatar edema, retração, abaulamento e ulcerações na pele (Figura 14.20).
  - **Inspeção dinâmica:** Observa-se assimetria de contorno, retração da pele e da papila, desvio da papila e diminuição da mobilidade (Figura 14.21).
  - **Palpação:** Buscam-se nódulos e/ou condensações de limites irregulares, parcial ou completamente fixos à pele e/ou aos músculos peitorais.
    - **Expressão papilar:** Analisar aspecto, uni ou bilateral.

14.2 INFERTILIDADE CONJUGAL

- **Linfonodos:** Aderidos entre si ou aderidos aos planos subjacentes, duros e de pouca mobilidade, sugerem malignidade.

  Quando são detectados palpáveis em axila e fossa supraclavicular contralateral, trata-se de doença sistêmica.
- **Diagnóstico:** Clínico + mamografia + biópsia.
- **Achados no exame:**

- **Ultrassonografia:** lesões com densidade assimétricas difusas, para melhor caracterização da aparência da lesão (cística, sólida ou parênquima mamário), permite aumentar o diagnóstico de lesões subclínicas.
- **Mamografico:** nódulos, microcalcificações, assimetria focal ou difusa, distorção focal da arquitetura, dilatação ductal isolada.

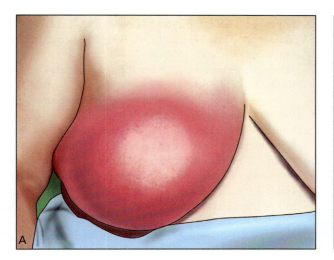
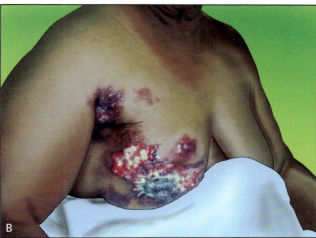

Figura 14.20 (A) Mama com sinais flogísticos; (B) Mama ulcerada.

Fonte: Adaptada de http://4.bp.blogspot.com/-bqgWbR8xN9c/T91JKskymjI/AAAAAAAAFpE/DGd4L749Oy4/s640/carcinoma.jpg. http://1.bp.blogspot.com/-MS50xEehO4I/Tn6CdzlRGCI/AAAAAAAAYw/SGgACR1VJGs/s1600/cancer-na-mama.jpg

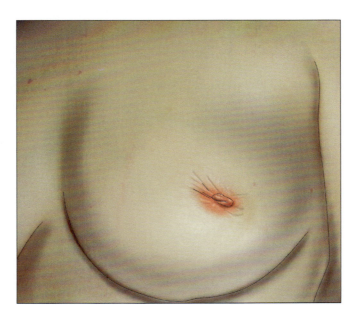

Figura 14.21 Mama com retração de papila e pele, desvio da papila.

Fonte: Adaptada de http://upload.wikimedia.org/wikipedia/commons/9/94/Breast_cancer.jpg

REFERÊNCIAS

1. Halbe HW. Tratado de Ginecologia. 3.ed. São Paulo: Roca, 2000;434.
2. Freitas F, et al. Rotinas em Ginecologia. 6.ed. Porto Alegre: Editora Artmed, 2011.
3. Silva JAG. Estimativa/2012 Incidência de Câncer no Brasil. 1.ed. Rio de Janeiro: INCA, 2011. p.53.
4. Febrasgo. Manual de Orientação do Trato Genital Inferior. São Paulo, 2010. p.60-70.
5. Baracat EC, Lima GR. Guias de Medicina Ambulatorial e Hospitalar Unifesp - Escola Paulista de Medicina. 1.ed. São Paulo: Manole, 2005. p.3-11, 105-10, 141, 134, 327, 220, 219-23, 503-6, 522-4, 659-69, 580-6.
6. Febrasgo. Manual de Orientação - Endometriose. São Paulo, 2010. p.9-14.
7. Febrasgo. Manual de Orientação - Ginecologia Oncológica. São Paulo, 2010. p.51-67.
8. Neto AMP, et al. Consenso Brasileiro de Osteoporose 2002. Revista Brasileira de Reumatologia. 2002;42: 343-54.
9. Junior NA, et al. Urologia Fundamental. 1.ed. São Paulo: Planmark Editora, 2010. p.23-6.
10. Osteopatia. [Internet] [Acesso em 2017 sept 26]. Disponível em: http://osteopatiafrancelo.blogspot.com.br/2012/11/osteopatia-e-ginecologia.html
11. Zugaib M, et al. Obstetrícia. 2.ed. Barueri: Editora Malone, 2012. p.1-10.
12. Moore KL. Fundamentos da Anatomia Clínica. 2.ed. Canadá: Editora Guanabara Koogan, 2004.
13. Rohen JW, Yokochi C, Lutjen-Drecoll E. Anatomia Humana - Atlas Fotográfico de Anatomia Sistêmica e Regional. 6.ed. Barueri: Editora Manole, 2007.
14. Guyton A. C. – Tratado de Fisiologia Médica
15. Porto CC. Semiologia Médica. 6.ed. Rio de Janeiro: Guanabara, 2011. p.866-92, 880-1, 899.
16. Piato S. Tratado de Ginecologia. 2.ed. São Paulo: Editora Artes Médicas, 2002. p.178-88, 238-47, 771-880.
17. Febrasgo - Manual de Orientação - Leiomioma Uterino. São Paulo, 2004. p.11-117.
18. Simões JA. Vulvovaginites. In: Febrasgo - Manual de Orientação do Trato Genital Inferior e Colposcopia. São Paulo, 1999. p.85-90.
19. Febrasgo – Corrimento vaginal: um Guia Prático para o Manuseio. In: Manual de Orientação do Trato Genital Inferior. São Paulo, 2010. p.60-91.
20. Berek JS. Tratado de Ginecologia. 12.ed. Rio de Janeiro: Editora Guanabara Koogan, 1998. p.241-88, 628-82.
21. Febrasgo - Manual de Orientação - Endometriose. São Paulo, 2010. p.7-48.
22. D'Hooge TMD, Hill JA. Endometriose. In: Berek JS. Tratado de Ginecologia. 12.ed. Rio de Janeiro: Editora Guanabara Koogan, 1998. p.628-48.
23. Febrasgo - Manual de Orientação- Endometriose. São Paulo, 2010. p.7-48.
24. Febraso – Manual de Orientação – Osteoporose. São Paulo, 2010. p.7-72.
25. Smith R. Netter's obstetrics and gynecology. 2.ed. Philadelphia: Editora Elsevier, 2009.
26. OMS – WHO laboratory manual for the Examination and processing of human semen. 5.ed. Suíça, 2010. p.223-5.
27. Habif TP. Clinical Dermatology. 5.ed. Hanover: Editora Elselvier, 2010. [Internet] [Acesso em 2017 sept 26]. Disponível em: www.mdconsult.com
28. Mandell GL, Bennett JE. Principles and Practices of Infections Diseases. 17.ed. São Paulo: Editora Elselvier, 2010. [Internet] [Acesso em 2017 sept 26]. Disponível em: www.mdconsult.com
29. Long SS, Pickering LK. Principles and Practice of Pediatric Infectious Diseases. 4.ed. Londres: Editora Elselvier, 2012. [Internet] [Acesso em 2017 sept 26]. Disponível em: www.mdconsult.com
30. Instituto Nacional de Câncer José Alencar Gomes da Silva. [Internet] [Acesso em 2017 sept 26]. Disponível em: http://www2.inca.gov.br/wps/wcm/connect/tiposdecancer/site/home/colo_utero/diagnostico1
31. Ministério da Saúde – Secretária de Atenção à Saúde. Portaria n458, de 21 de maio de 2012. Disponível em: http://bvsms.saude.gov.br/bvs/saudelegis/sas/2012/prt0458_21_05_2012.html

15 | capítulo

Marcelo Alvarenga Calil (*In memoriam*)
Sara Soldera Modonez
Patricia Romeiro Bretz

Giulia Aparecida Bonanséa Pastorelli
Juliana Camerim de Sousa

Obstetrícia

INTRODUÇÃO

Do latim, *obstetrix*, originária do verbo *obstare* (ficar ao lado ou em face de), a obstetrícia pura é tida como "a mulher que fica ao lado, assistindo à parturiente". Porém, no contexto atual multi e interdisciplinar, a responsabilidade por uma assistência pré-natal adequada é cada vez maior, visto que a importância desse período não é só de interesse da especialidade, mas de outras áreas, como pediatria e clínica médica. Nos últimos 20 anos, vários estudos demostraram que diversas doenças da infância e da idade adulta podem ter origem ainda na vida intrauterina, como doenças cardiovasculares, hipertensão arterial sistêmica, diabetes *mellitus* tipo 2, obesidade, depressão e esquizofrenia, por exemplo.

Data-se de 700 a.C. a mais antiga documentação autêntica sobre a cesárea na qual, incumbidos pela curiosidade e sob vigência da *Lex Regia*, em Roma, todas as mulheres que faleciam grávidas deveriam ser abertas. De Hipócrates até o século III da era cristã, na luta contra superstições e sobrenatural, destaca-se a implementação de conceitos como palpação abdominal na gestante, inspeção da genitália externa, características dos sinais de gravidez, dos sinais do secundamento, diagnóstico da morte fetal, variedades de posição do polo cefálico ao toque e identificação de circulares de cordão. Consolida-se no século XVII a escola francesa, com o surgimento da figura dos parteiros homens, antes proibidos. Posteriormente, ao lado da escola alemã, várias práticas foram descobertas e tornaram-se difundidas, a exemplo da ausculta dos batimentos cardíacos fetais, do diagnóstico e tratamento da febre puerperal, da anestesia obstétrica, da sala de parto, da cesárea e das contrações de Braxton-Hicks, até meados do século XX, onde são implementados os cuidados pré-natais, os partos instrumentados, a ocitocina, o escore de apgar, a ultrassonografia, entre outras aprimorações.

Observa-se atualmente, após anos de pesquisa e evolução, que a obstetrícia é uma especialidade eminentemente clínica, com término cirúrgico, que se ocupa com os períodos pré-concepcional e gestacional, com o parto e com o puerpério. Dessa forma, epidemiologicamente, as atenções devem ser voltadas às patologias clínicas durante os nove meses lunares de gestação, das quais são mais frequentes e com maiores potenciais de morbimortalidade, a doença hipertensiva específica da gestação, a diabetes gestacional, a infecção urinária e pielonefrite, a placenta prévia, o descolamento prematuro de placenta, a gestação ectópica, o abortamento, o trabalho de parto prematuro e a infecção puerperal.

Para começar, é importante ressaltar que, durante a gravidez, o corpo da mulher sofre imensas modificações anatômicas e fisiológicas em seu todo, decorrente tanto de alterações hormonais, quanto como consequência secundária à gestação. O aumento dos níveis de estradiol, progesterona e da gonadotrofina coriônica humana (HCG), por exemplo, impulsiona muitas das alterações endócrinas e metabólicas, as quais influenciam significativamente o bom andamento da gestação.

Primeiramente, decorrente da formação da placenta, a qual é responsável pelas trocas materno-fetais através de sua porção fetal, originada do saco coriônico, e de sua porção materna, derivada do endométrio, há a formação e liberação de hormônios proteicos, como a gonadotrofina coriônica humana (hCG) e o lactogênio placentário, e hormônios esteroides, como a progesterona e os estrógenos.

Os níveis ascendentes desses hormônios têm vários efeitos, a começar pelas células musculares lisas da vulva e da vagina, as quais se hipertrofiam, e ocorre afrouxamento do tecido conjuntivo, favorecendo aumento da largura e do comprimento. Da mesma forma, o útero, órgão muscular, sofre hiperplasia, hipertrofia e estiramento, aumentado sua capacidade de 500 a 1000 vezes. Há aumento do tecido conjuntivo, vasos sanguíneos e linfáticos.

- **Colo uterino:** torna-se amolecido e arroxeado, consequência da formação de edema e aumento da vascularização.
- **Mamas:** tornam-se turgidas e dolorosas inicialmente, e aumentam de volume em torno da 5ª a 6ª semana de gestação, visto a proliferação dos canais galactóforos

e ramificação dos ductos mamários. Além disso, há hiperpigmentação da aréola primária, surgimento da aréola secundária e hipertrofia das glândulas sebáceas periareolares.

- **Coração e sangue:** há aumento do débito cardíaco e FC em torno de 10 a 15 bpm. Vale lembrar que a elevação do diafragma, pelo aumento uterino, desloca o coração para a esquerda e para cima, alterando posição do *ictus-cordis*. Há redução da resistência vascular periférica levando à diminuição da pressão arterial e redução da viscosidade sanguínea. Por outro lado, decorrente do aumento do volume uterino, há compressão da veia cava e aumento da pressão venosa sobre os membros inferiores, podendo causar edema, varizes, hemorroidas, entre outros.
- **Hematológicas:** ocorre leucocitose entre 2° e 3° trimestre, a imunidade celular é deprimida e a resposta inflamatória diminui. Ocorre também acentuado aumento dos fatores de coagulação.
- **Rins:** há aumento de 60% a 80% do fluxo sanguíneo renal, de 40% a 60% na filtração glomerular e uma queda de ureia e creatinina no plasma, pode haver glicosúria, proteinúria e hipercalciúria. Devido ao deslocamento uterino, a bexiga é rechaçada para frente, diminuindo sua capacidade residual, causando polaciúria.
- **Pulmões:** pode haver congestão nasal e, por conta da elevação diafragmática, há deslocamento lateral e para baixo dos arcos costais e aumento da circunferência do tórax. Além disso, a gestante pode desenvolver alcalose respiratória por redução da pressão de CO_2 e aumento do consumo de oxigênio.
- **Gastrintestinais:** começam pela boca, na qual a gestante sentirá irritação e sangramento gengival e sialorreia. No estômago, há elevação e dextrorrotação do fundo gástrico, retardo de seu esvaziamento, redução dos tônus esfinctéricos e ondas peristálticas e aumento da pressão intra-abdominal, podendo levar, em 20% dos casos, a hérnias de hiato. Nos intestinos há hipotonia da musculatura lisa, retardando o transito intestinal, gerando uma maior absorção de líquidos e ressecamento das fezes. Além disso, pela hipotonia nos demais órgãos abdominais pode ocorrer tanto formação de cálculos na vesícula biliar quanto colestase hepática.
- **Metabolismo:** a gestante adquire, em média, 12 quilos. Quanto aos carboidratos, devido ao aporte constante para o feto, ocorre certo estado diabetogênico. No metabolismo lipídico, o colesterol pode duplicar e os triglicérides, triplicar, porém, o mais relevante vem do fato de que na 1ª metade da gestação a reserva lipídica aumenta sob a forma de gordura central, a qual, no 3° trimestre, é utilizada como fonte energética.
- **Sistema endócrino:** a hipófise anterior aumenta em duas a três vezes seu tamanho e tem produção de prolactina elevada (galactopoiese). A tireoide também sofre aumento, causando diminuição na concentração plasmática de iodo. No pancrêas há hiperplasia das células beta das Ilhotas de Langerhans, levando a um aumento da insulina plasmática livre.

- **Osteoarticulares:** há o relaxamento dos ligamentos, frouxidão das articulações pélvicas e as alterações posturais (lordose lombar) a fim de corrigir o eixo corporal e ampliação da base de sustentação.
- **Derme:** a ação do estrogênio, progesterona e mineralocorticoides estimula a melanogênese e acúmulo de melanina nas regiões de aréola, períneo, axilas e linha alba. Além disso, pode haver hiperpigmentação também da região malar, formando o melasma ou cloasma. Há estiramento gravídico formando estrias gravídicas e, caso haja rotura de tecido conjuntivo, formação de cicatrizes. Pode haver formação de telangectasias ou aranhas vasculares, varicosidades nos membros inferiores e região perineal e hipersecreção de glândulas sebáceas, deixando a pele mais oleosa, propensa a acnes e queda capilar, completando as modificações cutâneas.
- **Sentidos:** há, no 3° trimestre, um grau discreto de hipertensão ocular, causando espasmos arteriolares localizados; epistaxe por aumento da vascularização e espessamento da mucosa nasal; zumbidos e vertigens por alterações circulatórias e diminuição da acuidade auditiva; parestesia das extremidades por alterações vasomotoras e deficiências metabólicas; e alterações do apetite, com baixa sensibilidade gustativa.

Durante o trabalho de parto...

Passadas as 36 a 41 semanas gestacionais, o conhecimento da fisiologia e a antomia desta proção é indispensável, visto que suas alterações resultam em diagnósticos patológicos, muitas vezes visualizados em registro gráfico (tocometria) (Ver infográfico 1).

Na gravidez, o útero mantém capacidade contrátil progressiva, tendo inicio na 12ª semana e sendo controlada por um equilíbrio dado pela presença de estrogênios, estimulando a contração por aumento da concentração de actomiosina, $PGF2\alpha$ e ATP (adenosina trifosfato), e de progesterona, a qual inibe a atividade do útero por hiperpolarização da membrana da célula miometrial.

- **Contrações uterinas:** inicialmente, são de baixa frequência e intensidade, não sentidas pela paciente antes da 13ª semana, até seu completo estabelecimento no parto. Ocasionalmente, podem convergir e originar contrações mais intensas, de maior propagação pelo órgão, ainda irregulares, mas percebidas pela gestante. Após a 30ª semana, sua frequência se aproxima de 1 a cada 10 minutos, adquirindo ritmo regular nas duas últimas semanas antes do parto. Considera-se trabalho de parto efetivo, portanto, a ocorrência de contrações uterinas sincrônicas, dilatação cervical mínima de 3 cm e formação do seguimento inferior, sendo, a partir desses eventos, o início do mecanismo do trabalho de parto.

- **Dilatação do colo:** passadas as fases de latência e ativa da dilatação (Figura 15.1) do colo uterino totalizando 10 cm, inicia-se a fase de expulsão fetal. Durante a expulsão, o segmento inferior uterino atinge máximo estiramento e adelgaçamento, ao contrário do corpo uterino, que se encontra mais espesso, podendo permitir a diferenciação palpatória entre essas duas partes do útero, separadas por leve depressão denominada "anel de retração" (Figura 15.2). Ao término, há a dequitação placentária e o quarto período, destinado à estabilização dos sinais vitais da neopuérpera e consolidação da hemóstase uterina.

- **Bacia obstétrica:** (o canal do parto), composta de:
  - ossos ilíacos, ísquios e púbis, e cóccix (Figura 15.3) – vale ressaltar a importância obstétrica do promontório, proeminência anterior da articulação lombossacra entre a 5ª vertebra lombar e a 1ª vertebra sacral.
  - **Classifica-se a pelve em:** maior e menor.
  - **Divididas lateralmente:** pelas linhas inominadas do ilíaco
  - **Divididas posteriormente:** pelas articulações sacroilíacas e promontório.

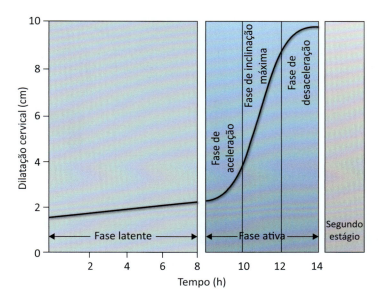

Figura 15.1 Composição da curva de dilatação média do trabalho de parto em nulíparas.

Fonte: Adaptada de Cunningham, 2012.

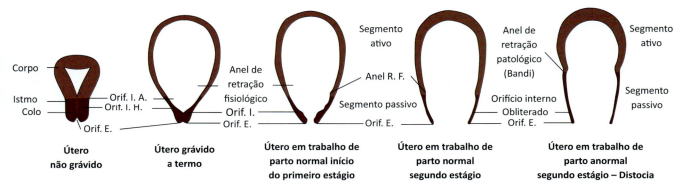

Figura 15.2 A sequência do desenvolvimento dos segmentos e da formação dos anéis, no útero não gravídico, a termo e em trabalho de parto.

Fonte: Adaptada de Cunningham, 2012.

INFOGRÁFICO 1

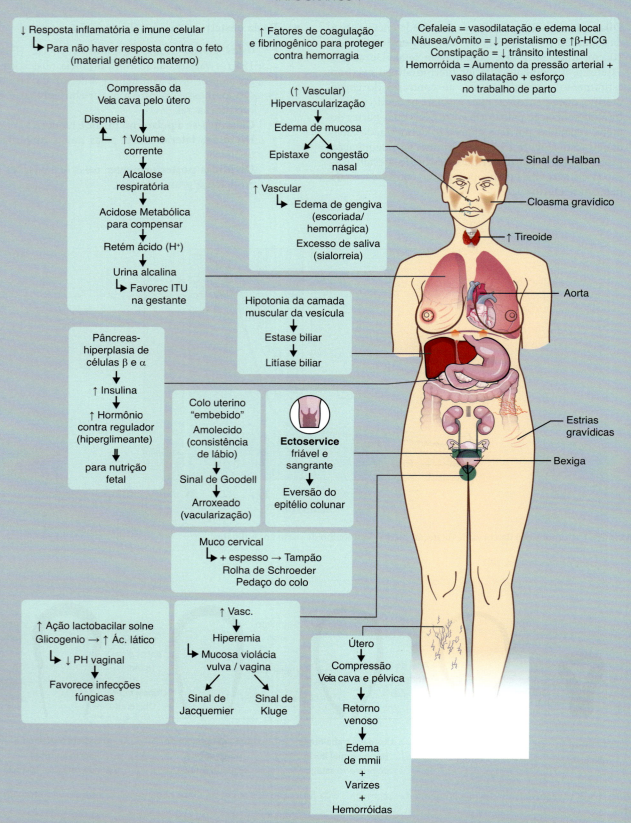

INFOGRÁFICO 1 (*Continuação*)

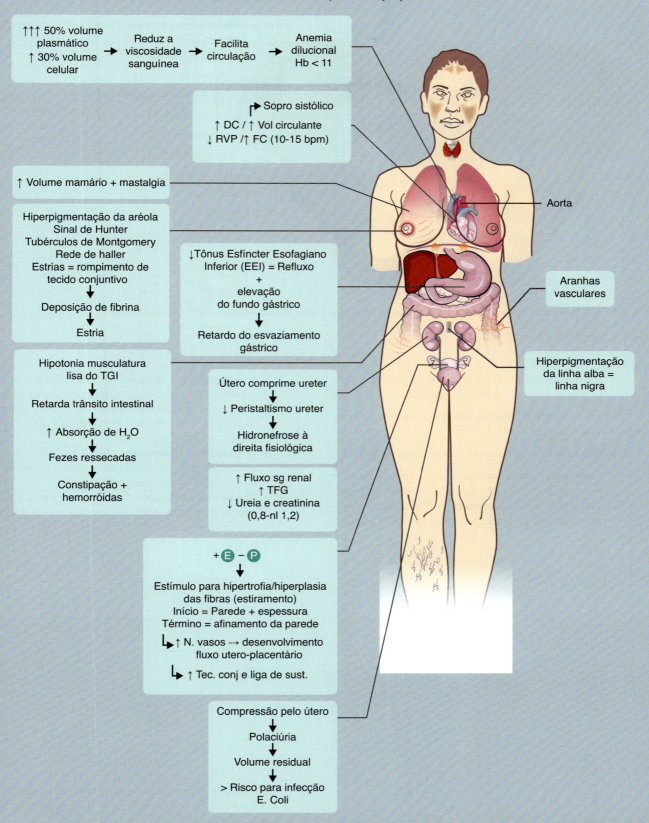

Capítulo 15
299

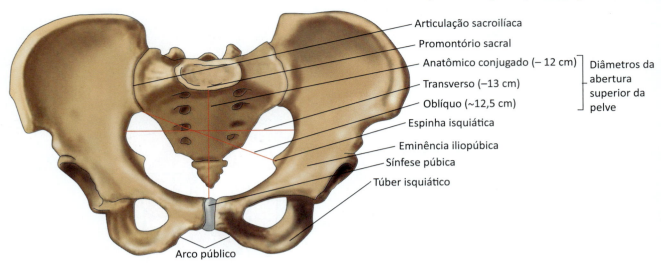

Figura 15.3 Bacia obstétrica e sua composição com os ossos íleo, ísquio e púbis, visão anterior da pelve feminina.

Fonte: Adaptada de Netter, 2008.

- **Divididas anteriormente:** pelas eminências iliopectíneas e borda superior do púbis.

É quase exclusivo o interesse obstétrico na pelve menor, a qual é didaticamente dividida em:

- **Estreito superior**, apresenta 6 diâmetros (Figura 15.4):
  - **Conjugata vera anatômica:** com 11 cm, entre o promontório e a borda superior da sínfise púbica.
  - **Conjugata vera obstétrica:** com 10,5 cm, entre o promontório e a borda posterior da sínfise púbica.
- **Conjugata vera diagonalis:** com 12 cm, entre o promontório e a borda inferior da sínfise púbica – sua importância clínica vem do cálculo indireto da *conjugata obstétrica*, subtraindo 1,5 cm do valor encontrado (Figura 15.5).
- **O diâmetro transverso:** com 13 a 13,5 cm, na união do terço posterior com os dois terços anteriores na linha inominada do ilíaco.
- **Diâmetros oblíquos:** com 12,5 cm, entre a eminência iliopectínea de um lado e a articulação sacroilíaca oposta.

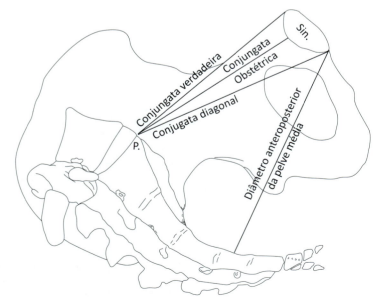

Figura 15.4 Representação dos três diâmetros anteroposteriores do estreito superior da pelve (P.: promontório; Sin.: sínfise púbica).

Fonte: Adaptada de Cunningham, 2012.

OBSTETRÍCIA

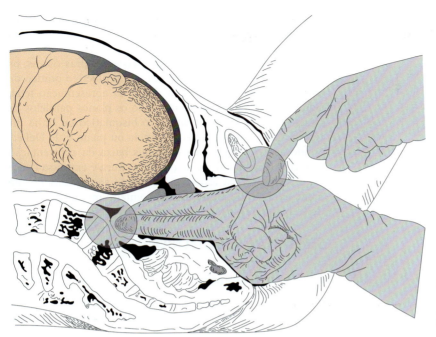

Figura 15.5 Exame físico vaginal para determinar a conjugata diagonalis.

Fonte: Adaptada de Cunningham, 2012.

- **Estreito médio,** há dois diâmetros de importância (Figura 15.6):
  - **Diâmetro anteroposterior:** com 12 cm, sacro médio-púbico.
  - **Diâmetro transverso:** de 10,5 cm, entre as espinhas isquiáticas.
- **Estreito inferior,** de grande importância:
  - **Diâmetro anteroposterior:** com 9 cm, cóccix-sub-púbico, o qual é substituído pela *conjugata exitus* (Figura 15.7), com 11-12 cm, diâmetro sub-sacro púbico alcançado após a retropulsão do cóccix pela apresentação fetal.
  - **Diâmetro transverso:** com 11 cm, entre as tuberosidades isquiáticas.

Neste contexto, observa-se que as bacias ósseas têm formatos diferentes, sendo mais ou menos adequadas ao trabalho de parto de bom prognóstico. A de muito bom prognóstico é a chamada pelve ginecoide, normal feminina,

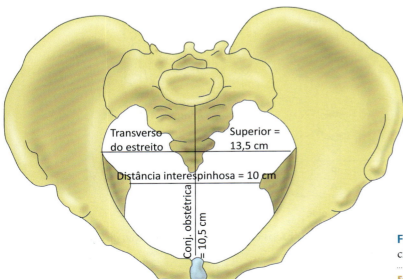

Figura 15.6 Visão superior da pelve óssea, evidenciando o diâmetro biisquiático.

Fonte: Adaptada de Cunningham, 2012.

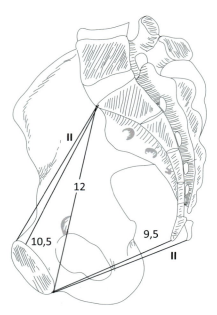

Figura 15.7 Corte sagital do estreito inferior da bacia obstétrica óssea, evidenciando a existência da *conjugata exitus* ao deslocamento posterior do cóccix (A: diâmetro anteroposterior cóccix-subpúbico; B: *conjugata exitus*).

Fonte: Adaptada de Rezende, 2011.

a qual ocorre com 62% de frequência, tem seu estreito superior mais arredondado e maior simetria entre as paredes (Figura 15.8).

Além disso, ainda no estudo das estruturas ósseas, os planos e eixos na pelve feminina tem o objetivo prático de orientar o obstetra quanto à altura da apresentação fetal, sendo o mais conhecido e utilizado os planos paralelos de DeLee (Figura 15.9). O diâmetro bisquiático ou linha interespinhosa é o plano de referência ou plano 0 de DeLee. Sendo assim, quando a parte mais baixa da apresentação estiver a 1 cm acima desse plano, a altura é expressa como -1, se estiver 1 cm abaixo, como +1, e sucessivamente até 5 cm, concluindo, dessa forma, o entendimento anatômico do trabalho de parto.

SEMIÓTICA E SEMIOTÉCNICA

Anamnese na gestação

A anamnese durante a gravidez busca obter informações de fatos que se relacionam com a gestação atual, bem como com o passado da gestante, a fim de que possamos prever e/ou detectar precocemente patologias tanto maternas como fetais e, dessa forma, permitir o desenvolvimento saudável do bebê e reduzir eventuais riscos maternos.

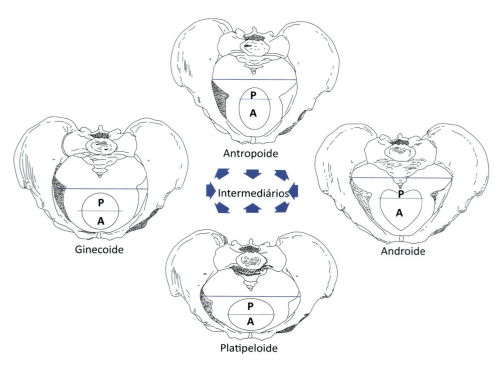

Figura 15.8 Representação esquemática dos quatro formatos diferentes de bacias ósseas, segundo classificação de Caldwall-Moloy, evidenciando seus diâmetros. (A: anterior; P: posterior).

Fonte: Adaptada de Cunningham, 2012.

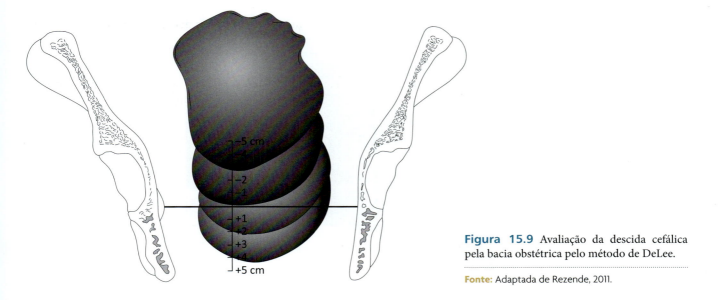

Figura 15.9 Avaliação da descida cefálica pela bacia obstétrica pelo método de DeLee.

Fonte: Adaptada de Rezende, 2011.

Dados que deverão conter na anamnese:

- **ID;**
- **QD;**
- **HPMA;**
- **ISDA;**
- **AP;**
- **Antecedentes menstruais:** idade da menarca, data da última menstruação, terapia hormonal;
- **Antecedentes sexuais:** idade da primeira relação sexual, número de parceiros, método anticoncepcional;
- **Antecedente obstétrico:** número de gestações, número de partos realizados, número de aborto e as condições de sua ocorrência, data do primeiro e do último parto, tipo de parto, local do parto, peso dos recém-nascidos, lactação, intercorrências em gestações anteriores ou no parto, puerpério, infertilidade prévia, tratamento de infertilidade, gravidez ectópica, doença trofoblástica gestacional, distúrbio do crescimento fetal, prematuridade, pré-eclâmpsia, morbimortalidade perinatal;
- **AF.**

É importante ainda que se questione a respeito do desejo da gravidez, se a gestação foi ou não planejada, se existem ou existiram doenças ginecológicas, nutricionais, clínicas, obstétricas, genéticas e hereditárias. Procedimentos realizados em gestações anteriores também devem ser relatados como, por exemplo, amniocentese, cordocentese, biópsia de vilo corial e a dosagem de alfafetoproteína.

Ao levantar os dados na anamnese, deve-se estimar a Idade Gestacional (IG) e a Data Provável do Parto (DPP). Para constatar a IG, pergunte à gestante a data de sua última menstruação (DUM). A DUM é fundamental para estabelecer a DPP. Para isto, utiliza-se a Regra de Naegele: somam-se sete dias ao primeiro dia da DUM, subtraem-se três meses e, depois, acrescentamos um ano. Ex. DUM: 10/05/13, a DPP será no dia 17/02/14.

EF na gestante

Primeiramente, devemos explicar como vamos proceder ao exame físico e pedir a colaboração da gestante para o mesmo. Em seguida, pedir a paciente vestir-se com o avental (abertura do avental para frente) e auxilia-la a deitar na posição mais confortável, geralmente posição semissentada com flexão dos joelhos. Desta forma, se reduz o peso do útero gravídico.

EF geral

Deve-se verificar a Pressão Arterial (PA), o pulso, a Frequência Respiratória (FR), a temperatura, as mucosas visíveis, a coloração das extremidades ungueais, a presença de edema nos membros inferiores, a presença de circulação colateral no abdome e a presença de varizes nos membros inferiores.

Deve-se avaliar a altura e o peso da gestante para, em seguida, calcular o Índice de Massa Corporal (IMC). Segundo a Organização Mundial de Saúde (OMS), a tabela de IMC para gestantes (ou Tabela de IMC Gestacional) segue um aumento constante, porém com evoluções diferentes para gestantes com IMC menor e gestantes com IMC maior antes do período de gestação (Gráfico 15.1). Desta forma, gestantes magras antes da gestação precisam de um aumento de peso mais significativo durante a gestação para manter a si e a seu bebê saudáveis. Por outro lado, gestantes com sobrepeso antes da gestação precisam de um aumento de peso menos significativo durante a gestação.

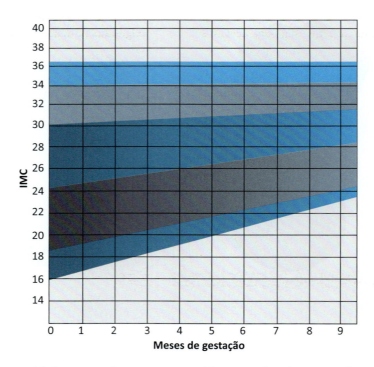

Gráfico 15.1 Em verde há o peso ideal, em amarelo, a gestante estará levemente fora do peso, em laranja, bastante fora do peso e em vermelho, área de alerta.

Fonte: Adaptada de Zugaib, 2012.

O gráfico acima foi gerado a partir da seguinte recomendação da OMS:

- Gestantes com IMC < 18,4 (abaixo peso), devem aumentar entre 12,5 e 18 kg durante a gestação.
- Gestantes com IMC entre 18,5 e 24,9 (peso ideal): de 11,5 a 16 kg.
- Gestantes com IMC entre 26 e 30 (acima do peso): de 7 a 11,5kg.
- Gestantes com IMC > 30 (obesa): pelo menos 6 kg.

EF especial

- **Face:** Haverá o aparecimento de lanugem na inserção dos cabelos, chamada de "sinal de Halban", devido à maior nutrição dos folículos pilosos. Nota-se também em grande parte das gestantes o cloasma gravídico ou máscara gravídica, trata-se de uma pigmentação facial em forma de placas acastanhadas irregulares, principalmente em regiões mais expostas, tais como fronte, nariz e região zigomática.
- **Pescoço:** palpa-se um aumento discreto e simétrico da tireoide.
- **Nariz:** observa-se congestão nasal.
- **Aparelho respiratório:** devido à compressão do útero gravídico, haverá elevação do diafragma, podendo levar à queixa de dispneia na gestante.
- **Aparelho cardiovascular:** devido à elevação da cúpula diafragmática nos estágios mais avançados da gestação, a palpação do *ictus cordis* (ou impulso apical) pode estar situada acima da localização habitual, ou seja, acima da intersecção do 4º ou 5º espaço intercostal esquerdo com a linha médio-clavicular esquerda. A ausculta cardíaca pode evidenciar presença de sopro mamário na região paraesternal na altura do 2º ou 3º espaços intercostais esquerdos devido ao aumento de fluxo sanguíneo durante a gestação.
- **Mamas:** à inspeção observa-se um aumento do volume da mama e uma hiperpigmentação na aréola e nos mamilos, tornando-os mais escurecidos durante a gestação. Ao redor da aréola primitiva haverá uma nova pigmentação, porém mais discreta e com limites precisos, formando uma aréola externa ou secundária, conhecida como "sinal de Hunter". Na aréola primária vamos observar os "tubérculos de Montgomery", que são as glândulas sebáceas hipertrofiadas, desaparecendo no puerpério. Devido ao aumento do volume circulatório e da dilatação da rede venosa superficial, podemos observar uma trama de vasos venosos na mama, a chamada "rede de Haller". Ainda podemos verificar a presença de estrias desde a base das mamas até a direção do mamilo. Isso se deve à distensão aumentada das fibras elásticas e adelgaçamento da epiderme durante o

aumento do volume mamário. Na palpação, as mamas estarão sensíveis e nodulares. Em seguida, devemos proceder à expressão bimanual (Figura 15.10) e ascendente do mamilo a fim de constatarmos se haverá saída de colostro (material aquoso, branco-amarelado). Havendo saída de colostro, diz-se "expressão positiva".

- **Abdome:** à inspeção observam-se estrias purpúricas ou rósea violácea ou víbices (devido à rápida distensão de fibras elásticas), pigmentação da linha alba ou linha negra (hiperpigmentação cor de chocolate que vai desde a sínfise púbica até a cicatriz umbilical), depressão e/ou protusão da cicatriz umbilical (Figura 15.11). Podemos notar uma coloração arroxeada na cicatriz umbilical, chamada de "sinal de Cullen", dado a embebição sanguínea. O abdome pode ter duas formas: ovoide (diâmetro longitudinal é maior do que o diâmetro transverso: fala a favor de situação longitudinal fetal) e globoso (diâmetro longitudinal igual ao transverso: fala a favor de situação fetal transversa ou gravidez gemelar).

- **Órgãos genitais externos:** dado a hiperpigmentação gravídica, a vulva, os pequenos lábios, o períneo e a face interna das coxas também são abrangidas por essa hiperpigmentação. Por conta da hipervolemia, nota-se uma alteração da coloração da mucosa vulvar, de rosada passará a ser violácea. A coloração violácea do introito vaginal dá se o nome de "sinal de Kluge", enquanto a coloração violácea da mucosa vaginal – vulva – chamamos de "sinal de Jacquemier".

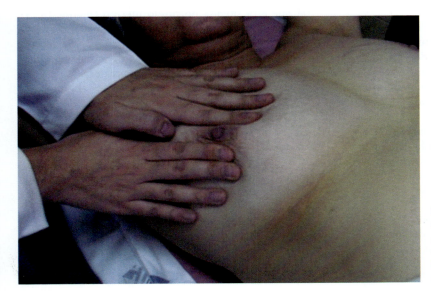

Figura 15.10 Foto detalhando a expressão bimanual com ascendência do mamilo e ausência da saída de colostro, portanto, expressão negativa.

Fonte: Imagem cedida pela Profª. Drª. Sara Soldera Modonez.

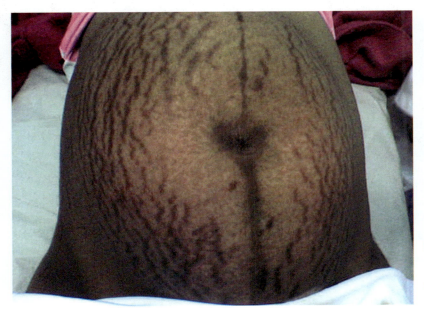

Figura 15.11 Foto de abdome gravídico ressaltando a presença da linha nigra e de estrias.

Fonte: Imagem cedida pela Profª. Drª. Sara Soldera Modonez.

- **Membros inferiores:** em razão do crescimento uterino e da hipervolemia durante a gestação, haverá compressão da veia cava inferior juntamente com a compressão das veias pélvicas, dificultando o retorno venoso ao coração, com consequente edema de membros inferiores e varizes. Ressalta-se que a hipoproteinemia comum às gestantes pode ser outro motivo que justifique o edema de membros inferiores. Deve-se realizar a palpação nas regiões pré-tibiais, tornozelo e pés.
- **Deambulação:** a marcha torna-se mais lenta e pesada com o avançar da gestação. Devido à projeção progressiva do abdome para frente, a gestante afastará os pés para manter estável seu equilíbrio e, desta forma, irá deambular igual a um pato, sendo conhecida mais popularmente como marcha anserina.

Palpação

Primeiramente, devemos determinar a altura uterina utilizando uma fita métrica sobre o abdome da gestante. Essa fita é posicionada desde a borda superior da sínfise púbica, passando sobre toda a superfície mediana do abdome através da cicatriz umbilical até a borda superior do fundo uterino (Figura 15.12A).

A altura uterina ou curva de Belizán serve para estimar o crescimento fetal, correlacionando-se a medida da altura uterina com o número de semanas de gestação (idade gestacional aproximada). No início da gestação o útero é ainda um órgão intrapélvico e, com o evoluir da gestação, sua palpação se relaciona com a idade gestacional.

A técnica consiste em, primeiramente, posicionar a gestante em decúbito dorsal, com o abdome descoberto, delimitar a borda superior da sínfise púbica e o fundo uterino, por meio da palpação, e procurar corrigir a comum dextroversão uterina. Fixar a extremidade inicial (0 cm) da fita métrica, flexível e não extensível, na borda superior da sínfise púbica, passando-a entre os dedos indicador e médio e proceder à leitura quando a borda cubital da mão atingir o fundo uterino. Deve-se sempre anotar a medida, em centímetros, na ficha e no cartão, e marcar o ponto na curva da altura uterina.

Observa-se entre 10 e 12 semanas o útero sendo palpado acima da sínfise púbica, em 16 semanas, útero palpado entre a sínfise púbica e a cicatriz umbilical e em 20 semanas, útero no nível da cicatriz umbilical (Figura 15.12B).

A palpação uterina tem como escopo reconhecer a presença do feto, bem como sua posição e apresentação em relação à bacia obstétrica. A conduta realizada segue os princípios da Escola Alemã, cuja divisão segue em quatro tempos:

- **Primeiro tempo:** o objetivo é determinar a parte fetal que está situada no fundo uterino (Figura 15.13). Delimitamos o contorno do fundo uterino com a ponta dos dedos de ambas as mãos espalmadas comprimindo o abdome da gestante. Nessa região, geralmente, vamos sentir o polo pélvico fetal, cuja característica é volumoso, irregular, resistente, porém redutível. Podem-se sentir as cristas ilíacas mais proeminentes. Se, na palpação for constatado um corpo pouco volumoso, de superfície regular, resistente (duro) e irredutível, trata-se do polo cefálico fetal. Em ambos os casos, a situação fetal será longitudinal.

Para a palpação do pólo fetal que ocupa o fundo uterino, utiliza-se a manobra chamada rechaço, que pode ser uni ou bimanual, ou uni ou bidigital.

- **Manobra unimanual:** uma das mãos ou seus dedos indicador e médio fazem um súbito choque sobre o polo fetal (rechaço simples) que se desloca e, depois, ao voltar, choca-se novamente com a mão ou com os dedos (rechaço duplo).

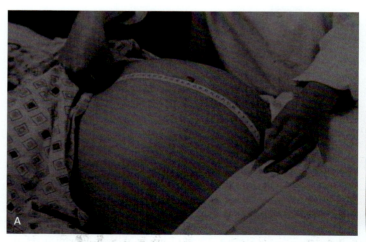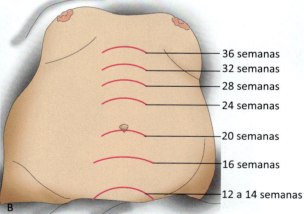

Figura 15.12 (A) Foto representando a determinação da altura uterina. (B) Altura esperada do fundo uterino segundo passadas as semanas de gestação.

Fonte: Bickley, 2010.

OBSTETRÍCIA

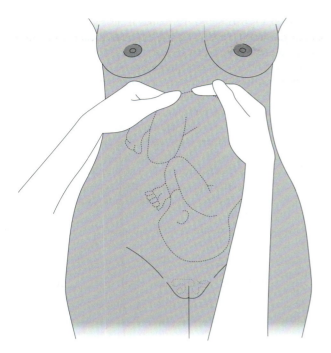

Figura 15.13 Esquema representando o primeiro tempo da palpação uterina.

Fonte: Adaptada de Neme, 2005.

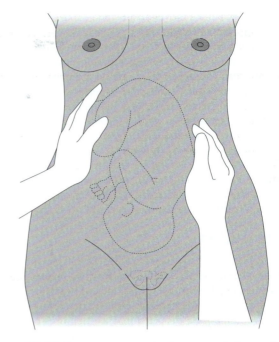

Figura 15.14 Esquema representando o segundo tempo da palpação uterina.

Fonte: Adaptada de Neme, 2005.

- **Manobra bimanual ou bidigital:** enquanto uma das mãos ou dedos (indicador e médio) pressiona subitamente o polo fetal, a outra mão ou os seus dedos sentem o choque do polo rechaçado.
- **Segundo tempo:** o objetivo dessa etapa é localizar o dorso e os membros fetais (Figura 15.14). Deslizamos ambas as mãos espalmadas sobre os flancos da gestante desferindo pressões, enquanto uma das mãos fica comprimindo um dos flancos, a outra vai examinar o lado contralateral, a fim de identificar o dorso fetal – uma superfície resistente e contínua. Os membros fetais são percebidos como pequenos cilindros que escapam da mão do examinador.

  Para que possamos identificar com mais precisão o dorso fetal, utiliza-se a *manobra de Budin*, cujo objetivo é forçar a flexão fetal. Essa manobra consiste numa compressão forte do fundo uterino com um das mãos espalmadas, enquanto a outra mão busca identificar a convexidade fetal aumentada, ou seja, o lado que o flanco ficou mais proeminente e resistente.
- **Terceiro tempo:** conhecida como "manobra de Leopold", destina-se à pesquisa da mobilidade do polo cefálico em relação com o estreito superior da bacia (Figura 15.15). São realizados movimentos de lateralidade utilizando polegar e o dedo médio para apreensão do polo cefálico, dessa forma nos permite verificar se a

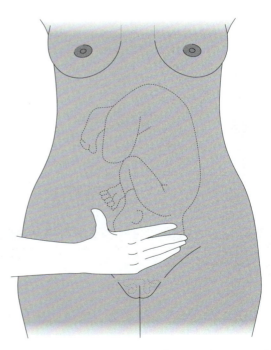

Figura 15.15 Esquema representando o terceiro tempo da palpação uterina.

Fonte: Adaptada de Neme, 2005.

cabeça está alta e móvel ou ajustada e fixa em relação ao estreito superior da bacia.
- **Quarto tempo:** o objetivo é identificar a apresentação fetal (Figura 15.16). O examinador deve voltar suas costas para a cabeça da paciente, colocar suas mãos semiabertas com o polegar e o dedo médio afastados cerca de 10 cm sobre as fossas ilíacas e ir deslizando até a região superior da sínfise púbica (hipogástrio). Ao verificarmos a presença de algo nessa região, devemos caracterizá-lo como cefálico se for menor, de superfície lisa, regular, consistente e irredutível, ou pélvico se for maior, irregular, amolecido e redutível. O polo cefálico preenche completamente a escava e apresenta o occipício e a fronte como regiões proeminentes.

Ausculta obstétrica

Tem por finalidade identificar alterações do ritmo cardíaco e avaliar a vitalidade fetal. À vista disso, vamos realizar uma avaliação fetal para identificarmos os possíveis fetos de risco para eventos adversos ou óbito e, desse modo, atuar preventivamente para proporcionar as melhores condições de saúde ao recém-nascido, determinando o momento preciso da interrupção da gestação e, assim, evitar o insucesso da gestação.

Posto isso, embora se trate de um método muito antigo, podemos utilizar o estetoscópio de Pinard. É um método muito pouco usado na prática diária, porém tem alto valor semiológico. Os batimentos cardíacos fetais são audíveis com o estetoscópio de Pinard a partir da segunda metade da gestação (mais ou menos entre 16 a 18 semanas). A frequência cardíaca oscila entre 110 e 160 bpm, com uma média de 140 bpm.

A ausculta obstétrica com o sonar-*Doppler*, além de ser mais moderno e mais utilizado hoje na prática médica, nos permite auscultar os batimentos cardíacos fetais mais precocemente, entre dez e 12 semanas. Vamos identificar um som curto e seco, duplo e às vezes triplo, semelhante ao ritmo de "galope".

Na falta desses instrumentos, a ausculta dos batimentos cardíacos fetais também pode ser realizada aplicando-se o pavilhão auricular diretamente sobre o abdome materno – ausculta imediata.

No início do período gestacional até a 20ª semana de gestação, o batimento é único, sistólico e audível, geralmente, na linha mediana, independente da posição fetal. Posteriormente, torna-se duplo com duas bulhas, sistólica (mais longa) e diastólica (mais curta). Mais ou menos a partir da 22ª semana de gestação, você deve primeiramente realizar a palpação obstétrica para identificar a apresentação fetal, pois as localizações do polo cefálico e do dorso fetais ajudam a definir o melhor local para a ausculta dos batimentos cardíacos fetais.

Nas apresentações cefálicas, o foco audível é infraumbilical, enquanto nas apresentações pélvicas o foco audível é supraumbilical, e nas situações transversas o foco se localiza na linha média, próximo da cicatriz umbilical.

Podemos nos deparar com as seguintes situações:

1. Apresentação fetal cefálica com o dorso voltado para o lado direito da gestante foco de ausculta: quadrante inferior direito.
2. Apresentação fetal cefálica com o dorso voltado para o lado esquerdo da gestante foco de ausculta: quadrante inferior esquerdo.
3. Apresentação fetal pélvica com o dorso voltado para o lado direito da gestante foco de ausculta: quadrante superior direito.
4. Apresentação fetal pélvica com o dorso voltado para o lado esquerdo da gestante foco de ausculta: quadrante superior esquerdo.

Vale ressaltar que diversos sons diferentes podem ser audíveis no exame obstétrico. Os ruídos de choque são sons que traduzem deslocamentos bruscos do feto. O sopro funicular ocorre em intervalo de tempo igual aos batimentos fetais indicando situação de compressão do cordão umbilical. Movimentos ritmados o som parece ser lento, com intensidade e intervalo praticamente iguais. Estão relacionados, provavelmente com movimentos de deglutição ou incursões diafragmáticas. O sopro uterino é um ruído que ocorre ao mesmo tempo com o pulso materno, de intensidade variável e audível na linha mediana, geralmente na metade da gestação. Sinal de Boero é um som perceptível após 15 dias do óbito fetal e sincrônico com o pulso materno. Trata-se da passagem do som da aorta abdominal materna, decorrente da absorção do líquido amniótico nos casos de óbito fetal.

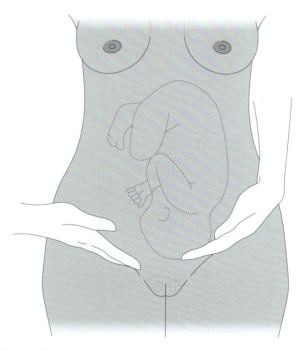

Figura 15.16 Esquema representando o primeiro tempo da palpação uterina.

Fonte: Adaptada de Neme, 2005.

E, por fim, os ruídos intestinais ou acessórios, que são sons produzidos pelo peristaltismo das alças intestinais e dos gases nelas contidas.

Importante citar as prováveis causas de taquicardia e bradicardia fetal para que, ao nos depararmos com uma dessas situações, possamos intervir imediatamente para evitar uma fatalidade. Lembrando que são sinais que podem estar associados a sofrimento fetal, cuja conduta nesses casos é encaminhar para um pronto atendimento hospitalar.

Dentre as prováveis causas de taquicardia fetal, citamos: drogas que provocam taquicardia na gestante (nicotina, terbutalina, salbutamol, atropina); hipertermia materna (a cada grau de temperatura acima de 37 °C há uma elevação de dez a 20 batimentos); resposta fetal a estímulos sonoros e vibratórios; taquiarritmias cardíacas; hipoxemia crônica, corioamnionite.

Com relação às prováveis causas de bradicardia fetal, citamos: drogas (propanolol), bradiarritmias cardíacas; asfixia fetal grave; pós-maturidade.

Para que tenhamos uma ausculta adequada devemos colocar em prática as seguintes etapas:

1. Posicionar a gestante em decúbito dorsal, com uma inclinação de aproximadamente 20° graus e o abdome descoberto.
2. Realizar a palpação obstétrica, acima citada, a fim de localizar a posição e apresentação fetal em relação à bacia materna, podendo ser definido a localização do polo cefálico ou pélvico e, sem seguida, o dorso fetal.
3. Pode-se perguntar à gestante o lado que percebe maior movimentação fetal. Neste caso, o dorso fetal estará localizado do lado contralateral à movimentação.
4. Se a ausculta for realizada com o estetoscópio de Pinard, deve colocá-lo perpendicularmente ao abdome materno, sendo que a extremidade coletora(distal) deve estar em contato com o abdome e a extremidade auricular(proximal) deve manter proximidade com o pavilhão auricular do examinador. Importante citar que o examinador deve auscultar de forma que sua cabeça fique voltada para os pés da gestante, para que as expressões faciais da mesma não leve a uma interpretação inadequada da ausculta.
5. No caso da ausculta ser realizada com o Sonar-*Doppler*, você deve colocar pequena quantidade de gel no transdutor, antes de posicioná-lo na região abdominal da gestante, previamente identificada como "foco de escuta" dos batimentos cardíacos fetais.
6. Em seguida, deve-se contar e observar o ritmo e a frequência dos batimentos cardíacos fetais por um minuto e registrar os dados que foram observados no prontuário da gestante.
7. O mais importante é saber interpretar o que foi auscultado e saber intervir caso seja necessário, a fim de evitarmos intercorrências.

Pelvimetria

É útil para mensurarmos os diâmetros da bacia materna com o objetivo de evitarmos distócias que podem ser encontradas durante a evolução de um trabalho de parto, tornando-o prejudicial para o feto ou para a gestante.

As distócias podem ser classificadas em MATERNAS, que são as ósseas (bacia), funcional (dinâmica uterina, contratilidade uterina) e partes moles; FETAIS, que são a apresentação, atitude, situação e volume; e as ANEXIAIS, que são: o cordão, as membranas e placenta.

A pelvimetria pode ser externa ou interna. A externa é realizada utilizando o pelvímetro de Martin e avalia seis diâmetros da bacia materna:

- **Biespinha:** medem-se os centímetros da espinha ilíaca anterosuperior até a outra espinha ilíaca. Geralmente mede 24 cm.
- **Bicrista:** medem-se os centímetros da crista ilíaca direita até a crista ilíaca esquerda. Geralmente mede 28 cm. É um pouco maior do que o diâmetro entre as espinhas ilíacas, aproximadamente 3 a 4 cm. Se houver uma redução dessa medida, devemos suspeitar de vício pélvico.
- **Bitrocantérico:** mede-se a saliência do trocanter direito até o trocanter esquerdo. Geralmente deve medir 32 cm.
- **Diâmetro de Baudelocque ou Conjugado externo:** medir a partir da borda superior da região mediana da sínfise púbica até a 5ª vértebra lombar. A gestante deve ficar posicionada em decúbito horizontal lateral ou ficar em pé.
- **Biisquiático:** medir a tuberosidade isquiática direita até a tuberosidade esquerda. A gestante deve estar na posição ginecológica para que o examinador possa palpar e medir com uma fita métrica ou pelvímetro de Thoms as tuberosidades isquiáticas. Geralmente mede cerca de 11 cm.
- **Cóccix-subpúbico:** medir a partir da borda inferior da sínfise púbica até a face externa da articulação sacrocóccica. Geralmente mede cerca de 9,5 cm.

A pelvimetria interna é medida através do toque vaginal com a gestante em posição ginecológica, onde vamos identificar os diâmetros: promontório-retro-sinfisário, sacro médio-púbico e cóccix-subpúbico.

- **Promontório-retro-sinfisário:** ou conjugado verdadeiro, é medido com o dedo médio do ponto mais proeminente do promontório até o ponto mais proeminente da face posterior da sínfise púbica com o dedo indicador. Mede aproximadamente 11 cm. Ressalta-se que a inclinação da bacia materna pode influenciar na mensuração, aumentando o diâmetro na posição de Walcher (hiperextensão das coxas), e devemos levar em consideração também que o promontório sendo mais alto do que o habitual maior será a distância.

Pelvigrafia

Serve para conhecermos a forma da bacia materna e delimitarmos as regiões pélvicas, a fim de orientar o prognóstico e sucesso do parto. São divididas entre externa e interna.

A pelvigrafia externa avalia o diâmetro do losango de Michaelis (no passado, fazia parte da pelvigrafia externa, porém seu uso tornou-se desnecessário, mas ainda assim será citado), o diâmetro espino-sinfisiário e a arcada púbica.

- **Losango de Michaelis:** seus limites são a fosseta da quinta vértebra lombar, lateralmente as fossetas das espinhas ilíacas posterossuperiores e abaixo pelo início do sulco interglúteo. Devem-se unir esses pontos e analisar a existência de simetrias ou assimetrias dos triângulos laterais.
- **Diâmetro espino-sinfisiário:** medir da espinha ilíaca anterossuperior até a região mediana da borda superior da sínfise púbica. Se for avaliada uma diferença significativa existe uma assimetria. Geralmente mede cerca de 12 e 15 cm.
- **Arcada púbica:** medem-se os centímetros da proeminência isquiática do lado direito até o lado esquerdo e, a partir de cada uma delas, até a borda inferior da sínfise púbica formando um triângulo, cuja base mede cerca de 11 cm e sua altura mede 8 a 9 cm.

A pelvigrafia interna avalia a forma interna da bacia materna. Primeiro se verifica o promontório e, em seguida, vamos avaliar a asa do sacro de ambos os lados, a articulação sacroilíaca, a linha inominada, ramo horizontal da sínfise púbica e o ponto retropúbico de Crouzat, uma área muito proeminente da face posterior da sínfise púbica.

Exame especular

Deve-se escolher o espéculo de tamanho adequado à vagina da gestante, introduzi-lo diagonalmente ajustando o espéculo conforme vai se aprofundando e, em seguida, abri-lo lentamente até localizar o colo uterino.

Esse exame nos permite inspecionar as paredes vaginais, o colo uterino e o fundo de saco. Devemos observar a cor, formato, corrimento e lacerações cicatrizadas. Com relação ao colo especificadamente, devemos verificar sua forma, posição, coloração, aspecto do seu orifício, se está pérvio ou impérvio e eventuais lesões (cervicite, pólipos).

O objetivo desse exame se deve à colposcopia e citologia oncótica. A colposcopia consiste no exame do colo do útero com a aplicação da solução de lugol. Esse teste é conhecido como Teste de Schiller, onde as regiões suspeitas não são coradas e são ditas: Schiller positivo. Pode-se em seguida biopsiar o local suspeito que poderá revelar no anátomo patológico displasias cervicais.

A citologia oncótica também conhecida popularmente como Papanicolau realiza uma análise microscópica das características celulares com a finalidade de rastrear precocemente o câncer de colo de útero.

Toque

Inicialmente, deve-se explicar a gestante como vamos proceder ao exame de toque e pedir que ela esvazie a bexiga e mantenha relaxada a parede abdominal, a fim de facilitar o exame.

Geralmente, opta-se pelo toque vaginal e bigital, ao invés do toque retal ou unidigital. Com a mão não dominante, abrir delicadamente os pequenos lábios, enquanto, com a mão dominante e a face palmar voltada para baixo, introduzir vagarosamente no introito vaginal os dedos indicador e médio lubrificados com solução antisséptica indo em direção ascendente à procura do colo uterino. À medida que vamos introduzindo os dedos, girar suavemente até que a palma da mão fique voltada para cima.

Durante o exame deve-se observar a resistência do assoalho perineal, características das paredes vaginais, distensibilidade do fundo de saco vaginal, tamanho, formato, consistência, posição, permeabilidade e amolecimento do colo uterino.

Após o terceiro trimestre de gestação, o toque vaginal nos permite identificar o polo fetal que está se apresentando no estreito superior. Caso não exista nada para ser tocado, vamos pensar numa situação fetal transversa.

VITALIDADE FETAL

Entende-se por vitalidade fetal o estudo do bem-estar fetal. A avaliação é reservada para investigar se o feto esteja recebendo aporte suficiente de oxigênio com o intuito de reduzir os índices de mortalidade fetal.

O objetivo de se estudar a vitalidade fetal consiste no suporte adequado para o seguimento pré-natal de rotina, suporte para a terapêutica materna no caso de patologias que prejudiquem a vitalidade fetal, suporte para a indicação da interrupção da gestação em casos graves e suporte na assistência ao parto.

Vários métodos têm sido utilizados para monitorizar a vitalidade fetal durante a gestação. Dentre eles, podem-se citar a amnioscopia, a amniocentese, o estímulo acústico fetal, o mobilograma fetal (contagem de movimentos fetais), a cardiotocografia, perfil biofísico fetal, oximetria de pulso, eletrocardiograma fetal e doplervelocimetria. A associação dos métodos de avaliação da vitalidade fetal é a melhor opção para se estudar os estados hipóxicos fetais.

Amnioscopia

Realizada após a 28ª semana de gestação. Utiliza-se o amnioscópio metálico de Saling ou o amnioscópio de acrílico. O amnioscópio é introduzido delicadamente no introito

OBSTETRÍCIA

vaginal até o orifício interno do colo uterino. Esse instrumento nos permite avaliar os diferentes aspectos do líquido amniótico que nos auxilia para fins diagnósticos. São eles:

- **Líquido branco leitoso transparente:** líquido normal.
- **Líquido amarelo:** isoimunização Rh ou pós-datismo.
- **Líquido esverdeado:** líquido meconial: indica sofrimento fetal crônico.
- **Líquido vermelho-escuro:** indica óbito fetal.
- **Presença de grumos:** indica gestação prolongada.

O objetivo do examinador é de observar as condições de riscos do feto através da coloração do líquido amniótico e da presença de grumos e mecônio, possibilitando ao obstetra optar pela conduta que julgar mais conveniente.

Esse exame é capaz de diagnosticar também rotura prematura de membranas e oligoâmnio.

AMNIOCENTESE

Consiste num procedimento diagnóstico invasivo que avalia a vitalidade fetal, porém trata-se de um exame realizado apenas se indicado previamente.

O exame é realizado com a aspiração abdominal de uma pequena amostra de líquido amniótico que evolve o feto. A gestante deve se posicionar em decúbito dorsal horizontal com relaxamento da parede anterolateral do abdome. O local da punção, em geral, ocorre a 4 cm abaixo da cicatriz umbilical, no caso de situação fetal longitudinal. Nos casos de situação fetal transversa, a punção será realizada logo acima da borda superior da sínfise púbica e guiada por ultrassonografia.

A amniocentese presta-se a:

- Diagnóstico do sexo fetal
- Óbito fetal
- Sofrimento fetal crônico
- Gestação prolongada
- Maturidade fetal
- Defeitos genéticos
- Defeitos abertos do tubo neural
- Pesquisa microbiológica
- Isoimunização feto-materna
- Eventual amnioinfusão
- Aspiração de líquido amniótico nos casos de polidrâmnio
- Diagnóstico de rotura prematura de membranas

ESTÍMULO ACÚSTICO

O teste é realizado com a gestante em repouso, através de ausculta dos batimentos cardíacos fetais (BCF) basais e consiste na estimulação fetal, utilizando estímulo sonoro complexo ou até mesmo uma buzina localizada sobre a cabeça fetal. Após a realização do estímulo, proceder à nova ausculta dos BCF e, havendo um incremento de batimentos cardíacos, configura boa vitalidade fetal. Fetos com boa vitalidade fetal vão responder com uma taquicardia de apro-

ximadamente 5 minutos. Em contrapartida, nos casos de depressão ou óbito fetal, haverá ausência de resposta fetal. Excepcionalmente pode ocorrer surdez do concepto, onde também haverá ausência de resposta.

MOBILOGRAMA FETAL

Também conhecido como registro diário de movimentação fetal, é um método de avaliar a vitalidade fetal indiretamente. Será solicitado à gestante que conte os movimentos fetais, duas a três vezes por dia, por 30 a 60 minutos. Após a movimentação fetal, a gestante deverá registrá-la num papel e entregar esse diário ao obstetra. Se durante esse período for registrado apenas três movimentações fetais, será necessário uma atenção assistencial à gestante e ao feto.

CARDIOTOCOGRAFIA – CTR

Para a realização da cardiotocografia (CTR), deve haver no mínimo 28 semanas de gestação. A gestante não deve estar em jejum, pois hipoglicemia subestima o BCF e deve estar na posição semi-fowler ou em decúbito lateral esquerdo para evitar a compressão da veia cava inferior.

O sensor "cardio" deve ser colocado no ponto de maior audiabilidade dos BCF no abdome materno. E o sensor "toco" deve ser colocado no fundo uterino, local onde se iniciam as contrações.

A duração mínima para realização do exame são 10 minutos, todavia preconiza-se que o ideal são 20 minutos.

Visto que os BCF são sensíveis à hipoxemia, a CTR é o método mais fidedigno para identificar sofrimento e hipóxia fetal.

Os parâmetros analisados na CTR são: linha de base, variabilidade, acelerações transitórias e desacelerações. O que se espera de uma CTR são:

- Linha de base entre 110 a 160 bpm
- Variabilidade maior que 6 bpm
- Presença de acelerações transitórias
- Ausência de desacelerações

Linha de base

Deve se situar entre 110 e 160 batimentos por minuto (bpm). Níveis inferiores a 110 bpm caracterizam bradicardia e, acima de 160 bpm indicam taquicardia fetal.

Conforme mencionado acima, os estímulos acústicos podem levar ao aumento dos BCF por tempo superior a 3 minutos, em razão do aumento de catecolaminas liberadas pelo feto devido ao susto.

Estímulos mecânicos levam a alterações hemodinâmicas fetais aumentando os BCF por aproximadamente 30 segundos.

Variabilidade

É a oscilação da frequência cardíaca fetal a partir da linha de base, ou seja, são flutuações dos BCF que podem ser normais ou não.

Capítulo 15

311

MANUAL DE SEMIOLOGIA E PROPEDÊUTICA MÉDICA

Sua amplitude varia entre 6 e 25 bpm, e, sendo assim, diz-se variabilidade normal.

Quando a variabilidade está diminuída ou comprimida, vamos observar valores menores do que 5 bpm, neste caso se deve à hipoxemia crônica, uso de betabloqueadores, pré-óbito, pós-datismo, uso de corticosteroides para maturação pulmonar em prematuros com RCIU, prematuridade (por imaturidade do SNA), entre outros.

A variabilidade estará aumentada se apresentar amplitude maior a 25 bpm e isso se deve a compressões do cordão umbilical, hipoxemia aguda, hipercapnia, atividade motora aumentada e durante o período expulsivo.

Se a CTR paresentar um padrão sinusal com ondas monótonas, ritmo fixo e regular, com amplitude uniforme de 15 bpm, trata-se de prognóstico perinatal muito ruim. Suas causas são: insuficiência cardíaca decorrente de anemia fetal grave, fetos isoimunizados hidrópicos, incompatibilidade Rh, infecção e talassemias.

Acelerações transitórias

São acelerações passageiras dos BCF com amplitude de 15 bpm, com duração maior ou igual a 15 segundos.

É o melhor indicador cardiotocográfico do bem-estar fetal e o primeiro marcador a desaparecer em casos de hipóxia fetal.

Desacelerações da FCF

Existem as desacelerações não periódicas, as desacelerações prolongadas e as desacelerações periódicas.

As não periódicas ou também chamadas de DIP 0 ou espica, são quedas rápidas da frequência fetal, relacionadas à movimentação fetal.

As prolongadas, em geral, ocorrem devido à hipotensão arterial materna, levando à redução do fluxo sanguíneo uterino, tendo como consequência a hipoxemia fetal aguda, cujo método compensatório é a hipertensão arterial fetal que, posteriormente, devido ao reflexo vagal, leva à queda da FCF, evidenciando essa desaceleração na CTR.

As periódicas estão associadas às contrações uterinas ou à movimentação fetal. São de tres tipos: precoces, tardias ou variáveis.

1. As **desacelerações precoces** também chamadas de **DIP I**, são diminuições da frequência que ocorrem concomitantemente com a contração uterina. Ocorre a diminuição de 15 bpm com duração maior ou igual a 15 segundos, coincidindo com o ápice da contração, ou seja, o ponto mais baixo da aceleração coincide com o ponto mais alto da contração. Isso se deve a uma resposta vagal parassimpática determinada pela compressão do polo cefálico fetal durante a contração uterina. Trata-se de um evento fisiológico na gestação.

2. As **desacelerações tardias** ou **DIP II** são desacelerações graduais da FCF com amplitude negativa. É uma desaceleração patológica que indica sinal de sofrimento fetal agudo traduzindo uma hipoxemia fetal. Apresenta formato em "U" em virtude da desaceleração ocorrer após a contração, onde o feto não consegue ser oxigenado de forma adequada.

3. As **desacelerações variáveis, DIP III** ou **DIP umbilical**: são desacelerações com amplitude negativa que não tem correlação com as contrações uterinas. São amplamente variáveis, podendo ocorrer em qualquer momento, por isso sua denominação. Podem ocorrer antes, durante e depois da contração e, às vezes, independentemente da presença de contrações uterinas, ou seja, não tem um momento específico para sua desaceleração. Geralmente ocorre por compressão do cordão umbilical que estimula os baroceptores a causar uma bradicardia reflexa. Após a desaceleração haverá uma ascensão da linha de base (taquicardia compensadora) com recuperação em níveis inferiores (bradicardia) e, posteriormente, retorno lento à linha de base, apresentando dessa forma o formato "W".

ACHADOS – CORRELAÇÃO CLÍNICA – PROPEDÊUTICA ARMADA
Infecção do trato urinário

As alterações urológicas, dando destaque especial às afecções do trato urinário, são extremamente comuns no início da gestação, sendo superadas apenas pelas náuseas e vômitos no 1º trimestre de gravidez. As bacteriúrias estão relacionadas ao desenvolvimento de infecção urinária em aproximadamente 20% a 40% dos casos, a qual, principalmente quando há envolvimento de trato urinário superior, está associada ao aumento do índice de parto prematuro e à restrição do crescimento fetal, em 20% a 50% das gestações. A identificação precoce de bacteriúria em gestantes é importantíssima, pois frequentemente é assintomática e o tratamento é bastante eficaz, reduzindo em até 90% a incidência das complicações.

Muitos dos sintomas clássicos da infecção urinária são bastante inespecíficos durante a gravidez, como sintomas de ardência, queimação ou dor ao final da micção, polaciúria, urgência para urinar, noctúria, urina de coloração escura ou turva, odor fétido, desconforto suprapúbico e/ou dor abdominal ou lombar baixa. Dessa forma, a urocultura é obrigatória a menor suspeita.

A realização da cultura de urina é a maneira mais efetiva na identificação da afecção, a qual deve ser sempre realizada na primeira consulta do pré-natal e, como já ressaltado, na presença de algum sinal ou sintoma da doença. Esse exame é verdadeiramente positivo quando são isoladas acima de 100.000 colônias em 1 mL de urina. As bactérias mais frequentemente encontradas são *Escherichia coli*, em 80% dos casos, *Klebsiella pneumoniae*, em 10%, *Enterobacter* sp, em

OBSTETRÍCIA

4%, e *Proteus mirabilis*, em 1%. Deve-se lembrar que, em alguns casos, a contaminação pode ocorrer no momento da coleta do material, porém, quando acompanhada de disúria, mesmo que em baixo número de colônias (100 unidades), deve ser tratada.

Pielonefrite

A ascensão bacteriana do trato urinário superior ocorre com menor frequência – em torno de 2% das gestações –, sendo mais frequente no terceiro trimestre. Sua relevância vem de, além de estar relacionada com elevado número de complicações obstétricas, incluindo o abortamento espontâneo, ser um quadro grave e de urgência, necessitando, na maioria das vezes, de hospitalização, monitorização dos sinais vitais, hidratação e antibiótico terapia endovenosa.

O quadro clínico é súbito, contendo febre elevada, calafrios, náuseas, vômitos e dor lombar, evoluindo, em 5% dos casos, com choque séptico. Ao exame físico, o sinal de Giordano – característica dor a punho-percussão da região lombar (vide capítulo de Nefrologia) – é positivo.

Complementando a propedêutica, são necessárias algumas confirmações laboratoriais como hemograma, análise de sedimento urinário, cultura e confirmação por imagem na ultrassonografia. Espera-se encontrar um hemograma de caráter infeccioso, presença de grande quantidade de leucócitos agrupados, bactérias e até piócitos no sedimento urinário, e a identificação do agente infeccioso na urocultura. A importância da ultrassonografia vem para descarte de outras possíveis causas como obstruções ou abcessos, e para diagnóstico diferencial como apendicite aguda ou colecistite aguda.

Gestação ectópica

Denomina-se gestação ectópica a ocorrência da implantação do ovo fora da cavidade uterina. Em 95% dos casos, a gravidez ectópica corresponde à variação tubária, as demais correspondem à abdominal, ovariana ou cervical.

Gravidez tubária

A gravidez tubaria é a mais frequente das variantes ectópicas, sendo, dentro desta, mais frequente a implantação em sítio ampolar, 70% das vezes, seguido da ístimica, em 12%, fimbrial, em 11%, e intersticial, em 2%. Da história natural, ela pode ser íntegra ou rota, dependendo de evolução e do tempo de sua descoberta. O ideal é que se obtenha o diagnóstico da gravidez tubaria antes de sua ruptura, visto que, dessa forma, há possibilidade de, com tratamento clínico ou de cirurgia conservadora, preservar a tuba uterina.

Iniciando a pesquisa pela gravidez tubária íntegra, na avaliação clínica, quando em estadio inicial, a paciente pode apresentar-se assintomática ou mesmo com manifestações típicas de uma gestação intrauterina. Pode haver, com certa frequência, perda de sangue escuro via vaginal (*spotting*) e dor pélvica referida somente no lado comprometido ou difusamente no abdome. Em casos mais avançados, o achado

de assimetria, devido ao aumento de um dos cornos do útero, pode levantar a hipótese e, ao exame ginecológico, pode-se palpar massa de consistência fibroelástica em topografia anexial, por meio de toque vaginal combinado.

O advento da ultrassonografia transvaginal possibilita localização e tamanho da gravidez tubária. Ao exame da cavidade uterina vazia, levantam-se hipóteses de ausência de gravidez, gestação normal com menos de quatro semanas, abortamento completo, ou gravidez ectópica, a qual torna-se muito provável caso haja ausência de saco gestacional associado a valores elevados de beta-hCG. Nessas situações, deve-se realizar análise minuciosa das regiões anexiais, visto que em caso de gestação ectópica pode haver evidências de saco gestacional ou anel tubário, contendo embrião e/ou vesícula uterina em seu interior, anel tubário vazio ou mesmo massas complexas – nesse caso, a presença de massa anexial complexa, associada à ausência de gestação intra-uterina e à beta-hCG positiva, tem especificidade de 93% – 99,5% para o diagnóstico de gravidez tubária.[1] A visualização de embrião ou de vesícula vitelina em região extrauterina é quase patognomônica de gravidez ectópica, com especificidade de cerca de 100%.[1] A laparoscopia é um método propedêutico invasivo, porém, apresenta importante acuidade no diagnóstico de gravidez tubária.

No caso do diagnóstico da gestação tubária rota, o sintoma preponderante é a dor pélvica ou abdominal, ocasionada pela irritação do peritônio, acompanhada por tonturas (dor sincopal). Em caso de grande quantidade de sangue na cavidade peritoneal, pode acontecer irritação diafragmática, causando dores também em região torácica, pescoço e ombros. Além disso, pode haver aparecimento de hipovolemia, tontura, ansiedade, sudorese, extremidades frias, náuseas, vômitos, entre outros.

Ao exame físico geral, observa-se queda da pressão arterial em casos de hemorragia interna considerável e, se sangramento moderado, pode haver resposta vasovagal. Na palpação abdominal, observam-se sinais referentes à irritação peritoneal devido ao hemoperitôneo, com dor generalizada, acentuada pela descompressão brusca e contratura da musculatura da parede abdominal. Ao toque vaginal, nota-se abaulamento em fórnice vaginal posterior e presença do sinal de Proust (dor à compressão do mesmo).

O USG pode revelar líquido livre na cavidade, sendo este de grande quantidade, aspecto espesso e de característica heterogênea à imagem quando sugestivo de gravidez tubária rota. Porém, a confirmação diagnóstica do hemoperitôneo decorrente dessa entidade é feita por meio de culdocentese: punção aspirativa do sangue coleta na escavação de Douglas. Observa-se nesta, a presença de microcoágulos ou sangue líquido que não se coagula.

Gravidez abdominal

A frequência da gravidez abdominal é extremamente baixa, sendo na quase totalidade das vezes, secundária à gravidez tubária, após ruptura, ou abortamento desta.

Capítulo 15

313

Nos casos de gravidez abdominal, as principais queixas da paciente são desconforto abdominal, flatulência, náuseas e vômitos, as quais tem, como fator de piora, os movimentos fetais cursando, inclusive, com dor. Ao exame clínico, é sugestiva a facilidade da palpação das partes fetais e, ao toque vaginal bimanual, a possibilidade de individualizar o útero e separá-lo do feto.

Um dos exames complementares que pode ser utilizado é a dosagem de alfafetoproteína, visto que a gravidez tubária geralmente cursa com aumento da concentração desse marcador no sangue. Dos exames de imagem, o ultrassom tem baixa sensibilidade diagnóstica, porém, em caso de dúvidas, a ressonância magnética tem se mostrado um método de elevada precisão. A tomografia computadorizada deve ser restrita a casos em que ocorreu óbito fetal, visto os riscos de radiação ionizante sobre o concepto.

Gravidez ovariana

Essa entidade é uma complicação relativamente rara, podendo somente ser caracterizada na presença de quatro critérios estabelecidos por Spiegelberg (os quais, inclusive, definem o diagnóstico): (1) tuba uterina ipsilateral não apresenta indícios de perfuração, (2) saco gestacional na posição do ovário, (3) ovário acometido encontra-se apenso ao útero pelo ligamento ovariano e (4) tecido ovariano na parede do saco gestacional.

As manifestações clínicas são extremamente parecidas com as referidas na gestação abdominal, porém, devido aos avanços da US transvaginal, o diagnóstico é possível antes de uma intervenção cirúrgica. Outro procedimento também bastante útil no diagnóstico é a videolaparoscopia, apesar de ser invasivo.

Gravidez cervical

Trata-se de uma complicação também rara, porém o advento das técnicas de fertilização assistida tem aumentado sua incidência. O critério diagnóstico a ser estabelecido (criado por Schneider e Dreizen) é de que todo o tecido trofoblástico deve encontrar-se implantado na mucosa do canal do colo uterino.

Na avaliação clínica, a gravidez cervical pode apresentar-se assintomática, contudo, é comum que surja precocemente pequenos sangramentos via vaginal. Frente a essas queixas, deve-se realizar o exame especular, o qual pode descartar lesões em colo de útero como diagnóstico diferencial, e sugerir gestação cervical ao observar-se orifício externo do canal parcialmente dilatado, sangue fluindo do interior do canal e, por vezes, o polo inferior do saco gestacional. Por meio do toque vaginal, pode-se palpar o colo uterino em forma de barril, com paredes adelgaçadas, e o saco gestacional através do colo cervical dilatado. Ao toque bimanual, inclusive, nota-se o corpo uterino ligeiramente aumentado acima do colo.

A US transvaginal fecha o diagnóstico, tendo o achado de saco gestacional em topografia de colo uterino e presença de cavidade uterina vazia.

Abortamento

O abortamento se dá pela interrupção, espontânea ou provocada, da gravidez antes que o produto da concepção tenha atingido condições de sobreviver fora do útero, com idade gestacional inferior a 20 semanas e/ou peso menor de 500 g. As formas de abortamento são o espontâneo, incluindo os esporádicos e recorrentes, o qual tem grande exploração clínica e complementar, e o induzido.

Abortamento espontâneo esporádico

O abortamento é espontâneo quando não tem como causa medidas farmacológicas ou mecânicas, e esporádico quando ocorre de forma ocasional, podendo ser isolado ou intercalar-se com gestações a termo. As formas clínicas do abortamento espontâneo esporádico são evitável, inevitável, completo, incompleto e retido.

Ameaça de abortamento

Também chamado de abortamento evitável, pode ser presumido nos casos em que existe queixa de sangramento por via vaginal durante a primeira metade da gravidez e, ao realizar-se toque vaginal, percebe-se que o canal cervicouterino encontra-se impérvio. Dentre os sintomas, é o sangramento que geralmente abre o quadro clínico, seguido de cólicas abdominais horas ou dias depois.

Há necessidade de realização de exame especular a fim de descartar outras causas de pequeno sangramento como cervicite, pólipos ou carcinomas, visto que na ameaça de aborto, o sangue é proveniente da cavidade uterina. Nesses casos, mais diagnósticos diferenciais podem surgir, principalmente com gravidez ectópica, a qual é diferenciada da ameaça de aborto pelo US, método que apresenta grande sensibilidade.

Vale ressaltar que, em casos de sangramento persistentes e/ou abundantes, deve-se realizar um hematócrito, o qual poderá apresentar anemia.

Abortamento inevitável

O abortamento é conceituado inevitável quando há exteriorização do líquido amniótico, devido à ruptura de membranas ovulares, na presença de dilatação cervical ao toque vaginal. No geral, o quadro clínico inicia-se com contrações uterinas e/ou sinais de infecção, associado à perda de líquido, seguido de sangramento, dor ou febre.

O diagnóstico é confirmado via US transvaginal, o qual evidencia que o embrião não apresenta batimentos cardíacos e, por vezes, mostra presença de coágulos retroplacentários, indicando descolamento parcial do saco gestacional ou do tecido placentário.

Abortamento incompleto

Neste caso há sangramento quando a placenta se destaca total ou parcialmente do útero e há passagem desta e de partes fetais pelo orifício interno cervical, o qual está dilatado.

OBSTETRÍCIA

As manifestações clínicas incluem, além da perda sanguínea, cólicas uterinas. Ao toque vaginal, observa-se a dilatação cervical e pode-se palpar, inclusive, estruturas correspondentes a restos ovulares na cavidade uterina através do canal.

O US é o exame complementar de maior importância, demonstrando a presença de restos ovulares na cavidade uterina.

Abortamento completo

Trata-se de situações nas quais houve eliminação completa do concepto e de seus anexos. Confirma-se na clínica ao toque vaginal, o que revela orifício interno do canal cervicouterino fechado acompanhado de cessação do sangramento e diminuição da intensidade das cólicas uterinas.

O método de imagem ultrassonográfico transvaginal aponta cavidade uterina já vazia.

Abortamento retido

Nesta forma, ocorre um primeiro estágio de morte do concepto com consequente retenção deste no interior uterino.

É interessante a inspeção da paciente, visto que o tamanho uterino pode permanecer inalterado e, a seguir, sofrer diminuição gradual. Ao toque vaginal, verifica-se orifício cervical mais frequentemente aberto (podendo estar fechado também), o qual propicia a eliminação do concepto em poucos dias ou semanas.

A US confirma hipóteses de gestação anembrionada ou morte do feto/embrião. Posteriormente, em casos de retenções fetais ultrapassando quatro semanas, são válidos exames laboratoriais como coagulograma, visto que pode ocorrer absorção da tromboplastina dos tecidos desvitalizados, causando aparecimento de coagulação intravascular disseminada e, como consequência, alteração da hemostasia.

Abortamento espontâneo recorrente

Caracteriza-se como recorrente três ou mais perdas gestacionais consecutivas com 20 semanas ou menos, ou com peso inferior a 500 g. Apresenta uma taxa de prevalência de aproximadamente 10% entre as gestações. Neste, a propedêutica armada ajudará na identificação da possível etiologia que está por trás da recorrência desse evento.

A anormalidade cromossômica dos pais representa 2% a 4% das perdas recorrentes e, portanto, é de grande valia a avaliação do cariótipo em busca de translocações recíprocas balanceadas, a qual representam 50% das anormalidades identificadas, translocações Robertsonianas, representando 24%, mosaicismo do cromossomo X, em 12% dos casos, inversões, entre outras alterações.

Dentre os fatores anatômicos, as anormalidades do trato genital são o principal fator de risco, tendo destaque as anomalias uterinas, tanto congênitas quanto adquiridas. Através da ultrassonografia, pode-se caracterizar defeitos do desenvolvimento como útero septado, bi e unicorno e di-delfo, além das anormalidades adquiridas, como sinéquias intrauterinas, Síndrome de Asherman, leiomiomas e incompetência cervical. Acerca do último fator, caracteriza-se insuficiência istmo cervical quando há uma fraqueza congênita ou adquirida na junção do orifício interno cervical e o segmento inferior, sendo esta de extrema importância, visto que, exceto se efetivamente tratada, há ocorrência de protrusão e/ou rotura das membranas fetais como sua consequência, resultando em um parto pré-termo e/ou abortamentos tardios, que tende a se repetir em cada gravidez.

A dosagem de anticorpos como o anticoagulante lúpico e o anticorpo anticardiolipina, ambos antifosfolípidos (os quais cursam com aparecimento de trombose, gerando insuficiência placentária), favorecem a hipótese de fatores autoimunes na etiologia dos abortamentos. Podem contribuir também a pesquisa de fator antinúcleo, de anticorpos anti-DNA, pesquisa de células LE e de anticorpos contra ribonucleoproteínas (anti-Ro e anti-La). Por outro lado, os fatores aloimunes são confirmados através de cultura mista unidirecional de linfócitos (CML), com identificação no soro materno de fator inibidor da resposta celular contra linfócitos paternos, e pela prova cruzada por reação de microlinfocitotoxicidade.

Dentre as etiologias endocrinológicas, caracteriza-se através de exames de sangue deficiência de progesterona, diabetes *mellitus* e hipotireoidismo, e através de exames de imagem, síndrome dos ovários policísticos.

DIABETES GESTACIONAL

A diabetes gestacional é definida pelo aparecimento do diabete *mellitus* na gestante em decorrência de alterações metabólicas pertinentes a esse período. A incidência dessa afecção é variável, sendo estimada em 3% a 8% das gestações, calculando-se a ocorrência de mais de 200 mil casos por ano. A detecção precoce do diabetes *mellitus* gestacional possibilita um melhor segmento e tratamento ao longo da gravidez, com relevante redução da morbidade materna.

O rastreamento da diabetes gestacional inicia-se logo na primeira consulta, por meio da realização do exame da glicemia de jejum, com ponto de corte de 85 mg/dL, anamnese minuciosa e avaliação dos fatores considerados de risco para acometimento de tal, como: paciente maior de 25 anos, sobrepeso ou obesidade, intolerância à glicose prévia, diabetes *mellitus* em gestação anterior, antecedente familiar de primeiro grau com diabetes *mellitus*, hipertensão arterial, entre outros. Visto esses fatores ou glicemia de jejum entre 85 e 125 mg/dL, deve-se realizar o teste de tolerância oral a glicose para diagnóstico (Esquema 15.1). Em caso de não confirmação, avaliar o andamento da gestação e observar sinais como: ganho de peso excessivo, crescimento fetal excessivo e volume de líquido amniótico elevado, e realizar o teste novamente entre a 24ª e 28ª semana de gestação.

Capítulo 15

315

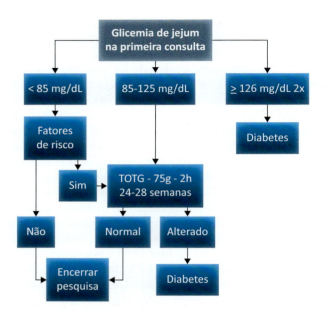

Esquema 15.1 Esquema representando a sequência de ações no rastreamento do diabetes *mellitus* gestacional.

Fonte: Adaptada de Febrasgo, 2011.

Para o teste de tolerância oral a glicose (TTOG), o qual é considerado como padrão-ouro, a determinação mínima de dois dos quatro valores alterados confirma o diagnóstico (Tabela 15.1). Mulheres com apenas um dos valores alterado apresentam resistência à insulina e, portanto, é recomendado repetir-se o teste em quatro semanas.

Tabela 15.1 – Tabela apresentando os valores do teste de tolerância à glicose, tanto em 100 g (TTOG 100) quanto em 75 g (TTOG 75).

Sobrecarga	Glicemias	Valor (mg/dL)
100 g	Jejum	< 95
	1 h após	< 180
	2 h após	< 155
	3 h após	< 140
75 g	Jejum	< 95
	1 h após	< 180
	2 h após	< 155

Fonte: Adaptada de Piato, 2009.

SÍNDROMES HIPERTENSIVAS

A hipertensão arterial complica cerca de 7% a 10% de todas as gestações, sendo, dessa forma, a complicação mais comum da gravidez e a principal causa de morbidade materna perinatal. A gestação pode tanto agravar uma hipertensão preexistente quanto induzi-la em mulheres normotensas, causando a hipertensão gestacional, a pré--eclâmpsia e suas variedades.

Pre-eclâmpsia

A incidência da pré-eclâmpsia gira em torno de 3% a 8%. Pode-se defini-la como uma síndrome na qual ocorre aparecimento de hipertensão e proteinúria, após 20ª semana de gestação, em paciente sem história de hipertensão, e dividi-la didaticamente em leve e grave.

Iniciando os estudos pela pré-eclâmpsia leve, temos que esta é definida por níveis de hipertensão arterial superiores a 140 mmHg por 90 mmHg, aferidos, no mínimo, duas vezes, com intervalo superior a quatro horas, e valores de proteinúria iguais ou superiores a 300 mg em 24 horas ou superior a 1 g/L em proteinúria isolada.

Na avaliação clínica, espera-se de uma anamnese detalhada indícios de fatores de risco e/ou sintomatologia específica dessa patologia como, por exemplo, cefaleia, visão turva e dor em andar superior do abdome, flanco direito e epigástrio. Deve-se monitorar a pressão arterial, controlar o ganho de peso, estar atento ao aparecimento de edema fácil e de mãos e acompanhar o crescimento uterino.

Devido à própria definição da doença, laboratorialmente, deve-se realizar hemograma, dosagem de ureia, creatinina, bilirrubinas totais e frações, enzimas hepáticas (ALT, AST, DHL), esfregaço do sangue periférico, proteinúria de 24 horas, eletrocardiograma, raios X de tórax e exame de fundo de olho. Além disso, é imprescindível a avaliação fetal, devendo ser realizada por meio de ultrassom obstétrico, cardiotocografia, perfil biofísico fetal e dopplerfluxometria.

Já na pré-eclâmpsia grave, há diagnóstico quando presentes um ou mais dos seguintes parâmetros: nível pressórico igual ou superior a 160 × 110 mmHg, proteinúria maior de 2 a 5 g em 24 horas, oligúria inferior a 500 mL em 24 horas, sintomatologia como escotomas, cefaleia, dor epigástrica, dor em hipocôndrio direito, entre outras, níveis séricos de creatinina maiores de 1,2 mg/dL, elevação de enzimas hepáticas, presença de coagulopatia, plaquetopenia e restrição do crescimento fetal.

Assim, a avaliação deve ser realizada englobando exames que avaliem as condições maternas e fetais, já descritos anteriormente, porém o tempo de realização é individualizado para cada caso, sendo que nos mais complicados o mínimo é de duas vezes por semana.

Eclâmpsia

A eclampsia é caracterizada pela ocorrência de convulsões tônico-clônicas generalizadas e/ou coma em pacientes previamente diagnosticadas com pré-eclâmpsia (o quadro de iminência de eclâmpsia antecede a crise) e sem alterações neurológicas associadas.

A clínica que precede a eclâmpsia envolve sinais e sintomas como os de distúrbios do sistema nervoso central (cefaleia frontal ou occipital, torpor, obnubilação e alterações do comportamento), visuais como escotomas, fosfinas, visão

OBSTETRÍCIA

embaçada e até amaurose, e gástricos (náuseas, vômitos e dor em hipocôndrio direito e epigástrio).

Síndrome hellp

A síndrome HELLP é uma das principais complicações da eclâmpsia, com incidência de 4% a 12% (conta 0,17% a 0,85% de todas as gestações), juntamente com o descolamento prematuro de placenta, coagulação intravascular disseminada, insuficiência renal, edema pulmonar e anomalias neurológicas. Essa síndrome acomete, em geral, multíparas, em idade mais avançada, seu prognóstico é desfavorável, com elevadas taxas de morbimortalidade e, em casos de recorrência em gestações subsequentes, acomete 9% a 27% das pacientes.

HELLP, em inglês, representa "H" de hemólise, "EL" de enzimas hepáticas (*liver*) e "LP" de plaquetopenia. Dessa forma, nos exames laboratoriais, espera-se ao hemograma um RDW – grau de anisocitose – elevado, com presença de esquizócitos e contagem plaquetária abaixo de 100.000/mm^3, à pesquisa da função hepática espera-se dosagem de AST superior a 70U/L e DHL superior a 600 U/L, à dosagem de bilirrubina total, valor séricos superiores a 1,2 mg e consequente hipótese de hemólise, devido ao desenvolvimento de anemia hemolítica microangiopática.

TRABALHO DE PARTO PREMATURO (TPP)

Define-se trabalho de parto prematuro como idade gestacional entre 20-22 semanas até 36 semanas completas, contrações uterinas, um ou mais, em 10 minutos, com duração maior de 20 segundos, cujo padrão contrátil está mantido por mais de 30 minutos de observação e colo uterino total ou parcialmente apagado e dilatação cervical maior que 2 cm. Podemos observar rotura prematura de membranas ovulares, formação de bolsa das águas e apresentação no segmento istmo-cervical.

Em países desenvolvidos, a ocorrência é de 6% a 8%, enquanto na América Latina ocorre em 10% a 43% das gestantes. Os fatores de risco mais relacionados ao trabalho de parto prematuro são: trabalho de parto prematuro anterior, infecção do trato urinário, extremos de idade, placenta prévia, descolamento prematuro de placenta, polidrâmnio, gestação múltipla, miomatose uterina, macrossomia fetal, malformação uterina, malformação fetal, condições socioeconômicas desfavoráveis (desnutrição materna, frequência no pré-natal reduzida, falta de planejamento familiar, trabalho braçal), intervalo interpartal menor do que dois anos, incompetência istmo-cervical, síndromes hipertensivas, traumas, diabete descompensado, tabagismo, alcoolismo e uso de drogas ilícitas.

O diagnóstico de trabalho de parto prematuro é clínico. Devemos investigar na anamnese o início das contrações, bem como as características (dolorosas ou não), intervalo entre as mesmas e a duração. Identificar o local onde a gestante esteja sentindo dor (baixo ventre, região lombossacra) e identificar se houve perda sanguínea vaginal e/ou perda do tampão mucoso é de suma importância.

As contrações uterinas, em geral, são dolorosas, perceptíveis à palpação uterina e facilmente registradas por tocografia externa. No caso de trabalho de parto prematuro sua frequência deverá exceder os valores considerados normais para a idade gestacional: 28 a 32 semanas até duas contrações por hora e de 33 a 36 semanas até três contrações por hora. As contrações devem ser averiguadas num período de 30 a 60 minutos, pois diagnóstico baseado somente na atividade uterina, em curto intervalo de tempo, leva a altos índices de falsos positivos, que geralmente leva ao uso desnecessário de uterolíticos.

Ao exame obstétrico vamos analisar ainda a altura uterina, dinâmica uterina, apagamento e dilatação cervical, altura da apresentação, características das secreções vaginais, ausculta dos batimentos cardíacos fetais e se a bolsa amniótica está rota ou íntegra através do toque vaginal, exame especular ou exames complementares.

A ausculta do batimento cardiofetal serve para descartarmos hipóteses de sofrimento ou morte fetal. O normal são 120 a 160 batimentos por minuto.

Podemos lançar mão de exames complementares, tais como: cardiotocografia, ultrassonografia, amniocentese, cultura de secreção vaginal e dosagem de marcadores bioquímicos como a fibronectina fetal (maior ou igual a 50 ng/dL) e a interleucina 6 e 8 (maior que 8 pg/mL).

Descolamento Prematuro da Placenta – DPP

Descolamento prematuro da placenta (DPP) é a separação inesperada, súbita, intempestiva e prematura de placenta implantada no corpo do útero, depois da 20ª semana de gestação. Não se trata do descolamento pós-parto que ocorre na dequitação, nem se confunde com placenta prévia, cuja inserção se faz na área do segmento inferior.

Não há uniformidade na literatura em relação à incidência do DPP, uma vez que a incidência oscila em função de inúmeras variáveis e mesmo segundo determinadas amostras populacionais. É clássico atribuir-lhe a incidência global de 1%.

Quanto à etiopatogenia, pode ser dividida em traumáticas, como trauma direto sobre o abdome, brevidade do cordão umbilical, poliidrâmnio, entre outros, e não traumáticas, como multiparidade, idade materna avançada, tabagismo, alcoolismo, entre outros.

A hipertensão arterial é causa importante, senão a principal, na gênese do DPP. Corresponde a 50% dos casos graves de DPP. Hipertensão arterial está associada ao DPP quando a pressão diastólica for > ou = 95 mmHg. Nesse estado hipertensivo há uma arteriolite degenerativa atingindo pequenos vasos espiralados da decídua, com proliferação fibroblástica da íntima seguida de uma obliteração da luz do vaso. Consequente a essa obliteração vascular haverá rotura intra e extravascular, com exsudatos na decídua e, posteriormente, descolamento da placenta e enfartes hemorrágicos.

O útero, abrigando o produto conceptual, é incapaz de realizar a hemostasia através da compressão dos vasos de decídua basal, fazendo com que o sangue que vai se acumu-

MANUAL DE SEMIOLOGIA E PROPEDÊUTICA MÉDICA

lando possa ter diversos destinos. O sangue pode exteriorizar-se na vagina – hemorragia externa; pode haver efusão sanguínea retida atrás da placenta, cujas bordas permanecem aderidas à parede uterina – hemorragia oculta; ou o sangue coletado, por vezes, rompe as membranas e penetra na cavidade amniótica, constituindo o hemoâmnio – hemorragia oculta. Se for realizada amnioscopia, pode-se observar líquido sanguinolento.

Casos de DPP com hemorragia externa são os mais frequentes, ocorrendo em 80% dos casos. No caso de DPP com hemorragia oculta, o prognóstico é mais grave, correspondendo a casos em que a área de descolamento placentário é maior, e com mais frequência se relaciona etiologicamente a hipertensão arterial.

Ao exame obstétrico observamos: hipertonia uterina; à palpação do útero, tensão da parede ou mesmo consistência lenhosa permanente; altura uterina com aumento progressivo; sangramento escuro; ao toque, a bolsa se mostra permanentemente tensa; a cérvico-dilatação pode ocorrer aceleradamente e a placenta já descolada pode ser expelida logo a seguir, juntamente com o hematoma retroplacentário; há alteração da vitalidade fetal; e, no pós-parto, são frequentes os distúrbios de coagulação e a atonia uterina, podendo evoluir para uma histerectomia devido ao sangramento intenso.

Importante avaliar e classificar a gravidade do quadro clínico do DPP, uma vez que o prognóstico materno e fetal estará diretamente relacionado a ele. Para estabelecer o prognóstico e conduzir o tratamento, o DDP é classificado em três graus, segundo Sher (1978):

- **Grau** I: Leve. Não há dor. Diagnóstico: anatomopatológico da placenta.
- **Grau** II: Intermediário. Diagnóstico baseado nos sinais clássicos de DPP, mas o concepto ainda está vivo.
- **Grau** III: Grave. Hemorragia interna é intensa, útero hipertônico, lenhoso. Ocorre óbito fetal, choque materno, distúrbios de coagulação e alterações renais.

A cardiotocografia anteparto e a ultrassonografia, para o acompanhamento dos casos de DPP, firmaram-se como elementos complementares de grande valor. O uso da ultrassonografia reconhece a presença de áreas anecoicas retroplacentárias, sugestivas da formação do hematoma.

O conjunto de alterações cardiográficas e tocográficas, particularmente as desacelerações tardias relacionadas à hipercontratilidade, nos dá suporte para aventar a possível existência do DPP. Por isso há a necessidade absoluta da cardiotocografia em casos de sangramentos no terceiro trimestre da gestação, ou na suspeita de trabalho de parto prematuro, especialmente em pacientes hipertensas.

PLACENTA PRÉVIA

É a inserção prévia da placenta total ou parcialmente no segmento inferior próximo ao orifício interno do colo uterino. A placenta fica localizada previamente à apresentação.

Pode ser classificada em:

- **Placenta prévia lateral ou implantação baixa da placenta:** embora implantada no segmento inferior do útero, a borda placentária se situa pelo menos 7 cm do orifício interno do colo uterino.
- **Placenta prévia marginal:** a borda placentária margeia o orifício interno do colo uterino, sem ultrapassá-lo.
- **Placenta prévia centro-parcial:** a placenta cobre parcialmente o orifício interno do colo uterino, podendo ser vista e tocada ao exame vaginal, na dilatação cervical.
- **Placenta prévia centro-total:** a placenta cobre totalmente o orifício interno do colo uterino.

A incidência de placenta prévia ocorre de 0,3% a 1,75%, com variação de 1:300 a 1:500 gestações, podendo complicar cerca de 1 a cada 305 partos. Em decorrência do maior número de cesáreas a incidência de placenta prévia vem aumentando nos últimos anos.

Dentre os fatores predisponentes para placenta prévia podemos citar: idade materna avançada, multiparidade, endometrite prévia, miomatose uterina, gemelaridade, tabagismo, número de cesáreas anteriores, miomectomias, número de curetagens para abortamentos espontâneos ou induzidos, cicatriz uterina prévia e uso de cocaína.

O diagnóstico deve ser suspeitado em qualquer gestante com sangramento indolor após 24 semanas. Ausência de dor e ausência de contrações uterinas são sinais e sintomas usados para diferenciarmos a placenta prévia de descolamento prematuro de placenta. Todavia, pacientes com contrações uterinas, além do sangramento vaginal, necessitam da ultrassonografia para o diagnóstico definitivo.

A placenta prévia se manifesta por sangramento vaginal indolor, no final do 2º trimestre ou no início do 3º trimestre, imotivado, de início súbito, progressivo, quantidade variável, reincidente e de coloração vermelho-vivo.

As contrações são seguidas de episódio hemorrágico e o tônus se mostra normal no intervalo de cada contração. Por isso, o sangramento tende a se repetir, de forma progressiva, agravando-se a cada episódio. À palpação abdominal identificamos útero de consistência normal e indolor. Ao exame especular podemos observar o colo uterino normal, ou tampão mucoso sanguinolento, coágulo na vagina e ainda saída de sangue do orifício externo do colo uterino. Vale ressaltar que, na suspeita de placenta prévia o toque vaginal é proscrito.

Em caso de placenta prévia marginal ou lateral, a hemorragia pode não surgir até o trabalho de parto. Mas no caso de placenta inserida sobre o orifício interno do colo uterino (centro total ou centro parcial), o sangramento pode ser mais evidente.

A ultrassonografia é o exame padrão-ouro para o diagnóstico de placenta prévia. Muitas vezes ocorre durante a realização de ultrassonografia de rotina em mulheres assintomáticas. A acurácia da ultrassonografia transvaginal em relação à transabdominal nos permite observar nitidamente

OBSTETRÍCIA

o orifício cervical e sua relação com a placenta. Diante do potencial risco de hemorragia, devemos evitar que o transdutor entre em contato com o orifício externo do colo uterino. Ele deve ser posicionado na vagina em um ângulo de 35° situado entre o fórnice anterior e o lábio anterior do colo uterino com uma distância de 2 cm do lábio anterior do colo cervical.

Placenta prévia pode levar à anemia e choque assim como no descolamento prematuro de placenta, porém neste caso o quadro é mais insidioso e intermitente.

Segue, na Tabela 15.2, uma forma simples e de fácil localização sobre a diferenciação de placenta prévia e descolamento prematuro de placenta.

INFECÇÃO PUERPERAL

Denomina-se infecção puerperal qualquer infecção do trato genital feminino no período pós-parto recente.

É a principal causa de febre no puerpério indicando a presença de infecções em qualquer região do trato genital feminino. Em virtude disso, procurou-se agrupar os estados febris puerperais, a qual se conceitua como a ocorrência de quadro febril maior ou igual a 38° e/ou com duração maior do que 48 horas nos primeiros dez dias do puerpério, excetuando-se as primeiras 24 horas.

A incidência varia de acordo com a população estudada, tipo de parto e uso de antibiótico profilático, sendo 0,9% a 4% nos partos vaginais e 10% no parto cesárea. A infecção puerperal representa a terceira causa de mortalidade materna, após hipertensão e hemorragia.

Os fatores de risco para infecção puerperal anteparto são anemia, desnutrição, estado socioeconômico, ausência de assistência pré-natal, patologia clínica prévia (AIDS, diabetes *mellitus*), presença de infecção genital (vulvovaginites, cervicites), higiene pessoal, terapia imunossupressora, rotura prematura de membranas ovulares e corioamnionite. Já os fatores de risco intraparto são: parto cesárea, toques vaginais repetidos, trabalho de parto prolongado, lacerações do canal de parto, infeções vaginais, monitorização fetal invasiva, exposição de vasos linfáticos intramiometriais, perdas sanguíneas acentuadas no pós-parto, retenção placentária, tempo de ruptura de membrana maior que 12 horas e assepsia inadequada.

A infecção puerperal é polimicrobiana, sendo assim, é difícil identificarmos um determinado agente. As bactérias envolvidas são provenientes do intestino e colonizam o períneo, a vagina e a cérvix. Geralmente pouco virulentas, contudo podem se tornar agressivas na presença de hematomas e tecido cirúrgico desvitalizado. As bactérias gram-positivas mais frequentemente isoladas são: Streptococcus Beta-Hemolítico do grupo A (S. pyogenes), grupo B (S. agalactie) e grupo D, Enterococcus faecalis, Staphylococcus aureus. Bactérias gram-negativas são: E. coli, Klebisiella SP., Proteus SP., Pseudomonas aeruginosa, Gardnerella vaginalis. Do grupo dos anaeróbios, os gram-positivos mais frequentes são: Peptococcus SP., Peptostreptococcus SP., Clostridium perfringens e Clostridium welchii. E os anaeróbios gram-negativos são: bacteroides fragilis, bacteroides bivius e bacteroides disiens.

O quadro clínico pode se manifestar por: endometrite, endomiometrite, parametrite, salpingite, ooforite, peritonite e tromboflebite pélvica puerperal.

Endometrite e endomiometrite: a endometrite é a infecção do endométrio, que, quando atinge o miométrico,

Tabela 15.2 – Importantes diferenças entre o diagnóstico clínico e ultrassonográfico de placenta prévia e descolamento prematuro de placenta.		
	PP	DPP
Hemorragia	Insidioso	Súbito
	Intermitente	Contínuo
	Aumenta com a contração	Diminui com a contração
	Vermelho-vivo	Vermelho-escuro
Amniotomia	Hemorragia cessa	Hemorragia pode não alterar
Anemia	Proporcional à perda	Mais grave
Dor	Ausente	Presente
Palpação Uterina	Tônus normal	Hipertonia
Concepto	Saudável	Vitalidade comprometida
	Apresent. Anômala	Pode ocorrer óbito
USG	Fecha diagnóstico	Pode ser normal

Fonte: Acervo dos autores.

Capítulo 15

passa a se chamar endomiometrite. Ocorre em sua maioria na zona de inserção placentária, cursando com febre maior ou igual a 38 °C, dor abdominal, loquiação fétida, abundante, purulenta e cor achocolatada. Na endometrite há a presença da Tríade de Bumm, composta pelo útero involuído, amolecido e doloroso. Ao toque vaginal o colo uterino apresenta-se pérvio (1-2 cm) com descarga purulenta e manifestação dolorosa. As complicações estão relacionadas à extensão para as cavidades pélvica e peritoneal.

Parametrite é geralmente unilateral, ocorrendo por disseminação linfática das bactérias que infectam as lacerações cervicais ou vaginais. Evolui com febre de 39 °C a 40 °C, persistente e prolongada. Ao exame de toque vaginal e retal, nota-se endurecimento dos paramétrios com intensa dor local.

Salpingite e ooforite decorrem por disseminação canalicular oriunda da endometrite, sendo, portanto, na maioria das vezes, secundária a esta. Ocasionalmente, pode cursar com abcesso tubo-ovariano, febre alta de 39-40 °C e dor à palpação de fossas ilíacas.

Peritonite pode ocorrer por disseminação canalicular da salpingite-ooforire ou por disseminação linfática da endometrite, cursando com febre alta de 40 °C, irritação peritoneal, íleo adinâmico e dor em fundo de saco durante o toque vaginal.

Importante citar a infecção pelo Clostridium welchii, na qual pode ocorrer devido à manipulação uterina. É um agente extremamente maligno que provoca infecção grave com comprometimento hepático importante, podendo evoluir para óbito em pouco tempo. Trata-se, portanto, de uma infecção grave, de início súbito, restrita a casos de abortamento provocado. A clínica desse tipo de infecção é febre alta e contínua, calafrios, comprometimento do estado geral, icterícia, cianose, hemoglobinúria e crepitação uterina.

O diagnóstico de infecção puerperal é clínico, ainda assim devemos solicitar os seguintes exames laboratoriais: hemograma, bacterioscopia, hemocultura, urocultura, antibiograma, TGO/TGP, ureia e creatinina.

A fim de nos auxiliar, podemos solicitar exames complementares, tais como: ultrassonografia pélvica, tomografia computadorizada, punção de fossa ilíaca e cultura endocervical.

REFERÊNCIAS

1. Bickley LS, Szilagyi PG. Bates: Propedêutica Médica. 10.ed. Rio de Janeiro: Guanabara Koogan, 2010.
2. Cunningham FG, et al. Obstetrícia de Williams. 23. ed. Porto Alegre: AMGH, 2012. p.14–35, 107–73, 215–37, 238–56, 706–56, 1104–25.
3. Febrasgo – Federação Brasileira das Associações de Ginecologia e Obstetrícia. Manual de Gestação de Alto Risco. São Paulo, 2011. p.21–9, 47–60, 97–204.
4. Moore KL, et al. Anatomia Orientada para a Clínica. 6.ed. Rio de Janeiro: Guanabara Koogan, 2012.
5. Neme B. Obstetrícia Básica. 3. ed. São Paulo: Sarvier, 2005.
6. Netter FH. Atlas de Anatomia Humana. 4.ed. Rio de Janeiro: Elsevier, 2008. p.352-4.
7. Piato S. Complicações em obstetrícia. 1.ed. Barueri: Manole Ltda., 2009. p.5–26, 27–56, 169–90, 415–28, 567–82 e 747–62.
8. Rezende JM, Barbosa CA. Obstetrícia Fundamental. 12. ed. Rio de Janeiro: Guanabara Koogan, 2011.
9. Zugaib M. Obstetrícia. 2. ed. São Paulo: Manole Ltda, 2012. p.17–38.

16 | capítulo

Vânia de Fátima Tonetto Fernades
Andrea Makssoudian Ferraz

Nina Luiza da Silva Martins

Neonatologia

INTRODUÇÃO

A neonatologia compreende a área da Pediatria que visa à atenção à criança com idade entre zero e 28 dias e possui uma atenção especial por se tratar de um período de adaptação e adequação à vida extrauterina com grande vulnerabilidade do recém-nascido (RN).

Apesar de hoje ser reconhecida como uma área da pediatria, a atenção neonatal teve início através dos obstetras que durante o parto dividiam a atenção entre a mãe e o RN. A assistência aos RN se desenvolveu lentamente ao longo do tempo, sendo que até o século XIX o cuidado ao RN era extremamente precário, levando a taxas de mortalidade de até 90%. Em decorrência disso, surgiram movimentos de promoção à saúde da criança, que visavam padronizações no atendimento do RN e diminuição da mortalidade infantil, principalmente de prematuros. O pai da neonatologia, Pierre Budin, obstetrícia francês, ainda no século XIX foi quem escreveu o primeiro livro focado no neonato contendo princípios básicos do atendimento, além de desenvolver classificações até hoje usadas na prática médica.

Já no século XX desenvolveram novas práticas médicas, como implantação de unidades de atendimento neonatais e estudos sobre a fisiologia e o desenvolvimento do RN, gerando um aumento significativo na qualidade da assistência e aumento na sobrevida. Houve clara redução da mortalidade com a especialização no cuidado e nos partos hospitalares, que facilitavam o atendimento e intervenções necessárias a gestante e ao RN, além da introdução de antibióticos, desenvolvimento de terapias endovenosas, modernização de incubadoras e estudos sobre distúrbios respiratórios. Em 1957, a Dra. Virginia Apgar desenvolve uma ferramenta amplamente usada na prática neonatal, o Escore de Apgar.

Desde então a área tem se desenvolvido cada vez mais com todas essas evoluções na área que favoreceram a sobrevida neonatal, pois vão contra a mortalidade infantil, índice tradicionalmente usado como indicador do nível de vida e bem-estar social da população, reflete, de maneira geral, as condições de desenvolvimento socioeconômico e que direciona práticas de políticas públicas.

A mortalidade infantil representa eventos indesejados que ocorrem dentro do nosso meio, ocorrem de maneira muito precoce e, muitas vezes, evitáveis, dentro dela a mortalidade neonatal é um fator determinante, uma vez que compõe o cálculo dessa taxa. Dessa forma, fica clara a importância do médico em lutar por uma melhor qualidade de vida, munindo-se de ferramentas como o conhecimento da semiologia pediátrica e neonatal.

Anamnese

Antes de recepcionar o RN na sala de parto é importante colher informações com a família, visando prever complicações perinatais.

Iniciamos o interrogatório com informações maternas:

- Estado civil e idade.
  Obs.: *incidência de malformações aumenta com a idade materna.*
- Acompanhamento no pré-natal.
  Obs.: *o SUS preconiza o número mínimo de 6 consultas de pré-natal.*
- USG e sorologias.
- Houve durante a gestação complicações maternas?
  - Infecções
  - Doença hipertensiva
  - Diabetes
  - Crise convulsiva
- Uso de medicação ou drogas ilícitas.

Quando o pré-natal foi realizado corretamente, a família já pode vir com algum diagnóstico prévio que possa direcionar o exame físico, como:

- Malformações
- Oligoâmnio
- Eritroblastose fetal

A anamnese no pré-parto serve como orientação ao pediatra, preparando-o para algumas situações que possam surgir na sala de parto.

EF

O exame neonatal pode ser divido em:

- **Atendimento em sala de parto:** que é mais rápido, avaliando basicamente a vitalidade do RN.
- **Atendimento após sala de parto:** que deve ser mais minucioso, mais detalhado, em até 24 horas de vida.

Em média, espera-se no RN a termo:

- Um peso médio de 3.200 g.
- Um comprimento médio de 50 cm.
- Perda de 10% do peso nos primeiros dias de vida e recuperação até 10º dia de vida.

Antes de detalharmos o exame físico, abordaremos algumas classificações usadas na Pediatria, importantes para compreensão do exame neonatal.

Classificação

- **Peso:**
    - **Baixo peso:** < 2.500g
    - **Muito baixo peso:** < 1.500g
    - **Extremo baixo peso:** < 1.000g
- **Idade gestacional:**
    - **Pré-termo extremo:** < 31 semanas
    - **Pré-termo moderado:** de 31 semanas – 35 semanas 6/7
    - **Pré-termo limítrofe:** de 36 semanas – 36 semanas 6/7
    - **Pré-termo:** até 36 semanas 6/7
    - **Termo:** de 37 semanas – 41 semanas 6/7
    - **Pós-termo:** > 42 semanas
- **Peso em relação à idade gestacional:**
    - **PIG (pequeno para idade gestacional):** abaixo do percentil 10 da curva de crescimento (Figura 16.1).
    - **AIG (adequado para idade gestacional):** entre o percentil 10 e 90 da curva de crescimento (Figura 16.1).
    - **GIG (grande para idade gestacional):** acima do percentil 90 da curva de crescimento (Figura 16.1). Obs.: essa classificação tem importância devido à diferença de morbimortalidade em cada uma das classes, além de apresentar doenças prevalentes em cada uma delas. Ex.: *GIG (hipoglicemia e/ou policitemia), PIG (anomalias congênitas e/ou hipoglicemia).*

SALA DE PARTO

Devemos nos atentar ao ambiente, que influi diretamente nas condições do RN e que deve ser previamente preparado:

- Bem iluminado
- Calmo
- Temperatura controlada
- Berço aquecido com calor radiante
- Materiais para reanimação neonatal.

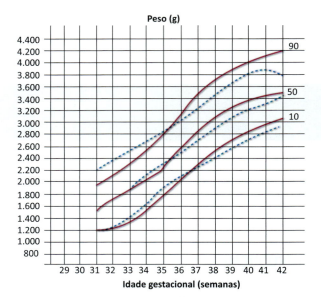
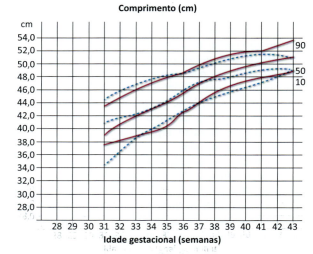
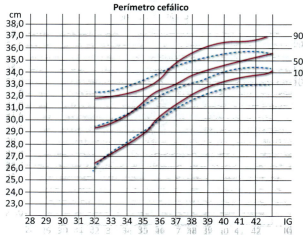

Figura 16.1 Curvas de crescimento intrauterino

Fonte: Adaptada de Falcão M., 2000. Ramos J., 1983.

NEONATOLOGIA

O contato com a mãe compõe um dos aspectos principais do parto humanizado e do atendimento inicial ao RN. É importante que o binômio mãe-RN seja preservado, exceto se houver risco à vida para qualquer uma das partes.

EF na sala de parto

É um exame sucinto, onde busca-se alterações críticas que levem a um risco iminente à vida com necessidade de intervenção rápida. Avalia-se de maneira rápida:

- Condições cardiovasculares e respiratórias;
- Choro;
- Coloração da pele;
- Tônus da criança;
- Aspecto do líquido amniótico;
- Malformações grosseiras;
- Fácies (possíveis defeitos na boca e orofaringe como lábio leporino e fenda palatina).

Ao recepcionar o RN:

- Devemos secar imediatamente o couro cabeludo para evitar grandes perdas de calor.
- Aspirar a orofaringe com cuidado.
- Realizar uma rápida avaliação cardiopulmonar realizando ausculta e palpação de tórax.
- Proceder a aspiração com sonda gástrica
  - Para calcular o quanto da sonda deve ser introduzida, coloca-se a extremidade da sonda gástrica no lóbulo da orelha, fazendo uma linha horizontal com a cavidade oral e, então, uma linha reta com a região epigástrica, desta forma teremos a distância entre as narinas e o estômago.
- Introduz-se a sonda sem estar aspirando, até o estômago e aspira-se o conteúdo gástrico. Essa manobra exige a concomitante avaliação da ausculta cardíaca, pois pode provocar bradicardia importante, por reflexo vagal. Logo, ela deve ser evitada em RN com Apagar baixo.
- Com esse procedimento também avaliamos a permeabilidade das coanas.
  Obs.: Os RN são respiradores nasais preferenciais, e obstruções levam a desconforto respiratório.

Por fim, introduz-se cerca de 1 cm desta sonda no ânus, para avaliar a permeabilidade, excluindo ou diagnosticando imperfuração anal.

O boletim de Apgar é uma ferramenta rápida e fácil de avaliação do RN, fornece uma nota de 0 a 10 no 1º e 5º minuto, de acordo com os sinais referentes à adaptação imediata do RN à vida extrauterina.

Não é utilizado como parâmetro para tomada de conduta e início da reanimação neonatal, mas permite avaliar a resposta do RN às manobras. Abaixo de 7º no 5º minuto já é sugestivo de depressão neurológica e recomenda-se realizar novas avaliação a cada cinco minutos nos 20 primeiros minutos de vida. É importante colocarmos junto ao Apgar quais os procedimento de reanimação foram utilizados (Tabela 16.1).

AVALIAÇÃO DA IDADE GESTACIONAL

A regra de *Naegelle* é o melhor método para avaliação da idade gestacional e utiliza a data da última menstruação para obtenção desse dado. Durante a gestação também podemos utilizar o USG obstétrico para determinar a idade do concepto e, nesse caso, quanto mais precoce a realização do exame mais confiável a informação.

Durante o exame físico do RN podemos estimar a idade gestacional através de algumas ferramentas, como os métodos de:

- Capurro (Tabela 16.2);
- New Ballard (Tabela 16.3);
- Dubowitz (Tabela 16.4).
  Obs.: Este último apresenta maior complexidade prática, sendo menos utilizado na prática clínica (referências).

O método de Capurro é uma simplificação do método de Dubowitz e apresenta dois modelos:

- Somático;
- Somatoneurológico.

Deve ser realizado em até 48 horas de vida. Por ser mais simples, fácil e rápido o método de Capurro. É mais utilizado na prática neonatal do que o método de Dubowitz, mesmo este último sendo mais fidedigno e podendo ser aplicado até o 5º dia de vida.

Tabela 16.1 – Boletim de Apgar.			
	0	1	2
Cor da pele	Cianose central ou palidez	Acrocianose	Rosado
Esforço respiratório	Ausente	Superficial ou irregular	Bom, chorando
Frequência cardíaca	Ausente	< 100 bpm	> 100 bpm
Irritabilidade	Sem resposta	Choro ou careta	Choro vigoroso
Tônus muscular	Flácido	Alguma flexão de extremidades	Movimentação ativa

Fonte: Adaptada de Kliegam RM, *et al.* Nelson, 2009; Ribeiro EM, Tavares BL, 2005; Almeida M, Guinsburg R, 2013.

MANUAL DE SEMIOLOGIA E PROPEDÊUTICA MÉDICA

Tabela 16.2 – Método capurro.

Capurro somatoneurológico	Capurro somático	Mamilos	0 - Visível, sem aréola
			5 - Mamilo bem definido, com aréola < 0,75 cm
			10 - Aréola bem vísivel, não elevada > 0,75 cm
			15 - Aréola elevada > 0,75 cm
		Textura da pele	0 - Fina e gelatinosa
			5 - Fina e lisa
			10 - Lisa, com discreta descamação superficial
			15 - Pouco mais grossa, sulcos superficiais e descamação da mãos e pés
			20 - Grossa e apergaminhada
		Forma da orelha	0 - Pavilhão auricular disforme e achatado
			8 - Bordo do pavilhão parcialmente encurvado
			16 - Encurvamento parcial do lobo superior
			24 - Encurvamento bem definido de todo o pavilhão auricular
		Glândula mamária	0 - Impalpável
			5 - Palpável, < 5 mm
			10 - Palpável, entre 5-10 mm
			15 - Palpável, > 10 mm
		Pregas plantares	0 - Ausentes
			5 - Marcas vermelhas mal definidas na metade anterior da planta
			10 - Marcas vermelhas bem definidas na metade anterior da planta e sulcos no terço anterior das plantas
			15 - Sulcos na metade anterior das plantas
			20 - Sulcos profundos, além da metade anterior das plantes
		Sinal do Cachecol ou Xale	0 - O cotovelo alcança a linha axilar anterior do lado oposto
			6 - O cotovelo situa-se entre a linha axilar anterior e média do lado oposto
			12 - O cotovelo situa-se na linha média
			18 - O cotovelo situa-se entre a linha média e linha axilar do mesmo lado
		Posição da cabeça ao levantar o RN	0 - Cabeça totalmente deflexionada (caída para trás), ângulo cervicotorácico de 270°
			4 - Ângulo cervicotorácico entre 180-270°
			8 - Ângulo cervicotorácico igual a 180°
			12 - Ângulo cervicotorácico < 180°

Fonte: Adaptada de Kliegam RM, *et al.* Nelson, 2009; Ribeiro EM, Tavares BL, 2005; Almeida M, Guinsburg R, 2013.

Cálculo da Idade gestacional (dias)

Capurro somático	K (204) + soma dos pontos do capurro somático
Capurro somatoneurológico	K (200) + soma dos pontos do capurro somatoneurológico
Desvio padrão 8,4 dias	

O método de Ballard também foi baseado no método de Dubowitz, um pouco mais complexo e apresenta boa precisão. Em 1991, apresentou uma modificação, adaptando-o para RN prematuros. Deve ser aplicado em até 72 horas do nascimento, para melhor precisão realizar nas primeiras 12 horas de vida (Tabela 16.3).

Tabela 16.3 – Método de New Ballard.

Escore	-1	0	1	2	3	4	5
Maturidade neuromuscular							
Postura							
Ângulo de flexão do Punho							
Retração do braço							
Ângulo poplíteo							
Sinal do Xale							
Calcanhar à orelha							
Maturidade física							
Pele	Pegajosa, friável, transparente	Gelatinosa, vermelha, translúcida	Homogeneamente rosa, veias visíveis	Rash ou descamação superficial, poucas veias	Descamação grosseira, veias raras	Apergaminhada, fissuras profundas, sem vasos	Coriácea, fissuras profundas, enrugada
Lanugo	Nenhum	Escasso	Abundante	Lanugo fino	Áreas calvas	Na maior parte calva	
Superfície Plantar	Calcanhar-hálux 40-50 mm: -1 < 40 mm: -2	> 50 mm sem marcas	marcas tênues	Sulcos na superfície anterior	Sulcos nos 2/3 anteriores	Sulcos em toda a superfície plantar	
Glândula mamária	Imperceptível	Pouco perceptível	Aréola lisa sem glândula	Aréola parcialmente elevada, glândula 1-2 mm	Aréola elevada, glândula 3-4 mm	Borda elevada, glândula 5-10 mm	
Olho/orelha	Pálpebras fundidas frouxamente: -1 firmemente: -2	Pálpebras abertas pavilhão plano permanece dobrado	Pavilhão parcialmente encurvado, mole com recolhimento lento	Pavilhão completamente encurvado, mole, com recolhimento rápido	Pavilhão completamente encurvado, firme, com recolhimento instantâneo	Cartilagem grossa, orelha firme	
Genital (macho)	Escroto plano, liso	Testículo fora da bolsa escrotal, sem rugas	Testículo no canal superior, rugas raras	Testículo descendo, poucas rugas	Testículos na bolsa, rugas bem visíveis	Bolsa escrotal em pêndulo, rugas profundas	
Genital (fêmea)	Clitóris proeminente lábios planos	Clitóris proeminente, lábios menores pequenos	Clitóris proeminente pequenos lábios evidentes	Lábios menores e maiores igualmente proeminentes	Lábios maiores grandes e menores pequenos	Lábios maiores recobrem o clitóris e lábios menores	

Fonte: Adaptada de Kliegam RM, *et al*. Nelson, 2009; Ribeiro EM, Tavares BL, 2005; Almeida M, Guinsburg R, 2013.

MANUAL DE SEMIOLOGIA E PROPEDÊUTICA MÉDICA

Tabela 16.4 – Método de Dubowitz.	
Escore total (Neuromuscular e físico)	Semanas
-10	20
-5	22
0	24
5	26
10	28
15	30
20	32
25	34
30	36
35	38
40	40
45	42
50	44

Fonte: Adaptada de Kliegam RM, *et al.* Nelson, 2009; Ribeiro EM, Tavares BL, 2005; Almeida M, Guinsburg R, 2013.

EF GERAL

Esse exame mais detalhado deve ser realizado nas primeiras 24 horas de vida e busca anormalidades que passaram desapercebidas na sala de parto.

- **Inspeção:** é talvez o elemento principal do exame físico e se mantém do início até o final da consulta. Inicialmente podemos observar e avaliar:
  - Interação do RN com o ambiente.
  - Capacidade do RN em enxergar, ouvir, emissão de sons, resposta a estímulos sonoros e táteis.
  - Choro.
  - Coloração da pele.
  - Postura.
  - Movimentação.
  - Simetria dos membros.
  - Padrão respiratório.
    Obs. 1: Imaturidade neurológica causa instabilidade respiratória, assim devemos avaliar por pelo menos 1 minuto, para detectar essas alterações.
    Obs. 2: Buscar malformações, sempre lembrando que malformações em face ou membros podem estar associadas à malformações cardiovasculares, gastrintestinais ou neurológicas que devem sempre ser investigadas.
  - Vernix caseoso é comum ao nascimento com função protetora na vida intraútero.
  - Lanugem também é comum e desaparece nos primeiros meses.

Achados comuns no exame físico da pele e anexos:

- **Eritema tóxico:** erupções papuloeritematosas que desaparecem nas primeiras semanas de vida.
- **Milias:** são pápulas brancas no nariz e queixo.
- **Miliária:** são lesões vesiculares por acúmulo de suor devido obstrução dos ductos sudoríferos.
- **Mancha mongólica:** mancha marrom azulada em região sacral; desaparece ao segundo ano de vida, é decorrente de miscigenação.

A coloração da pele deve ser rósea, mas varia muito devido à imaturidade vasomotora, o choro e o frio podem causar cianose das extremidades ou acrocianose.

O formato da cabeça varia com o parto e a apresentação. É comum encontrarmos achados de tocotrauma, sendo o mais comum a bossa serossanguinolenta (*caput succedaneum*), sem grandes repercussões clínicas.

Avaliar as fontanelas, presença de abaulamento e aumento no tamanho normal.

- **Fontanela anterior ou bregmática:** diâmetro de 1 a 3 cm e fecha de 6 a 18 meses.
- **Fontanela posterior ou lambdóide:** diâmetro de 0,5 a 0,7 cm e fecha-se aos 2 anos.

Podemos visualizar alguns achados de fácies características que surgiram alguma malformação ou síndrome cromossômica ou genética:

- Baixa implantação da orelha.
- Microftalmia.
- Pregas epicânticas, achados que indicam a síndrome de Down, entre outras.

Examinar:

- **Olhos:** tamanho, posição, pálpebras, abertura e cor dos olhos.
  Obs. 1: Edema de pálpebra pode ocorrer pelo colírio de nitrato de prata.
  Obs. 2: nistagmo pode ser fisiológico até os seis meses.
- **Orelhas:** o exame do pavilhão auricular e forma das orelhas compõem avaliação da maturidade do RN.
  Obs. 1: Malformações geralmente estão acompanhadas de síndromes.
  Obs. 2: Realizar otoscopia e testar a audição.
- **Boca:** defeitos na boca e orofaringe como lábio leporino e fenda palatina já devem ter sido diagnosticados na sala de parto.
  Obs. 1: Freio língual curto é um achado comum.
  Obs. 2: Presença de dentes por sua vez é rara, quando extranumerários devem ser extraídos, pois há risco de aspiração.
- **Pescoço:** no RN é curto, de difícil inspeção. Palpar em buscas de massas, cistos e fístulas e avaliar a tireoide. Pesquisar linfonodos cervicais, axilares e inguinais.

NEONATOLOGIA

Obs.: Comum a presença de fratura de clavícula por tocotrauma, deve-se palpá-las em busca de crepitações-que são um indício de patologia.

- **Tórax:** devemos procurar:
  - Malformações
  - Assimetria
  - Abaulamentos
  - Escavações
  - Movimentação respiratória
  - Simetria entre os hemitórax

  Obs. 1: movimento respiratório do RN é abdominal e são comuns irregularidades na profundidade e frequência, devido à imaturidade neurológica.

  Obs. 2: A tumefação mamária e presença de aréola também são indicadores de maturidade.

- **Ausculta:** é de pouca valia, uma vez que é comum presença de secreções em vias respiratórias, e os sons pulmonares se difundem para todos os campos pulmonares.

  Obs.: Algumas crepitações são consideradas fisiológicas nas primeiras 48 horas de vida.

  Na ausculta podemos verificar se o murmúrio vesicular está globalmente distribuído.

O sistema cardiovascular merece atenção especial, pois está em adaptação à vida extrauterina e pela prevalência de defeitos congênitos.

- *Actus cordis* pode ser facilmente detectado no 3º ou 4º espaço intercostal esquerdo, avaliar ictus e impulsões pré-cordiais.
- Ausculta é rica, devendo auscultar os quatro focos, buscando:
  - Ritmo;
  - Bulhas;
  - Foneses;
  - Atritos;
  - Sopros.

    Obs.: Achados nos primeiros 3 dias não devem ser muito valorizados em crianças em bom estado clínico.

É obrigatória a palpação dos pulsos periféricos nos quatro membros, avaliando:

- Amplitude
- Ritmo
- Simetria

  Obs.: Ausência do pulso femoral na presença de pulso radial é sugestiva de coartação da aorta, um outro achado sugestivo é aumento da PA, que também pode aparecer em malformações renais.

- **Palpação:** o RN tem abdome globoso com pele íntegra e peristaltismo visível, verificar:
  - Forma
  - Simetria

- Malformações
- Abaulamentos
- Escavações

Obs. 1: Hérnia umbilical é normal nos RN, detectada após a queda do cordão umbilical.

Obs. 2: Abdome distendido sugere obstruções e atresias, manifestações que podem ocorrer após a alimentação.

Durante a palpação avaliamos desconforto, presença de massas palpáveis e alteração nas vísceras. Na percussão observa-se timpanismo e na ausculta buscamos os ruídos hidroaéreos presentes simetricamente em todo o abdome.

O cordão umbilical deve ser avaliado em sua composição devendo conter duas artérias e uma veia. A ausência de alguma dessas estruturas pode estar associada a malformações.

Avaliar cuidadosamente os genitais em busca da genitália ambígua que deve ser prontamente diagnosticada. Na presença de qualquer dificuldade na determinação do sexo, deve ser encaminhada para investigação, com pesquisa do cariótipo e exames de imagem. A genitália masculina deve ser avaliada quanto ao tamanho (normal em torno de 1,9 cm), prepúcio e posição do meato uretral. Na bolsa testicular verificar a presença dos testículos, que pode demorar até um mês para descida completa; a presença de hidrocele e hérnia inguinal. Na genitália feminina verificar posição da uretra, de secreção mucoide, forma dos grande e pequenos lábios e presença e hímen.

Avaliar ânus quanto à permeabilidade, posição, presença de pregas anais. Já podem ser observadas anormalidades como massas, espinha bífida, mielomeningocele e teratoma.

Deformidades musculoesqueléticas são comuns devido ao restrito espaço intrauterino, pé torto congênito é comum e em geral se corrigem espontaneamente. Quando há limitação de movimento devemos pensar em alteração patológica. Fraturas não são comuns, exceto pela fratura de clavícula. A ausência de movimento e assimetria dos membros superiores sugere lesão do plexo braquial. Luxação congênita do quadril é evidenciada através de duas manobras, a de Barlow e de Ortolani, que devem ser realizadas ao nascimento. A coluna deve ser examinada com o RN em decúbito ventral e palpada em busca de desvios ou massas decorrentes de defeito no fechamento do tubo neural.

No exame neurológico visamos avaliar a integralidade do sistema nervoso através das respostas comportamentais e reflexas. Realizar esses exames com o RN desperto e calmo. A inspeção da movimentação espontânea é a melhor forma de avaliar função neuromotora.

Principais reflexos primitivos neonatais

- **Reflexo de Moro (reflexo do abraço):** desaparece aos seis meses.

Capítulo 16

327

- **Manobra:** RN em decúbito dorsal com o examinador apoiando sua cabeça e tronco. Retira o apoio da cabeça, voltando a apoiar em seguida com mão. Há reação de extensão e abdução, seguida de flexão e adução das extremidades.
- **Reflexo** de preensão palmo-plantar: desaparece aos 6 meses e 15 meses, respectivamente.
  - **Manobra:** o examinador coloca o dedo indicador na face palmar e plantar do bebê e, em resposta, há flexão dos dedos das mãos e dos pés, respectivamente.
- **Marcha** reflexa ou automática: desaparece aos dois meses.
  - **Manobra:** segura-se a criança de pé pelas axilas e esta, ao tocar os pés na superfície, retifica o corpo e inicia a marcha reflexa.
- **Reflexo tônico cervical assimétrico (Magnus-DeKleijn):** desaparece aos três ou quatro meses.
  - **Manobra:** também conhecido como "posição do esgrimista", consiste em colocar a criança em decúbito dorsal e forçar uma rotação de sua cabeça para um dos lados. Em resposta há extensão dos membros voltados para face e flexão dos membros voltados para nuca. Esse reflexo costuma desaparecer entre os três e quatro meses
- **Reflexo de Galant:** desaparece aos quatro meses.
  - RN colocado em prona e tronco apoiado no braço do examinador, então estimula a pele do dorso com o dedo da outra mão em um movimento linear vertical do ombro até as nádegas, a 2 cm da coluna. Em resposta há flexão do tronco para o lado estimulado.
- **Reflexo de Landau:** surge aos três ou quatro meses e desaparece aos dois anos.
  - Suspender o RN pelo ventre com uma das mãos, podemos ter duas respostas:
    - *Landau I:* espontaneamente há extensão do pescoço, elevação do pescoço e extensão da pelve.
    - *Landau II:* estimula-se o RN com flexão do pescoço e, em resposta, temos o abaixamento da pelve e flexão dos membros inferiores.
- **Reflexo de Babkin:** abertura da boca ao pressionarmos a mão do lactente.
- **Reflexo de sucção:** desaparece aos três meses em vigília e aos seis meses durante o sono. Ao estimular os lábios, ocorre movimento de sucção.
- **Reflexo de procura ou fossadura:** estimula-se a bochecha e o RN gira a cabeça para o lado estimulado e abre a boca.

REFERÊNCIAS

1. Magalhães, Maurício/Rodrigues, Francisco Paulo Martins. Normas e Condutas em Neonatologia. Rio de Janeiro: ed. Atheneu 2008:408
2. Santana JC, et al. Semiologia Pediátrica. 1.ed. Porto Alegre: Artmed, 2003. p.25-167
3. Kliegam RM, et al. Nelson, Tratado de Pediatria. 18.ed. Rio de Janeiro: Elsevier, 2009.
4. Silva LR, Christoffel MM, Souza KV. História, conquistas e perspectivas no cuidado à mulher e à criança. Texto contexto - enferm. [Internet]. 2005 Dez;14(4):585-93. [Acesso em 2017 sept 26]. Disponível em: http://www.scielo.br/scielo.php?script=sci_arttext&pid=S0104-07072005000400016&lng=pt. http://dx.doi.org/10.1590/S0104-07072005000400016
5. Rodrigues RG, Oliveira ICS. Os primórdios da assistencia aos recém-nascidos no exterior e no Brasil: Perspectivas para o saber de enfermagem na neonatologia (1870-1903). Revista Eletronica de Enfermagem. 2006 Dez. [Internet] [Acesso em 2017 sept 29]. Disponível em: http://www.revistas.ufg.br/index.php/fen/article/view/809/923
6. Tragante CR, Ceccon MEJ, Falcão MC. Desenvolvimento dos cuidados neonatais ao longo do tempo. Rev de Pediatria. 2010;32:121-30. [Internet] [Acesso em 2017 sept 26]. Disponível em: http://www.pediatriasaopaulo.usp.br/upload/pdf/1342.pdf
7. Brasil. Evolução e perspectivas da mortalidade infantil no Brasil/IBGE, Departamento da População e Indicadores Sociais. Rio de Janeiro: IBGE, 1999.
8. Marcondes E, et al. Pediatria Básica. 9.ed. São Paulo: Sarvier, 2003. p.3-156.
9. Rodrigues YT, Rodrigues PPB. Semiologia Pediátrica. 3.ed. Rio de Janeiro: Guanabara Koogan, 2009. p.1-2.
10. Ribeiro EM, Tavares BL. Manual de Neonatologia. Juazeiro do Norte: Faculdade de Medicina de Juazeiro do Norte – FMJ, 2005. p.101.
11. Brasil. Ministério da Saúde. Secretaria de Atenção à Saúde. Departamento de Atenção Básica. Atenção ao pré-natal de baixo risco/Ministério da Saúde. Secretaria de Atenção à Saúde. Departamento de Atenção Básica. Brasília: Editora do Ministério da Saúde, 2012. p.318.
12. Tratado de pediatria: Sociedade Brasileira de Pediatria. 2.ed. Barueri: Manole, 2010
13. Falcão M. Avaliação nutricional do recém-nascido, 2000. [Internet] [Acesso em 2017 sept 26]. Disponível em: http://www.pediatriasaopaulo.usp.br/index.php?p=html&id=477
14. Ramos JLA. Avaliação do crescimento intra-uterino por medidas antropométricas do recém-nascido. São Paulo, 1983. p.180 [Tese de Doutorado Faculdade de Medicina, Universidade de São Paulo].
15. Almeida M, Guinsburg R. Reanimação neonatal em sala de parto: Documento Científico do Programa de Reanimação Neonatal da Sociedade Brasileira de Pediatria, 2013. [Internet] [Acesso em 2017 sept 26]. Disponível em www.sbp.com.br
16. Ballard JL, Khoury JC, Wedig K, Wang L, Eilers-Walsman BL, Lipp R. New Ballard Score, expanded to include extremely premature infants. J Pediatr. 1991.

17 capítulo

Andrea Makssoudian Ferraz
Vânia de Fátima Tonetto Fernades

Patricia Puccetti Pires
Beatriz Romão Amatto

Pediatria

PEDIATRIA E PROPEDÊUTICA

Introdução

Embora hoje pareçam óbvias, as particularidades da criança nem sempre foram reconhecidas pelo homem. As imagens religiosas da Idade Média mostravam garotos sem qualquer característica específica que os diferenciavam dos adultos, por exemplo. O termo "Pediatria", de origem grega (paidos – criança e iatreia – processo de cura), corresponde hoje à especialidade médica responsável por assistir, diagnosticar e tratar indivíduos desde o nascimento até o término da adolescência ou início da vida adulta, podendo excepcionalmente se estender até os 21 anos de idade. Como especialidade, a Pediatria surgiu pela necessidade de maior resolutividade médica a partir da metade final do século XIX, já que nesse período os índices de mortalidade e morbidade infantil elevaram-se de forma espantosa como consequência do pensamento europeu da época: as crianças eram consideradas irrelevantes, desvaliosas, inexpressivas.

Em adição, a palavra "puericultura" apareceu pela primeira vez em 1762, em Paris, e denomina o conjunto de medidas preventivas, não necessariamente médicas, que atuam no sentido de manter a criança saudável para garantir seu pleno desenvolvimento, de maneira que atinja a vida adulta sem influências desfavoráveis e problemas trazidos da infância. Essas medidas assegurariam, portanto, à criança, um desenvolvimento físico e psíquico normal desde a concepção.

A puericultura sofreu mudanças significativas nos últimos anos, que nem todos pediatras têm sabido aquilatar e incorporar à sua prática. Hoje estima-se que esse profissional devote 40% da atividade clínica do dia a dia aos chamados serviços preventivos, desde consultas pré-natais e estendendo-se ao longo da infância até o final da adolescência, englobando não só patologias potenciais, mas também estado nutricional, imunização, desenvolvimento neuropsicomotor e estado emocional dos pacientes.

A fim de diminuir a morbimortalidade infantil, é de responsabilidade médica o reconhecimento de fatores risco aos quais a criança está exposta, o acompanhamento adequado ao crescimento e a correta identificação de doenças, se houver, após realização de uma anamnese adequada acompanhada de um exame físico detalhado e, mais recentemente, da semiologia armada, fatores esses que compõem a semiologia pediátrica.

Anamnese

Ao conhecer a história clínica e alguns aspectos particulares da vida do paciente, é possível estabelecer estratégias de exame físico e priorizar intervenções laboratoriais e terapêuticas que podem definir o sucesso ou a falha do atendimento. Acredita-se que uma história clínica adequadamente realizada possa firmar o diagnóstico correto em aproximadamente 60% dos casos e, quando somada ao exame físico, em 75% a 90% dos atendimentos.

A anamnese pediátrica difere da anamnese geral por exigir maior envolvimento do médico, por se tratar da assistência de uma criança que muitas vezes é incapaz de fornecer as informações necessárias. Assim, o pediatra deve obter as informações do acompanhante da criança, muitas vezes a mãe, que pode não estar bem informada sobre a história e a evolução da doença.

A estrutura da consulta pediátrica não pode ser rígida, mas deve permitir questionar sobre diferentes assuntos e observar a criança. Deve-se detectar o motivo da consulta e sua natureza, emergencial ou eletiva, para orientação (puericultura) ou avaliação de queixas ou problemas específicos. Acredita-se que aproximadamente metade dos atendimentos em Pediatria sejam realizados para supervisão da saúde, sem que a criança esteja adoecida. Dessa forma, as bases da consulta em Pediatria expressam-se nas ações que visam a:

MANUAL DE SEMIOLOGIA E PROPEDÊUTICA MÉDICA

- acompanhar o processo de crescimento e desenvolvimento;
- identificar situações de risco que vulnerabilizam a criança;
- evidenciar processos mórbidos;
- estabelecer condutas dentro de um plano mais geral de seguimento da criança.

Componentes da anamnese

É importante tornar a anamnese pediátrica uma ferramenta sistematizada, de forma a abordar todos os temas necessários e não omitir informações importantes. Em nosso serviço, utilizamos a sequência exposta na Tabela 17.1.

Tabela 17.1 – Sequência da anamnese.

1. ID
2. Dados do acompanhante
3. QD
4. HPMA
5. ISDA
   - sintomas gerais, pele e anexos
   - cabeça (sistema nervoso, olhos, ouvidos, nariz e boca/garganta)
   - sistema respiratório
   - sistema cardiovascular
   - sistema digestivo
   - sistema urinário
   - sistema genital
   - extremidades
6. AP
   - antecedentes pré e pós-natal
   - história alimentar
   - desenvolvimento neuropsicomotor
   - situação vacinal
   - história patológica pregressa
7. Hábitos de vida (HV)
8. História familiar
9. Condições socioeconômicas e culturais (CS)

Fonte: Adaptada de Puccini RF, 2008.

1. **ID:** nome completo da criança e idade (Tabela 17.2)

Tabela 17.2 – Faixas etárias pediatricas.

Ao nascer – 28 dias: recém-nascido
28 dias – 2 anos: lactente
2 anos – 7 anos: pré-escolar
7 anos – 10 anos: escolar
10 anos – 20 anos: adolescente

Fonte: Adaptada de Puccini RF, 2008.

2. **Dados do acompanhante:** nome dos pais e de quem cuida e grau de parentesco do acompanhante. Esses primeiros dados são importantes, pois o médico já pode ficar atento para algumas doenças endêmicas ou mais prevalentes dependendo do local de procedência da criança, do sexo, da idade etc.

Ex.: na pneumonia entre dois meses e cinco anos, onde os patógenos mais frequentes são o *Streptococcus pneumoniae* e o *Haemophilus influenza,* e para crianças acima de cinco anos, particularmente nos quadros acompanhados por tosse intensa, o *Mycoplasma pneumoniae* é agente etiológico frequentemente observado.

3. **QD: de acordo com o descrito no capítulo 1**, lembrar que nas consultas de puericultura pode não existir queixas.

4. **HPMA: de acordo com o descrito no capitulo 1**, é importante, nessa etapa, incluir os tratamentos já realizados e a resposta da criança, os exames e internações prévias (que estejam relacionados com a queixa).

5. **ISDA:** deve ser esmiuçado principalmente em consultas de ambulatório ou consultório. É necessário que se questione sobre cada aspecto, pois às vezes o acompanhante ou a criança não dão importância a determinado sinal ou sintoma que é essencial para o médico.

6. **AP:** são pesquisados diversos aspectos da vida da criança que nos guiarão nas tomadas de decisão e condutas.
   - **Antecedente pré e pós-natal:** história da gestação, do parto e do nascimento são fundamentais, já que refletem para a análise da saúde da criança. É necessário perguntar sobre:
     - Intercorrências na gestação;
     - Grupo sanguíneo e doenças infecciosas maternas;
     - Condições do parto;
     - Histórico neonatal;
     - Idade gestacional;
     - Peso;
     - Estatura;
     - Perímetro cefálico;
     - Peso de alta;
     - Apgar;
     - Intercorrências como icterícia, anemia, convulsões e outros.
   - **História alimentar:** deve ser conduzida de acordo com a idade do paciente:
     - recém-nascidos começa com a amamentação, indagando-se sobre suas condições;
     - dificuldades enfrentadas;
     - conhecimento dos pais sobre a importância do leite materno, se é exclusivo ou não;
     - número de mamadas;
     - em crianças maiores, o tempo durante o qual o paciente foi amamentado.

       A Organização Mundial da Saúde (OMS) preconiza o aleitamento materno exclusivo até os seis meses de idade. A partir desse período, está indicada a introdução de alimentos com-

PEDIATRIA

plementares, e deve-se promover a manutenção da amamentação até os dois anos ou mais. Em crianças maiores é importante anotar:

- número;
- horário de costume;
- conteúdo das alimentações;
- em que época foi introduzido cada alimento para eventualmente correlacionar com possíveis sintomas de intolerâncias ou alergias.

Obs.: Para obter informações mais fidedignas, o pediatra pode solicitar o preenchimento por um dos responsáveis pela criança, de um relatório alimentar no qual são registrados todos os tipos de alimentos ingeridos pela criança, especificando-se a hora, a qualidade, a quantidade e a aceitação.

- **DNPM:** da criança é um processo dinâmico e intimamente relacionado com as fases de mielinização do sistema nervoso central. É necessário que constem marcos no desenvolvimento do recém-nascido, do lactente e da criança quanto aos seus estágios neuropsicomotores.

1. **Reflexos transitórios**
2. **Manifestações evolutivas:** consistem nos marcos do desenvolvimento motor:
   - linguagem;
   - sensorial;
   - cognitivo;
   - psicossocial.

Devem ser questionados a respeito da idade em que apareceram, pois darão subsídios para que o pediatra possa detectar anormalidades precocemente, interferindo em casos específicos (Tabela 17.3).

- **Situação vacinal:** deve ser obtida da carteira de imunização, com data e número de doses recebidas e reações vacinais adversas. Esta só deve ser considerada se o médico estiver com a carteira em mãos, caso contrário, deve solicitar ao responsável que traga na próxima consulta.

Obs.: Não se esquecer de considerar que o calendário vacinal sofre mudanças periódicas e que as adequações ao esquema vigente dependem da idade, doenças pregressas e da região de residência e procedência da criança.

- **História patológica pregressa:** deve-se perguntar sobre todas as doenças e internações anteriores da criança, se houver, sobre doenças próprias da infância (caxumba, rubéola, varicela, entre outras), medicações que já fez uso, cirurgias, transfusões, alergias e acidentes.

7. Hábitos de vida:
   - seu comportamento;
   - estado de humor;
   - sono;
   - realização e frequência de atividades físicas;
   - disciplina e rendimento escolar.

Obs.: Frequentemente, a criança passa uma parte do tempo na creche ou escola e por isso torna-se importante saber as características do local, quanto tempo permanece, quais atividades realiza, alimentação etc.

Tabela 17.3 – Principais marcos do DNPM.	
Idade	**Ações**
1 mês	Pequenos ruídos; atende ao som; olha ao redor.
2 meses	Observa um rosto; sorri; sustentação incompleta da cabeça.
4 meses	Sustenta a cabeça; senta com apoio; brinca com as mãos e a roupa; vocalização social; persecução ocular correta.
6 meses	Tenta alcançar um brinquedo; procura objetos fora do alcance; rola no leito.
9 meses	Senta sem apoio; engatinha; balbucia alguma palavra; pinça polegar-dedo.
12 meses	Fica em pé; caminha com ajuda; combina sílabas; bate palmas/dá tchau; segura mamadeira.
15 meses	Primeiras palavras; primeiros passos sozinho.
18 meses	Rabisca; nomeia desenhos/objetos; anda sem cair; controle esfincteriano.
24 meses	Corre; sobe escadas; frases simples; pede para fazer cocô e xixi.
3 anos	Para sobre um pé; responde a perguntas simples; usa bem a colher.
5 anos	Salta alternadamente sobre cada pé; conta até dez; fala sem articulação infantil; pergunta por que e o significado das palavras; veste-se sozinho.

Fonte: Adaptada de Blank D.A, 2003.

Capítulo 17

331

MANUAL DE SEMIOLOGIA E PROPEDÊUTICA MÉDICA

8. **HF:** é importante para avaliar a possibilidade de doenças hereditárias nos ascendentes, irmãos e outros familiares próximos. Deixar registrado, também, caso haja algum ente falecido e procurar identificar o motivo.

9. **CS:** devem ser detalhadas como:
   - organização familiar;
   - saber com quem a criança mora;
   - qual a renda familiar;
   - grau de escolarização dos responsáveis;
   - características do local onde a criança vive – presença de animais domésticos, recolhimento de lixo, acesso às redes de água e esgoto.

   Além disso, identificar hábitos de vida e vícios dos familiares, como a utilização de drogas, álcool e cigarro, bem como hábitos que possam prejudicar a criança.

EXAME FÍSICO GERAL

Sabe-se que a semiologia em Pediatria possui características peculiares que a diferem da semiologia clínica de adultos, portanto, a observação e os procedimentos semióticos não são exatamente os mesmos.

O pediatra, que deve ser um médico diferenciado, necessita ter uma sensibilidade adicional na maneira de conduzir a consulta. Deve-se falar com voz suave com a criança, pais ou acompanhantes, evitando atitudes bruscas que assustem o paciente.

Além disso, a criança, por estar em processo de crescimento e desenvolvimento, vivencia a consulta de maneiras diferentes nas diversas faixas etárias. O comportamento da criança determina formas diferentes de interação com o médico, orientando os diferentes modos de proceder no exame físico. Para tanto, a sequência de exame clínico não deve ser estática, e sim adaptada a todas as crianças. Mesmo que a sequência não seja rígida, é importante que a anotação no prontuário seja sistematizada em tópicos para que nenhum sistema seja esquecido.

Geralmente, inicia-se com os procedimentos que requerem a criança calma e deixa-se para o fim as manobras mais desagradáveis ou dolorosas (Ex.: avaliação da orofaringe), seguindo-se o exame como for possível, com a criança deitada, no colo, sentada, e, às vezes, mesmo em pé. É preferível que o exame físico seja feito no sentido crânio-caudal, sendo que para alguns sistemas executam-se a inspeção, palpação, percussão e ausculta e, para outros, testes de avaliação de funções.

Ectoscopia

- verifica-se a atitude;
- marcha;
- biotipo;
- fala;
- psiquismo;
- sinais vitais.

Aspecto geral do paciente no momento em que o mesmo entra na sala:

- observar se está ativo/hipoativo;
- deambulando ou não;
- colo da mãe ou responsável e suas condições de higiene.

Atitude

- ortopneica;
- genupeitoral;
- cócoras;
- antálgicas;
- contraturais;
- gatilho.

Marcha: pode ser observada na entrada do paciente ou posteriormente, com o comando ativo do avaliador:

- **Atáxica:** pernas projetadas para frente e para os lados, elevam-se e caem, tocando o calcanhar.
- **Escarvante ou parética:** o paciente levanta excessivamente a perna, tocando o solo com a ponta do pé.
- **Em foice:** o paciente, para deslocar o membro inferior paralisado, descreve um arco de concavidade interna, o pé se arrasta no chão, tocando o solo com a sua borda externa e a ponta inclinando o tronco para o lado oposto à hemiplegia.
- **Anserina ou do pato (paraparética):** paciente caminha inclinando o corpo para a direita e para a esquerda.
- **Marcha do Sapo:** criança anda de cócoras apoiada nas mãos.
- **Claudicante:** casos em que existe dor ao andar.

Biotipo: os biotipos podem ser classificados em:
- longilíneo;
- normolíneo;
- brevilíneo.

Fala: As principais alterações da fala são:

- **Disfonia ou afonia:** qualquer dificuldade na emissão vocal que impeça a produção natural da voz.
- **Afonia de conversão:** fala articulada ou fonação sussurrada.
- **Disartria:** inabilidade para articular distintamente a palavra.
- **Disfasia:** perturbação na elaboração cortical da fala.
- **Dislalia:** transtorno ou distúrbio na articulação dos fonemas por alterações funcionais dos órgãos periféricos da fala.
- **Dislexia:** incapacidade de aquisição do simbolismo escrito ou lido, apesar do bom nível mental e de boas condições sensoriais.
- **Disgrafia:** alteração no formato, direção e/ou sentido do traçado dos grafemas que de qualquer forma comprometa a decodificação do produto gráfico.
- **Disortografia:** trocas, omissões e inversões grafêmicas. Para mais informações, vide o Capítulo 5 Neurologia.

PEDIATRIA

- **Estado psíquico:** a alteração psíquica pode estar exagerada ou diminuída nas desordens de consciência. A depressão da consciência pode ser encontrada de três formas:
  - **sonolência:** pacientes dormem sempre e ao despertarem logo voltam a dormir.
  - **estupor:** pacientes não reagem a estímulos externos, e mesmo com os olhos abertos não têm consciência do meio ambiente.
  - **coma:** há perda total da consciência (ocorre perda da inteligência, da motilidade e da sensibilidade).
    Na perversão ou exagero da atividade psíquica, pode ocorrer o delírio, que pode ser encontrado de duas formas:
  - **delírio furioso** (caracterizado pela agressividade).
  - **delírio tranquilo** (caracterizado pela presença da alucinação sem gravidade).

Sinais vitais

- **T (°C):** verifica-se a T (°C) preferencialmente na axila, mantendo o instrumento por pelo menos 3 minutos, pedindo-se à mãe que segure o braço da criança junto ao tronco.
  Nos lactentes e nas crianças com menos de 7 anos, a T (°C) pode ser aferida também por via retal:
  - coloca-se a criança em decúbito lateral (com pernas encolhidas) ou em decúbito ventral; introduzir o termômetro em uma profundidade de 4 cm, deixando-o no local por 2 minutos.
  Obs.: a medição da T (°C) por via oral não pode ser usada em crianças pequenas pelo risco de morder e quebrar o termômetro. Não é o método de escolha, pois sofre influência de vários fatores, como a ingestão de líquidos quentes e frios, oxigenoterapia etc.

A Tabela 17.4 apresenta a nomenclatura das variações térmicas do organismo.

Tabela 17.4 – Nomenclatura das variações térmicas do organismo (temperatura axilar).

Classificação	Variação (°C)
Normotermia	36,0-37,0
Hipotermia	< 36,0
Temperaturas subfebris	37,0-37,5
Febre baixa	37,5-38,5
Febre moderada	38,5-39,5
Febre alta	39,5-40,5
Febre muito alta (hiperpirexia)	> 40,5

Fonte: Adaptada de Santana JC, 2003.

- **FC (bpm):** varia de acordo com a idade e o estado térmico da criança, já que para cada grau acrescido da temperatura corpórea há um aumento de 10 bpm na FC.
  Nos lactentes, para a avaliação da FC observam-se as pulsações da fontanela anterior, palpando as artérias carótidas ou femorais ou auscultando diretamente o coração, caso a frequência esteja muito alta.
  Em crianças maiores, palpa-se as artérias braquial, radial, femoral, carótida, temporal ou pediosa. As FC acima da média são classificadas como taquicardia e as abaixo, como bradicardia.
  A Tabela 17.5 apresenta os valores de referência para frequência cardíaca.

Tabela 17.5 – Valores de referencia para frequência cardíaca (bpm).

Idade	Frequência cardíaca (bpm)
RN (até 28 dias)	120-160
Lactente (até 2 anos)	90-140
Pré-escolar (até 6 anos)	80-110
Escolar	75-100
Adolescente	60-90

Fonte: Adaptada de Massaia IFDS, 2009.

- **FR (irpm):** também varia de acordo com a idade e o estado térmico da criança, de maneira que para cada grau acrescido da temperatura corpórea haja um aumento na FR de 3 a 5 incursões por minuto.
  O padrão respiratório deve ser observado por no mínimo 60 segundos, sendo indispensável o repouso físico e emocional por completo da criança. Valores abaixo da média são denominados bradipneia, enquanto os acima, de taquipneia.
  A Tabela 17.6 apresenta valores de referência para frequência respiratória.

Tabela 17.6 – Valores de referência para frequência respiratória (irpm).

Idade	Frequência respiratória (irpm)
RN (até 28 dias)	30-60
Lactente (até 2 anos)	24-40
Pré-escolar (até 6 anos)	22-34
Escolar	18-30
Adolescente	12-16

Fonte: Adaptada de Massaia IFDS, 2009.

- **PA (mmHg):** assim como FC e FR varia de acordo com a idade

Capítulo 17

MANUAL DE SEMIOLOGIA E PROPEDÊUTICA MÉDICA

A Tabela 17.7 apresenta as variações etárias da faixa de normalidade de pressão arterial em crianças, considerando valores médios obtidos a partir da mensuração em membro superior.

Tabela 17.7 – Variações etárias da faixa de normalidade de pressão arterial em crianças, considerando valores médios obtidos a partir da mensuração em membro superior.		
Idade	Pressão sistólica (mmHg)	Pressão diastólica (mmHg)
Até 3 anos	80	50
4-5 anos	85	55
6-8 anos	90	60
9-11 anos	100	60
12-14 anos	110	65

Fonte: Adaptada de Massaia IFDS, 2009.

- **Sat O$_2$ (%):** A saturação de oxigênio da hemoglobina do sangue arterial é avaliada perifericamente (dedo da mão, dedo do pé ou lóbulo do ouvido) através do oxímetro. Todas as idades devem ter SpO$_2$ maior ou igual a 95%.

Antropometria

Os dados antropométricos são os perímetros:

- cefálico;
- torácico;
- abdominal;
- braquial;
- massa corporal (peso);
- altura.

Esses parâmetros são essenciais para avaliação do crescimento e desenvolvimento infantil.

O crescimento infantil é um processo dinâmico, portanto, a aferição das medidas deve ser realizada, observada e quantificada mediante múltiplas medidas, preferencialmente com frequência proporcional à velocidade de crescimento.

Essas medidas, entretanto, estão sujeitas a erros caso não forem adequadamente padronizadas, de modo que é necessário repeti-las até que a diferença entre elas seja a menor possível.

Após realizar medida do peso e altura, os valores encontrados deverão ser plotados (registrados com um ponto) nos gráficos de crescimento da NCHS.

A seguir, serão apresentadas e descritas as técnicas para a realização de medidas antropométricas mais utilizadas na assistência pediátrica.

- **Peso:** as variações do peso corporal ocorrem em intervalos mais curtos de tempo se comparadas às de estatura e acompanham qualquer comprometimento da saúde, principalmente em crianças menores devido à maior velocidade de ganho nesse período.

- **Lactentes (até 24 meses de idade):** preferencialmente utilizar a balança pediátrica, com escala adequada, previamente calibrada. O ideal é despir completamente o lactente ou pedir ao acompanhante que o faça; posicioná-lo de modo a ocupar o centro da balança (se lactente estiver sentado) ou distribuí-lo igualmente (quando deitado) pela superfície.

Obs.: durante a pesagem é preciso ter cuidado para evitar acidentes, já que a criança tende a buscar o colo dos pais ou acompanhantes, muitas vezes jogando o corpo para fora da balança para que eles a segurem.

Deve-se orientar aos pais ou acompanhantes para que permaneçam ao lado da balança, assegurando que os pés ou as mãos do lactente não estejam em contato com a superfície de apoio, evitando tocar a criança. Deve-se aproveitar o momento em que o lactente esteja mais calmo para fazer a leitura.

O peso ao nascer é em média 3.100-3.300 g (um pouco maior nos meninos do que nas meninas).

- 1º trimestre: ganho de 700 gramas/mês (25-30g/dia)
- 2º trimestre: ganho de 600 gramas/mês (20g/dia)
- 3º trimestre: ganho de 500 gramas/mês (15g/dia)
- 4º trimestre: ganho de 400 gramas/mês (10g/dia)

O peso do nascimento é dobrado entre quatro e cinco meses, triplicado em um ano e quadruplicado em dois anos.

Fonte: Adaptada de Massaia IFDS, 2009.

- **Maiores de 24 meses:** utilizar a balança do tipo adulto, antes de iniciar qualquer medida e, sempre que movida do lugar, a balança deve ser novamente regulada.

A criança deve estar vestindo o mínimo de roupa possível e deve estar descalça, posicionada no centro da balança, evitando movimentar-se; os braços devem estar estendidos ao longo do corpo.

No caso de crianças que apresentam qualquer doença debilitante que as impeça de manter a posição, utiliza-se o seguinte recurso:

1. medir o peso da pessoa auxiliar com a criança no colo, vestida com o mínimo de roupa possível (P1).
2. medir isoladamente o adulto (P2).
3. O peso da criança será determinado por P1 – P2.
   Obs.: Esse método é passível de maior risco de erro, e deverá ser utilizado somente em ocasiões especiais.

Fórmula do peso de acordo com a idade (de 1 a 8 anos):
Peso (kg) – idade (anos) × 2 + 8

Medidas de peso: ganho ponderal dos dois aos dez anos de vida	
Idade da criança	Ganho de peso esperado por ano
2º ano de vida	2,5 kg
3º-5º ano de vida	2 kg
6º-10º ano de vida	3 kg

Fonte: Adaptada de Massaia IFDS, 2009.

- **Estatura:** termo "estatura" compreende o comprimento (medido com o indivíduo deitado) e a altura (medida com o indivíduo em pé).
  - **Lactentes (até 24 meses de idade):** o comprimento deve ser medido com o lactente deitado sobre superfície macia e firme. Esse procedimento deverá ser feito com o auxílio de um dos pais ou acompanhante, que deverá permanecer na cabeceira do lactente para conter os movimentos da cabeça e também acalmá-lo durante o procedimento:
    - deve-se utilizar o antropômetro horizontal. O lactente deverá estar em decúbito dorsal, com haste fixa (zero) ajustada à cabeça (sem compressão), e o cursor móvel será ajustado ao plano plantar, que deverá formar ângulo reto com a superfície horizontal.
    - a cabeça da criança deverá ser mantida no eixo longitudinal do corpo, com os olhos voltados para cima.
    - os MMII devem ser mantidos em extensão e juntos, uma das mãos do examinador deverá ser posicionada sobre o joelho dos lactentes com o intuito de corrigir e manter a posição adequada.
  - **Crianças maiores de dois anos de idade:** o instrumento adequado é o estadiômetro vertical.

- criança deverá ser mantida ereta e descalça sobre uma superfície plana horizontal.
- pés devem estar paralelos entre si e deve-se posicionar calcanhares, joelhos em extensão, região glútea, dorso e cabeça (posição de Frankfurt – criança olha para a frente, os bordos laterais da pálpebra e terço superior do pavilhão auricular descrevendo linha paralela ao plano horizontal) junto ao anteparo vertical.
- braços devem pender livremente acompanhando o corpo. Desloca-se o esquadro móvel para baixo até apoiá-lo na cabeça, sem compressão.
- fixa-se a base do antropômetro, pede-se à criança que desça da balança e verifica-se a altura encontrada.
- duas ou três medidas devem ser realizadas e, se houver diferença entre elas menor que 1 cm, a média deverá ser considerada. Já se a diferença ultrapassar 1 cm, todo o procedimento deverá ser repetido novamente.

A Tabela 17.8 apresenta as medidas de altura.

- **Perímetro Cefálico (PC):** a medida está indicada em toda consulta pediátrica até os 3 primeiros anos de vida, como consequência do rápido crescimento cerebral durante esse período (Tabela 17.9). Posteriormente, a avaliação de forma anual fornecerá dados complementares ao exame físico:
  - Utiliza-se fita métrica maleável e inextensível, de modo que seja posicionada sobre os pontos de referência (occipício e glabela), por onde a fita deverá circundar toda a cabeça e não deverá passar sobre o pavilhão auricular.
- **Perímetro Torácico (PT):** corresponde à medida da circunferência do tórax em centímetros (Tabelas 17.10 e 17.11).

Tabela 17.8 – Medidas de altura: ganho estatural até os dez anos de vida.					
Idade	Nascimento	1º ano	2º ano	3º ao 5º ano	6° ao 10° ano
Crescimento	50 cm	25 cm	12 cm	7 cm/ano	6 cm/ano

Fonte: Adaptada de Puccino RF, 2008; Rodrigues YT, 2009; Santana JC, 2003.

Tabela 17.9 – Medidas do perímetro cefálico no primeiro ano de vida.				
	1º trimestre	2º trimestre	3º trimestre	4° trimestre
Aumento do PC (cm/mês em cada trimestre)	2 cm	1 cm	0,5 cm	0,5 cm
Valor do PC (ao término de cada trimestre)	40 cm	43 cm	44,5 cm	cm

Fonte: Adaptada de Puccino RF, 2008; Rodrigues YT, 2009; Santana JC, 2003.

MANUAL DE SEMIOLOGIA E PROPEDÊUTICA MÉDICA

Tabela 17.10 – Medidas do perímetrc torácico no primeiro ano de vida.

Idade (meses)	Nascimento	3 meses	6 meses	9 meses	12 meses
PT (cm)	33	40	43	45,5	47

Fonte: Adaptada de Puccino RF, 2008; Rodr gues YT, 2009; Santana JC, 2003.

Tabela 17.11 – Medidas do perímetro torácico entre 2 – 10 anos de vida.

Idade (anos)	2 anos	3 anos	4 anos	5 anos	6 anos	7 anos	8 anos	9 anos	10 anos
PT (cm)	50	52	53	54	55	56	57	59	61-64

Fonte: Adaptada de Puccino RF, 2008; Rodrigues YT, 2009; Santana JC, 2003.

- Utiliza-se também fita métrica inextensível e maleável, que deve ser posicionada em volta do tórax ao nível dos mamilos, com a criança em decúbito dorsal (até três anos de idade), ou em pé (crianças acima dos três anos de idade).
- **Perímetro Braquial (PB):** medida da circunferência do braço, útil para a identificação de desnutrição e obesidade, juntamente com os outros dados antropométricos.
  - o material utilizado é a fita métrica maleável e inextensível. O braço da criança deve estar posicionado de modo que o mesmo fique caído, sem esforço, em ângulo reto com o antebraço. Deve-se passar a fita métrica ao nível do ponto médio entre o acrômio e o olecrânio, com cuidado para que os tecidos locais não sejam comprimidos.

EXAME FÍSICO ESPECÍFICO
Cabeça
Crânio

- **Inspeção:** observa-se a dimensão, a forma, as suturas, as fontanelas (caso seja RN e no lactente), presença de deformidades e de protuberâncias. Pode-se verificar a presença de eczema, piodermite e outras lesões. Em relação aos cabelos, observar sua distribuição, quantidade, características e forma de implantação.
- **Palpação:** as mãos devem envolver o crânio com os polegares na região frontal; com os dedos, exerce-se leve pressão sobre o occipital e sobre os parietais, com o objetivo de avaliar sua consistência. Verifica-se as suturas, a fontanela anterior, a fontanela posterior (RN e lactente), presença de massa tumoral, bossa e outras. Na palpação das fontanelas, verificar sua forma, tensão e tamanho. Não se esquecer de verificar os linfonodos da cabeça (pré-auricular, auricular posterior e occipitais).
- **Percussão e ausculta:** apesar de serem descritas em livros, não são muito utilizadas na prática médica. São úteis em caso de suspeita de hipertensão intracraniana.

Face

- **Inspeção e palpação:** inspecionar face e sua simetria, os movimentos, pele, boca, nariz, olhos, orelhas e ouvidos, distância entre o nariz e a boca, o tamanho da mandíbula, presença de tumores, manchas, cicatrizes. Observar fácies (expressão facial do paciente).

Olhos

- avaliação do globo ocular e seus anexos (pálpebras, tecidos, fáscias e vasos, músculos extrínsecos e sistema lacrimal), observar:
  - movimentação dos globos oculares;
  - coloração das conjuntivas e escleróticas;
  - tamanho e cor das pupilas;
  - brilho e a transparência das córneas;
  - aspecto das pálpebras e maneira com que estão posicionadas as fendas palpebrais;
  - coloração das mucosas e se há secreção conjuntival.

Ouvidos

Devem ser verificados na orelha:

- implantação;
- lóbulo;
- comprimento;
- tamanho;
- posição;
- mastoide;
- presença do conduto auditivo e de alterações periauriculares.

Pode-se reconhecer também anomalias anatômicas do pavilhão auricular. A otoscopia (exame que avalia o meato acústico externo e a membrana timpânica) através do otoscópio deve ser realizada posteriormente na consulta.

Nariz

Compreende:

PEDIATRIA

- **Rinoscopia anterior:** eleva-se a ponta do nariz com o auxílio do dedo indicador e com um foco de luz, observa-se a cor e brilho da mucosa nasal, a presença e o aspecto de secreções e a permeabilidade anterior das narinas.
- **Rinoscopia posterior:** tem como objetivo o estudo da porção posterior da fossa nasal através da cavidade bucal. Para isso, utiliza-se um espelho plano posicionado por baixo e por trás da úvula.

Boca e Orofaringe

- realizada com o paciente sentado ou em decúbito dorsal. A avaliação externa da boca inicia-se pela inspeção dos lábios, para avaliar sua coloração e aspecto, presença de malformações congênitas ou de lesões. Com a boca aberta, observar a mucosa oral, gengiva e dentes. Já a língua, também examinada, deve apresentar coloração que varia de rósea a vermelha, sendo que em sua face anterior devem estar presentes papilas.
- a oroscopia deve ser deixada para o fim da consulta, já que constitui um desagradável procedimento para a criança. É realizado com paciente sentado, com auxílio de um abaixador de língua, que deve ser posicionado nos 2/3 anteriores da língua – para diminuir o reflexo do vômito – e um foco de luz. Indicado para avaliação de toda a orofaringe.

Pescoço

Tem como objetivo a identificação de tumorações e alterações musculares. Pode ser avaliado com a criança sentada no colo da mãe ou quando deitada em decúbito dorsal. Na inspeção, verificar:
- presença de assimetria;
- massas ou cicatrizes.
- glândulas parotídeas.
- submaxilares.
- linfonodos.

Observar a mobilidade ativa do pescoço (varia de acordo com a faixa etária) ao pedir para a criança acompanhar um objeto de um lado para o outro, a pele, massas tumorais, os batimentos arteriais e venosos.

- **Tireoide:** para realizar o exame, pedir para que a criança sentar e permanecer com a cabeça ereta ou levemente fletida, enquanto o médico pediatra posiciona-se atrás do paciente. As mãos devem envolver o pescoço, enquanto os polegares devem ser posicionados posteriormente para palpação da glândula na região anterior. Solicitar que o paciente deglutа para facilitar o exame e para verificar sua mobilidade.
- **Linfonodos:** para avaliar as cadeias linfonodais cervicais, o examinador deve estar à frente da criança; deve-se posicionar os dedos (indicador, médio e anular) na face posterior do músculo esternocleidomastóideo e o polegar na face anterior. Realizar leve compressão para melhor sensibilidade.

Tórax

- **Sistema cardiovascular:** inicia-se com a inspeção geral, avaliando a aparência, o estado nutricional e a presença de aparência sindrômica (associação com anormalidades cardiovasculares) ou anormalidades cromossomiais (associação com cardiopatias congênitas). Analisar cor da pele para descartar – ou não – cianose perioral ou ungueal e sinais de desconforto respiratório.

Para realizar a palpação, utilizar a polpa do dedo indicador da mão direita para procurar a localização do *ictus cordis* e determinar sua extensão, intensidade e ritmo dos batimentos cardíacos.

Obs.: É necessário lembrar que sua localização varia de acordo com a idade. No lactente, encontra-se entre o terceiro e quarto espaços intercostais esquerdos, para fora da linha hemiclavicular.

- três meses, está no quarto espaço intercostal esquerdo
- nove meses, entre o quarto e o quinto espaço, ambos um pouco fora da linha hemiclavicular.
- sete anos de idade, o ictus é palpado no espaço intercostal esquerdo, na linha hemiclavicular.

A palpação dos pulsos periféricos deve ser feita com as polpas do 2 e 3 dedos da mão direita, de maneira comparativa, para avaliar sua intensidade, ritmo e simetria.

A ausculta deve ser realizada com o paciente em decúbito (RN e lactentes) ou sentado (crianças maiores e adolescentes). Os focos a serem pesquisados são:

- **foco mitral** (na ponta, entre o quinto e sexto espaço intercostais na linha hemiclavicular).
- **foco tricúspide** (no segmento inferior do esterno, junto à base do apêndice xifoide).
- **foco aórtico** (no segundo espaço intercostal direito, junto à borda esternal).
- **foco pulmonar** (no segundo espaço intercostal esquerdo, junto à borda esternal).

Sistema respiratório

Na inspeção, os seguintes itens devem ser avaliados:

- esforço respiratório;
- expansão torácica;
- presença de abaulamentos ou retrações;
- tiragem intercostal ou de fúrcula.

Deve ser classificado em relação à sua forma:

- normal/típico (modifica de acordo com a idade) ou em anormal/atípico, sendo os mais frequentes:
- tórax em peito de pomba;
- tórax em sino;
- tórax em barril ou enfisematoso;
- tórax em funil.

Deve-se também analisar a simetria da caixa torácica. Em suma, as assimetrias encontradas na criança:

Capítulo 17

337

MANUAL DE SEMIOLOGIA E PROPEDÊUTICA MÉDICA

- tórax assimétrico;
- abaulamento;
- retrações;
- rosário raquítico;
- rosário de escorbuto infantil.

Com relação aos tipos respiratórios, normalmente ocorrem ciclos respiratórios iguais, nos quais a expiração é mais prolongada que a inspiração. Os ritmos anormais que podem ser encontrados são:

- dispneia suspirosa;
- ritmo de Cantani;
- ritmo de Kussmaul;
- ritmo de Cheyne-Stokes;
- ritmo de Biot;
- crises de apneia.

A amplitude respiratória pode ser dividida em respiração superficial e respiração profunda. Apontam para a presença de desconforto respiratório:

- retrações torácicas (tiragem);
- uso da musculatura acessória da respiração;
- batimento das asas do nariz;
- ortopneia;
- respiração paradoxal.

A posição do paciente pode variar entre em pé ou sentado. O avaliador deve sempre usar a mesma mão e o mesmo local de palpação. Comparar simultaneamente os dois lados do tórax. Examinar sempre de cima para baixo.

Deve-se avaliar simetricamente toda a extensão dos pulmões, tanto a face anterior quanto a posterior. Pode-se pedir para a criança alterar seu padrão respiratório, iniciando o exame com a respiração tranquila, depois profundamente, tossindo ou conversando.

Por último, a percussão, que deve ser realizada com leves batidas do segundo ou terceiro dedo sobre a falange distal do dedo médio da outra mão sobre o tórax. A percussão normal produz um tom ressonante denominado de som claro pulmonar. Do lado esquerdo, torna-se submaciço (percussão da área cardíaca) e do lado direito identifica-se a submacicez da borda superior do fígado.

Abdome

É necessário identificar a idade do paciente, pois cada faixa etária apresentará manifestações distintas quanto à manipulação do examinador. Será mais facilmente realizada em RN e lactentes de até seis meses e em crianças em idade escolar.

- **Inspeção:** pode ser feita com a criança em decúbito dorsal ou em pé.

É possível perceber leves ruídos consequentes da passagem de gases e líquidos através das dobras intestinais, denominados borborigmos. O paciente deve estar em decúbito dorsal para a realização do exame. A ordem normalmente utilizada é:

- inicia-se pela fossa ilíaca esquerda;
- seguindo-se o flanco esquerdo;
- hipocôndrio esquerdo;
- região epigástrica;
- região periumbilical;
- hipocôndrio direito;
- flanco direito;
- fossa ilíaca direita e hipogástrio.

Percussão do abdome configura-se de maneira igual ao do adulto, sendo a técnica a mesma descrita no capitulo 1 deste livro.

Na percussão do fígado, encontra-se som maciço. O tamanho do fígado sugerido pelo exame físico normalmente subestima o seu valor real. Com relação ao baço, o som descrito após a percussão é de submacicez.

- **Palpação:** É de extrema importância a criança estar calma no momento da palpação. O paciente deve continuar em decúbito dorsal, com os braços ao lado do corpo e pernas estendidas. O médico pediatra permanece em pé do lado direito do paciente. É importante ressaltar que, durante essa etapa, não perguntar ao paciente se sente dor, pois pode haver uma indução do paciente a uma falsa resposta positiva. Para tanto, deve-se olhar atentamente para a face da criança para observar fisionomia que indique dor ou desconforto.

Deve ser realizada em duas etapas: palpação superficial e palpação profunda.

Aparelho genitourinário

- **Rim e vias urinárias:** técnica utilizada para palpação dos rins deve ser feita bimanualmente com uma das mãos no ângulo costovertebral enquanto a outra palpa profundamente o abdome, logo abaixo do rebordo costal, de cada lado da linha mediana. As vias urinárias são avaliadas mediante exames complementares, não sendo possível sua avaliação mediante exame físico.
- **Órgãos genitais e região perineal:** o exame do sistema urogenital nunca deve ser imposto e jamais com a criança adormecida, devendo ser realizado sempre na presença de um dos pais ou responsável, preferencialmente próximo ao campo visual da criança. Nos casos de urgência (ex.: parafimose), em que não haja a colaboração e consentimento da criança, sugere-se que o exame seja realizado com sedação no centro cirúrgico.

Para inspeção da região inguinal, deve-se posicionar a criança em decúbito dorsal, seguida pela palpação na pesquisa dos gânglios, hérnias e pulsos femorais.

- **No exame do menino:** deverão ser examinados o pênis, a bolsa escrotal e os testículos, as regiões inguinais, a região perineal e perianal. No exame do pênis, fazer a exposição da glande delicadamente através da retração do prepúcio, para identificar a localização do orifício uretral e o grau de exposição da glande. Na palpação da bolsa escrotal, verificam-se a presença, consistência e dimensão dos testículos, líquido ou tumorações. Ela deve ser feita com o polegar, o segundo e terceiro dedos, imitando a ordenha, para que o testículo permaneça na bolsa escrotal durante o exame de sua forma e tamanho. Se o testículo for retrátil, é possível fletir as coxas sobre o quadril, usando a outra mão para pressioná-lo de encontro aos dedos. Avaliar se a bolsa escrotal está preenchida por um, dois ou nenhum dos testículos.

- **No exame da menina:** deve-se posicionar a criança em decúbito dorsal, com os membros inferiores fletidos e abduzidos. Na etapa de inspeção, observar o tamanho do clitóris, lábios maiores e menores e a localização do meato urinário. Fazer a abertura manual dos lábios maiores delicadamente e pequena tração dos mesmos na direção do examinador. Observar a presença do hímen, determinando se o mesmo é perfurado ou não.

Para avaliação da região anal afasta-se os glúteos. Verificar o posicionamento do ânus, comparando-o às outras estruturas do períneo; examinar o pregueamento do esfíncter, para identificação de malformações, fissuras ou outras lesões.

- **Aparelho osteoarticular:** consiste na avaliação dos ossos, músculos e articulações. Os aspectos que devem ser observados são:

  Inspeção estática:
  - avaliar a simetria corporal, desigualdade no comprimento de segmentos corpóreos ou deformidades. Observar também a presença de alterações na pele, cicatrizes, abaulamentos, atrofias e tumores, postura e posições viciosas. O paciente deve estar em posição ortostática e, se for possível, de cócoras.
  - **Inspeção dos membros:** tem como objetivo detectar diferenças no comprimento, desvios do posicionamento e no alinhamento, aumento de volume articular e alterações tróficas musculares.
  - **Desvios:** são geralmente normais, principalmente os desvios de eixo dos membros inferiores, que desaparecem espontaneamente durante o crescimento.

  Inspeção dinâmica e marcha:
  - pedir para a criança caminhar, tanto de frente quanto de costas. A observação permite avaliar o ritmo e a harmonia dos movimentos, a elasticidade e contratilidade musculares e a posição que os segmentos corporais assumem.

  Palpação:
  - nesta fase, pedir ao paciente que indique regiões em que ele sinta algum desconforto ou dor. Avaliar, por comparação:
    - temperatura;
    - umidade;

- aumento de volume;
- tônus muscular;
- contratura;
- flacidez, textura;
- mobilidade de estruturas;
- presença de crepitações;
- ressaltos e estalidos.

- **Mobilidade articular:** a movimentação das articulações deve ser avaliada através de manobras passivo-ativas. Na mobilidade ativa, pedir para o paciente realizar os movimentos em sua total amplitude. Já na passiva, o examinador avalia a mobilidade articular sem a ação muscular. A amplitude dos movimentos deve ser avaliada através de um instrumento denominado goniômetro.
- **Avaliação neurovascular:** o teste neurológico tem como objetivo avaliar a força muscular e as raízes nervosas bilateralmente.
- **Manobras especiais:** podem ser realizadas através de movimentos ou posições realizadas no paciente, que causam dor ou exacerbação de uma alteração que se deseja avaliar. São especificas para cada articulação. (Para mais informações, vide o capítulo de Ortopedia e Reumatologia).

Pneumonia

- processo inflamatório do parênquima pulmonar, associado com o aumento dos líquidos intersticiais e alveolares.
- **ID:** é uma afecção que acomete todas as idades, com incidência predominante nos primeiros dois anos de vida.
- **QD e HPMA:** presença de febre, queda no estado geral, dispneia, tosse e aumento da FR.
- **EF:** Nos dois primeiros anos, encontram-se sinais de desconforto respiratório:
  - tiragem intercostal;
  - tiragem subdiafragmática;
  - batimento de asas do nariz;
  - retração de fúrcula;
  - gemido expiratório.

Outros sinais e sintomas podem ser:

- **Inspeção:**
  - Sinais de desconforto respiratório e dispneia.
- **Palpação:**
  - imobilidade do tórax comprometida.
  - diminuição da elasticidade e da expansibilidade.
- **Percursão:**
  - o som será submaciço na área acometida.
- **Ausculta:**
  - frêmito toracovocal estará aumentado na área afetada, diminuição ou abolição do murmúrio vesicular.

Obs.: podem estar presentes e associadas estertores, sopro tubário e pectorilóquia fônica ou áfona, dependendo da área acometida.

- **Diagnóstico:** clínico + radiografia de tórax
- **Achados no exame:** sua etiologia varia:
  - em menores de dois anos, predominam *Streptococcus* do grupo B, *Staphylococcus aureus* e gram-negativos.
  - em RN, prematuros e crianças com desnutrição, são os gram-negativos os principais agentes (*Pseudomonas aeruginosa, Klebsiella pneumoniae*).
  - os agentes mais comuns das pneumonias adquiridas na comunidade (PAC) são *Streptococcus pneumoniae e Haemophilus influenzae*.

Padrão-ouro de diagnóstico é a radiografia torácica, com presença de infiltração lobar demonstrada por áreas de condensação pulmonar. Às vezes estão presentes sinais de atelectasia parcial da região afetada. Nos primeiros dois anos de vida pode ser acentuada a hipertrofia dos gânglios linfáticos hilares.

Asma

Doença crônica de caráter inflamatório, reversível espontâneamente ou com tratamento, com hiper-responsividade das vias aéreas inferiores e por limitação variável ao fluxo aéreos.

A abordagem diagnóstica pode ser feita através da presença de sibilância, tosse improdutiva, dispneia e queixas vagas como "aperto no peito" e cansaço.

No exame físico: à inspeção: dispneia com expiração prolongada; na percussão, presença de som timpânico; à ausculta, é possível reconhecer a presença de sibilos, roncos e por vezes estertores. O paciente pode ter uma expiração prolongada.

O padrão-ouro do diagnóstico é a presença dos critérios clínicos referidos pelo paciente juntamente com o teste funcional denominado espirometria, que apresenta como resultado a obstrução das vias aéreas caracterizada por redução do VEF1 (< 80% do previsto) e da relação VEF1/CVF (< 75%), tendo a obstrução melhora significativa ou desaparecimento após broncodilatador (beta-2 agonista de curta duração).

Outros exames complementares que podem ser realizados para melhor elucidação da patologia são: provas cutâneas a antígenos inaláveis, testes de broncoprovocação, contagem de eosinófilos, dosagem de IgE sérica total, dosagem de IgE específica (RAST), exame bacteriológico do escarro, radiografia do tórax, radiografia de seios paranasais e rinofaringe, títulos de anticorpos, testes de broncoprovocação, biópsia de mucosa brônquica.

Os principais diagnósticos diferenciais são: DPOC, bronquiolites, bronquiectasias, fibrose cística, rinossinusite, doença pulmonar crônica da prematuridade e malformações congênitas, cardiopatias, neoplasias e aspiração de corpo estranho.

Síndrome de Turner

- doença genética que se caracteriza pela presença de um cromossomo X e deleção total ou parcial do segundo cromossomo sexual em paciente com fenótipo feminino, com uma ou mais características clínicas atribuídas à síndrome.
- **EF:** quadro clínico é vasto, incluindo:
  - baixa estatura;
  - disgenesia gonadal;
  - pescoço alado;
  - linha posterior de implantação dos cabelos baixa;
  - fácies típica;
  - tórax alargado com aumento da distância entre os mamilos;
  - linfedema;
  - cúbito valgo;
  - tireoidite autoimune com ou sem hipotireoidismo;
  - anormalidades renais;
  - cardiovasculares e auditivas;
  - além de deficiência cognitiva em algumas atividades.
- **Diagnóstico:**
  - pré-natal pode ser feito através do USG fetal + dosagens hCG.

  Obs.: necessitam de confirmação com cariótipo, que pode ser realizado em biópsia de vilo corial ou através de amniocentese.
  - pós-natal é feito através de cariótipo, usualmente de sangue periférico.
- **Achados no exame:** quanto maior a contagem de células, maior a chance de identificação de linhagens em mosaicismo. Caso haja suspeita clínica e cariótipo 46, XX em sangue periférico, deve-se realizar a análise de outros tecidos visando à identificação de possível mosaicismo.

DOENÇAS EXANTEMÁTICAS
Sarampo

- **Agente:** paramixovírus.
- **Transmissão:** via aérea.
- **Vacina:** duas doses: 12 meses (tríplice viral) e entre o 15 ao 23 mês de vida (tetraviral) – Ministério da Saúde.
- **Incidência:** de lactentes a adultos, com maior incidência ocorre entre seis meses e 14 anos.

  Obs.: antes do 6 meses não são acometidas devido imunidade transplacentária.
- **Período de incubação:** dez a 12 dias.
- **Pródromos:**
  - tosse, coriza, febre e conjuntivite.

  Obs.: duração de dois a quatro dias.
- **Manifestação:** exantema máculo papular morbiliforme em nuca e região retroauricular. Essas lesões tornam-se confluentes e descamativas, progredindo para tronco e extremidades com duração de quatro a sete dias. Outros sinais característicos são:

- adenomegalia, mancha de Koplik (Figura 17.1), toxemia, conjuntivite, fotofobia.
- **Complicações:** pode vir acompanhado de uma série de complicações devido ao processo viral primário, infecção bacteriana secundária ou de causa desconhecida.
- **Diagnóstico:** achados clínicos + sorologia + imunofluorescência para IgM.

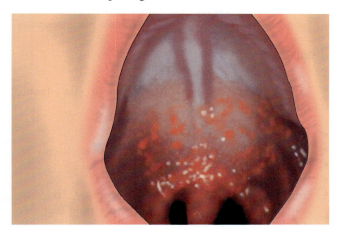

Figura 17.1 Mancha de Koplik.

Fonte: Adaptada de http://www.facmed.unam.mx/deptos/microbiologia/virologia/infecciones-exantemáticas.html

Rubéola

- **Agente:** togavírus.
- **Transmissão:** via aérea – perdigotos.
- **Vacinação:** duas doses: 12 meses (tríplice viral) e entre o 15 ao 23 mês de vida (tetraviral) – Ministério da Saúde.
- **Incidência:** acomete de crianças a adultos, principalmente na primavera.
- **Período de incubação:** 14 a 21 dias.
- **Pródromos:**
  - febre baixa e mal-estar, coriza, cefaleia, anorexia, conjuntivite leve, dor de garganta, tosse, linfadenopatia e náuseas.
- **Manifestação:** enantema que precede um exantema máculo papular morbiliforme que se inicia em face progredindo para região cervical, tronco e membros. Apresenta adenopatia dos linfonodos cervicais, retroauriculares e occipitaise artralgia.
- **Complicações:** são mais raras quando comparadas às do sarampo, pode ocorrer artrite, encefalite, trombocitopenia, miocardite, anemia hemolítica, eritema multiforme.
- **Diagnóstico:** isolamento do vírus em tecidos + testes sorológicos.

Obs.: a medição de anticorpos inibidores de hemaglutinação é o método de escolha para determinar imunidade.

Eritema infeccioso

- **Agente:** parvovírus B19.
- **Transmissão:** via aéreas – perdigotos.
- **Vacinação:** ainda não existe.
- **Incidência:** acomete faixa etária de cinco a 15 anos.
- **Período de incubação:** média de 16 dias.
- **Pródromos:**
  - febre, mialgia, cefaleia, fadiga com duração de 3 dias.
  - segue-se um período de umz semana na qual o paciente torna-se assintomático, ocorrendo então o aparecimento do exantema.
- **Manifestação:** possuem três estágios evolutivos
  - eritema em face (aspecto esbofeteado) associado à palidez perioral.
  - erupções maculopapulares e simétricas em braços, troncos e nádegas.
  - eritema rendilhado flutuante relacionada à exposição solar.

Obs.: Também apresenta fotosensibilidade, artrite, cefaleia e mal-estar.
- **Diagnóstico:** clínico + sorológico.

Exantema súbito (Roseola Infantum)

- **Agente:** herpes vírus 6 e 7.
- **Transmissão:** provável, via aéreas – perdigotos.
- **Vacinação:** Não há vacina.
- **Incidência:** de seis meses a três anos.

Obs.: mais prevalente na primavera e outono.
- **Período de incubação:** dez dias.
- **Pródromos:**
  - febre alta por três a quatro dias.

Obs.: pode apresentar convulsões febris.
- **Manifestação:** exantema maculopapular, em tronco e face surgindo após queda da febre e persiste por horas ou até dias. Também apresenta irritabilidade e adenopatia cervical.
- **Diagnóstico:** clínico + laboratorial + sorologia, buscando anticorpos HHV-IgG ou pesquisa do vírus em imuno-histoquímica.

Varicela

- **Agente:** vírus varicela-zoster do grupo herpes.
- **Transmissão:** via aérea – aerossóis, contato direto e vertical.
- **Vacina:** Tetraviral entre o 15 e 23 mês de vida, desde que já tenham recebido a primeira dose de tríplice viral.
- **Incidência:** de um a 14 anos.

Obs.: rara antes dos três meses devido imunidade transplacentária.
- **Período de incubação:** cerca de 14 dias, variando entre 9 e 21 dias.
- **Pródromos:** raros em crianças.
- **Manifestação:** eritema que evolui para vesículas de base eritematosa em mucosas e pele inicialmente em

tronco, progredindo para face e membros (poupa palma das mãos e planta dos pés). O conteúdo vesicular torna-se purulento e as lesões tornam-se crostosas (geralmente no sexto dia), geralmente progridem sem cicatrizes. Acompanhada de prurido, adenomegalia e febre.

- **Complicações:** geralmente é benigna em crianças sem comprometimento do sistema imunológico. As complicações são mais frequentes em recém-nascidos, crianças com comprometimento imunológico e adultos, e incluem infecções de pele, encefalite, pneumonite, púrpura fulminante e varicela hemorrágica.
- **Diagnóstico:** clínico + pesquisa com microscopia eletrônica + sorologia (IgM e IgG).
- **Achados no exame:** Lesões inicialmente maculopapulosas que evoluem para vesículas claras, pústulas e, por fim, crostas. Estas apresentam predileção pelo rosto, pescoço e tronco, embora sejam encontradas em extremidades e mucosas.

Enteroviroses

- **Agente:** enterovírus (picornavírus, coxsackievírus, echovírus e poliovírus).
- **Transmissão:** fecal-oral.
- **Vacina:** Não há vacina.
- **Incidência:** acomete crianças pequenas.
- **Período de incubação:** variável, de acordo com o agente etiológico.
- **Pródromos:** sintomas gerais.
- **Manifestação:** desde infecção assintomática a exantema maculopapular, vesículas e petéquias, generalizadas. Pode cursar com miocardite, encefalite, pleurodínea, doença mão-pé-boca e herpangina.
- **Diagnóstico:** cultura em células de tecidos ou secreção de orofaringe + sorologia.
Obs.: esta tem pouco valor devido ao grande número de sorotipos.

Mononucleose

- **Agente:** vírus Epstein-Barr.
  - **Transmissão:** contato direto com saliva.
  - **Vacina:** não existe.
  - **Incidência:** acomete qualquer faixa etária.
  - **Período de incubação:** 30 a 50 dias.
  - **Pródromos:** dor de garganta, adenomegalia cervical e febre.
  - **Manifestação:** exantema maculopapular, em tronco e extremidades, as lesões pioram com o uso de amoxicilina. Acompanhada de hepatoesplenomegalia, faringite difusa com hiperemia e hipertrofia de amígdalas onde pode-se encontrar exsudato cinza-claro. O achado mais comum é a adenomegalia cervical. O edema bipalpebral (sinal de Hoagland) é um sinal muito característico da doença.

- **Complicações:** estridor, dispneia, convulsões, ataxia, meningite asséptica, mielite transversa, síndrome de Guillain-Barré.
- **Diagnóstico:** é realizado através de sorologias com marcadores específicos IgM EBVCA. O hemograma, em geral, revela leucocitose com linfocitose e atipia linfocitária.
- **Achados no exame:** Esplenomegalia, linfadenopatia generalizada, hepatomegalia, exantema maculopapular.

Dengue

- **Agente:** vírus flaviviridae.
- **Transmissão:** picada do mosquito da família *Stegomyia*.
Obs.: principal vetor é o *Aedes aegypti*.
- **Vacina:** em desenvolvimento.
- **Incidência:** acomete qualquer faixa etária.
- **Período de incubação:** média de 5-6 dias.
- **Pródromos:** febre artralgia e mialgia.
- **Manifestação:** exantema maculopapular, podendo evoluir com púrpura e petéquias, em todo o tronco, cefaleia, dor retrorbital.
- **Complicações:** derrame pleural, ascite, encefalopatia, insuficiência hepática, insufuciência renal e disfunção miocárdica.
- **Diagnóstico:** clínico + sorologia.
Obs.: deve ser colhida preferencialmente após o quinto dia da doença.
- **Achados no exame:*** exantema morbiliforme ou escarlatiniforme, centrifugo a partir do tronco no terceiro ou quarto dia do ínicio dos sintomas.

Febre

Tanto em unidades de emergência quanto em consultas ambulatoriais, quadros febris correspondem de 20% a 30% dos atendimentos, além de ser o primeiro sinal percebido pelos pais. Lembrando que febre é definida como:

- temperatura retal acima de 38,3 ºC
- temperatura oral maior que 38 ºC
- temperatura axilar acima de 37,8 ºC.

- **Febre sem sinais localizatórios (FSSL):** é a ocorrência de febre com menos de sete dias de duração, em uma criança onde a história clínica e o exame físico cuidadosos não revelam a causa da febre.

A maioria das crianças não apresenta comprometimento do estado geral e, na prática clínica diária, a grande questão é a identificação das crianças com FSSL com possível bacteremia ou infecções bacterianas graves (infecção urinária, pneumonia, bacteremia, meningite bacteriana, artrite séptica, osteomielite e celulite). Para tanto, alguns fatores devem ser considerados na avaliação da criança com FSSL:

---

* Hepatomegalia dolorosa e micropoliadenopatia.

PEDIATRIA

- **Faixa etária:** quanto menor, maior risco de viremia. Lactentes com menos de três meses têm maior risco que crianças entre um e três meses, e estas têm maior risco do que as crianças entre três meses e três anos. Acima de três anos de idade, a importância da viremia é menor.
- **Temperatura:** o risco de bacteremia aumenta proporcionalmente com a temperatura.

Mesmo avaliações realizadas por profissionais experientes se mostram insuficientes, até lactentes jovens com preservação do estado geral ao exame podem apresentar doença bacteriana grave, sendo, portanto, necessário realizar investigação laboratorial.

- **Hemograma:**
  - leucocitose > 15.000/mm³ ou < 5.000/mm³
  - contagem de neutrófilos > 10.000/mm³ ou contagem de neutrófilos jovens > 500/mm³ estão associados a risco aumentado de doença bacteriana.
- **Exame de urina:** já que crianças < dois anos de idade podem apresentar como única manifestação de infecção urinária a febre.
- **Radiografia de tórax:** encontra-se prevalência relativamente aumentada de pneumonia oculta em crianças com FSSL com temperatura maior que 39 ºC e contagem total de leucócitos > 20.000/mm³. Na presença de taquipneia e outros sinais ou sintomas respiratórios ou na criança toxemiada a radiografia de tórax é obrigatória.

Como o principal fator de risco para bacteremia em crianças com FSSL é a faixa etária, a abordagem é dividida em:

- **Crianças < 28 dias:** devem ser mantidas em observação clínica hospitalizados, deve-se colher:
  - hemograma;
  - PCR;
  - hemocultura;
  - urina I;
  - urocultura;
  - punção lombar;
  - radiografia de tórax;
  - iniciar antibioticoterapia parenteral até resultado de culturas.
- **Crianças entre 28 dias e três meses:** as opções dependem da avaliação clínico-laboratorial:
  - Para crianças de alto risco:
    - hemocultura;
    - urocultura;
    - punção lombar para coleta de líquor;
    - antibioticoterapia empírica parenteral com Ceftriaxona 50 mg/kg uma 1 vez ao dia.
  - Para crianças de baixo risco:
    - coleta dos exames citados acima
    - prescrição de antitérmicos
    - reavaliação em 24 horas, ou antes, caso haja piora

- **Crianças entre três meses e três anos:** caso a criança se apresente toxemiada ao exame, deve ser internada e iniciada terapêutica empírica endovenosa, após coleta de exames.

Caso não apresente alteração do estado geral e temperatura < 39 ºC, não é necessário nenhum exame laboratorial, nem antibioticoterapia. Pode-se receitar antitérmicos e reavaliar a criança em 48 horas, se necessário.

Caso a temperatura esteja > 39 ºC, realizar exame de urina em todas meninas menores de 12 meses ou todos os meninos menores de seis meses, colher hemograma e hemocultura, radiografia de tórax em casos de taquipneia, dispneia ou saturação de oxigênio menor que 95% e a introdução de antibioticoterapia deve ser avaliada de acordo com o resultado dos exames.

REFERÊNCIAS

1. Abramczyk ML. Febre Sem Sinais Localizatórios. In: Schor N. Guias de Medicina Ambulatorial e Hospitalar Escola Paulista de Medicina.1.ed. [Pediatria] São Paulo: Manole, 2005. p.375-80.
2. Blank D. A Puericultura hoje: um enfoque apoiado em evidências. J Pediatria. 2003;79:S13-S22.
3. Brasil. Ministério da Saúde. Secretaria de Atenção à Saúde. Departamento de Atenção Básica. Atenção ao pré--natal de baixo risco/Ministério da Saúde. Secretaria de Atenção à Saúde. Departamento de Atenção Básica. Brasília: Editora do Ministério da Saúde, 2012. p.318.
4. Ciampo LAD, Ricco RG, Danelluzi JC, et al. O Programa de Saúde da Família e Puericultura. Rev Ciência Saúde Coletiva. 2006;11(3):739-43.
5. Estatuto da criança e do adolescente: Lei n. 8069, de 13 de julho de 1990, Lei n. 8.242, de 12 de outubro de 1991. 3.ed. Brasília: Câmara dos Deputados, Coordenação de Publicações, 2001. p.92.
6. Falcão M. Avaliação nutricional do recém-nascido, 2000. [Internet] [Acesso em 2017 sept 26]. Disponível em: http://www.pediatriasaopaulo.usp.br/index.php?p=html&id=477
7. Fuser I, Arantes JT. 4 Décadas: Compromisso Com a Criança e Com o Pediatra. Sociedade de Pediatria de São Paulo, 2012. p.22-32
8. Gesell A. Diagnóstico Del Desarrollo. Buenos Aires: Editora Paidós, 1974. p.25-35.
9. Gilio AE, Escobar AMU, Grisi S. Pediatria Geral Hospital Universitário da Universidade de São Paulo. 1.ed. São Paulo: Atheneu, 2012. p.3-14.
10. Júnior DC. Manual de Orientação para Alimentação do Lactente, do Pré-escolar, do escolar, do Adolescente e na Escola. Sociedade Brasileira de Pediatria, 2006.
11. Kliegman RM, et al. Nelson, Tratado de Pediatria. 18.ed. Rio de Janeiro: Elsevier, 2009.

MANUAL DE SEMIOLOGIA E PROPEDÊUTICA MÉDICA

12. Marcondes E, et al. Pediatria Básica. 9.ed. São Paulo: Sarvier, 2003. p.3-156.

13. Massaia IFDS, Bonadia JCA. Propedêutica Médica da Criança ao Idoso. 1.ed. São Paulo: Atheneu, 2009. p.75-286.

14. Murahovschi J. A criança com febre no consultório. J Pediatria. 2003;79:55-64.

15. Picon PD, Gadelha MIP, Beltrame A. Protocolo Clínico e Diretrizes Terapêuticas: Síndrome de Turner. Portaria SAS/MS no 223, 2010.

16. Puccini RF, Bresolin AMB. Dores recorrentes na infância e adolescência. J Pediatria. 2003;79(supl. 1). [Internet] [Acesso em 2017 sept 26]. Disponivel em: http://www.scielo.br/scielo.php?script=sci_arttext&pid=S0021--75572003000700008&lng=en&nrm=iso

17. Puccini RF, Hilário MOE. Semiologia da Criança e do Adolescente. 1.ed. Rio de Janeiro: Guanabara Koogan, 2008. p.5-108.

18. Ramos JLA. Avaliação do crescimento intra-uterino por medidas antropométricas do recém-nascido. [Tese de Doutorado Faculdade de Medicina]. São Paulo: Universidade de São Paulo, 1983. p.180.

19. Rodrigues YT, Rodrigues PPB. Semiologia Pediátrica. 3.ed. Rio de Janeiro: Guanabara Koogan, 2009. p.1-2.

20. Santana JC, et al. Semiologia Pediátrica. 1.ed. Porto Alegre: Artmed, 2003. p.25-167.

21. Sociedade Brasileira de Endocrinologia e Metabologia, Sociedade Brasileira de Genética Clínica - Síndrome de Turner: Diagnóstico e Tratamento, 2006.

22. Sociedade Brasileira de Pneumologia e Tisiologia – Diretrizes da Sociedade Brasileira de Pneumologia e Tisiologia para o manejo da Asma, 2012.

23. Sociedade Brasileira de Pneumologia e Tisiologia, Sociedade Brasileira de Alergia e Imunopatologia, Sociedade Brasileira de Pediatria – Diagnóstico e Tratamento da Asma Brônquica, Projeto Diretrizes, 2001.

24. Tarantino AB. Doenças Pulmonares. 6.ed. Rio de Janeiro: Guanabara Koogan, 2008.

25. Tratado de pediatria: Sociedade Brasileira de Pediatria. 2.ed. Barueri: Manole, 2010.

26. Trindade JMB. O abandono de crianças ou a negação do óbvio. Rev Bras Hist [online]. 1999;19(37):35-58.

27. Wilson I. Tutorial de Anestesia da Semana – Oximetria de pulso. Sociedade Brasileira de Anestesiologia, 2013.

28. Wong DL. Enfermagem Pediátrica. 5.ed. Rio de Janeiro: Guanabara Koogan, 1999.

29. Yamamoto RM, Júnior DC. Manual Prático de Atendimento em Consultório e Ambulatório de Pediatria. Sociedade Brasileira de Pediatria, 2006.

18 capítulo

Carlos Alberto Landi
Marcelo Nunes Iampolsky

Mayara de Sá Salvato
Gabriel Claudino de Jesus Carvalho

Hebiatria

INTRODUÇÃO

O termo Hebiatra vem do grego *heb* (Juventude) *Iatros* (Tratamento). É uma ciência relativamente nova, apesar de já existirem relatos de estudos com adolescentes desde o final do século XIX. A primeira referência de um serviço voltado para adolescentes data do início do século XX.

No Brasil, a história da Hebiatria é ainda mais recente. A partir da década de 1960 muitos pediatras começaram a atender os adolescentes em seus consultórios. Na década de 1980, a Sociedade Brasileira de Pediatria (SBP) assumiu o cuidado com a saúde do adolescente como uma responsabilidade do pediatra. Em 2002, o Conselho Federal de Medicina (CFM), a Associação Médica Brasileira (AMB) e a Comissão Nacional de Residência Médica (CNRM), oficializaram a saúde do adolescente como Área de Atuação da Pediatria.

Para a Organização Mundial da Saúde (OMS) a adolescência compreende a faixa etária entre os 10 e 19 anos de idade, e considera a juventude entre os 15 e 24 anos de idade. O acompanhamento adequado dos indivíduos nessa faixa etária é essencial para uma melhor compreensão das transformações inerentes ao período da adolescência.

No Brasil, o Estatuto da Criança e do Adolescente (ECA), Lei nº 8.069, de 1990, considera criança a pessoa até 12 anos de idade incompletos e define a adolescência como a faixa etária dos 12 aos 18 anos de idade.

Por se tratar de um período de transição entre a infância e a idade adulta, a semiologia aplicada ao adolescente é rica e a semiotécnica adequada, valoriza o exame físico e nos ajuda a compreender e acompanhar as mudanças que ocorrem nessa fase do desenvolvimento do indivíduo.

A CONSULTA DO ADOLESCENTE: PECULIARIDADES E PRINCÍPIOS ÉTICOS

A consulta do adolescente é, em sua essência, diferenciada em relação às consultas de idosos, adultos ou crianças. A adolescência compõe uma série de peculiaridades por se tratar de uma transição para a idade adulta.

Tal transição envolve aspectos físicos emocionais e sociais que devem ser considerados no momento da consulta médica. E para que haja um bom aproveitamento, a relação médico-paciente, nesse caso, deve ser construída de forma harmoniosa, respeitando as mudanças do indivíduo nessa fase.

Assim, alguns princípios éticos fundamentais devem ser respeitados a fim de que esta relação seja construída de forma sólida, visando uma melhor estratégia terapêutica voltada para o adolescente:

- **Privacidade:** Durante a consulta do adolescente é necessária a privacidade absoluta.

  Para evitar constrangimentos, o ideal é que haja uma sala de espera própria ou um horário exclusivo de atendimento para que o adolescente não fique junto aos pacientes pediátricos, gerando embaraços ao adolescente e recusa de retorno às próximas consultas.

- **Confidencialidade e sigilo:** Desde o início da consulta deve ficar claro que nenhuma informação obtida do adolescente será repassada aos pais ou responsáveis sem a explícita concordância do adolescente.

  Tal sigilo, no entanto, pode ser quebrado caso a omissão de certas informações possa colocar em risco a saúde e vida do adolescente. As situações mais comuns em que isso ocorre são:
  - Gravidez;
  - Abortamento;
  - Doenças sexualmente transmissíveis (DST's);
  - Abuso de bebidas ou drogas;
  - Tentativa de suicídio;
  - Anorexia e bulimia nervosas;
  - Necessidade de procedimento cirúrgico urgente.

- **Principio da autonomia:** O adolescente tem o direito de reivindicar sua posição de indivíduo autônomo, responsável e totalmente capaz de avaliar seus problemas e optar por procedimentos diagnósticos, terapêuticos e profiláticos, assumindo total responsabilidade por seu tratamento.

  Denominamos "Doutrina do Menor Maduro" quando o adolescente é capaz de compreender os riscos e be-

MANUAL DE SEMIOLOGIA E PROPEDÊUTICA MÉDICA

nefícios do tratamento proposto, sendo de sua vontade exclusiva a aceitação ou recusa do tratamento. Tal fato não exime do médico sua responsabilidade, ao contrário, exige o máximo cuidado na avaliação da capacidade de compreensão deste paciente em relação aos riscos que assume ao aceitar ou negar algum tratamento a ele proposto.

PRIMEIRA CONSULTA

Como qualquer outra consulta médica, a consulta do adolescente consiste em duas partes principais, a anamnese e o exame físico, obedecendo, quando possível, as seguintes etapas:

Anamnese com o adolescente

A anamnese com o adolescente deve ser realizada a sós, deixando-se claro o direito à assistência integral, ao sigilo profissional e estimulando o jovem a responsabilizar-se por seus próprios cuidados.

- **QD + HPMA:** é muito frequente, quando questionados a respeito dos motivos pelo qual buscaram o atendimento, a resposta do adolescente ser vaga ou justificada por uma queixa aparentemente banal, que não deve ser ignorada ou menosprezada.

  Por trás dessa queixa é possível encontrar uma vasta problemática emocional e/ou familiar, preocupação com a imagem corporal e/ou sexualidade.

- **ISDA:** dados que devem ser obrigatoriamente pesquisados:
  - **Sintomas gerais:**
    - Sono;
    - Apetite;
    - Atividade;
    - Ganho ou perda de peso;
    - Estado emocional;
    - Mal-estar;
    - Acuidade visual;
    - Sintomas respiratórios;
    - Hábito intestinal e urinário;
    - DUM (Data da Última Menstruação);
    - Caracterização do ciclo menstrual;
    - Secreção vaginal e/ou uretral;
    - Lesões cutâneas em região vulvar ou peniana;
    - Dor;
    - Deformidades e sintomas inflamatórios em região de coluna, membros e articulações.
  - **Alimentação:**
    - Recordatório alimentar;
    - Substituições, horários;
    - Hábitos alimentares;
    - Local e com quem realiza as principais refeições.
  - **Constituição familiar:**
    - Estrutura;
    - Relacionamento intra e extradomiciliar;
    - Posição do adolescente na família;
    - Características familiares;
    - Relacionamentos;
    - Amizades;
    - Grupos de referência.
  - **Condições socioeconômicas:**
    - Condições de moradia;
    - Saneamento básico;
    - Renda familiar e quem contribui;
  - **Escolaridade:**
    - Ciclo que está cursando;
    - Verificar aproveitamento;
    - Repetências;
    - Dificuldades;
    - Adaptação à escola;
    - Relacionamento com os professores e colegas.

Obs: Má adaptação e/ou mau rendimento escolar levam o adolescente à desmotivação, refletindo no aproveitamento escolar. Também devem ser investigadas atividades extracurriculares, como cursos profissionalizantes, de idiomas e informática.

  - **Trabalho:**
    - Tipo;
    - Remuneração;
    - Horário;
    - Condições;
    - Realização pessoal.
  - **Lazer:**
    - O que costuma fazer nas horas de folga;
    - Tempo de exposição à tela, o que inclui televisão, *videogames* e internet.
  - **Religião:**
    - Comparecimento à igreja;
    - Prática religiosa;
    - Crença nos preceitos da religião;
    - Envolvimento em outras atividades, como grupo de jovens.
  - **Esportes:**
    - Tipo de atividade esportiva;
    - Frequência;
    - Satisfação e supervisão.
  - **Hábitos:**
    - Medicamentos utilizados;
    - Tabagismo;
    - Alcoolismo;
    - Drogas ilícitas:
      - conhecimento;
      - experimentação;
      - utilização no grupo ou família;
      - uso;
      - abuso.

HEBIATRIA

- **Desenvolvimento puberal:**
  - ◆ Autoavaliação, utilizando-se como referência as pranchas ou tabelas com o estadiamento pubertário segundo os critérios de Tanner.
- **Sexualidade:**
  - ◆ Abordar de acordo com a idade (estágio do desenvolvimento puberal) e receptividade do adolescente;
  - ◆ Identificar fontes de informação;
  - ◆ Conhecimento;
  - ◆ Interesse;
  - ◆ Dúvidas;
  - ◆ Prática masturbatória;
  - ◆ Atividade sexual;
  - ◆ Afetividade;
  - ◆ Prazer;
  - ◆ Medidas de prevenção.
- **Abordagem psicológica:**
  - ◆ Opinião sobre si mesmo;
  - ◆ Temperamento;
  - ◆ Imagem corporal;
  - ◆ Aspirações futuras/projetos de vida.

Entrevista com o familiar e anamnese

Explicamos ao adolescente a necessidade da presença dos pais, para fornecer informações que o jovem desconheça. Deve-se conversar com o acompanhante sobre a importância da inclusão da família no acompanhamento e tratamento:

- **QD + HPMA:** nem sempre a queixa do responsável é a mesma do adolescente, portanto, é importante evitar o confronto entre as duas informações:
  - Gestação;
  - Parto;
  - Condições de nascimento;
  - Acompanhamento de período pré-natal e/ou neonatal;
  - Tipo de parto, peso e estatura ao nascimento, tempo de aleitamento materno exclusivo.
- **Crescimento e desenvolvimento:** Deve ser perguntado se os processos ocorreram dentro dos padrões de normalidade, assim como alterações comportamentais.
- **Imunização:** Situação atual do esquema de vacinação, incluindo reforços.
- **AP:**
  - Doenças comuns da infância;
  - Cirurgias;
  - Internações;
  - Alergias;
  - Uso de medicamentos.
- **AF:**
  - Doenças com potencial de hereditariedade.

Exame físico do adolescente

Assim como no adulto ou na criança, o exame físico deve ser realizado de maneira completa, a partir da avaliação minuciosa de todos os sistemas; contudo, vale a ressalva da manutenção da confidencialidade e o respeito ao pudor do paciente.

A confiança e a boa relação médico-paciente são essenciais para que possa se estabelecer uma avaliação ampla sobre a saúde atual do indivíduo.

É importante que durante o exame físico o adolescente seja orientado a todo o momento sobre tudo o que está sendo feito, pois assim não haverá constrangimentos, nem dúvidas, o que valoriza ainda mais o relacionamento e a confiança com o adolescente.

Deve ser realizado de forma segmentar, sempre cobrindo a região que não está sendo examinada. O exame físico possui uma estrutura geral, que pode ser modificada de acordo com as necessidades e demandas de cada paciente. Seus aspectos principais são:

- **Ectoscopia:**
  - Estatura;
  - Porte físico;
  - Marcha;
  - Presença de alterações dermatológicas, dentre outras alterações.
  Obs.: a partir da observação de cada alteração deve-se realizar uma avaliação cuidadosa, a fim de propor a melhor opção terapêutica para cada indivíduo.
- **Dados antropométricos e gerais:**
  - Peso, estatura;
  - IMC;
  - Circunferência abdominal;
  - Temperatura;
  - Pressão arterial.
- **Exame geral:**
  - Cabeça e pescoço;
  - Tórax incluindo aparelho cardiovascular e respiratório;
  - Abdome;
  - Aparelho locomotor;
  - Pele e anexos;
  - Sistema linfático;
  - Sistema nervoso.
- **Exame dos genitais:** sempre deixar para o final ou para o momento oportuno, evitando-se a exposição desnecessária do adolescente. Avaliar o estágio de desenvolvimento puberal, segundo os critérios de Tanner, preferencialmente na primeira consulta e, posteriormente, a cada seis meses, até completar o desenvolvimento.
- **No sexo masculino, deve-se investigar:**
  - Ginecomastia;
  - Fazer inspeção e palpação testicular bilateral;
  - Pesquisar fimose;
  - Orientar autoexame de mamas.

Capítulo 18

MANUAL DE SEMIOLOGIA E PROPEDÊUTICA MÉDICA

- **No sexo feminino, deve-se investigar:**
  - Inspeção vulvar;
  - Orientar autoexame de mamas;
  - Cuidados de higiene.
- **Exame pélvico ou ginecológico completo, quando:**
  - atividade sexual;
  - suspeita de gravidez;
  - abuso sexual;
  - amenorreia primária ou secundária;
  - dismenorreia resistente ao tratamento;
  - vulvovaginite específica ou resistente ao tratamento;
  - amenorreia de qualquer duração + hirsutismo + galactorreia.

Obs: Nesses casos, fazer orientação e providenciar encaminhamento ao ginecologista.

Conversa com o adolescente

Após a avaliação minuciosa do adolescente durante o exame físico, deve-se expor a ele os principais achados do exame. Muitas vezes em relação ao desenvolvimento dos caracteres sexuais, surgem grandes dúvidas:

- Se o desenvolvimento está adequado;
- Por quanto tempo essas mudanças vão ocorrer, dentre outras.

Obs: Cabe ao médico conceder esse espaço durante a consulta para o paciente expor suas dúvidas e esclarecê-las.

Nova entrevista com o familiar

Durante essa nova entrevista com o familiar deve-se informar sobre o desenvolvimento do adolescente e os achados no exame, sempre respeitando o direito ao sigilo e confidencialidade do paciente.

Diagnóstico e tratamento

A partir dos achados na história e exame físico do adolescente, pode-se estabelecer a melhor opção terapêutica para cada indivíduo.

ANEXOS

Avaliação do Estado Nutricional

Índice de Massa Corpórea (IMC) e sua interpretação gráfica (Gráfico 18.1).

Maturação sexual

Meninas

O início da puberdade ocorre nas meninas entre 8 e 13 anos, sendo o primeiro sinal, o aparecimento do broto mamário, que pode se iniciar de maneira unilateral, seguido do aparecimento dos pelos pubianos, que são mais precoces em relação ao aparecimento dos pelos axilares.

O principal marco da puberdade feminina é a menarca, que determina o início da idade fértil na mulher. Ocorre em média dois anos e meio após o aparecimento do broto mamário (Figura 18.1).

Meninos

Nos meninos, seu início ocorre entre 9 e 14 anos, tendo como primeiro sinal o aumento do volume dos testículos.

Na sequência, observa-se o aparecimento dos pelos pubianos, acompanhado do crescimento peniano em comprimento e posteriormente em diâmetro. Os surgimentos de pelos axilares e faciais ocorrem posteriormente ao crescimento genital.

Essa sequência de eventos do desenvolvimento puberal foi avaliada por Tanner, que classificou o desenvolvimento puberal em cinco etapas para ambos os sexos (Figura 18.2).

Crescimento e desenvolvimento físico durante a adolescência

O crescimento e desenvolvimento do adolescente é característica marcante desta fase da vida. Consiste do aumento de tamanho no nível celular, com o desenvolvimento dos órgãos e sistemas.

O crescimento e desenvolvimento são influenciados por fatores endógenos e exógenos, sendo que seu resultado final é fruto dessa forte interação.

Todo o crescimento é regulado pelo eixo hipotálamo-hipófise-gônadas. A partir deste eixo são produzidos os hormônios essenciais ao crescimento e desenvolvimento dos caracteres sexuais.

A partir de estímulos ambientais o cérebro inicia a produção de GNRH, que por sua vez estimula a produção de FSH e LH, ambos com ação direta sobre as gônadas que serão estimuladas a produzir os hormônios sexuais, que originam o início das modificações do crescimento e do desenvolvimento dos caracteres sexuais durante a adolescência (Figura 18.3).

HEBIATRIA

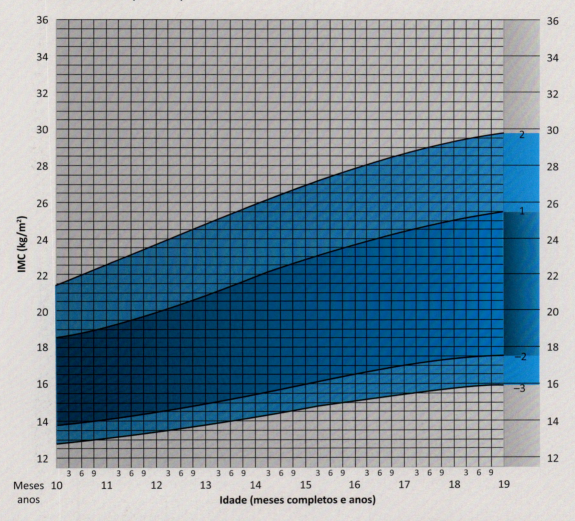

Gráfico 18.1 Gráfico de IMC por idade – dos 10 anos aos 19 anos (escores-z). Z escore > + 2 obesidade; Z escore > +1 E < +2 sobrepeso; Z escore > -2 E < +1 IMC adequado para a idade; Z escore > -3 E< -2 magreza; Z escore < -3 magreza acentuada.

Fonte: Adaptado de Organização Mundial da Saúde (OMS), 2007.

MANUAL DE SEMIOLOGIA E PROPEDÊUTICA MÉDICA

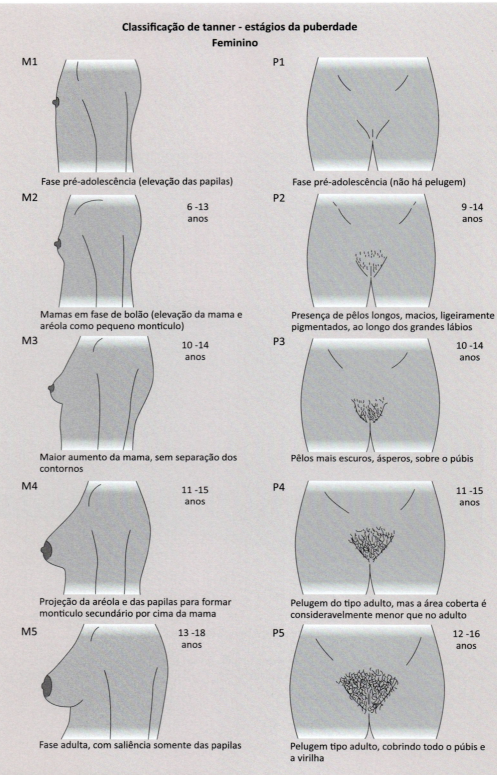

Figura 18.1 Classificação de Tanner – Padrão feminino.

Fonte: Adaptada de Manual de rotinas para a assistência a adolescentes vivendo com hiv/aids, Série 69, ano 2006.

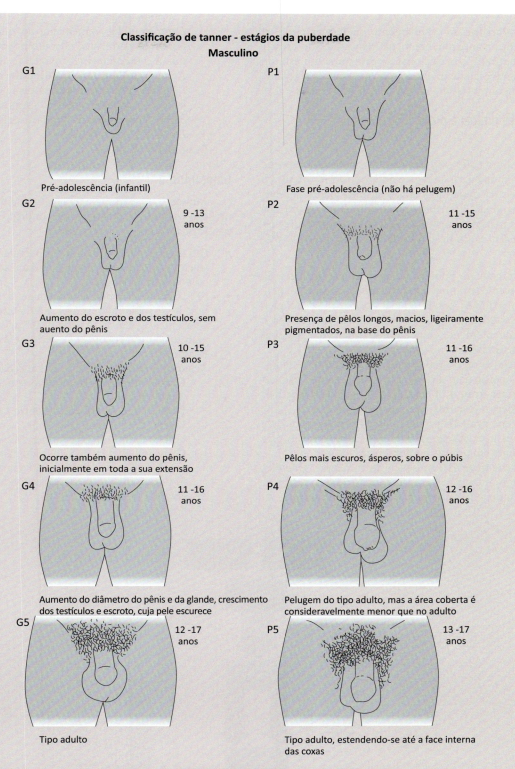

Figura 18.2 A avaliação dos padrões de desenvolvimento puberal é essencial, pois a partir dela podem ser relacionadas alterações patológicas que não correspondem ao processo de desenvolvimento dos caracteres sexuais de forma adequada, nem ao crescimento adequado para cada estágio do desenvolvimento.

Fonte: Adaptada de Manual de rotinas para a assistência a adolescentes vivendo com hiv/aids, Série 69, ano 2006.

Com a análise do estadiamento de Tanner pode-se realizar um acompanhamento da velocidade de crescimento estatural e correlacionar se esse aumento está de acordo com o grau de maturação sexual em que o adolescente se encontra (Gráficos 18.2 e 18.3).

Correlações clínicas e propedêutica armada

Acne

Acne é uma afecçaão dos folículos polissebáceos que se localizam na face e na região anteroposterior do tórax. A característica desses folículos é ter uma glândula sebácea hipertrofiada e um pelo fino rudimentar. É um dos problemas mais comuns da adolescência e suas repercussões aparecem tanto do ponto de vista físico quanto psicológico.

- **ID:** Surgem na puberdade, sendo mais precoces na adolescente feminina (em geral aos 14 anos de idade).
- **QD e HPMA:** Interferência no perfil psicológico de seus portadores, prejudicando sua autoestima e consequentemente dificultando sua vida pessoal e profissional.
- **EF:** Através do exame físico, a acne pode ser estadiada de acordo com a classificação do grau da lesão.
    - **Acne grau I:** presença somente de comedões abertos (escuros) e fechados (brancos);
    - **Acne grau II:** presença de comedões, pápulas e pústulas. A intensidade pode ser variável, presente em poucas ou numerosas lesões;
    - **Acne grau III:** presença de comedões, pápulas, porém com processo inflamatório intenso, atingindo a derme com a formação de nódulos;
    - **Acne grau IV:** semelhante ao quadro anterior, porém os nódulos se encontram em maior quantidade e se confluem formando fístulas em ponte;
    - **Acne grau V ou acne fulminante:** acne grau III e IV grave com a necrose hemorrágica de algumas lesões, acompanhada de sintomas sistêmicos como febre, artralgia, poliartralgia, leucocitose. É rara em nosso meio.
- **Diagnóstico:** Clínico

Ginecomastia

Aumento do estroma e do tecido glandular mamário no sexo masculino, podendo ser condição fisiológica ou patológica.

- **QD e HPMA:** Sintomatologia prevalente é a dor de leve intensidade e hipersensibilidade ao exame físico ou ao toque da roupa.
- **EF:** A ginecomastia caracteriza-se, à palpação, por um disco subareolar, móvel, não aderente a tecidos adjacentes. O diâmetro varia de 0,5 a 5 cm ou mais. A grande maioria encontra-se entre 1 e 2 cm.
- **Diagnóstico:** Clínico
- **Achados no exame:** Pode ser classificada em três graus:
    - **Grau 1:** presença de nódulo subareolar de diâmetro <1 cm.
    - **Grau 2:** nódulo subareolar entre 1 e 4 cm de diâmetro, ultrapassando a aréola. Corresponde ao estágio feminino 2 de Tanner, M2.
    - **Grau 3:** diâmetro de 5 cm ou mais e corresponde a M3 de Tanner. A macroginecomastia é o grau 3, porém mais grave e corresponde a M4 ou M5 (Figura 18.4).

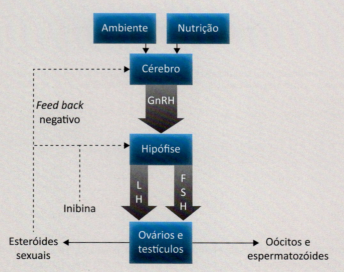

Figura 18.3 Eixo hipotálamo – hipófise – gonadal.
Fonte: Acervo dos autores.

HEBIATRIA

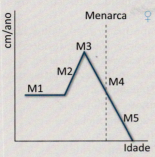

Gráfico 18.2 Estágios de Tanner × Fases do Crescimento no sexo feminino.

M1 – Fase de crescimento estável = ganho de 5 cm/ano
M2 – Telarca = início do estirão de crescimento
M3 – Pico da velocidade de crescimento = ganho de 8 a 9 cm/ano
M4 – Fase de desaceleração. Menarca. Ganho de 1 cm/ano ou: após a primeira menstruação, ganho total de 6 a 8 cm.
M5 – Desenvolvimento puberal completo.

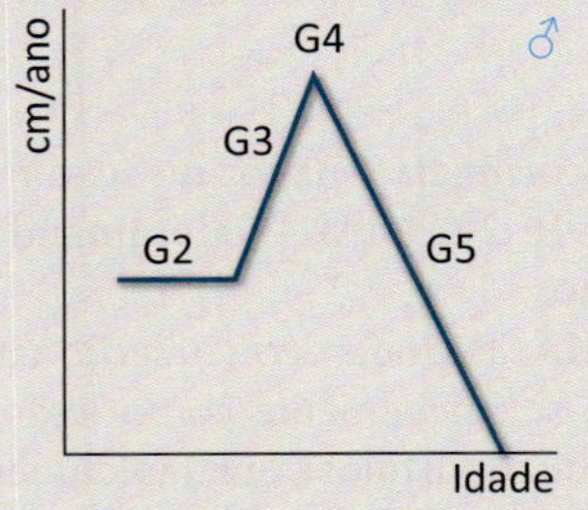

Gráfico 18.3 Estágios de Tanner × Fases do Crescimento no sexo masculino.

G1-G2 – Fases de crescimento estável = ganho de 5 cm/ano
G3 – Fase de crescimento acelerado, início do estirão
G4 – Velocidade máxima de crescimento = ganho de 10 a 11 cm/ano. Espermarca (primeira ejaculação)
G5 – Desenvolvimento puberal completo = ganho de 1 cm/ano

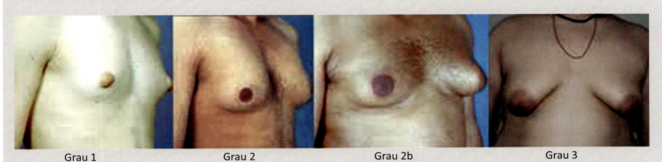

Grau 1 Grau 2 Grau 2b Grau 3

Figura 18.4 Graus de ginecomastia.

Fonte: Acervo dos autores.

Escoliose e cifose

São desvios na coluna no plano frontal, classificados de acordo com sua etiologia em: idiopáticos, neuromusculares, congênitos, secundários à neurofibromatose, antálgicos, posturais, psicossomáticos e outros.

- **ID:** Doença da infância e adolescência, pois geralmente aparece e progride em pacientes em fase de crescimento. Dependendo da idade em que a curva se inicia, apresenta uma evolução diferente, sendo então classificada em três tipos:
    - infantil (de 0 a 3 anos)
    - juvenil (de 3 -10 anos)
    - adolescentes (>10 anos).
- **EF:** Na inspeção estática deve ser observado em três posições:
    - **Frontal:** observar se:
        - há assimetria facial ou torácica;
        - nas mulheres, se existe assimetria mamária.
    - **Posterior:** observar se:
        - ombros, bacia e quadris estão nivelados;
        - escápulas estão salientes;
        - triângulo do talhe é simétrico (triângulo imaginário que se delineia entre a porção lateral do tronco e a parte interna do membro superior do paciente, de base distal e ápice na axila). Realiza-se o teste de Adams, pedindo para o paciente flexionar o tronco, o que permite uma melhor avaliação da giba costal.
        - Para maiores informações sobre o teste de Adams, consulte o capítulo de reumatologia.
    - Na inspeção dinâmica, é observado:
        - se a curva é flexível (inclinando o paciente para o lado da curva) e se essa curva é compensada (colocando um fio de prumo na altu-

Capítulo 18

> ra da apófise espinhosa de C7, ele deve cair no sulco interglúteo);
> - a lordose lombar e a cifose torácica na posição lateral.
> - ■ A cifose é uma curvatura de convexidade posterior no plano sagital da coluna vertebral. A cifose torácica fisiológica apresenta variação angular normal entre 20° e 45° Cobb, medido pelo método de Cobb-Lipmann. Acima desse valor, caracteriza-se como uma doença. As cifoses se dividem em dois grupos:
>
> - ♦ relacionado a alterações posturais (dorso curvo postural);
> - ♦ denominado doença de Scheuermann.
> - ■ No exame, é importante observar se há alteração de reflexos, sensibilidade ou força muscular, que são sinais indiretos de outras patologias como:
>   - ♦ Seringomielia;
>   - ♦ Tumores medulares;
>   - ♦ Diastematomielia e outras.
> - ■ **Diagnóstico:** Clínico
> - ■ **Achados do exame:** Vide o EF

DOENÇAS SEXUALMENTE TRANSMISSÍVEIS (DSTS)

Sífilis

- Doença infecciosa causada pelo *Treponema pallidum*. A manifestação pode ocorrer em três estágios diferentes.
- **ID:** Possui uma maior prevalência na população de 15 a 24 anos.
- **QD e HPMA:** A primeira manifestação é lesão no órgão genital alguns dias após relação sexual desprotegida. O tempo de incubação é de 2 a 4 semanas, podendo chegar a 90 dias. A lesão é indolor e tende a desaparecer mesmo se não tratada. O segundo estágio da lesão aparece em média 4-8 semanas após a maifestação da sífilis primária, ou "cancro duro", e podem ocorrer maninifestações cutâneas como a roséola sifilítica, condiloma plano e a alopecia em clareira. O terceiro estágio das lesões surge após períodos variáveis de latência, que variam de 10 a 30 anos. Pode ocorrer acometimento do SNC (Sistema Nervoso Central), do sistema cardiovascular ou, ainda, acometer outros órgãos ou sistemas.
- **ISDA:** Ossos, fígado, olhos, testículos e sistema gastrointestinal também podem ser acometidos.
- **AP:** Relações sexuais sem o uso de preservativo é fator de risco para o contágio da doença.
- **AF:** Pode ter caráter hereditário quando se tratar da forma congênita da doença.
- **EF:** Lesão cutânea indolor, acompanhada de adenopatia satélite, na fase primária da doença. Lesões maculosas, ovais, de coloração rósea podem ocorrer, além da formação de placas papulosas secretantes que formam o condiloma acuminado.
- **Diagnóstico:** Diagnóstico clínico + sorológico. Testes treponêmicos, não treponêmicos e campo escuro.
- **Achados no exame:** Provas sorológicas positivas, com exame físico compatível com a doença.

Cancro mole

- Doença sexualmente transmissível de evolução aguda, causada pelo bacilo Gram-negativo denominado *Haemophilus ducreyi*.

- **ID:** Sua ocorrência é maior no sexo masculino na proporção de 10-20 H/1M. Predominando a faixa etária de 15 a 30 anos.
- **Q.D/HPMA:** Período de incubação curto de 2 a 5 dias. Apresenta-se inicialmente como lesão pápulo-eritematosa ou vésico-pustulosa que rapidamente torna-se lesão ulcerada dolorosa, de base mole e contornos irregulares.
- **ISDA:** Raramente ocorre acometimento extragenital como mucosa oral e labial.
- **AP:** Relações sexuais sem o uso de preservativo é fator de risco para o contágio da doença.
- **AF:** Não possui caráter hereditário.
- **EF:** Lesão pápula-eritematosa ou vésico-pustulosa que rapidamente torna-se lesão ulcerada dolorosa, de base mole e contornos irregulares. Pode ocorrer a formação de lesões ulcerativas gigantes, acometendo planos teciduais profundos, com a produção de fístulas.
- **Diagnóstico:** Clínico + Laboratorial (exame bacterioscópico + cultura + provas de degradação de carboidratos).
- **Achados do exame:** Observação direta do agente, cultura e identificação positivas e PCR com exame físico compatível com a doença.

Linfogranuloma venéreo

- Doença infecciosa de transmissão sexual, frequente nas regiões tropicais. O agente etiológico é o *Chlamydia trachomatis* – sorotipos L1, L2 e L3.
- **Q.D e HPMA:** Período de incubação variável de 3 a 30 dias. No homem a lesão localiza-se, na maioria dos casos, na glande do pênis, enquanto na mulher localiza-se nas paredes vaginais e no colo uterino.
- **ISDA:** Invasão de vasos linfáticos e acometimento de linfonodos regionais. Linfedema crônico, pode ocorrer estenose retal, fístulas no reto e anovaginais, compressão vesical e elefantíase da genitália externa.
- **AP:** Relações sexuais sem o uso de preservativo é fator de risco para o contágio da doença.
- **AF:** Não possui caráter hereditário.

HEBIATRIA

- **EF:** Lesão primária, indolor, transitória e muitas vezes imperceptível. Pode se apresentar de quatro diferentes formas: pápula, ulceração superficial ou erosão, lesão herpetiforme e uretrite. Ocorre acometimento ganglionar que pode ser bilateral em 1/3 dos casos. Caracteriza linfadenopatia inguinal no sexo masculino. Na mulher, ocorre acometimento de gânglios retoperitoneais, pode haver dor ou drenagem de conteúdo purulento para o reto. Os gânglios tornam-se dolorosos e a pele sobrejacente apresenta-se eritematoedematosa.
- **Diagnóstico:** Clínico + Laboratorial.
- **Achados no exame:** Detecção do agente por exame direto do esfregaço, cultura, fixação de complemento ou microimunofluorescência positivo, com quadro clínico compatível com a doença.

Condiloma acuminado (HPV)

- Doença sexualmente transmitida pelo papiloma vírus humano (HPV). Atualmente existem mais de 100 tipos do HPV. Destaca-se que alguns deles são oncogênicos, principalmente do colo do útero e ânus.
- **Q.D/HPMA:** Lesão verucosa de padrão variavel. No homem é mais comum na glande e ânus, enquanto na mulher acomete vagina, vulva, região anal e do colo uterino.
- **ISDA:** As lesões podem acometer boca e garganta.
- **AP:** Relações sexuais sem o uso de preservativo é fator de risco para o contágio da doença.
- **AF:** Pode ser transmitida durante o parto ao recém-nascido.

- **EF:** Lesões verrucosas genitais e perineais.
- **Diagnóstico:** Clínico e citológico.
- **Achados no exame:** Citologia positiva e quadro clínico compatível com a doença.

REFERÊNCIAS

1. Clínica médica. Alergia e imunologia Clínica - doenças da pele, doenças infecciosas. Barueri: Manole, 2009.
2. Coates V, et al. Medicina do Adolescente. 2.ed. São Paulo: Sarvier, 1993. p.9–38.
3. Crespin J, Reato LFN. Hebiatria: Medicina da adolescência. 1.ed. São Paulo: Editora Roca, 2007. p.14–7, 430-5.
4. Doenças Sexualmente Transmissíveis – DST. [Internet] [Acesso em 2017 sept 26]. Disponível em: http://www.hmtj.org.br/arquivos.hmtj/dicas/dst.pdf
5. Eisenstein E. Adolescência: definições, conceitos e critérios. Adolesc Saude. 2005;2(2):6-7.
6. http://portal.saude.gov.br/portal/arquivos/multimedia/adolescente/adolejuventu2.swf
7. Jornal da SBOT-Orgão oficial de divulgação da sociedade brasileira de Ortopedia e Traumatologia N° 88 Julho/Agosto de 2009.
8. Reato LFN, Crespin J. Hebiatria Medicina da adolescência. São Paulo: Roca, 2010. p.4–9.
9. Sampaio SAP, Rivitti E. Dermatologia. 2.ed. Porto Alegre: Art Med, 2001.
10. Vitalle M. Guia de Adolescência: uma abordagem ambulatorial. 1.ed. São Paulo: Manole, 2008. p.19–30.

19 | capítulo

Maria Luiza Galoro Corradi
Maurício Valverde Liberato

Paula de Júlio Matheus
Roberta de Júlio Matheus

Geriatria

INTRODUÇÃO

A tendência mundial de redução da fecundidade e mortalidade, associada ao aumento da expectativa de vida, tem resultado no envelhecimento populacional.

A taxa de crescimento da população idosa tem um aumento maior que a taxa equivalente à população total. Estudos apontam que no período de 1990 a 2025, a taxa de crescimento da população idosa aumentará 2,4% ao ano, contra 1,3% anual de crescimento populacional total.

Segundo dados recentes do IBGE a expectativa de vida é de 68,4 anos. Até 2025 deverá ocorrer um aumento de 3,7 anos.

O atendimento ao indivíduo idoso, portanto, assim como qualquer outro, merece atenção, seriedade e o domínio de certas técnicas para ser bem feito e compreendido. Além disso, apresenta certas características muito peculiares que, se não bem conhecidas e respeitadas, podem diminuir bastante a quantidade e qualidade de informações obtidas do paciente.

Por isso, sempre que se atender um paciente nesta faixa etária, deve-se ter em mente alguns princípios básicos e essenciais, tais como: entender que o envelhecimento é um processo biológico diferente de qualquer doença, ou seja, nem todo o idoso é necessariamente doente; compreender que o envelhecimento exerce um efeito importante sobre os mecanismos fisiológicos; abordar um conceito de que existe a possibilidade de múltiplos diagnósticos neste grupo etário e não o de que todo o quadro clínico do doente tem explicação por uma única afecção; levar em consideração suas queixas, por mais vagas ou incaracterísticas que sejam, até porque o idoso dificilmente surge com uma apresentação clínica clássica; e por fim, deve-se ter um cuidado na escolha e prescrição dos medicamentos, uma vez que a farmacologia das drogas pode estar muito modificada no organismo envelhecido.

A condição funcional do paciente idoso é um dos parâmetros mais importantes da avaliação geriátrica e, com o objetivo de facilitar essa verificação, foram criados instrumentos de análise – procedimentos, regras, técnicas – que avaliam o idoso de forma global.

O objetivo deste capítulo é descrever o exame do paciente geriátrico tendo como guia a Avaliação Geriátrica Ampla (AGA), concebida pela doutora Marjory Warren, em 1963, reforçando o conceito da necessidade de uma abordagem adequada a essa faixa etária com características próprias e diferentes do adulto jovem, considerando fatores não só médicos, mas também sociais, psicológicos e ambientais.

O conhecimento das alterações próprias do envelhecimento é fundamental, resguardando os seus limites fisiológicos, para o estabelecimento das condições realmente de enfermidade.

FISIOLOGIA E ANATOMIA DO ENVELHECIMENTO

O envelhecimento é caracterizado biologicamente através da perda progressiva da reserva funcional do organismo, o que resulta em um indivíduo mais suscetível a doenças, elevando a possibilidade de morte. É um processo progressivo e dinâmico, que tem início na concepção e fim na morte.

Para compreender melhor o processo de envelhecimento, é necessário diferenciar o que é consequência dessa fase, daquilo que é resultado de estados patológicos que são bastante comuns na vida dos idosos.

Assim, define-se senescência como um processo de modificações morfológicas, funcionais e orgânicas que ocorre decorrente ao envelhecimento. Por outro lado, senilidade pode ser definida como alterações consequentes das afecções que frequentemente acometem os idosos. Muitas vezes a diferenciação ente esses dois processos é extremamente difícil.

Um indivíduo é classificado como idoso quando possui 65 anos ou mais segundo a Organização Mundial da Saúde (OMS). No Brasil o indivíduo é considerado idoso quando completa 60 anos ou mais, assim como em outros países que têm expectativa de vida baixa.

Classificação de idosos

- Idosos jovens (65 a 74 anos)
- Idosos velhos (75 a 84 anos)
- Idosos muito velhos (85 anos ou mais)

ANATOMOFISIOLOGIA DO ENVELHECIMENTO NORMAL

Composição e forma corporal

Com relação à composição corporal, há um aumento de tecido adiposo que se deposita em alguns locais específicos, dentre eles, omento, tronco e região perirrenal, e também substitui o parênquima perdido de diversos órgãos. Em contrapartida, nos membros há uma diminuição de tecido adiposo.

O idoso sofre uma diminuição da água no corpo total por perda para o meio extracelular. Também ocorre redução do potássio total, que é consequência da diminuição do número de células no organismo.

O fígado e rins são os órgãos que mais perdem massa, porém, são os músculos que apresentam maior perda temporal com o avançar da idade.

A partir dos 40 anos, a estatura do indivíduo tende a diminuir cerca de 1 cm por década. Essa perda é decorrente a uma maior curvatura e encurtamento da coluna vertebral, além da diminuição dos arcos dos pés que também contribui para a redução da estatura do idoso.

Pele e fâneros

O paciente idoso que teve maior exposição a fatores ambientais, dentre eles principalmente os raios solares, sofre uma antecipação e intensificação do processo de envelhecimento da pele. Com o avançar da idade ocorre uma redução da elasticidade e espessura da epiderme e derme. Como resultado da diminuição da espessura do subcutâneo, temos o aparecimento de rugas principalmente nos membros e região da face.

Idosos possuem uma pele com aspecto mais seco e áspero, devido à diminuição da função das glândulas sebáceas e sudoríparas. Essa alteração é um fator predisponente a infecções e torna a pele mais sensível a variações de temperatura.

A pele tende a se tornar pálida pela diminuição dos melanócitos e capilares. Podem ocorrer alterações no funcionamento dos melanócitos, que levam ao aparecimento de manchas hipercrômicas, lisas e achatadas. Também é bem comum encontrarmos manchas escuras e salientes denominadas queratose seborreica.

Nas narinas, orelhas e sobrancelhas há um aumento na quantidade de pelos, e no restante do corpo, uma diminuição. Nas mulheres no período de pós-menopausa, podem crescer pelos no mento e na região do lábio superior.

Com o envelhecimento, a medula do cabelo enche-se de ar levando à perda do pigmento. Esse fenômeno denomina-se canície.

Ossos

O tecido ósseo sofre redução da massa e espessura, tornando-se mais suscetível a fraturas. As mulheres no período pós-menopausa apresentam o processo de perda óssea mais importante que os homens.

Articulações

No crânio, as suturas que antes eram unidas por um tecido fibroso, são substituídas por tecido ósseo; como resultado, há uma redução da resistência a fraturas.

Outra alteração que pode ser encontrada é a formação de uma anquilose nas articulações costocondrais, levando à diminuição da mobilidade e elasticidade da caixa torácica.

Com o avanço da idade há um aumento da curvatura da coluna vertebral, principalmente na coluna torácica. Essa mudança é decorrente da diminuição da espessura dos discos intervertebrais.

As articulações sinoviais tornam-se delgadas e ocorre o aparecimento de fendas, que interferem na função primordial das cartilagens articulares que é diminuir o atrito entre as articulações.

Músculos

Há uma redução da massa muscular devido à atrofia e morte dos miócitos. Parte do músculo é substituído por gordura. Essa perda pode ser mais importante quando o paciente adota posturas e estilo de vida inadequados, porém pode ser atenuada através da prática de exercício físico.

Sistema nervoso

Ocorre uma redução do peso e volume do cérebro por perda neuronal, devido à atrofia do córtex, que leva a um aumento volumétrico dos ventrículos compensando a perda da massa cerebral. Porém, sabe-se que apesar dessa diminuição, as funções cerebrais não sofrem alterações significativas.

A memória recente e a capacidade para reter informações novas podem diminuir com o envelhecimento. Mas, se essa perda de memória começa a interferir com as atividades do paciente, torna-se necessário a pesquisa de doenças associadas.

Com o avanço da idade, há uma diminuição no número de neurotransmissores, principalmente da acetilcolina e dopamina, porém sem atingir níveis muito baixos, incapazes de gerar uma disfunção clínica no paciente.

Órgãos sensitivos

Assim como todo o organismo, os órgãos sensitivos também sofrem modificações com o decorrer dos anos. Na orelha, os pavilhões auriculares aumentam de tamanho, principalmente a região lobular, e as articulações ossiculares calcificam-se. Um fenômeno bastante comum nos idosos é a presbiacusia, caracterizada pela diminuição da audição principalmente para sons agudos.

Nos olhos pode ocorrer a opacificação do cristalino resultando na catarata, outra doença bastante comum nesta faixa etária. Sabe-se que a partir dos 50 anos, há uma diminuição da acuidade visual de perto, denominada de presbiopia.

As papilas gustativas atrofiam-se o que altera o paladar desses indivíduos principalmente para alimentos salgados. Outro sentido alterado é a olfação devido à diminuição dos receptores olfativos.

Sistema cardiovascular

No coração há um aumento do peso total e hipertrofia ventricular esquerda (HVE) com o processo de envelhecimento. No miocárdio ocorre o depósito de gordura nos átrios e septo interventricular, já no pericárdio e endocárdio há um espessamento da camada muscular. Nas valvas, principalmente aórtica e mitral, é possível notar um processo degenerativo com espessamento, fibrose e calcificação.

Nas paredes das artérias ocorre um aumento no depósito de cálcio e diminuição das fibras elásticas, principalmente na aorta, coronárias, carótidas e renal que levam à perda de elasticidade tornando-as enrijecidas.

Apesar de todas as modificações no sistema cardiovascular, os idosos não apresentam uma diminuição significativa do débito cardíaco. Porém, quando submetidos a uma maior demanda, os mecanismos compensatórios podem falhar.

Outras alterações que devem ser ressaltadas são o aumento da pressão arterial (PA) e resistência vascular periférica, que levam a uma maior prevalência de hipertensão arterial sistólica (HAS) isolada nos idosos, um fator de risco importante para doenças cerebrovasculares.

Sistema respiratório

As cartilagens traqueais e brônquicas calcificam-se perdendo sua elasticidade. Os idosos são mais suscetíveis a infecções de vias aéreas por consequência de inúmeras modificações, dentre elas, uma menor atividade ciliar da mucosa brônquica, aumento da secreção mucosa pelas glândulas, e diminuição da eficácia da tosse.

Nos pulmões, há um aumento das fibras colágenas em relação a fibras elásticas, o que acarreta uma menor capacidade de expansão pulmonar. Os músculos que participam da respiração sofrem redução de suas fibras musculares, auxiliando menos na respiração.

Sistema digestório

Na boca, é comum ocorrer perda de dentes, principalmente quando associado à má higiene. Apesar das glândulas salivares sofrerem atrofia, não há uma diminuição significativa da produção de saliva no idoso. Sabe-se que a mucosa oral torna-se mais vulnerável a traumas e infecções, como a candidíase, devido à perda da elasticidade e resistência. Alguns idosos referem uma sensação de queimação na língua, denominada glossodínea.

O epitélio do esôfago, originalmente escamoso, pode se transformar em colunar, resultado da agressão do refluxo de ácido gástrico.

No estômago, há redução da atividade das glândulas parietais e principais, resultando em menor produção de ácido clorídrico e atrofia da mucosa gástrica.

As microvilosidades do intestino delgado diminuem de profundidade, e como consequência, a área de absorção intestinal também se reduz. No intestino grosso, o número de criptas diminui e todas as túnicas colônicas atrofiam-se. Com a atrofia da túnica muscular do tubo digestivo, há comprometimento de sua motilidade e enfraquecimento da parede, que se torna propensa à formação de divertículos.

No fígado há redução discreta de seu peso, porém não existem evidências de redução significativa dos hepatócitos. Essas alterações talvez justifiquem a maior dificuldade hepática em metabolizar certos medicamentos. Por fim, a vesícula biliar tende à discinesia.

Sistema urinário

Há uma diminuição do peso renal, resultado da perda dos glomérulos presentes no córtex e aumento de tecido fibroso que substitui esse tecido. É comum encontrar uma maior quantidade de gordura, levando ao espessamento dos túbulos renais. As arteríolas aferentes tornam-se estreitas, sem comunicação com os glomérulos. Também é comum a obliteração dessas arteríolas renais por placas de aterosclerose.

A partir dos 40 anos, a taxa de filtração glomerular e o fluxo plasmático renal tendem a diminuir cerca de 10% a cada década de vida, com isso a depuração da creatinina também diminui de 8 a 10 mL/min/1,73 m^2 por década. Essa mudança não causa insuficiência renal, porém quando os rins do idoso são submetidos a uma maior demanda, os mesmos ficam mais propensos à falência renal.

A bexiga sofre diminuição da complacência resultando no aumento do volume residual pós-miccional, que, no caso dos homens, pode ser agravado quando há hipertrofia prostática.

Sistema endócrino

Muitas glândulas sofrem atrofia com o envelhecimento, dentre elas, tireoide, paratireoides, hipófise e suprarrenais. Nota-se que seus tecidos glandulares são substituídos por fibrose e gordura. A glândula pineal, além da involução, calcifica-se.

Apesar das inúmeras mudanças anatômicas que ocorrem nas glândulas, o sistema endócrino não sofre alterações quanto à sua função. Sabe-se que apenas ocorrem mudanças no funcionamento das gônadas, resultando na diminuição progressiva da produção de testosterona, pelos testículos, e interrupção abrupta de estrogênio pelos ovários. Além disso, nos exames laboratoriais observamos níveis de FSH e LH elevados.

Sistema genital masculino

Com o envelhecimento os testículos, pênis e vesículas seminais diminuem de tamanho. O homem idoso tem sua capacidade reprodutiva reduzida, porém não se torna estéril como a mulher idosa.

Sistema genital feminino

Nas mulheres ocorrem mais mudanças no sistema genital em relação aos homens idosos. As mamas, além da mudança do tecido glandular para tecido fibroso, tornam-se pendentes e flácidas. Há redução da largura e profundidade vaginal e sua mucosa resseca e atrofia. O útero perde massa e seus ligamentos sofrem uma frouxidão, favorecendo a distopia uterina. Nos ovários é possível encontrar atrofia e sabe-se que a mulher após a menopausa torna-se estéril.

AVALIAÇÃO CLÍNICA

Anamnese

Na anamnese geriátrica, existem algumas técnicas importantes que devem ser utilizadas com objetivo de contornar as dificuldades antes expostas, como por exemplo: falar devagar olhando para o paciente de forma que a expressão do rosto e a leitura labial auxiliem a compreensão, principalmente nos deficientes auditivos; deve-se pronunciar bem as palavras e estar atento para ruídos ambientais que interfiram na conversa; não há necessidade de se preocupar com o tom de voz, ou mesmo perguntar se está falando muito alto, já que às vezes o idoso com alguma perda auditiva pode sentir um certo constrangimento ao confessar sua deficiência.

Deve-se considerar também que muitas vezes os próprios pacientes não conseguem fornecer dados necessários, uma vez que muitos deles são portadores de doenças que comprometem a memória e causam distúrbios de comportamento e, é nessa situação que é preciso recorrer a uma terceira pessoa presente na consulta, que muitas vezes é algum familiar ou cuidador, preferencialmente alguém que habitualmente permaneça mais tempo com o examinado. Vale ressaltar, que frequentemente a queixa principal do paciente pode diferir daquelas relatadas pelos acompanhantes, e nesse caso é importante valorizar as duas informações, mesmo que o paciente seja portador de algum distúrbio cognitivo.

É importante deixar que o idoso se expresse com certa liberdade, porém devido à somação de problemas, na maioria das vezes a anamnese deve ser conduzida.

O interrogatório sobre os diversos aparelhos (ISDA) deve ser completo e é uma das etapas mais importantes da anamnese. Muitas alterações não valorizadas pelos pacientes ou familiares somente são lembradas quando interrogadas especificamente.

A história medicamentosa pregressa não deve ser omitida, pois pode ser útil como forma de concluir a respeito de afecções anteriores ou ser ela própria a causa por boa parte das queixas atuais. Recomenda-se que o idoso seja instruído a levar, em todas as consultas, a prescrição e todos os medicamentos em uso.

Peculiaridades de sintomas

Na anamnese existem alguns sintomas que devem ser necessariamente abordados, os quais por um processo fisiológico adquirem um significado particular/diferente, ou mesmo estão mais frequentes no idoso. São eles:

Fadiga

Refere-se à incapacidade de mobilizar energia necessária para a realização de atividades diárias, geralmente associada também à necessidade de descansar ou dormir; entretanto, no idoso, pode ser considerada tanto como uma ocorrência fisiológica de seu organismo, quanto como uma doença psíquica, sendo a transformação de uma para a outra muito sutil, e a última não relacionada à atividade física. A fadiga psíquica também pode se manifestar como um cansaço ou indisposição ao acordar, podendo melhorar durante o dia.

A afecção patológica da fadiga pode estar vinculada a diferentes estados clínicos, tais como infecções agudas ou insidiosas, neoplasias, desnutrições, doenças cardíacas descompensadas, artropatias, insuficiência respiratória, miopatias ou miastenias, distúrbios hidroeletrolíticos, insuficiência renal, podendo também estar relacionada a razões de ordem psicológica.

Perda de peso

A perda de peso só deve ser valorizada quando muito acentuada e em curtos períodos, o que pode sugerir infecções graves, doenças crônicas descompensadas ou até mesmo neoplasias.

Define-se emagrecimento quando houver perda de peso involuntária de 5% em 30 dias ou 10% em 180 dias, ou Índice de Massa Corpórea (IMC) menor que 21 kg/m².

Cefaleia

A cefaleia no idoso também é uma queixa frequente que não pode deixar de ser avaliada, podendo diferir com a do adulto em sua localização, sendo esta uma ferramenta usada para definir a sua etiologia. Nos pacientes com idades mais avançadas, a cefaleia pode ser em região occipital, sendo bastante sugestiva de contratura muscular, provocada por vícios posturais, que levam ao estiramento muscular e ligamentar, ou por espondiloartrose cervical. Existe também a cefaleia temporal persistente, também conhecida como arterite de células gigantes, que é uma vasculite crônica, com etiologia desconhecida, que afeta indivíduos com mais de 50 anos, caucasianos e em especial o sexo feminino.

Por outro lado, afecções comuns em pessoas jovens, como enxaqueca ou até mesmo cefaleias relacionadas às sinusopatias decaem bastante em pacientes idosos.

Distúrbios do sono

No envelhecimento ocorre uma desorganização no sono, de menor intensidade do que na infância, encurtando o sono durante a noite e, consequentemente, fazendo com que períodos de sonolência durante o dia apareçam.

Os fatores causais dessa alteração no idoso podem ser de origem orgânica ou social. Dentre eles pode-se citar problemas psíquicos, como a depressão, problemas econômicos e sociais, podendo desencadear ansiedade, e por último mas não menos importante, causas orgânicas como dispneia, noctúria, entre outras.

Um médico frente a um idoso que sofre de insônia dever ser sempre cauteloso e esclarecer criteriosamente todas as possíveis causas antes de receitar medicamentos depressores do sistema nervoso central, como hipnóticos, fármacos esses que podem desencadear quadros paradoxais, como agitação psicomotora e confusão mental, sendo muitas vezes a sua retirada um tratamento propriamente dito.

Alterações psíquicas

O entrevistador de um idoso tem, muitas vezes, a dificuldade para diagnosticar casos de alteração psíquica, nos quais o paciente apresenta um comportamento limiar, ficando em dúvida e às vezes até com um sentimento de incapacidade para definir se seu examinado apresenta ou não algum distúrbio. Já as alterações psíquicas graves são facilmente reconhecidas por familiares, que chegam à consulta já relatando ao examinador.

Deve-se levar em consideração fatores orgânicos que podem prejudicar essa avaliação, como por exemplo a surdez, que pode tanto privar o acesso a informações de seu meio ambiente, quanto prejudicar a habilidade de ser entrevistado.

Alterações auditivas

Problemas locais no ouvido, rolha de cerúmen e alterações sistêmicas como a descompensação diabética, podem ser a causa de zumbido nos idosos, caracterizado por audição constante ou intermitente de um ruído que não existe. A presbiacusia é a diminuição da capacidade auditiva que acompanha o envelhecimento sem qualquer afecção otorrinolaringológica.

Tontura

Em um paciente idoso, tontura e sensação vertiginosa são queixas comuns muitas vezes difíceis de caracterizar sua etiologia. A vertigem normalmente está relacionada a alterações funcionais e/ou lesão de estruturas vestibulares, podendo ser idiopática ou relacionada a problemas circulatórios, degenerativos, neoplásicos e etc.

A maioria dos pacientes idosos mais jovens que se apresentam com tontura pode possuir uma causa única, identificável, benigna e autolimitada. Nos mais idosos, aumenta a proporção de tontura por causas múltiplas.

Síncope

A caracterização de síncope é a perda súbita e transitória da consciência por falta de irrigação cerebral. Diante de um paciente idoso que já teve ou tem episódios de síncope, torna-se obrigatória a investigação de arritmias cardíacas, Síndrome de Stokes-Adams, presença de hipotensão ortostática e distúrbios locais de vasos.

Quedas

Quedas em idosos são frequentes e envolvem múltiplos fatores causais, podendo estar relacionados com o próprio organismo comprometido do idoso até fatores ambientais.

Existe um complexo de fatores que atuam harmoniosamente, nos seres humanos saudáveis, para a manutenção de uma postura ereta e que nos idosos podem estar comprometidos por conta do processo de envelhecimento. Entre eles tem-se a ação muscular antigravitacional, propriocepção, informações visuais e do sistema vestibular, e a integração de todos eles no sistema nervoso central. O comprometimento desses fatores é variável de idoso para idoso.

Somando-se ao comprometimento desses fatores citados, há também, nos idosos, uma dificuldade de se reequilibrar devido aos movimentos de balanço não serem tão efetivos, sendo assim as quedas são muito mais prováveis.

Há também os fatores orgânicos, entre eles o acidente vascular cerebral, a insuficiência vertebrobasilar, as arritmias cardíacas seguidas de hipofluxo, a hipotensão ortostática, a síndrome do sequestro da subclávia, a epilepsia e até mesmo os efeitos colaterais dos medicamentos em uso, que podem ser as causas de quedas.

Ambientes mal iluminados, tapetes soltos no piso escorregadio junto a cômodas, degraus inesperados, pias e banheiras, calçados inadequados, escadas sem corrimão, são exemplos de alguns fatores ambientais que contribuem para um cenário de queda.

Dispneia

Diante de um paciente idoso com queixas de dispneia é necessário que o examinador saiba diferenciar se a causa é um processo patológico ou trata-se de uma resposta normal proporcional à idade do paciente. As inúmeras mudanças fisiológicas podem repercutir na qualidade de vida de um idoso, entre elas pode-se citar o declínio das funções pulmonar, cardíaca e muscular que apresenta como consequência o aparecimento da dispneia em atividades que antes não lhe causavam esse distúrbio e sem a presença de qualquer doença que possa desencadear.

A queixa de dispneia não pode ser menosprezada, pois este sintoma pode estar relacionado a alguma infecção, tumor, quadro enfisematoso, cardiopatia, alteração mecânica da caixa torácica por obesidade, por exemplo, entre outras.

Alterações urinárias

Queixas urinárias em idosos são frequentes e muitas vezes responsáveis por um acometimento no bem-estar físico, psíquico e social do paciente.

Retenção urinária, urgência miccional e incontinência urinária são os acometimentos mais frequentes. Vale ressaltar que esta última não é uma consequência natural do envelhecimento, cuja associação representa erro bastante comum entre os profissionais da saúde.

A fim de estabelecer um tratamento adequado e assegurar uma qualidade de vida ao paciente idoso, deve-se ter em mente as possíveis causas de incontinência urinária, que variam de *diabetes mellitus,* afrouxamento do assoalho pélvico ou até mesmo hipertrofia prostática. Lembrando que várias estruturas em diferentes níveis são responsáveis pelo controle da micção, entre elas o esfíncter uretral, o assoalho pélvico, a bexiga, nervos sacrais e medula espinal. A alteração pode ser em uma única estrutura ou em várias, dependendo do paciente.

A abordagem terapêutica eficiente do médico depende diretamente de um diagnóstico preciso. Existem algumas afecções comuns da terceira idade, entre elas a litíase vesical e a hiperplasia prostática benigna (HPB), que podem apresentar como sintomas irritação local, com desconforto urinário, sintomas de obstrução, principalmente na HPB, podendo levar à uma incontinência paradoxal. Todas essas afecções podem levar o paciente a desencadear uma infecção urinária baixa.

Alterações digestivas

As mudanças no aparelho digestivo, como por exemplo, diminuição do tônus da musculatura da parede abdominal; aproximação do gradeado costal das cristas ilíacas, o que acentua a fraqueza dos músculos anteriores do abdome; redução da atividade física como a deambulação; redução da quantidade de líquidos ingeridos, devido à menor sensação de sede; modificação da dieta por problemas odontológicos ou doenças digestivas, que acabam por determinar consumo reduzido de fibras alimentares e uso de medicações que inibem a motricidade do tubo digestivo são causas comuns de constipação intestinal em idosos, sendo esta queixa muito frequente.

Muitos idosos fazem o uso indiscriminado de laxantes, principalmente do tipo irritativo, e isso torna os movimentos peristálticos ainda menos eficientes.

Avaliação funcional

É de extrema importância, pois avalia o grau de funcionalidade e faz uma relação entre a presença de incapacidades e o aumento do risco de mortalidade nos idosos.

O resultado é representado pelo grau de dependência que o idoso apresenta para realizar as atividades cotidianas, precisando ou não de ajuda para o desenvolvimento dessas tarefas. Assim, dependência é definida como ajuda indispensável para desempenhar uma tarefa, que pode ser total ou parcial.

Sabe-se que o grau de dependência varia de nenhum (0%), que é um indivíduo independente, até total (100%), ou seja, paciente completamente dependente.

Com a avaliação funcional é possível verificar em que nível as doenças impedem o indivíduo na realização das atividades cotidianas, constatando assim se o idoso é capaz realizar suas tarefas de forma independente e autônoma, com ou sem ajuda de outras pessoas e adaptações. É um parâmetro muito aceito e reconhecido, pois leva a todos os profissionais uma visão mais precisa da situação do idoso. Na Geriatria as atividades de vida diárias são as atividades cotidianas de um indivíduo, e podem ser divididas em:

1. **Atividades Básicas da Vida Diária (ABVDs):** incluem atividades de autocuidado, como alimentação, banho, vestir-se, mobilização, utilizar o banheiro e deambular.
2. **Atividades Instrumentais de Vida Diária (AIVDs):** são atividades como tomar o próprio medicamento, utilizar transporte, fazer compras, cuidar da casa, administrar o próprio dinheiro. Logo, é a capacidade que um indivíduo possui para levar uma vida independente na comunidade.

As escalas mais utilizadas para a avaliação da capacidade funcional são apresentadas na Tabela 19.1 e 19.2.

AVALIAÇÃO DE SAÚDE MENTAL

As principais alterações da saúde mental do idoso são a demência e a depressão.

A demência é definida pela perda de pelo menos duas áreas da função cognitiva: perda de memória, afasia, agnosia, apraxia, perda de função executiva. Também é necessário que o paciente apresente alteração nas atividades diárias, além de comprometimento ocupacional e social. Com a avaliação clínica, é possível encontrar apresentações como perda de memória, desorientação, problemas com vocabulário, dificuldade de julgar situações e mudanças de humor e comportamento.

Sabe-se que as síndromes demenciais são o principal fator que leva os idosos à dependência e institucionalização. Através de busca ativa, principalmente naqueles pacientes com doença em estágios iniciais, é possível realizar uma prevenção ou retardar sua progressão.

A escala mais utilizada para avaliação do estado cognitivo é o Miniexame do Estado Mental – MEEM (Folstein e cols., 1975), por ser rápida, de fácil aplicação, alta confiabilidade e testar os principais aspectos da função cognitiva. As pontuações dessa escala variam de 0 a 30 pontos, na qual valores mais elevados revelam maior desempenho.

Sabe-se que o desempenho final do MEEM é influenciado pelo nível educacional do paciente, sendo necessário,

GERIATRIA

Tabela 19.1 – Escala de atividades básicas da vida diária de Katz.

Atividade	Independente	Sim	Não
1. Banho	Não recebe ajuda ou somente recebe ajuda para uma parte do corpo		
2. Vestir-se	Pega as roupas e se veste sem nenhuma ajuda, exceto para amarrar os sapatos		
3. Higiene pessoal	Vai ao banheiro, usa o banheiro, veste-se e retorna sem nenhuma ajuda (pode usar andador ou bengala)		
4. Transferência	Consegue deitar na cama, sentar na cadeira e levantar sem ajuda (pode usar andador ou bengala)		
5. Continência	Controla completamente urina e fezes		
6. Alimentação	Come sem ajuda (exceto ajuda para cortar carne ou passar manteiga no pão)		

A pontuação é a somatória de respostas "sim". Um total de 6 pontos significa independência para AVD; 4 pontos, dependência parcial; 2 pontos dependência importante.

Fonte: Adaptada de Tratado de Geriatria e Gerontologia. 2ª ed.- 2006, pág. 906.

Tabela 19.2 – Atividades Instrumentais da Vida Diária (AIVD) de Lawton.

1. O (a) sr. (a) consegue usar o telefone?	Sem ajuda 3 Com ajuda parcial 2 Não consegue 1
2. O (a) sr. (a) consegue ir a locais distantes, usando algum transporte, sem necessidade de planejamentos especiais?	Sem ajuda 3 Com ajuda parcial 2 Não consegue 1
3. O (a) sr. (a) consegue fazer compras?	Sem ajuda 3 Com ajuda parcial 2 Não consegue 1
4. O (a) sr. (a) consegue preparar suas próprias refeições?	Sem ajuda 3 Com ajuda parcial 2 Não consegue 1
5. O (a) sr. (a) consegue arrumar a casa?	Sem ajuda 3 Com ajuda parcial 2 Não consegue 1
6. O (a) sr. (a) consegue fazer os trabalhos manuais domésticos, como pequenos reparos?	Sem ajuda 3 Com ajuda parcial 2 Não consegue 1
7. O (a) sr. (a) consegue lavar e passar sua roupa?	Sem ajuda 3 Com ajuda parcial 2 Não consegue 1
8. O (a) sr. (a) consegue tomar seus remédios na dose certa e horário correto?	Sem ajuda 3 Com ajuda parcial 2 Não consegue 1
9. O (a) sr. (a) consegue cuidar de suas finanças?	Sem ajuda 3 Com ajuda parcial 2 Não consegue 1

Para cada pergunta, a primeira resposta significa independência; a segunda capacidade com ajuda; e a terceira, dependência. A pontuação máxima é de 27 pontos, e a pontuação tem um significado apenas para o paciente individual, servindo como base para comparação evolutiva. As questões 4 a 7 podem ter variações conforme o sexo e podem ser adaptadas para atividades como subir escadas ou cuidar do jardim.

Fonte: Adaptada de Tratado de Geriatria e Gerontologia – 2ª ed. - 2006, pág. 906.

Capítulo 19

MANUAL DE SEMIOLOGIA E PROPEDÊUTICA MÉDICA

então, a utilização de notas de corte diferenciadas conforme a escolaridade do indivíduo. Não há nenhum estudo definitivo em relação às notas de corte. O que é mais utilizado no Brasil apresenta-se na Tabela 19.3.

Tabela 19.3 – Notas de corte sugeridas para o emprego do MEEM na prática clínica.	
Escolaridade	Nota de corte
Analfabetos	19
1 a 3 anos	23
4 a 7 anos	24
> 7 anos	28

Fonte: Adaptada de Tratado de Geriatria e Gerontologia – 2ª ed. – 2006 – pág. 239.

Os indivíduos que apresentam notas baixas no MEEM, principalmente aqueles com suspeita diagnóstica de demência leve, devem fazer avaliação neuropsicológica especializada.

Na Tabela 19.4, temos o Miniexame do Estado Mental. A depressão tem maior prevalência, a duração costuma ser mais longa e tem maior recorrência nos idosos, o que justifica o uso rotineiro de escalas para sua detecção. Muitas vezes esta doença está mascarada em sintomas físicos, os quais não melhoram com diversas terapêuticas. A escala de depressão geriátrica é muito utilizada para rastreio, mas o diagnóstico não é feito apenas no número obtido. O paciente pode ter diminuição da habilidade funcional por causa ou consequência da depressão (Tabela 19.5).

AVALIAÇÃO SOCIOAMBIENTAL

Devem ser avaliadas e questionadas as relações e atividades sociais, além dos recursos disponíveis de suporte (social, familiar e financeiro), sabendo com que tipo de ajuda o idoso pode contar. O isolamento social é um fator de risco para morbidade e mortalidade.

As necessidades especiais e a adaptação ao ambiente também devem ser avaliadas. Deve-se questionar se o ambiente residencial é adaptado às limitações do idoso, principalmente pelo risco de quedas.

Outro aspecto que não deve ser esquecido é o estresse do cuidador, que é frequente e deve sempre ser questionado.

AVALIAÇÃO NUTRICIONAL

Ainda há carência de instrumentos que possibilitem rastreamento nutricional de idosos.

O primeiro instrumento validado para a avaliação nutricional do idoso é a Miniavaliação Nutricional (MAN) de Vellas e Guigoz. Seus autores reuniram, selecionaram e atri-

buíram pontuação a indicadores (antropométricos, clínicos, dietéticos e de autoavaliação). A MAN é considerada boa avaliadora do estado nutricional de idosos, com sensibilidade de 96% e especificidade de 98%, tendo como objetivo estabelecer o risco individual de desnutrição, de modo a permitir uma intervenção precoce, classificando o idoso de acordo com o grau nutricional em eutrófico (MAN = 24), desnutrido (MAN < 17) ou em risco de desnutrição (MAN entre 17 e 23,5) Tabela 19.6.

EXAME FÍSICO DO IDOSO

Serão abordadas as peculiaridades do exame físico no paciente idoso e as alterações principais que podem ser encontradas.

Exame de cabeça

Face

- **Fácies mais comuns:**
  a) **Depressão:** fronte enrugada, olhar sem brilho expressão apática.
  b) **Demência:** olhar vago, lábios entreabertos, mímica pobre.
  c) **Doença de Parkinson:** imóvel, fixa, inexpressiva, cabeça encurvada para frente, fronte enrugada, pele oleosa, voz monótona e baixa.
  d) **Insuficiência renal:** palidez cutânea, edema palpebral.
  e) **Hipotireoidismo:** olhos pequenos, inexpressivos, rosto arredondado, cabelos secos e quebradiços, apatia, pele infiltrada.
  f) **Hipertireoidismo:** alterações são menos observadas em idosos devido às mudanças do envelhecimento.
  g) **Assimetria facial:** a ausência de dentes comum nos idosos, pode dificultar o diagnóstico diferencial com paralisia facial secundária à doença do neurônio motor superior.
  h) **Paralisia facial:** geralmente unilateral. Para identificar o lado afetado. peça ao paciente para sorrir, fechar os olhos e franzir a testa. Sabe-se que quando há lesão do neurônio motor superior, o músculo frontal não é afetado, e as pálpebras não sofrem alterações. Por outro lado, quando o neurônio inferior é lesionado, a paralisia ocorre em todos os músculos do lado afetado.
  i) **Discinesias orofaciais e bucolinguais:** é uma condição na qual ocorrem movimentos involuntários da língua, dos músculos orais, faciais e mastigatórios. Os pacientes idosos podem ser acometidos, principalmente nos indivíduos com déficit cognitivo, nos desdentados, e naqueles que utilizam medicamentos antiparkinsonianos e antipsicóticos.

GERIATRIA

Tabela 19.4 – Miniexame do estado Mental.

Agora faremos algumas perguntas para saber como está sua memória. Algumas perguntas podem parecer muito simples, mas temos de seguir a sequência completa. Não se preocupe com o resultado das perguntas.

1) Em que dia estamos?
( ) ano   ( ) semestre   ( ) mês   ( ) dia   ( ) dia da semana

2) Onde nós estamos?
( ) estado   ( ) cidade   ( ) bairro   ( ) hospital   ( ) andar

3) Repita as palavras (1 segundo para dizer cada uma, depois pergunte ao idoso todas as três):
( ) caneca   ( ) tijolo   ( ) tapete
Se ele não conseguiu repetir as três, repita até que ele aprenda todas as três. Conte as tentativas e registre. _____ Tentativas.

4) O (a) sr. (a) faz cálculos? ( ) sim ( ) não
Se a resposta for positiva, pergunte: se de 100 reais forem tirados 7, quanto resta? E se tirarmos mais 7 reais, quanto resta? (Total de 5 subtrações.)
1. (93) _____( )
2. (86) _____( )
3. (79) _____( )
4. (72) _____( )
5. (65) _____( )
Se a resposta for negativa, peça-lhe para soletrar a palavra *mundo* de trás para diante.
1. O   2. D   3. N   4. U   5. M

5) Repita as palavras que disse há pouco.
_____ ( ) _____ ( ) _____ ( )

6) Mostre um relógio de pulso e pergunte- lhe: o que e isto? Repita com o lápis.
Relógio ( ) Lápis ( )

7) Repita o seguinte: Nem aqui, nem ali, nem lá.

8) Siga uma ordem de três estágios:
Tome um papel com sua mão direita ( )
Dobre ao meio ( )
Ponha-o no chão ( )

9) Leia e execute o seguinte: (cartão)
Feche os olhos

10) Escreva uma frase
_____( )

11) Copie este desenho

Fonte: Adaptada de Tratado de Geriatria e Gerontologia – 2ª ed. – 2006 – pág. 907.

Capítulo 19

MANUAL DE SEMIOLOGIA E PROPEDÊUTICA MÉDICA

Tabela 19.5 – Escala de Depressão Geriátrica (Abreviada De Yasavage).

1. Satisfeito (a) com a vida)? (não)
2. Interrompeu muitas de suas atividades? (sim)
3. Acha sua vida vazia? (sim)
5. Sente-se de bem com a vida na maior parte do tempo? (não)
6. Teme que algo ruim lhe aconteça? (sim)
7. Sente-se alegre a maior parte do tempo? (não)
8. Sente-se desamparado (a) com frequência? (sim)
9. Prefere ficar em casa a sair e fazer coisas novas? (sim)
10. Acha que tem mais problemas de memória que outras pessoas? (sim)
11. Acha que é maravilhoso estar vivo (a) agora? (não)
12. Vale a pena viver como vive agora? (não)
13. Sente-se cheio (a) de energia? (não)
14. Acha que sua situação tem solução? (não)
15. Acha que tem muita gente em situação melhor? (sim)

0 (zero) = quando a resposta for diferente do exemplo entre parênteses.
0 (um) = quando a resposta for igual ao exemplo entre parênteses.
Total › 5 = suspeita de depressão

Fonte: Adaptada de Tratado de Geriatria e Gerontologia – 2ª ed. – 2006 – pág. 908.

Tabela 19.6 – Miniavaliação Nutricional (MAN).

Nome_____Sexo_____
Data ___/___/___   N° ID_____
Idade_____   Peso_____ (kg)   Altura _____(cm)
Complete preenchendo os quadros com pontuação apropriada.
Some a pontuação da Triagem. Se a pontuação for ≤ 11, continue a avaliação para obter o resultado final.

Triagem

A) Redução da ingesta alimentar nos últimos 3 meses por perda de apetite, problemas digestivos, dificuldade de mastigação ou deglutição?
( ) 0 = perda de apetite grave ( ) 1 = perda de apetite moderada ( ) 2 = sem perda de apetite

B) Perda de peso nos últimos meses
( ) 0 = perda de peso > 3 kg ( ) 1 = não sabe ( ) 2 = perda de peso entre 1 e 3 kg ( ) 3 = não perdeu peso

C) Mobilidade
( ) 0 = acamado ou cadeira ( ) 1 = levanta mas não deambula ( ) 2 = deambula

D) Sofreu alguma forma de estresse psicológico ou doença aguda nos últimos três meses?
( ) 0 = sim ( ) 2 = não

E) Problemas neurológicos e psicológicos
( ) 0 = demência grave ou depressão ( ) 1 = demência média ( ) 2 = sem problemas

F) Índice de Massa Corpórea (IMC)
( ) 0 = >19 ( ) 1 = 19 ≤ 21 ( ) 2 = 21 ≤ 23 ( ) 3 = < 23
Pontuação:_____ Pontos
12 pontos ou mais (máximo 14) ------------- Normal/ Sem risco/ Não continuar teste
11 pontos ou menos----------------------------- Possível desnutrição/ Continuar teste

Avaliação

G) Vive de modo independente (não está sob cuidados hospitalares ou de enfermagem)
( ) 0 = não   ( ) 1 = sim

H) Toma mais de três remédios por dia?
( ) 0 = sim   ( ) 1 = não

Avaliação (Máx. 16 pontos)

Pontuação da triagem:_____

Pontuação total: _____

Indicador de nutrição:

Risco de desnutrição ------------------------------- 17 a 23,5

Desnutrição --- < 17

Fonte: Adaptada de Tratado de Geriatria e Gerontologia – 2ª ed. – 2006 – pág. 937.

366

Olhos

Pálpebras

- **Ptose palpebral:** uni ou bilateral. Causa mais comum é a ptose senil, seguida de paralisia do nervo oculomotor.
- **Ectrópio:** eversão da pálpebra.
- **Entrópio:** inversão palpebral.
- **Xantelasma:** pode indicar que o paciente possui hiperlipidemia.

Conjuntiva

- **Anemia:** visualiza-se palidez cutaneomucosa.
- **Icterícia:** é perceptível quando níveis séricos de bilirrubina são maiores do que 2 mg/dl.

Córnea

- **Pupilas:** são menores nos idosos e podem ter pouca diferença de tamanho entre elas. Porém, a reação pupilar à luz não está alterada nesta faixa etária.
- **Arco senil:** é um achado comum nos idosos, e é caracterizado por um anel esbranquiçado no perímetro da córnea.

Íris

- **Fundo de olho:** a ocorrência de papiledema não é comum nos tumores intracerebrais em idosos. Em sua ausência, não podemos excluir o diagnóstico, devido à presença de catarata e dilatação inadequada pupilar nesses pacientes com idade avançada.
- **Prolapso da íris:** geralmente secundário à cirurgia de catarata, pode aparecer em idosos ocasionalmente.
- **Movimentação ocular:** cerca de um terço dos idosos apresenta alterações do olhar para cima, na ausência de neuropatias.

Cavidade oral

Inicialmente peça que o paciente retire as próteses dentárias, para avaliar a mucosa, gengiva, dentição, língua, vestíbulos e palatos. Observar a cor da mucosa, presença de úlceras, gengivite e estado dos dentes. A cianose pode estar presente principalmente em patologias cardíacas e pulmonares.

Procure lesões malignas como: eritroplasia, lesões friáveis e úlceras que não cicatrizam. A neoplasia mais comum da cavidade oral é o carcinoma de células escamosas, encontrada principalmente na região lateral e dorsal da língua, assoalho e palato.

As lesões benignas mais comuns são:

- Cáries dentárias e/ou outra doença periodontal nos pacientes que possuem dentes;
- Estomatite angular ou induzida por próteses dentárias;
- Aftas;
- Veias varicosas na região ventral da língua;
- Lesões ulceradas traumáticas secundárias a próteses dentárias.

Pode-se encontrar uma placa branca nas gengivas e mucosa jugal, causada pela candidíase, líquen plano e leucoplasia. Quando pode ser removida por uma espátula, sugere-se candidíase.

Na língua podemos encontrar glossite e atrofia da mucosa que sugerem deficiência de vitaminas e anemia. O exame da faringe é limitado à inspeção, e devemos procurar amigdalites (menos comum em idosos) e tumores.

Deglutição

- **Reflexo da deglutição:** o examinador deve notar se há ou não o reflexo da deglutição, se o paciente tosse durante ou antes da deglutição ou se o reflexo ocorre de forma sincrônica.
- **Ausculta cervical:** procura-se auscultar com o estetoscópio colocado sobre a laringe os sons da deglutição da fase faríngea.
- **Avaliação da fase oral:** observar a mastigação, presença precoce ou retardo da deglutição e se o paciente apresenta dificuldade para fechar os lábios durante a alimentação.
- **Teste com água:** o paciente ingere 9 mL de água, se em até um minuto, apresentar tosse, engasgos ou alteração na voz, há alteração no reflexo da deglutição. Logo, esse paciente é mais propenso à aspiração.

Nariz

O examinador deve procurar assimetria, escoriações e/ou inflamação, e se há obstrução nasal, como presença de pólipos nasais. A cavidade e o septo nasal podem ser avaliados com o otoscópio.

Ouvidos

Inicialmente deve-se fazer a inspeção do pavilhão auricular, procurando por lesões causadas por herpes zoster e lesões neoplásicas como o carcinoma espino e basocelular. A presença de tofos gotosos na orelha externa são altamente sugestivos de artrite gotosa.

Com o otoscópio, o examinador deve procurar sinais flogísticos, cerume ou corpos estranhos. É importante observar a integridade e o aspecto da membrana timpânica.

Para testar a acuidade auditiva, podemos realizar o teste do sussurro, na qual o examinador pronuncia palavras a uma distância de cerca de 60 cm de cada ouvido.

Pescoço

Na inspeção, observar se o paciente possui massas, assimetria e cicatrizes. A cicatriz mais comumente encontrada é secundária à tireoidectomia.

A congestão de face e pescoço pode ser encontrada quando há dilatação das veias cervicais, e pode se tornar mais visível com a elevação dos braços acima da cabeça. Esse achado é sugestivo de tumores do mediastino, quando ocorre compressão da veia cava superior.

Membro superior
Mãos

Devem ser examinadas de maneira comparativa. É importante avaliar a pele, unhas, articulações e musculatura. É necessário palpar as mãos do paciente e nas articulações é importante observar a presença de sinais inflamatórios. O teste de força é fundamental para a avaliação funcional das mãos: o examinador deve pedir para o paciente segurar ou levantar um objeto. Por fim, devemos também nos atentar para a presença de tremores que podem ocorrer como consequência de diversas patologias como: tireotoxicose, ansiedade, doença de Parkinson e tremor essencial.

Ombro

Na inspeção devemos nos atentar aos músculos infra e supraespinhosos e no deltoide em busca de atrofia. O paciente deve movimentar ativa e passivamente o ombro, comparando sempre os dois lados. Uma condição comum que ocorre no ombro é a lesão do manguito rotador, que vai ser mais abordado no capítulo de Ortopedia.

Tórax

Na inspeção observa-se o formato do tórax, se há alterações na coluna vertebral, presença de tiragem, abaulamentos, retrações, cicatrizes, circulação colateral, telangiectasias e ginecomastia.

Frequência e padrão respiratório

Nos idosos devemos nos atentar quando frequência respiratória é maior que 24 incursões respiratórias por minuto. Além disso, sabe-se que a taquipneia pode preceder um quadro de infecção respiratória em até quatro dias.

Ausculta respiratória

Torna-se difícil, pois pacientes com idade avançada às vezes não conseguem inspirar profundamente. É comum a presença de estertores creptantes em bases, porém sem significado clínico, principalmente quando desaparecem depois da tosse. A presença de ruídos pode ser resultado de pneumopatias prévias, dificultando, assim, o diagnóstico de quadros agudos.

Exame cardiovascular
Pressão Arterial (PA)

Os idosos geralmente possuem as paredes das artérias dos braços calcificadas, que podem ser facilmente identificadas através da palpação e/ou exames radiológicos. Essa alteração nas artérias resulta no aparecimento da pseudo-hipertensão. Esse diagnóstico é feito em pacientes com PA elevada e que não possuem lesão em órgão-alvo. O sinal de Osler é uma manobra que auxilia no diagnóstico de pseudo-hipertensão e consiste na detecção de artérias palpáveis quando o esfigmomanômetro é insuflado acima da PAS.

Nos pacientes idosos hipertensos é necessária a aferição da PA em decúbito e posição ortostática. Quando há suspeita de hipotensão postural, primeiramente deve-se detectar a presença de queda postural da PA. Antes de aferir a PA do paciente em ortostatismo, o mesmo deve permanecer em decúbito dorsal por pelo menos 30 minutos, medindo a PA a cada 10 minutos. Assim, a PA supina é a terceira medida no 30° segundo. Após essa medida, o indivíduo fica em pé e afere-se a PA. Quando ocorre uma diminuição de 20 mmHg na PAS, com presença ou não de sintomas, é feito o diagnóstico de hipotensão ortostática.

Pulso arterial

Nos idosos é muito comum a presença de pulso irregular, decorrente principalmente da fibrilação atrial. Nesses pacientes, apenas a ausculta cardíaca fornece uma frequência cardíaca mais exata.

Ictus cordis

É palpável em apenas 35% dos pacientes idosos internados. Torna-se cada vez mais difícil sua palpação com o avanço da idade, principalmente em indivíduos com mais de 80 anos. Além disso, o *ictus cordis* não é um marcador clínico confiável para avaliação da área cardíaca em idosos.

Ausculta cardíaca

A ausculta cardíaca em idosos apresenta algumas peculiaridades, dentre elas: bulhas e sopros hipofonéticos, que podem estar relacionados ao processo de envelhecimento normal e sem repercussões clínicas.

Bulhas cardíacas

- **Primeira bulha:** apresenta um componente tricúspide mais suave e um componente mitral mais forte; seu desdobramento pode ser auscultado na borda esternal inferior esquerda em indivíduos normais.
- **Segunda bulha:** em idosos, ela é mais intensa no 2º espaço intercostal direito do que no esquerdo, o contrário que ocorre em pacientes mais jovens. Outro achado comum em pacientes com idade avançada é o desdobramento paradoxal da segunda bulha.
- **Terceira bulha:** é possível que esta bulha esteja diminuída em idosos, devido à redução do impacto cardíaco sobre a parede torácica. Pode ser de difícil diagnóstico quando há escoliose e enfisema pulmonar. É um achado patológico sempre que detectada em idosos e é um indicador de insuficiência cardíaca esquerda.
- **Quarta bulha:** é detectada em até 94% dos idosos; é considerada fisiológica para alguns autores, por não possuir valor importante no diagnóstico de cardiopatias.

Sopros cardíacos

Os sopros sistólicos estão presentes em cerca de 60% da população idosa. O sopro sistólico da estenose aórtica é menos intenso em indivíduos idosos e pode ser confundido com o sopro da regurgitação mitral. É importante ressaltar que quando há comprometimento da função ventricular, ocorre redução da intensidade dos sopros.

Abdome

O exame físico abdominal no idoso possui poucas diferenças em relação ao que é realizado em pacientes adultos.

Exame proctológico

O exame físico de abdome de rotina, principalmente em idosos, deve ser finalizado com o exame digital do reto. Esse exame será descrito com maiores detalhes no capítulo de Gastroenterologia.

Exame urológico

No paciente idoso é necessária uma avaliação cuidadosa da próstata, pois este órgão é acometido por muitas patologias, inclusive neoplasias.

Membros inferiores

Devem ser avaliados de maneira comparativa.

Pele e subcutâneo

As principais doenças que acometem os membros inferiores dos idosos são:

- **Eczema asteatótico:** é resultado do ressecamento excessivo da pele.
- **Úlceras:** deve-se observar o tamanho, localização, superfície, bordas, forma e tecidos adjacentes. No Quadro 19.1 abaixo, é possível observar características e localização das úlceras que acometem mais comumente os idosos.
- **Psoríase:** acomete a superfície extensora dos joelhos.
- **Edema:** causa mais comum nos idosos é a imobilidade associada à deficiente drenagem venosa. Edema em membros inferiores não é um sinal sensível de descompensação cardíaca, principalmente em estágios iniciais. Observar se associado ao edema, há presença de dor, calor e rubor, pois essas são as características do edema de origem articular. O linfedema é comum em pacientes idosos ou obesos e com má higiene. Os edemas com mais de 3 cm na panturrilha, são preditores de trombose venosa profunda (TVP), principalmente quando há edema e dor e veias superficiais salientes.

Articulações, músculos e ossos

O examinador deve procurar pelo arqueamento do membro inferior, aumento dos ossos, crepitações, genu varo e valgo, rotação lateral do membro inferior e atrofia do quadríceps.

Quadro 19.1 – Diagnóstico diferencial de úlceras em membros inferiores.

	Localização	Características
Arteriais	Calcâneo, face lateral do pé, dedos e leito ungueal	Membro frio, palidez, cianose, pulsos periféricos reduzidos ou ausentes
Venosas	Terço médio da perna, acima ou abaixo do maléolo medial	Hiperpigmentação e edema
Pressão	Saliências ósseas	Portadores de imobilidade, facilitadas por umidade, pressão e fricção local
Neuropáticas	Pontos de pressão, como cabeças do metatarso	Geralmente pele hiperqueratinizada

Fonte: Adaptado de Tratado de Geriatria e Gerontologia – 2ª ed. – 2006 – pág. 920.

Exame dos pés

É importante verificar a presença de deformidades, alterações articulares, coloração, presença de úlceras e/ou calos nos pés dos idosos. É necessário observar os calçados desses pacientes, para realização da prevenção de quedas.

Exame neurológico
Exame da motricidade

O examinador deve avaliar a força e tônus muscular, além de procurar fasciculações por distúrbios do movimento. Outros exames que devem ser feitos são do equilíbrio, marcha, e independência funcional. Com o avançar dos anos, o indivíduo tende a ter declínio da motricidade, com perda da força muscular e velocidade dos movimentos, geralmente simétricos.

Tônus muscular

Deve-se verificar se o paciente apresenta hipertonia, espasticidade, rigidez encontrada no parkinsonismo e na doença de Parkinson primária, e paratonia.

Exame da força muscular

É importante ser testada comparativamente, membro inferior com superior, lado direito com esquerdo, grupos proximais com os distais. Deve-se graduar numericamente essa força, porém, esses testes serão abordados no capítulo de Neurologia.

Movimentos anormais

Os distúrbios de movimento podem ser divididos em hipocinéticos e hipercinéticos. Para maiores informações acerca dos distúrbios de movimento, consulte o capítulo de neurologia.

Exame de equilíbrio e da marcha

Uma parte fundamental do exame neurológico do idoso é a observação da marcha desse paciente, pois pode revelar alterações na visão, motricidade, sensibilidade, e distúrbios cerebelares, cognitivos, musculoesqueléticos e vestibulares. Pode-se dizer que os principais tipos patológicos de marcha encontrados nos idosos são: andar cauteloso, ataxia cerebelar, marchas das mielopatias cervicais, festinantes, do lobo frontal, hemiparética, anserina, sensorial atáxica e vestibular.

Testes simples para avaliar a marcha

- **Get-up and go:** solicita-se que o paciente se levante de uma cadeira sem apoio, ande por 3 metros, dê meia volta, retorne e se sente de novo. Com esse teste é possível avaliar o equilíbrio, postura, a capacidade de levantar, base da marcha, se há congelamento ou hesitação para o início da marcha, tamanho do passo, velocidade, simetria, balanço dos membros e tronco, presença de movimentos involuntários e a habilidade para voltar. É importante cronometrar o teste, pois esse tempo é preditor da independência funcional do indivíduo: menos de 20 segundos é considerado sem alterações, acima de 30 segundos há maior risco para dependência funcional e quedas.
- **Tempo de suporte unipodal:** observa a capacidade do idoso em manter-se em pé, apoiado em um único pé. Para o idoso normal, o tempo a ser considerado é de 5 segundos. Aqueles que possuem um tempo menor, têm maior risco para queda e dependência funcional. Porém, sabe-se que com o envelhecimento é esperada uma diminuição do tempo desse teste, podendo chegar até quase zero em pacientes com mais de 85 anos.

Estabilidade postural

- **Teste de Nudge:** o paciente fica de pé, com olhos abertos e pés unidos, o examinador faz uma força constante e leve no esterno. O indivíduo é avaliado segundo a quantidade de passos dados para trás, para compensar a perda de equilíbrio. Quando o paciente necessita de auxílio para não cair, ou quando dá mais de 4 passos, o teste sugere grande propensão para quedas. O teste é considerado normal quando o paciente dá menos de 2 passos para manter o equilíbrio.

Avaliação da sensibilidade

Os testes de sensibilidade apresentam dificuldades para serem realizados em idosos, pois dependem da cooperação e função cognitiva do mesmo. Geralmente são feitos testes simples para percepção tátil-dolorosa.

Avaliação da propriocepção

Pede-se ao indivíduo que permaneça em pé, com os pés unidos e olhos fechados. O sinal de Romberg é positivo quando o paciente perde o equilíbrio e tem tendência à queda. Quando há doença cerebelar, o paciente se desequilibra tanto com olhos abertos quanto fechados.

REFERÊNCIAS

1. Carvalho ET. Geriatria, Fundamentos, Clínica e Terapêutica. 2.ed. São Paulo: Atheneu, 2006. p.19-34, 35-41, 63-5.
2. Freitas EV, Py L, Cançado FAX, Doll J, Gorzoni ML. Tratado de Geriatria e Gerontologia. 2.ed. Rio de Janeiro: Ed. Guanabara Koogan, 2006. p.903-4, 910-25
3. Fundação Jaqueira. [Internet] [Acesso em 2017 sept 26]. Disponível em: http://estatutodoidoso.blogspot.com.br/2009/11/velhice-segundo-oms-comeca-aos-65--anos.html
4. Leonardo da Vinci. [Internet] [Acesso em 2017 sept 26]. Disponível em: http://www.citador.pt/frases/o-conhecimento-torna-a-alma-jovem-e-diminui-a-ama-leonardo--da-vinci-6876- acesso dia 20/08/13
5. Martins MA, Baracat EC, Castilho EA, Burattini MN, Zugaib M, Jacob W. Clínica Médica – Medicina USP/HC-FMUSP, volume 1, 1.ed. São Paulo: Ed. Manole ltda, 2009. p.820.
6. Neto F, Carneiro K, Junior O, Junior A, Jacob C, Palheta A. Aspectos Clínicos da Arterite Temporal. Belém do Pará, 2008. p.547. [Internet] [Acesso em 2017 sept 26]. Disponível em: http://www.arquivosdeorl.org.br/conteudo/acervo_port.asp?Id=570
7. Porto CC. Semiologia Médica. 5.ed. Rio de Janeiro: Ed. Guanabara Koogan, 2005. p.154-8, 160-1.

20 | capítulo

Sérgio Quilici Belczak
Clayton Aparecido de Paula

Nathassia Pádua Domingues
Stephanie Majer Franceschini

Vascular

SEMIOLOGIA DO SISTEMA ARTERIAL
Introdução

A apresentação clínica nas doenças do sistema arterial periférico correlaciona-se diretamente com a competência do mesmo em fornecer aporte sanguíneo e manter assim suas funções primordiais enquanto estrutura fundamental para a manutenção do funcionamento dos órgãos e tecidos por ele irrigados. As doenças arteriais obstrutivas ateroscleróticas, associadas às dilatações aneurismáticas, são as principais afecções que acometem as artérias e seus ramos. Como nas demais áreas do conhecimento médico a busca diagnóstica se inicia com a anamnese e o exame clínico, que deve ser minucioso, simétrico e comparativo.

A interpretação dos sintomas e sinais pode decorrer da alteração local em determinado território arterial ou, ainda, da isquemia provocada pela artéria lesada que gera repercussões à distância. É importante notar que a anamnese dirigida nos fornece dados para se concluir o diagnóstico de doença arterial com elevada possibilidade de acerto, antes mesmo da realização do exame físico. Com o acréscimo do exame físico, consegue-se aumentar esse índice diagnóstico e confirmar, na maioria dos casos, a localização e a intensidade da doença.

As doenças arteriais obstrutivas são mais incidentes nos membros inferiores e neste segmento anatômico a dor é o sintoma mais frequente, cuja manifestação inicial ocorre somente com o esforço muscular desencadeado pela deambulação. A atividade muscular requer mais afluxo de sangue oxigenado, além de produzir maior quantidade de metabólitos ácidos.

Uma vez que órgão ou tecido respondem à isquemia com sintomatologia específica relacionada ao déficit funcional próprio daquela região, descreveremos em sessão própria deste capítulo a semiologia direcionada para patologias específicas e localizadas em diferentes segmentos do sistema arterial.

Anamnese

A HPMA é o motivo de procura ao médico que, durante o interrogatório, deve-se atentar para detalhes como o tempo de aparecimento dos sintomas e a maneira como eles apareceram.

- **ID:** A doença arterial periférica na imensa maioria dos casos associa-se à aterosclerose e ao tabagismo. O sexo e a idade são fatores determinantes, pois a incidência de diversas patologias vasculares arteriais associa-se com a idade, a exemplo do processo aterosclerótico avançado nos idosos. Algumas vasculites podem ocorrer no homem e na mulher. A tromboangeíte obliterante, por exemplo, acomete mais o homem adulto jovem, tabagista entre os 20 e 35 anos de idade, ao passo que a arterite de Takayasu é mais frequente nas mulheres jovens em mais de 80% dos casos. Devemos nos lembrar sempre que doenças autoimunes mais frequentemente acometem mulheres, como a esclerodermia e o lúpus eritematoso sistêmico.

  A profissão em alguns casos pode chamar a atenção para alterações vasculares profissionais, geralmente localizadas nas mãos e nos dedos, e secundárias a traumas, como no caso dos digitadores ou manipuladores de aparelhos vibratórios cujo trauma local repetido pode levar a fenômenos vasoespásticos e, eventualmente, trombose de pequenas artérias com necrose de extremidade. Trabalhadores de câmaras frigoríficas e congelados podem eventualmente apresentar fenômeno de Raynaud, nos pés e/ou nas mãos.

- **AP e AF:** Os antecedentes pessoais e familiares devem ser questionados, pois há correlação com as doenças arteriais. Deve-se obter informações como operações anteriores, medicações em uso, doenças infecciosas, histórico de sangramento espontâneo, trauma, tratamentos prévios, disfunção sexual, entre outros.

MANUAL DE SEMIOLOGIA E PROPEDÊUTICA MÉDICA

Deve-se lembrar que a doença aterosclerótica é uma doença sistêmica e que durante a anamnese é de fundamental importância realizar um questionamento direcionado à procura de sintomatologias provenientes de doença obstrutiva arterial em outros órgãos e sistemas diferentes da queixa inicial do paciente.

Na história de pacientes arteriopatas é importante questionar o tempo de surgimento dos sintomas e sinais, e de que modo apareceram; se abruptamente, sugerem uma arteriopatia aguda; se lenta e progressiva, uma arteriopatia obstrutiva crônica.

As doenças arteriais obstrutivas ateroscleróticas têm maior prevalência nos MMII e sua principal queixa é dor desencadeada pela atividade física. Esta queixa álgica é conhecida como claudicação a qual se inicia do estímulo das fibras nervosas devido aos produtos do metabolismo anaeróbio causando sensação de dor, cansaço e até mesmo câimbra. Tais eventos cessam instantaneamente com a interrupção da atividade muscular, o que determina alívio dos sintomas em poucos minutos. Caso o indivíduo retome as atividades a dor reaparece, denominando-se claudicação intermitente.

Exame físico

O exame vascular deve sempre ser precedido pelo exame geral, já que a maioria das afecções relacionadas ao sistema arterial pode ter comprometimento sistêmico ou influenciar outros territórios vitais. O local para o exame exige boa iluminação, se possível de luz natural.

O exame físico vascular se inicia pela inspeção que deve ser realizada desde a cabeça aos pés, verificando marchas, cognição, respiração (tipo, frequência respiratória) cor da pele e das mucosas (cianose, descoramento, icterícia), petéquias, hematomas, pupilas (tipo, simetria, resposta à luz), pálpebras, orofaringe, sudorese, fâneros, lesões, micose, deformidades, tumoração, simetria, nutrição dos tecidos, tipo de pele, elasticidade da pele e articulações, edema, mixedema, lipedema, xantomas, circulação colateral, órgãos genitais e região perianal, inclusive avaliando a movimentação do pescoço, do tronco e dos membros, e o tipo de marcha.

O exame dos diversos aparelhos e sistemas pode iniciar-se pelos olhos, que são importantes em muitos diagnósticos ainda no pré-operatório, com atenção às pálpebras, músculos oculares, globo ocular, pupilas, fundo de olho. O fundo de olho é um exame simples, não invasivo e pode trazer informações importantíssimas nas doenças vasculares em especial nos doentes diabéticos, hipertensos, nas estenoses de carótidas por aterosclerose, vasculites, e nas doenças do colágeno.

A pesquisa da orofaringe inicia-se com os dentes, que podem ser fonte de infecção principalmente nos portadores de próteses sintéticas vasculares, tonsilite da faringe e tumores; lesões ulcerosas como na doença de Behçet, estreitamento do palato duro nas doenças do colágeno. Devemos avaliar ainda na orelha anormalidades como: zumbido, hipoacusia, secreção, dor, labirintopatia e sangramento. No nariz pesquisa-se elementos como epistaxe, coriza, rinorreia, obstrução, sangramento, lesões etc.

O tórax é o local onde se alojam os grandes vasos e o coração, cuja anormalidades se associam em especial a deformidades como abaulamentos em decorrência de aneurismas, circulação colateral (venosa, arterial, telangiectasias).

Nos órgãos genitais podemos evidenciar lesões que podem ser relacionadas a lesões arteriais à distância como na doença de Behçet e na sífilis. Na região perianal e anal deve-se investigar hemorroidas, fístulas, tumores, infecções e infestações.

A avaliação do sistema arterial deve iniciar-se pelo exame clínico cardiológico, seguindo-se para a região cervical com a observação cuidadosa da pulsatilidade venosa, abaulamentos pulsáteis e posterior palpação. O exame dos pulsos deve ser feito com pelo menos dois dedos e no sentido longitudinal da artéria a ser examinada.

A ausculta deve ser iniciada por uma cuidadosa avaliação do coração, observando a presença de sopros ou justificando arteriopatias obstrutivas de origem embólica. Depois ausculta-se sobre o trajeto das artérias de grande e médio calibre no pescoço, tórax, membros superiores, abdome, região lombar, região do trígono femoral e canal dos músculos adutores. Deve-se avaliar sopros e frêmitos. Sopros sistodiastólicos podem sugerir a presença de fístulas arteriovenosas, e sopros sistólicos podem sugerir a presença de pseudoaneurismas.

A pressão arterial sistêmica deve ser considerada como uma extensão do exame físico e o doente avaliado em decúbito dorsal, sentado e de pé, nos membros superiores e inferiores, fazendo comparação tanto na horizontal como na vertical.

O índice tornozelo braquial (ITB) (ou dopplermetria segmentar) é fundamental não só para avaliar e acompanhar os doentes com arteriopatias, mas também para correlacionar ao risco de coronariopatia.

A realização da medida ITB passa a ter importância diagnóstica nos casos de dúvida quanto à diferença de percepção da amplitude de determinados pulsos. Para o registro deste índice é necessário ter à disposição um aparelho Doppler portátil. Para realizar a medida do índice tornozelo-braquial afere-se a pressão arterial no membro inferior mediante a colocação do manguito de pressão no terço distal da perna e afere-se a pressão sistólica no local de detecção do pulso pedioso ou tibial posterior. A mesma manobra é realizada para medida da pressão arterial sistólica no membro superior.

A relação entre a pressão sistólica do tornozelo e a pressão sistólica braquial corresponde ao índice tornozelo-braquial, cujo valor normal varia de 0,9 a 1,3. Nos casos de isquemia do membro inferior, espera-se queda desse índice, por exemplo em pacientes com lesões tróficas, geralmente esse índice encontra-se menor que 0,4.

A palpação é um item peculiar e trata-se de um capítulo à parte no exame físico em pacientes com patologia vascular periférica. Neste tópico, deve-se avaliar a elasticidade, temperatura da pele, tecido subcutâneo, musculatura, movimentação ativa e passiva das articulações, verificar frêmito (aneurismas, estenoses, fístulas arteriovenosas), pulsos.

A avaliação dos pulsos arteriais periféricos é de fundamental importância no exame clínico do sistema circulatório. Deve ser precedido por uma avaliação da temperatura e da umidade das extremidades. Para tal, o examinador utiliza a superfície dorsal dos dedos de suas mãos, percorrendo-os ao longo dos membros e pesquisando a simetria.

Se encontrar um aumento da umidade, acompanhado de diminuição da temperatura, há suspeita de hiperatividade simpática; membros com um aumento simétrico da temperatura e da umidade podem indicar hipertireoidismo. A observação de assimetrias, por sua vez, constitui uma informação clínica relevante: um resfriamento súbito de um membro com palidez poderá corresponder, por exemplo, a uma situação de obstrução aguda de uma artéria principal do membro por um êmbolo que pode ser de origem cardíaca (a fonte mais frequente de êmbolos).

A avaliação dos pulsos arteriais periféricos compreende a pesquisa de um conjunto de parâmetros: frequência, ritmo, amplitude e regularidade. Se a frequência e o ritmo nos informam sobre a atividade elétrica do coração, a pesquisa preferencial pelo pulso radial, a amplitude e a regularidade, por seu turno, traduz a função do ventrículo esquerdo, devendo ser avaliadas preferencialmente por pulsos centrais. A amplitude de um pulso pode ser caracterizada numa escala de 0 a 4, onde:

0 – Ausente, pulso não palpável
1 – Diminuída, pulso pouco palpável
2 – Normal
3 – Aumentada
4 – Muito aumentada

Deve-se diferenciar a regularidade de um pulso de seu ritmo. De fato, a regularidade diz respeito à estabilidade (ou não) da amplitude do pulso, enquanto o ritmo se refere à uniformidade (ou não) do intervalo de tempo entre os pulsos. Deste modo, podem existir pulsos rítmicos mas irregulares. O exame do restante dos pulsos periféricos reveste-se igualmente de um grande interesse clínico: na coarctação da aorta, por exemplo, os pulsos femorais têm uma amplitude diminuída e encontram-se atrasados relativamente aos pulsos radiais.

O pulso temporal superficial deve ser realizado em simultâneo ou em separado, no nível da fossa temporoparietal, acima do arco zigomático bilateralmente (Figura 20.1).

O pulso carotídeo pode ser pesquisado de duas formas: colocando os dedos do examinador na laringe do paciente, desliza-se posteriormente até sentir a artéria carótida contra os músculos pré-vertebrais e/ou examinador coloca-se anterior ou posterior ao doente e palpa a artéria com os dedos em forma de gancho, colocados lateralmente no pescoço entre a laringe e margem anterolateral do músculo esternocleidomastoídeo. (Figura 20.2). A palpação simultânea dos pulsos carotídeos requer algumas precauções, pelo perigo de isquemia cerebral nos doentes idosos com doença aterosclerótica, ou ainda pelo risco de estímulo do seio carotídeo e provocar arritmias e até parada cardíaca.

O pulso da artéria facial, ramo da artéria carótida externa, é palpado sobre a margem lateral da mandíbula a 2 ou 3 adiante do seu ângulo. Entre a traqueia e o manúbrio do esterno pode-se palpar o tronco arterial braquiocefálico e a crossa da aorta, principalmente quando estão aneurismáticos. Já pulso subclávio é palpável acima do terço médio da clavícula, com o examinador colocado anterior ou posteriormente ao doente e com os dedos semifletidos.

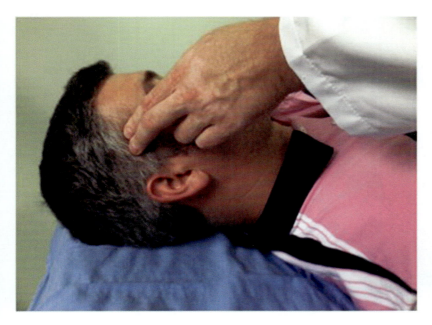

Figura 20.1 Palpação do pulso temporal superficial.

Fonte: Acervo dos autores.

A avaliação dos membros superiores deve ser realizada com o paciente sentado ou em decúbito dorsal e com os membros desnudados. A avaliação dos pulsos arteriais dos membros superiores compreende a palpação das artérias radial, ulnar, braquial e axilar.

O pulso axilar palpa-se no vértice da axila com o ombro em abdução de 90°, estando o membro superior pousado no antebraço direito do examinador. O pulso é então palpado com a mão contralateral penetrando no cavado axilar (Figura 20.3).

O pulso braquial pesquisa-se com os dedos na superfície medial do terço médio do braço, entre os compartimentos musculares anterior e posterior. A artéria braquial é a principal artéria do braço. Em seu trajeto, emite as artérias profunda do braço, colateral ulnar superior e colateral ulnar inferior, além de diversos ramos musculares e um ramo nutrício para o úmero. Ao chegar na fossa cubital, no cotovelo, divide-se nas artérias radial e ulnar, que seguem para o antebraço. O pulso da artéria braquial é palpável na parte anterior do cotovelo ou no terço distal do braço no sulco entre os músculos bíceps (anteriormente) e tríceps (medialmente), onde também é utilizado para a aferição da pressão arterial (Figura 20.4).

Os pulsos das artérias radial e ulnar devem ser sempre avaliados bilateralmente para pesquisa da simetria, as artérias radial e ulnar (de maior calibre) são continuação da artéria braquial. O pulso da artéria ulnar é palpado no terço distal do antebraço anteriormente, entre o músculo flexor superficial dos dedos (lateralmente) e o músculo flexor radial do carpo (medialmente).

O pulso da artéria radial é palpado no terço distal do antebraço anteriormente, entre os tendões do músculo abdutor longo do polegar (lateralmente) e do músculo flexor ulnar do carpo (medialmente). O pulso radial é normalmente utilizado para avaliar a frequência e o ritmo cardíaco.

A Manobra de Allen é utilizada para comparar a amplitude de pulso e a dominância das artérias radial e ulnar. Essa manobra revela o enchimento arterial do arco palmar e dos ramos arteriais profundos palmares, e é importante para avaliação de pacientes que serão submetidos à confecção de fístula arteriovenosa para hemodiálise ou cateterismo da artéria radial, para mensuração da pressão arterial média ou para uso da artéria radial como enxerto vascular.

Quanto ao pulso da aorta abdominal e ilíaca, deve-se lembrar que a aorta inicia no nível da 12ª vértebra torácica e termina à altura da quarta vértebra lombar, quando se divide nas artérias ilíacas comuns direita e esquerda. Durante seu trajeto, possui várias ramificações, que também podem ser divididas em ramos parietais (artérias frênicas inferiores, lombares, ilíacas comuns e sacral mediana) e viscerais (artérias suprarrenais, renais, gonadais e tronco celíaco, artérias mesentéricas superior e inferior).

A aorta abdominal deve ser palpada com as duas mãos na linha média do abdome desde o epigástrio e região infraumbilical (Figura 20.5). As artérias ilíacas comuns direita e esquerda são os dois ramos que se originam a partir da bifurcação da artéria aorta, responsáveis pela irrigação sanguínea dos membros inferiores e da pelve. Cada uma se divide posteriormente em artéria ilíaca externa e artéria ilíaca interna.

Os membros inferiores devem ser examinados com o doente em decúbito dorsal e com os membros desnudados. A avaliação das artérias dos membros inferiores compreende a palpação dos pulsos femoral, poplíteo, tibiais posterior e anterior, e artéria dorsal do pé (pediosa).

O pulso femoral palpa-se no ponto médio entre a sínfise púbica e a espinha ilíaca anterossuperior (Figura 20.6). A artéria femoral passa pelo canal adutor e no hiato tendíneo entra na fossa poplítea, passando a denominar-se artéria poplítea.

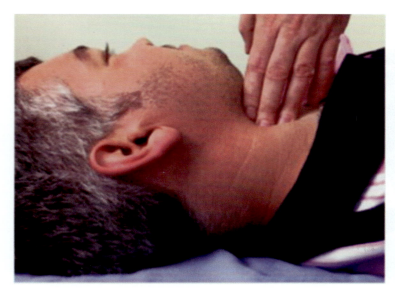

Figura 20.2 Palpação do pulso carotídeo.

Fonte: Acervo dos autores.

VASCULAR

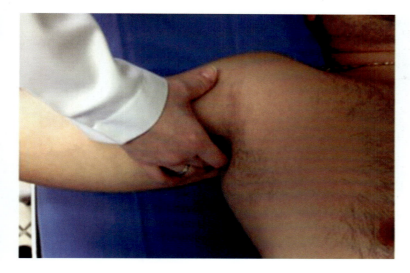

Figura 20.3 Palpação do pulso axilar.

Fonte: Acervo dos autores.

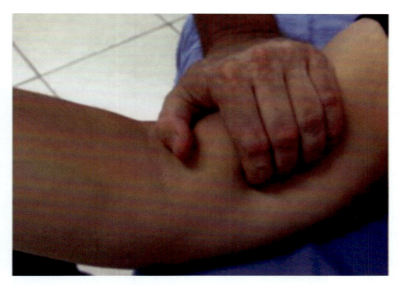

Figura 20.4 Palpação do pulso braquial.

Fonte: Acervo dos autores.

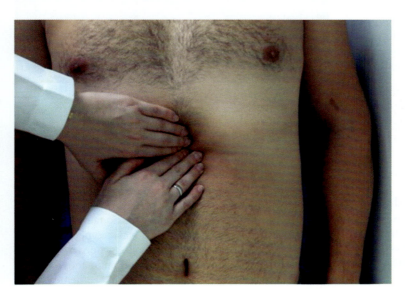

Figura 20.5 Palpação da aorta abdominal.

Fonte: Acervo dos autores.

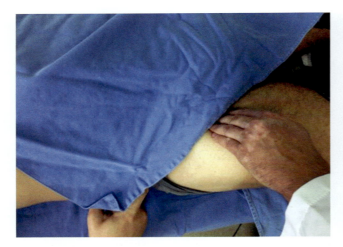

Figura 20.6 Palpação do pulso femoral.

Fonte: Acervo dos autores.

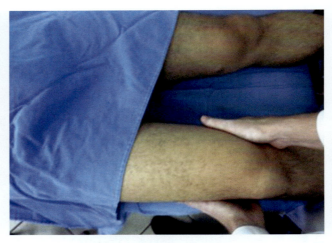

Figura 20.7 Palpação do pulso poplíteo.

Fonte: Acervo dos autores.

O pulso poplíteo é geralmente de difícil palpação, uma vez que não é superficial nem atravessa nenhuma proeminência óssea, existindo dois métodos de palpação. Uma das formas mais práticas de palpação, e geralmente realizada, consiste na flexão do joelho a cerca de 90°, o examinador coloca os dois polegares na tuberosidade tibial e os restantes dedos em gancho na fossa poplítea, procurando o feixe neurovascular e pressionando-o contra a superfície posterior da tíbia (Figura 20.7). Outro método é colocando o doente em decúbito dorsal e flexão do joelho em 60° (passiva) e procurando o pulso na fossa poplítea com as polpas digitais. Na continuação da artéria femoral, a artéria poplítea dá ramos: artéria tibial anterior e tronco tibiofibular, este que após a fossa poplítea se divide em artérias tibial posterior e fibular.

O pulso tibial posterior palpa-se posteriormente ao maléolo medial, e o pulso tibial anterior (artéria pediosa) palpa-se lateralmente ao tendão do extensor longo do hálux, no prolongamento do pulso tibial anterior (Figura 20.8). Na prática clínica, os pulsos da artéria pediosa e da artéria tibial posterior são habitualmente usados para investigar a presença de doença vascular dos membros inferiores.

Semiologia arterial direcionada para patologias específicas

Oclusão arterial crônica

A oclusão arterial crônica é decorrente do processo aterosclerótico na grande maioria dos casos.

Os seus sintomas decorrem da diminuição ou da abolição do fluxo arterial, isto é, da isquemia dos tecidos, e dependem do grau de obstrução arterial e do desenvolvimento da circulação colateral. De fato, o mais habitual no cenário das arteriopatias crônicas sintomáticas é a claudicação intermitente que pode evoluir para dor em repouso.

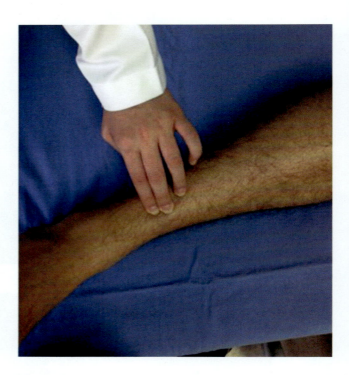

Figura 20.8 Palpação do pulso tibial anterior.

Fonte: Acervo dos autores.

A *claudicação intermitente* é um termo cunhado na dificuldade em deambular, cuja a origem é do verbo claudicar, de origem latina, e significa não ter firmeza nos pés, coxear ou mancar. A origem da expressão é ligada ao fato de que o paciente, após andar determinada distância, começa a mancar pelo surgimento de dor em determinados grupos musculares, desaparecendo com o repouso e recomeçando após a mesma quantidade de exercícios, sendo por isso intermitente.

VASCULAR

A claudicação nos membros inferiores pode ocorrer nos pés, nas panturrilhas, nas coxas e nas nádegas conforme o nível de obstrução na árvore arterial e também conforme a capacidade de colateralização desenvolvida pelo organismo. Chama-se de distância útil aquela que o indivíduo consegue percorrer sem ter dor, geralmente caracterizada em terreno plano.

Pode-se dizer que a claudicação intermitente é um sintoma altamente específico de afecção arterial do tipo obstrutivo e tem como diagnóstico diferencial a pseudo-claudicação e claudicação venosa.

Em fases avançadas da doença obstrutiva, podem surgir dores de repouso e parestesias geralmente nas porções mais distais das extremidades, associadas à queixa de frialdade e alterações de cor variando entre palidez intensa, cianose e eventualmente rubor conforme a posição pendente. A dormência e o formigamento são as parestesias mais comuns tanto nas isquemias crônicas quanto nas agudas.

Com o progresso da doença, a dor começa a ficar intensa e ocorrer durante o repouso e, nos estadios finais há o desenvolvimento de ulcerações ou necrose das extremidades.

Na avaliação da história mórbida pregressa, deve ser questionada a presença de doença aterosclerótica e seus fatores de risco como estilo de vida sedentário, tabagismo, diabetes *mellitus*, dislipidemias, insuficiência renal crônica, entre outros.

Nos pacientes claudicantes, a localização da dor vai depender do local da obstrução arterial, mas é frequente nas panturrilhas, podendo ocorrer nas coxas e nas regiões glúteas.

A neuropatia isquêmica nos doentes com obstrução arterial pode se apresentar como parestesia, hipoestesia, anestesia, paresia e mesmo paralisia, e esses sintomas são decorrentes da isquemia dos nervos e são mais notáveis nos quadros de isquemia arterial aguda.

A dor em repouso na isquemia crônica é, na maioria das vezes, uma evolução da claudicação intermitente e surge insidiosamente, piora à noite, principiando ou agravando-se pela exposição ao frio. É em geral muito intensa, sendo descrita como uma das piores dores. Esta dor não responde aos analgésicos comuns nem aos opiáceos e às vezes só melhora com a revascularização do membro.

Outras queixas possíveis destes doentes podem referir-se à disfunção erétil, sintoma precoce nos doentes com a arteriopatia obstrutiva no segmento aortoilíaco. A oclusão aortoilíaca por aterosclerose tem como clínica a claudicação de nádegas, de membros inferiores.

As lesões obstrutivas das artérias viscerais têm manifestação clínica variável, segundo o órgão acometido, bem como a velocidade e intensidade desta manifestação.

Nos pacientes com obstruções e/ou estenose das artérias que irrigam o sistema esplâncnico é comum a presença de dor pós-prandial cerca de 30 a 40 minutos após as refeições, de duração variável, além de o indivíduo poder apresentar diarreia ou perda de peso significativa desde o início os sintomas.

No exame físico destes pacientes, a inspeção deve averiguar a atitude do paciente ao leito, pois habitualmente os doentes com isquemia crônica colocam o membro em posição pendente fora do leito, onde a força da gravidade ajuda a chegada de sangue aos tecidos mais distais. Atentar igualmente para queda de pelos, alterações das unhas, atrofia muscular e alterações da cor da pele (palidez e ou cianose). Os exames dos membros devem ser sempre comparativos entre um pé e outro, e também no próprio membro. Quando em posição horizontal, se não detectar alteração da cor pode-se realizar a elevação das extremidades entre 45° e 60° por um minuto, torando o membro acometido mais pálido do que o contralateral. Em alguns casos também identifica-se hiperemia reativa em pacientes com isquemia crônica, decorrente da tentativa da circulação; promover uma vasodilatação intensa na pele em um membro isquêmico.

Na palpação, a simples comparação com o membro contralateral pode fornecer informações preciosas com relação a um gradiente de temperatura. A pesquisa pode ser feita com o dorso dos dedos por ser mais sensível. A presença de frêmito durante a sístole sugere uma estenose ou dilatação arterial. As artérias devem ser palpadas tanto no plano superficial quanto no plano profundo e estes devem ser anotados para comparação com o membro colateral. Na presença de frêmitos devemos auscultar o trajeto das artérias, pois um sopro sistólico pode ocorrer nas estenoses de qualquer origem.

Com relação aos diagnósticos diferenciais, deve-se sempre caracterizar bem a queixa de claudicação e não confundi-las quando a origem dos sintomas é ortopédica, onde a dor não é desencadeada pela atividade física, quanto menos cessa ao repouso. Nos casos de doença avançada com úlceras consideram-se outras causas de úlcera como etiologia venosa, infecciosa, vasculites.

Úlceras isquêmicas dos membros inferiores

As lesões isquêmicas são quadros terminais da arteriopatia obstrutiva crônica periférica.

A sintomatologia em geral é lenta e progressiva, associada à história de claudicação prévia, sendo os MMII mais acometidos. As úlceras isquêmicas são extremamente dolorosas, exceto em diabéticos. Surgem espontaneamente ou em áreas de fácil trauma como nos artelhos, interdigitais, calcâneos e menos frequentemente nas panturrilhas. São de difícil cicatrização, a não ser após a revascularização. É comum na doença aterosclerótica periférica.

Nos AP, deve-se pesquisar história de claudicação nos membros inferiores, doença aterosclerótica, presença de doença reumatológica, tabagismo, hipertensão arterial, diabetes *mellitus*, cardiopatia, disfunção renal, entre outros.

Na inspeção, apresenta-se como úlceras em geral na perna de fundo esbranquiçado, rasas e dolorosas, mesmo quando em não vigência de infecção; pode-se também observar palidez, cianose reversível ou quadro de vermelhidão no membro, conhecido como hiperemia reativa.

Capítulo 20

MANUAL DE SEMIOLOGIA E PROPEDÊUTICA MÉDICA

Na palpação, pode haver diferença de temperatura entre os membros, no caso da cianose, a mesma em geral é revertida com digitopressão; os pulsos em geral são ausentes, o que possibilita determinar o território acometido. Deve-se avaliar pulso pedioso, tibial posterior, fibular, poplíteo, em busca do ponto de obstrução. O canal dos adutores é o ponto mais habitual de oclusão, todavia em diabéticos a doença tende a acometer mais severamente a porção infragenicular.

Uma evolução típica das úlceras isquêmicas é o surgimento de gangrena, que pode se manifestar sob a forma mumificada dos tecidos tendendo a ser menos extensas que as gangrenas após isquemias agudas. Atingem pontas dos dedos, dedos inteiros ou pé e menos frequentemente a perna. Quando a necrose está estabelecida e há boa rede colateral observa-se sulco de delimitação bem preciso.

De modo geral a gangrena não infectada é dita gangrena seca e não possui secreção. Por outro lado, a gangrena pode se infectar, tornando o tecido necrótico macerado, com formação de secreção e, às vezes, lojas de pus. É a chamada gangrena úmida ou infectada. As gangrenas tendem a ser mais amplas nas oclusões arteriais agudas embólicas ou trombóticas.

O diagnóstico diferencial inclui outras causas de úlceras em membros inferiores como a doença venosa, as vasculites, úlceras de pressão em acamados. Uma entidade de importante reconhecimento é a úlcera causada por hipertensão arterial grave de longa duração, pois estas úlceras hipertensivas, como comumente são chamadas, se apresentam muito dolorosas e surgem na face anteroexterna da panturrilha bilateralmente.

Oclusão arterial aguda

A oclusão súbita de uma artéria necessita de diagnóstico e tratamento precoces. Pode decorrer de uma embolia, de uma trombose ou de um traumatismo arterial; as embolias ocorrem em cerca de 90% dos casos devido a cardiopatias e à trombose arterial.

De modo geral, o quadro clínico está relacionado à dor de forte intensidade, de início súbito e de caráter variável, predominando sobre os demais sintomas. Entretanto, com certa frequência a dor se inicia de maneira insidiosa, de fraca intensidade, sendo sobreposta pelos sintomas neurológicos, aumentando gradualmente de intensidade até se constituir, ao final de algumas horas, no sintoma principal.

Portanto, para chegar a um diagnóstico etiológico correto é muito importante saber se o doente já tinha uma cardiopatia prévia, o que sugere embolia ou arteriopatia prévia, o que sugere trombose, ou se teve um traumatismo por arma de fogo, arma branca ou fratura ou ainda iatrogenia.

As alterações decorrentes da isquemia dos tecidos dependem de alguns fatores como o grau de obstrução arterial, o desenvolvimento prévio de circulação colateral e a necessidade metabólica do tecido, surgindo dor sempre que a perfusão tecidual for insuficiente para manter o metabolismo normal. O esfriamento do membro é referido normalmente na parte distal à oclusão e varia de acordo com o nível da obstrução arterial. Por exemplo, na obstrução aguda da aorta abdominal, os dois membros vão estar frios desde os pés até a raiz da coxa. Os pacientes também relatam a alteração da cor nas extremidades que varia desde uma simples palidez de um dedo ou de todo o pé, até às vezes áreas de cianose. Os doentes podem referir parestesias, hipoestesia, fraqueza, e mesmo paralisias, caracterizando as alterações neurológicas decorrentes da isquemia arterial.

Ao se tratar de obstrução arterial aguda, a história de claudicação, a ausência de pulso contralateral e a doença aterosclerótica avançada podem sugerir um acidente de placa no interior de um vaso, característico de trombose arterial. No caso de paciente com infarto do miocárdio prévio, arritmias cardíacas ou história de trombo cardíaco com pulso contralateral no membro nos orienta a pensar em quadro embólico.

O exame físico deve ser cuidadoso, a inspeção e a palpação, aliadas aos elementos da anamnese, são quase característicos na síndrome de obstrução arterial aguda.

Na inspeção observamos palidez de um dedo ou até de todo o pé, áreas cianóticas que podem ser discretas até uma palidez cadavérica e uma cianose intensa. Estas características devem ser sempre comparadas no mesmo membro e com o membro contralateral. Pode haver colapso das veias superficiais pela ausência de aporte de sangue. Quando ocorre a cianose, os locais que clareiam a digitopressão, caracterizando a cianose não fixa, geralmente são viáveis após a revascularização, ao contrário das fixas que caracterizam irreversibilidade da isquemia.

Na palpação deve-se aferir a temperatura e os pulsos. Para verificação da temperatura deve-se palpar com o dorso da mão, os dedos, o pé todo, a perna e a coxa, sempre comparando com membro contralateral. O esfriamento vai atingir até o ponto inferior a obstrução arterial. A palpação sistemática de todos os pulsos arteriais constitui a etapa mais importante do exame físico, permitindo tanto o diagnóstico da obstrução arterial como também o local da oclusão. Na obstrução arterial aguda os pulsos distais ao local da oclusão estão ausentes de maneira clara.

A pesquisa dos sinais neurológicos é muito importante para determinar o prognóstico, a urgência e o tipo de terapêutica a ser empregado. Quanto mais alteradas a sensibilidade tátil, térmica, dolorosa e a função motora, mais grave será a isquemia. A palpação da massa muscular com grande alteração da consistência ajuda também a quantificar o grau de isquemia e a presença de síndrome compartimental, que deve ser tratada imediatamente com a fasciotomia.

Para definir o grau de isquemia do membro acometido pela insuficiência arterial aguda e, consequentemente, o prognóstico do quadro, Rutherford propôs uma classificação clínica, evidenciada abaixo:

Classificação clínica proposta por Rutherford
Classe I – Viável

Dor em repouso, ausência de *déficit* neurológico ou fraqueza muscular, enchimento capilar normal, sinais de

VASCULAR

Doppler arterial e venoso audíveis, pressão de tornozelo maior que 30 mmHg

Classe II – Ameaçado

Quadro reversível com possível salvamento do membro se a terapêutica for rapidamente instituída. Subdividida nas duas categorias a seguir:

- **IIA** – Marginalmente ameaçado
  Dor em geral descontínua. Pode haver dormência e diminuição da sensibilidade dos artelhos. Ausência de sinal de Doppler arterial audível é frequente, porém, o venoso está presente.
- **IIB** – Ameaça imediata
  Dor isquêmica persistente, perda da sensibilidade dos artelhos, algum grau de paresia ou até paralisia muscular, ausência de sinal audível tanto no Doppler arterial quanto no venoso.

Classe III – Inviável

Anestesia e paralisia muscular, ausência de enchimento capilar, cianose fixa, ausência de sinal audível tanto no Doppler arterial quanto no venoso.

No diagnóstico diferencial das oclusões arteriais agudas o mais importante é a diferenciação entre um quadro de trombose que pode-se tentar tratar inicialmente de modo conservador e/ou uma embolia aguda, cujo tratamento é a embolectomia arterial em geral com cateter de Fogarty.

Aneurismas arteriais

Caracterizados por aumento do diâmetro arterial superior a 50% do esperado. São mais frequentes na aorta, nas artérias ilíacas e poplíteas. Muitas vezes não causam sintomas sendo, achados de exame físico ou de imagem. Quando sintomáticos, normalmente os são devido às complicações como expansão e rotura. Ainda de importância são os aneurismas arteriais viscerais troncocelíacos, renais e esplênicos que têm risco de ruptura. Não devemos nos esquecer dos aneurismas micóticos, que na verdade são de origem bacteriana e normalmente de fonte emboligênica, mais comuns nos casos de endocardite bacteriana.

Ainda dentro deste tópico podemos destacar os pseudoaneurismas, também definidos como falsos aneurismas ou hematomas pulsáteis. São frequentemente causados por trauma ou punção arterial, em especial nas artérias femoral e braquial. Nestes casos, persiste uma solução de continuidade na parede arterial, sendo bloqueado o hematoma pelas estruturas vizinhas.

No quadro clínico, a maioria dos pacientes é assintomática e apresenta-se como achados em exames de imagem, que normalmente manifestam-se por rotura e/ou compressão das estruturas vizinhas. Outro modo de apresentação é a presença de massa palpável, em geral identificada pelo próprio paciente. A tríade clássica do aneurisma de aorta abdominal roto é constituída por massa abdominal pulsátil, dor e hipotensão.

Com relação aos antecedentes, uma vez que se trata de doença silenciosa, devemos atentar para os fatores de risco como aterosclerose, cardiopatia isquêmica, diabetes *mellitus*, hipertensão arterial, além de queixas de dor abdominal vaga.

Nos doentes muito magros, na inspeção, eventualmente podemos observar a pulsação abdominal secundária a uma dilatação da aorta ou ilíaca. Sinais de microembolização como cianoses puntiformes ou localizadas em vários pododáctilos, podem ser originados de um aneurisma de femoral ou poplítea. O aneurisma de artéria poplítea pode estar relacionado com aneurisma da aorta.

Na palpação é importante verificar o tipo de pulsação, pois os aneurismas em geral apresentam impulso em todos os sentidos. O impulso limitado a um plano (geralmente anteroposterior) sugere apenas transmissão do pulso arterial. A amplitude de pulso pode estar diminuída se houver muitos coágulos no seu interior, entretanto, quando bem evidente é bem provável que seja um aneurisma. Nos casos de aneurismas abdominais, a palpação do epigástrio sem tumoração pulsátil, na presença de um aneurisma de aorta abdominal, sugere que este esteja restrito à aorta abdominal infrarrenal, constituindo o chamado sinal de DeBakey. Os aneurismas de artéria poplítea são frequentemente bilaterais; a palpação de dilatação poplítea unilateral com perda do pulso contralateral abaixo do joelho, é altamente sugestivo de trombose de aneurisma de poplítea.

A evolução dos aneurismas arteriais devem ser divididos em duas situações, nas emergências representadas pelos casos de rotura onde as taxas de óbito são altas e ainda subnotificadas, pois grande parte destes pacientes morrem antes de chegarem ao hospital. Os aneurismas devem ser acompanhados e tratados de acordo com seu tamanho ou progressão, observando-se nesses casos de cirurgia eletiva os melhores resultados.

Com relação ao diagnóstico diferencial, este tem que ser feito com tumores (principalmente abdominais) juntos ou sobre as artérias, mas a sua impulsividade é apenas em um sentido, sem apresentar expansão pulsátil lateral. O cisto de Baker é importante na diferenciação dos aneurismas de poplítea, quando não pulsátil.

SEMIOLOGIA DA DOENÇA VENOSA
Introdução

Pacientes portadores de doença venosa crônica e ou linfática apresentam geralmente sintomas de longa duração. A dor é um sintoma comum na doença venosa, sendo na maioria das vezes suportável. Os principais sintomas são a dor em peso, em queimação ou desconforto nas pernas que se agrava no período de calor, quando o indivíduo fica muito tempo em pé ou no período pré-menstrual da mulher, presença de varizes nos membros inferiores, ou, menos usualmente, câimbras, prurido e edema discreto de tornozelo. As veias dilatadas e visíveis podem ser divididas em telangiectasias, veias reticulares ou veias varicosas de acordo com o seu diâmetro (Tabela 20.1).

Capítulo 20

379

MANUAL DE SEMIOLOGIA E PROPEDÊUTICA MÉDICA

Tabela 20.1 – Manifestações iniciais da insuficiência venosa crônica, suas características clínicas e suas respectivas classificações.		
Alteração venosa	**Características**	**Classificação CEAP**
Telangiectasias	Vênulas intradérmicas, dilatadas permanentemente, confluentes e com diâmetro menor que 1 mm.	1
Veias reticulares	Veias subdérmicas, geralmente tortuosas, com calibre de 1 mm a 3 mm	1
Veias varicosas	Veias subcutâneas dilatadas e geralmente tortuosas, com diâmetro maior que 3 mm.	2

Fonte: Adaptada de Revision of the CEAP classification for chronic venous disorders: Consensus statement. J. Vasc Surg. 2004; 40:1248-52.

As varizes de membros inferiores são passíveis de complicações:

- **Tromboflebite** superficial: caracterizada como dor súbita e intensa sobre um trajeto venoso associado a processo inflamatório localizado.
- **Varicorragia:** hemorragia de varizes geralmente bem superficial e distal no membro acometido.

O edema é uma queixa extremamente comum na doença venosa. Inicialmente é vespertino e discreto, e com o correr do tempo, se torna mais intenso e duradouro. O prurido sobre os trajetos venosos e no terço distal da perna aparece nos casos de insuficiência venosa crônica (IVC) de longa duração. Na IVC podem surgir manifestações mais graves como o eczema de estase, hiperpigmentação, lipodermatoesclerose e culmina com a úlcera venosa, varicosa ou flebopática. Nestes casos é importante a diferenciação entre as varizes primárias de longa duração e as varizes secundárias (síndrome pós-trombótica, fístulas arteriovenosas, etc).

A insuficiência venosa pode ser classificada classicamente de acordo com seus aspectos clínicos, etiológicos, anatômicos e fisiopatológicos, caracterizando a Classificação CEAP (Tabela 20.2).

Anamnese

As queixas referentes ao desconforto dos membros inferiores podem nos fornecer informações importantes para que seja efetuado um diagnóstico preciso das doenças venosas. Na realização da anamnese se faz necessária a caracterização da sede da queixa, a duração, a intensidade, os fatores que acompanham, melhoram e pioram a dor. Geralmente, dor aguda e localizada pode sugerir um quadro de tromboflebite superficial. Dores agudas em trajetos venosos mais profundos, contínuas, presentes mesmo quando o paciente está em repouso, que pioram durante a marcha e a dorsoflexão do pé, acompanhadas de impotência funcional, sugerem diagnóstico de trombose venosa profunda.

Quando a dor é acompanhada de febre e sinais flogísticos localizados, deve-se pensar em quadros infecciosos como celulites e erisipelas.

A sintomatologia relatada pelos pacientes portadores de IVC é caracterizada por queixas vagas, com sensações de peso, cansaço e queimação em panturrilha, cujo aparecimento é lento e gradual.

Os sintomas se exacerbam com a ortostase, com os pés pendentes, com o calor e no período pré-menstrual. Apresentam melhora no repouso com os membros elevados e com compressão elástica.

Inicialmente os sintomas podem surgir no trajeto das veias varicosas e mais tarde podem se tornar mais difusos com o aparecimento de sensação de peso, cansaço e queimação, que melhoram com a marcha e o exercício.

Em pacientes com insuficiência venosa profunda, a sintomatologia pode ser desencadeada ou mesmo piorar na marcha ou realização de exercícios, a chamada "claudicação venosa", que difere da arterial por não apresentar alívio rápido após a parada da deambulação e só se alivia com o repouso e elevação dos membros inferiores.

Outra queixa frequente e importante é o edema dos membros inferiores. A caracterização do edema, por meio de anamnese e do exame físico, pode sugerir também a etiologia do edema. Há de se questionar a bilateralidade, localização, a duração, a intermitência do aparecimento, fatores de melhora e piora.

Exame físico

O exame físico geral dos pacientes flebopatas deve seguir a sequência habitual para se obter o peso, a altura, o tipo constitucional, a frequência do pulso, a frequência respiratória, a pressão arterial e a temperatura. O aspecto geral do doente, o desenvolvimento do panículo adiposo, dos ossos, do sistema ganglionar linfático e o decúbito preferencial devem ser anotados, bem como o equilíbrio e a marcha, a umidade e a cor das mucosas. Deve-se verificar a temperatura, a umidade, a coloração, as cicatrizes da pele. A se-

VASCULAR

Tabela 20.2 – Classificação CEAP.

Classificação clínica

Classe 0: Sem sinais visíveis e palpáveis de doença venosa
Classe 1: Telangiectasias ou veias reticulares
Classe 2: Veias varicosas
Classe 3: Edema
Classe 4: Alterações tróficas. 4a: hiperpigmentação, eczema. 4b: lipodermatoesclerose, atrofia branca
Classe 5: Alterações tróficas com úlcera cicatrizada
Classe 6: Alterações tróficas com úlcera aberta

S: Sintomática, incluindo dor, peso e cansaço, cãibras
A: Assintomática

Classificação etiológica

Congênita (EC)
• Primária (EP): Causa indeterminada
• Secundária (ES): Causa conhecida (pós-trombótica, pós-traumática, outras)
Não identificada (EN)

Classificação anatômica

Veias superficiais (A_s)	Veias profundas (A_D)	Veias perfurantes (A_p)
1 - Telangiectasias/veias reticulares	6 - Veia cava inferior	17 - Coxa
2 - Safena magna - acima do joelho	7 - Ilíaca comum	18 - Perna
3 - Safena magna - abaixo do joelho	8 - Ilíaca interna	
4 - Safena parva	9 - Ilíaca externa	
5 - Outras (não pertencentes ao sistema safeno)	10 - Pélvicas e gonadais	
	11 - Femoral comum	
	12 - Femoral profunda	
	13 - Femoral superficial	
	14 - Poplítea	
	15 - Crurais – tibial anterior, tibial posterior, fibular	
	16 - Musculares – gastrocnêmicas, soleares, outras	

Nenhuma localização venosa identificada (AN)

Classificação fisiopatológica

• Refluxo (PR)
• Obstrução (PO)
• Obstrução e refluxo (PR,O)

Fonte: Adaptada de Revision of the CEAP classification for chronic venous disorders: Consensus statement. J. Vasc Surg. 2004; 40:1248-52.

miologia arterial, venosa e linfática evidentemente deve ser executada de forma concomitante quando do exame físico das extremidades.

O exame físico para avaliação da IVC deve ser feito com o paciente de pé, pois a ação da força gravitacional faz com que a circulação venosa seja dificultada, preenchendo o sistema venoso e, por essa razão, as veias superficiais se tornam mais visíveis. Dessa forma caracteriza-se melhor as varizes de membros inferiores. Nos casos em que se procuram sinais de trombose venosa profunda (TVP) dos membros inferiores, o decúbito dorsal é mais conveniente. Em TVP de membros superiores e tromboflebites superficiais não há preferência de decúbito.

Durante a inspeção estática deve-se pesquisar a presença de dilatações varicosas sobre o trajeto da veia safena magna no nível das faces medial e anteromedial da coxa e da panturrilha com o membro em abdução, rotação lateral e semiflexão. As varizes do território da veia safena parva deve ser feita pela face dorsal com a panturrilha semifletida sobre a ponta dos pés. É necessário igualmente pesquisar a existência de varizes perineais ou colaterais da crossa da safena magna. O exame da região suprapubiana permitirá caracterizar uma circulação colateral abdominal, podendo testemunhar sequela de trombose venosa profunda (síndrome pós-trombótica).

A inspeção estática caracteriza as veias dilatadas e visíveis de acordo com seu diâmetro em telangiectasias, veias reticu-

MANUAL DE SEMIOLOGIA E PROPEDÊUTICA MÉDICA

lares ou veias varicosas. As varizes de longa duração e os pacientes portadores de sequelas de TVP de membros inferiores (síndrome pós-trombótica) manifestam-se sob a forma de estase venosa mais grave (IVC). Nas regiões peri e inframaleolares surgem múltiplas veias subdérmicas dilatadas de cor roxo-azulada, conhecidas como coroa flebectásica.

Trajetos venosos sob a forma de vergão vermelho, comumente em veias varicosas, caracterizam a tromboflebite espontânea ou podem existir placas de eczemas sobre veias varicosas. A administração de drogas endovenosas ou o cateterismo venoso podem inflamar as veias manifestando-se na forma de cordão venoso avermelhado e outros sinais inflamatórios caracterizando a tromboflebite, uma trombose venosa superficial (TVS). Quando surge um trajeto longo, estreito e retilíneo vermelho, associado à febre alta, sugere um diagnóstico diferencial, a linfangite aguda.

A TVS é mais comum nos membros inferiores, ocorrendo na safena magna em aproximadamente 80% dos casos e em até 20% na safena parva. Ocorre bilateralmente em até 10% dos casos. Apesar de menos frequente, a TVS pode ocorrer, ainda, em veias da parede torácica, do pescoço, dos membros superiores ou do pênis.

Eritema mais intenso em placas ou o terço distal da perna podem ser observados nos casos de erisipelas, eczemas agudos e lipodermatoesclerose.

A cianose pode ser vista em tromboses venosas maciças (*flegmasia cerulea dolens*) e em casos menos graves, quando o membro é mantido pendente. Na IVC a cianose também pode aparecer quando o doente assume a posição de perna pendente.

A hiperpigmentação ou dermatite ocre é a coloração púrpura ou acastanhada (cor ocre) da pele que geralmente ocorre na região do tornozelo, mas que pode se estender para a perna e pé (terço distal da perna), associada ao depósito de hemossiderina, produto de degradação das hemácias extravasadas no interstício quando há IVC de maior duração. No início da formação dessas alterações, a área é de cor eritemato-purpúrica. Com o decorrer do tempo, a pigmentação torna-se mais escura, por deposição de melanina devido à irritação local.

As manchas de cor vinhosa, planas ou ligeiramente cianóticas sugerem hemangiomas simples ou complexos que implicam em abordagens diagnósticas mais elaboradas. Estas angiodisplasias (malformações arteriovenosas) podem ser acompanhadas de veias varicosas frequentemente difusas, não sistematizadas associadas às vezes de uma modificação no volume do membro. As malformações complexas mais comuns são as síndromes de Klippel-Trenaunay e de Parkes-Weber.

O edema é muito comum nas doenças venosas e quando mais intenso torna-se facilmente perceptível. Nos casos iniciais, pode-se verificar a formação de cacifo (ou sinal de Godet) visível à compressão digital. A avaliação diária da medida da circunferência da coxa ou panturrilha pode ser útil para analisar sua presença ou regressão. Quando o edema se acompanha de dilatação da rede venosa superficial comparativamente com o outro lado, sugere a presença de

TVP e da rede venosa colateral colaborando com o retorno venoso do membro. O edema de origem venosa provoca o extravazamento de líquido para o interstício e este desencadeia o eczema definido como dermatite eritematosa, que pode progredir para vesículas, descamação ou rachaduras na pele da perna, também conhecido como dermatite de estase. Surge em geral em hipertensão venosa de longa duração. Pode estar acompanhada de sinais de escarificação pelo prurido ou por sensibilização a medicamentos tópicos.

A insuficiência venosa grave e de longa duração promove fibrose progressiva da pele e subcutâneo no terço distal da perna, principalmente em sua face medial, caracterizando a lipodermatoesclerose ou dermatoesclerose ou ainda dermatofibrose ou celulite endurada. Ela aparece sob duas formas: aguda e crônica.

Na forma aguda, também chamada hipodermite, o paciente apresenta-se, à inspeção, com uma região bem delimitada, eritematosa ou acastanhada, e discretamente saliente, às vezes com bordas nítidas, que tendem a aumentar de tamanho. À palpação, apresenta-se endurecida, dolorosa e quente. Pode-se formar, agudamente, uma úlcera em seu centro. Frequentemente é confundida com flebite ou celulite, distiguindo-se desta por não vir acompanhada de febre, adenomegalia ou leucocitose.

Na forma crônica, o tecido cicatricial determina fibrose progressiva da pele e tecido celular subcutâneo, e nos casos de longa duração, o terço inferior da perna vai acinturando, contrastando com o membro edemaciado acima, o que determina uma forma de bombacha ou garrafa de champanhe invertida. A fibrose na região pode ser intensa, levando tardiamente à anquilose da articulação tibio-társica. Sobre esta região surgem comumente as úlceras venosas.

A visualização do sistema venoso superficial de aparecimento rápido, comparando-se com o outro membro e associada com outras manifestações, sugere TVP, e quando crônica, pode se tratar de síndrome pós-trombótica.

A atrofia branca é constituída de áreas esbranquiçadas, localizadas, frequentemente na forma circular de pele atrófica, rodeadas de capilares dilatados e às vezes de hiperpigmentação.

A úlcera venosa é o grau máximo de severidade da IVC, também chamada de úlcera de estase, varicosa ou flebopática. As úlceras espontâneas surgem em geral pouco acima dos maléolos internos. São superficiais, com bordas cortadas abruptamente. Pode ser pequena, tipo lenticular ou maior numular, mas às vezes se estendem por grandes dermatites do tipo ocre. Nas úlceras de longa duração, as bordas podem se tornar calosas e irregulares e, se elevadas, devem levantar a suspeita de degeneração maligna (úlcera de Marjolin). Tendem a cicatrizar quando se alivia a hipertensão venosa elevando-se os membros inferiores ou corrigindo-se os refluxos venosos da IVC pela cirurgia de varizes ou pelo uso de meias elásticas. Se faz necessário o conhecimento das características das úlceras de diferentes patologias vasculares para o planejamento terapêutico adequado (Tabela 20.3).

VASCULAR

Tabela 20.3 – Características das úlceras vasculares mais comumente encontradas nos membros inferiores.

Tipo/Características	Arterial	Venosa	Neuropática
Localização	Distal, artelhos e proeminências ósseas	Maléolo medial	Locais de pontos de apoio, pododáctilos, calcanhar, região dos metatarsos e plantar
Bordas	Regulares	Irregulares	Regulares
Fundo	Mínimo ou ausente tecido de granulação, fundo amarelo, cinza ou enegrecido	Abundante tecido de granulação, fibrina	Penetrante, profundo
Secreção	Seca	Abudante	Purulenta (osteomielite)
Pele adjacente	Alopécia, atrofia	Dermatite ocre, dermatolipoesclerose, varizes	Calosidade espessa ao redor da úlcera

Fonte: Acervo dos autores.

Casos graves com alta morbimortalidade podem surgir de gangrenas de origem venosa, um problema que pode surgir raramente como complicação da trombose venosa profunda maciça (*flegmasia cerulea dolens*). Ela se instala logo de imediato ou alguns dias após a evolução de uma trombose venosa grave, podendo atingir porções distais e mesmo proximais dos membros.

A inspeção dinâmica, associada à palpação, pode complementar o estudo das insuficiências valvulares do sistema venoso superficial (safenas magna e parva e perfurantes). Os testes flebológicos para avaliação do paciente flebopata possuíam grande utilidade na determinação do comprometimento dos sistemas venosos profundo e superficial. Atualmente estão em desuso em decorrência do uso disseminado da ultrassonografia Doppler.

O teste de Brodie-Trendelemburg consiste em manter o paciente com o membro comprometido elevado a 45 graus para o esvaziamento das veias, garroteamento na raiz da coxa para promover a oclusão do sistema venoso superficial, e solicita-se que o paciente se levante. Se as varizes do paciente se encherem, sugere-se que o refluxo não é proveniente da crossa da safena magna e sim de alguma perfurante da coxa.

O teste de Schwartz consiste na palpação do trajeto da veia, com o paciente em ortostatismo, e com a outra mão percute-se a veia, com a intenção de determinar a ocorrência de refluxo nesta.

O teste de Perthes consiste no garroteamento da perna do paciente abaixo do joelho, solicitando a este que realize exercícios, como deambulação e flexão do joelho. Se o sistema venoso profundo estiver patente, e as perfurantes competentes, haverá esvaziamento das varicosidades.

Por se tratarem de manobras qualitativas, seus resultados não são absolutos e servem como indicativos para uma melhor avaliação. Utiliza-se, atualmente, exames de imagens como a ultrassonografia Doppler, por serem mais fidedignos na caracterização dos pontos de refluxo, obstruções e insuficiência valvular.

À palpação pode-se notar aumento da temperatura da pele sobre as veias varicosas comparando-se com a pele do tecido vizinho. Em celulites e erisipelas nota-se em geral aumento local da temperatura, além de outras manifestações sistêmicas. Frêmitos sobre varizes, principalmente aquelas de localizações anômalas, podem ser sentidos nos casos de fístulas arteriovenosas.

A percussão pode ser realizada sobre o sistema venoso superficial e é útil para determinar a continuidade da veia ou a comunicação entre uma veia e o botão varicoso. A veia dilatada e cheia de sangue conduz um impulso de percussão na mesma direção do fluxo sanguíneo normal, mas em direção inversa se as válvulas estiverem insuficientes. Assim, a percussão suave de uma veia e a palpação distal deve ser realizada como método para detectar o trajeto e as conexões de uma veia dilatada, enquanto a percussão e a palpação suave e a palpação proximal são usadas como forma de testar válvulas insuficientes no segmento venoso situado entre as duas mãos (Teste de Schwartz).

A ausculta tem importância na semiologia do sistema venoso, principalmente quando ramos venosos calibrosos estiverem em posição anormal. Em casos raros pode ser detectada a existência de uma fístula arteriovenosa, pela presença de sopro sisto-diastólico sobre as dilatações venosas. A ausculta poderá também ser útil para o diagnóstico de insuficiência valvular, pela detecção de sopro da safena magna junto à virilha com o indivíduo de pé ou mesmo deitado, quando se solicita a ele que realize esforço abdominal, como por exemplo, tossir.

Semiologia venosa direcionada para patologias específicas

Varizes pélvicas e vulvares

A síndrome de congestão pélvica crônica, sem evidência de inflamação ou outra doença pélvica óbvia, é uma manifestação ginecológica comum e que apresenta dificuldade de diagnóstico e tratamento. Os achados clínicos da síndrome de congestão pélvica crônica (SCPC) incluem: dor pélvica de

Capítulo 20

383

intensidade variável sendo exacerbada no período menstrual e por mudanças posturais e caminhadas, congestão dismenorreica, dispaurenia, dor pós-coito e sintomas urinários.

Esta síndrome afeta as mulheres em idade reprodutiva e multíparas, sem evidência de inflamação pélvica ou outra doença de base. Mulheres mais idosas e jovens multíparas têm mais chance de ter SCPC.

Recentemente foi publicado que o refluxo através das veias ováricas dilatadas e com incompetência valvar é o problema primário de SCPC. Estudos anatômicos mostraram que as valvas venosas ováricas estão ausentes aproximadamente 15% de mulheres à esquerda e 6% à direita e bilateralmente em 35% a 43% dos casos. Além de incompetência valvar, alterações primárias da parede venosa e malformações arteriovenosas também são causas adicionais de varizes pélvicas. Durante gravidez, a capacidade das veias ováricas pode aumentar 60 vezes e esta mudança pode persistir por até seis meses após o parto. Isto poderia explicar porque a SCPC é mais comum em mulheres multíparas.

Varizes vulvares e varicosidades atípicas nas nádegas e coxa podem fazer parte da SCPC devido ao refluxo das veias pélvicas dilatadas. Estas varizes são originárias principalmente das veias pudenda interna e obturatória, que são tributárias da veia ilíaca interna. Às vezes há contribuição da veia pudenda externa que é tributária da crossa da safena magna.

À esquerda a veia renal pode ser comprimida entre a artéria mesentérica superior e a aorta (síndrome do Quebra-nozes) e resulta em um problema comum como varicocele em homens ou síndrome de veia ovárica em mulheres.

Trombose Venosa Superficial (TVS)

Relativamente frequente, a trombose venosa superficial é uma inflamação da parede da veia e dos tecidos vizinhos em grau variável. Segundo vários autores há uma incidência bastante variável de 0,1% a 51,5% dos casos (principalmente como complicação do cateterismo venoso).

O quadro clínico geralmente é agudo. Os sintomas e sinais são apenas locais e o diagnóstico é essencialmente clínico com base na anamnese e no exame físico.

Nos antecedentes de relevância podemos anotar história de injeção intravenosa e se o doente é portador de varizes nos membros inferiores onde a ocorrência é frequente.

Geralmente o doente refere dor de intensidade variável e vermelhidão em trajetos de veias superficiais, piorando a dor com a movimentação do membro ou a digitopressão no seu trajeto.

Na inspeção, a pele que recobre a veia apresenta-se avermelhada em seu trajeto e com o decorrer do tempo pode se tornar de cor marrom acastanhada.

Na palpação nota-se um cordão endurecido, doloroso e um pequeno aumento da temperatura no trajeto venoso. O edema é superficial, atingindo apenas a pele e o tecido celular subcutâneo, e é consequência da reação inflamatória venosa e do tecido ao redor da veia. A extensão é bem variável, atingindo desde pequenos segmentos da veia, até grandes veias como a safena magna em toda sua extensão.

A evolução geralmente é benigna, regredindo com tratamento apropriado em pouco tempo, mas o trajeto venoso atingido, principalmente se for extenso, pode demandar muito tempo para desfazer o cordão endurecido. Pode ocorrer embolia pulmonar na progressão para o sistema venoso profundo, mas sua ocorrência é rara.

O diagnóstico diferencial mais importante é com a linfangite aguda, que também tem cordão vermelho visível, mas não palpável.

A trombose venosa superficial migratória de membros inferiores, principalmente em homem jovem e fumante, normalmente está associada à tromboangeíte obliterante (doença de Buerger).

Há outras apresentações atípicas de tromboflebite superficial, como a tromboflebite séptica de jugular interna associada à infecção da orofaringe, em geral causada pelo bacilo anaeróbio Gram-negativo *Fusobacterium necrophanum* (síndrome de Lemierre). Assim como a tromboflebite das veias superficiais da mama, a doença de Mondor pode estar associada a neoplasias mamárias, cirurgias da mama, uso de contraceptivos orais e algumas trombofilias.

Trombose Venosa Profunda (TVP)

É uma doença em que ocorre um trombo associado à reação inflamatória em uma veia profunda, podendo provocar manifestações locais, regionais e sistêmicas. Deve-se sempre aventar a hipótese de uma TVP nos chamados doentes de risco, isto é: com TVP prévia, cirurgia ortopédica ou ginecológica, imobilização, cateteres venosos centrais, portadores de trombofilia, câncer ou síndrome nefrótica, no trauma das extremidades, gravidez ou puerpério, insuficiência venosa preexistente, infarto agudo do miocárdio recente, obesidade e início recente de contraceptivos. O diagnóstico tem que ser o mais precoce possível, para impedir o aumento do trombo que pode levar a uma complicação fatal (embolia pulmonar) e se não for bem tratado poderá evoluir para uma insuficiência venosa crônica severa e irreversível.

Para alguns autores em algumas situações o exame clínico isoladamente não é confiável, mas quanto mais extensa a trombose, mais frequente será o aparecimento de sintomas e sinais. Para confirmação do diagnóstico é imprescindível a realização de ultrassonografia Doppler.

Na anamnese, os sintomas podem ser relatados quando for a principal queixa do doente ou então no interrogatório sobre os diversos aparelhos. A dor é o sintoma mais comum da TVP dos membros inferiores que aparece na maioria dos pacientes. É decorrente da distensão da veia, da inflamação vascular e perivascular, e pelo edema muscular que expande o volume dos músculos no interior do compartimento fascial pouco distensível, ocasionando a pressão sobre terminações nervosas. A dor pode ser espontânea, surgir em repouso ou piorar quando o paciente tenta apoiar o pé no chão ou deambular. Há uma queixa de dor muito intensa na perna ou na coxa, lancinante, insuportável, que aparece no quadro da chamada *"flegmasia coerulea dolens"* que ocorre na trombose venosa maciça.

Deve-se suspeitar fortemente de TVP quando o doente apresentar edema unilateral. Este evolui com o aumento do diâmetro do membro atingindo pele, subcutâneo e massa muscular. Alguns doentes com TVP distal atingindo apenas uma veia da perna podem não apresentar edema principalmente de repouso.

Sintomas relacionados com as manifestações gerais podem ocorrer antes das manifestações locais, como febre discreta (37,1 °C ou 37,2 °C), taquicardia, mal-estar pelo corpo. A taquicardia com febre baixa é chamada de sinal de Mahler-Michaelis e tem muita importância como manifestação prodrômica.

Nos antecedentes deve-se sempre perguntar a respeito de outras doenças ou um dos fatores de risco onde mais frequentemente incide a TVP tais como neoplasias, doenças cardiovasculares, infecciosas, hematológicas, vasculites, repouso e cirurgias recentes, traumatismo e fraturas recentes.

O exame físico dos membros deve ser realizado de rotina no doente acamado, principalmente os de alto risco (cirurgias ortopédicas, ginecológicas e neoplasias), mesmo que não apresentem sintomas.

Na inspeção, trajetos venosos superficiais visíveis na face anterior do pé e da perna, caracterizam o sinal de Pratt (veias sentinelas). A cianose não é muito frequente, mas intensifica-se com o doente em posição ortostática. É muito intensa nos doentes com *flegmasia cerulea dolens*. O edema subcutâneo pode ser verificado à simples inspeção do membro e deve ser comparado com o membro contralateral. Ao comprimir a pele e sendo ela depressível, caracteriza-se o sinal de Godet.

Na palpação o edema muscular é identificado pela palpação da massa muscular, dando menor mobilidade à panturrilha, que fica empastada quando comparada com outro membro. Esta ocorrência constitui o sinal da Bandeira.

Vários autores descreveram os sinais com epônimos para algumas manobras executadas na panturrilha e que passaram a ter valor no conjunto dos dados. Abaixo descrevemos alguns destes sinais:

- **Sinal de Homans:** é o mais famoso, consiste em dor na massa muscular na panturrilha durante dorsoflexão do pé, com o membro inferior em extensão. É encontrado em aproximadamente 60% dos pacientes com TVP de membro inferior.
- **Sinal de Olow:** dor ao pressionar os músculos da panturrilha contra o plano ósseo.
- **Sinal de Löwemberg:** dor a compressão da panturrilha pelo esfigmomanômetro com pressão entre 60 e 180 mmHg. Uma pessoa sem trombose suporta bem pressões maiores que 200 mmHg.
- **Sinal de Bancroft:** dor a compressão da musculatura da panturrilha.
- **Sinais de Ducuing:** trombose das veias pélvicas e ilíacas internas, com edema pubiano, edema de órgãos

genitais externos, disúria, retenção ou incontinência de urina, meteorismo, tenesmo e dor à defecação.

Tromboses venosas profundas extensas podem raramente acarretar quadros graves, decorrentes da repercussão hemodinâmica e *déficit* de nutrição dos membros, constituindo os quadros conhecidos como flegmasias.

A flegmasia *alba dolens* é uma trombose venosa do setor fêmoro-ilíaco onde todo o membro vai apresentar um edema intenso, dor e palidez; a TVP ocorre principalmente no segmento ilíaco e predispõe à formação de rede venosa abdome-tórax colateral ipsilateral.

A flegmasia *cerulea dolens* é a trombose venosa maciça do membro impedindo que haja retorno pela obstrução quase total das veias da perna. Forma-se um edema intenso, rápido e o membro fica cianótico, frio e a dor é relatada como excruciante e muito forte. Aspecto importante é o desaparecimento dos pulsos do membro, que não deve ser confundido com a oclusão arterial aguda, onde os dedos do pé e a perna vão se tornando escuros e evoluem para gangrena.

O exame físico foi descrito para os membros inferiores porque é onde 85% a 90% dos casos de trombose venosa profunda acontecem, mas nos membros superiores ocorre síndrome semelhante quando acometidos pela TVP. A TVP de membros superiores e do segmento venoso axilo-subclávio são responsáveis por 10% a 15% das embolias pulmonares. A TVP do segmento axilo-subclávio em esportistas ou trabalhadores braçais também é chamada de TVP de esforço (síndrome de Paget-Schroeder).

Na trombose da veia porta, as veias periumbilicais se dilatam devido à circulação colateral necessária à drenagem venosa para o sistema cava, através das veias do ligamento falciforme e dilatação das veias periumbilicais que fazem conexão com as veias torácica interna e epigástrica inferior (sinal de Cruveillier-Baumgarten ou cabeça de medusa).

A TVP da cava inferior pode ser decorrente de invasão, compressão ou de progressão de trombos das veias ilíacas. Esta síndrome é caracterizada por edema da parede abdominal, dos genitais externos, transtornos na micção, na ereção, na defecação. Há aumento da circulação colateral abdominal ascendente, sendo mais aparente quando de pé. A trombose de veia cava inferior pode acompanhar-se também de metrorragias, melena, hepatoesplenomegalia e síndrome de hipertensão portal (ascite, esplenomegalia e hematêmese se o trombo alcançar as veias supra-hepáticas).

A TVP da cava superior pode estar associada à invasão, compressão (tumores do mediatisno, aneurisma da aorta, tuberculose etc) e por cateteres de longa duração. A síndrome caracteriza-se por edema dos membros superiores, cabeça, pescoço e tórax (edema em pelerine), face pletórica (congestão sanguínea) ou cianótica, estase das veias jugulares e circulação colateral descendente toracoabdominal.

Ruptura muscular espontânea da panturrilha é um diagnóstico diferencial importante, pois pode mimetizar uma TVP de membro inferior. Normalmente o doente

MANUAL DE SEMIOLOGIA E PROPEDÊUTICA MÉDICA

refere dor intensa na panturrilha após esforço físico. Há aparecimento de edema, equimose e hematoma distal tardiamente. Deve haver comprovação mediante a realização de ultrassom.

O Cisto de Baker na fossa poplítea, um cisto sinovial localizado na parte posterior da articulação do joelho, é um diagnóstico diferencial relevante também, principalemente se estiver roto. Este cisto pode comprimir a veia poplítea e desencadear quadro semelhante ou levar à TVP. É inclusive, também, diagnóstico diferencial do aneurisma de artéria poplítea.

SEMIOLOGIA DA DOENÇA LINFÁTICA

Introdução

O sistema vascular linfático apresenta características anatômicas diferentes do sistema vascular sanguíneo. Enquanto o sistema sanguíneo forma um círculo fechado, tanto na circulação sistêmica quanto na pulmonar, bombeado pelo coração, o linfático é um sistema de fluxo unidirecional, semicircular, aberto e sem uma bomba impulsora, não sendo possível denominá-lo de circulatório, sendo *transporte linfático* o termo mais adequado.

O sistema linfático e seus distúrbios têm sido, por tempos, sinônimos de desconhecimento. Em parte, essa situação se deve à anatomia dos vasos linfáticos, decorrente do seu pequeno calibre e do fato de transportarem um líquido transparente. Além disso, trata-se de uma área relativamente recente na Medicina. Com a utilização recente da linfocintilografia, os dados anatômicos foram acrescidos de informações funcionais sobre o sistema em diversas condições normais e patológicas, aumentando a compreensão de fenômenos relacionados ao sistema linfático.

Atualmente, a investigação dos linfáticos e sua diferenciação dos vasos sanguíneos de calibre similar são feitas através de métodos enzimáticos e imuno-histoquímicos. Entre as atribuições do sistema linfático, a mais importante é a manutenção da homeostasia do fluido intersticial, aspecto essencial para o funcionamento adequado das células. Distúrbios do transporte linfático ocasionam acúmulo tecidual de macromoléculas, causando lesão crônica e fibrose progressiva dos tecidos afetados, levando a um aumento do volume do membro. Outra função importante dos linfáticos é sua participação no sistema imune, relacionando à linfostase com deficiência imunológica regional. Essa disfunção pode acarretar em surtos infecciosos de repetição. Baseando-se nesses dois aspectos fundamentais da fisiologia linfática, pode-se fazer o diagnóstico dos distúrbios desse sistema, utilizando-se apenas dados de anamnese e exame físico, com exames complementares sendo solicitados ocasionalmente em situações de dúvida diagnóstica e para melhor definição anatômica e funcional da doença e de seu tratamento.

O sistema linfático é encontrado em todos os tecidos que possuem vasos sanguíneos, com exceção da placenta.

A presença dos linfáticos no sistema nervoso central foi, durante longo tempo, alvo de discussão. Hoje, no entanto, considera-se o líquor como sendo a linfa do neuroeixo.

Esse sistema é constituído pelos ductos coletores da linfa, linfonodos, baço, timo, amígdalas platinas e adenoides e placas de Peyer, e tem a função de devolver à circulação proteínas e líquido que vaza do sangue para os espaços intersticiais. Se houver algum bloqueio total deste sistema, a concentração proteica sanguínea e a pressão osmótica diminuiriam, causando desequilíbrio líquido e morte tecidual. Para o aparecimento de edema, é necessário que mais de 80% dos capilares e vasos linfáticos de uma determinada região estejam sem funcionar. Por isso, nem toda linfopatia é seguida de linfedema evidente. Portanto, se o diagnóstico for feito precocemente, é possível controlar e evitar o surgimento de insuficiência linfática crônica irreversível, isto é, linfedema progressivo para fibroedema, com episódios de linfangite de repetição.

Os linfonodos organizam-se em ductos. Os superficiais estão localizados no tecido subcutâneo, enquanto os profundos situam-se abaixo da fáscia dos músculos e dentro das várias cavidades do corpo.

Anamnese

Os principais sintomas das afecções dos linfáticos são dor e edema. São diversas as causas de linfedema, e seu conhecimento é fundamental para obtenção da história mórbida atual e pregressa. De acordo com a etiopatogenia, os linfedemas podem ser classificados em linfedemas primários, decorrentes de alterações congênitas do desenvolvimento dos vasos linfáticos e linfonodos, ou secundários, quando há disfunção do sistema linfático, previamente normal. Os linfedemas primários são subdivididos ainda em congênitos, precoces e tardios. Os linfedemas primários congênitos surgem antes do segundo ano de vida, podendo ser decorrentes de quadros sindrômicos, ocorrer de maneira isolada ou ser de transmissão hereditária e familiar, como a síndrome de Milroy (agenesia do sistema linfático).

Os linfedemas primários precoces manifestam-se depois dos 2 anos de idade e antes dos 35 anos de idade. Quando este apresenta característica familiar, é definido como síndrome de Meige (também chamada de distonia orofacial idiopática), caracterizada por movimentos distônicos (espasmos) faciais e cervicais, com predomínio dos movimentos mandibulares, bilaterais (definir).

Os linfedemas primários tardios são aqueles que se manifestam após os 35 anos de idade, e, assim como os linfedemas primários precoces, afetam mais comumente pacientes do gênero feminino. Os linfedemas secundários podem ser causados por inúmeras etiologias, como pós-traumatismos cirúrgicos (linfadenectomias, safenectomias), pós-tratamento de neoplasias mamárias (cirurgia, linfadenectomia e radioterapia), pós-infecciosos, infiltração neoplásica, infestações parasitárias (filariose), entre diversas outras.

VASCULAR

A dor quando de surgimento súbito, sugere quadro infeccioso, como nos casos de linfangites/erisipelas. O quadro clínico clássico de erisipela caracteriza-se por início súbito, febre alta com calafrios (maior que 38 °C) e surgimento de placas eritematoedematosas e dolorosas, com hipertermia e limites bem definidos. Apesar de bastante característicos, esses sinais são também inespecíficos. A adenopatia dolorosa ipsilateral, apesar de inconstante, apresenta mais especificidade para comprometimento inflamatório linfático e confirma o diagnóstico de erisipela.

Exame físico

O exame físico geral inclui a investigação sistemática dos linfonodos ou gânglios linfáticos superficiais, que se distribuem da seguinte maneira:

- Grupo ganglionar do pescoço e da cabeça;
- Grupo ganglionar das axilas;
- Grupo ganglionar das virilhas.

O exame dos linfonodos se faz por meio da inspeção e da palpação.

A palpação deve ser realizada com as polpas digitais e a face ventral dos dedos indicador, médio e anular. Os linfonodos profundos não são habitualmente palpáveis ao exame físico, mas são acessíveis à biópsia.

As características a serem analisadas são:

- **Localização:** permite ao examinador deduzir a área ou órgãos afetados;
- **Tamanho ou volume:** linfonodos com diâmetro superior a 3 cm exigem investigação clínica rigorosa;
- **Coalescência:** junção de dois ou mais gânglios, formando uma massa de limites imprecisos;
- **Consistência:** duro ou mole, com flutuação ou não;
- **Mobilidade:** pode ser móvel ou estar aderente aos planos circunjacentes;
- **Sensibilidade:** doloroso ou não;
- **Alteração da pele:** existência de sinais flogísticos, presença de fistulização, descrevendo-se o tipo de secreção que flui pela fístula, e ulcerações.

A linfangite corresponde a uma infecção do tecido celular subcutâneo e de sua rede linfática com placas de hipertermia e hiperemia dolorosa, febre alta e tremores de frio. Pode ocorrer descamação da pele até necrose em placas, bem como sintomas de toxemia. Nódulos inguinais que recebem a drenagem linfática são palpáveis e dolorosos.

O edema linfático ou linfedema pode ser ocasionado por bloqueio ganglionar ou dos coletores linfáticos como consequência de processo neoplásico, inflamatório (linfangites) ou parasitário (filariose).

O edema resultante do comprometimento de coletores linfáticos caracteriza-se pelo aumento do volume parcial ou total de um membro. Se o edema for unilateral, pode ser de origem linfática ou venosa (hipertensão venosa – flebedema). A característica principal do linfedema é a alteração do aspecto normal do membro, levando à deformidade. Um si-

nal clássico dos pacientes portadores de linfedema é o sinal de Stemmer, que consiste no espessamento cutâneo da base do segundo pododáctilo e é obtido pelo examinador quando se tenta, sem sucesso, realizar a preensão da pele dessa região. É um sinal bastante utilizado para o diagnóstico de linfedema, pois sua presença indica infiltração dos tecidos, impedindo preensão adequada da pele.

Pacientes portadores de linfedema crônico apresentam um edema duro, frio, não depressivo e que não diminui com repouso, mesmo com a elevação do membro. No início apresenta algum grau de regressão, mas nos estágios mais avançados, a fibrose do tecido celular subcutâneo é mais evidente e a pele passa a apresentar alterações como espessamento, hiperpigmentação, hiperqueratose e lesões verrucosas. O edema ainda pode ser rizomélico, ou seja, começa na raiz da coxa e progride caudalmente. Na presença deste tipo de edema, deve-se ficar atento para a possibilidade de uma neoplasia oculta.

O linfedema pode ser confundido com trombose venosa profunda aguda, entretanto, nesta o edema é depressivo e há dor à movimentação da massa muscular.

Considerando que a porta de entrada na maioria das vezes para os quadros infecciosos no sistema linfático dos membros inferiores se origina de micose interdigital, é fundamental a busca ativa no exame físico dos pacientes portadores de linfedema, desta e de outras lesões nos membros inferiores.

REFERÊNCIAS

1. Maffei FHA, Lastoria S, Yoshida WB, Rollo HA. Diagnóstico clínico das doenças arteriais periféricas. In: Maffei FHA, Yoshida WB, Lastoria S, Rollo H, Gianini M, Moura R. Doenças vasculares periféricas. 4.ed. Rio de Janeiro: Guanabara Koogan, 2008. p.257-73.
2. Brito CJ. Aneurismas periféricos e esplâncnicos. In: Maffei FHA, Yoshida WB, Lastoria S, Rollo H, Gianini M, Moura R. Doenças vasculares periféricas. 4.ed. Rio de Janeiro: Guanabara Koogan, 2008. p.1311-47.
3. ACC/AHA 2005 Practice Guidelines for the Management of Patients With Peripheral arterial Disease (Lower Extremity, Renal, Mesenteric, and Abdominal Aortic). Circulation. 2006;113:463-654.
4. Belczak CEQ, Belczak SQ, Sincos IR. O exame clínico do paciente Vascular. In: Belczak CEQ, Belczak SQ, Sincos IR. Perguntas e Respostas Comentadas de Cirurgia Vascular. Rio de Janeiro: Editora Rubio, 2011. p.27-34.
5. Baptista-Silva JCC. Doença arterial crônica aórtica e femorodistal. In: Lopes AC. Diagnóstico e tratamento. Barueri: Manole, 2006. p.51-7.
6. D'Alecy LG, Zelenock GB. Pathophysiology of ischemia and hypoxia. In: Zelenock GB, D'Alecy LG, Shlafer M, Fantone III JC, Stanley JC. Clinical ischemic syndromes: mechanisms and consequences of tissue injury. St Louis: The CV Mosby company, 1990. p.147-58.

Capítulo 20

MANUAL DE SEMIOLOGIA E PROPEDÊUTICA MÉDICA

7. Brito CJ, Fonseca VL, Silva RM. Aneurismas da aorta abdominal. In: Brito CJ, Duque A, Merlo I, Murilo R, Lauria Filho V. Cirurgia vascular. Cirurgia endovascular. Angiologia. 2.ed. Rio de Janeiro: Revinter, 2008. p.531-65.

8. Gaskin G, Pusey CD. Systemic vasculitis. In: Davison AM, Cameron JW, Grünfeld JP, Kerr DNS, Ritz E, Winearls CG. Oxford Clinical Nephrology. 2.ed. New York: Oxford University Press, 1998. p.877-903.

9. Baptista-Silva JCC, Demuner MS, Signorelli MF. Acessos vasculares para diálise. In: Martins JL. Cirurgia Pediátrica. Série: Guias de medicina ambulatorial e hospitalar UNIFESP-EPM. Barueri: Manole, 2006. p.507-15.

10. Baptista-Silva JCC, Souza-Moraes MR. Isquemia intestinal crônica. In: Lopes AC. Diagnóstico e tratamento. Barueri: Manole, 2006. p.86-8.

11. Belczak CEQ, Belczak SQ, Sincos IR. Úlceras de perna. In: Belczak CEQ, Belczak SQ, Sincos IR. Perguntas e Respostas Comentadas de Cirurgia Vascular. Rio de Janeiro: Editora Rubio, 2011. p.277-82.

12. Beblea J, Kempczinski RF. Acute Limb Isquemia. In: Current Diagnosis & Treatment in Vascular Surgery. Appleton & Lange, 1995.

13. Van Bellen B, Sclaad SW. Obstrução arterial aguda. In: Brito CJ, Duque A, Merlo I, Murilo R, Lauria Filho V. Cirurgia vascular. Cirurgia endovascular. Angiologia. 2.ed. Rio de Janeiro: Revinter, 2008. p.803-25.

14. Santos MERC. O exame clínico do paciente varicoso. In: Maffei FHA, Yoshida WB, Lastoria S, Rollo H, Gianini M, Moura R. Doenças vasculares periféricas. 4.ed. Rio de Janeiro: Guanabara Koogan, 2008. p.1729-38.

15. Belczak CEQ, Belczak SQ, Sincos IR. Úlceras de perna. In: Belczak CEQ, Belczak SQ, Sincos IR. Perguntas e Respostas Comentadas de Cirurgia Vascular. Rio de Janeiro: Editora Rubio, 2011. p.245-57.

16. Revision of the CEAP classification for chronic venous disorders: Consensus statement. J Vasc Surg. 2004;40:1248-52.

17. Leon L, Labropoulos N. Diagnosis of deep vein trombosis. In: Labropoulos N, Stansby G. Venous and lymphatic diseases. 1.ed. New York: Informa Healthcare, 2006. p.113-29.

18. Brito CJ, Fonseca VL, Silva RM. Trombose venosa profunda. In: Brito CJ, Duque A, Merlo I, Murilo R, Lauria Filho V. Cirurgia vascular. Cirurgia endovascular. Angiologia. 2.ed. Rio de Janeiro: Revinter, 2008. p.1689-701.

19. Cook J, Meissner MH. Avaliação clínica e diagnóstica do paciente com trombose venosa profunda. In: Cronenwett SL, Glovizski P, Johnston KW, Krupski WC, Ouriel KW, Sidawy AN. Rutherford cirurgia vascular. 6.ed. Rio de Janeiro: Di Livros, 2007. p.2143-56.

20. Maffei FH, Rollo HA. Trombose venosa profunda dos membros inferiores: incidência, patogenia, patologia, fisiopatologia e diagnóstico. In: Maffei FHA, Yoshida WB, Lastoria S, Rollo H, Gianini M, Moura R. Doenças vasculares periféricas. 4.ed. Rio de Janeiro: Guanabara Koogan, 2008. p.1557-78.

21. Hobbs JT. The pelvic congestion syndrome. Br J Hospital Med. 1990;43:200-6.

22. Carter JE. Diagnosis and treatment of the causes of chronic pelvic pain. J Am Assoc Gynecol Laparosc. 1996;3(4, suppl):5-6.

23. Seidel. Trombose das veias cavas superior e inferior, nas fases agudas e crônica. In: Lopes AC. Diagnóstico e tratamento. Barueri: Manole, 2006. p.127-30.

24. Guedes HJ. Linfedemas – classificação, etiologia, quadro clínico e tratamento não cirúrgico. In: Brito CJ, Duque A, Merlo I, Murilo R, Lauria Filho V. Cirurgia vascular. Cirurgia endovascular. Angiologia. 2.ed. Rio de Janeiro: Revinter, 2008. p.1749-56.

25. Godoy JM. Fisiopatologia do sistema linfático. In: Godoy JM, Belczak CE, Godoy MF. Reabilitação linfovenosa. Rio de Janeiro: DiLivros, 2005. p.37-41.

26. Perez MCJ, Garacisi P. Linfedema dos membros. In: Lopes AC. Diagnóstico e tratamento. Barueri: Manole, 2006. p.152-5.

27. Hueb WC, Rodrigues AP. Linfangites e erisipelas – Diagnóstico, tratamento e profilaxia. In: Guedes Neto HJ, Belczak CEQ. Linfologia – Diagnóstico, clínica e tratamento. São Caetano do Sul: Yendis Editora, 2009. p.241-52.

21 | capítulo

Isabella Bordim Rosa
Adriana Marques Damasco Penna

Afonso José Pereira Cortez
Manuella de Souza Sampaio Almeida

Hematologia

INTRODUÇÃO

O estudo do sangue se perde na História. A humanidade provavelmente se interessou pelo sangue desde as épocas primitivas, quando constatou que a perda de sangue estava associada à morte. Em referências bíblicas, "derramar sangue" significa matar.

No Brasil, a História da Hematologia inicia-se no final do século XIX. A primeira doença hematológica reconhecida em terras brasileiras foi a anemia secundária à malária.

Durante praticamente todo o século XIX, a Hematologia não existiu, não sendo abordada como uma especialidade médica. Com a tese Hematologia Tropical, defendida na Faculdade de Medicina da Bahia em 1892, pelo Dr. Josias de Andrade, nasce a Hematologia brasileira. Ele traçou o perfil hematológico de 150 indivíduos normais e demonstrou que não havia muita diferença entre o europeu e o brasileiro sadio. Ao final do século XIX e início do XX, a Hematologia começa a despontar como parte da medicina interna graças à maior facilidade de se comprovar nos laboratórios os diagnósticos baseados, até então, no exame clínico.

Sendo a Hematologia uma especialidade que abrange todos os sistemas, é de suma importância uma semiologia minuciosa associada aos exames complementares, fundamentais para os diagnósticos hematológicos.

As manifestações hematológicas primárias são incomuns, enquanto as secundárias a outras patologias ocorrem frequentemente. Por exemplo, os sinais e sintomas de anemia e a presença de linfadenomegalia são achados clínicos comuns que devem ser associados a patologias hematológicas, porém, ocorrem mais frequentemente como manifestações secundárias de outro acometimento sistêmico, como uma infecção aguda.

Globalmente, 50% das anemias são atribuídas à deficiência de ferro. No Brasil a prevalência de doença falciforme é bastante elevada, representando um problema de saúde pública. O número de casos estimado é de 25.000 a 30.000, e a cada ano surgem 3.500 casos novos. No campo da Oncologia, o tipo mais frequente de câncer em crianças

e adolescentes é a leucemia aguda. Nos EUA, as leucemias corresponderam a 26,3% de todos os tumores infantis e no Brasil a incidência assemelha-se a essa casuística.

Nos linfomas, segundo tipo de câncer mais frequente nas crianças brasileiras, a maior incidência ocorreu entre os adolescentes, na faixa etária de 15 a 18 anos.

Iremos abordar neste capítulo, além da semiologia direcionada para a Hematologia, as principais síndromes hematológicas: síndromes anêmicas, mieloproliferativas, linfoproliferativas, falências medulares e os distúrbios da coagulação. Tópicos sobre interpretação do hemograma normal, do mielograma e da biópsia de medula, exames essenciais ao diagnóstico das patologias hematológicas, serão também abordados.

LOCALIZAÇÃO E DISTRIBUIÇÃO DOS SISTEMAS

O sangue é uma suspensão de células (glóbulos brancos, vermelhos e plaquetas) contidas em um líquido complexo, denominado plasma. O plasma é constituído por água, sais minerais, vitaminas, proteínas, glicídios e lipídios.

Todas as células sanguíneas são produzidas na medula óssea, processo denominado hematopoese. Na criança, a hematopoese acontece praticamente em todos os ossos; já no adulto, fica restrita ao interior dos ossos do esqueleto central e às extremidades proximais do fêmur e do úmero.

Hematopoese

A produção de células sanguíneas inicia-se por volta do 19º dia de vida intrauterina. A partir do mesotélio do saco vitelino, originam-se as células-tronco hematopoéticas ou *stem cells*.

O tecido hematopoético é um dos mais ativos do organismo, produzindo aproximadamente 1×10^{13} células por dia, entre 200 bilhões de hemácias, 100 bilhões de leucócitos e um mesmo número de plaquetas.

A célula-tronco, incluindo a célula-tronco hematopoética, sofre mitose e em cada divisão geram-se duas células-filhas, uma delas repõe a célula mãe (autorrenovação) e a outra dá origem às unidades formadoras de colônia (UFC), células ainda indiferenciadas. A este processo dá-se o nome de divisão assimétrica. As UFC se diferenciam e dão origem às células da linhagem mieloide e linfoide. As UFC mieloide dá origem a granulócitos, eritrócitos, monócitos e megacariócitos; já as de origem linfoide, originam linfócitos, conforme demonstrado na Figura 21.1.

O eritrócito tem como antecessor o proeritroblasto, que se diferencia progressivamente até formar o reticulócito. Este já está pronto para ser liberado no sangue periférico, onde permanece por aproximadamente um dia, até amadurecer e formar o eritrócito. Em situações de aumento de demanda seja por depleção de eritrócitos por hemorragia ou hemólise, o número de reticulócitos aumentará, enquanto em situações de *déficit* de produção como na anemia ferropriva, por exemplo, o número de reticulócitos em sangue periférico diminui.

Fatores de regulação da hematopoese

A complexidade de eventos envolvidos na hematopoese é regulada pelos fatores de crescimento celular, que são, geralmente, glicoproteínas. Suas ações são múltiplas, incluindo a promoção da proliferação, diferenciação, inibição da apoptose, maturação e alteração da atividade funcional. Os fatores de crescimento alteram o comportamento das células por interagirem com receptores específicos na medula óssea.

Alguns dos fatores de regulação são a eritropoetina, produzida nas células peritubulares do córtex renal; o G--CSF (fator estimulador de colônias de granulócitos), produzido por vários tipos celulares, como fibroblastos células endoteliais, macrófagos e monócitos e a trombopoetina, principal regulador da trombopoese, produzida principalmente no fígado. Quimioquinas, hormônios, corticosteroides, ferro, vitamina B12 e folato também são considerados essenciais na regulação da hematopoese.

Diferenciação do tecido linfoide

Os linfócitos podem ser classificados em dois tipos principais de acordo com o local onde se diferenciam. Os linfócitos B originam-se na medula óssea (*bone-marrow*) e instalam-se nos órgãos linfoides, exceto no timo, onde se

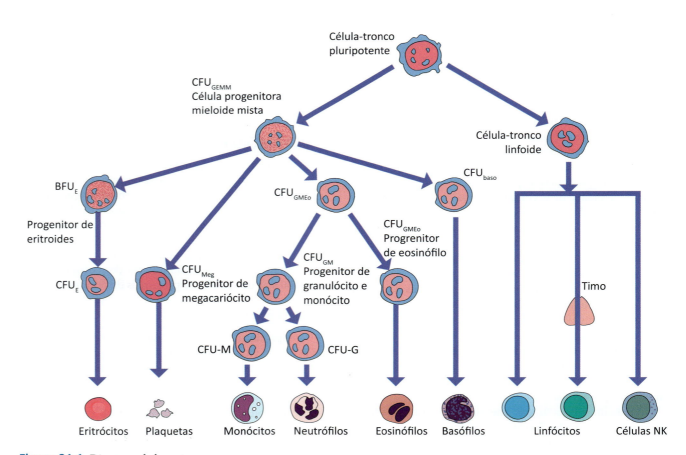

Figura 21.1 Diagrama da hematopoese.

Fonte: Adaptada de Fundamentos em Hematologia – Victor Hoffbrand – 6ª ed. – editora Artmed.

proliferam e se transformam em plasmócitos ou células B de memória.

Os precursores dos linfócitos T se originam na medula óssea e migram para o timo onde diferenciam-se em linfócitos T-helper, linfócitos T-supressores e T-citotóxicos.

A medula óssea e o timo são considerados órgãos linfoides primários, onde os linfócitos amadurecem e tornam-se funcionais.

Nos órgãos linfoides secundários os linfócitos interagem uns com os outros e com células não linfoides. O baço, os linfonodos e os tecidos linfoides associados às mucosas (*mucosa-associated lymphoid tissue* – MALT) são considerados órgãos linfoides secundários.

Linfonodos

Os linfonodos são pequenas massas de tecido linfoide encontradas ao longo dos vasos linfáticos, que têm a capacidade de filtrar a linfa em todo o seu trajeto e encaminhá-la ao sistema venoso (Figura 21.2). São circundados por uma cápsula composta de tecido conjuntivo e compostos por folículos primários, paracórtex e medula. Os linfócitos B encontram-se nos folículos primários e os linfócitos T no paracórtex. Na medula predominam os plasmócitos em detrimento dos linfócitos, que estão em menor quantidade. O grau de alteração morfológica dos linfonodos depende do fator desencadeante e da intensidade da resposta imune. As

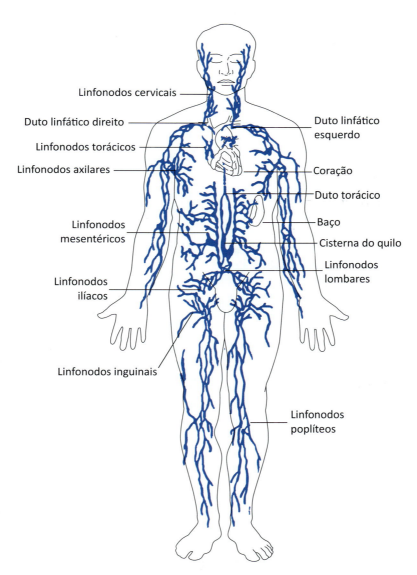

Figura 21.2 Sistema linfático.

Fonte: Acervo dos autores.

MANUAL DE SEMIOLOGIA E PROPEDÊUTICA MÉDICA

causas mais prevalentes de linfadenopatia são descritas na Tabela 21.1.

Tabela 21.1 – Causas de linfadenopatia.

Causas de Linfadenopatia		
Infecciosas	Bacterianas	Tonsilites, celulites, tuberculose e sífilis primária (linfadenopatia localizada e isolada)
	Virais	EBV, CMV, rubéola, HIV, HBV e HCV
	Outras	Toxoplasma, histoplasmose, Chlamydia e arranhadura do gato
Neoplásicas	Linfoma, leucemia linfoide crônica, tumores metastáticos, leucemias agudas	
Colagenoses e outras afecções sistêmicas	Artrite reumatoide, lúpus eritematoso sistêmico e sarcoidose	

Fonte: Acervo dos autores.

O baço

O baço é um órgão linfoide secundário intraperitoneal. Está localizado no quadrante superior esquerdo do abdome entre o fundo do estômago e o diafragma. Sua estrutura é composta pela polpa vermelha e pela polpa branca, e contém aproximadamente 30% do total de linfócitos de um indivíduo. Em seu envolto há uma cápsula de tecido conjuntivo. A irrigação tecidual é feita pela artéria esplênica, que penetra na cápsula na região do hilo.

É o principal órgão onde ocorrem as respostas imunológicas a antígenos veiculados pela circulação, enquanto os linfonodos respondem a antígenos transportados pela linfa. Tem como função filtrar, pela ação dos macrófagos da polpa vermelha, as hemácias senescentes e partículas estranhas como as bactérias do sangue.

O aumento do tamanho do baço, denominado esplenomegalia (Figura 21.2), é uma manifestação comum em moléstias hematológicas como anemias hemolíticas, linfomas e leucemias, e também como manifestação de patologias de outros órgãos e sistemas. Pode haver esplenomegalia em doenças autoimunes como Lúpus Eritematoso Sistêmico (LES), doenças congestivas, como insuficiência cardíaca congestiva e cirrose hepática, e patologias de origem infecciosa como malária e esquistossomose. As principais causas de esplenomegalia são descritas na Tabela 21.2.

Tabela 21.2 – Causas de esplenomegalia.

Causas de Esplenomegalia		
Infecciosas	Virais	EBV, CMV, hepatites
	Bacterianas	Tuberculose miliar, *Salmonella*, *Brucella*
	Protozoários	Malária, toxoplasmose e leishmaniose
Hemolíticas	Congênitas	Esferocitose hereditária, anemia falciforme (crianças), talassemias
	Adquiridas	Anemia hemolítica autoimune
Síndromes mieloproliferativas e leucêmicas	Mielofibrose, leucemia mieloide crônica, policitemia vera, trombocitemia essencial e leucemias agudas	
Síndromes linfoproliferativas	Leucemia linfoide crônica, linfoma de Hodgkin e leucemia linfoide aguda	
Desordens autoimunes	Artrite reumatoide, Lúpus Eritematoso Sistêmico (LES), cirrose hepática, histiocitose	
Miscelânea	Câncer metastático, hipertensão portal, trombose de veia porta, esplenomegalia tropical	

Fonte: Acervo dos autores.

Hemostasia

A hemostasia é um processo biológico dinâmico, que procura manter o sangue fluido no interior dos vasos, bem como impedir sua saída para os tecidos vizinhos. O mecanismo da hemostasia apresenta duas etapas importantes: a formação do tampão plaquetário e a formação do coágulo de fibrina.

O início da coagulação é desencadeado pela exposição do fator tecidual (FT) expresso na superfície dos componentes celulares subendoteliais da parede do vaso após a ocorrência da lesão vascular.

A lesão vascular promove inicialmente a aderência plaquetária, mediada principalmente pelo fator de Von Willebrand (vWF). As plaquetas aderidas ao endotélio liberam alguns fatores, entre eles o ADP (difosfato de adenosina) e a serotonina, promovendo a ativação e a agregação plaquetárias. O receptor mais abundante na superfície plaquetária é a glicoproteína plaquetária IIb/IIIa, possibilitando a ligação ao fibrinogênio e vWF.

HEMATOLOGIA

O tampão plaquetário é ancorado e estabilizado pela malha de fibrina em desenvolvimento. O FT se liga ao fator VIIa formando o complexo FT/VIIa, resultando na ativação do fator X diretamente, ou, indiretamente, através da ativação do fator IX (cofator VIIIa). O fator Xa, em associação com seu cofator Va, converte a protrombina em trombina e esta converte o fibrinogênio plasmático em fibrina insolúvel. A trombina também ativa o fator XI, promovendo um *feedback* positivo na coagulação através da ativação do fator IX. Além disso, a trombina promove a estabilização da fibrina através da ativação do fator XIII.

Existem vários mecanismos antitrombóticos fisiológicos para preservar o fluxo sanguíneo, dentre eles a produção de fatores anticoagulantes como proteoglicanos de heparana, antitrombina, inibidor da via do fator tecidual e trombomodulina. Também ocorre ativação dos mecanismos fibrinolíticos através da produção de ativador do plasminogênio tecidual, uroquinase e anexina 2. O processo fisiológico de coagulação sanguínea e fibrinólise é um sistema de defesa primário da vasculatura.

Semiologia e semiotécnica
Anamnese

O cuidado com o paciente se inicia com uma avaliação sistemática para determinar a natureza da doença, elucidando o diagnóstico pela anamnese e pelo exame físico. A anamnese cuidadosa é essencial para estabelecer um diagnóstico em Hematologia.

Na identificação, é de extrema importância questionar o paciente sobre sua profissão. Existem muitas substâncias tóxicas que, caso o paciente seja exposto regularmente, tornam-se agentes causadores de moléstias hematológicas. Além disso, deve-se considerar sua procedência, visto que certas doenças endêmicas podem cursar com repercussões hematológicas, como a malária e a esquistossomose, por exemplo.

Com relação ao gênero, vale ressaltar que as anemias, de forma geral, acometem mais as mulheres, visto que a principal causa de anemia ferropriva em mulheres na idade fértil é a menorragia. Em homens, principalmente em idosos, deve-se suspeitar de sangramento gastrintestinal.

A raça também é um fator importante a ser avaliado na anamnese. Algumas doenças hematológicas são mais prevalentes em negros, como anemia falciforme e hemoglobinopatia C.

A religião do paciente deve ser considerada. Alguns pacientes não aceitam hemotransfusões por motivos religiosos, situação que obriga o médico a utilizar terapias alternativas que possam satisfazer as necessidades do paciente.

Na história pregressa da moléstia atual atentar a sintomas inespecíficos que muitas vezes podem deflagrar um diagnóstico hematológico. Entre os sintomas que devem chamar atenção e fazer o clínico afastar diagnósticos diferenciais hematológicos, estão os quadros infecciosos recorrentes, presença de febre, calafrios e tremores. Sangra-

mentos não justificáveis também devem ser considerados, entre eles a epistaxe, sangramento gengival, petéquias, equimoses, menorragia e hemartrose.

Perda de peso é um sinal frequente de várias doenças graves, incluindo entidades hematológicas primárias, mas não é exclusivo. Muitas síndromes consumptivas como carcinoma metastático e tuberculose, causam anemia e o emagrecimento pode surgir neste tipo de doença.

Febre é uma manifestação comum de linfomas e leucemias, geralmente devido a uma infecção secundária, mas por vezes pode ser resultado da própria doença. Em pacientes com febre sem sinais localizatórios, leucemia ou linfoma, particularmente os linfomas de Hodgkin, devem ser considerados. Doenças mieloproliferativas também podem cursar com febre.

Sudorese noturna sugere a presença de febre baixa e pode ocorrer em pacientes com linfoma ou leucemia. Sudorese noturna, juntamente com perda ponderal significativa (mais que 10% do peso em 6 meses), e febre são critérios de sintomas B, utilizados para estadiar os linfomas.

Alterações visuais são sintomas inespecíficos e estão presentes em mais de um diagnóstico hematológico. Amaurose pode acontecer em consequência de uma hemorragia retiniana secundária à trombocitopenia, coagulopatia ou hiperviscosidade sanguínea severa.

Vertigem, tinido e zumbido nos ouvidos podem ocorrer em anemias severas, policitemia ou macroglobulinemia, esta última induzindo hiperviscosidade.

Sintomas cardiorrespiratórios como dispneia, dor precordial, palpitação e hipotensão ortostática, associados a alterações de coloração da pele relatadas pelo paciente, podem estar acusando um possível quadro anêmico. Tosse crônica pode ser resultante do alargamento de nódulos mediastinais.

Na suspeita de anemia, deve-se questionar o paciente sobre seus hábitos alimentares e se apresenta perversão do apetite. Pica, picacismo ou malácia, designam a ingesta persistente, compulsiva ou não, de alimentos não nutritivos como tijolo, terra, gelo, entre outros.

Plenitude abdominal e saciedade precoce podem estar relacionadas à esplenomegalia.

Lombalgias estão associadas a reações hemolíticas agudas ou podem ser devido ao acometimento do osso ou do sistema nervoso periférico em doenças malignas, como no mieloma múltiplo.

Artralgias podem ser características da gota secundária ao aumento da produção de ácido úrico em pacientes com doenças mieloproliferativas ou anemias hemolíticas. As dores articulares também aparecem nas leucemias agudas e na anemia falciforme, assim como as dores ósseas que, além de aparecer nestas doenças já mencionadas, aparecem também no mieloma múltiplo, de forma marcante. As artrites podem estar relacionadas a hemartroses nos doentes hemofílicos.

Todos estes sintomas mencionados devem ser analisados quanto a forma de início, ritmo de evolução, época de aparecimento – desde o nascimento ou recentemente – fa-

Capítulo 21

393

MANUAL DE SEMIOLOGIA E PROPEDÊUTICA MÉDICA

tores de alívio ou piora, associação com outros sintomas e intensidade do quadro.

Hábitos de vida como alcoolismo, nutrição precária, vegetarianismo e tabagismo são importantes para caracterizar o paciente e relacionar o hábito de vida com a queixa principal. Pacientes tabagistas podem ter aumento do número de hemácias, por mecanismo compensatório, sendo assim, não se deve estranhar caso o hemograma apresente uma policitemia. Vegetarianos podem ter deficiência da vitamina B12 e apresentarem quadro anêmico específico de anemia megaloblástica.

O uso de drogas prescritas pelo médico ou não devem ser relatadas pelo paciente visto que muitas delas podem induzir ou agravar moléstias hematológicas. Aspirina, laxantes, tranquilizantes, ferro medicinal, sedativos, vitaminas e outros suplementos muitas vezes são tomados diariamente e o paciente não os considera como medicamento, entretanto, a maioria deles possui íntima relação com as células sanguíneas.

Outros questionamentos incluem se o paciente já realizou alguma cirurgia prévia. Gastrectomias parciais ou totais estão relacionadas com maior chance de desenvolver anemia ferropriva e/ou megaloblástica por alteração na absorção de ferro e vitamina B12. O paciente também deve ser questionado quanto a intercorrências cirúrgicas e pós-cirúrgicas, questionar sobre necessidade de hemotransfusões, eventos trombóticos e, até mesmo, em caso de pacientes do sexo feminino, quantas gestações, partos e abortos.

Sempre questionar se o paciente é doador de sangue e quantas vezes já doou. Ocasionalmente, esse pode ser um fator que justifique uma anemia ferropriva. Caso o paciente já tenha sido transfundido, deve-se questionar a respeito da situação em que fora submetido e a quantidade de unidades hemoterápicas recebidas.

A respeito dos antecedentes familiares é importante considerar se algum familiar apresenta distúrbios hemorrágicos (hemofilia, Doença de Von Willebrand) ou sofra de alguma doença familiar do sangue, visto que algumas anemias e doenças autoimunes são hereditárias.

Semiótica e semiotécnica

O exame físico geral deve seguir a metodologia preconizada pela semiologia clássica, porém, certas áreas são especificamente pertinentes para doenças hematológicas, sendo assim, merecem atenção especial. São elas: pele, olhos, língua, linfonodos, ossos, baço, fígado e sistema nervoso.

Pele

A pele do paciente, em toda a sua extensão, deve ser analisada em busca de lesões, alterações na pigmentação, rubor, palidez, sinais de icterícia e cianose.

Pode-se avaliar a cor vermelha da oxi-hemoglobina e a palidez secundária à sua ausência nos pontos onde a camada córnea da epiderme é mais fina e acarreta menos dispersão da luz, como as unhas dos dedos da mão, os lábios e as mucosas, principalmente as da boca e da conjuntiva palpe-

bral. Em negros, as regiões plantares e palmares podem melhor indicar alterações de coloração da pele. As mucosas e o leito ungueal são geralmente mais fidedignos para anemia e policitemia do que a pele.

O componente da cor da pele relacionado ao sangue pode ser um guia útil no diagnóstico de anemia ou policitemia, sendo a palidez resultante da diminuição do nível de hemoglobina e o rubor decorrente do aumento da hemoglobina.

Atentar que existem algumas situações que podem alterar a coloração da pele simulando alguma manifestação sistêmica erroneamente. Exposições ao sol ou ao frio intenso podem causar rubor transitório, e quando a exposição for crônica, a vermelhidão da pele pode persistir por mais tempo.

Na hemocromatose pode surgir uma descoloração bronzeada da pele por deposição melânica ou, numa fase mais tardia, uma coloração acinzentada relacionada ao depósito de ferro.

Icterícia

Pode ser observada mais facilmente em indivíduos com pele clara e apresenta-se como coloração amarelada de pele ou mucosas. A icterícia pode não ser visível se o nível de bilirrubina total estiver abaixo de 2 mg/dL.

As causas de icterícia incluem hepatopatias, obstrução das vias biliares e hemólise exacerbada, esta última elevando principalmente a bilirrubina indireta. É importante salientar que a hiperbilirrubinemia indireta, geralmente, não está associada à colúria nem à acolia fecal.

A coloração amarelada da pele também pode ocorrer na carotenemia, excesso de carotenos no sangue, mais observado em crianças. Neste caso, avaliar as regiões palmares, plantares e a face, onde a coloração intensifica-se.

Lesões vasculares

Na pele ainda devem ser observadas escoriações, petéquias, equimoses, hematomas e hemangiomas.

Máculas vásculo-sanguíneas, ou seja, lesões planas cutâneas de origem vascular podem ser: eritema, púrpura, telangiectasias, mancha angiomatosa ou mancha anêmica e são abordadas com mais detalhes no capítulo de Dermatologia.

Olhos

À inspeção dos olhos procurar por icterícia, palidez ou pletora. Na oftalmoscopia pode ocorrer hemorragias retinianas nos pacientes trombocitopênicos. Lesões vasculares na fundoscopia podem sugerir hemoglobina C ou S. O edema de papila pode surgir como sinal de hipertensão intracraniana e ser observado nas meningites infiltrativas leucêmicas e nos linfomas de sistema nervoso central.

Boca

Além da palidez da mucosa oral, deve-se pesquisar ulcerações de mucosa que ocorrem frequentemente em pacientes neutropênicos. Nas leucemias pode haver infiltração das gengivas com edema, vermelhidão e sangramento (Figura 21.3). Vale lembrar que sangramentos da mucosa oral recorrentes podem surgir por coagulopatias.

HEMATOLOGIA

A língua fica completamente lisa e brilhante em pacientes com anemia perniciosa e na anemia por deficiência de ferro geralmente as bordas linguais são lisas.

Linfonodos

Uma maior atenção deve ser destinada à palpação dos linfonodos cervicais, supraclaviculares, axilares, epitrocleares e inguinais com o objetivo de pesquisar por aumento do tamanho, alteração na consistência, mobilidade, individualidade ou presença de acometimento linfonodal adjacente e hipersensibilidade.

Didaticamente, as cadeias linfonodais cervicais são divididas conforme sua localização e área de drenagem em cadeias linfonodais/ganglionares.

Na região abaixo das mandíbulas, encontramos as cadeias ganglionares submandibulares e os gânglios submentonianos. As cadeias submandibulares drenam o assoalho da boca, língua e garganta. As cadeias submandibulares iniciam-se no ângulo da mandíbula e vão até a porção anterior, na qual encontram-se os gânglios submentonianos.

À frente dos pavilhões auriculares, estão as cadeias pré-auriculares e, atrás, encontram-se as cadeias retroauriculares. Na região da nuca, lateralmente ao processo occipital, estão as cadeias occipitais.

Os músculos esternocleidomastóideos delimitam as cadeias cervicais anteriores e posteriores. As anteriores localizam-se à frente dos músculos, iniciando-se no ângulo da mandíbula e descendo até as regiões supraclaviculares. As cadeias posteriores ficam atrás dos músculos esternocleidomastóideos. As cadeias cervicais profundas estão localizadas sobre os músculos esternocleidomastóideos e são difíceis de serem palpadas.

Nas fossas supraclaviculares, encontram-se as cadeias supraclaviculares, drenando regiões linfáticas da cavidade torácica e abdominal. Dá-se o nome de linfonodo de Virchow ao aumento do linfonodo em cadeia supraclavicular esquerda, sugestivo de processos neoplásicos de cavidade abdominal, principalmente estômago.

O aumento destas cadeias cervicais pode estar relacionado não só a patologias malignas como também a processos inflamatórios ou infecciosos desta região, incluindo toda a face e o couro cabeludo.

Em crianças, nódulos múltiplos e pequenos (0,5 a 1,0 cm) podem ser palpados na região cervical sem nenhuma associação clínica. Nódulos cervicais podem, às vezes, ser palpados se o paciente fizer manobra de Valsalva. Para melhor entendimento das cadeias linfonodais, consulte o capítulo sobre Semiologia Geral.

Linfonodos axilares e inguinais

Sob condições normais, no adulto, os únicos linfonodos palpáveis são os da região inguinal, de consistência firme e medindo de 0,5 a 2,0 cm, localizados aderidos à fáscia, abaixo do ligamento inguinal e no triângulo femoral.

Linfonodos superficiais aumentados são palpáveis e algumas vezes notados à inspeção. A palpação deve ser feita de forma leve, com as pontas dos dedos realizando movimentos circulares, com leve pressão. Certos linfonodos de cadeias mais profundas devem ser analisados por meio de exames de imagem como ultrassonografia, tomografia computadorizada ou ressonância magnética. Estudo de imagem exibindo áreas de liquefação sugere infecção bacteriana do linfonodo.

Ossos

Hipersensibilidade dos arcos costais ou do esterno é um sinal importante muitas vezes negligenciado pelo clínico. Dor óssea pode ser generalizada como na leucemia ou assimétrica como no mieloma múltiplo e nos casos de metástases ósseas. As superfícies ósseas devem ser examinadas aplicando-se pressão com os dedos para localizar áreas de potencial lesão óssea.

Baço

O baço normal mede aproximadamente 12 cm de comprimento e a esplenomegalia é um sinal importante de patologias hematológicas.

Existem duas maneiras de avaliar o tamanho do baço no exame físico: percussão e palpação.

Palpação

Com a mão esquerda, segure o paciente de modo a apoiar e comprimir para a frente a região inferior da caixa torácica e os tecidos moles adjacentes. Com sua mão direita por baixo do rebordo costal esquerdo, faça pressão para dentro, na direção do baço. Inicie a palpação em uma altura suficientemente baixa para permitir a detecção de um possível aumento de baço. Além disso, se sua mão ficar muito próxima ao rebordo costal, ela não terá mobilidade suficiente para penetrar mais para cima, por debaixo da caixa torácica. Solicite ao paciente que inspire profundamente. Tente palpar a extremidade ou borda do baço, descendo de encontro às pontas de seus dedos. Fique atento a qualquer hipersensibilidade, avalie o contorno esplênico e meça a distância entre o ponto mais baixo do baço e o rebordo costal esquerdo. A extremidade do baço é palpável em aproximadamente 5% dos adultos normais. As causas incluem diafragma rebaixado e achatado, como na doença pulmonar obstrutiva crônica, e uma acentuação da descida inspiratória do diafragma.

Quando necessário, para esclarecer se o baço é ou não palpável, coloca-se o paciente em decúbito lateral direito, membro inferior direito estendido, membro inferior esquerdo flexionado e braço esquerdo sobre a cabeça.

Percussão

Duas técnicas auxiliam na detecção de esplenomegalia:
Percussão do Espaço de Traube

O espaço de Traube é o espaço semilunar do sexto ao décimo primeiro espaços intercostais, tendo como limites:

Capítulo 21

395

gradeado costal, baço, pâncreas, cólon, rim e estômago. Ao percutir essa região ao longo da linha axilar anterior e da linha axilar média, observar a persistência do som timpânico ou presença de macicez.

A ocorrência de esplenomegalia é pouco provável nos casos de timpanismo acentuado, em especial na região lateral. A presença de macicez à percussão pode indicar esplenomegalia, porém, o som maciço também pode ser indicativo da presença de líquidos ou sólidos no estômago ou no cólon intestinal.

Pesquisa do sinal de percussão esplênica

Percuta o espaço intercostal mais baixo na linha axilar anterior esquerda. O som nesta região costuma ser timpânico. Em seguida, solicite ao paciente que respire fundo e torne a percutir. A transição de uma percussão timpânica para uma macicez durante a inspiração sugere esplenomegalia, caracterizando sinal de percussão esplênica positivo.

Fígado

O fígado deve ser analisado minuciosamente quanto à percussão e palpação para avaliar a hepatimetria. As técnicas e os achados encontrados serão discutidos no capítulo de Gastroenterologia, nos cabendo apenas ressaltar a importância do exame físico abdominal.

Avaliação neurológica

Existem algumas moléstias hematológicas que se caracterizam por acometimento neurológico associado a outros sinais e sintomas. A deficiência de cobalamina (vitamina B12) na anemia megaloblástica pode levar à degeneração neurológica irreversível, que pode ser motora, sensitiva, cognitiva ou autonômica. Além disso, anormalidades neurológicas podem desenvolver-se em pacientes com leucemias e linfomas em decorrência de processos infiltrativos, sangramentos ou infecções severas. Sinais meníngeos podem refletir infiltração leucêmica em sistema nervoso. O exame neurológico completo será melhor descrito no capítulo de Neurologia.

Correlações clínicas e propedêutica armada
Síndromes anêmicas

Anemia é um termo que se aplica, ao mesmo tempo, a uma síndrome clínica e a um quadro laboratorial caracterizado por diminuição do hematócrito, da concentração de hemoglobina no sangue ou da concentração de hemácias por unidade de volume em comparação com parâmetros de sangue periférico de uma população de referência.

O valor da concentração de hemoglobina no sangue é diferenciado em cada fase de desenvolvimento e também varia de acordo com a altitude. Grandes altitudes exigem um maior aporte de oxigenação, portanto, uma maior concentração de hemoglobina. Os valores de normalidade preconizados pela Organização Mundial de Saúde (OMS) consideram anêmicos os pacientes homens com valor de hemoglobina menor que 13 g/dL, mulheres com menos de 12 g/dL e gestantes com hemoglobina menor do que 11 g/dL.

A classificação das anemias, de forma didática pode ser feita pela fisiopatologia ou pela morfologia.

Classificação fisiopatológica

Do ponto de vista fisiopatológico, existem três tipos de anemias: anemia por falta de produção ou hiporregenerativas, anemias por excesso de destruição ou regenerativas, e por perdas sanguíneas.

Anemias por falta de produção ou hiporregenerativas

Além do nível de hemoglobina baixo, são caracterizadas por contagem absoluta de reticulócitos abaixo de 25.000/mm³. São decorrentes de deficiência na produção de hemácias que pode ser devido à falta de fator estimulante, como a eritropoietina, na insuficiência renal, ou carência de elementos essenciais à eritropoese como ferro, vitamina B12 e ácido fólico. Podem também acompanhar processos crônicos inflamatórios, infecciosos ou neoplásicos, além de ser característica de anemias aplásticas.

Anemias por excesso de destruição ou regenerativas

Estão associadas à alta contagem de reticulócitos (acima de 100.00/mm³). As anemias hemolíticas compõem esse grupo que ocorre quando a taxa de destruição supera a de produção, seja por defeitos eritrocitários ou por agressões diretas ao eritrócito. Os defeitos eritrocitários podem ser por doença de membrana, eritroenzimopatias, hemoglobinopatias, talassemias e hemoglobinúria paroxística noturna. Os agentes agressores ao eritrócito podem ser infecciosos (malária), trauma vascular, doenças autoimunes (anticorpos), além de venenos e toxinas.

Anemias por perdas

São decorrentes de perdas agudas ou crônicas de sangue. As agudas podem representar situações emergenciais e são compensadas por aumento de produção caso a medula esteja íntegra e os elementos essenciais à hematopoese estejam disponíveis. As perdas crônicas causam espoliação de ferro e, consequentemente, ocasionam anemia por deficiência de ferro, por falta de produção deste mineral.

Classificação morfológica

A classificação morfológica toma como ponto de partida os índices hematimétricos das hemácias do hemograma. De acordo com o volume corpuscular médico (VCM), as anemias podem ser microcíticas (VCM < 80 fl), macrocíticas (VCM > 100fl) e normocíticas (VCM de 80 a 100 fl). Com relação à concentração de hemoglobina corpuscular média (HCM) pode-se classificar as anemias em hipocrômicas (HCM < 31 g/dL) e normocrômicas (HCM de 31 a 36 g/dL). O termo hipercrômico deve ser evitado, já que uma hemácia normal não se satura de hemoglobina além de cerca de 35% de seu peso seco.

Anemias microcíticas/hipocrômicas

Pela diminuição de hemoglobina no interior dos eritrócitos, as hemácias tornam-se microcíticas (volume diminuído) e hipocrômicas. A principal causa de anemia microcítica hipocrômica é a deficiência de ferro. Outras condições patológicas que também podem levar a este padrão morfológico são as talassemias, esferocitose familiar e anemias sideroblásticas congênitas. No caso dos traços talassêmicos existe uma discrepância entre o valor de hemoglobina e o VCM, sendo raramente o VCM > 75 fl, mesmo com hematócrito de 30% a 33%.

Anemias macrocíticas/hipercrômicas

A macrocitose é um achado comum e pode ser encontrado nos pacientes com nível de hemoglobina normal. As anemias macrocíticas são divididas em anemias megaloblásticas e não megaloblásticas. As primeiras geralmente são em decorrência da falta de vitamina B12 e/ou ácido fólico. E as não megaloblásticas são decorrentes de reticulocitoses secundárias à hemólise, perda sanguínea e aos agentes tóxicos (álcool e quimioterápicos).

Anemias normocíticas/normocrômicas

As anemias normocíticas normocrômicas podem ser proliferativas como nas anemias hemolíticas ou hipoproliferativas como nos processos inflamatórios crônicos, na doença renal, deficiências endócrinas e multicarenciais, e também nas insuficiências da medula óssea.

Uma abordagem resumida das anemias pode ser encontrada no algoritmo 21.1

SÍNDROMES MIELOPROLIFERATIVAS
Não leucêmicas

O termo síndrome mieloproliferativa descreve um grupo de doenças que surgem por alterações na célula-tronco hematopoética, que sofre proliferação clonal de um ou mais componentes hematopoéticos. O grupo de doenças mieloproliferativas não leucêmicas inclui a policitemia vera, a trombocitemia essencial e a mielofibrose primária.

As policitemias podem não ser neoplásicas e, de forma geral, são caracterizadas por aumento na concentração de hemoglobina acima do valor de referência para a idade e sexo do paciente. A policitemia pode ser *relativa*, quando a massa eritroide é normal e o plasma sanguíneo está diminuído ou *real*, quando há aumento da massa eritroide, ou seja, do volume do glóbulo vermelho e o hematócrito está elevado.

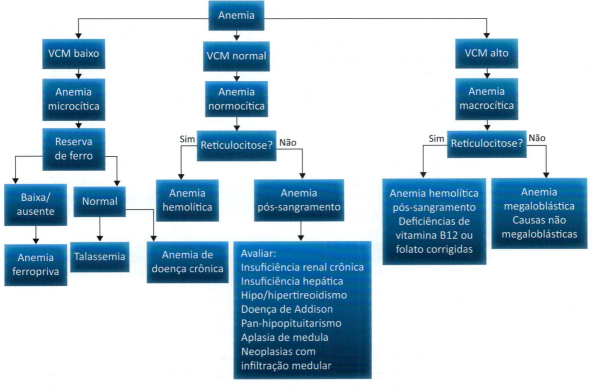

Algoritmo 21.1 Investigação de anemias.

Fonte: Acervo dos autores.

MANUAL DE SEMIOLOGIA E PROPEDÊUTICA MÉDICA

A policitemia real, ou absoluta, pode ser subdividida em primária e secundária, esta decorrente de fatores extrínsecos ao compartimento eritroide.

Um exemplo de policitemia primária adquirida é a policitemia vera. As causas de policitemia secundária estão descritas na Tabela 21.3. A hipóxia, causada por doença pulmonar obstrutiva crônica (DPOC), é uma das causas mais frequentes. Secreção inapropriada de eritropoietina por nefropatias e tumores renais é uma causa não habitual de policitemia.

Na policitemia vera o aumento de massa eritroide circulante é causado por transformação clonal de uma célula-tronco da medula óssea. A prevalência é maior em idosos e é igual entre os sexos. A sintomatologia é decorrente da hiperviscosidade sanguínea, como tinitus, tontura e escotomas, e de hipervolemia e hipermetabolismo, como anorexia, emagrecimento, febre e sudorese noturna. Ao exame físico pode-se notar uma fácies pletórica. O eritrograma revela aumento na contagem de eritrócitos, hemoglobina e hematócrito. Neutrofilia e trombocitose são encontradas na maioria dos casos. Ao mielograma, vê-se que a medula óssea é hipercelular, com crescimento das três linhagens (panmielose) e predomínio da linhagem eritroide.

A trombocitemia essencial é caracterizada por aumento sustentado da quantidade de plaquetas por proliferação exacerbada da linhagem megacariocítica. Tromboses e hemorragias são manifestações da doença, entretanto, a maioria dos casos é assintomática. Devem ser excluídas as causas de trombocitemias secundárias como deficiência crônica de ferro, doenças do tecido conectivo, tumores malignos e infecções crônicas.

A mielofibrose primária se constitui por processo fibrótico progressivo e generalizado da medula óssea associada ao desenvolvimento de hematopoese em baço e fígado (metaplasia mieloide). Os sintomas ocorrem em decorrência da anemia e da esplenomegalia maciça incluindo desconforto abdominal e plenitude pós-prandial. A punção e aspiração da medula óssea pode se apresentar com ausência de material (punção branca) e na biópsia de medula óssea evidencia-se medula hipocelular e fibrótica. Em aproximadamente 10% a 20% dos casos há evolução para leucemia mieloide aguda.

Leucêmicas

Leucemias compõem um grupo de doenças em que os leucócitos encontram-se proliferados excessivamente. Elas podem ser agudas ou crônicas. As leucemias agudas acometem a linhagem primitiva celular, evidenciando a presença de blastos no sangue periférico e na medula óssea. Já as crônicas se caracterizam por proliferação exacerbada de células em diferentes estágios de maturação.

Leucemia Mieloide Aguda (LMA)

É a leucemia mais comum em adultos e sua incidência aumenta com a idade mais avançada. O quadro clínico da LMA e das leucemias agudas, em geral, é característico de insuficiência medular por proliferação de células malignas. A tríade: anemia, infecções recorrentes e sangramentos, carac-

Tabela 21.3 – Causas de policitemia absoluta.		
Causas de poliglobulia absoluta		
Poliglobulia primária	**Congênita** Mutações do receptor de eritropoietina **Adquirida** Policitemia vera	
Poliglobulia secundária	**Congênita** Defeitos no mecanismo de sensibilidade ao oxigênio Mutações de genes específicos Hemoglobina de alta afinidade **Adquiridas** 1) Mediada por eritropoetina ■ Hipóxia central ■ DPOC ■ Shunt vascular cardiopulmonar ■ Intoxicação por monóxido de carbono ■ Tabagismo ■ Apneia obstrutiva do sono ■ Altitudes elevadas 2) Hipóxia local ■ Estenose de artéria renal ■ Rins policísticos ■ Pós-transplante renal ■ Hidronefrose 3) Produção patológica de eritropoietina ■ Tumores – angioblastoma cerebelar, meningioma, tumores de paratireoide, carcinoma hepatocelular, câncer de células renais, feocromocitoma, leiomioma uterino 4) Administração de fármacos ■ Eritropoetina e andrógenos	

Fonte: Adaptada de Hoffbrand, 2011.

teriza a doença. No hemograma pode ser encontrada desde pancitopenia até leucocitose severa com risco de leucoestase, além de plaquetopenia e anemia em graus variados. O mielograma revela infiltração por células imaturas (blásticas) e hipoplasia das linhagens hematológicas normais.

Leucemia Mieloide Crônica (LMC)

De progressão mais lenta, a LMC pode aparecer em todas as idades, porém seu pico de incidência é em indivíduos acima de 60 anos. Em até 50% dos casos o diagnóstico é feito com base em um achado de hemograma. Os sintomas gerais incluem astenia, perda ponderal e hiporexia associados à esplenomegalia com desconforto abdominal. O hemograma se caracteriza por leucocitose com escalonamento maturativo, com acentuado desvio à esquerda e basofilia. O mielograma mostra hipercelularidade da medula óssea à custa do setor granulocítico. Em pelo menos 95% dos casos é encontrada translocação entre os cromossomos 9 e 22, caracterizando o cromossomo Philadelphia.

SÍNDROMES LINFOPROLIFERATIVAS
Leucemias linfoides
Leucemia Linfoide Aguda (LLA)

A LLA é uma neoplasia linfoide caracterizada pelo acúmulo de linfoblastos no sangue e na medula óssea. Acomete principalmente crianças até seis anos de idade, representando a doença maligna mais frequente da infância. A sintomatologia é decorrente da insuficiência da medula óssea acompanhada, por vezes, de dor óssea, linfonodopatia, síndrome meníngea, infiltração testicular e outras visceromegalias. Leucocitose em decorrência de proliferação de linfoblastos e graus variados de anemia e plaquetopenia caracterizam o hemograma. O mielograma demonstra infiltração da medula óssea por mais de 20% de linfoblastos.

Leucemia Linfoide Crônica (LLC)

LLC é uma doença caracterizada pela proliferação e acúmulo de linfócitos maduros no sangue periférico devido à descontrolada divisão celular e ao aumento da sobrevida das células. A maioria dos pacientes é assintomática ao diagnóstico, porém, em casos mais tardios, há visceromegalias, como espleno-hepatomegalia, falência medular e suas repercussões clínicas. No hemograma observa-se linfocitose persistente à custa de linfócitos maduros.

Linfomas

Os linfomas representam um grupo morfológico e clinicamente heterogêneo que se caracteriza, de forma geral, por aumento linfonodal progressivo. Os linfomas se dividem em dois grandes grupos, os linfomas de Hodgkin (LH) e os linfomas Não Hodgkin (LNH).

O LH acomete predominantemente os linfonodos, o baço e a medula óssea; já os LNH, possuem padrão de disseminação irregular, com significativa proporção de pacientes desenvolvendo doença extranodal, podendo atingir pele, cavidade oral, estômago, intestino delgado e sistema nervoso central.

O lLH corresponde a 1% de todas as neoplasias humanas. Já o LNH é mais comum que o LH, e representa 4% das neoplasias malignas

A sintomatologia pode incluir febre, sudorese noturna e perda de peso ponderal (>10% em 6 meses), além de fadiga, prurido cutâneo e massas tumorais palpáveis. As hemorragias não constituem sintomas frequentes, mas podem estar presentes e serem muito graves quando o tumor infiltra a medula óssea.

A respeito de alguns linfomas, o que se sabe é que podem estar relacionados a agentes infecciosos. Os mais comuns são: vírus Epstein-Barr, HTLV-1, herpes vírus do tipo 8, vírus da hepatite C, *Helicobacter pylori* e *Chlamydia psittaci*.

Linfonodos maiores do que 2 cm de diâmetro, firmes, indolores, não associados a processo infeccioso e que persistem por mais de 4 semanas, caracterizam a doença.

Os linfonodos considerados suspeitos devem ser submetidos à biópsia excisional para concluir o diagnóstico.

Mieloma múltiplo

É uma doença clonal com proliferação anômala dos plasmócitos na medula óssea associada à presença de proteína monoclonal na urina e/ou no soro. Cursa com hipercalcemia, insuficiência renal, anemia e lesões osteolíticas. A maioria dos casos acomete pacientes com mais de 40 anos, entretanto, o pico de incidência é a sétima década de vida e a patologia é mais frequente em indivíduos de etnia negra. O mieloma está relacionado com um remodelamento ósseo anormal devido ao aumento da atividade osteolástica e inibição das células osteoblásticas, produzindo lesões líticas ósseas. O diagnóstico é feito pelo aspirado medular que identificará a proliferação de plasmócitos. Estudo radiográfico ósseo pode exibir lesões líticas e osteopenia. A eletroforese de proteínas identifica o pico monoclonal de paraproteína característico da doença.

Falências medulares
Anemia aplástica

A anemia aplástica, também chamada de aplasia medular, é uma doença caracterizada pela diminuição variável da produção de eritrócitos, leucócitos e plaquetas pela medula óssea, acarretando graves citopenias no sangue periférico. Existem casos raros de aplasias seletivas, como a aplasia pura da série vermelha. Alterações no microambiente medular ou das próprias células pluripotentes (*stem cells*) ou até mesmo de fatores reguladores da hematopoese podem resultar em aplasia medular. Estima-se que a incidência no Brasil seja de 2 a 4 casos por 1.000.000 habitantes, com pico bimodal de incidência dos 15 aos 25 anos e após os 60 anos, sem diferença de ocorrências entre os sexos.

Durante a anamnese, exposições a agentes físicos (radiações ionizantes), drogas (cloranfenicol, dipirona, sulfas, antirreumáticos e drogas anticonvulsivas) e uso profissional de venenos agrícolas (como o BHC, com uso já proibido), e derivados do petróleo (hidrocarbonetos) devem ser analisados como possíveis causas. Agentes infecciosos (vírus da hepatite A, parvovirose) também estão envolvidos na etiologia da aplasia de medula. A sintomatologia em geral é decorrente da falência medular: sangramentos cutaneomucosos, infecções e anemia normocítica com reticulocitopenia.

O hemograma geralmente exibe pancitopenia e a medula óssea, hipocelularidade acentuada, melhor caracterizada pela biópsia de medula óssea.

Hemoglobinúria paroxística noturna

É uma doença adquirida, rara, clonal das células da medula óssea e de curso crônico. A prevalência estimada é de 15,9 casos por milhão de habitantes, pode acometer todas as idades, tendo sua mediana de incidência por volta dos 30 anos.

Há deficiência de uma enzima que tem como função promover a ligação de várias proteínas celulares à superfície da membrana celular, inclusive de fatores do sistema complemento, que ao entrar em contato com estas células deficientes, promove lise do eritrócito. A trombofilia está presente neste quadro e pode levar a tromboses de grandes veias, como veia hepática, veia porta e veias mesentéricas. Os sintomas mais frequentes são muitas vezes decorrentes dos processos trombóticos (incidência de 39%) e incluem: dispneia, dor abdominal, disfagia, anemia e disfunção erétil. Insuficiência renal crônica pode ocorrer em até 65% dos casos e está relacionada à hemólise intravascular crônica. A hipertensão pulmonar pode acometer 47% dos doentes. O diagnóstico é feito com citometria de fluxo e o tratamento definitivo é o transplante de medula óssea.

Síndromes Mielodisplásicas (SMD)

É um grupo de doenças clonais da medula óssea, neoplásicas adquiridas das células-tronco hematopoéticas que são caracterizadas por alterações qualitativas e quantitativas de todas as linhagens celulares. Na maioria dos casos a doença em si é primária, porém, certo número de pacientes pode desenvolver SMD após quimioterapia e/ou radioterapia utilizadas no tratamento de outras neoplasias malignas. Este tipo é denominado SMD relacionado à terapia (SDM-t). O diagnóstico é feito com o hemograma exibindo citopenias em graus variados e/ou com o mielograma que mostra hipercelularidade na maioria dos casos e citologia típica de displasia em alguns casos. A incidência mundial de SMD é de 3 a 5/100.000 habitantes/ano e cresce exponencialmente com o avanço da idade, chegando a mais de 20/100.000 habitantes/ano na faixa etária acima dos 70 anos. Do ponto de vista semiológico, deve-se atentar para pacientes idosos com alterações decorrentes de citopenias no hemograma, como sangramentos cutâneos, infecções não habituais e anemia.

O estudo genético da medula óssea pode detectar vários tipos de mutações, como monossomias e deleções, que têm relação direta com o prognóstico da doença. Uma parte dos casos evolui para leucemia aguda, geralmente mieloide.

Anemia Fanconi

É uma doença genética autossômica recessiva caracterizada por aplasia medular severa em mais de 90% dos homozigotos. Os sintomas geralmente se iniciam aos 8 ou 9 anos de idade.

A criança tem fenótipo típico composto por baixa estatura, hiperpigmentação da pele, anormalidades da estrutura óssea, como hipoplasia do dedo polegar e do rádio. Outras anormalidades encontradas neste quadro sindrômico acometem o trato geniturinário, o coração e o sistema nervoso central. Pacientes com anemia de Fanconi possuem maior chance de desenvolver leucemia e outras patologias malignas. O único tratamento que pode melhorar o prognóstico desse paciente é o transplante de células-tronco hematopoéticas alogênico.

Coagulopatias

As coagulopatias podem ser divididas em hereditárias e adquiridas. As coagulopatias hereditárias são doenças com maior prevalência, em relação às adquiridas, e se caracterizam, em geral, por deficiência isolada de algum fator de coagulação.

Distúrbios hereditários
Hemofilias

As hemofilias congênitas são distúrbios hemorrágicos resultantes da deficiência dos fatores VIII (hemofilia A) ou IX (hemofilia B) da coagulação, devido a defeitos (mutações) nos genes que codificam estes fatores. A hemofilia é uma doença hereditária autossômica recessiva ligada ao X, portanto, a grande maioria dos pacientes é do sexo masculino. A hemofilia A é responsável por aproximadamente 85% dos casos de hemofilia (Manual Therezinha). O diagnóstico deve ser suspeitado pela história clínica do paciente e pelos antecedentes familiares relacionados. De acordo com os níveis de VIII e IX, o quadro hemorrágico pode ser leve (assintomático, achado clínico muitas vezes), moderado (sangramento aos mínimos traumatismos) ou grave (sangramentos espontâneos).

As manifestações clínicas são diferentes conforme a idade do paciente. No período neonatal os sangramentos são frequentes e há possibilidade de ocorrer hemorragia intracraniana. Após um ano de idade, a criança já está se movimentando mais, predispondo então ao sangramento de partes moles e de articulações. Em adultos, a hemartrose, sangramento articular, é mais frequente e pode acometer joelhos, cotovelos e tornozelos. As complicações que podem surgir cronicamente abrangem aumento de risco de adquirir infecção via transfusão sanguínea e artropatia hemofílica, decorrente de hemartroses repetitivas que lesam a cartilagem e a estrutura óssea adjacente.

O coagulograma apresenta aumento do tempo de coagulação e do tempo de tromboplastina parcial ativado (TPPA) e dosagem de fatores VII ou IX deficientes.

Doença de Von Willebrand (VWD)

A VWD é a coagulopatia hereditária mais comum. Pode afetar até 1% da população, mas somente 1% dos portadores é sintomático. Na maior parte dos casos a herança é autossômica dominante. O fator de Von Willebrand promove a adesão das plaquetas ao endotélio em locais de lesão vascular e agregação plaquetária em locais de fluxo turbulento. Os pacientes geralmente apresentam sangramentos de mucosa e perda sanguínea exagerada após traumatismos superficiais e procedimentos cirúrgicos, mesmo os menos invasivos. O tempo de sangramento está aumentado, assim como o TTPA.

HEMATOLOGIA

DISTÚRBIOS ADQUIRIDOS

As coagulopatias adquiridas são mais comuns do que as hereditárias e muitas vezes mais de um fator está envolvido na fisiopatologia do distúrbio de coagulação.

Deficiência de vitamina K

A deficiência de vitamina K pode estar presente no recém-nascido por imaturidade dos hepatócitos e da flora intestinal denominada doença hemorrágica do recém-nascido. Nas crianças e nos adultos ocorre por dieta pobre em vitamina K, má absorção ou uso de medicamentos anticoagulantes. Os cumarínicos (varfarina) agem como antagonistas da vitamina K, promovendo a diminuição dos fatores dependentes desta vitamina: II, VII, IX e X e das proteínas C e S.

Coagulação intravascular disseminada (CIVD)

CIVD é uma síndrome sistêmica que pode provocar hemorragias e trombose. É caracterizada pela ativação sistêmica de vias de regulação da coagulação, o que resulta em formação intravascular de coágulos de fibrina que desencadeiam falência orgânica e consumo de plaquetas e de fatores de coagulação, o que leva ao sangramento.

Algumas doenças podem estar associadas à CIVD como, por exemplo, septicemia por meningococo, infecção pelo HIV, cirurgias prolongadas, traumatismos com extensa lesão tecidual, doenças hepáticas, grandes queimaduras e situações de hipóxia tecidual. Esta síndrome ocorre em aproximadamente 1% das internações hospitalares nos EUA.

Não existe um único exame laboratorial capaz de, isoladamente, dar o diagnóstico de CIVD. Os testes de coagulação estão alterados na maior parte dos casos com aumento do tempo de protrombina, do tempo de sangramento e do tempo de trombina; além disso, pode ser observada diminuição na contagem plaquetária. É muito importante reconhecer a doença que está levando a um quadro de CIVD, visto que o tratamento da doença de base é essencial para diminuir os efeitos da síndrome.

Tromboses

Os trombos são massas sólidas ou tampões formados na circulação por constituintes do sangue – plaquetas e fibrina. As tromboses podem ser arteriais ou venosas, e acometem com maior frequências os idosos. Na maioria dos casos existem fatores predisponentes, chamados pró-trombóticos.

A trombose arterial tem como principal causa a lesão endotelial, como presença de placa ateromatosa instável e ruptura da placa ateromatosa. Algumas doenças ou condições atuam como fatores predisponentes para a formação de trombos arteriais como dislipidemias, diabetes *mellitus*, hipertensão, tabagismo e história familiar positiva.

A trombose venosa possui três mecanismos diferentes que compõem a tríade de Virchow: estase sanguínea, hipercoagulabilidade e lesão da parede vascular. Distúrbios da coagulação hereditários, já discutidos anteriormente,

atuam como fatores predisponentes da trombose venosa. Os fatores de risco adquiridos consistem em imobilização prolongada, tumores malignos, processos inflamatórios e infecciosos, e uso de anticoncepcionais hormonais. Deve-se suspeitar de trombose venosa profunda quando o membro acometido encontra-se edemaciado, doloroso, com tumefação e presença de veias colaterais superficiais. O sinal de Homan (dor na panturrilha na flexão do quadril) costuma ser positivo.

O diagnóstico é feito com exames de imagem e dosagem de D-dímero elevado no soro.

Púrpuras

As púrpuras se caracterizam por hemorragias na pele ou nas mucosas que formam manchas vermelho-violáceas que não desaparecem à digitopressão. Dependendo do tamanho, podem ser denominadas petéquias, quando menores que 1 cm, ou equimoses quando maiores que 1 cm, formada por única mancha ou confluência de outras lesões.

As púrpuras podem ser plaquetárias ou vasculares. As plaquetárias acontecem em decorrência de alterações qualitativas (trombocitopatia) ou quantitativas (plaquetopenia) das plaquetas.

De acordo com a Sociedade Internacional de Hematologia (ISH) as púrpuras são classificadas nos seguintes tipos, apresentados na Tabela 21.3, conforme etiologia.

Púrpura Trombocitopênica Idiopática (PTI)

A PTI aguda é mais comum em crianças e em cerca de 75% dos pacientes. O episódio ocorre após infecção ou vacinação por vírus como varicela e mononucleose infecciosa. A PTI é a principal causa de trombocitopenia em crianças. A sua forma crônica acomete mais mulheres de 15 a 50 anos com início insidioso e progressivo.

A patogênese da PTI envolve anticorpos antiplaquetários que causam remoção precoce das plaquetas da circulação pelos macrófagos do sistema retículo-endotelial, sobretudo no baço.

A história típica é de aparecimento de equimoses, petéquias e ocasionalmente epistaxes de início súbito. A contagem de plaquetas encontra-se reduzida, sem nenhuma outra causa aparente, enquanto as outras séries hematológicas permanecem normais, assim como a celularidade da medula óssea.

Púrpura Trombocitopênica Trombótica (PTT)

A PTT ocorre nas formas hereditária e adquirida. As formas adquiridas decorrem do desenvolvimento de um anticorpo IgG inibidor, cuja presença pode ser desencadeada por processos infecciosos, doenças autoimunes e do tecido conectivo, fármacos, transplante de células-tronco hematopoéticas e cirurgias cardíacas. Este anticorpo estimula a agregação plaquetária que resulta na formação de trombos oclusivos que podem migrar pela microcirculação, levando a processos isquêmicos em diferentes órgãos.

Capítulo 21

MANUAL DE SEMIOLOGIA E PROPEDÊUTICA MÉDICA

A sintomatologia é decorrente do tradicional quinteto: trombocitopenia, anemia hemolítica microangiopática, alterações neurológicas, insuficiência renal e febre. No hemograma, presença de esquizócitos – hemácias fragmentadas que adquirem arquitetura anômala – e trombocitopenia associados a uma elevação acentuada da desidrogenase láctica (DHL) são suficientes para sugerir o diagnóstico.

Diferentemente da CIVD, os testes de coagulabilidade na PTT são normais.

REFERÊNCIAS

1. Beutler E, Lichtman MA, Coller BS, Kipps TJ, Seligsohn U. Williams Hematology. 6.ed. New York: McGraw-Hill, 2000.
2. Bickley LS, Szilagyi PG. Bates: propedêutica médica. 10.ed. Rio de Janeiro: Guanabara Koogan, 2010.
3. Braunwald E, Fauci AS, Kasper DL, Hauser SL, Longo DL, Jameson JL. Medicina Interna de Harrison. 17.ed. Porto Alegre: Editora Artmed, 2008.
4. Câncer na criança e no adolescente no Brasil – INCA. [Internet] [Acesso em 2017 sept 26]. Disponível em: http://www.inca.gov.br/tumores_infantis/pdf/9_resultados_comentarios_incidencia_por_tipo_de_cancer.pdf
5. Greer JP, Foester J, et al. Wintrobe's Clinical Hematology. 12.ed. New York: McGraw-Hill, 2009.
6. Hill A, Ridley SH, Esser D, et al. Protection of erythrocytes from human complement-mediated lysis by membrane-targeted recombinant soluble CD59: a new approach to PNH therapy. Blood. 2006;107(5):2131-7.
7. Hillmen P, Lewis SM, Bessler M, et al. Natural history of paroxysmal nocturnal hemoglobinuria. N Engl J Med. 1995;333:1253-8.
8. Hoffbrand AV, Moss PAH. Fundamentos em Hematologia. 6.ed. Porto Alegre: Editora Artmed, 2011.
9. Kumar V, Abbas AK, Fausto N. Robbins e Cotran: Bases Patológicas das Doenças. 7.ed. São Paulo: Elsevier, 2004.
10. Levi M, Toh CH, Thachil J, Watson HG. Guidelines for the diagnosis and management of disseminated intravascular coagulation. Br J Haematol. 2009;145(1):24-33.
11. Lorenzi TF, Jamra M. História da Hematologia Brasileira. São Paulo: Fundação Maria Cecília Souto Vidigal, 2002.
12. Lorenzi TF. Manual de Hematologia – Propedêutica e clínica. 4.ed. Rio de Janeiro: Guanabara-Koogan, 2006.
13. Martins MA, Carrilho FJ, et al. Clínica Médica, volume 3: doenças hematológicas, oncologia, doenças renais e genitourinárias. 1.ed. Baurueri: Manole, 2009.
14. Parker C, Omine M, Richards S, et al. Diagnosis and management of paroxysmal nocturnal hemoglobinuria. Blood. 2005;106:3699-709.
15. Peffault de Latour RP, Mary JY, Salanoubat C, et al. Paroxysmal nocturnal hemoglobinuria: natural history of disease subcategories. Blood. 2008;112:3099-106.
16. Provan D, Singer CRJ, Baglin T, Lilleyman J. Oxford Handbook of Clinical Hematology. 2.ed. New York: Oxford University Press, 2004.
17. Tichelli A, Bucher C, Rovó A, et al. Premature cardiovascular disease after allogeneic hematopoietic stem-cell transplantation. Blood. 2007;110(9):3463-71.
18. Verrastro T, Lorenzi TF, Neto SW. Hematologia e Hemoterapia – Fundamentos e morfologia, Fisiologia, Patologia e Clínica. 1.ed. São Paulo: Editora Atheneu, 2005.
19. Zago MA, Falcão RP, Pasquini R. Hematologia: fundamentos e prática. 1.ed. São Paulo: Editora Atheneu, 2004.

22 capítulo

Karen Von Kossel
Alessandra Moraes Barros

Fabiana Salazar Posso
Laryssa Sanches De Laurentis

Dermatologia

INTRODUÇÃO

A Dermatologia é uma área da Medicina que surgiu na Europa no final do Século XIX. No Brasil surge em meados de 1882, junto com a instalação do primeiro Serviço Clínico de Doenças da Pele na Policlínica Geral do Rio de Janeiro. Evoluiu muito devido às descobertas da microbiologia, sobretudo no final do século XIX e início do século XX, como também pela sua inserção do ensino, através do reconhecimento como especialidade médica.

A especialidade não lida exclusivamente com o maior órgão do corpo humano mas, na grande maioria dos casos, está envolvida em várias condições patológicas de outros sistemas tais como: doenças neoplásicas, infectocontagiosas, hepáticas, psíquicas entre outras. Apresenta um método semiológico próprio que permite avaliar os fenômenos fisiológicos e patológicos que ocorrem na pele e anexos, e possui técnicas complementares de diagnóstico e terapêutica que são próprias da especialidade, havendo necessidade de aprendizagem e treinamento específicos.

Apesar do diagnóstico preciso e a conduta mais indicada serem papéis do médico especialista, a identificação das lesões tegumentares, assim como a avaliação da graduação de sua gravidade, é uma função que pode e deve ser realizada pelo próprio generalista, por isso tem suma importância na formação acadêmica. Neste capítulo iremos demonstrar sua relevância clínica, pois muitas das doenças dos diferentes sistemas do organismo apresentam manifestações cutâneas e/ou de anexos.

Localização e distribuição dos sistemas

A pele representa cerca de 15% do peso corporal e é composta, basicamente, por três camadas: epiderme, derme e hipoderme. Embriologicamente a epiderme e anexos derivam do ectoderma, os melanócitos e nervos do neuroectoderma e as fibras colágenas, elásticas e vasos são provenientes do mesoderma.

Constituída por queratinócitos, a epiderme é a camada mais externa da pele e subdivide-se em camadas germinativas, que, a partir da membrana basal são: camada basal, camada malpighiana ou espinhosa, camada granulosa e camada córnea. Exclusivamente nas áreas palmo-plantares há uma camada extra de células logo abaixo da córnea, denominado estrato lúcido. O processo de diferenciação da epiderme sofre influência de fatores genéticos, sistêmicos e ambientais.

Na camada basal ou germinativa estão as células basais e os melanócitos. As primeiras estão interligadas entre si e com as células espinhosas superiormente através dos desmossomas, que são verdadeiras pontes intercelulares. Os chamados hemidesmossomas unem as células basais à membrana basal. A camada granulosa recebe este nome devido aos grânulos intracitoplasmáticos e a camada córnea é composta por células anucleadas com a função de reter água.

Os ditos anexos cutâneos, alojados na derme, são as glândulas sudoríparas, sebáceas, os pelos e as unhas. As glândulas sudoríparas são de dois tipos:

a) **Apócrinas:** localizadas nas axilas, áreas perimamilares e anogenital, são tubulares e secretam um líquido leitoso composto por proteínas, açúcares, ácidos graxos, amônia e cromógenos.

b) **Écrinas:** distribuídas em todo o tegumento, concentram-se nas áreas axilares e palmoplantares. São tubulares e recebem inervação parassimpática e simpática, em menor grau. Sua secreção é incolor, inodora e composta por 99% de água e solutos do plasma, como sódio, potássio, cloreto, ferro, fósforo, cálcio, lipídios, aminoácidos e ureia.

As glândulas sebáceas e os pelos compõem o aparelho pilossebáceo, que se distribuem por toda pele, com exceção das regiões palmoplantares. As glândulas sebáceas são ativadas pelos andrógenos e secretam o sebo. O pelo é composto por queratina e aminoácidos. O processo de crescimento dos pelos é contínuo, mas ocorre fases de alternâncias de repouso e crescimento, o chamado ciclo do pelo. Tal ciclo é dividido em três etapas: fase anágena, que corresponde ao pleno crescimento e dura de 2 a 5 anos, seguida pela fase catágena ou de regressão com duração de 3 a 4 semanas e, por fim, a fase telógena, caracterizada pelo desprendimento do pelo e dura cerca de 3 meses.

MANUAL DE SEMIOLOGIA E PROPEDÊUTICA MÉDICA

As unhas são lâminas de queratina que recobrem a falange distal dos quiro e pododáctilos. Sua espessura varia de 0,5 a 0,75 mm e cresce em torno 0,1 mm ao dia nas mãos e menos ainda nos pés. São compostas por quatro partes: raiz ou matriz, lâmina, dobras laterais e borda livre, nutrida por uma rica rede vascular.

A derme é composta por um gel de mucopolissacarídeos e fibras elásticas e colágenas, estas últimas compreendem quase a totalidade do tecido conectivo da pele. Varia de 1 a 4 mm de espessura e pode ser anatomicamente dividida em derme papilar, que vem logo abaixo da epiderme; derme reticular, que é mais espessa e se estende até a hipoderme, e a derme perianexial, que se dispõe em torno dos anexos cutâneos.

Na derme também há uma grande quantidade de estruturas nervosas sensitivas, vasos sanguíneos, linfáticos e musculatura predominantemente lisa.

A hipoderme corresponde ao panículo adiposo e, na sua porção superior, a chamada junção dermo-hipodérmica, estão alocadas as diversas glândulas e pelos. Funciona como isolante térmico e mecânico, além de ser depósito nutritivo de reserva.

Dentre as diversas funções da pele íntegra estão a proteção, tanto mecânica quanto imunológica, atividade antimicrobiana, termorregulação, secreção, impermeabilidade, percepção térmica, dolorosa e vibratória.

Semiótica e semiotécnica

A Dermatologia inicia seu estudo reconhecendo as lesões elementares.

A semiologia em Dermatologia, devido à grande objetividade do exame da pele, tem características peculiares. Diferindo da semiologia geral, há necessidade de se inverter os métodos propedêuticos, ou seja, após a obtenção da queixa e duração, o exame dermatológico deve ser realizado antecedendo a anamnese que, por sua vez, pode ser examinada incluindo couro cabeludo, mucosas oral e genital, região palmoplantar e anexos. Pode-se comparar estas nuances com a pele ao seu redor e, assim, interpretar as possíveis modificações da estrutura normal e reconhecer a etiopatogenia das dermatoses.

A partir do treinamento em formular hipóteses diagnósticas através do reconhecimento das lesões elementares, amplia-se a oportunidade de discussão de várias dermatoses classificadas em ordem de maior probabilidade, havendo favorecimento de acerto da hipótese mais provável ou final.

ANAMNESE

- **Identificação:** Idade, raça, sexo, profissão, hobbies.
- **HPMA:**
  a) Quando a lesão iniciou?
  b) Onde se iniciou?
  c) Sintomas associados, coça, dói, arde?
  d) **Evolução:** como as lesões se espalharam ou se desenvolveram ao longo do tempo?
  e) **Fatores de piora:** calor, frio, sol, exercícios físicos, estação do ano.

f) **Tratamentos anteriores:** dose, duração, frequência de uso.
- **Contatos (quando apropriado):** Animais domésticos, viagens, estada em hotéis.
- **Antecedentes pessoais:** Diabetes *mellitus*, HAS, atopia (eczema, asma, rinite), tumores cutâneos ou dermatoses prévias, DSTs, HIV, transfusões sanguíneas.
- **Medicações em uso:** Dose de quaisquer drogas de uso dermatológico ou não; nomes específicos de corticosteroides tópicos.
- **Alergia** (e reações específicas)
- **Hábitos pessoais:** Tabagismo, etilismo, uso de drogas ilícitas.
- **Antecedentes familiares:** Psoríase, melanoma, atopia, distúrbios genéticos (ex.: neurofibromatose).
- **Sintomas constitucionais (se relevante: infecção, câncer prévio):** Cefaleia, febre, calafrios, sudorese, fadiga, fraqueza, anorexia, perda de peso.
- **ISDA:** Questionar sintomas com base no quadro clínico. Por exemplo, se o diagnóstico diferencial inclui colagenoses, perguntar sobre artralgias, mialgia, aftas, ceratoconjuntivite seca, fenômeno de Raynaud, problemas neurológicos ou renais.

ABORDAGEM PARA A DESCRIÇÃO DAS LESÕES CUTÂNEAS

Lesões elementares

O diagnóstico dermatológico depende de um apurado exame morfológico das lesões cutâneas, derivadas de processos patológicos. Afetam vários componentes cutâneos, determinando as chamadas lesões elementares.

Descrição

- **Lesão elementar (tipo da lesão):** Mácula, pápula, placa, cisto, pústula, vesícula, ulceração, escoriação, exulceração.
- **Localização e distribuição:** Simétrica, assimétrica, em áreas fotoexpostas (face, colo, membros superiores e inferiores), faces flexoras ou extensoras dos membros, acral (mãos e pés).
- **Características de superfície:** Crostosa, áspera, lisa, descamativa, verrucosa.
- **Eritema:** Lesões eritematosas ou não eritematosas e/ou presença ou não de eritema na pele subjacente.
- **Cor:** Azul, castanha, rósea, violácea, avermelhada, branca.
- **Arranjo:** Lesão única ou múltiplas, localizada, unilateral, disseminada, generalizada, agrupada, anular, zosteriforme (sobre dermátomo), linear, serpinginosa.
- **Bordas e formato:** Bem ou mal delimitada, bordas ativas, arredondadas, ovalada, irregular, pedunculada.
- **Localizações especiais:** couro cabeludo, cavidade oral unhas, genitália.
- **Sintomas sistêmicos associados:** Febre, mal estado geral, emagrecimento.

Principais lesões dermatológicas correlacionadas com sua definições e exemplos (Tabelas 22.1, 22.2 e 22.3).

DERMATOLOGIA

Tabela 22.1 – Terminologia das lesões elementares.

Lesão	Definição	Exemplos
Alteração de cor		
Mácula ou mancha	Mudança de coloração da pele, sem que haja alteração do seu relevo. Pode ser vasculossanguíneas ou pigmentares	Efélides, nevo juncional, lentigo, vitiligo
Formações sólidas		
Pápula	Lesão sólida, elevada de até 1 cm	Acne, molusco contagioso
Placa	Lesão sólida, elevada, circunscrita, > 1cm, única ou múltiplas. Pode ser originada por um conjunto de pápulas coalescidas (placa papulosa)	Psoríase
Nódulo	Lesão sólida, arredondada, > 1cm	Cisto epidérmico
Vegetação	Projeções sólidas, digitiformes, moles, variados tamanhos	Condiloma acuminado (lesão úmida) e verrucosa (lesão seca) como na verruga vulgar
Urtica	Lesão eritematoedematosa elevada e efêmera	Urticária
Goma	Lesão nodular que sofre necrose com saída de secreção	Sífilis terciária, esporotricose
Liquenificação	Espessamento crônico da pele, acentuação das pregas naturais, descamação e hiperpigmentação	Eczema atópico, líquen simples crônico
Esclerose	Endurecimento cutâneo	Esclerodermia localizada
Lesões de conteúdo líquido		
Vesícula	Coleção líquida elevada, < que 1 cm, chamada de pústula quando seu conteúdo for purulento	Herpes simples
Pústula	Conteúdo líquido purulento até 1 cm	Foliculite simples (sépticas) Psoríase pustulosa (assépticas)
Bolha	Coleção liquida elevada, > que 1 cm	Pênfigos
Cisto	Formação de aspecto nodular, com cavidade contendo fluido, ou sebo	Cistos epidérmicos
Abscesso	Coleção purulenta na derme-hipoderme ou subcutâneo	Antraz
Lesões por solução de continuidade		
Escoriação	Lesão traumática superficial, linear – acomete apenas a epiderme	Escoriações por prurido
Erosão	Perda apenas da epiderme não traumática	Ruptura de bolhas superficiais
Exulceração	Perda da epiderme e derme superficial sem deixar cicatriz	Herpes simples
Ulceração ou úlcera	Perda da epiderme e derme profunda podendo comprometer camadas mais profundas deixando cicatriz	Leishmaniose tegumentar americana
Fissura	Perda linear da epiderme e/ou derme	Fissura plantar "rachadura"
Fístula	Pertuito linear, sinuoso e profundo que comunica duas cavidades ou o plano profundo ao meio externo	Fístula do actinomicetoma

(Continua)

Capítulo 22

MANUAL DE SEMIOLOGIA E PROPEDÊUTICA MÉDICA

Tabela 22.1 – Terminologia das lesões elementares. *(Continuação)*

Lesão	Definição	Exemplos
	Lesões caducas	
Crostas	Ressecamento de sangue, soro ou exsudato	Impetigo
Escamas	Células córneas na superfície da pele ou desprendida desta	Dermatite seborreica
Escara	Úlcera secundária à necrose	Escara de decúbito
	Sequelas	
Atrofia	Diminuição da espessura da pele	Lúpus cutâneo crônico
Cicatriz	Lesão resultante da reparação da pele	Podem ser: atróficas, hipertróficas ou queloideanas

Fonte: Acervo dos autores.

Tabela 22.2 – Principais formas de lesões cutâneas.

Forma	Descrição	Exemplos
Discoide (numular)	Lesão circular, arredondada	Eczema numular, psoríase
Anular	Círculos abertos com pele central diferente (como um rim)	*Tinea corporis*
Policíclico	Fusão de vários círculos	Psoríase vulgar
Reticular	Padrão em rede	Líquen plano
Em alvo	Múltiplos anéis concêntricos	Eritema polimorfo
Serpiginosa	Linhas de contornos sinuosos	Larva migrans cutânea
Linear	Em linhas	Fenômeno de Köebner
Gutata ou Gotada	Em gotas	Psoríase gutata
Circinada	Bordas em círculo	Hanseníase tuberculoide

Fonte: Acervo dos autores.

Tabela 22.3 – Partes de lesões cutâneas.

Forma	Descrição	Exemplos
Agrupadas	Conjunto de lesões	Herpes simples
Satélite	Agrupamento de pequenas lesões em torno de uma maior	Candidíase
Confluentes	Lesões que se fundem	Placa papulosa
Zosteriforme	Consoante ao trajeto de um dermátomo	Herpes Zoster

Fonte: Acervo dos autores.

EXAME FÍSICO

O exame da pele deve ser realizado com uma iluminação adequada, se possível com luz natural. Deve-se pedir ao paciente que retire a roupa, e assim iniciamos o exame objetivo, que é composto por quatro atos médicos fundamentais (Figura 22.1):

1. Inspeção de todo o tegumento;
2. Palpação da lesão ou da pele;
3. Digitopressão;
4. Compressão (dermografismo, edema, infiltração).

Lembrando que a palpação é importante para investigar a consistência das lesões, as cadeias ganglionares (alteradas

DERMATOLOGIA

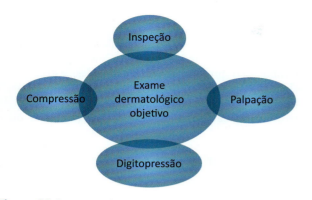

Figura 22.1 Exame objetivo.

Fonte: Acervo dos autores.

em doenças inflamatórias, infecciosas e linfoproliferativas) e nervos periféricos (alterados na Hanseníase).

Serão avaliados os elementos cutâneos abaixo:

- Integridade, umidade, textura, espessura, temperatura, elasticidade, mobilidade, turgor, sensibilidade, lesões elementares;
- Distribuição das lesões pelo corpo e classificação das mesmas;
- Presença e condições que se apresentam os anexos: pelos, unhas e cabelos;
- A coloração do paciente, que pode ser classificado como leucodermo (indivíduo de pele de coloração branca) ou melanodermo (indivíduo de pele escura), e se apresentam com alterações como hiperemia, palidez e/ou regiões hipercrômicas ou hipocrômicas;
- Exame das mucosas oral e genital.

DIAGNÓSTICO DIFERENCIAL

Alguns exemplos de diagnóstico dermatológico diferencial baseado nas lesões elementares.

Manchas e máculas

- **Hipercromia**
  - **Melanina:** residual, melasma ou cloasma, doença de Addison, neurofibromatose, nevos pigmentares, nevo azul, mancha mongólica, efélides, lentigo, amiloidose maculosa, prurido melanótico, fitofotodermatite, eritema pigmentar fixo, dermite ocre, púrpuras pigmentares
  - **Pigmentos:** tatuagens, betacarotenemia e argiria.
- **Hipo e acromia:** residual, albinismo, nevo acrômico e anêmico, vitiligo, hanseníase indeterminada, leucodermia solar, ação de substâncias químicas (hidroquinona).
- **Vásculo-sanguíneas: eritema:** cianose, rubor, erupções exantemáticas (viroses, farmacodermia, estreptocócias).
  - **Lividez:** palidez

- **Mancha angiomatosa:** hemangiomas, planos, eritema palmar de cirrose.
- **Telangiectasias:** aranhas vasculares, *spiders*.
- **Púrpuras (petéquias, equimoses, hematomas):** púrpuras plaquetopênicas e não plaquetopênicas (capilarites e vasculites), púrpuras senis (fragilidade capilar).

Pápulas

Doenças infecciosas:

- **Vírus:** verrugas planas, molusco
- **Bactérias:** sífilis, hanseníase
- **Fungos:** micoses superficiais e profundas
- **Zoodermatose:** larva migrans, escabiose, pediculose e leishmaniose.

Tumores cutâneos

- **Benignos:** nevos (hipercrônicos, normocrônicos), nevos rubis, tumores anexiais (hidroadenoma palpebral) e fibroma mole.
- **Malignos:** CBC, CEC, ceratoacantoma, melanoma, sarcoma de Kaposi.
  - **Doenças inflamatórias:** líquen plano, psoríase, lúpus eritematoso, farmacodermias.
  - **Doenças de depósito:** amiloidose cutânea (líquen amiloidótico), xantelasma e xantomas.
  - **Distúrbio de ceratinização:** ceratose folicular, frinoderma.

Nódulos

- **Agudos:** Hanseníase – eritema nodoso hansênico escrofuloderma, eritema nodoso.
- **Subagudos:** colagenoses – lúpus eritematoso, poliarterite nodosa (vasculite).
- **Crônicos:** hansenomas, lipomas, dermatofibromas,

Gomas

Causas infecciosas:

- **Bacterianas:** sífilis terciária, micobacterioses atípicas.
- **Fúngicas:** esporotricose, parcoccidioidomicose.
- **Zoodermatoses:** miíase furunculoide.

Vegetações e verrucosidades

Causas infecciosas

- **Virais:** verrugas, condiloma acuminado.
- **Bactérias:** granuloma inguinal, tuberculose.
- **Fúngicas:** esporotricose, cromomicose.
- **Protozoários:** leishmaniose.
- **Síndrome Verrucosa (PLECT ou BLECT):** paracoccidioidomicose ou blastomicose, leishmaniose, esporotricose, cromomicose e tuberculose cutânea.

Tumores

- **Benignos:** ceratose seborreica, nevos epidérmicos.
- **Malignos:** carcinoma espinocelular.

Urticariforme

- **Não imunológica:** urticária colinérgica, a frio, pressão, medicamentosa e de contato.
- **Imunológica:** incluído angioedema hereditário ou adquirido , urticária-vasculite.

Vesículas

Causas infecciosas:

- **Vírus:** herpes simples e zoster, exantemas virais.
- **Fúngicas:** micoses superficiais.
- **Zoodermatoses:** escabiose, pediculose, larva migrans.

Causas inflamatórias:

- eczemas agudos, disidrose, miliária, estrófulo.

Bolhas

Agentes químicos e físicos:

- **Infecciosas:** impetigo bolhoso, erisipela bolhosa.
- **Inflamatórias:** doenças autoimunes/pênfigos e penfigoides.

Pústulas

Causas infecciosas:

- **Bactérias:** piodermites (impetigo, ectima, foliculite, periporite)
- **Vírus:** herpes, varicela
- **Micoses:** *kerion celsi*

Causas inflamatórias:

- Psoríase pustulosa, síndrome de Reiter.
- **Distúrbio de ceratinização:** acne, rosácea.

Hiperceratoses

- **Circunscritas:** por atrito (calo), ceratose actínica - difusas: ictioses, estados ictiosiformes (hanseníase).
- **Regionais:** palmoplantares, hereditárias, de contato, *tinea pedis* crônica, climatério ou hipoestrogenismo.

Liquenificação

Atopia , eczemas crônicos.

Infiltração

Hanseníase, eritema polimorfo, mixedema pré-tibial (hipertireoidismo).

Esclerose

Esclerodermia, dermatoesclerose.

Atrofia

- **Atrofia residual:** agentes físicos, químicos, traumáticos, pós- processos inflamatórios (lúpus eritematoso).
- **Atrofia:** uso prolongado de corticoides, estrias ou víbices.
- **Atrofia folicular:** líquen plano pilar.
- **Atrofia ungueal:** anoníquia congênita, traumática ou infecciosa.

Eritemato-descamativas

- **Infecciosas:** tinhas, pitiríase versicolor.
- **Inflamatórias:** dermatite seborreica, psoríase rósea de Gibert, pitiríase rubra pilar.
- **Metabólicas:** pelagra, acrodermatite enteropática (congênita ou adquirida).

Úlcera

- **Traumas:** agentes físicos e químicos
- **Infecciosas**
  - **Bacterianas:** ectima, hanseníase, micobacteriose atípica.
  - **Fúngicas:** micoses profundas.
  - **Virais:** herpes simples e zoster.
  - **Protozoários:** leishmaniose, linfogranuloma.
  - **Hematodermias:** anemia falciforme, esferocitose, linfomas.
- **Vascurares:** úlcera flebopática, úlcera hipertensiva.
- **Vasculites:** doenças do tecido conectivo (LE, esclodermia), farmacodermias, reações hansênicas – neurotróficas.

Alopecias

- **Difusas:** alopecia congênita (displasia ectodérmica), eflúvio telógeno.
- **Localizadas:** dermatites seborreica, psoríase, cicatrizes cirúrgicas, agentes químicos e físicos, cicatriz de dermatoses, foliculites decalvantes e foliculites queloideanas.

Principais correlacões clínicas/etiológicas com os sinais e sintomas dermatológicos (Tabela 22.4, 22.5, 22.6, 22.7)

Tabela 22.4 – Correlação da etiopatogenia e exemplos de doenças cutâneas.	
Tipo de alteração	Exemplo
Genético	Epidermólise bolhosa, neurofibromatose
Inflamatório	Eczema, psoríase
Infeccioso	Impetigo, escabiose, tinhas, herpes
Metabólico	Pruridos, amiloidoses, deficiente ou sobrecarga de vitaminas
Neoplásico	Carcinoma basoceluar, melanoma, linfoma cutâneo

Fonte: Acervo dos autores.

DERMATOLOGIA

Tabela 22.5 – Achados – Correlação clínica e propedêutica armada.

Localização	Exemplos
Couro cabeludo	Pediculose (piolho), dermatite seborreica, psoríase
Tronco	Dermatite de contato (axila e linha da cintura), eritrasma (axila), pediculose do corpo, psoríase, escabiose, dermatite seborreica (tórax), queratoses seborreicas, urticária
Região inguinal	Candidose, dermatite de contato, eritrasma, pediculose pubiana (ftiríase), escabiose, *tinea cruris*
Região anal	Candidose, dermatite de contato, gonorreia, hemorroidas, oxiuríase, psoríase, *tinea cruris*
Mãos	Dermatite de contato, eczema (atópico, disidrótico), escabiose
Pernas	Dermatite atópica, líquen simples crônico, eczema numular, dermatite de estase
Pés	Dermatite de contato, eczema disidrótico, *tinea pedis*, queratose plantar sulcada

Fonte: Acervo dos autores.

Tabela 22.6 – Causas de prurido generalizado.

Localização	Exemplos
Dermatoses	Dermatite de contato; eczema – atópico, numular; penfigoide bolhoso, dermatite herpetiforme, micose fungoide, psoríase, placas e pápulas urticariformes pruriginosas da gravidez (PUPPP), urticária, xerose cutânea
Endocrinopatias	Síndrome carcinoide, diabetes *mellitus*, hipo e hipertireoidismo
Doenças infecciosas	Hepatite C, HIV, pediculose, escabiose
Doenças psiquiátricas	Ansiedade, delírio de parasitose, depressão
Doenças sistêmicas	Insuficiência renal crônica, drogas (medicações, uso de drogas ilícitas), hemocromatoses, colestase hepática, gestação (colestase da gravidez), cirrose biliar primária
Distúrbios hematopoiéticos	Doença de Hodgkin, deficiência de ferro, anemia, linfoma, policitemia vera

Fonte: Acervo dos autores.

Tabela 22.7 – Manifestações cutâneas de doenças sistêmicas.

Manifestação dermatológica de insuficiência renal crônica

- **Alteração na pigmentação cutânea:** equimoses, hiperpigmentação de palmas e plantas, palidez, hiperpigmentação em áreas fotoexpostas ou difusas, tom amarelado da pele
- **Infecções:** onicomicose, *tinea pedis*
- **Alterações ungueais:** unha meio-a-meio (porção proximal de cor esbranquiçada e porção distal de cor vermelho-róseo, às vezes, castanha), unhas pálidas, hemorragias

Prurido
- **Xerose cutânea:** pele seca

Clavus ou calosidade
- **Dermatoses perfurantes:** doença de Kyrle, colagenose perfurante reativa

Calcinose cutânea

Manifestação dermatológica de endocrinopatias

- **Acromegalia:** acantose nigricante, hipertrofia de partes moles, dermatite seborreica
- **Mal de Addison:** hiperpigmentação cutânea
- **Síndrome de Cushing:** acantose nigricante, acne, redistribuição da gordura corporal (ex. Giba), hirsutismo, pele atrófica e fina
- **Diabetes:** acantose nigricante, bulose diabética, dermatopatia diabética, úlceras nos pés, infecções cutâneas bacterianas e fúngicas, granuloma anular, necrobiose lipoídica, prurido, escleredema, acrocórdons, unhas e pele de tom amarelado
- **Hipertireoidismo:** cabelos finos, perda de cabelos, hiperidrose, onicólise, mixedema pré-tibial, prurido, pele quente e úmida
- **Hipotireoidismo:** unhas e cabelos quebradiços, cabelos ralos, perda difusa dos cabelos, madarose, prurido, pele amarelada e espessa, xerodermia

Manifestação dermatológica do trato gastrointestinal

- **Acrodermatite enteropática:** anormalidades na absorção de Zinco
- **Dermatite herpetiforme:** doença celíaca
- **Eczema de flexuras:** má-absorção, deficiência de zinco
- **Síndrome de Gardner:** pólipos intestinais grandes
- **Doença hepática crônica:** veias da parede abdominal dilatadas, ginecomastia, icterícia, perda dos pelos do corpo, eritema palmar, edema periférico, púrpura, angioma spider
- **Ulceração e fístulas perineais:** doença de Crohn
- **Síndrome de Peutz-Jegher:** pólipos intestinais pequenos
- **Pioderma gangrenoso:** doença de Crohn, artrite reumatoide, retocolite ulcerativa

Manifestação dermatológica de outras doenças sistêmicas

- **Hiperlipidemia:** xantelasma – tendinosos, tuberosos, eruptivo

(Continua)

Capítulo 22

409

MANUAL DE SEMIOLOGIA E PROPEDÊUTICA MÉDICA

Tabela 22.7 – Manifestações cutâneas de doenças sistêmicas.
(Continuação)

- **Neurofibromatose:** manchas café-com-leite, efélides nas regiões axilares e inguinais (sinal de Crowe), neurofibromas cutâneos múltiplos
- **Pelagra (carência de ácido nicotínico):** três Ds (demência, dermatite e diarreia), eritema após exposição solar
- **Porfiria:** formação de bolhas, hipertricose, mílio, fotossensibilidade, pigmentação cutânea, fragilidade cutânea
- **Sarcoidose:** nódulos subcutâneos vermelho-azulados, lúpus pérnio, lesões sarcóideas sobre cicatrizes.
- **Escorbuto:** gengivorragia, púrpura perifolicular, má cicatrização, cabelos enrolados
- **Esclerose tuberosa:** *pittings* ungueais, angiofibromas faciais, placas fibrosas na fronte, fibromas gengivais, máculas hipomelanóticas, fibromas periungueais, *Shagreen patch*

Fonte: Acervo dos autores.

ERUPÇÕES MEDICAMENTOSAS EM DERMATOLOGIA

Apresentações típicas (em ordem decrescente de frequência):

1. Exantema (maculopapular ou morbiliforme)
2. Urticária e angioedema
3. Eritema pigmentar fixo
4. Eritema polimorfo
5. Síndrome de Stevens-Johnson
6. Eritrodermia esfoliativa
7. Reação de fotossensibilidade
8. Anafilaxia
9. Necrólise epidérmica tóxica

Drogas que mais comumente causam reações cutâneas adversas:

1. Amoxicilina
2. Sulfametoxazol-trimetoprima
3. Ampicilina
4. Transfusão de sangue total
5. Cefalosporinas
6. Alopurinol
7. Carbamazepina

Para melhor correlação entre a droga e seu padrão de reação, consulte a Tabela 22.8 e 22.9

Para a detecção de lesões pigmentadas suspeitas de melanoma temos um "ABCDE", que ajuda no diagnóstico, tanto por parte do médico, mas que também pode ser ensinada aos pacientes. As letras correspondem:

a) **Assimetria:** quando uma metade do nevo é diferente da outra.
b) **Borda:** se apresenta de forma irregular, recortada ou com dificuldade de limites.

Tabela 22.8 – Farmacodermias e padrões de apresentação provável.

Droga	Padrão de Reação
Antimaláricos	Erupção liquenoide
Barbitúricos	Lesões vesicobolhosas nos MMII
Betabloqueadores	Psoriasiforme
Iodetos e brometos	Erupção acneiforme
Minociclina	Hiperpigmentação
Penicilamina	Erupção pênfigo-símile
Penicilinas, sulfonamidas	Morbiliforme, eritema polimorfo, LES
Fenotiazídicos	Reação de fotossensibilidade
Salicilatos	Angioedema, urticária

Fonte: Acervo dos autores.

Tabela 22.9 – Padrões de erupção cutânea e drogas causadoras.

Padrão de reação	Drogas prováveis
Acne	Corticosteroides, lítio
Alopecia	Antitireoidianos, anticoagulantes cumarínicos, citotóxicos (quimioterápicos)
Eritema polimorfo, SSJ, NET	Alopurinol, antibióticos, anticonvulsivantes, AINHs, sulfonamidas
Eritema nodoso	Contraceptivos orais, sulfonamidas
Eritrodermia	Antibióticos, antirreumáticos, ouro, isoniazida, fenilbutazona
Fotossensibilidade	Fenotiazínicos, tetraciclinas
Erupções psoriasiformes	Antimaláricos, betabloqueadores, lítio
Lúpus induzido por drogas	Hidralazina, minociclina, penicilina, sulfonamidas
Exantema agudo	Antibióticos (ex. ampicilina), antirreumáticos, barbitúricos, sulfonamidas
Vasculites e erupções purpúricas	Indometacina, fenitoína

Fonte: Acervo dos autores.

c) **Coloração:** variação de tonalidade de uma região para a outra do mesmo nevo.
d) **Diâmetro:** quando possui tamanho maior que 6 mm.
e) **Evolução:** alteração de tamanho, cor, ou forma de uma mancha ou região.

EXAMES LABORATORIAIS

Para chegar num diagnóstico preciso, muitas vezes o paciente com quadro clínico dermatológico precisa fazer alguns exames complementares à anamnese e ao exame físico, sendo que os principais da rotina dermatológica serão brevemente explicados a seguir.

- **Citodiagnose de Tzanck:** utilizado para diagnose de pênfigos e infecções por herpes simples e herpes zoster. O material é coletado, fixado e pode ser submetido a diversos tipos de colorações (Giemsa, Leishman, Wright, Papanicolau ou HE). A leitura é feita após 10 a 20 minutos e confirma a suspeita das doenças acima citadas.
- **Curetagem metódica de Brocq:** raspagem lenta e pouco agressiva da superfície de uma lesão.
- **Luz de Wood:** realizado pela lâmpada de Wood, que emite radiações UV de onda longa, gerada por um componente de mercúrio de alta pressão; para tanto, o exame deve ser feito em ambiente escuro. Útil na diagnose das tinhas, discromias, porfirias e infecções por Pseudomonas aeruginosa.
- **Prova da histamina:** utiliza-se algumas gotas de solução de cloridrato de histamina, realizando-se a punctura superficial em áreas cobertas ou na face interna dos membros. Pode-se ter, na pele sadia, a tríplice reação de Lewis:
  1. Após 20 a 40 segundos, por vasodilatação ocorrerá o aparecimento de eritema pontual.
  2. O eritema pode chegar ao tamanho de 3 a 5 cm de diâmetro, após 60 a 120 segundos, com limites imprecisos e esvaecimento central. Trata-se do eritema reflexo secundário.
  3. A última reação é caracterizada por uma urtica milimétrica, que surge após os 120 segundos e dura por até 10 minutos.

Lembrando que há variações de indivíduo para indivíduo, assim como para as diferentes regiões do corpo. É de difícil leitura na raça negra.

- **Teste da pilocarpina:** exame utilizado para avaliar a secreção das glândulas sudoríparas. Injeta-se, via intradérmica, 0,1 ml de cloridrato de pilocarpina e espera-se, no paciente, secreção sudoral após 2 minutos. Se isso não ocorrer, indica lesão de fibras de nervos periféricos, como acontece na hanseníase.
- **Micologia direta:** o material deve ser obtido diretamente do foco da lesão e em seguida colocado em lâminas, nas quais pingam-se 10 a 30 gotas de KOH, coloca-se a lamínula e espera-se aproximadamente 1 hora para clareamento. Em seguida, a lâmina é examinada ao microscópio com pouca luz. Utilizada no diagnóstico de micoses superficiais e profundas, exceto na histoplasmose e esporotricose.
- **Cultura ou cultivo de fungos:** permite o crescimento de fungos patogênicos através do meio de Ágar Sabouraud-dextrose, associado a um antibiótico e um antifúngico.
- **Bacterioscopia:** avaliação microscópica através de lâminas com esfregaço corado pelo método de Gram. Através deste exame podemos definir o padrão bacteriano, causador da doença em questão.
- **Biópsia incisional:** retira-se parte da lesão para diagnóstico definitivo e escolha da terapêutica a ser instituída. Deve-se realizá-la em suspeita de malignidade e também nas lesões extensas.
- **Biópsia excisional:** neste tipo de biópsia a remoção da lesão é completa, e também tem finalidade de diagnóstico e tratamento definitivos. Indicada para lesões pequenas e, nas suspeitas de malignidade, as margens devem ser respeitadas.
- **Dermatoscopia:** é um exame que, através do dermatoscópio, manual ou digital, fornece um aumento de 70-100 vezes da lesão, possibilitando observar com maior acurácia a rede pigmentar das lesões melanocíticas e diferenciá-las em benignas e malignas. Em caso de suspeita de melanoma maligno, a biópsia e o exame histopatológico são imprescindíveis.
- **Teste de contato epicutâneo ou *patch test*:** visa identificar a quais alérgenos o paciente pode ter uma dermatite de contato alérgica. É realizado através de tiras adesivas coladas no dorso do paciente e possuem recipientes onde são colocadas quantidades diluídas das substâncias que serão alvo do teste. Existem baterias de testes padronizadas, mas conforme a profissão, utilizam-se testes complementares.
- **Microscopia confocal:** tem papel importante para grande parte dos estudos em Biologia Celular, pois permite a visualização de células ou tecidos, possibilitando assim a localização de proteínas no interior das células e interação entre elas, como se fosse uma "biópsia dinâmica". Podem ser usados corantes fluorescentes tópicos ou injetáveis. Utilizada na diferenciação de nevos benignos, melanomas, carcinomas e queratoses.
- **Ultrassonografia ou ecografia:** exame de imagem que utiliza ondas sonoras de alta frequência fornecendo imagens instantâneas durante o procedimento. Útil na distinção das camadas da pele nos casos de tumores benignos e malignos, coleções sólidas e líquidas (cistos) e inflamações.
- **Tomografia de coerência óptica (TCO):** recente exame de imagem que permite diagnosticar e monitorizar qualquer alteração morfológica da pele através da produção de imagens *bi* ou *tri* dimensionais *in vivo*, por meio de alterações na reflectividade na interface óptica.

SINAIS CLÁSSICOS EM DERMATOLOGIA

1. **Sinal de Auspitz ou sinal do orvalho sangrante:** utilizado na diagnose de psoríase, corresponde à formação de pequenos pontos de sangramento quando a escama é removida pela curetagem metódica de Brocq.

MANUAL DE SEMIOLOGIA E PROPEDÊUTICA MÉDICA

2. **Sinal de Darier:** formação de lesão urticada pelo atrito de uma pápula ou mácula devido à liberação de histamina pelos mastócitos. Ocorre na mastocitose.

3. **Sinal ou Fenômeno de Köebner:** reprodução da lesão típica de uma doença após trauma em área de pele sã. Comum na psoríase, vitiligo, líquen plano, entre outras.

4. **Sinal de Nikolsky:** ocorre quando a realização de pressão na pele de aparência normal perilesional produz descolamento epidérmico. É observado nos pênfigos.

5. **Sinal de Zireli:** consiste no estiramento da pele afetada com formação de descamação furfurácea ou farinácea. É classicamente observada na pitiríase versicolor.

6. **Sinal da Vela:** corresponde ao descolamento de escamas branco-amareladas, micáceas devido à curetagem da lesão eritemato-escamosa. Ocorre na psoríase.

7. **Dermografismo:** pelo atrito linear da pele sã com objeto rombo, ou mesmo com a unha, provoca-se uma lesão urticariforme linear, com ou sem prurido. Aparece nas urticárias.

8. **Dermografismo branco:** idem ao dermografismo, entretanto há formação de lesão linear edemato--esbranquiçada. Ocorre na dermatite atópica.

GLOSSÁRIO DERMATOLÓGICO

- **Afta:** uma pequena úlcera na mucosa.
- **Calo:** hiperqueratose em cunha, doloroso pela irritação mecânica.
- **Calosidade:** hiperqueratose circunscrita em áreas de atrito ou pressão.
- **Celulite:** inflamação do tecido celular subcutâneo principalmente purulenta, acometendo a derme profunda e subcutâneo. Observar que há diferença com o quadro de hipodistrofia ginoide (casca de laranja).
- **Comedo:** acúmulo de queratina e sebo no infundíbulo folicular. Pode ser aberto ou fechado.
- **Corno:** lesão elevada, de superfície áspera, devido ao acúmulo de queratina, de difícil remoção, diferente de crosta.
- **Equimose:** mancha purpúrica de tamanho > 1 cm.
- **Eritema:** mancha vermelha que desaparece sob pressão.
- **Eritrodermia:** eritema generalizado com descamação.
- **Exsudato:** acúmulo de líquido (serosidade, sangue ou pus) na superfície da pele.
- **Gangrena:** morte do tecido, geralmente causada por perda do suprimento sanguíneo.
- **Heliotropo:** eritema e edema violáceo das pálpebras. Frequente na dermatomiosite.
- **Poiquilodermia:** lesão caracterizada por atrofia, telangiectasias e pigmentação.

- **Queratose:** espessamento da camada córnea, aumento da consistência, perda de elasticidade e endurecimento da pele.
- **Seropápula:** lesão formada por vesícula no centro de uma pequena urtica.
- **Sulco** ou túnel: lesão linear epidérmica com menos de 1 cm, com vesícula perlácea do tamanho da cabeça de um alfinete.
- **Telangiectasias:** pequenos vasos sanguíneos superficiais dilatados.
- **Umbilicada:** pápula com depressão central.
- **Verrucosa:** lesão com projeções digitiformes na superfície.
- **Púrpura:** extravasamento de hemácias na derme; não desaparece sob pressão.

Utilizando os princípios da etmologia, seguem as principais descrições dos anexos cutâneos: (Tabelas 22.10, 22.11, 22.12 e 22.13).

Tabela 22.10 – Glândulas sudoríparas.

Anidrose	Ausência de secreção sudoral
Hiperidrose	Aumento de secreção sudoral
Bromidose	Odor desagradável acompanhando a secreção sudoral
Hipoidrose	Diminuição de secreção sudoral
Cromidose	Suor colorido

Fonte: Acervo dos autores.

Tabela 22.11 – Glândulas sebáceas.

Esteatose	Falta de secreção sebácea
Esteatorreia	Secreção sebácea exagerada

Fonte: Acervo dos autores.

Tabela 22.12 – Pelos.

Hipotricose	Diminuição de pelos em determinada área
Hipertricose	Aumento de pelos em determinada área
Alopecia	Ausência de pelos em área com pelo normal
Tricorrexe	Fratura dos pelos
Canície	Embranqueamento do pelo
Madarose	Perda dos pelos superciliares e ciliares no seu terço externo

Fonte: Acervo dos autores.

DERMATOLOGIA

Tabela 22.13 – Unhas.	
Anoníquia	Falta da unha
Paquioníquia	Espessamento da unha
Coiloníquia	Unha côncava
Onicogrifose	Unha em forma de garra
Leuconíquia	Embranquecimento da unha
Melanoníquia	Escurecimento da unha
Onicólise	Levantamento da unha de seu leito
Onicorrexe	Unhas excessivamente estriadas em sentido longitudinal
Onicofagia	Morder/roer as unhas

Fonte: Acervo dos autores.

SEMIOLOGIA DERMATOLÓGICA – RESUMO

A base do diagnóstico em dermatologia é morfológica

- A história é importante e deve ser resumida contendo:
- Localização das lesões cutâneas
- Duração
- Sintomas
- Tratamentos anteriores
- Antecedentes pessoais e familiares

Deve ser realizado em todo tegumento: pele, anexos – cabelos, pelos e unhas, mucosas oral e genital, a fim de determinar as lesões primárias e secundárias e formular os diagnósticos principais e diferenciais.

- A palpação é importante para investigar a consistência das lesões.
- Cadeias ganglionares – doenças inflamatórias, infecciosas e linfoproliferativas.
- Nervos periféricos – hanseníase.
- O exame físico é formado por quatro atos médicos fundamentais:
- Inspeção do tegumento.
- Palpação da lesão ou da pele.
- Digitopressão/vitropressão.
- Compressão (dermografismo, edema, infiltração).

Atenção

- Histórico de medicamentos
- Reações tegumentares adversas às drogas
- Interações de medicamentos com a terapia proposta ao doente
- Anamnese detalhada
- Alimentos, hábitos pessoais, profissão, atividades recreacionais, exposição a fatores ambientais
- A anamnese é muito importante nas dermatoses profissionais ou alérgicas: dermatites de contato, angioedema, urticária, dermatite atópica
- **Antecedentes pessoais:** doenças pregressas, cirurgias, atopia (rinite, dermatite, asma), queimaduras solares, sessões de bronzeamento artificial, imunidade do paciente
- **Antecedentes familiares:** câncer cutâneo familiar, nevo displásico, trombose familiar ou recorrente, doenças reumáticas, doenças genéticas.

REFERÊNCIAS

1. Sampaio S; Rivitti E – Dermatologia, 3 Ed., São Paulo, Editora Artes Médicas, 2007.
2. Lupi O; Boleira M – Dermatologia Fundamental, 1 Ed, Rio de Janeiro,
3. Grupo Editorial Nacional, 2013. Azulay L, Azulay R, Hanauer L, Leal F, Filho A – Atlas de Dermatologia, da Semiologia ao Diagnóstico, 2 Ed, São Paulo, Ed. Elsevier, 2013.
4. Junior W, Di Chiacchio N, Criado P - Tratado de Dermatologia, 1 Ed, Vol 1 e 2, São Paulo, Ed. Atheneu, 2010.
5. Portal da Sociedade Brasileira de Dermatologia; www.sbd.org.br
6. Bomm L, Benez M, Maceira J , Succi I, Scotelaro M – Biópsia cutânea de lesão pigmentada guiada pelo dermatoscopia. Anais Brasileiros de Dermatologia, 2013, vol. 88, número 1.
7. Murback N, Nascimento R, et al., Leishmaniose tegumentar americana: estudo clínico, epidemiológico e laboratorial realizado no Hospital Universitário de Campo Grande, Mato Grosso do Sul, Brasil. Anais Brasileiros de Dermatologia, 2011, 86(1): 55-63.
8. Araújo M - Hanseníase no Brasil. Rev. da Sociedade Brasileira de Medicina Tropical, 2003, 36(3): 373-382.

Capítulo 22

23 | capítulo

Carlos Gorios
Alessandra Masi
Guilherme Augusto Foizer
Márcio Luís Duarte

André de Queiroz Pereira da Silva
Thiago Mattielo Zobgi
Berg Benicio Oliveira Baldansi

Colaboradores: Waldemar Gomes Neto e Ronald Yasuhiro da Fonseca Iida

Ortopedia e Traumatologia

INTRODUÇÃO

A partir das deformidades verificadas no ser humano durante sua evolução, e da necessidade de corrigi-las, surgiu a Ortopedia. A História da Ortopedia inicia-se com o homem primitivo, passando por egípcios, gregos, romanos e árabes. Após anos de pouca importância na Idade Média, ressurge no século XII e chega ao século XX ganhando desenvolvimento com as grandes guerras.

É útil reconhecer algumas peculiaridades próprias do aparelho locomotor, principalmente tendo em vista as dificuldades dos médicos não especialistas na avaliação clínica dos pacientes. Para tanto, há necessidade de sólidos conhecimentos de anatomia e fisiologia do sistema musculoesquelético, para a correta obtenção e interpretação dos dados semiológicos. Infelizmente, essa área de conhecimento é com frequência negligenciada no ensino médico, bem como na prática dos clínicos não especialistas.

Princípios e métodos empregados na avaliação física ortopédica são os mesmos utilizados em especialidades clínicas. A partir dos dados da anamnese, complementados pelas observações durante o exame físico, hipóteses diagnósticas são elaboradas e, a partir delas, são tomadas decisões sobre a necessidade de investigação adicional por meio de métodos complementares, definição de um plano terapêutico ou de um prognóstico. Ter independência no raciocínio clínico, sem se curvar a todo custo à tecnologia quando ela se opõe ao histórico e ao exame físico do paciente. Tudo tem de se juntar e formar um quadro coerente, chamado de padrão de reconhecimento. O exame físico ortopédico é a busca de sinais da doença que permitem confirmar o diagnóstico.

Materiais básicos disponíveis para exame físico ortopédico consistem em lápis para marcação da pele, goniômetro, fita métrica, martelo de reflexo, algodão e agulha hipodérmica.

ANAMNESE E EXAME FÍSICO

Como a anamnese varia de acordo com a articulação do paciente, esta será abordada posteriormente com a sua articulação-guia.

O exame físico será descrito inicialmente de forma geral, para depois focarmos em determinadas articulações

EXAME FÍSICO GERAL

Está dividido em etapas: inspeção, palpação e manipulação ou testes específicos.

O exame físico se inicia com a inspeção, já no momento em que o paciente entra no consultório. O ambiente deve ser iluminado e suficientemente amplo para permitir a realização das manobras. Os instrumentos a serem utilizados devem estar ao seu alcance. Paciente com pouca roupa. Examine a postura do paciente. Avalie movimentos ativos e passivos, solicitando primeiro que o paciente realize alguma movimentação ativa, para depois pesquisar a movimentação ativa. Assim, se tem uma ideia das limitações ou dor e conduzirá seu exame mais adequadamente. A movimentação ativa incorpora, na avaliação, a força muscular, enquanto a movimentação passiva estuda a excursão articular. Quando necessário, faça a mensuração angular destes movimentos. Faça avaliação do grau de força muscular dos grupos musculares e compare com o lado contralateral. Testes os reflexos miotendíneos e cutâneo-abdominais. Observe o humor do seu paciente. Alerte seu paciente que alguns testes podem causar dor quando realizados.

Princípios do exame físico:

1. Informar ao paciente o que está fazendo.
2. Testar primeiramente o lado normal (não envolvido).
3. Realizar primeiramente movimentos ativos, seguidos por movimentos passivos, e a seguir, por movimentos isométricos.
4. Os movimentos dolorosos são realizados por último.
5. Aplicar uma sobrepressão para testar o *end feel*.
6. Repetir os movimentos ou manter certas posturas ou posições quando houver indicação na anamnese.
7. Realizar os movimentos isométricos resistidos em posição de repouso.

MANUAL DE SEMIOLOGIA E PROPEDÊUTICA MÉDICA

8. Nos movimentos passivos e na avaliação ligamentar, tanto o grau quanto à qualidade (sensação produzida) da abertura são importantes.
9. Ao testar os ligamentos repita o teste com aumento de estresse aplicado.
10. Ao testar um miótomo, as contrações devem ser mantidas por 5 segundos.
11. Avisar o paciente que o exame poderá provocar exacerbações dos sintomas.
12. Respeitar e manter a dignidade do paciente.
13. Encaminhar o paciente para consulta especializada caso seja necessário (lembrar os sinais de advertência – bandeira vermelha):
    - Dor ininterrupta grave;
    - Dor não afetada por medicação ou prescrição;
    - Dor noturna intensa;
    - Dor intensa sem história de lesão;
    - Espasmo grave;
    - Componente psicológico.

Testes dos movimentos articulares

Se forem identificadas limitações na amplitude de movimento articular, deverá ser realizado um teste goniométrico específico para obter um quadro das restrições, estabilização e registro das limitações.

- **Movimentos ativos:** Quantidade de movimento articular realizada por um indivíduo sem qualquer auxílio. Objetivo: o examinador tem a informação exata sobre a capacidade, coordenação e força muscular da amplitude de movimento do indivíduo.
- **Movimentos passivos:** Quantidade de movimento realizada pelo examinador sem o auxílio do indivíduo. A ADM passiva fornece ao médico a informação exata sobre a integridade das superfícies articulares e a extensibilidade da cápsula articular, ligamentos e músculos. A finalidade da avaliação do comprimento muscular (flexibilidade) consiste em determinar se a ADM que ocorre em uma articulação é limitada ou excessiva em virtude das estruturas articulares intrínsecas ou dos músculos que cruzam as articulações.

Testes de força muscular

São partes integrantes do exame físico, fornecendo informações úteis no diagnóstico diferencial, prognóstico e tratamento de patologias musculoesqueléticas e neuromusculares. A avaliação da força muscular manual deve ocorrer quando forem descartadas outras limitações articulares ou musculares (encurtamentos), impedindo ou dificultando o movimento.

Avaliação da força muscular em graus (Escala de MRC – *Medical Research Council*)

0 = não há contração muscular
1 = há apenas contração, mas não movimento

2 = vence por pouco tempo a gravidade
3 = sustenta o músculo contraído contra a gravidade, mas não vence a resistência
4 = vence pequena resistência
5 = músculo normal

Testes dos reflexos tendinosos profundos

Método: percussão com martelo de borracha. Testar da direita para esquerda (ou vice-versa). Membros relaxados e em posição simétrica.

Escalas de reflexos

0 = reflexo ausente
1 = reflexo diminuído
2 = reflexo normal
3 = reflexo aumentado
4 = clônus transitório (contração repetida de um membro hiperestendido)
5 = clônus prolongado

Dermátomos

Definido como a área cutânea inervada por uma única raiz nervosa. A distribuição sensitiva de cada raiz nervosa é denominada dermátomo.

Miótomos

Definido como grupo de músculos inervados por uma única raiz nervosa. A distribuição motora de cada raiz nervosa é denominada miótomo.

Esclerótomos

Definido como uma área de osso ou fáscia inervada por uma única raiz nervosa.

JOELHO
Introdução

O joelho é a maior articulação do corpo, mais superficial estando sujeita a uma grande variedade de condições traumáticas e degenerativas, representando um terço das queixas ortopédicas. O mau alinhamento do joelho, em varo ou valgo, aumento o risco de osteoartrose medial (quatro vezes) e lateral (duas a cinco vezes), respectivamente, devido ao aumento da sobrecarga.

É uma articulação relativamente fraca do ponto de vista mecânico devido a incongruência de suas superfícies articulares, sendo que sua estabilidade depende da resistência e das ações dos músculos (principal) e tendões, além dos ligamentos que unem o fêmur e a tíbia.

A lesão aguda apresenta como principais agentes etiológicos os acidentes automobilísticos e atividades atléticas. As fraturas são mais comuns que as luxações, porém são as lesões cartilaginosas e dos tecidos moles, como meniscos e ligamentos, que ocorrem mais frequentemente.

ORTOPEDIA E TRAUMATOLOGIA

Anatomia

O joelho em si, é uma articulação em gínglimo, realizando flexão e extensão, com pequena mobilização rotacional, revestida por uma fina membrana preenchida por uma camada de células conhecida como sinóvia, que atua na lubrificação e nutrição da articulação.

É composta por três articulações: tibiofemoral (articulação em gínglimo – principal do joelho), patelofemoral (articulação plana modificada – associado em mais de 50% das osteoartroses do joelho –apresenta dor após ficar muito tempo sentado) e tibiofibular superior (articulação sinovial plana), sendo a patela é o maior osso sesamóide do corpo.

Apresenta quatro músculos extensores que compõe o quadríceps femoral (músculos mais importantes para a estabilidade do joelho) – reto femoral, vasto lateral, vasto medial e vasto intermédio – e flexores, como o bíceps femoral, semimembranáceo, semitendíneo (músculos do "jarrete"), sartório, grácil e poplíteo. O bíceps femoral também é um rotador externo, enquanto o poplíteo, grácil, sartório, semitendíneo e semimembranáceo também são rotadores internos. O condicionamento e treinamento muscular apropriado, evita uma série de lesões sofridas durante atividades esportivas.

O ligamento cruzado anterior previne a translação anterior da tíbia em reação ao fêmur, ficando tensionado na extensão do joelho, enquanto o ligamento cruzado posterior previne a translação posterior da tíbia em relação ao fêmur, ficando tensionado na flexão. Os dois ligamentos são complementares em ralação a rotação do joelho. O ligamento colateral medial resiste ao estresse em valgo, enquanto o colateral lateral ao estresse em varo.

Os meniscos são estruturas fibrocartilaginosas entre o fêmur e a tíbia que amortecem o impacto durante a descarga de peso, sendo vascularizados por pedículos vasculares. O menisco medial é maior, apresenta formato de "C"e menos mobilidade em relação ao menisco lateral.

O nervo femoral emite três ramos, um para o vasto intermédio, um para o vasto lateral e outro para o vasto medial. O nervo fibular comum, originado do nervo isquiático, por ser superficial, é comumente lesado, podendo ser comprimido ao redor da cabeça da fíbula, como cistos gangliônicos, osteófitos e trauma – pode ser caracterizado pela ressonância magnética e pela ultrassonografia. Apresenta ainda, os nervos tibial anterior e obturatório.

A vascularização é promovida pelas artérias poplítea (origina os ramos geniculares que suprem os ligamentos cruzados, membrana sinovial e meniscos), recorrente tibial anterior, femoral e ramo descendente da circunflexa lateral.

Existem, pelo menos, 12 bursas ao redor da articulação do joelho, apresentando-se comumente inflamadas, as bursas subcutâneapré-patelar, anserina (pata de ganso: composta pelos tendões sartório, grácil e semitendíneo), suprapatelar e infrapatelar profunda.

Principal ângulo ósseo

Ângulo "Q": traça-se uma linha imaginária entre o centro da patela e a espinha ilíaca anterossuperior e outra do centro da patela até a inserção do tendão patelar na tuberosidade anterior da tíbia. A medida desta angulação é de no máximo 20º – de acordo com Calmbach, acima de 15º já existe predisposição para a subluxação da patela. Qualquer valor acima de 20º, o ângulo se encontrará aumentado – exemplo: joelho em valgo – como no joelho em "baioneta" – possível causador de instabilidade da patela.

Anamnese

A anamnese é de extrema importância para orientar a hipótese diagnóstica do médico, assim como os diagnósticos diferenciais, guiando o exame físico e, por consequencia, se necessário, os exames complementares.

É de extrema importância uma descrição minuciosa do mecanismo de lesão, sua duração – uma entorse do joelho com a sensação de estalido seguida de derrame articular indica lesão do ligamento cruzado anterior – assim como os primeiros socorros realizados.

- **Queixa:**
  - **Dor**
    - ◆ Averiguar localização, periodicidade, relação com atividade profissional ou recreacional, início insidioso ou súbito relacionado ou não a traumatismo.
  - **Estalido ou estalo:**
    - ◆ Pode ser audível ou somente uma sensação referida.
    - ◆ Ocorre em mais de 90% dos casos de lesão do ligamento cruzado anterior.
    - ◆ Menisco discóide: provoca estalidos na flexo-extensão, sem dor.
  - **Falseio:**
    - ◆ Presente em várias doenças do joelho. É rapido e instantâneo.
    - ◆ Na atividade atlética pode se tornar perigoso e de risco.
    - ◆ Quando acompanhada de dor, sugere instabilidade, lesão meniscal, interposição de corpo livre ou alteração femoro patelar aguda.
  - **Travamento:**
    - ◆ Um pouco mais demorado que o falseio – se desfaz em alguns segundos.
  - **Derrame:**
    - ◆ Quando presente após traumatismos sugere hemartrose e caracteriza lesão grave.
    - ◆ Aparecimento tardio: ocorre devido a sinovite reacional. Deve-se pesquisar doenças reumáticas com este achado.

A bilateralidade da queixa pode influenciar na escolha do tratamento.

Capítulo 23

417

MANUAL DE SEMIOLOGIA E PROPEDÊUTICA MÉDICA

- **Queixas em outras articulações:**
  - Dores no quadril podem porvocar sintomas no joelho, assim como cirurgias prévias – artrodese.
- **Idade:**
  - De suma inportância, principalmente em traumas graves:
    - ◆ Crianças: deslocamentos epifisários.
    - ◆ Adultos: lesões ligamentares.
    - ◆ Idosos: fraturas.
  - Luxação recidivante da patela: caso o primeiro episodio ocorra antes dos 13 anos de idade, existe a necessidade de tratamento cirúrgico.
  - Gota: muito mais comum após a quinta década de vida em pacientes com histórico familiar.
- **Sexo:**
  - Direcionam alguns diagnósticos, tais como a osteoporose, mais comum em mulheres, e a gota, mais comuns em homens.
- **Hábitos:**
  - Relacionados à atividade esportiva e de vida doméstica – os movimentos diários diferem entre as profissões e hábitos de vida. Exemplo: profissões que exigem agachamento – encanador – apresentam maior incidência de lesões meniscais.
  - Esportes: existem lesões mais comuns em determinados esportes e até mesmo a função desempenhada em esportes coletivos. Exemplo: jogadores de futebol de defesa apresentam mais propensão a lesões do tendão patelar que jogadores de ataque.
- **Antecedentes:**
  - Obter antecedentes mórbidos pessoais e familiares, pois, algumas doençcas, tais como a luxação recidivante da patela pode ser uma doença familiar.
  - Cirurgias anteriores
    - ◆ Meniscetomia pode promover processo degenerativo artrósico com ou sem desvio angular – sendo fator importante na sintomatologia da instabilidade ligamentar.

Exame físico

A maior preocupação do exame físico é em fazer o diagnóstico clinicamente – possível, caso a semiologia seja bem aplicada – dividindo-se em três etapas: inspeção, palpação e testes específicos. Deve-se lembrar que a comparação entre as articulações deve ser realizada.

Inspeção

Deve-ser observar o paciente em pé estaticamente – analisar contornos musculares (atrofia) – e depois dembulando para frente e de costas, avaliando-se o alinhamento dos membros inferiores – varo ou valgo, alinhamento patelar, o ângulo "Q", presença de edema, equimoses, derrame, atrofias musculares, fases da marcha e deformidades.

O recurvado e as limitações da extensão do joelho aparecem na inspeção estática, podendo significar bloqueio articular ou até posição em consequência de deformidade em flexão do quadril.

Palpação

Com opaciente deitado em posição supinam analisa-se o tônus da musculatura do membro inferior e os contornos musculares da bolsa subquadricipital que, se desaparecidos pelo aumento de volume da bolsa com líquido em seu interior, caracterizam o derrame articular.

Com o joelho em extensão e numa flexão de 25º a 30º devemos comprimir a patela contra o sulco femoral – teste da compressão patelar. A presença dor e crepitação refletem condromalácia, artrose ou instabilidade patelar.

Testes específicos

- **Teste de Ober:** Descrito no capítulo de quadril.
- **Teste de Apley:** Identificação de lesões meniscais.
  - Paciente deitado em posição pronada com o joelho feltido em 90º. O médico comprime axialmente junto ao pé e roda externamente a perna do paciente (avaliar menisco medial) e internamente (avaliar menisco lateral). Caso exista lesão, o paciente referirá dor.
  - Contudo, após o teste, a confirmação da lesão ocorre apenas quanro se repete a prova realizando força de distração, com a diminuição ou desaparecimento da dor.
  - Apresenta valor duvidoso quando se examina joelho edemacioado ou com doença femoropatelar.
  - Teste de McMurray – Identificação das lesões dos cornos posteriores dos meniscos.
  - Paciente deitado em decúbito dorsal horizontal com o joelho fletido, o médico aperta o retropé do paciente e roda o pé externamente, comprimindo o menisco medial.
  - Paciente deitado em decúbito dorsal horizontal com o joelho fletido, o médico aperta o retropé do paciente e roda o pé internamente, comprimindo o menisco lateral.
  - A queixa de dor durante este teste ocorre em caso de lesão meniscal ou artrose.
- **Teste do Pivot Shift:** Identificação de lesão do ligamento cruzado anterior.
  - Identifica a maior parte dos casos de instabilidade do joelho clinicamente importante.
  - Paciente relaxado deitado em decúbito dorsal horizontal com o joelho em extensão.O examinadorlevanta o membro inferior do paciente e roda-o internamente. Em caso de lesão, o fêmur ficará posterior em relação à tíbia, resultando em uma subluxação anterior da tíbia. Assim, o médico, gentilmente empurrará o aspecto lateral do joelho – provocando um estresse em valgo e fletindo o

ORTOPEDIA E TRAUMATOLOGIA

joelho. Quando esta flexão atingir cerca de 20-30°, ocorrerá à redução espontânea da subluxação da tíbia.

- **Teste de Lachman ("Richey test"):** Identificação de lesões ligamentares
  - Teoricamente, é um teste mais específico para as fibras posteriores do ligamento cruzado anterior. É o teste mais fácil e relativamente pouco doloroso para o paciente.
  - Paciente deitado em decúbito dorsal horizontal com o joelho fletido em 20° a 30°. O examinador com uma das mãos na região supracondilar do fêmur e, com a outra, a região superior da tíbia provoca um movimento antagônico com cada uma das mãos, uma para à frente e outra para trás.
  - Quando a tíbia se desloca para frente, indica lesão do ligamento cruzado anterior.
  - Quando a tíbia se desloca para trás, indica lesão do ligamento cruzado posterior.
- **Teste da Gaveta Anterior:** Identificação de lesão do ligamento cruzado anterior.
  - Paciente relaxado deitado em decúbito dorsal horizontal com o joelho fletido em 80° a 90°. O examinador senta no pé do paciente para estabilizá-lo e, com as duas mãos colocadas na região posterior do terço superior da tíbia, traciona-a para a frente provocando um deslizamento anterior da tíbia em relação ao fêmur.
  - Permite detectar, além da lesão do ligamento cruzado anterior, eventuais lesões periféricas coexistentes.
  - O teste pode estar bloqueado devido à presença de lesão meniscal em "alça de balde" interposta.
  - A tensão dos músculos isquiotibiais pode impedir a trnaslação anterior da tíbia, mascarando o teste.
- **Teste da Gaveta Posterior:** Identificação de lesão do ligamento cruzado posterior.
  - Paciente relaxado deitado em decúbito dorsal horizontal com o joelho fletido em 80-90°. O examinador senta no pé do paciente para estabilizá-lo e, com as duas mãos colocadas na região anterior do terço superior da tíbia, traciona-a para trás provocando um deslizamento posterior da tíbia em relação ao fêmur.
- **Teste da abdução (valgo):** Identificação de lesão do ligamento colateral medial.
  - Paciente relaxado deitado em decúbito dorsal horizontal, com o quadril em extensão. O examinador provoca um estresse em valgo no joelho, detectando um aumento da abertura da interlinha articular.
  - A positividade indica lesão do ligamento colateral medial. Quando há lesão do ligamento cruzado anterior, a abertura da interlinha articular é maior.
  - Quando positivo na hiperextensão pode significar lesão do ligamento cruzado posterior.
- **Teste da adução (varo):** Identificação de lesão do ligamento colateral lateral.

- Paciente relaxadodeitado em decúbito dorsal horizontal, com o quadril em extensão. O examinador provoca um estresse em varo no joelho, detectando um aumento da abertura da interlinha articular.

Atenção

1. Corredores de longa distância podem desenvolver dor na região lateral do epicôndilo femoral devido ao movimento de fricção ou atrito da banda iliotibial sobre o epicôndilo femoral lateral – Síndrome da banda iliotibial – evidenciado no teste de Ober.
2. Os testes de função ligamentar demonstram um estado de frouxidão articular que deve ser correlacionado com a história. Determinam o diagnóstico de instabilidade ligamentar – representação clínica de frouxidão sintomática.
3. Casos de rubor, calor, derrame articular e limitação da movimentação da articulação, deve-se pesquisar artrite séptica e artropatias inflamatórias – solicitar velocidade de hemossedimentação, hemograma completo e artrocente.

Fonte: Calmbach WL, Hutchens M, 2003; Tarcísio EPBF, 2009.

Exames complementares

Devem ser realizados apenas para elucidar dúvidas do exame físico.

Radiografia

É o primeiro exame a ser realizado, proporcionando a avaliação morfológica, além da avaliação para fraturas e luxações, assim como pós-operatória de artroplastias totais para avaliação de soltura de prótese.
- **Incidências:**
  - **Anteroposterior:** Avaliação morfológica, fraturas e luxações.
    - **Fratura de Segond:** avulsão de pequenos fragmentos da face lateral do terço superior da tíbia – pode estar associada à lesão do ligamento cruzado anterior e do menisco lateral.
  - **Perfil:** Avaliação morfológica, fraturas, luxações e posicionamento da patela (alta ou baixa), além de ossículos acessórios – fabela, cyamella e ossículo meniscal.
  - Axial da patela: Avaliação do compartimento articular femoro-patelar.

Ultrassonografia

- Avalia com alta acurácia lesões tendíneas e musculares, assim como o cisto de Baker.
- Útil quando é direcionado para a queixa do paciente.
- Realização de punções de coleções.

Tomografia computadorizada

- Especialmente útil no estudo de fraturas complexas do fêmur distal, da tíbia proximal e da patela, além da avaliação pós-operatória de artroplastias totais.

Capítulo 23

MANUAL DE SEMIOLOGIA E PROPEDÊUTICA MÉDICA

- Identifica o grau de depressão do platô tibial e pequenos fragmentos em fraturas cominutivas, auxiliando no planejamento cirúrgico.

Ressonância magnética

- É o método de escolha para avaliação de meniscos e ligamentos.
- Avaliação muscular, tendínea e, principalmente, cartilaginosa.
- Avalia de forma mais detalhada a osteocondrite dissecante.
- A artroressonância avalia com mais detalhes meniscos e cartilagens com alterações pós-cirúrgicas.

Tornozelo e pé (exame normal)

As articulações e músculos do tornozelo e pé são projetados para dar estabilidade, assim como mobilidade às estruturas terminais do membro inferior. São pontos para onde converge o peso do corpo durante a sustentação do indivíduo em pé e deambulação, capaz de adaptar-se de modo a absorver forças e acomodar-se a superfícies irregulares.

A anatomia e a cinesiologia de tornozelo e pé são complexas, mas é importante que sejam conhecidas para reconhecer e tratar efetivamente problemas nessas áreas.

Uma revisão básica da estrutura e função do tornozelo e pé se resume nas partes ósseas da perna (tíbia e fíbula), do segmento posterior do pé (tálus e calcâneo), segmento medial do pé (navicular, cuboide e três cuneiformes) e segmento anterior do pé (5 metatársicos e 14 falanges, que compõem 5 dedos – 3 falanges para cada dedo, exceto o hálux, com 2 falanges). Esta revisão inclui os movimentos dos planos primários como a dorsiflexão e flexão plantar, inversão e eversão, abdução e aduação. Nas articulações e suas características: articulação tibiofibular superior e inferior, articulação do tornozelo (talocrural), articulação subtalar (talocalcanear), articulação talonavicular, articulação transversa do tarso, articulações intertársicas e tarsometatársicas restantes e articulações metatarsofalângicas e interfalângicas dos artelhos.

História clínica

- Exame das outras articulações adjacentes, acrescentando uma avaliação postural global. Observação geral: evidência de dano tecidual, edema, temperatura, hipersensibilidade, estalido ou crepitação. O tornozelo e o pé devem ser avaliados nas posições com e sem sustentação de peso.
- Mecanismo da lesão com deformidade transitória ou fixa do pé ou tornozelo?
- O paciente foi capaz de continuar a atividade após a lesão?
- Houve aumento do volume ou equimose?
- Os sintomas estão melhorando, piorando ou permanecendo sem alteração?
- Quais são os locais e os limites da dor?
- Qual é a atividade usual ou lazer do paciente?
- Alguma atividade faz diferença?

- Onde é a dor?
- Que tipos de sapatos o paciente usa? Que tipo de salto os sapatos têm?

Inspeção

1. Investigue minuciosamente a presença de trofismo de pele, edemas, traumas.
2. Compare cada área bilateralmente, observando o trofismo muscular e o contorno da anatomia local.
3. Inspecione a aparência externa do sapato e do pé. Avaliar o contorno e a forma geral do pé.
4. Verifique alteração vasomotora, incluindo perda de pelos no pé, alterações nas unhas do pé.

Palpação

Palpação óssea

- **Face medial:** cabeça do primeiro metatarso e a articulação metatarsofalângica, primeiro metatarso cuneiforme, tubérculo escafoide, cabeça do talo, maléolo medial, sustentáculo do talo, tubérculo medial do talo.
- **Face lateral:** quinto metatarso e quinta articulação metatarsiana, calcâneo, tubérculo peroneu, maléolo lateral.
- **Área do seio do tarso:** cúpula do talo, articulação tibiofibular anterior.
- **Região posterior do pé:** cúpula do calcâneo, tubérculo medial.
- **Superfície plantar:** ossos sesamoides, cabeças dos metatarsos.

Palpação dos tecidos moles

- **Porção cefálica do primeiro metatarso:** hálux valgo (joanete), depósitos de cristais de ácido úrico (tofos).
- **Tubérculo escafoide e cabeça do talo:** tendão tibial posterior e ligamento transverso (perda do arco longitudinal medial).
- **Maléolo medial:** ligamento deltoide, tendão tibial posterior, tendão do flexor longo dos dedos, tendão do flexor longo do hálux, artéria tibial posterior, nervo tibial, veia safena.
- **Dorso do pé entre os maléolos:** tendão do tibial anterior, tendão do extensor longo do hálux, tendão do extensor longo dos dedos, artéria dorsal do pé.
- **Maléolo lateral:** ligamento talofibular anterior, ligamento calcaneofibular, ligamento talofibular posterior, tendões fibular curto e longo.
- **Seio do tarso:** músculo extensor curto dos dedos.
- **Cabeça do quinto metatarso:** bursa (bursite – "joanete de alfaiate").
- **Calcâneo:** tendão calcanear, bolsa retrocalcaneana, bolsa calcaneana.
- **Superfície plantar do pé:** aponeurose plantar (fáscia plantar).
- **Pododáctilos:** dedos em garra, dedos em martelo, calos, unhas encravadas.

Movimento articular

- **Dorsiflexão do tornozelo:** 20º
- **Flexão plantar do tornozelo:** 50º
- **Inversão subtalar:** 5º
- **Eversão subtalar:** 5º
- **Adução da porção posterior do pé:** 20º
- **Abdução da porção posterior do pé:** 10º
- **Primeira articulação metatarsofalângica:** flexão: 45º/ extensão: 70º a 90º

Força muscular

- **Dorsiflexores:** tibial anterior, extensor longo do hálux e extensor longo dos dedos.
- **Flexores plantares:** fibular longo e curto, gastrocnêmio e sóleo, flexor longo do hálux, flexor longo dos dedos e tibial posterior.

Inervação

- **L4 (L5):** nervo fibular profundo (músculo tibial anterior).
- **L5:** nervo fibular profundo (músculo extensor longo do hálux e extensor longo dos dedos).
- **S1:** nervo fibular superficial (músculo fibular longo e curto).
- **S1 e S2:** nervo tibial (músculo gastrocnêmio e sóleo).
- **L5:** nervo tibial (músculo flexor longo do hálux, flexor longo dos dedos e tibial posterior).

Sensibilidade

- **L4:** Nervo Safeno (cobre a parte medial da perna e pé).
- **L5:** Nervo Fibular (cobre a parte lateral da perna e dorso do pé).
- **S1:** Nervo Sural (cobre a parte lateral do pé).

Dor referida

É possível que patologias do joelho, quadril ou região lombar refiram dor ao tornozelo e ao pé.

- Articulações vertebrais entre L4 e L5 ou entre L5 e S1.
- Raízes nervosas L4, L5 e S1.
- Referências de dermátomos provenientes de tecidos derivados dos mesmos segmentos espinhais que L4, L5 e S1.

Reflexos profundos

- **S1:** nervo tibial (reflexo Aquileu).

Tornozelo e pé (exame específico)

Inspeção

Estática

Diferença de tensão e textura dos tecidos. Diferença na espessura dos tecidos, edemas intracapsular ou extracapsular. Observar anormalidades ou deformidades. Dor à palpação. Variações de temperatura. Pulsos, tremores, fasciculações. Sensibilidade anormal.

O quadro clínico de entorse de tornozelo é basicamente de dor, com edema localizado na face anterolateral do tornozelo, equimose mais evidente após 48 horas e dificuldade para deambular. Quanto mais grave a lesão, mais evidentes ficam os sinais.

O diagnóstico das fraturas do tornozelo se baseia na história clínica, no exame físico e na avaliação por imagem da região. É importante lembrar que o aumento da atividade esportiva e o envelhecimento populacional em âmbito mundial podem provocar fraturas por estresse ou por insuficiência do tecido ósseo, devendo ser suspeitadas na vigência de dor persistente no tornozelo.

Dinâmica ativa

Quando e onde, durante cada um dos movimentos, ocorre o início de dor. Se o movimento aumenta a intensidade e a qualidade da dor. A quantidade de restrição observável. O padrão de movimento. O ritmo e a qualidade do movimento. O movimento das articulações associadas. Qualquer limitação e sua natureza.

Dinâmica passiva

Quando e onde, durante cada um dos movimentos, ocorre o início de dor. Se o movimento aumenta a intensidade e a qualidade da dor. O padrão de limitação do movimento. A sensação final do movimento. O movimento das articulações associadas. A amplitude de movimento disponível.

O teste para folga articular determina a integridade da cápsula. A folga articular deve ser sempre avaliada na posição destravada (decoaptação aberta) na qual a frouxidão da cápsula e dos ligamentos é maior e o contato ósseo é menor.

- **Articulação talocrural:** decoaptação, deslizamento posterior e anterior;
- **Articulação subtalar:** decoaptação e deslizamento distal;
- **Articulação mediotársica:** articulação talonavicular: deslizamentos dorsal e plantar;
- **Articulação** calcaneocuboide: deslizamentos dorsal e plantar.

Testes específicos

Testes de estresse ligamentar do tornozelo

- **Inclinação talar:** identifica lesões do ligamento calcaneofibular.
- **Estresse em varo do tornozelo:** indica lesão do complexo ligamentar lateral do tornozelo.
- **Estresse valgo do tornozelo:** indica lesão do complexo ligamentar medial do tornozelo.
- **Teste de compressão laterolateral da perna:** dor em caso de lesão de sindesmose.

Testes de instabilidade ligamentar do tornozelo

- **Teste de gaveta anterior/posterior:** identifica instabilidade ligamentar do tornozelo.
- **Teste de Kleiger:** detecta lesões no ligamento deltoide.

Outros testes

- **Teste de Thompson:** detecta rupturas no tendão calcanear (de Aquiles).
- **Sinal de Homan:** detecta trombose venosa profunda.
- **Sinal de Mulder:** identifica neuroma de Morton.
- **Teste de Jack:** indica mobilidade subtalar.
- Teste para pé plano rígido e flexível.

Testes estruturais e/ou funcionais

- Radiografia
- Tomografia computadorizada (TC)
- Ressonância Magnética (RNM)
- Eletroneuromiografia (ENMG)

Hipótese diagnóstica

- Fraturas do tornozelo
- Lesão ligamentar do tornozelo

OMBRO

Introdução

O ombro é uma das articulações mais importantes do corpo humano, pois permite às mãos alcançarem praticamente todo o corpo, além de auxiliar no movimento de propulsão durante a marcha. Justamente devido à sua grande mobilidade, acaba por se tornar uma das articulações mais vulneráveis do corpo, associada ao fato de apresentar pouco conteúdo ósseo se comparado à grande massa muscular que o envolve.

A cintura escapular é o ombro em si e possui este nome para definir o conjunto de articulações e ossos que formam essa parte do esqueleto. É constituída genericamente pelas articulações:

- Esternoclavicular
- Glenoumeral
- Escapulotorácica

Para que ocorra o funcionamento tridimensional do ombro, é indispensável a integridade de suas estruturas garantindo tanto as ações de deslizamento quanto as de estabilização, que nessa articulação – diferentemente de outras como o quadril – apresenta pequena área de cobertura óssea.

Anatomia funcional

Muitos fatores são responsáveis pela estabilidade do ombro. A ação em conjunto de fatores estáticos e dinâmicos, também influenciada pela posição do braço e direção da força aplicada ao mesmo, é que mantém as estruturas em completa sinergia. Desse modo, a estabilidade acaba por depender de variantes externas, como traumas, idade e demanda funcional, entre outras, estando muitas vezes condicionada pelo próprio uso do paciente.

Entre os fatores que proporcionam a estabilidade do ombro estão:

1. A pressão exercida pelo manguito rotador, o tendão da cabeça longa do bíceps e a cápsula articular, que envolvem a cabeça umeral e a pressionam contra a escápula em sua região articular (glenoide).
2. A discreta mobilidade da escápula, fazendo com que em qualquer posição do úmero, exista a maior área de contato possível entre a glenoide e a cabeça umeral.
3. A presença de uma fina camada de líquido sinovial, que promove adesão e coesão entre a cabeça e a glenoide, associada a uma pressão negativa intra-articular.
4. Por fim, de uma estrutura não óssea que amplia a área de contato entre a cabeça e a escápula chamada lábio glenoidal.

Anamnese

A anamnese, que já se inicia ao cumprimentar-se o paciente, é essencial para dirigir o médico às suspeitas clínicas, favorecendo a realização de um exame físico mais efetivo e tornando mais fácil a confirmação com métodos auxiliares.

A cintura escapular pode ser afetada por diversas patologias, sistêmicas ou localizadas; degenerativas, inflamatórias, infecciosas ou traumáticas. Devemos sempre nos lembrar que dores de origem visceral podem simular dores somáticas (musculoesqueléticas) como eventualmente um evento coronariano, que pode se manifestar com dor irradiada no ombro. Além disso, o ombro é uma articulação complexa e muitos sintomas são comuns em patologias diferentes.

O paciente deve ser questionado sobre as características de sua dor e a ocorrência de luxações, falseios e diminuição de força muscular. Nos pacientes mais jovens observa-se maior incidência de eventos relacionados ao trauma prévio. Nos pacientes mais velhos, doenças degenerativas e inflamatórias. Na infância, a segunda articulação mais acometida por infecção é a glenoumeral.

Entre as mais frequentes causas de dores nos ombros costumam estar as lesões do manguito rotador (Figura 23.1).

As lesões do manguito que vão desde uma tendinite até uma instabilidade provocada por lesões de múltiplos tendões, podem ocorrer em pacientes de uma ampla faixa etária.

A tendinite calcária deve ser lembrada principalmente nas mulheres de quinta e sexta décadas de vida com queixas de dor aguda, muitas vezes lancinante, que pioram à noite e apresentam pouca melhora com analgésicos e anti-inflamatórios. O membro dominante costuma ser mais acometido.

Em pacientes idosos observa-se uma maior prevalência de doenças degenerativas como a osteoartrite glenoumeral, em que geralmente o paciente refere dor profunda quando a articulação é submetida à carga e se apresenta de forma leve ao diminuir-se a demanda funcional.

A capsulite adesiva costuma ser mais prevalente em mulheres de 40 a 60 anos. A patologia cursa com um proces-

ORTOPEDIA E TRAUMATOLOGIA

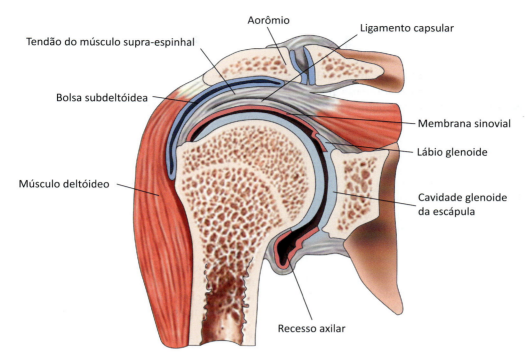

Figura 23.1 Manguito rotador é a convergência dos tendões dos músculos que envolvem o ombro e é formado pelo músculo supraespinal, músculo infraespinal, músculo redondo menor e músculo subescapular. Esses músculos são nomeados pelas suas posições de origem em torno da escápula.

Fonte: Adaptada de Netter, Frank H.. Atlas de Anatomia Humana. 2ª ed. Porto Alegre: Artmed, 2000.

so inflamatório que envolve a cápsula articular e a sinovial, levando a uma contração e adesão das estruturas. Queixas de febre são incomuns. É frequente a associação desta condição com diabetes *mellitus*.

De modo geral as dores possuem características comuns, como a dor que se irradia para o trapézio superior e para a face látero-externa do braço homólogo nas lesões do manguito. Pode-se, também, observar irradiações para as proximidades topográficas circunjacentes às estruturas lesadas.

A dor pode ser contínua ou com intervalos (intermitente) e diária, de predominância noturna (momento em que os músculos tendem a relaxar e favorecer o contato entre as estruturas lesadas). Pode ser de ritmo inflamatório como nas artrites e infecções e também de característica mecânica, sendo desencadeada ou exacerbada por atividades da vida diária como movimentar o membro superior para escovar os dentes, ensaboar-se durante o banho, pentear os cabelos, vestir ou retirar do corpo blusas, camisas ou paletós. Todas estas atividades produzem movimentos de abdução e rotação, interna e externa do braço. Além disso, em certas profissões observa-se maior incidência de eventos como atletas, nadadores, fiscais de trânsito e trabalhadores braçais.

A investigação cervical sempre deve ser realizada para se afastar diagnósticos diferenciais, assim como a possibilidade já abordada de dor de origem visceral.

A inspeção

Inicia-se a inspeção do paciente quando o mesmo entra ao consultório. O movimento sincrônico dos membros superiores é o primeiro a ser observado. Após a anamnese dirigida (que irá sugerir possibilidades de diagnósticos diferenciais), solicita-se gentilmente ao paciente para se despir para o início da inspeção estática. A inspeção idealmente deve ser realizada com os ombros desnudos.

Inspeção estática

A inspeção deve ser realizada bilateralmente, observando anormalidades como assimetria de ombro, clavícula e escápula, cistos, vesículas, vestígios de lesões traumáticas, deformidades da coluna cervical e torácica (repercussão no formato, posição, simetria e mobilidade da escápula), atrofia muscular (sugestiva de disfunção nervosa), miopatias e deformidades do ventre muscular.

Inspeção dinâmica

Deve ser iniciada sempre pelo membro sadio ou menos acometido, para facilitar o exame comparativo. Os arcos de movimento devem ser observados e anotados. Os movimentos devem ser avaliados quanto à força de seus músculos principais. Para isso, o examinador deve realizar oponência aos movimentos executados.

Abdução

A abdução no paciente normal inicia-se com a contração dos músculos do manguito rotador (principalmente o supraespinal), que abduzem os primeiros graus e, depois, fixam a cabeça umeral na glenoide por contração ativa.

Quando a cabeça fica comprimida contra a glenoide, o músculo deltoide começa a contrair-se abduzindo até mais ou menos 100 graus e então a abdução é completada pelo movimento bascular da escápula, chegando até 160° a 180°. Quando há anquilose glenoumeral (que pode ocorrer na artrose traumática ou degenerativa), a escápula começa a bascular já nos primeiros graus e a abdução, geralmente, não ultrapassa 80°. Rupturas do manguito rotador levam à incapacidade de abdução, pela falta de fulcro da cabeça do úmero.

Adução

É o retorno a partir da abdução e ocorre no plano frontal pelos músculos peitoral maior, grande dorsal e redondo maior. A adução horizontal ocorre no plano transverso (Figura 23.2).

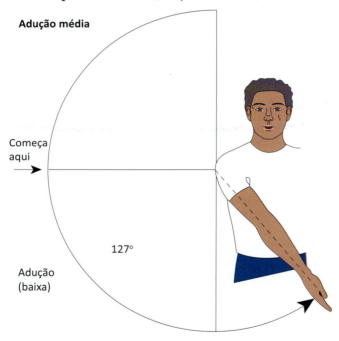

Figura 23.2 Desenho esquemático do plano da rotação interna.

Fonte: Adaptada de Magee, 2002.

A adução transversal através do corpo (flexão do ombro em 90°, seguida pela adução do braço) pode desencadeia dor na artrite da articulação acrômio-clavicular.

Lesões dos músculos ou tendões envolvidos podem causar diminuição da força ou amplitude de movimento.

Flexão

O movimento ocorre na articulação glenoumeral no plano sagital, sendo acompanhado por movimentos nas articulações esternoclavicular, acromioclavicular e escapulotorácica. É realizado principalmente pelo peitoral maior e pelas fibras anteriores do deltoide, cabeça curta do bíceps, subescapular e coracobraquial.

Testes especiais

Teste do bíceps (*Speed* ou *palm up test*): flexão ativa do membro superior, em extensão e em rotação externa, contra a resistência oposta pelo examinador. Relatos de dor no nível do sulco intertubercular, com ou sem impotência funcional associada.

Extensão

O movimento inverso da flexão, realizado principalmente pelo m grande dorsal, redondo maior, grande peitoral, fibras posteriores do músculo deltoide e tríceps. Ocorre no plano sagital, representando o retorno da flexão.

Rotação interna

É realizada solicitando-se ao paciente que tente tocar o processo espinhoso mais elevado da coluna dorsal com o polegar em extensão. O principal músculo envolvido é o subescapular (componente do manguito rotador) que se origina na fossa escapular e se insere na pequena tuberosidade do úmero.

Em adultos jovens, a rotação interna deve ser mais cranial que a ponta inferior da escápula (aproximadamente o processo espinhoso de T7).

Testes especiais
Teste de Jobe

Para testar a força do subescapular, rode internamente o braço por trás do dorso até o nível lombossacral; a seguir, peça para o paciente elevar o braço, afastando-o do corpo contra resistência. Nos pacientes com capsulite adesiva ou artrite a rotação interna pode ser limitada ao sacro ou à região lombar.

Abdominal *press test*

O paciente com a mão no abdome, mantém o braço em alinhamento coronal. Ao forçar a mão contra o abdome, o cotovelo se moverá posteriormente se o subescapular estiver lesado.

Rotação externa

Os principais rotadores externos são os músculos infraespinal (C5C6) e redondo menor (C5C6). Pode ser testado com o paciente em pé ou deitado com o M.S. ao longo do eixo do corpo, com o cotovelo fletido em 90°. Na posição anatômica, o movimento ocorre no pla-

ORTOPEDIA E TRAUMATOLOGIA

no transverso. Para a avaliação goniométrica, o paciente pode estar deitado ou em pé. O movimento é avaliado ativa e passivamente.

Amplitude Articular: 0° a 90°.

Testes especiais

Teste do infraespinal de Patte

Para avaliar a força de rotação externa do infraespinhoso e do supraespinhoso. Com o membro superior abduzido em 90°, o paciente força em rotação externa, enquanto o examinador faz a contra-resistência.

Teste do subescapular de Gerber(lift off test)

Rodar passivamente o membro superior para a região dorsal até a máxima rotação medial. O punho deverá ser mantido afastado da região dorsal ativamente pelo paciente. Nos casos onde o paciente toca as costas com o dorso da mão, considera-se a possibilidade de uma lesão dos rotadores mediais.

Inspeção dinâmica

Movimento a partir da posição anatômica	Amplitude movimento
Abdução	0°-180°
Adução	0°-75°
Flexão	0°-180°
Extensão	0°-60°
Rotação externa	0° até 75°-90°

Fonte: Acervo dos autores.

Movimento em abdução de 90° no plano coronal	Amplitude de movimento
Rotação interna	0°-90°
Rotação externa	0°-90°

Fonte: Acervo dos autores.

Palpação

Na articulação acrômio-clavicular eventos inflamatórios e degenerativos como a artrite, podem gerar dor local. A presença de calor e dor deve ser examinada. O trauma dessa região pode causar uma luxação que costuma passar despercebida e merece a devida atenção. O exame iniciar deve ser iniciado pelo lado normal para comparação e avaliação do grau real de desvio patológico, temperatura e dor.

Na face anterior do ombro, são referências anatômicas o processo coracoide, a borda anterior do acrômio e a pequena tuberosidade do úmero onde se insere o tendão do músculo subescapular e redondo maior.

Anterolateralmente, palpa-se a Grande Tuberosidade (GT) do úmero, que é local de inserções de tendões do manguito (mm supra e infraespinal e redondo menor). A presença de dor à palpação pode sugerir tendinites e rupturas, consequências de uma síndrome do impacto por exemplo. Nos traumas e luxações a GT deve ser investigada, pelo risco de avulsão desta estrutura.

Além disso, a extremidade distal do acrômio e o sulco bicipital, por onde corre o tendão do bíceps também devem ser palpados.

Posteriormente, deve-se palpar a espinha escapular que serve de referência para localização do processo espinhoso de T2 e o ângulo inferior da escápula que serve para localizar o processo espinhoso de T7.

O contorno arredondado do ombro é devido à massa muscular do deltoide e à cabeça umeral, contida na cavidade glenoide. Processos levando ao desuso do membro superior, frequentemente provocam atrofia da musculatura da cintura escapular, sendo importante fazer exame comparado com o outro lado.

O deltoide tem forma triangular, sendo composto por três porções que podem atuar independentemente. A porção anterior, funcionalmente a mais importante, faz flexão do braço; a porção lateral, mais volumosa, realiza a abdução e a porção posterior relaciona-se com a extensão. Os três componentes recebem inervação do nervo circunflexo ou axilar que contorna o colo do úmero para suprir a fibras musculares. Nesta região o nervo é vulnerável e pode ser lesado, especialmente nas fraturas do colo do úmero e nas luxações glenoumerais.

Outros grupos musculares devem ser identificados e testados

A massa muscular do peitoral maior é avaliada e palpada. O contorno superior da cintura escapular é dado pela porção superior do músculo trapézio que, frequentemente, torna-se doloroso em virtude de um processo patológico denominado fibromialgia. Paralisia do grande denteado (serrátil anterior) faz com que a escápula fique afastada do gradeado costal – escápula alada. A melhor maneira de se pesquisar a escápula alada é solicitar ao paciente que empurre a parede.

Quando se pesquisa a movimentação, é muito importante observar a escápula que só começa e deve começar a movimentar-se significativamente após se esgotar o movimento na articulação glenoumeral. Se ela se mobiliza precocemente há inversão do processo normal, indicando uma movimentação espúria.

Testes especiais – subdivisão

Testes para impacto

- **Teste do impacto de Neer:** o braço do paciente é levado passiva e rapidamente no plano da escápula através do movimento de elevação pelo examinador, assim o tubérculo maior do úmero projeta-se contra a face anteroinferior do acrômio. Se positivo, ocorrerá dor. Esse teste é indicador de uma lesão por excesso de uso do músculo

Capítulo 23

supraespinhoso e às vezes do tendão do bíceps. Para maiores informações, consulte o capítulo da Reumatologia e assista ao QR-*code* Teste do Impacto de Neer.

- **Teste do impacto de Hawkins-Kennedy:** sinal positivo é dor localizada ao empurrar o tendão do músculo supraespinal contra a face anterior do ligamento coracoacromial. O membro superior é colocado em 90° de elevação, em rotação neutra e com o cotovelo fletido em 90°, e é passivamente rodado rapidamente para dentro pelo examinador. (Figura 23.4)
- **Teste do impacto de Yokum:** é solicitado para o paciente colocar a mão sobre o ombro oposto e fletir o braço elevando o cotovelo, sem elevar o cíngulo escapular. Aumentará a queixa dolorosa e pode acusar lesão acrômioclavicular.

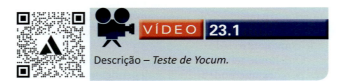

Descrição – *Teste de Yocum.*

Testes de avaliação dos músculos e tendões

- **Teste do supraespinal:** elevação ativa do membro superior em extensão e rotação neutra, contra a resistência oposta pelo examinador. A resposta causará dor na face anterolateral do ombro, acompanhada ou não de diminuição de força ou incapacidade de elevar o membro superior (tendinites ou roturas completas do tendão).
- **Teste da flexão-adução ou da articulação acromioclavicular (*cross arm test*):** o paciente faz a flexão-adução horizontal forçada do membro superior. Haverá sintomas de dor com a alteração da articulação acromioclavicular.

- **Teste da compressão ativa de O'Brien:** com o paciente em pé, o membro superior com o cotovelo em extensão, o ombro 90° de flexão, 10° a 20° de adução e em rotação interna e pronação máximas, apontando o polegar para o solo, e o examinador, atrás do paciente, força o membro superior para baixo pedindo ao paciente que oponha resistência. Em uma segunda etapa, mantém a mesma posição e o paciente faz rotação externa e supinação máximas, colocando a palma da mão para cima. Teste positivo para lesão do complexo bíceps- labioglenoidal com dor que desaparece ou é aliviada no segundo tempo e lesão labioglenoidal com dor e estalido intra-articular no primeiro tempo.

Testes para avaliação da estabilidade

- **Teste da apreensão:** com o examinador atrás do paciente, faz com que uma das mãos, abdução, rotação externa e extensão passivas forçadas do braço do paciente, ao mesmo tempo que pressiona com o polegar da outra mão a face posterior da cabeça do úmero. Quando existe instabilidade anterior, a sensação de luxação iminente provoca temor e apreensão do paciente.
- **Teste da instabilidade posterior (teste de Fukuda):** o examinador faz adução, flexão e rotação interna passiva do braço do paciente com o objetivo de deslocar posteriormente a cabeça do úmero. Havendo instabilidade posterior, a cabeça do úmero resvala na borda posterior da glenoide e se subluxa.

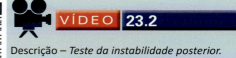

Descrição – *Teste da instabilidade posterior.*

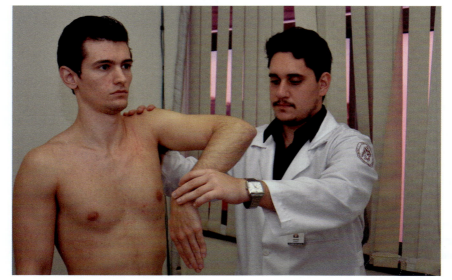

Figura 23.4 Descrição – Teste de Hawkins.

Fonte: Acervo dos autores.

ORTOPEDIA E TRAUMATOLOGIA

- **Teste da "gaveta" anterior e posterior:** com o examinador atrás do paciente, fixa-se uma das mãos, espalmada sobre o ombro, a escápula do paciente, e com a outra segura a cabeça do úmero que procura deslocar em sentido anterior e posterior. A presença de dor associada a deslocamentos indica instabilidade ou frouxidão cápsulo-ligamentar.
- **Teste do sulco:** com o braço do paciente ao lado do corpo, é puxado pelo examinador em sentido caudal. O braço do paciente em 90° de abdução é forçado para baixo pelo examinador. É positivo se ocorrer aparecimento de um sulco de 1 cm, ou mais, entre o acrômio e a cabeça do úmero, indicando frouxidão cápsulo-ligamentar.
- **Teste da recolocação:** com o paciente em decúbito dorsal, com o cotovelo fletido em 90°, e tem o braço abduzido em 90° e colocado em rotação externa máxima por uma das mãos do examinador que, com a outra, segura a cabeça do úmero e a traciona para cima, procurando subluxá-la. Pacientes com subluxação anterior sentem dor. Com o paciente na mesma posição o examinador empurra a cabeça do úmero para baixo, procurando reduzi-la; nessas condições, pacientes que têm síndrome do impacto a dor podem continuar. Se dor cessa em pacientes com subluxação e que toleram a rotação externa máxima quando a cabeça do úmero é recolocada na sua posição normal.

Testes especiais

- **Teste de Yergason:** verifica se o tendão do bíceps encontra-se estável no sulco bicipital. Com o paciente fletindo o cotovelo, o examinador segura com uma das mãos o cotovelo e com a outra fixa o punho. Para testar a estabilidade do tendão do bíceps, o examinador roda externamente o braço até encontrar resistência, simultaneamente puxa-se o cotovelo para baixo. Se for positivo haverá instabilidade do tendão dentro do sulco bicipital, se soltando do mesmo, o paciente irá referir dor.
- **Teste de apreensão para deslocamento do ombro:** avalia o deslocamento crônico do ombro. Se o braço estiver prestes a se deslocar, o paciente resistirá em prosseguir o movimento, por medo.

Exames complementares
Radiografia ombro

Geralmente o primeiro exame complementar a ser solicitado. Pode auxiliar nos casos de trauma, afastando ou confirmando fraturas e luxações, além de permitir a observação de alterações degenerativas como a presença de osteófitos, diminuição dos espaços articulares e escleroses. Tumores (que possuem predileção pelo úmero metafisário proximal) também podem ser suspeitados. Na tendinite calcária a radiografia de ombro pode identificar formações radiopacas na musculatura, complementando o diagnóstico.

Ultrassonografia

Bastante utilizado para confirmar suspeitas de lesões tendíneas, como por exemplo, na síndrome do impacto, além de mostrar aumento de partes moles como na bursite subacromial.

Tomografia computadorizada

É de grande valia nos casos de fraturas complexas, por permitir ao médico a correta identificação dos fragmentos e estabelecer melhores critérios para classificar e tratar.

Também pode auxiliar nas lesões de partes moles, porém, com menor sensibilidade e especificidade que a ressonância magnética.

RNM

A ressonância magnética é hoje um dos exames complementares mais importantes para elucidação de patologias no ombro. Em suas duas ponderações (T1 e T2) pode auxiliar a identificar com exatidão lesões tendíneas, labrais, ligamentares e ósseas, além de lesões musculares e de natureza indefinidas (infecções e neoplasias).

Artroscopia

Atualmente permite ao cirurgião avaliar as lesões sob visão direta e realizar procedimentos terapêuticos com mínima invasão. Porém, trata-se de um procedimento cirúrgico com todas as possibilidades de complicações inerentes a qualquer cirurgia.

Cotovelo
Introdução

O cotovelo é uma articulação sinovial complexa formada pelo úmero, rádio e ulna. Esses três ossos compõem as três articulações menores:

1. Úmero-ulnar,
2. Úmero-radial,
3. Radioulnar.

Suas proeminências ósseas são as origens e inserções de vários músculos, representando-se como sede frequente de dor, principalmente por causas degenerativas e traumáticas.

Entre as principais afecções do cotovelo podemos citar as lesões por esforço repetitivo (LER) como as epicondilites; as fraturas supracondilianas (principalmente nas crianças), e as luxações (mais comum nos adultos).

A epicondilite lateral é a causa mais comum de dor no cotovelo observada nos consultórios de ortopedia.

Dentre todas as fraturas da criança, a fratura supracondiliana chega a corresponder isoladamente por cerca de 20% dos casos, estando entre as principais lesões associadas ao traumatismo nessa população.

MANUAL DE SEMIOLOGIA E PROPEDÊUTICA MÉDICA

Nos adultos, as fraturas de cotovelo representam mais de 30% do total de fraturas, sendo a fratura mais frequente a da cabeça do rádio, seguida da luxação do cotovelo e fratura do olecrano.

Anatomia

O cotovelo é um elo funcional para o posicionamento da mão no espaço, um sustentáculo que funciona como alavanca do antebraço e uma articulação que conduz carga. Como tal, requer uma combinação de mobilidade e estabilidade. As três articulações do cotovelo permitem a flexão e a extensão do cotovelo, assim como a rotação do antebraço. A configuração anatômica dos ossos que se adaptam perfeitamente, associada aos ligamentos que formam a cápsula articular, fornece uma articulação em dobradiça estável capaz de levantar objetos pesados. A rotação do antebraço ocorre através das articulações radioulnares proximal e distal.

Os principais estabilizadores do cotovelo são os ligamentos colateral medial e colateral lateral que conectam o úmero com a ulna e o ligamento anular (uma banda de tecido que fica ao redor da cabeça do rádio, mantendo-a em contato com a ulna).

Entre o rádio e a ulna está a membrana interóssea - uma estrutura espessa, ligamentar e que conecta os dois ossos de forma a fornecer estabilidade, enquanto permite a rotação do antebraço.

Os músculos que cruzam o cotovelo anteriormente são os flexores do cotovelo e os músculos flexores-pronadores do antebraço, que se originam do epicôndilo medial.

O bíceps é um flexor secundário do cotovelo e um supinador forte. Imediatamente abaixo do bíceps estão os músculos braquiais – principais flexores do cotovelo.

Os músculos posteriores do cotovelo incluem extensores do cotovelo, extensores do punho e dedos, e o supinador.

A artéria braquial, a principal artéria do braço e do cotovelo, caminha no compartimento anterior do braço adjacente ao nervo mediano. No nível da cabeça do rádio, a artéria braquial se bifurca nas artérias ulnar e radial. A artéria ulnar entra no antebraço posterior para o pronador redondo, enquanto a radial cursa entre os músculos braquiorradial e supinador.

O nervo mediano entra no antebraço entre as cabeças umeral e ulnar do músculo pronador redondo e segue inferior ao músculo flexor superficial dos dedos servindo de inervação para quase todos os músculos anteriores do antebraço (exceção se faz para o flexor ulnar do carpo). Compressões podem ocorrer em vários pontos, gerando dor, parestesias e perda de força.

O nervo ulnar sai do compartimento anterior do braço, passando atrás do epicôndilo medial para o túnel ulnar do cotovelo. Ele inerva o músculo flexor ulnar do carpo, a metade ulnar do músculo flexor profundo dos dedos e, finalmente, os músculos intrínsecos da mão.

No braço, o nervo radial segue no interior do compartimento posterior, então entra no compartimento anterior, lateral ao úmero.

Na fossa antecubital, o nervo radial inerva o músculo braquiorradial e o músculo extensor longo radial do carpo antes de se dividir em ramos superficiais (sensoriais) e profundos (principalmente motores). O nervo radial superficial fornece sensibilidade à porção radial dorsal do punho e mão. O ramo profundo inerva o restante dos músculos extensores do antebraço. Ele segue profundamente e através do músculo supinador e sai deste músculo como o nervo interósseo posterior.

Anamnese

Sem dúvida, a história clínica deve ser amplamente investigada para fornecer as bases para a investigação física. A dor é a queixa mais frequente nas patologias do cotovelo e suas características sugerem etiologias que auxiliam a afastar diagnósticos diferenciais. Se é intermitente ou recorrente, a quantidade de analgésicos para seu alívio, e o horário (como a dor noturna) devem ser efetivamente questionados.

O comprometimento funcional, as associações com certas atividades (laborais ou recreativas) e atividades exercidas (atletas, trabalhadores braçais, trabalhadores submetidos a esforços repetitivos) devem ser questionados.

Fatores de melhora e de piora, assim como a progressão ou regressão do quadro no período em que antecedeu a consulta podem dar dicas importantes do comportamento de determinadas patologias.

Dores irradiadas devem ser questionadas considerando-se as duas grandes articulações adjacentes (ombro e punho) que por vezes são as causas de supostas patologias do cotovelo, assim como a possibilidade de etiologia de dores por compressões radiculares cervicais.

Inspeção

Durante a inspeção, deve-se ter sempre cuidado de comparar articulações homólogas, a fim de detectar alterações de alinhamento, volume, atrofias ou hipotrofias musculares e alterações da pele.

Com o paciente preferencialmente despido, determine o ângulo de carregamento do cotovelo (o alinhamento visto de frente, entre o úmero e a ulna com o cotovelo estendido). Um ângulo normal de carregamento varia entre 10 a 15 graus, sendo maior nas mulheres, e é necessário para permitir ao cotovelo adaptar-se intimamente à depressão da cintura, imediatamente acima da crista ilíaca A angulação é notada quando a mão carrega peso. *O cubitos valgus* é observado quando aumenta-se o ângulo de carregamento e o *cubitos varus* ao diminuir-se o ângulo.

Ainda em sua porção anterior após a análise do ângulo de carregamento, busca-se alterações como equimoses (o sinal de Kirmisson é visto frequentemente nas fraturas supracondilianas do úmero em crianças e sugere lesão de estruturas adjacentes como o músculo braquial) e edemas.

ORTOPEDIA E TRAUMATOLOGIA

Na região lateral deve-se procurar o aumento de volume da articulação e alterações relacionadas a doenças na cabeça do rádio.

Posteriormente deve-se ater a luxações, perda de massa óssea na articulação úmero-ulnar, articulação de Charcot, bursa olecraneana proeminente (inflamada e distendida) e nódulos reumatoides. As fraturas do olécrano podem ser suspeitadas na presença de desvios associados a dor e edema nessa região, sendo observada maior incidência em adultos.

Na região medial, em pacientes magros, podemos observar o epicôndilo medial e o nervo ulnar (que poderá estar espessado em pacientes com hanseníase).

Palpação

Com a palpação confirma-se a existência real das alterações sugeridas pela inspeção, como tumefação, calor articular, crepitações, derrames articulares e a existência de pontos dolorosos à digitopressão.

De lateral para o medial, as estruturas da fossa antecubital são o tendão do bíceps, a artéria braquial e o nervo mediano.

Palpação óssea

- **Epicôndilo medial:** o epicôndilo medial é origem dos tendões flexores do punho. Na vigência de um processo chamado epicondilite medial ou cotovelo de golfista, este poderá ser fonte de dores à palpação. Além disso, essa região possui características peculiares que a tornam suscetível a maior incidência de fraturas em crianças, devendo sempre ser investigada nos traumas.
- **Olécrano:** em sua porção mais estreita, o olécrano torna-se sede frequente de fraturas principalmente nos adultos. As luxações e fraturas podem ser evidenciadas pela perda do contorno habitual do olécrano com o úmero.
- **Epicôndilo** lateral: processo proeminente, mas por vezes menor e menos definido que o epicôndilo medial. Sede frequente de dor nos pacientes com epicondilite lateral que acomete os tendões dos músculos extensores e supinadores do punho.
- **Linha supracondiliana lateral do úmero:** quando o cotovelo está fletido a 90°, os dedos do examinador formarão um triângulo isósceles (olécrano e os epicôndilos lateral e médio) e, quando estendido, o olécrano e os epicôndilos formam uma linha reta. Um desvio deste alinhamento pode indicar alguma anormalidade anatômica.
- **Cabeça do rádio:** é palpável em uma depressão logo abaixo da musculatura extensora do punho. Sensibilidade sobre a cabeça do rádio pode indicar uma fratura oculta que não é visível na radiografia, podendo-se sensibilizar essa investigação realizando a prono-supinação sob palpação, que leva à rotação da cabeça. Além disso, a palpação pode auxiliar no diagnóstico de uma sinovite ou osteoartrite, e uma

proeminência pode ser consequência de luxação traumática ou congênita.

Palpação de partes moles

Face medial

- **Nervo ulnar:** situado em um sulco formado entre o epicôndilo medial e o processo olecraniano pode estar espessado na hanseníase ou ser comprimido nessa região causando parestesias e perda de força.
- **Grupo muscular flexor:** pronador do punho formado por quatro músculos (o teres pronador, o flexor radial do carpo, o longo palmar e o flexor ulnar do carpo). Os quatro têm origem de um tendão comum no epicôndilo medial. Devem ser palpados para verificar suas continuidades e presença de dor (processo inflamatório).
- **Ligamento colateral medial:** tem origem no epicôndilo medial e é o principal estabilizador do cotovelo em valgo. É palpado com o cotovelo em 30° e 60° de flexão avaliando a presença de dor.

Face posterior

- **Bolsa olecraniana:** se estiver inflamada (bursite) a região será notada espessada e com aumento de volume. Pode apresentar calor local e dor.
- **Músculo tríceps:** dividido em três porções longa, lateral e medial. Toda a extensão deve ser examinada à procura de dor ou anormalidades secundárias ao trauma.

Face lateral

- **Extensores do punho:** formado por três músculos, o extensor ulnar do carpo, o extensor radial longo e o extensor radial curto do carpo. Solicitando-se ao paciente que estenda o punho contra-resistência, podemos testar a força e integridade deste grupo. Estes músculos, quando distendidos por uma quantidade exagerada de esforço, podem ocasionar dor no epicôndilo lateral do cotovelo, como também ao longo dos músculos.
- **Ligamento colateral-lateral:** uma torção deste ligamento pode torná-lo sensível à palpação.
- **Ligamento anular:** também torna-se palpável quando é acometido por algumas patologias que comprometam os ligamentos ou a cabeça do rádio.

Face anterior

- **Fossa cubital:** as estruturas que passam pela fossa cubital são o tendão do bíceps, a artéria braquial, o nervo mediano e o nervo musculocutâneo.
- **Tendão do bíceps:** embora seja menos comum que em outros pontos (como na cabeça longa) a ruptura da porção distal do tendão do bíceps pode ocorrer quando o cotovelo é fletido forçadamente contra uma grande

Capítulo 23

resistência. O sinal mais frequentemente encontrado é a equimose e edema locais, associados à dor e um típico deslocamento da massa muscular conhecido como "sinal do Popeye", em alusão ao personagem do desenho animado.

- **Artéria braquial:** seu pulso pode ser sentido medialmente ao tendão do bíceps. Deve ser investigada principalmente nos traumatismos, quando uma fratura da porção distal do úmero pode gerar sua lesão. Isso, embora não tão frequente, costuma ser observado nas fraturas supracondilianas do úmero em crianças.
- **Nervo mediano:** encontrado medialmente à artéria braquial. O ligamento de Struthers é o principal ponto de compressão no braço distal. Nestes casos, a supinação do antebraço com extensão do cotovelo produz exacerbação dos sintomas, assim como diminuição do pulso radial.

Amplitude de movimentos e arco de movimento

Pela exploração da mobilidade articular podemos detectar alterações na amplitude dos movimentos articulares, que se apresenta reduzida nos processos degenerativos, inflamatórios articulares e periarticulares.

O movimento de uma articulação deve ser comparado com o lado oposto do corpo e pode ser expresso como a porcentagem de perda de lado afetado ou pelo movimento total expresso em graus. A amplitude de movimento normal varia com a idade, raça e presença de artropatia.

Lee (1998) estudou cotovelos normais a fim de examinar a estabilidade em valgo, medida em extensão e em 30° de flexão. Usando a gravidade e o estresse, pode-se observar uma diferença significativa (Figura 23.5).

A posição de zero inicial para medir a mobilidade do cotovelo é uma extremidade reta. Crianças pequenas comumente estendem o cotovelo em 10° a 15°, mas os adultos geralmente não conseguem estender o cotovelo além da posição de zero inicial.

O arco normal de flexão do cotovelo costuma estar em torno de 0° a 140°, com discreta variação de acordo com a literatura consultada.

O plano de rotação do antebraço é a pronação-supinação. Pronação significa literalmente "o estado de ficar pronado" ou, em relação ao antebraço, "a palma da mão virada para baixo". Da mesma forma, supinação significa literalmente "o estado de ficar supino" (palma da mão virada para cima) (Figura 23.6).

Contraturas leves do cotovelo têm como consequência uma limitação funcional, uma vez que a maioria das atividades diárias é realizada em um arco de movimento que vai de 30° a 130° de flexão e 50° tanto para pronação quanto para supinação.

As patologias mais frequentes que levam à diminuição do arco de movimento do cotovelo são as traumáticas, principalmente na criança e em que muitas vezes a rigidez de movimentos se instala, principalmente, após imobilizações prolongadas.

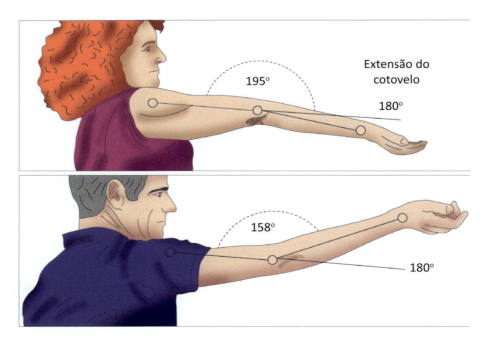

Figura 23.5 Variações na amplitude de movimento.

Fonte: Adaptada de Greene WB, Netter FH; Netter Ortopedia; Rio de Janeiro: Elsevier, 2006.

ORTOPEDIA E TRAUMATOLOGIA

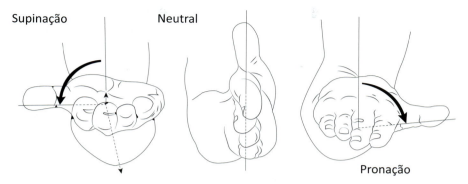

Figura 23.6 Plano de rotação do antebraço.

Fonte: Adaptada de Greene WB, Netter FH; Netter Ortopedia; Rio de Janeiro: Elsevier, 2006.

Para a avaliação do arco de movimento, devemos analisar se há presença de crepitação, dor e diminuição de força tanto nos movimentos ativos quanto passivos. Segue abaixo a Tabela 23.1 que representa as amplitudes de cada movimento, usando o goniômetro.

Tabela 23.1 – Angulação de acordo com amplitude de movimentos realizada com goniômetro.

Amplitude do movimento	Angulação correspondente
Flexão	140° com variação de aprox. 5°
Extensão	0° com variação de aprox. 5°
Pronação	75°
Supinação	80°

Fonte: Acervo dos autores.

Exame neurológico do cotovelo

O exame neurológico se faz com testes que avaliam a funcionalidade da musculatura regional e a integridade do suprimento nervoso a esses músculos. Devem ser efetuados:

a) teste muscular dos diferentes grupos musculares;
b) testes de reflexos tendíneos profundos, como os de bíceps (C5), braquiorradial (C6) e tríceps (C7);
c) testes especiais, como o de Tinnel, na altura do nervo ulnar.

Os detalhes do exame neurológico do cotovelo podem ser revistos na avaliação da coluna cervical.

A parte neurológica do exame abrange os testes que avaliam a força muscular do cotovelo e a integridade nervosa dos músculos formadores do cotovelo. Durante a realização do exame, o examinador deve realizar os testes de força muscular, verificando os movimentos de flexão, extensão, supinação e pronação. Lembrando que os testes devem ser executados bilateralmente, primeiramente pelo lado sem ou com a menor queixa.

Testes especiais

- **Teste de estabilidade ligamentar:** verificar a estabilidade dos ligamentos medial e lateral-colateral aplicando-se força repetidas vezes em varo e valgo em diversas angulações. Dor ou alteração do arco de movimento podem sugerir instabilidade articular ou lesão ligamentar.
- **Sinal de Tinel:** recebe este nome em homenagem ao médico francês Jules Tinel (1879-1952). É encontrado durante a avaliação da sensibilidade no trajeto de um determinado nervo, buscando neuromas ou definindo a extensão de sua lesão. Realiza-se a percussão do trajeto e, em caso de parestesias, afirma-se que há o sinal.
- **Teste de Mill:** avalia a presença de epicondilite lateral (cotovelo de tenista). Com o paciente em pé, e o cotovelo fletido em 90 graus, o punho em discreta pronação e dorsiflexão. Solicita-se que o paciente realize uma supinação do antebraço contra-resistência enquanto o examinador palpa o epicôndilo lateral. Dor na região do epicôndilo lateral sugere fortemente que o paciente possui epicondilite lateral.
- **Teste de Cozen ou cotovelo do tenista:** este teste também avalia a presença de epicondilite lateral. Entretanto, é realizado com o paciente sentado. O examinador segura o cotovelo com uma das mãos, enquanto a outra repousa sobre a porção dorsal do punho do paciente. Solicita-se então que o paciente realize uma dorsiflexão do punho contra a resistência do examinador. O teste será positivo quando o paciente referir dor na região do epicôndilo lateral, origem da musculatura extensora do punho e dos dedos.
- **Teste do cotovelo do golfista (epicondilite medial):** o paciente fica com o cotovelo e o punho fletidos enquanto o examinador imobiliza seu braço e, com a outra mão, apreende seu punho. Solicita-se que o paciente realize a extensão do cotovelo contra a resistência. Na presença de dor na região do epicôndilo medial, identifica-se o sinal de epicondilite medial.

MANUAL DE SEMIOLOGIA E PROPEDÊUTICA MÉDICA

Exame das áreas referidas

Uma hérnia de disco cervical levando a uma radiculopatia de uma das raízes que formam o plexo braquial, osteoartrite ou patologias do ombro e do punho, podem causar dor referida ao cotovelo.

Como já abordamos previamente, as articulações que se encontram diretamente proximais e distais às examinadas devem ser consideradas como fonte de dor para o segmento em questão, devendo sempre ser investigadas.

Exames complementares

Em várias patologias do cotovelo o diagnóstico é baseado na história e no exame físico do paciente.

A maioria das lesões traumáticas no nível da articulação do cotovelo é diagnosticada por radiografias simples anteroposteriores e laterais. Mas existem situações como fraturas complexas, suspeitas de corpos livres – após luxações –, presença de dor, contratura ou derrames, para as quais não se encontra justificativa nas radiografias. Nesses casos, certos exames complementares podem ser necessários como uma ultrassonografia (que irá avaliar e quantificar melhor os derrames) ou então uma tomografia computadorizada, que irá permitir a delimitação dos traços de fratura, possibilitando melhor definição terapêutica ou programação cirúrgica. A ressonância magnética do cotovelo poderá auxiliar no diagnóstico de lesões ligamentares, além de outras lesões de partes ósseas e partes moles.

Mão e punho

Para o médico, o exame da mão pode trazer respostas de várias doenças clínicas, apenas pelos sinais que se desenvolvem ali com o decorrer da doença. Portanto, o exame além de uma função mais específica do ortopedista, deve ser realizado de rotina pelo médico clínico no auxílio a elucidação de hipóteses diagnósticas e avaliação na evolução de patologias confirmadas.

O exame físico geral das mãos segue o roteiro tradicional de exames, sendo que algumas etapas podem se complementar, possibilitando ao médico examinar por completo cada função ou área por mais de uma vez.

O exame pode ser difícil para o médico menos treinado e pouco conhecedor da anatomia da mão, mas pode ser fácil para aqueles que inicialmente já entendem a mão como uma parte mais especializada do membro superior.

Além da importante função para desenvolvimento das atividades diárias que faz com que o ser humano seja tão diferente, ela ainda auxilia na propriocepção de forma importante e eficaz.

No início do exame é importante saber do paciente, qual sua principal queixa, o tempo desde seu início e a relação com outros seguimentos, se houve melhora ou piora durante esse tempo, e observar atentamente a maneira que o paciente "traz a mão" para ser examinada.

Ao iniciar o exame das mãos peça ao paciente para mostrá-las, de preferência espalmada, e apontar o local da queixa; observar se ela estiver apenas na mão ou se a queixa se irradia para o punho ou membro superior. Neste ponto da inspeção observe as duas mãos como um todo, olhando as faces dorsal e ventral, comparando uma à outra.

Observe a pele, note que uma pele saudável não possui alterações significativas de cor, não descama, não apresenta calosidades ou deformações. Em seguida, palpe a pele das mãos iniciando pelo lado contrário a queixa do paciente e compare com o membro contralateral. A pele da região palmar é mais grossa e aderida aos planos profundos através das fáscias palmares, que determinam o contorno dos sulcos ou pregas palmares, é mais enrugada e mais queratinizada, o que lhe confere maior consistência.

Na região dorsal, a pele é mais fina, mais elástica e menos aderida a planos profundos. Essas características conferem um auxílio determinante para a função de apreensão de objetos. É fácil visualizar a marca dos tendões extensores, de forma que é possível perceber o seu trajeto até o punho em alguns pacientes. Entre os tendões dos músculos extensor longo do polegar, extensor curto do polegar e abdutor curto do polegar, na região proximal da mão ao primeiro metacarpo no sulco da articulação trapézio metacarpo, encontramos uma região chamada de tabaqueira anatômica.

Fique atento aos movimentos que são realizados a cada passo do exame das mãos, pois a mobilidade da mão pode estar prejudicada devido à hipotrofia ou hipertrofia de áreas da mão, visíveis ao exame físico. As áreas mais evidentes nos casos de hipotrofia muscular são as áreas tenar e hipotenar.

A eminência tenar localiza-se na base do polegar; compõe-se de três músculos, que concedem mobilidade ao polegar: abdutor curto do polegar (camada superficial), oponente do polegar (camada média) e flexor curto do polegar (camada profunda). Ao toque, é carnuda e móvel. Deve-se procurar por atrofia e hipertrofia, e realizar uma comparação com o lado contralateral por diferenças de tamanho, forma e consistência.

A compressão do nervo mediano no interior do túnel carpal levará à atrofia da eminência tenar (isso facilita a palpação do primeiro metacarpo), pois seus músculos são supridos por ramo recorrente deste nervo. A evolução desta atrofia culmina numa depressão no local outrora proeminente devido à musculatura.

A região ou eminência hipotenar, está localizada imediata e proximalmente ao dedo mínimo, se estende longitudinalmente ao pisiforme. É composta de três músculos: abdutor do quinto dedo, oponente digital e flexor do quinto dedo.

Deve-se avaliar atrofias ou hipertrofias. É suprida pelo nervo ulnar de modo que a atrofia pode ser devida à compressão nervosa no Túnel de Guyon (ulnar) ou mais proximalmente nas extremidades; a compressão pode estar associada à alteração sensitiva local.

Dividindo essas regiões, as três pregas palmares, que são formadas através da inserção da pele às fáscias, auxiliam no mecanismo de pinça, pela sua posição na palma da mão. A prega mais proximal se estende da região do Túnel do Carpo, (túnel osteofibroso por onde passam os 4 tendões

ORTOPEDIA E TRAUMATOLOGIA

dos músculos flexores superficiais, os 4 tendões dos múscu-los flexores profundos, o tendão do abdutor longo do pole-gar e o nervo mediano, local muito comum de compressão do nervo mediano) até a metade da palma da mão na sua re-gião lateral, em forma de semicírculo, a segunda prega que corta longitudinalmente a palma da mão na região das diá-fises dos metacarpos de radial para ulnar um pouco distal em relação a primeira prega, e a terceira prega palmar, que sai da região entre o segundo e o terceiro dedos, até a borda ulnar da mão longitudinalmente, marcando a transição das diáfises dos metacarpos para os seus respectivos colos.

As pregas nos dedos correspondem às suas articulações interfalangeanas proximal e distal, e a prega mais proximal no dedo corresponde à articulação metacarpo falangeana, só que 1,5 cm a ela.

Observando ainda a mão na sua face palmar, se olharmos a palma paralela ao campo de visão, podemos perceber que as regiões tenar e hipotenar, associadas às regiões dos colos dos metacarpos, fazem com que haja uma depressão no centro da mão e nas regiões entre os colos dos metacarpos.

Na região mais distal dos dedos, possuímos uma assi-natura única chamada de impressão digital (dermatoglifo), formada no desenvolvimento embrionário, pelas papilas digitais. Sua ausência pode ocorrer em algumas patologias.

Na avaliação dinâmica das mãos, devemos entender e co-nhecer a sua inervação, que é bastante complexa, mas alguns exames simples podem ser utilizados para o diagnóstico.

O nervo mediano (dermátomo da raiz de C6), respon-sável principalmente pelo movimento de pinça, pode ser testado solicitando ao paciente que faça uma pinça com os dedos polegar e indicador, enquanto o examinador tenta desfazer essa pinça colocando o dedo e tracionando a pinça. Avalia-se, ao mesmo tempo, a sensibilidade do trajeto do nervo mediano que vai da região do Túnel do Carpo esten-dendo pela palma da mão, do primeiro (polegar) ao quarto dedo (anelar) na sua face radial, e na face dorsal as regiões distais destes mesmos dedos a partir da articulação interfa-langeana distal.

O nervo radial (dermátomo da raiz de C7), é o principal responsável pela extensão do punho e extensão do polegar. Um teste para a avaliação motora do nervo radial consiste em solicitar que o paciente faça extensão do punho, apli-cando força contrária ao movimento. Outro teste motor consiste na solicitação por parte do examinador para que o paciente faça o sinal de positivo, estendendo o polegar com os dedos fletidos por completo.

A região dorsal do polegar, indicador e médio, excluído a sua porção distal, até a base do punho, é trajeto sensitivo do nervo radial, podendo ser examinada durante seu teste motor.

O nervo ulnar (dermátomo de C8) é responsável pela inervação dos músculos interósseos na porção distal dos metacarpos e estes fazem com que os dedos se afastem e se aproximem em relação à linha média, resultando em um teste de força para avaliação do nervo ulnar. Este consiste em tentar abduzir os dedos estendidos do paciente para fora

do eixo da linha média da mão, forçando um de encontro ao outro; force o indicador de encontro ao médio, anular e mí-nimo; o médio de encontro ao anular e mínimo; e o anular de encontro ao mínimo.

O trajeto sensitivo do nervo ulnar é a região dorsal ul-nar da mão a partir do terceiro dedo, a metade ulnar do ter-ceiro dedo até a IFP, a região dorsal do anelar, excluindo a região radial distal a IFP, até a borda mais ulnar.

A palpação da mão avalia as articulações, os corpos ósseos e possíveis deformidades. Inicia-se o exame de pal-pação pelo punho, identificando os processos estiloides do rádio e da ulna, e o tubérculo de Lister na face dorsal do rádio. Deve-se começar a palpação pelo ponto mais distal ao local da dor, evitando que o paciente produza alguma defesa à palpação das áreas não dolorosas, dificultando a interpre-tação do exame.

A partir do punho, em direção à região dorsal do pri-meiro metacarpo, encontramos a tabaqueira anatômica. Em direção ulnar podemos palpar em alguns pacientes alguns dos ossos do carpo.

O carpo apresenta oito ossos dispostos em duas fileiras: proximal e distal. A fileira proximal (no sentido radioulnar) é composta pelo escafoide, semilunar, piramidal e pisiforme (anterior ao piramidal). A fileira distal apresenta o trapézio, o trapezoide, o capitato e o hamato. A palpação destes ossos está descrita a seguir.

- **Escafoide.** Situa-se na face radial do carpo; representa o assoalho da tabaqueira anatômica. É o maior osso da fileira carpal proximal. É o osso do carpo mais suscetí-vel a fraturas. O desvio ulnar permite que deslize para fora do processo estiloide do rádio, sob o qual se locali-za, tornando-se palpável.
- **Semilunar.** Localiza-se imediata e proximalmente ao capitato; desloca-se com facilidade; é o segundo osso mais fraturado do punho. Situa-se na fileira carpal proximal, articulando-se proximalmente com o rádio e distalmente com o capitato. Palpável imediata e dis-talmente ao tubérculo do rádio. Semilunar, capitato e terceiro metacarpo estão linearmente dispostos uns aos outros e são recobertos pelo tendão curto do extensor radial do carpo, inserido na base do terceiro metacarpo.
- **Piramidal.** Imediata e distalmente ao processo estiloi-de da ulna, na fileira carpal proximal. A mão em desvio radial, movendo este osso para fora do processo esti-loide da ulna, facilita sua palpação. Terceiro lugar na incidência de fraturas do carpo.
- **Pisiforme.** Na região anterolateral do piramidal, loca-liza-se este pequeno osso sesamoide que se forma no interior do tendão flexor ulnar do carpo.
- **Trapézio.** Localiza-se na face radial do carpo onde se articula com o primeiro metacarpo. Mova seu dedo distalmente, em direção à tabaqueira anatômica, para palpar esta articulação, em forma de sela, e que repou-sa imediata e proximalmente à eminência tenar. Será

Capítulo 23

433

MANUAL DE SEMIOLOGIA E PROPEDÊUTICA MÉDICA

mais facilmente palpado se o paciente fletir e estender o polegar.

- **Capitato.** Movendo-se distalmente ao tubérculo de Lister, encontra-se a base do terceiro metacarpo, que é o mais proeminente dos ossos do metacarpo. O capitato repousa na fileira carpal distal, entre o terceiro metacarpo e o tubérculo do rádio. É o maior dos ossos do carpo, sendo palpável imediata e proximalmente à base do terceiro metacarpo. Quando o punho está em posição neutra, há uma pequena depressão na área do capitato, que representa a curva do capitato. Quando o punho está fletido, a depressão rola distalmente e o capitato desliza para fora do semilunar, preenchendo a depressão.
- **Hâmulo do hamato.** Distal e radialmente ao pisiforme. Para localizá-lo, coloque a articulação interfalangeana do seu polegar sobre o pisiforme de modo que a extremidade distal de seu polegar aponte em direção à prega existente entre o polegar e o indicador do paciente e, então, apoie seu polegar de encontro à superfície palmar do paciente. O hâmulo do hamato estará imediatamente abaixo da ponta de seu polegar, profundamente ao tecido subcutâneo, sendo necessário exercer firme pressão para definir seu contorno. Essa estrutura óssea é importante por formar a borda radial do túnel de Guyon (onde correm nervo e artéria ulnar para a mão); a borda ulnar é formada pelo osso pisiforme.

As falanges e os dedos são palpados e delimitados com facilidade ao exame, diferente dos ossos do carpo. Para examiná-los por completo podemos usar a sequência descrita abaixo.

- **Primeiro metacarpo.** Deve ser palpado da tabaqueira anatômica até a articulação metacarpofalangeana. É mais curto e largo que os outros metacarpos.
- **Metacarpos.** Palpar do dedo indicador em direção ao mínimo. Com o seu polegar na superfície palmar do paciente, localize a base do segundo metacarpo com seus dedos indicador e médio, palpando-o em toda sua extensão. As faces dorsal e radial são fáceis de palpar. Realizar o mesmo processo para terceiro, quarto e quinto metacarpos.

O segundo e terceiro metacarpos estão firmemente ancorados ao carpo, sendo imóveis e fornecendo aos dedos índice e médio estabilidade para movimentos finos, além de permitir o movimento de pinçamento. Quarto e quinto metacarpos são móveis, permitindo grande alcance de motilidade aos dedos anular e mínimo e concedendo à palma a capacidade de fechar-se sobre a face ulnar da mão, impedindo que objetos caiam desta.

As articulações metacarpo falangeanas, podem ser palpadas ao mover seus dedos distalmente aos metacarpos, palpe as articulações fusiformes ("nós dos dedos"); quando fletidos expõem as articulações, os côndilos das extremidades dos ossos metacarpos tornam-se acessíveis e as linhas articulares se fazem mais evidentes. É possível palpar um discreto sulco na superfície dorsal da articulação, pela qual passam os tendões extensores.

- **Falanges.** Cada mão conta com quatorze falanges distribuídas duas para o polegar e três para cada um dos demais dedos. As falanges proximal e média se articulam na articulação *interfalangeana proximal* (IFP), e as falanges média e distal, na articulação *interfalangeana distal* (IFDl). Sempre examinar de maneira comparativa com os demais dedos e com a mão oposta. A palpação destas articulações visa verificar simetria, dor e intumescências.

Exame físico do punho

O punho, região que pode ser descrita como a região que vai 3 cm proximal à articulação radioulnar distal (ARUD), até segunda fileira mais distal dos ossos carpais, e considerando apenas as fraturas do terço distal do rádio correspondente por 16% de todas as fraturas que ocorrem em adultos. Sendo assim, além da sua grande associação com fraturas, ela é de fundamental importância para o funcionamento da restrição e apoio dos movimentos das mãos, além de ser sítio de grande parte das patologias estenosantes dos tendões das mãos como a tenossinovite DeQuervain.

Do mesmo modo que a mão, a avaliação do punho segue a sequência – inspeção, palpação, e testes específicos – que poder sem realizados a cada sequência do exame.

No punho, a inspeção estática pode demonstrar edema que pode sugerir uma fratura nos casos de trauma ou uma tenossinovite, tumorações que podem ser sugestivas de cistos sinoviais, cicatrizes que podem justificar *déficit* motor dos dedos por ferimentos cortantes.

A inspeção dinâmica ajuda a avaliar a amplitude de movimento do punho, que tem relação direta com o alcance das mãos. A anatomia do punho, que pode ser bem observada na radiologia, confere mobilidade suficiente para a mão, servindo como uma roldana que apoia os ossos do carpo permitindo mobilidade enquanto são "puxados" pelos músculos extrínsecos da mão.

A face articular do rádio tem duas fossas onde se encaixam os ossos escafoide e semilunar, que tem seu deslizar limitado pela angulação dorsal do rádio (11°) quando observada lateralmente, além do processo estiloide do rádio e da ulna, que bloqueiam o translado lateral excessivo dos ossos do carpo no sentido radial e ulnar.

A palpação do punho deve seguir um roteiro, de preferência da área de menos dor para a mais dolorosa, atentando-se as principais estruturas palpáveis do punho. Considerando a palpação de volar ulnar (mais medial e anterior da posição anatômica) para dorsal e radial, temos as seguintes estruturas:

- Artéria ulnar, palpada em íntima relação com o tendão do músculo flexor ulnar do carpo, em uma região medial ao tendão do músculo palmar longo.

ORTOPEDIA E TRAUMATOLOGIA

- O tendão do músculo palmar longo, uma estrutura central da face volar do punho, que pode ser mais bem vista quando o paciente é solicitado a opor polegar e dedo mínimo e que pode estar ausente em até 30% da população sem prejuízo limitante a função da mão.
- Do lado radial da face volar, temos o tendão do músculo flexor radial do carpo, também usado como parâmetro para a palpação da artéria radial. Seguindo este sentido observa-se o processo estiloide do rádio, que pode ser palpado desde a face volar do punho até a face dorsal, e representa o ponto mais distal do rádio.
- O próximo acidente ósseo que deve ser reconhecido é o tubérculo de Lister, ponto importante, pois nesse lugar existe uma grande ocorrência de lesão espontânea dos tendões extensor longo e abdutor curto, ambos do polegar.
- Entre o tubérculo de Lister e o processo estiloide da ulna, encontramos um sulco correspondente a ARUD dorsal, por onde passam os tendões dos músculos extensores dos dedos.
- A estrutura dorsal, que fica mais ulnar, é o processo estiloide da ulna, local onde uma forte estrutura estabilizadora do punho e do carpo está inserida, a fibrocartilagem triangular.

Durante a avaliação dinâmica do punho, deve-se solicitar ao paciente que realize movimentos de extensão, flexão, desvio da mão para o lado radial e ulnar, quando podem ser observados *déficits* motores da mão.

A relação das fossas ósseas do rádio com os ossos do carpo é determinante para uma maior flexão, até 90°, quando a articulação radiocárpica está livre para se movimentar. Ao contrário da extensão, que geralmente se limita a 70°, pelo encaixe dos ossos escafoide e semilunar na angulação dorsal do rádio, liberando apenas a articulação mediocárpica (entre a primeira e a segunda fileira de ossos do carpo) para se movimentar.

O mesmo ocorre quando é solicitado para o paciente "virar" a mão nos sentidos radial e ulnar, o que pode ser chamado de desvio radial ou ulnar. O processo estiloide do rádio em íntimo contato com o escafoide, limita esse desvio em maior grau que o desvio ulnar da mão.

Testes e sinais

Como em todos os outros seguimentos do corpo existem testes, ou sinais, que são indicativos de certas doenças, auxiliando e muito no diagnóstico de certas patologias, excluindo outras e servindo de referência para o tratamento cirúrgico das doenças.

Alguns testes ou sinais são ditos como mais sensíveis ou específicos que outros, mas estes só podem receber essa avaliação depois de outras correlações clínicas e de exames complementares.

Da mesma forma que em outros seguimentos, cada exame tem seu propósito e deve ser executado da forma correta para sua validade.

Testes para os tendões flexores superficiais e profundo dos dedos

Ocasionalmente os médicos se deparam com lesões cortantes do lado volar das mãos e não sabem como identificar se um ou mais dedos tiveram alguma lesão dos tendões flexores.

O teste para verificação de lesão do flexor profundo (que vai para a falange distal) deve ser feito com a mão apoiada, com a palma voltada para o examinador e todos os dedos apresentando a mesma atitude se possível.

Nesta posição o examinador segura o dedo a ser examinado de forma a bloquear a flexão da IFP, ou seja, quando o paciente tentar fletir o dedo apenas a IFD vai ser fletida. Esse teste deve ser realizado avaliando-se um dedo por vez.

Para avaliação dos flexores profundos (que se inserem na falange média), deve-se bloquear todos os dedos, deixando livre apenas o dedo a ser testado. Quando o paciente fletir o dedo, a articulação IFP será fletida e a IFD permanecerá em extensão. Cada dedo é testado isolado dos demais.

Testes para avaliação do nervo ulnar

1. **Teste de Egawa:** com a mão espalmada sobre uma superfície regular, orienta-se o paciente a elevar o terceiro dedo e desviá-lo ulnar e radialmente. Este teste avalia os músculos interósseos que são inervados pelo nervo ulnar.
2. **Sinal de Jeanne:** na lesão do nervo ulnar, pela paralisia do fascículo profundo do flexor curto do polegar, a articulação MTCF entra em hiperextensão quando se tenta fazer a pinça digital.
3. **Sinal de Duchenne:** é a garra do 4º e 5º dedos na lesão do nervo ulnar.

Testes para avaliação do nervo radial

Talvez a única estrutura nervosa da mão que não tem nenhum teste ou sinal descrito com epônimos.

1. Solicitar ao paciente para fazer o sinal de positivo, elevando o polegar com a flexão dos outros dedos.
2. Extensão do punho

Testes para avaliação do nervo mediano

Pela grande incidência de pacientes que desenvolvem a síndrome do Túnel do Carpo, causada pela estenose do nervo mediano, no Túnel do Carpo, que compreende a região palmar proximal, o ligamento carpal transverso, por onde passam os oito tendões flexores (quatro superficiais e quatro profundos) e o flexor longo do polegar. Gera sintomas dolorosos e de parestesia do trajeto do nervo mediano na mão, e embora alguns testes sejam mais conhecidos, algumas vezes são executados de maneira imprecisa e por essa razão podem dificultar a atuação do médico.

1. **Teste ou sinal de Tinel:** consiste na percussão da região palmar sobre o Túnel do Carpo, com sen-

Capítulo 23

sação de choque no trajeto sensitivo desde nervo, sendo assim um sinal positivo.

2. **Teste de Phalen:** pede-se ao paciente fletir os punhos, colocando o dorso das mãos um contra o outro por um minuto. A diminuição do Túnel do Carpo causa exacerbação dos sintomas compressivos, dor e parestesia.

3. **Teste de Phalen invertido:** da mesma maneira, solicita-se ao paciente estender o punho colocando a palma das mãos uma contra a outra por um minuto, causando os sintomas compressivos.

4. **Teste de Durkan:** o punho do paciente é fletido pelas mãos do examinador e com os dedos médio e anular é exercida pressão sobre o Túnel do Carpo causando os sintomas compressivos.

5. **Sinal de Benediction:** incapacidade de fazer a pinça entre polegar e indicador tipo ponta-ponta, realizando-a apenas polpa-polpa, em virtude do comprometimento do nervo interósseo anterior (ramo do mediano), com paralisia do flexor longo do polegar e flexor profundo do 2º e 3º dedos, levando à hiperextensão da articulação IFD do indicador e hiperextensão da articulação interfalângica do polegar durante a pinça entre o 1º e o 2º dedos.

Outros testes de importância clínica

- **Teste de Bracelete:** o paciente deixa a mão em posição supina (palma para cima). O examinador comprime o punho, produzindo pressão também sobre o antebraço. Quando o teste é positivo, causa dor, associando a doenças inflamatórias, como a artrite reumatoide.

- **Teste de Finkelstein:** estabiliza-se o antebraço do paciente com uma mão, e solicita-se ao paciente fechar a mão com o polegar envolto pelos outros dedos em flexão, realizando o desvio ulnar segurando a mão do paciente. O teste é positivo quando há dor na região do estiloide radial. Este teste é usado na tenossinovite estenosante DeQuervain, uma doença que leva à estenose pela retináculo do túnel fibroso por onde passam os tendões dos músculos, abdutor longo e extensor curto do polegar. Para visibilização do teste de Finkelstein, consulte o capítulo de reumatologia.

- **Teste de Allen:** peça ao paciente para abrir e fechar a mão várias vezes rapidamente, e então pressione seu polegar sobre a artéria radial e os dedos indicador e médio sobre a artéria ulnar. Peça ao paciente para abrir a mão (que estará pálida) e libere uma das artérias. A mão enrubescerá, de pronto, se a artéria estiver normal. Repita o teste com a outra artéria. Este exame serve para avaliar a permeabilidade das artérias, que convergem para a mão. Médicos hemodinamicistas, realizam o teste com frequência para escolher por onde vão passar o cateter para realização de cateterismo cardíaco.

- ***Grind Test* ou Teste de Pistonagem:** com tração do 1º metacarpo e o punho fixado, realiza-se a circundação do mesmo em torno do trapézio, não ocorrendo dor. Repete-se a manobra, exercendo-se força axial de compressão, ocorrendo dor intensa e crepitação. Este teste é útil no diagnóstico de rizartrose, a artrose do trapézio com o primeiro metacarpo.

Quadril

Introdução

O quadril é composto por três articulações: coxofemoral, sacroilíaca e sínfise púbica, compreendendo a região entre a crista ilíaca e o trocânter maior.

A articulação coxofemoral é uma articulação sinovial tipo esférica (universal), protegida pelos ligamentos iliofemoral (mais forte), pubofemoral e isquiofemoral, que permite diversos movimentos, tais como flexão, extensão, rotação externa e interna, abdução, adução e circundação.

Anatomia

A musculatura do quadril é vasta, apresentando músculos flexores, tal como o iliopsoas – que é o músculo mais forte do quadril, rotadores laterais (ex: obturadores externo e interno, gêmeos, piriforme, quadrado femoral e glúteo máximo), extensores (ex: "jarrete" – semitendíneo, semimembranáceo e cabeça longa do bíceps), adutores – como o adutor magno, que também atua como flexor e extensor, abdutores e rotadores mediais (ex: glúteos médio e mínimo, além do tensor da fáscia lata).

As superfícies articulares da articulação do quadril são: a cabeça do fêmur e a superfície do acetábulo do osso pélvico, que quase inteiramente abrange a cabeça do fêmur, contribuindo substancialmente para a estabilidade da articulação, estando cobertas por cartilagem hialina – a exceção da fóvea na cabeça femoral, onde o ligamento redondo se insere tendo como origem o acetábulo, ajudando na estabilização do quadril. A principal função do lábio acetabular é promover uma pressão intra-articular negativa, prevenindo o contato direto das superfícies ósseas.

O fêmur é o osso da coxa e o osso mais longo do corpo. O trocânter maior tem uma crista alongada na sua superfície anterolateral para fixação do glúteo mínimo e um cume semelhante mais posterior na sua superfície lateral para fixação do glúteo médio. Entre estes dois pontos, o trocânter maior é palpável.

O suprimento vascular para o quadril é predominantemente através de ramos da artéria obturatória, circunflexas medial e lateral do fêmur, artérias glúteas superiores e inferiores, e primeiro ramo perfurante da artéria profunda da coxa. O nervo isquiático é o maior nervo do corpo e inerva todos os músculos do compartimento posterior da coxa.

ORTOPEDIA E TRAUMATOLOGIA

> **Obs.:** O lugar mais seguro para uma injeção intramuscular no glúteo é o seu quadrante superior lateral.

Fonte: Magee, D. J; 2002.

Principais ângulos ósseos

- **Colo-diafisário:** formado pela intersecção das linhas traçadas entre o maior eixo do colo do fêmur – passando pela cabeça femoral – e da diáfise. Normal: 125º -140º (maior que 140º: coxa valga; menor que 125º: coxa vara).
- **Cobertura acetabular:** formado pela intersecção de duas linhas a partir do centro da cabeça femoral, uma delas perpendicular e outra tangenciando o rebordo acetabular. Normal: entre 25º e 40º (acima de 40º indica excesso de cobertura acetabular; entre 20º e 25º indica déficit de cobertura; abaixo de 20º acetábulo displásico).

Anamnese

A anamnese é de suma importância para orientar a suspeita clínica do médico, assim como os diagnósticos diferenciais, guiando o exame físico e, posteriormente, se necessário, os exames complementares. O quadril pode ser afetado por diversas patologias, degenerativas, inflamatórias, infecciosas, traumáticas ou congênitas.

Idade

Em recém-nascidos a displasia do desenvolvimento do quadril deve ser averiguada.

Doença de Legg-Calve-Perthes e a epifisiólise da cabeça femoral devem ser investigadas em crianças a partir dos 04 anos.

Adultos jovens com dores crônicas podem apresentar como doença o impacto femoro-acetabular – esportistas apresentam, principalmente o tipo CAM.

Idosos após trauma com o membro inferior acometido em rotação externa e encurtado – pesquisar fratura do colo do fêmur.

Sexo

Algumas patologias variam entre os sexos, podendo acometer mais os homens, tais como a doença de Legg--Calve-Perthers, a epifisiólise da cabeça e o impacto femoroacetabular tipo CAM, ou as mulheres - impacto femoroacetabular tipo PINCER e a displasia do desenvolvimento o quadril. A obesidade favorece o desenvolvimento da epifisiólise da cabeça femoral.

Raça

Pode ajudar na suspeita clínica da epifisiólise da cabeça e em sinais relacionados à anemia falciforme, que são mais comuns em negros.

A displasia do desenvolvimento do quadril é mais comum em recém-nascidos cujas mães são brancas e primíparas.

HPMA

O paciente precisa informar sobre as características da dor tais como período do dia em que mais ocorre, fatores de piora e melhora, força muscular, fatores associados fora da articulação, relação com prática esportiva e mobilidade articular. Pacientes jovens com dor na região inguinal à manobra de rotação interna ou ao entrar e sair do carro favorecem o diagnóstico de impacto femoroacetabular.

Antecedentes pessoais

Perguntar sobre patologias, fraturas, luxações ou traumas prévios.

Antecedentes familiares

Averiguar sobre doenças reumatológicas, genéticas, doenças de depósito e neoplasias.

Exame físico

Estudos demonstram que a avaliação clínica pode representar 98% de confiança para a detecção da presença de um problema no quadril, embora o exame possa ser pobre para a definição da natureza exata da doença intra-articular. A doença articular do quadril pode coexistir com problemas da coluna lombar – atenção é necessária para distinguir qual é a principal causa.

Distúrbios da articulação do quadril muitas vezes deixam de ser detectados por períodos prolongados de tempo. Nesse curso, há para a compensação dos seus sintomas, os doentes desenvolvem frequentemente uma disfunção secundária, que pode levar a sintomas de bursite trocantérica ou desconforto glúteo crônico. Os achados do exame para os distúrbios secundários podem ser mais evidentes e mascarar o problema subjacente do quadril.

Inspeção

Deve-se observar o paciente deambular, descalço e desnudo, expondo a maioris dos grupos musculares. Assim, é possível avaliar desvios posturais - simetria, trofismo (hipotrofia pode sugerir patologia nervosa), cicatrizes e a marcha.

Palpação

A palpação do aspecto anterior do quadril deve começar pela espinha ilíaca anterossuperior e, entre esta estrutura e o tubéculo púbico, por debaixo do ligamento inguinal, palpa-se a artéria femoral, tendo medialmente a veia femoral e lateralmente o nervo femoral (sigla mnemônica NAV) – em caso de punção do quadril, a agulha deverá ser intoduzida lateralmente a nervo femoral.

A principal estrutura palpada no aspecto lateral é o trocanter maior, aonde se inserem os tendões glúteos médio e mínimo. É uma estrutura que frequentemente apresenta tendinites e bursites, cuja ascensão superior é encontrada na sequela de doença de Perthes e coxa vara, enquanto sua posteriorização é observada na epifisiólise.

Capítulo 23

437

No aspecto posterior palpam-se a espinha ilíaca posterossuperior, articulação sacroilíaca posterior, tuberosidade isquiática – na distância média entre a tuberosidade e a borda posterior do trocanter maior encontra-se o nervo isquiático – e as cristas ilíacas.

Mobilidade articular

Principais testes

- **Teste de Patrick:** Relatado no capítulo de Reumatologia e mais abaixo no tópico de coluna lombar.
- **Teste de Ely:** Contratura do músculo retofemoral.
  - Paciente em decúbito ventral, segura-se o tornozelo do membro examinado e flexiona-se o joelho passivamente. Na contratura do músculo reto femoral, ocorre a flexão do quadril que eleva a pelve.
- **Teste de Ober:** Contratura do trato iliotibial.
  - Paciente em decúbito lateral, joelho fletido em 90° e quadril abduzido em 40°. Tenta-se aduzir o quadril e, na a sua impossibilidade, constata-se a contratura do trato iliotibial.
- **Teste de Trendelenburg:** Avaliação do músculo glúteo médio.
  - Paciente em pé, flexiona um dos joelhos, mantendo o quadril em extensão (eliminando a ação do músculo psoas maior). Caso a musculatura glútea contralateral seja suficiente, a crista ilíaca homolateral ao joelho fletido se elevará. Caso seja insuficiente, observa-se queda da crista ilíaca por incompetência da musculatura glútea contralateral em se contrair e elevar a pelve.
  - É indicado o prolongamento deste teste, pois, a partir de 30 segundos, a pelve pode apresentar queda gradual (sinal tardio) – tendinites e displasias sintomáticas podem estar presentes.

- **Teste de Gaenslen:** Avaliação da articulação sacroilíaca.
  - Paciente em decúbito dorsal com a nádega do lado a ser examinado para fora da maca. O paciente leva os dois joelhos ao tórax, segurando o lado contralateral nesta posição, enquanto o lado a ser estudado sai lateralmente da maca até a completa extensão do quadril, estressando a articulação sacroilíaca deste lado. Caso exista patologia na articulação sacroilíaca, o paciente referirá dor (Figura 23.7).

> **Atenção**
> 1. Redução da amplitude de movimento é um sinal comum na osteoartose.
> 2. Redução da flexão ou extensão apenas pode ser mascarada por movimentação compensatória da coluna lombar.
> 3. Avulsão ou lesões por exercício físico excessivo das apófises da pelve ou fêmur proximal são comuns em atletas adolescentes com quadril previamente normal.

Testes para displasia do desenvolvimento do quadril

- **Realizados nos primeiros 10 dias de vida:** perdem sensibilidade gradativamente depois, estando praticamente sem utilidade após a oitava semanas de vida.
- **Ortolani**
  - Paciente deitado com quadris fletidos em 90° e examinados um de cada vez.
  - Ao se fazer a abdução da coxa fletida e simultaneamente exercer pressão com os dedos indicador e médio sobre o trocanter maior, produz-se um ressalto provocado pela cabeça femoral sobre o rebordo posterior ao retornar ao acetábulo.
  - Com o crescimento da criança, o sinal de Ortolani mostra-se negativo, tornando-se o sinal clínico mais evidente na displasia do desenvolvimento do quadril.

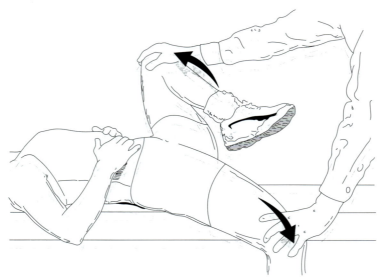

Figura 23.7 Teste positivo – Paciente refere dor na região sacroilíaca.

Fonte: Adaptada de Slipman CW, Sterenfeld EB, Chou LH, Herzog R, Vresilovic E. The predictive value of provocative sacroiliac joint stress maneuvers in the diagnosis of sacroiliac joint syndrome. Arch Phys Med Rehabil. 1998 Mar;79(3):288-92. PMID 9523780

ORTOPEDIA E TRAUMATOLOGIA

- **Barlow**
  - Avalia se o quadril é luxável. Paciente deitado com os quadris são fletidos em 90° e examinados um de cada vez.
  - No primeiro momento pressiona-se a coxa aduzida no lado medial com o polegar e no sentido longitudinal, a cabeça femoral, quando instável, desloca-se do acetábulo, indo posteriormente ao rebordo.
  - A segunda etapa consiste no retorno da cabeça femoral ao acetábulo, fazendo a abdução da coxa e pressionando simultaneamente a região do trocanter maior com os dedos indicador e médio da mão do examinador.
- **Galeazzi ou Allis**
  - Paciente deitado com os joelhos fletidos.
  - No caso dos joelhos não estarem na mesma altura, já se infere uma discrepância de comprimento entre os membros inferiores.
- **Assimetria das pregas** – sinal de Peter-Bade
  - Eventualmente as pregas inguinais mostram-se assimétricas, sendo um sinal particularmente importante em crianças entre 3 e 4 meses, que não apresentam os sinais de Barlow e Ortolani positivos.

Exames complementares
Radiografia

- É o primeiro exame a ser realizado, proporcionando a avaliação morfológica da bacia e dos quadris, incluindo a avaliação para fraturas e luxações.
- **Incidências:**
  - **Anteroposterior:** avaliação morfológica, fraturas e luxações.
  - **Rã ou Lawenstein:** avaliação de fraturas subcondrais e da doença de Legg-Calve-Perthes.
  - *Inlet e outlet:* Avaliação de deslocamento do anel pélvico ou da abertura da sínfise púbica.
- **Displasia do desenvolvimento do quadril:**
  - Técnicas diagnósticas como os quadrantes de Ombredanne e o arco de Shenton podem ser utilizadas a partir do sexto mês de vida.

Ultrassonografia

- Útil na avaliação de tendinopatias dos glúteos, adutores e isquiotibiais, bursite troncantérica, derrame articular e pioartrite, além de hérnias inguinais e femorais.
- Realização de punções de coleções.
- Método de escolha na avaliação da displasia do quadril – sensibilidade alta entre 6 semanas e 6 meses.

Tomografia computadorizada

- Importante papel na avaliação de fraturas da pelve e do acetábulo devido à sua capacidade de demonstrar:
  - A posição exata e a configuração dos fragmentos cominutivos.
  - A presença ou ausência de fragmentos intra-articulares.

Ressonância magnética

- Importante na avaliação de fraturas ocultas e contusões ósseas – microfraturas trabeculares.
- Identificar e quantificar lesões musculares, tendíneas e derrame articular.
- Excelente para lesões esportivas e para diagnosticar lesões condrais.
- Artroressonância: melhor em casos de suspeita de lesão labral.

Exame da coluna lombar

A coluna lombar provê mobilidade às costas, fornece sustentação à porção superior do corpo e transmite o peso do tronco e membros superiores (MMSS) à pelve e aos membros inferiores (MMII).

A coluna lombar ainda possui a função de abrigar e proteger a cauda equina, conduzindo-a aos membros inferiores.

A dor lombar aguda está entre as 5 queixas mais frequentes dentre todos os pacientes que procuram um médico, sendo a dor nas costas (quando inclui-se a região cervical, torácica e sacral) menos frequente apenas que as doenças respiratórias. Cerca de 50 bilhões de dólares são gastos anualmente nos EUA, devido à dor nas costas, o que representa um enorme fardo para a sociedade.

Porém, a coluna lombar é apenas uma das fontes de dor, afinal muitas outras estruturas podem levar a dor nas costas, como doenças sistêmicas (metástases tumorais, mieloma múltiplo, leucemia, anemia falciforme, espondilite anquilosante), dor referida pela manifestação clínica de doenças de órgãos localizados no abdome (nefrolitíase, úlceras pépticas, colecistite, pancreatite, apendicite retrocecal, aneurisma de aorta, inflamações pélvicas, endometriose, doença da próstata) e doenças da articulação do quadril e sacroilíaca. Uma anamnese bem conduzida, associada a um exame físico minucioso, são essenciais para abordar o problema.

Inspeção

A inspeção da coluna lombar é realizada com a entrada do paciente na sala de consulta. Alterações da marcha e do equilíbrio do tronco, muitas vezes levam o examinador a considerar certas patologias apenas com essa inspeção dinâmica superficial.

É essencial explicar ao paciente o procedimento que irá se realizar, pois sem a cooperação dele, o exame físico não terá o mesmo resultado.

Após a anamnese o paciente deve ser despido e avaliado preferencialmente em posição ereta. A pele é examinada a procura de cicatrizes, escoriações, equimoses ou hematomas, lesões de pele como manchas "café-com-leite" (que podem estar presentes em pacientes com a neurofibromatose do tipo 2), tufos pilosos (na espinha bífida), edema ou

MANUAL DE SEMIOLOGIA E PROPEDÊUTICA MÉDICA

depressão anormal, demonstrando, muitas vezes, patologias ósseas ou neurológicas ocultas.

A postura pode ser uma causa de dor e deve ser avaliada com atenção.

No plano sagital observa-se o alinhamento do paciente e a relação, entre si, das curvas sagitais da coluna vertebral. A lordose lombar e cervical, e a cifose torácica têm fundamental importância para o equilíbrio da coluna. Elas devem ser equivalentes em seus ângulos para permitir menor gasto energético e assim favorecer a marcha.

No plano frontal (coronal) podemos observar o alinhamento vertical da coluna vertebral e o alinhamento horizontal das cristas ilíacas e a simetria do contorno lateral da cintura (chamado triângulo do talhe corte).

No exame da coluna lombar, é de grande importância a inspeção dos membros inferiores à procura de deformidades (a dismetria dos MMII pode levar a uma escoliose), atrofias musculares (nas doenças do neurônio motor superior e inferior), pé cavo e artelhos em garra (presente na doença de Charcot que pode acometer o sistema nervoso periférico), entre outras que poderão ser manifestações de doenças também localizadas na região lombar.

Palpação óssea

O examinador deve estar sentado às costas do paciente, que se manterá em pé. As cristas ilíacas e as espinhas ilíacas posterossuperior e anterossuperior são bilateralmente palpadas para a verificação do alinhamento horizontal da bacia e para definição da posição do processo espinhoso de L4.

Região posterior

Os processos espinhosos são palpados na procura de pontos dolorosos ou depressões que podem estar associados a traumas, tumores ou infecções.

A face posterior do cóccix é palpada na busca de alterações que possam causar dor (o cisto pilonidal por exemplo, pode ser confundido pelo paciente com dor sacral, devendo ser corretamente examinado).

Devem ser examinadas também as espinhas ilíacas superoposteriores, as cristas ilíacas, os trocânteres maiores (bursite trocantérica) e as tuberosidades isquiáticas.

Palpação dos tecidos moles

Ligamentos supraespinhosos e interespinhosos são ligamentos muito importantes para a estabilidade da coluna. Têm a função de unir posteriormente os processos espinhosos das vértebras lombares e sacrais. Devido a seu posicionamento entre os processos espinhosos, os ligamentos interespinhosos não são palpáveis.

Palpa-se a musculatura paravertebral em busca de pontos gatilhos (podendo estar presentes na fibromialgia), contraturas musculares, presença de nódulos, tumorações, desníveis ou outras patologias.

O nervo ciático deve examinado em todo seu trajeto, desde a região da nádega até a região poplítea. Uma hérnia de disco ou uma lesão que ocupe espaço capaz de comprimir as raízes nervosas podem sensibilizar o nervo à palpação.

Músculos abdominais anteriores são os responsáveis pela manutenção da lordose lombar normal; o seu enfraquecimento causa uma acentuação da lordose, com consequente alteração da postura e dor lombar.

Amplitude de movimento

A amplitude do movimento das vértebras é parcialmente determinada pela resistência do disco à distorção e em parte pelo ângulo e tamanho das superfícies articulares entre os processos, apresenta variações com a idade e sofre influência da flexibilidade das articulações e do grau de alongamento dos músculos isquiotibiais.

A amplitude da flexão da coluna lombar varia de 40º a 60º, a extensão de 20º a 35º, a inclinação lateral de 15º e 20º e a rotação de 3º a 18º.

Durante o exame do movimento de flexão, que varia de 40º a 60º, deve ser observado se ocorre inversão da lordose. A limitação do movimento de flexão e/ou aparecimento de dor podem ser sugestivas de patologias da coluna e devem ser investigadas.

A dor ocasionada pela extensão está intimamente relacionada com espondilose ou espondilolistese em pacientes jovens, e estenose do canal e artrose em idosos, podendo ser também um achado não específico.

No teste descrito pelo médico alemão Paul Schober, em 1937, o examinador identifica o processo espinhoso de L5 e faz uma marcação neste nível. Em seguida, marca novamente 5 cm abaixo e 10 cm acima da referência. O paciente deve fletir o tronco como se fosse tocar os dedos dos pés sem dobrar os joelhos. O teste é positivo quando a distância entre as marcas (15 cm) não aumentar pelos menos em 5 cm, e costuma estar alterado em patologias reumáticas como a espondilite anquilosante.

Exame neurológico

No exame neurológico da coluna lombar analisa-se todo o membro inferior, pois as patologias medulares e da cauda equina frequentemente se manifestam no membro inferior. O exame permite a identificação do nível da lesão neurológica, descrevendo a interrelação entre os vários músculos, reflexos e áreas sensitivas do membro inferior e seus níveis medulares por meio da avaliação da sensibilidade, motricidade e dos reflexos.

Embora a coluna lombar abrigue pequena extensão da medula (que limita-se à primeira vértebra lombar, de onde surge o cone medular e a cauda equina), a avaliação da parte motora sempre deve considerar a existência de lesão do neurônio motor superior, além da investigação da lesão do neurônio motor inferior.

As lesões do neurônio motor inferior geralmente são detectadas durante o exame físico, por apresentarem sinais mais discretos muitas vezes não percebidos pelo paciente, enquanto nas lesões do neurônio motor superior os sinais clínicos são mais evidentes para o leigo.

Os sintomas iniciais da lesão medular devido à compressão são:

- Enrijecimento súbito da perna;
- Tropeção em pequenas ondulações;
- Dificuldade de caminhar em terreno irregular.

O paciente queixa-se ainda de incapacidade de caminhar rapidamente ou interromper uma corrida, e clônus espontâneo do tornozelo pode ser relatado como "vibração do pé e tornozelo", que pode aparecer ao subir um degrau ou escada. Os sintomas resultam da velocidade de compressão da medula, podendo ocorrer no período de horas ou dias ou de modo insidioso. Para maiores informações, consulte o capítulo de Neurologia.

Nas lesões do neurônio motor superior (medula) são encontrados sinais de lesão piramidal que ocorrem em combinação e em uma sequência que consiste na alteração dos reflexos, alteração do tônus e finalmente fraqueza muscular.

As lesões do neurônio motor inferior provocam perda e fraqueza da musculatura e perda dos reflexos locais.

A observação da marcha do paciente sobre a ponta dos pés e sobre os calcanhares testam, respectivamente, a musculatura da panturrilha (S1-S2) e os dorsiflexores do tornozelo (L4-L5). São exames simples de serem realizados e com grande sensibilidade na avaliação da força motora.

O reflexo patelar é pesquisado através da percussão do tendão patelar, que é mediado pelo nervo femoral e corresponde ao nível L4.

O reflexo aquileo é pesquisado por meio da percussão do tendão calcâneo que, em situações normais, responde com a flexão plantar do pé. O ramo tibial do nervo ciático conduz os impulsos nervosos desse reflexo, que corresponde à raiz S1. O paciente deve permanecer sentado, com as pernas livres para fora da maca. O examinador posiciona-se em frente das pernas, de preferência sentado em uma cadeira e tenta manter o paciente distraído (solicitar que o mesmo exerça alguma atividade com as mãos pode ser útil). Nesse momento realiza-se a percussão do tendão quadricipital desde a porção média da coxa até a região compreendida entre a patela e a tuberosidade anterior da tíbia (TAT). Quando observamos resposta do estimulo em uma área maior que a da região patelar, o reflexo pode ser considerado aumentado – ou hiperreflexia. Aumento da amplitude de movimento também é uma característica da hiperreflexia, porém, não determinante.

O reflexo cutâneo abdominal é considerado normal quando há contração do músculo abdominal para o lado do quadrante estimulado. A ausência bilateral do reflexo sugere lesão do neurônio motor superior, e a ausência unilateral, lesão do neurônio motor inferior de T7 a L2 embora este teste possa apresentar algumas dificuldades e deva ser interpretado em conjunto com os outros.

O reflexo cremastérico está relacionado ao neurônio motor superior e testa a integridade de T12 (eferente) e L1 (aferente), sendo normal quando há elevação unilateral do saco escrotal.

Sinais de mielopatia como hiperreflexia, clônus, sinal de Babinski e sinal de Oppenheim também devem ser pesquisados para a detecção de lesões na medula espinhal.

Testes especiais

- **Teste de elevação do membro inferior (straight leg raise) e Teste de Lasègue:** Basicamente o teste de Lasègue e o SLR são iguais, sendo a principal diferença o fato de no SLR o MI ser elevado com o joelho em extensão, enquanto no teste de Lasègue o quadril e o joelho são fletidos em 90º e a perna é estendida até o aparecimento dos sintomas pelo paciente. Ambos são testes provocativos, que visam causar discreto estiramento dos nervos posicionados na coluna. Isso tende a reproduzir o sintoma de ciatalgia referido pelo paciente ao comprimir a raiz nervosa contra a estrutura que está diminuindo o espaço do local (como uma hérnia discal ou um osteófito por exemplo). Os testes de estiramento possuem alta sensibilidade, sendo frequentemente usados na investigação primária para tomada de conduta diagnóstica (solicitação de exames de imagem) ou terapêutica (encaminhar para um centro de referência onde se possa complementar a avaliação do paciente).

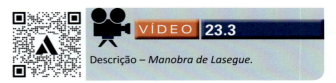

Descrição – *Manobra de Lasegue.*

No SLR o examinador posiciona-se ao lado do paciente, que estará acomodado em decúbito dorsal. Primeiramente o membro inferior do lado não acometido é elevado passivamente através do calcanhar, até próximo dos 70º de flexão do quadril, e o teste é repetido do lado com os sintomas. Ele será positivo quando observarmos o aparecimento de dor ou parestesia no trajeto do nervo ciático. A partir dos 70º o estresse localiza-se na coluna.

Durante o teste, o paciente pode referir dor localizada na região posterior da coxa ou região poplítea (frequente na contratura dos músculos isquiotibiais) que deve ser diferenciada da dor na radiculopatia.

- **Sinal de Bowstring.** O SLR pode ser sensibilizado, realizando-se durante o teste de elevação da perna retificada uma discreta flexão do joelho (cerca de 20º) com pressão digital sobre o nervo tibial na fossa poplítea – que se comportaria como uma "corda de violão", reproduzindo a ciática.

- **Teste de estiramento do nervo femoral Nachlas.** Seria o teste analogicamente correspondente ao teste de Lasègue, porém, para avaliar as raízes mais altas, que formam o plexo femoral (L2L3L4). Com o paciente em decúbito ventral, é realizada a flexão passiva do joelho até que o calcanhar toque a nádega. O aparecimento de dor na região lombar, nádega ou coxa pode indicar compressão dessas raízes ou patologia da articulação sacro-ilíaca.

Testes de compressão medular ou radicular

- **Teste de Naffziger.** Descrito por Howard Naffziger. O examinador fica atrás do paciente sentado e aplica pressão para as veias jugulares por 40 segundos. Isso evita que o sangue saia da cabeça, enquanto o coração continua a enviar sangue para o crânio. O resultado é um aumento da pressão intracraniana e vascular. Aos 35 segundos o examinador instrui o paciente a tossir e dar um impulso final para a pressão na cabeça. No caso de alguma compressão cervical, o aumento de pressão intradural provocará aumento do seu volume, levando uma maior compressão com dor ou parestesia.

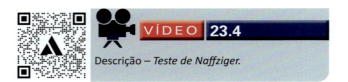

- **Manobra de Valsalva.** É solicitado ao paciente fazer esforço como se fosse evacuar. Esse teste aumenta a pressão intratecal, fazendo com que o saco tecal se comprima contra o que diminui seu espaço (como em uma hérnia discal lombar), reproduzindo a dor ou parestesia.

Testes para articulação sacroilíaca

São testes utilizados para afastar diagnósticos diferenciais das patologias da coluna. Devem ser usados preferencialmente em conjunto para aumentar sua sensibilidade e especificidade.

- **Teste de Patrick ou FABERE (Flexão, Abdução e Rotação Externa).** Pode ser positivo nas patologias do quadril ou da articulação sacroilíaca. Com o quadril e o joelho flexionados, e o pé apoiado sobre o joelho contralateral, a pelve é fixada com uma das mãos, enquanto a outra exerce pressão sobre o membro, sendo teste positivo quando a dor aparece ou é exacerbada para visibilização do teste de Patrick, consulte o capítulo de Reumatologia.

Testes para avaliar simulação

Embora a imensa maioria dos pacientes seja cooperante aos exames, em determinados casos pode haver dúvidas quanto à veracidade de alguns sinais apresentados no exame físico. Em diversos países do mundo (Alemanha, Canadá e tantos outros), assim como no Brasil, existe uma política que prevê benefícios para os trabalhadores que necessitam de afastamento por motivos de saúde. Existem, ainda, condições psiquiátricas que podem atrapalhar o exame, conduzindo a interpretações equivocadas. Estas condições estão previstas no Código Internacional de Doenças (CID-10) como Z 76.5.

No intuito de evidenciar patologias não orgânicas alguns testes podem ser realizados:

- **Teste de Hoover.** É realizado quando há suspeita que o paciente não realiza a força necessária para elevar um dos membros, simulando perda motora. Solicita-se ao paciente deitado que eleve ambas as pernas. O examinador mantém sua mão embaixo do calcanhar contralateral ao testado, enquanto o paciente deve tentar elevar o outro membro.

  Em condições normais, o paciente precisa realizar força para baixo com o membro oposto ao que está elevando, e a ausência dessa força para baixo no lado contrário ao da elevação sugere simulação.
- **Teste de Burns.** Com o paciente ajoelhado sobre uma cadeira é solicitado que ele apanhe objetos no solo, o que é possível por meio da flexão dos quadris, mesmo em pacientes com doenças da coluna lombar.
- **Sinal da distração.** A elevação do membro inferior distendido em decúbito dorsal reproduz os sintomas, o que não ocorre com a elevação da perna na posição sentada.

Sinais físicos não orgânicos

Em 1980, Waddell *et al.* publicaram um belíssimo trabalho que avaliava sinais não orgânicos nas dores lombares. O objetivo foi diferenciar os sinais clínicos padronizados nas patologias orgânicas dos sinais de fundo psicológico. Foram descritos cinco sinais para a identificação de pacientes que expressam componentes não orgânicos durante a descrição da queixa de dor:

- Sensibilidade superficial aumentada ao tato leve, localizada ou ampla;
- Sensibilidade profunda disseminada em localização não correspondente com padrão anatômico;
- Teste de simulação positivo;
- Teste de "distração", distúrbios em múltiplas regiões que não podem ser explicadas com base anatômica;
- Hiperreação durante o exame.

Exame da coluna cervical

A coluna cervical possui as funções de suporte, estabilidade e mobilidade da cabeça, além de abrigar e conduzir a medula espinhal e a artéria vertebral.

As patologias da coluna cervical, embora acarretem dor local, podem refletir nos membros superiores e inferiores, causando hipotonia muscular e alterações dos reflexos ou da sensibilidade.

Inspeção

Na inspeção estática, podemos avaliar assimetrias do pescoço, alterações no tegumento, na altura da implantação dos cabelos ou quaisquer outras características que possam indicar a presença de alguma malformação associada.

A inspeção dinâmica começa na entrada do paciente no consultório médico, onde observa-se a posição e a postura da cabeça, que normalmente é mantida ereta, perpendicular ao solo, movendo-se de acordo com o corpo. Deve-se solicitar a movimentação ativa de flexão, extensão, rotação e inclinação lateral da cabeça, avaliando a amplitude de cada um dos movimentos, que podem ser assimétricos por deformidades ou bloqueio antálgico da coluna cervical.

Palpação óssea

A palpação óssea é realizada com o paciente deitado em posição dorsal ou sentado, para relaxamento da musculatura cervical, tornando as estruturas ósseas mais definidas.

Região anterior

Osso hioide localizado acima da cartilagem tireoideana, se opondo ao corpo vertebral de C3 no plano horizontal.

A cartilagem tireoideana no nível de C4 e a porção inferior no nível de C5 são vulgarmente denominadas de "pomo de Adão".

O primeiro anel cricoide está abaixo da borda inferior da cartilagem cricoide, opondo-se à C6. Localiza-se acima do sítio de eleição para a traqueostomia de urgência e será palpado ao movimento de deglutição do paciente.

O tubérculo anterior do processo transverso de C6 (o tubérculo carotídeo) é palpado lateralmente ao anel cricoide, sendo local de punção do gânglio estrelado e ponto de referência cirúrgico para C5 e C6. A compressão simultânea dos tubérculos poderá restringir o fluxo das carótidas, levando a um reflexo carotídeo.

Região posterior

A palpação da face posterior se inicia no occipício. Na linha média da região occipital encontramos a protuberância occipital externa.

A linha nucal superior se estende de um lado a outro da protuberância occipital externa e lateralmente a essa linha está o processo mastoídeo.

Os processos espinhosos das vértebras cervicais são palpáveis de C2 a C7. O processo espinhoso de C1 é localizado mais profundamente. Os processos espinhosos costumam ser bífidos de C3 a C5 em alguns pacientes.

As superfícies articulares entre C5 e C6 são as mais acometidas por patologias devido à grande mobilidade, associada a maior carga em comparação com as outras vértebras da coluna cervical.

Palpação dos tecidos moles

Dividimos a palpação dos tecidos moles em: região anterior e posterior.

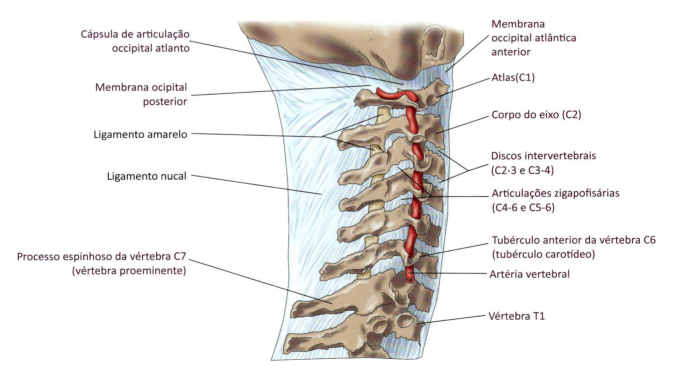

Figura 23.8 Anatomia da região cervical.

Fonte: Adaptada de Greene WB, Netter FH; Netter Ortopedia; Rio de Janeiro: Elsevier, 2006.

Região anterior

O músculo esternocleidomastoídeo se estende desde a articulação esternoclavicular até o processo mastoideo, sendo frequentemente lesionado em lesões por hiperextensão do pescoço. Deve ser palpado desde sua origem até sua inserção bilateralmente, procurando discrepâncias de tamanho, contorno e tônus. Ao longo da sua borda medial está a cadeia linfática, que são impalpáveis quando normais, porém, se aumentados de volume podem ser percebidos como pequenos abaulamentos sensíveis à palpação. As adenomegalias nesta região se relacionam com infecções do trato respiratório superior e podem causar torcicolo.

A glândula tireoide tem consistência fibroelástica, recobre a cartilagem tireoideana e possui dois lobos laterais interligados por um estreito istmo. A glândula patológica pode apresentar abaulamentos localizados, causados por cistos ou nódulos, em geral sensíveis à palpação.

O pulso carotídeo se localiza próximo ao tubérculo carotídeo e é palpável mediante a pressão da ponta dos dedos indicador e médio sobre a artéria carótida.

A glândula parótida recobre parcialmente o ângulo da mandíbula. Quando normal não é palpável; no entanto, quando aumentada de volume, o ângulo da mandíbula perde seu contorno agudo e o local adquire consistência fibroelástica.

A fossa supraclavicular está localizada superiormente à clavícula e lateralmente à incisura supraesternal. Sua palpação busca identificar massas e abaulamentos, que podem ser edemas secundários a traumas ou adenomegalias. O ápice do pulmão se estende para o interior da fossa supraclavicular que, por não ser palpável, pode ser lesionado durante punções, fraturas da clavícula ou biópsias ganglionares.

Região posterior

O músculo trapézio encontra-se desde a protuberância occipital externa até T12 e se insere lateralmente formando um arco com a clavícula, acrômio e espinha da escápula. O músculo deve ser palpado ao longo de toda sua extensão, começando pela porção superior saliente ao lado do pescoço no sentido do acrômio, que frequentemente se distende nas lesões de flexão da coluna cervical.

Os gânglios linfáticos anteriores ao trapézio, em condições patológicas, podem se tornar volumosos e sensíveis à palpação.

O nervo occipital maior localizado na protuberância occipital externa na base do crânio pode ser palpado quando espessado por processos inflamatórios.

O ligamento nucal superior se estende da protuberância occipital externa até o processo espinhoso de C7 e deve ser palpado, pois a sensibilidade nestes pontos pode indicar estiramentos do ligamento por lesões de flexão da nuca ou defeitos intrínsecos ao próprio ligamento.

Testes ativos de mobilidade

O paciente irá desempenhar os testes ativamente, ou seja, sem a ajuda do examinador. Segue um protocolo simples que sugerimos iniciar-se com a flexão e extensão: na flexão do pescoço o paciente encosta o queixo na face anterior do tórax e na extensão deve mover a cabeça posteriormente. Durante os movimentos deve-se observar o arco descrito e contínuo, sem interrupções.

- **Rotação lateral:** rodar a cabeça de um lado para o outro sobre seu eixo. Notar se o movimento é uniforme.
- **Inclinação lateral:** pedir para que o paciente toque a orelha no ombro de mesmo lado.

Testes passivos de mobilidade

Nos casos em que o paciente apresenta limitações, os testes de mobilidade passivos irão demonstrar o limite que o examinador poderá impor ao paciente, seguindo-se basicamente o mesmo protocolo de mobilidade ativa. O limite de dor deve ser respeitado antes do limite fisiológico.

- **Extensão e flexão:** o examinador leva o queixo do paciente em direção à face anterior do tórax e repete o movimento no sentido contrário.
- **Rotação:** promove-se a rotação da cabeça sobre seu eixo, delicadamente, para ambos os lados, verificando a presença de dor, estalido, contratura ou bloqueio de maneira suficiente para que se alinhe o queixo no sentido do ombro e ambos quase consigam se tocar.
- **Inclinação** lateral: o alcance normal é de aproximadamente 45° de inclinação em direção ao ombro.

Exame neurológico

A semiologia desse segmento deve conter rotineiramente o exame neurológico dos membros superiores, pois a compressão de raízes cervicais pode gerar dores irradiadas.

A força motora, os reflexos e as áreas sensitivas serão testadas de acordo com os níveis neurológicos, que poderão auxiliar a determinar se há relação entre alterações neurológicas do membro superior e uma causa primária na coluna cervical.

Os sete primeiros nervos se originam acima da vértebra de número correspondente, enquanto o oitavo nervo nasce no espaço entre C7 e T1. Isso é uma característica própria da coluna cervical, pois nos outros segmentos (torácico, lombar e sacral) o padrão de saída das raízes é diferente, apresentando a raiz correspondente no nível vertebral, saindo abaixo do mesmo (Figura 23.9).

Testes especiais

- **Teste** de tração. Demonstra o efeito que a tração do pescoço pode ter no alívio da dor radicular (dor irradiada no membro superior) causada por estreitamento do forame neural, por ampliá-lo ao se realizar sua tração. Pode ocorrer o alívio da dor da coluna cervical, por diminuir a pressão sobre as cápsulas articulares em torno das superfícies articulares.

  Para fazer o teste o examinador deve colocar uma mão espalmada sob o queixo do paciente e a outra no

ORTOPEDIA E TRAUMATOLOGIA

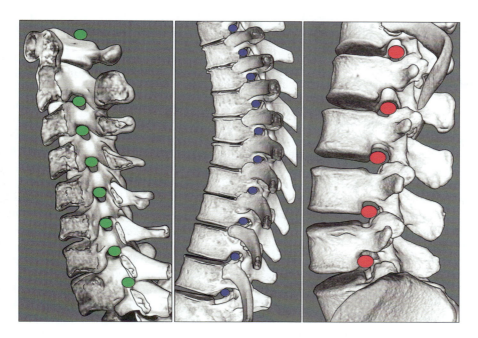

Figura 23.9 Relação das raízes nervosas com os segmentos vertebrais; cervical, torácico e lombar.

Fonte: Adaptada de Série Colégio Brasileiro de Radiologia e Diagnóstico por Imagem – Coluna Vertebral - Pág 16 – Figura 1-21)

occipito. Em seguida, deve-se elevar a cabeça removendo o peso que ela exerce sobre o pescoço.

- **Teste de compressão.** A compressão poderá reproduzir fidedignamente a dor referida ao membro superior cuja origem seja a coluna cervical, auxiliando a localizar o nível neurológico. Porém, ela pode agravar a dor causada pelo estreitamento do forame, pela pressão sobre as superfícies articulares das vértebras ou por espasmos musculares.

   Para fazer o teste o examinador deve pressionar para baixo o topo da cabeça do paciente, que poderá estar em pé ou sentado.

- **Manobra de Spurling.** É uma variante desse teste, sendo realizada a compressão com a cabeça do paciente em posição de flexão lateral, levando à potencialização da manobra. Trabalhos sugerem que a manobra apresenta grande sensibilidade e especificidade para patologias das raízes nervosas cervicais.

- **Sinal de Lhermitte.** Para realizar o diagnóstico de irritação meníngea, também usado na esclerose múltipla. Com o paciente sentado, flete-se a sua cabeça em encontro ao tórax, podendo sensibilizar o teste com a flexão do quadril. Se positivo, o paciente irá referir uma sensação de "choque elétrico" que segue o trajeto dos braços e membros inferiores.

- **Manobra de Valsalva.** Descrita pelo italiano Antonio Maria Valsalva, esta manobra provoca um aumento da pressão intratecal ao realizar-se uma expiração forçada com a boca e o nariz fechados. Se o canal cervical estiver tomado por alguma lesão que ocupe seu espaço, o aumento da pressão fará com que o paciente se queixe de dor. A dor poderá ser irradiada pela distribuição do dermátomo correspondente no nível neurológico.

   Pode-se solicitar ao paciente para prender a respiração e fazer força como se quisesse evacuar, conseguindo o mesmo efeito.

- **Teste de deglutição.** Dor ou dificuldade ao deglutir podem ser causadas por patologias da coluna cervical como protuberâncias ósseas, osteófitos, intumescências dos tecidos moles por hematomas, infecções ou tumores da face anterior da coluna cervical.

- **Teste da artéria vertebral.** Avalia a patência das artérias vertebrais, as quais atravessam os forames vertebrais. Com o paciente em posição supina, deve ser mantido por pelo menos 30 segundos nas posições de extensão cervical, rotação para a direita e para a esquerda, e rotação para ambos os lados com o pescoço estendido. Os sintomas de estenose são tontura, sensação de cabeça vazia e nistagmo.

- **Teste de Adson.** Este teste, descrito por Alfred Adson em 1927, atualmente tem sido questionado quanto a sua validade. Ele determina a permeabilidade da artéria subclávia, que pode estar comprimida por contratura dos músculos escalenos anterior e médio ou por costela cervical, como na síndrome do desfiladeiro torácico.

   Para fazer o teste o examinador deve palpar o pulso radial, abduzir, estender e rodar externamente o braço do

MANUAL DE SEMIOLOGIA E PROPEDÊUTICA MÉDICA

paciente. Em seguida, solicitar ao paciente para prender a respiração e virar a cabeça em direção ao braço que está sendo examinado. A ausência ou diminuição do pulso indica compressão da artéria subclávia.

Exame das áreas referidas

A coluna cervical costuma ser fonte de dor axial no pescoço e irradiada para os membros superiores. Porém, é frequente observarmos outras estruturas anatômicas como a etiologia de dores referidas nessa região como entesites, tendinites, patologias da articulação temporomandibular, infecções do maxilar inferior, dentes, face, ouvidos e couro cabeludo, entre outras. Tal situação apresenta importância clínica na avaliação rotineira desses pacientes, devendo sempre ser considerada quando da ausência de sinais clínicos de patologias da coluna.

REFERÊNCIAS

1. Adson AW, Coffey JR. Cervical rib: a method of anterior approach for relief of symptoms by division of the scalenus anticus. Ann Surg 1927; 85:839-57.
2. Andrade, Ronaldo Percopi de, Mário Roberto Chaves Correa Filho, and Bruno de Castro Queiroz. "Lesões do manguito rotador; Rotator cuff injuries." Rev. bras. ortop 39.11/12 (2004): 621-636.
3. Beggs I. MusculoskeletalUltrasound. Edinburgh. Beggs. 2014.
4. Buckup, Klaus. Clinical tests for the musculoskeletal system: examinations-signs-phenomena. Thieme, 2008. pag 123-136
5. Calmbach WL, Hutchens M. Evaluationofpatientspresentingwithkneepain: Part I. History, physicalexamination, radiographs, andlaboratorytests. AmFamPhysician. 2003 Sep 1;68(5):907-12.
6. Checchia SL, et al. "Tratamento artroscópico da tendinite calcária do ombro." Rev Bras Ortop 42.6 (2007): 161-8.
7. Coady DA, Walker DJ, Kay LJ. Teaching medical students musculoskeletal examination skills: identifying barriers to learning and ways of overcoming them. Scand J Rheumatol. 33:47-51; 2004.
8. Daniels, SK, Mahoney, MC, Lyons, GD (1998) Persistent dysphagia and dysphonia following cervical spine surgery. Ear Nose Throat J 77: pp. 470
9. Drake et al. Gray´sAnatomy for Students. Cleveland. 2007.
10. Duarte ML, Silva AQP, Alvarenga SB, Prado JLMA, Scoppetta LCD. Cyamella: literature review with two illustrative cases of a rareses amoid. 42º Annual Meeting and Musculos kel et al Imaging Course: Fundamentals to Advanced Concepts − International Skeletal Society; 2015 30 Set-02 Out; Maui, Estados Unidos. Schaumburg. International Skeletal Society. 2015.

11. Duarte ML, Silva AQP, Prado JLMA, Scoppetta LCD. Síndrome da Fabela: Revisão da literatura com caso ilustrativo de acometimento bilateral. 45ª Jornada Paulista de Radiologia; 2015 30 Abr-03 Maio; São Paulo, Brasil. São Paulo. Sociedade Paulista de Radiologia. 2015.
12. Eduardo, Carlos, et al. "Trauma na infância e adolescência: epidemiologia, tratamento e aspectos econômicos em um hospital público." Acta Ortop Bras 16.5 (2008): 261-5.
13. Examination of the Shoulder in the Overhead and Throwing Athlete Edward G. McFarland, MD★, Miho J. Tanaka, MD, Derek F. Papp, MD Clin Sports Med 27 (2008) 553–578 doi:10.1016/j.csm.2008.07.009 0278-5919/08/$
14. Geert Buijze, Peter Kloen; Clinical Evaluation of Locking Compression Plate Fixation for Comminuted Olecranon Fractures. The Journal of Bone & Joint Surgery. 2009 Oct;91(10):2416-2420
15. Greenspan A. Radiologia Ortopédica. Philadelphia. Greenspan. 2006.
16. Groopman, Jerome E. Como os Médicos Pensam. Cap. 07, pág. 174 − 179. Tradução de Alexandre Martins. − Rio de Janeiro: Agir: Sinergia: Ediouro 2009
17. Hart LG, Deyo RA, Cherkin DC. Physician office visits for low back pain. Frequency, clinical evaluation, and treatment patterns from a U.S. national survey. Spine. 1995;20:11-9.
18. Hartmann LGC. CBR Musculoesquelético. São Paulo. CBR. 2014.
19. Herbert S, Xavier R, Pardini A G, Barros T E P e at col; Ortopedia e Tramatologia- Princípios e Prática- 3ª Edição. Artmed 2003: 1062
20. Herbert S, Xavier R, Pardini A G, Barros T E P e at col; Ortopedia e Tramatologia - Princípios e Prática- 3ª Edição. 1036 Artmed 2003
21. Hoogen JMM van den, Koes BW, Devillé W, Eijk JThM van, Bouter LM. The interobserver reproducibility of Lase`gue's sign in patients with low back pain in general practice. Br J Gen Pract 1996;46:727-30.
22. Johnson, RH; Smith, AC; Spalding, JM (1969). "Blood pressure response to standing and to Valsalva's manoeuvre: Independence of the two mechanisms in neurological diseases including cervical cord lesions". Clinical Science 36 (1): 77-86. PMID 5783806.
23. Karam FC, Lopes MHI. Ortopedia: origem histórica, o ensino no Brasil e estudos metodológicos pelo mundo. Scientia Medica, Porto Alegre: PUCRS, v. 15, n. 3, jul./set. 2005.
24. Kohler A. Radiologia Óssea: Limites do Normal e Achados Patológicos Precoces. Stuttgart. Kohler. 2005.
25. Lech, Osvandré, PAULO CÉSAR FAIAD Piluski, and Antônio Lourenço Severo. "Epicondilite lateral do cotovelo." Rev Bras Ortop 38.8 (2003): 421-36.
26. Lhermitte's sign in multiple sclerosis: a clinical survey and review of the literature. R Kanchandani, J G HoweJ Neurol Neurosurg Psychiatry 1982;45:4 308-312 doi:10.1136/jnnp.45.4.308

ORTOPEDIA E TRAUMATOLOGIA

27. Livro Eletrônico de Semiologia Ortopédica – Módulo 07. By Semiologia Ortopédica. http://www.semiologia-ortopedica.com.br/, on Sep 15, 2012.

28. López M,Laurtentys-Medeiros J. Semiologia Medica- As Bases do Diagnóstico Clínico. 4ª Edição,Vol. II. Revinter. 1999. 1222-1228.

29. Magee, D. J. «Ombro In: Magee, DJ, editor. Disfunção Musculoesquelética.» (2002): 185-257.

30. Magee, DJ; Orthopedic Physical Assessment, 4th Ed., Elseiver – 2002

31. Maitland GD.Vertebral Manipulation. 5th ed. London, United Kingdom: Butterworths;1986

32. Manaster BJ. DiagnosticandSurgicalImagingAnatomy – Musculoskeletal. Altona. Manaster. 2011.

33. Manaster BJ. DiagnosticImaging – Musculoskeletal: Non-TraumaticDisease. Altona. Manaster. 2010.

34. Martini Rodrigo Klafke, Fonseca Gisele Finkler da, Martini Rafael Klafke, Azeredo Filho Mauro, Serafini Osvaldo André. Análise de fraturas supracondilianas do úmero em crianças. Acta ortop. bras. [serial on the Internet]. 2002 June [cited 2013 Nov 27]; 10(2): 25-30. Available from: http://www.scielo.br/scielo.php?script=sci_arttext&pid=S1413-78522002000200004&lng=en.http://dx.doi.org/10.1590/S1413-78522002000200004.

35. Monres JG. Atlas Comentado de Ultrassonografia Musculoesquelética. Rio de Janeiro. 2011.

36. Moore KL. Anatomia Orientada para a Clinica. Philadelphia. 2007.

37. Morrey, Bernard F., and Joaquin Sanchez-Sotelo, eds. The elbow and its disorders. Pag 67. Elsevier Health Sciences, 2009

38. Netter FH. Sistema Musculoesquelético Parte II. Cleveland. 2015.

39. Orndorff DG, Hart JA, Miller MD. Physicalexamination of theknee. Curr Sports Med Rep. 2005 Oct;4(5):243-8.

40. Porto CC. Exame Clínico – Bases Para a Prática Médica. Rio de Janeiro. Porto. 2004.

41. Reider B.The OrthopaedicPhysicalExamination. Philadelphia. Reider. 2005.

42. Rockwood, Charles A., et al., eds.The shoulder. Elsevier Health Sciences, 2009. Pag 145-150

43. Santos Filho, Serafim Barbosa, and Sandhi Maria Barreto. "Algumas considerações metodológicas sobre os estudos epidemiológicos das Lesões por Esforços Repetitivos (LER) Methodological issues in epidemiological studies of Repetitive Strain Injuries (RSI)." Cad. Saúde Pública 14.3 (1998): 555-563.,

44. Schuroff GZ, Schuster JT, Schuroff GZ, Baldessar MZ, Tornin OS. Alterações ultrassonográficas do ligamento patelar em jogadores de futebol assintomáticos. Revista da AMRIGS, Porto Alegre, 59 (2): 90-93, abr.-jun. 2015

45. Shabat, S., Leitner,Y., David, R. and Folman,Y. (2012), The Correlation between Spurling Test and Imaging Studies in Detecting Cervical Radiculopathy. Journal of Neuroimaging, 22: 375-378. doi: 10.1111/j.1552-6569.2011.00644.x

46. Síndrome do impacto do ombro. Diagnóstico e tratamento★ Shoulder impingement syndrome. Diagnosis and management Antônio Bento de Castro. Rev Dor , 2009; 10: 2: 174-179

47. Slipman CW, Sterenfeld EB, Chou LH, Herzog R, Vresilovic E. The predictive value of provocative sacroiliac joint stress maneuvers in the diagnosis of sacroiliac joint syndrome. Arch Phys Med Rehabil. 1998 Mar;79(3):288-92. PMID 9523780

48. Sonin A. DiagnosticImaging – Musculoskeletal:Trauma. Altona. Manaster. 2010.

49. Tarcísio EPBF. Exame Físico em Ortopedia. São Paulo. Tarcísio. 2009.

50. Volpon, José B. "Semiologia ortopédica." Medicina, Ribeirão Preto 29 (1996): 67-79.

51. Waddell, Gordon, et al. "Nonorganic physical signs in low-back pain." Spine 5.2 (1980): 117-125

52. Waddell, Gordon. "1987 Volvo award in clinical sciences: a new clinical model for the treatment of low-back pain." Spine 12.7 (1987): 632-644.

53. William Nachlas; The knee-Flexion test for pathology in the lumbosacral and sacro-iliac joints.The journal of Bone & Joint Surgery. 1936 Jul;18(3):724-725.

24 | capítulo

Edgard Torres dos Reis Neto   Dimitrios Nikolaos Georgopoulos Filho
Rosane Bachilli

Reumatologia

INTRODUÇÃO

O primeiro relato de doença musculoesquelética ocorreu provavelmente em 1500 a.C por Ebers Papyrus, quando descreveu algumas deformidades articulares. Hipócrates, por volta de 400 a.C, descreveu os sinais articulares da inflamação que compunham a artrite, e que aproximadamente 100 anos depois também foram descritos na Índia por Charak Samhita. No ano 200, Galen introduziu o termo *reumatismo* e, apenas em 1949, surgiria o livro texto de Hollander sobre a especialidade de Reumatologia.

Dentre as doenças, a osteoartrite é a doença osteoarticular mais frequente, estimando-se que aproximadamente 60% das pessoas com 65 anos de idade e cerca de 80% das pessoas com mais de 75 anos de idade possuam alguma evidência clínica ou radiológica da doença. A Tabela 24.1 mostra a principal faixa etária, gênero acometido e a prevalência ou incidência das principais doenças reumáticas.

Uma vez que as doenças reumáticas são frequentes na população, com potencial de manifestações sistêmicas, elevada morbimortalidade e piora na qualidade de vida, além de serem diagnóstico diferencial entre diversas outras patologias, o estudo da Reumatologia não se restringe apenas ao reumatologista, mas a todas as especialidades médicas e ao generalista. Este capítulo tem por objetivo específico a abordagem da semiologia das doenças reumáticas para o clínico e para o médico reumatologista.

A abordagem ao paciente com doença reumática deve ser ampla, sendo de extrema importância a anamnese e o exame físico, que não devem ser restritos à avaliação musculoesquelética. Como muitas vezes as doenças reumáticas apresentam manifestações sistêmicas, faz-se necessária a avaliação do paciente de forma íntegra, com avaliação de todos os órgãos e sistemas.

Anatomia e fisiologia

As articulações são divididas em três grupos dependendo da função e mobilidade:

Tabela 24.1 – Faixa etária, gênero e prevalência/incidência das principais doenças reumáticas.

Doença	Principal faixa etária	Proporção mulher/homem	Prevalência ou incidência
Artrite reumatoide	35-50 anos	3/1	0,5%-1%
Lúpus eritematoso sistêmico (LES)	15-45 anos	9/1	8,7/100.000 habitantes (Brasil)
Espondilite anquilosante	12-35 anos	1/5	0,1%-0,9%
Osteoartrite	> 45 anos	Variável	60%-80% em idosos
Esclerose sistêmica	30-50 anos	3-15/1	4 -19/1.000.000 habitantes
Febre reumática	5-15 anos	1-2/1	0,3%-3%
Gota	30-50 anos	1/10	2%-4%
Fibromialgia	35-55 anos	10-15/1	3%-5% mulheres 0,5%-0,8% homens

Fonte: Acervo dos autores.

- **Sinartroses:** formadas por tecidos fibrosos, não possuem mobilidade e têm como função a união entre placas ósseas. Podem ser classificadas em suturas, gonfoses ou sindesmoses.
- **Cartilaginosas:** podem ser do tipo anfiartrose ou sincondrose:
  - **Anfiartroses:** são articulações de baixa mobilidade, em que os ossos são separados pela cartilagem articular ou disco fibrocartilaginoso e unidos firmemente por ligamentos, como, por exemplo, a sínfise púbica.
  - **Sincondroses:** os ossos aderem por cartilagem hialina que posteriormente ossificam (osso-cartilagem-osso), por exemplo, sacro, cóccix e esterno.
- **Diartroses:** são caracterizadas pela presença da membrana sinovial e, por isso, também chamadas de articulações sinoviais. Aparecem em maior número, possuem alta mobilidade e podem ser subdivididas em quadro tipos:
  - **Sela:** por exemplo, primeira carpometacarpiana;
  - **Dobradiça:** por exemplo, interfalangianas;
  - **Plana:** por exemplo, patelofemoral;
  - **Esferoide ou anertrose:** por exemplo, bola ou soquete – quadril.

A cápsula articular delimita as estruturas intra e extra-articulares. É formada por dois folhetos principais, o externo rico em colágeno com aspecto mais fibrótico, e outro interno, que é a membrana sinovial. A membrana sinovial possui três camadas: subsinovial ou camada externa, rica em fibroblastos, células adiposas, colágenos tipo I e III, fibras elásticas e proteoglicanos, apresentando boa vascularização e terminais nervosos livres junto à cápsula articular, uma camada média denominada subíntima, onde predominam os vasos, e uma camada interna, a íntima, onde o líquido sinovial é produzido.

Apenas a membrana sinovial tem vasos sanguíneos e a cartilagem depende dos capilares do tecido subjacente (pericôndrio) e do líquido sinovial. Tem como principais funções nutrição e defesa da articulação. Fisiologicamente, o líquido sinovial está presente em pequena quantidade, sendo formado basicamente por ácido hialurônico e plasma ultrafiltrado, garantindo o deslizamento dos ossos apenas pela película que é formada nas superfícies.

A cartilagem articular é um tecido avascular e tem como principais componentes a matriz extracelular e os condrócitos. A matriz é formada principalmente por água, colágeno e proteoglicanos. O colágeno principal na articulação é do tipo II e confere resistência à tensão articular. Já os proteoglicanos estão contidos dentro das redes de colágeno e são formados por glicosaminoglicanos, especialmente sulfato de condroitina e queratano, que se ligam ao ácido hialurônico formando complexos de alto peso molecular. O condrócito é a principal célula da cartilagem articular e, sobre a ação de citocinas, especialmente a interleucina 1 (IL-1) e fator de necrose tumoral alfa (TNF-α), regula a produção e degradação da cartilagem articular. As metaloproteinases são as principais estimuladoras da degradação da cartilagem articular.

Os tendões são estruturas formadas por tecido conjuntivo responsáveis pela ligação entre o músculo e o osso subcondral. São essenciais para estabilização e movimento da articulação. Podem ser envolvidos por material semelhante à membrana sinovial, rico em colágeno tipo I e fibrócitos, assim como ácido hialurônico, permitindo grande mobilidade. As diferenças dos tendões para os ligamentos são basicamente anatômicas, o ligamento une osso ao osso, e tem função e histologia semelhantes ao tendão. Por sua vez, as bursas ou bolsas sinoviais são estruturas localizadas em proeminências ósseas em que um músculo ou tendão apresentam atrito com o osso, com função de auxiliar no deslizamento, evitando a fricção entre tecidos.

O tecido ósseo é composto pelo osso cortical (camada externa) e o osso trabecular (camada interna). As principais células são os osteoblastos, osteócitos e osteoclastos. Os osteoblastos são responsáveis pela produção de substância osteoide e os osteoclastos são responsáveis pela reabsorção óssea. A massa óssea é influenciada pelo peso, idade, mobilidade, hábitos (tabagismo, atividade física, dieta, etc), antecedentes familiares, níveis de vitamina D e PTH, hormônios sexuais, calcitonina, tiroxina, corticosteroides e diversos medicamentos, tais como anticoagulantes e alguns anticonvulsivantes. O esqueleto tem como função auxiliar no movimento, proteger estruturas internas e dar sustentação ao corpo.

Semiologia

A dor articular (artralgia) é uma das queixas mais frequentes do paciente com doença reumática. Como todo quadro de dor, deve ser amplamente questionado e investigado, devendo ser avaliada quanto a localização, tipo, intensidade, duração, padrão de acometimento, irradiação, fatores de melhora e de piora, fatores desencadeantes e sintomas associados. A artrite, por sua vez, consiste na presença de sinais flogísticos em uma articulação, incluindo dor, edema, calor, rubor e perda de função. Entretanto, é importante ressaltar que nem sempre estes sinais estarão presentes de maneira concomitante. Além disso, nas artropatias inflamatórias usualmente se observa rigidez matinal superior a 30 minutos e piora com o repouso e/ou ao acordar pela manhã, o que auxilia na diferenciação entre dor de caráter mecânico e inflamatório. Deve-se ainda sempre estar atento para diferenciar dor e processos inflamatórios intra-articulares daqueles processos inflamatórios periarticulares, tais como bursites e tendinites. Quando um paciente com artrite é avaliado, alguns dados da anamnese e exame físico são fundamentais e úteis para o diagnóstico diferencial da etiologia da artrite (Tabela 24.2).

A amplitude do movimento articular também deve ser avaliada por movimentação ativa e passiva, pois pode haver sua diminuição por dor ou mesmo limitação de movimento

REUMATOLOGIA

por lesão intra ou periarticular (Tabela 24.3). A resume a amplitude média normal, em graus, das principais articulações.

Ao avaliarmos um paciente com doença reumática, devemos ter em mente que os sintomas musculoesqueléticos podem representar um sinal de doença sistêmica. Segundo Silva *et al.*, podemos dividir as doenças reumáticas em nove síndrome principais, sendo esta apenas uma maneira didática de abordagem inicial das principais destas doenças, devendo-se usar o bom senso na sua aplicação (Tabela 24.4). As principais doenças reumáticas autoimunes (DRAI) que levam às manifestações sistêmicas são:

- Artrite reumatoide (AR)
- Lúpus eritematoso sistêmico (LES)
- Esclerose sistêmica (ES)
- Síndrome de Sjögren (SSj)
- Polimiosite (PM)
- Dermatomiosite (DM)
- Doença mista do tecido conjuntivo (DMTC)
- Vasculites primárias

A Tabela 24.5 relata alguns dos principais sinais e sintomas aos quais devemos estar atentos na anamnese e no exame físico do paciente com suspeita de DRAI.

Tabela 24.2 – Avaliação de paciente com artrite.

Número de articulações acometidas	Monoartrite: 1 articulação. Ex.: doença por cristal, artrite séptica Oligoartrite: 2-4 articulações. Ex.: espondiloartrite. Poliartrite: ≥ 5 articulações. Ex.: artrite reumatoide, lúpus eritematoso sistêmico (LES)
Duração	Aguda: poucas horas ou dias. Ex.: doença por cristal Crônica: mais de 6 semanas. Ex.: artrite reumatoide
Padrão	Aditiva: quando uma articulação é acometida, a outra permanece com artrite. Ex.: artrite reumatoide Migratória: quando uma nova articulação é acometida, a anterior já teve melhora. Ex.: febre reumática
Simetria	Simétrica: acometimento bilateral do mesmo grupo de articulações. Ex.: artrite reumatoide. Assimétrica: sem relação com articulações acometidas entre os lados do corpo. Ex.: artrite psoriásica
Persistência	Recorrente: episódios de crises intercalados por períodos assintomáticos. Ex.: gota Persistente: persiste ao longo do tempo. Ex.: artrite reumatoide
Localização	Axial. Ex.: espondiloartrite Periférico. Ex.: artrite reumatoide, lúpus eritematoso sistêmico (LES)
Sintomas sistêmicos	Algumas doenças podem apresentar a artrite como primeiro sinal de uma doença sistêmica, como por exemplo, lúpus eritematoso sistêmico (LES) e vasculites, infecções e neoplasias

Fonte: Acervo dos autores.

Tabela 24.3 – Amplitude normal de movimento das articulações (graus).

Articulação	Flexão	Extensão	Adução	Abdução	Rotação interna	Rotação externa
Punho	80-90	60-70	30	20	—	—
Cotovelo	140-150	0-5	—	—	—	—
Ombro	90	45	45	180	55	40-45
Quadril	110-120	10-15	20-30	45	35	45
Joelho	135	0-15	—	—	20-30	30-40
Tornozelo	50	20	—	—	—	—
Coluna cervical	45	50-60	—	—	70-90	70-90
Coluna lombar	20-45	20-45	—	—	35-50	35-50

Fonte: Adaptada de Raymundi SD *et al.*, 2008.

MANUAL DE SEMIOLOGIA E PROPEDÊUTICA MÉDICA

Tabela 24.4 – Principais síndromes reumatológicas.

Síndrome		Exemplos
Dolorosa regional	Periarticular	Bursites, tendinites
	Articular	Artrite
	Neurogênica	Compressão radicular
	Dor referida	Dor em ombro por síndrome coronariana
Dolorosa generalizada	—	Fibromialgia
Dolorosa em coluna	Mecânica	Síndrome facetária
	Inflamatória	Espondiloartrite
Dor articular	Mecânica	Osteoartrite
	Inflamatória	Artrite reumatoide
Osteometabólica	—	Osteoporose, osteomalácia
Miopatia	Metabólica	Hipotireoidismo
	Genéticas	Distrofias musculares
	Tóxica	Estatina, corticosteroides
	Inflamatória	Polimiosite, dermatomiosite
	Infecciosa	HIV
	Neoplasias	Miopatia paraneoplásica
Doença sistêmica	—	Lúpus eritematoso sistêmico (LES), esclerose sistêmica, síndrome de Sjögren, vasculites
Pediátrica	—	Artrite idiopática juvenil, febre reumática

Fonte: Acervo dos autores.

Tabela 24.5 – Principais manifestações extra-articulares das doenças reumáticas.

Sistema	Sinal ou sintoma	Definição	Principais doenças relacionadas
Pele e anexos	Fenômeno de Raynaud	Mudança da coloração dos dedos em três fases: palidez, cianose e hiperemia	Fenômeno de Raynaud primário, LES, ES
	Fotossensibilidade	Mácula eritematosa reacional à radiação ultravioleta	LES, dermatomiosite
	Esclerodermia	Espessamento edematoso e endurativo da pele	ES
	Vasculite cutânea	Placas, máculas, úlceras	LES, ES, SSjo, vasculites, AR
	Livedo reticular	Eritema reticulado, geralmente em membros	LES, SAF, vasculites

(Continua)

452

REUMATOLOGIA

Tabela 24.5 – Principais manifestações extra-articulares das doenças reumáticas. *(Continuação)*

Sistema	Sinal ou sintoma	Definição	Principais doenças relacionadas
Pele e anexos	Tofos	Acúmulos nodulares de uratos	Gota
	Calcinose	Acúmulo de cálcio no tecido subcutâneo	ES
	Nódulos subcutâneos	Nódulos visíveis que sob a derme	AR, febre reumática
	Heliótropo	Eritema periorbitário	Dermatomiosite
	Pápulas de Gottron	Eritema maculopapular na região extensora dedos das mãos, sobretudo MCFs e IFPs	Dermatomiosite
	Telangiectasias	Eritema ramificado	ES
	Lúpus discoide	Máculas hipocrômico-atróficas com halo eritematoso	LES, lúpus cutâneo
	Lesões psoriásicas	Placas eritemato-descamativas	Artrite psoriásica
Olhos	Conjuntivite	Inflamação da conjuntiva	Espondiloartrites, AR, SSjo, LES
	Uveíte	Inflamação da úvea	Espondiloartrites, AR, LES, doença de Behçet, vasculites, sarcoidose
	Xeroftalmia	Diminuição lágrimas	SSjo primária ou secundária
	Episclerite	Inflamação da episclera	AR, LES, SSjo, vasculites
	Esclerite	Inflamação da esclera	AR, LES, SSjo, vasculites
Trato gastrointestinal	Xerostomia	Salivação diminuída	SSjo primária ou secundária, ES
	Diarreia	Evacuação de fezes líquidas	Artrites reativas, LES, ES, espondiloartrite
	Doença do refluxo gastroesofágico	Regurgitação do conteúdo gástrico acima do esfíncter esofagiano inferior	ES
Trato geniturinário	Nefrite	Inflamação do néfron	LES, vasculites, SSjo, AR
	Uretrites, cervicites	Inflamação da uretra ou colo do útero	Artrites reativas
Neurológico	Coreia	Movimentos involuntários, rápidos e irregulares	Febre reumática, LES, SAF
	Neuropatias	Sensitiva ou motora	LES, vasculites, SSjo, AR, SAF
	Convulsões	Distúrbio motor de causa neurofisiológica	LES, vasculites, SAF
Cardiológico	Cardite, pericardite e valvulite	Inflamação do coração, pericárdio e válvulas cardíacas	LES, AR, espondiloartrites, vasculites, SAF, febre reumática
Pulmonar	Pneumonite, pleurite	Inflamação pulmonar e pleural	LES, AR, vasculites, ES e dermatomiosite
	Nódulos pulmonares	Formações nodulares no parênquima pulmonar	AR, LES, vasculites

Fonte: Acervo dos autores.

LES: Lúpus eritematoso sistêmico; ES: Esclerose sistêmica; SSjo: Síndrome de Sjögren; AR: Artrite reumatoide; SAF: Síndrome do anticorpo antifosfolípide. MCF: metacarpofalangianas. IFP: interfalangianas proximais.

Capítulo 24

A seguir, descrevemos a semiologia articular no sentido craniocaudal.

COLUNA CERVICAL

A coluna cervical tem sua região anatômica delimitada entre as vértebras cervicais C1 (ou atlas) e C7. Suas raízes nervosas emergem em todos os níveis, sendo numeradas de acordo com as vértebras acima das quais passam. Assim, a raiz C1 que passa entre o crânio e o atlas; a C7, entre C6 e C7; e a C8, entre C7 e T1.

O exame clínico da coluna cervical deve iniciar através da inspeção estática, onde pode-se avaliar a presença de desvios, abaulamentos, retrações, lesões de pele e da lordose cervical. Após a inspeção, deve-se realizar a movimentação passiva (feita pelo examinador) e ativa (feitos pelo paciente) em todos os planos de movimento da coluna.

Para avaliação de compressão radicular deve-se avaliar o dermátomo acometido, reflexos profundos e força muscular. As raízes nervosas de C2 e C3 encontram-se na própria região cervical e podem unir-se aos pares cranianos X, XI e XII e desencadear sintomas em regiões cervical e cranianas além de sintomas digestivos altos. As raízes de C4 a T1 relacionam-se à síndrome cérvico-braquial e são distribuídos da seguinte forma:

- **C4:** romboide, deltoide, bíceps e infraespinhoso;
- **C5-C6:** ombro, trapézio, face anterossuperior do braço, polegar;
- **C6-C7:** escápula, face anterior do tórax, dorso do cotovelo, segundo e terceiro dedos;
- **C7-T1:** dorso do braço, músculos interdigitais, quarto e quinto dedos.

O teste de Spurling (ou de compressão do forame) tem como objetivo provocar os sintomas de compressão radicular, consiste em três fases e envolve a compressão da cabeça na posição neutra, compressão da cabeça em extensão e rotação, e extensão e rotação para o lado não acometido e, em seguida, para o lado acometido, com compressão.

> **Obs:** não há necessidade de realização das três fases caso a manobra seja positiva em uma delas.

O teste de distração consiste no oposto da manobra de Spurling, com melhora dos sintomas com a realização da mesma. Ressalta-se que esta manobra não deve ser realizada em casos de suspeita de instabilidade grave ou trauma cervical.

COLUNA TORÁCICA

A coluna torácica é constituída de 12 vertebras (T1 a T12) e possui 24 articulações costovertebrais. Na inspeção da coluna torácica deve ser observado se há aumento da cifose e/ou escoliose. A deformidade observada na cifose pode sugerir alguma enfermidade específica:

- **Dorso curvo:** consiste na inclinação da pelve com cifose toracolombar ou torácica. Esse tipo de cifose é muito encontrado em casos mais avançados de espondilite anquilosante.
- **Corcunda:** refere-se a uma angulação posterior acentuada e localizada, denominada giba.
- **Dorso chato:** consiste na diminuição da inclinação pélvica com coluna vertebral móvel, justamente por essa mobilidade que se diferencia do dorso curvo.
- **Corcunda de viúva:** decorrente de fraturas vertebrais osteoporóticas, levando a um acunhamento anterior vertebral, contribuindo também para a diminuição da estatura do paciente.
- **Escoliose:** é a presença de curvatura lateral na coluna e pode acontecer tanto na coluna torácica como na lombar. O teste de Adams é o mais utilizado para confirmar a presença da enfermidade. Baseia-se na flexão do tronco sobre a bacia com os membros superiores em extensão tentando encostar os dedos das mãos nos pés (Figuras 24.1, 23.2 A e B).

A mobilidade costovertebral pode ser avaliada medindo-se a circunferência do tórax em inspiração e expiração. A diferença entre essas duas medidas tem como valores normais em adultos jovens um valor entre 5 e 6 cm. Juntamente com esse teste podemos avaliar os movimentos de rotação realizados pela coluna torácica. Pede-se para que o paciente cruze os membros superiores em frente ao corpo, repousando as mãos no ombro oposto ao lado do membro, e realize um movimento de rotação lateral. Valores de rotação normal estão entre 35º e 50º. Esses testes podem estar alterados nas espondiliartrites.

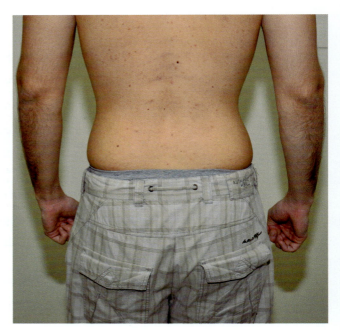

Figura 24.1 Teste de Adams.

Fonte: Acervo dos autores.

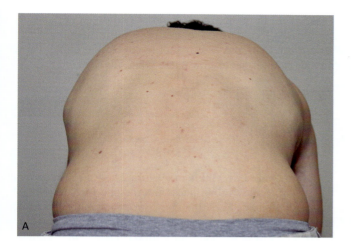 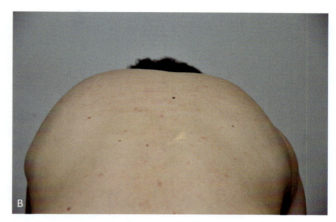

Figura 24.2 (A e B) Teste de Adams - Região torácica direita e esquerda simétricas, achado que desfavorece a possibilidade de escoliose da coluna torácica. Neste caso existiria uma assimetria entre as referidas regiões.

Fonte: Acervo dos autores.

COLUNA LOMBAR

A coluna lombar tem sua anatomia delimitada entre a vértebra L1 e S1.

Assim como na coluna cervical e torácica, também deve ser realizada inspeção estática e dinâmica. A lordose é uma curvatura fisiológica da coluna lombar, devendo-se avaliar se há retificação ou aumento da mesma.

A lombalgia é uma das queixas mais frequentes na prática clínica, estimando-se que 80% da população irá apresentar lombalgia em algum momento de sua vida. Para melhor compreensão deste segmento, faz-se necessário distinguir alguns termos. A lombalgia é qualquer dor que atinja coluna lombar, quadril e/ou coxas sem ultrapassar o limite anatômico dos joelhos. A lombociatalgia, por sua vez, é a dor lombar com irradiação que ultrapassa os joelhos e segue em direção aos pés. As principais causas de lombalgia são distensão muscular, hérnia de disco lombar, osteoartrite (síndrome facetária, canal estreito), fraturas vertebrais (por trauma ou osteoporose), tumores benignos e malignos, e metástases ósseas. Entretanto, apenas aproximadamente 30% apresentam fator anatômico identificável em exames de imagem (correlação clínico-radiológica). Em casos de lombociatalgia deve-se observar se a dor segue o trajeto do comprometimento de alguma raiz nervosa específica. Devemos sempre lembrar que em compressões nervosas de raízes lombares a raiz correspondente é sempre equivalente à vértebra inferior, ou seja, uma lombociatalgia que clinicamente corresponde à raiz L5 significa que a compressão nervosa está entre as vértebras L4 e L5. Para avaliação de compressão radicular deve-se avaliar o dermátomo acometido, reflexos profundos e força muscular (Tabela 24.6) (para maiores informações sobre o exame físico da coluna lombar, consulte o capítulo de Ortopedia).

Tabela 24.6 – Avaliação de dermátomo, reflexo e força muscular quando há compressão de raiz nervosa em coluna lombar.

Raiz	Dermátomo	Reflexo	Força muscular
L4	Diminuição da sensibilidade medial da perna e pé	Reflexo patelar	Dorsoflexão do pé e do primeiro pododáctilo
L5	Perda de sensibilidade na face medial da perna e pé	–	Dorsoflexão do pé e do primeiro pododáctilo, eversão e inversão do pé
S1	Diminuição da sensibilidade na região posterior da perna e dorsolateral do pé	Reflexo calcâneo	Flexão plantar, eversão e inversão do pé

Fonte: Acervo dos autores.

O teste de Schober é um dos principais testes para avaliação de mobilidade da coluna lombar, muito utilizado em casos de lombalgia inflamatória. Em posição ortostática faz-se uma marcação vertical de 10 cm na coluna lombar na altura da espinha ilíaca posterossuperior e pede-se ao paciente que faça flexão da coluna lombar. Após a flexão, faz-se uma segunda medida, sendo considerados valores normais de pelo menos 15 cm, ou seja, a marcação deve aumentar em, no mínimo, 5 cm.

O teste da dificuldade da marcha na ponta dos dedos dos pés é útil para identificação de acometimento da raiz de S1 e na ponta do calcanhar para raiz de L5.

A manobra de Lasègue deve ser realizada com o paciente em decúbito dorsal, a mão esquerda do examinador imobiliza o ilíaco e a mão direita eleva o membro inferior segurando-o na altura do tornozelo. O teste é considerado positivo se houver irradiação ou exacerbação da dor no dermátomo correspondente em um ângulo de 35° a 70°. Para melhor entendimento, consulte o QR-Code a seguir:

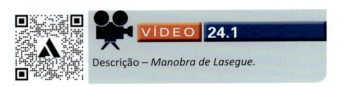
Descrição – *Manobra de Lasegue.*

Sacroilíacas

As sacroilíacas são as articulações entre o sacro e os ossos ilíacos. Devem ser examinadas especialmente nos casos de lombalgia inflamatória, uma vez que a lombalgia inflamatória e a sacroiliíte podem ser o primeiro sinal de uma espondiloartrite.

A presença de contraturas durante a flexão é sugerida pela persistência de lordose lombar e inclinação da pelve quando o paciente se deita. O teste de Thomas anula a lordose lombar e fixa a pelve por fletir o quadril oposto.

Para avaliação de sacroiliíte, a manobra de Gaenslen é realizada em uma mesa elevada com o paciente em decúbito dorsal. Um dos membros deve ser estendido e permanecer penso para fora da mesa enquanto o outro membro deve ser fletido. Dor com essa manobra sugere sacroiliíte. Para melhor entendimento, consulte o **QR-Code** a seguir:

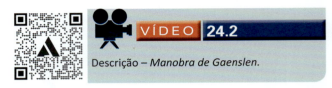
Descrição – *Manobra de Gaenslen.*

Na manobra de Volkman (Figura 24.3), o examinador deve segurar as espinhas ilíacas anterossuperiores e realizar um movimento de abertura. Dor com essa manobra torna o teste sugestivo de sacroiliíte. Com o mesmo intuito, a manobra de Lewy deve ser realizada com o paciente em decúbito lateral apoiado sobre o lado íntegro. Então, o examinador exerce uma pressão contra a crista ilíaca, que desencadeará dor se houver presença de sacroiliíte. (Figura 24.4). A manobra de Mennel deve ser realizada com o paciente em decúbito lateral com os joelhos fletidos, o examinador deve exercer uma pressão contra a crista ilíaca com uma das mãos e com a outra realizar uma pressão sobre a parte posterior da nádega (Figura 24.5).

Ombro

A articulação glenoumeral está entre a articulação da cabeça do úmero e a cavidade glenoide da escápula. O manguito rotador é formado por quatro músculos: supraespinhoso, infraespinhoso, redondo menor e subescapular. Os três primeiros inserem-se de forma conjunta na tuberosidade do úmero.

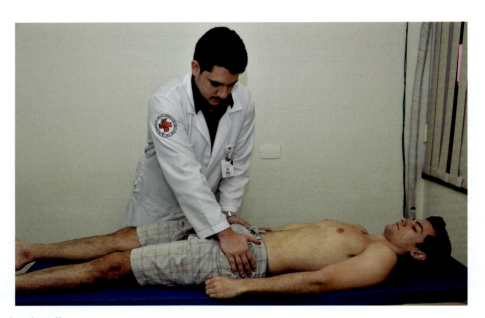

Figura 24.3 Manobra de Volkman.

Fonte: Acervo dos autores.

REUMATOLOGIA

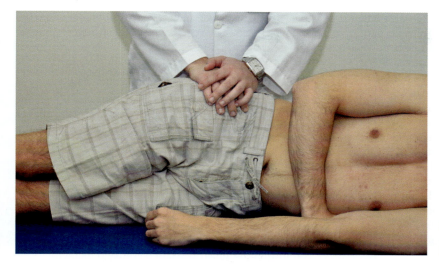

Figura 24.4 Manobra de Lewy.
Fonte: Acervo dos autores.

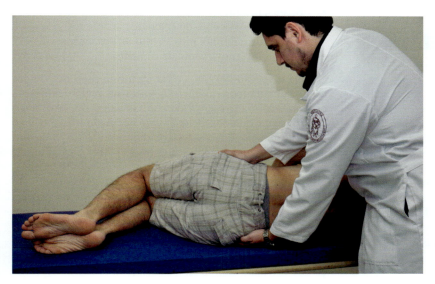

Figura 24.5 Manobra de Mennel.
Fonte: Acervo dos autores.

Vários são os testes utilizados para avaliação do manguito rotador, frequentemente lesado na síndrome do impacto:

- **Teste de Neer:** com uma das mãos o examinador deve fixar a escápula e com a outra elevar o membro. Dor ou incapacidade de realizar o movimento entre o ângulo de 60° e 120° é sugestivo de tendinopatia do supraespinhoso. O sinal de Neer tem o mesmo princípio, porém, deve ser realizado após infiltração com lidocaína, com melhora do quadro de dor durante a manobra após a infiltração. Para melhor entendimento, consulte o QR-Code a seguir:

- **Teste de Hawkins:** o examinador deve manter o ombro e o cotovelo do paciente flexionados em 90° e com a outra mão efetuar movimento de rotação interna do ombro do paciente. Dor com esse movimento é indicativa de tendinopatia do supraespinal.
- **Teste de Yocum:** o paciente apoia a mão ipsilateral ao ombro afetado no outro ombro e faz o movimento de flexão do ombro através da elevação do cotovelo. O teste é positivo quando o paciente sente dor com o movimento. Sugere lesão acrômioclavicular. Para melhor entendimento, consulte o QR-Code a seguir:

 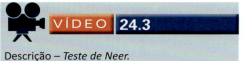
Descrição – *Teste de Neer.*

 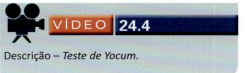
Descrição – *Teste de Yocum.*

- **Teste de Jobe:** também conhecido como teste da lata vazia ou teste de força do supraespinal. Utilizado para avaliação de integridade do supraespinhoso. Solicita-se ao paciente que eleve os membros superiores a 90º e faça movimento de rotação interna até que os polegares apontem para baixo e as porções ventrais das mãos estejam lateralizados. Realiza-se força contra-resistência à força do examinador. Um resultado falso positivo ou duvidoso pode surgir, devido à interferência da dor. Por isso, a introdução do teste anestésico, "Teste de Neer", que consiste em injetar-se 8 mL a 10 mL de lidocaína no espaço subacromial e repetir o exame. Se a manobra negativar-se, estaremos diante de um tendão íntegro, e o teste de Jobe é negativo. Se persistir a perda de força, estaremos provavelmente diante da rotura tendínea. Para melhor entendimento, consulte o QR-Code a seguir:

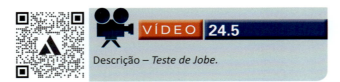

Descrição – *Teste de Jobe.*

- **Teste de Patte:** abdução do membro superior em 90º, associado com flexão do antebraço em 90º com resistência ao movimento de rotação externa do ombro. Dor ou incapacidade de resistir a esse movimento sugere lesão do músculo infraespinhoso.
- **Teste de Gerber:** o paciente deve permanecer em pé com o ombro estendido em rotação interna, e o cotovelo flexionado de forma que o antebraço fique atrás do tronco na altura de L3. O examinador deve aplicar uma força de resistência por trás do antebraço enquanto o paciente tenta vencê-la. O teste é positivo quando o paciente é incapaz de vencer a resistência. Sugere lesão do subescapular (Figura 24.6).

A avaliação da cabeça longa do bíceps também deve ser realizada juntamente com as manobras do ombro, sendo a principal manobra o teste de Yergason, em que o paciente mantém o membro superior junto ao corpo e realiza flexão do cotovelo, com força de contra-resistência ao movimento pelo examinador.

Cotovelo

O cotovelo é formado por três articulações, sendo que a úmero-ulnar exerce a função de dobradiça e a radioulnar proximal e a radioumeral são responsáveis pela pronação e supinação do antebraço.

Os músculos que atravessam o cotovelo incluem:

- **Bíceps, braquiorradial:** movimento de flexão;
- **Tríceps:** movimento de extensão;
- **Pronador** redondo: movimento de pronação;
- **Supinador:** movimento de supinação.

Na inspeção devemos estar atentos à presença de nódulos subcutâneos muito frequentes na região extensora do cotovelo e a presença de cúbitos valgo ou varo. Estes podem ser avaliados pelo ângulo formado entre o eixo longitudinal do úmero e eixo longitudinal da ulna. Em homens, o valor normal fica entre 5º e 10º, enquanto nas mulheres esse valor fica entre 10º e 15º. Quando esse ângulo é maior que 15º denomina-se cúbito valgo, enquanto angulações menores que 5º a 10º, dependente do gênero, são denominadas cúbito varo. Quando a deformidade em cúbito varo for decorrente de uma fratura ou lesão epifisária do úmero distal, pode-se observar a deformidade em "coronha de revólver", quando o cotovelo assumir a posição de extensão completa.

Outra patologia que pode ser observada à inspeção do cotovelo é a bursite olecraniana, quando a bolsa olecraniana, situada entre o olécrano e a pele, encontra-se edemaciada.

Com relação à palpação do cotovelo, deve-se palpar os epicôndilos lateral e medial e o olécrano da ulna. A palpação da articulação do cotovelo em busca de sinovite pode ser realizada no olécrano com o polegar e o 2º e/ou 3º dedos.

Dentre as patologias mais frequentes do cotovelo estão as epicondilites. A epicondilite medial ou cotovelo do golfista acomete os flexores do punho e a epicondilite lateral ou cotovelo de tenista acomete os extensores do punho. Para diagnóstico de epicondilite podem ser realizadas as seguintes manobras:

- **Teste para epicondilite lateral ou teste de Cozen:** o examinador deve estabilizar o epicôndilo do paciente com o polegar e, em seguida, o paciente deve realizar movimento de pronação com desvio do punho radialmente, enquanto o examinador oferece uma resistência ao movimento de extensão do punho (Figura 24.7).

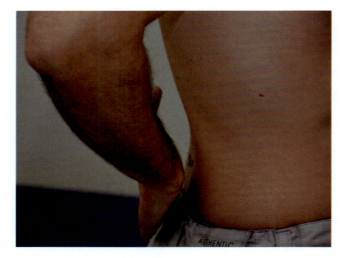

Figura 24.6 Teste de Gerber.

Fonte: Acervo dos autores.

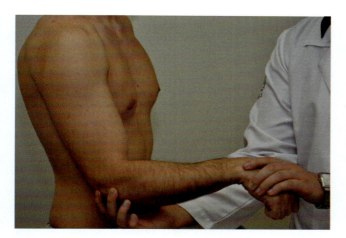

Figura 24.7 Teste de Cozen.
Fonte: Acervo dos autores.

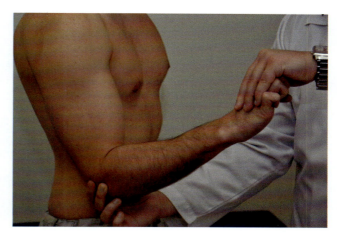

Figura 24.8 Teste para epicondilite medial.
Fonte: Acervo dos autores.

O teste de Mill também pode ser utilizado para avaliar epicondilite lateral e é realizado com o examinador palpando o epicôndilo lateral enquanto o paciente realiza movimento de pronação e flexão do punho, e o examinador oferece resistência ao movimento de extensão do punho. Dor durante essas manobras pode refletir um quadro de epicondilite lateral.

- **Teste para epicondilite medial (QR-Code):** o paciente permanece com flexão do cotovelo e punho enquanto o examinador imobiliza seu braço e com a outra mão apreende seu punho. Solicita-se que o paciente realize a extensão do cotovelo contra a resistência. Na presença de dor na região do epicôndilo medial, identifica-se o sinal de epicondilite medial (Figura 24.8).

Punho e mãos

O punho é formado pela região distal do rádio e da ulna e pelos ossos do carpo, formando as articulações radiocarpal, radioulnar distal e as articulações intercarpais. A mão é composta pelos ossos metacarpais e pelas falanges proximal, medial e distal. As articulações das mãos incluem as metacarpofalangianas, as interfalangianas proximais e as interfalangianas distais.

O exame físico dos punhos e das mãos deve ser iniciado com a inspeção e palpação de todas as articulações de maneira simétrica e comparativa. São característicos da osteoartrite os nódulos de Heberden nas articulações interfalangianas distais e os nódulos de Bouchard nas articulações interfalangianas proximais. A primeira articulação carpometacarpiana pode ser alvo de osteoartrite, sendo, neste local, denominada de rizartrose. Na palpação de todas as articulações deve-se avaliar a presença de sinovite, que pode ser percebido como um material de consistência emborrachada.

Algumas deformidades não redutíveis podem ser observadas na artrite reumatoide como:

- **Dedo em pescoço de cisne:** hiperflexão do metacarpo falangiano e da interfalangiana distal e hiperextensão da interfalangiana proximal.
- **Dedo em botoeira (ou *boutonnière*):** hiperflexão da interfalangiana proximal com hiperextensão da interfalangiana distal.
- **Dedo em martelo** tem como característica a flexão da interfalangiana distal sem comprometimento de outras articulações.
- **Desvio ulnar dos dedos.**
- **Punhos em dorso de camelo.**
- **Polegar em "Z":** caracterizado por flexão da articulação carpometacarpal e hiperextensão da articulação metacarpofalangiana.

Várias outras deformidades relacionadas a diversas doenças podem ser identificadas nas mãos e punhos:

- **Telescopagem dos dedos:** ocorre por reabsorção da parte óssea e pregueamento da pele levando a um encurtamento dos dedos, que ocorre na artrite psoriásica.
- **Artropatia de Jaccoud:** caracteriza-se por deformidades redutíveis causadas por frouxidão ligamentar e tendínea.
- **Contratura de Dupuytren:** consiste em um espessamento dos tendões dos dedos das mãos no nível da prega palmar com um cordão fibrótico.
- **Dedo em gatilho:** flexão do dedo pela presença de nodulação na bainha do tendão do flexor próximo à cabeça do metacarpo.

A tendinite do abdutor longo e extensor curto do polegar é denominada tendinite De Quervain e pode ser avaliada pela manobra de Finkelstein, que consiste em um desvio ulnar do punho do paciente após flexão do polegar ao má-

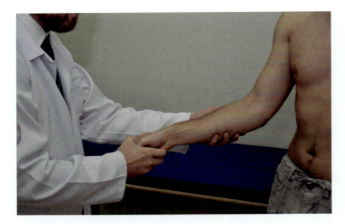

Figura 24.9 Manobra de Finkelstein.

Fonte: Acervo dos autores.

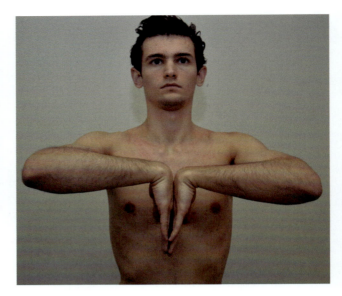

Figura 24.10 Manobra de Phalen.

Fonte: Acervo dos autores.

ximo, envolvendo-o com os outros dedos (mão fechada) realizada pelo examinador, com dor referida na região dos tendões acometidos (Figura 24.9).

O túnel do carpo é composto pelo retináculo dos flexores, ligamento transverso e pelo nervo mediano, sendo responsável pela inervação dos 1º, 2º, 3º e metade do 4º dedos, sendo característica da doença dor e/ou parestesia nessa região. Duas manobras principais avaliam a síndrome do Túnel do Carpo:

- **Manobra de Tinel:** consiste no punho de percussão ventral na região do Túnel do Carpo que, em casos positivos para a doença, reproduz os sintomas.
- **Manobra de Phalen:** consiste em flexionar os punhos em 90º e manter por 60 segundos os dorsos das mãos encostadas, reproduzindo os sintomas (Figura 24.10).

Na síndrome do Túnel do Carpo pode-se ainda ter hipotrofia tenar com dificuldade na realização do teste de abdução do polegar, que consiste na tentativa do paciente abduzir o polegar enquanto o examinador realiza uma força contrária. Nem sempre estes dois sinais estarão presentes. São causas de síndrome do Túnel do Carpo: traumas, diabetes, gestação, hipotireoidismo, artrite reumatoide e outras doenças reumáticas autoimunes, amiloidose, obesidade, hanseníase, etc.

O canal de Guyon, por sua vez, é formado pelo ligamento transverso do carpo, os ligamentos carpianos e pelo músculo oponente do 5º dedo. É também por este canal que passam a artéria ulnar e o nervo ulnar, que inerva o 5º dedo e metade do 4º dedo. Doenças relacionadas ao canal de Guyon podem acarretar sintomas como dor e/ou parestesia na região inervada pelo nervo ulnar, além da deformidade em mão de bispo ou mão de benção, por atrofia dos músculos tenares, interósseos e dos músculos lumbricais mediais com flexão do quarto e quinto quirodáctilos.

Além disso, a pele das mãos também deve ser avaliada quanto à presença de espessamento, úlceras digitais, sinais de vasculite e fenômeno de Raynaud. As unhas também devem ser analisadas para buscar sinais de alterações ungueais, incluindo distrofias, baqueteamento, onicomicose e psoríase ungueal.

Quadril

A articulação do quadril é do tipo esferoidal, sendo o acetábulo e a cabeça do fêmur os principais componentes dessa estrutura. A face anterior do quadril abrange a crista ilíaca, o tubérculo ilíaco, a espinha ilíaca anterossuperior, o trocanter maior e a sínfise púbica. A face posterior inclui a espinha ilíaca posterossuperior, o trocanter maior, a tuberosidade isquiática e as articulações sacroilíacas. A bursa trocantérica está localizada sobre o trocanter maior e a bursa isquiática sobre a tuberosidade isquiática.

A avaliação do quadril inicia-se com a observação estática e dinâmica do paciente. Para inspeção estática observa-se, principalmente, a presença de desnivelamento entre as espinhas ilíacas anterossuperiores. Com relação à inspeção dinâmica a avaliação da marcha pode trazer informações valiosas quanto à doença do paciente, como por exemplo, em casos de osteoartrite de quadril com desvio da pelve para o lado oposto por fraqueza dos adutores.

A palpação do quadril é de extrema relevância, especialmente em casos de suspeita de bursite, seja trocantérica ou isqueoglútea. Na suspeita de bursite trocantérica deve-se palpar o trocanter maior, proeminência óssea localizada lateralmente à articulação do quadril. Em casos de bursite isqueoglútea deve-se palpar a tuberosidade isquiática, localizada no quadrante inferior medial do glúteo. Dor com essas manobras de palpação são sugestivas de bursite.

Dentre os testes específicos:

- **Teste de Fabere-Patrick:** útil para avaliar patologias do quadril e das articulações sacroilíacas. Com o paciente em decúbito dorsal flexiona-se o joelho de um dos membros em uma angulação próxima a 90º e estabiliza-se o pé do membro testado logo acima do joelho do outro membro. Após, o examinador exerce uma força sobre o membro fletido na tentativa de realizar um movimento de rotação lateral do quadril. Dor com essa manobra reflete provável patologia de quadril e dor em região glútea sugere sacroiliíte (Figura 24.11).
- **Teste de flexão-adução:** realizado com o paciente em decúbito dorsal com flexão de 90º da coxa sobre o quadril e em seguida o examinador exerce uma força de rotação medial do quadril. Dor com esse movimento torna o teste positivo, o que ocorre nos casos de fasciíte.

Joelho

O joelho é composto por três articulações: a patelofemoral, o tibiofemoral medial e o tibiofemoral lateral. Tem sua estabilidade pela cápsula articular e pelos ligamentos cruzados anterior e posterior, colaterais medial e lateral e ligamento patelar. As bursas mais importantes localizadas nessa região são: pré-patelar, infrapatelares superficial e profunda, anserina, semimembranosa e gastrocnêmio.

A avaliação dos joelhos inicia-se na inspeção. As deformidades em valgo e varo são facilmente percebidas. Sinais de atrofia/hipotrofia e fraqueza de quadríceps devem ser observados e podem ser um sinal de presença de doença nos joelhos.

Na palpação, por sua vez, a crepitação, sensação de atrito entre duas superfícies ósseas, percebida pela articulação em movimento, pode indicar sinal de osteoartrite.

Deve-se ficar ainda atento a presença de sinais flogísticos, derrames articulares e cistos. O cisto de Baker pode ser percebido na palpação da fossa poplítea, entre os músculos semimembranoso e gastrocnêmio. Quando rompe, é sentido como uma dor de forte intensidade na região da panturrilha simulando um quadro de tromboflebite, comumente denominado de síndrome da pedrada.

O derrame articular pode ser avaliado através do sinal da tecla comprimindo-se a patela do paciente contra a articulação do joelho e percebendo o movimento de descida e posterior subida da patela, como uma tecla de piano. O sinal da onda é realizado para avaliação de derrame articular comprimindo a bolsa suprapatelar de modo que o líquido se lateralize sobre o joelho. Faz-se então uma percussão sobre a face patelar na busca de visualizar a onda líquida que será formada. Os testes de rechaço da patela e o sinal do balão, utilizados para grandes derrames, têm como objetivo a compressão da patela e retorno do líquido, respectivamente, para a bursa suprapatelar e espaços próximos à patela.

A "pata de ganso" é formada pelo tendão de três músculos (sartório, grácil e semitendíneo) que se inserem logo abaixo da linha articular na região medial do joelho. A bursite anserina é uma patologia frequente em indivíduos com osteoartrite de joelhos, obesos, diabéticos e com lesão de ligamento colateral, sendo referida como uma dor localiza-

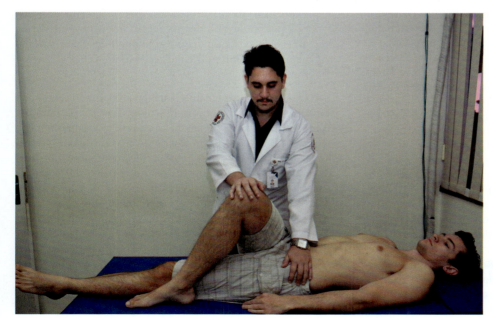

Figura 24.11 Teste de Fabere Patrick.

Fonte: Acervo dos autores.

MANUAL DE SEMIOLOGIA E PROPEDÊUTICA MÉDICA

da a cerca de cinco centímetros abaixo da região medial da articulação do joelho.

Alguns testes são específicos para a avaliação dos ligamentos dos joelhos, alvo frequente de lesões:

- **Teste da gaveta anterior:** tem como objetivo avaliar o ligamento cruzado anterior. Deve ser realizado com o paciente em decúbito dorsal com os joelhos flexionados de forma que os pés se apoiem na cama. O examinador deve envolver as mãos imediatamente abaixo da articulação com os polegares sobre a linha articular. Por fim, o examinador deve realizar uma força no sentido de anteriorização da tíbia. O deslizamento nesse sentido e a presença de estalo audível ou abalo palpável (sinal de Finochietto) torna o teste positivo e prediz uma lesão de ligamento cruzado anterior.
- **Teste de Lachman:** também avalia o ligamento cruzado anterior. Com o paciente em decúbito dorsal e os membros inferiores estendidos, o examinador deve elevar o membro a ser analisado com uma das mãos acima do joelho e outra abaixo, fleti-lo em 15° e alternar forças de pressão anterior e posterior. Puxando anteriormente a tíbia, um ligamento cruzado anterior íntegro deve impedir o movimento de translação para a frente da tíbia sobre o fêmur. A translação anterior da tíbia, associada com um fim de movimento mole, indica um teste positivo.
- **Teste da gaveta posterior:** tem como objetivo a avaliação do ligamento cruzado posterior. A posição inicial do paciente deve ser a mesma do teste da gaveta anterior, assim como o posicionamento das mãos do examinador. Por fim, a única diferença será no sentido da força que o examinador aplicará, que será de posteriorização da tíbia. O deslizamento da articulação sugere lesão do ligamento cruzado posterior.
- **Teste de McMurray:** tem como objetivo a avaliação dos meniscos medial e lateral. Com o paciente em decúbito dorsal e os membros inferiores estendidos, o examinador deve fletir o membro a ser avaliado com uma das mãos segurando o joelho e a outra o calcanhar, e em seguida, realizar movimentos de rotação interna e externa ao mesmo tempo que aplica uma força lateral sobre a articulação do joelho. Estalidos ou cliques com essa manobra sugerem lesão de menisco.
- **Teste de abdução (ou valgização):** tem como objetivo a avaliação do ligamento colateral medial. Com o paciente em decúbito dorsal e os membros inferiores estendidos, o paciente deve elevar o membro a ser avaliado e exercer uma força com vetor medial acima do joelho enquanto aplica, com a outra mão, uma força lateral da parte inferior da perna (abaixo do joelho) com o intuito de deixar o joelho valgo. Dor ou solução de continuidade com essa manobra sugerem lesão do ligamento colateral medial.
- **Teste de adução (ou varização):** tem como objetivo avaliar o ligamento colateral lateral. Com o paciente na mesma posição do teste de abdução, o examinador deve aplicar uma força lateral acima do joelho e medial abaixo do joelho, na tentativa de deixar o joelho varo. Dor ou solução de continuidade com essa manobra sugere lesão do ligamento colateral lateral.

Pé e tornozelo

As principais articulações são a tibiotalar, subtalar ou talocalcânea, metatarsofalangianas, interfalangianas distais e proximais. Os principais músculos e tendões que movimentam os pés são o gastrocnêmio, o tibial posterior e os flexores dos dedos (movimento de flexão plantar), além dos extensores dos dedos e o tibial anterior (movimento de dorsiflexão). Os ligamentos, alvos frequentes de lesões, são: ligamento talofibular anterior, ligamento calcaneofibular, ligamento talofibular posterior e o ligamento deltoide (entre o maléolo medial e o tálus).

O exame físico dos pés e tornozelos inicia-se com a inspeção, podendo ser observadas deformidades e sinais indiretos de alguma patologia, sendo um alvo frequente de artrites, entesites e fasceítes:

- **Hálux-valgus ou joanete:** deformidade frequentemente observada na população geral e pode ser percebida como um desvio lateral do primeiro pododáctilo, ocasionando um abaulamento ósseo na altura da primeira articulação metatarsofalangiana.
- **Dedo em martelo:** resulta de uma hiperextensão da metatarsofalangiana e flexão da interfalangiana distal.
- **Pé chato ou plano:** refere-se à deformidade na qual o arco longitudinal medial dos pés, normalmente côncavo, perde a curvatura fisiológica e torna-se plano.
- **Pé cavo:** refere-se à elevação do arco longitudinal medial dos pés. A subluxação das articulações metatarsofalangianas, que desviam os dedos para baixo, podendo estes serem palpados, é conhecida como *cock-up toe*.
- **Esporões:** são proeminências ósseas em forma de espora e podem levar a dor na região inferior ou posterior do calcâneo, sendo diagnóstico diferencial com fasciíte plantar, tendinite do calcâneo, bursite retrocalcânea e fraturas.

O tendão calcâneo, anteriormente chamado tendão de Aquiles, é o tendão comum dos músculos gastrocnêmio e sóleo localizados na região da panturrilha. Frequentemente pode ser alvo de entesites, como no caso das espondiloartrites, tofos gotosos (gota), xantomas e calos fibrosos, devendo ser palpado durante o exame físico da região. A contratura do tendão aquileu pode levar a uma deformidade dos pés conhecida como *pé equino*, no qual ocorre uma contratura flexão plantar do pé. O teste de Thompson detecta rupturas no tendão de Aquiles. O paciente é colocado em decúbito ventral ou de joelhos com os pés estendidos sobre a borda da cama. O terço médio da panturrilha é comprimido pelo examinador, e em caso de ausência de uma flexão plantar normal, deve-se suspeitar de ruptura do tendão calcâneo.

REUMATOLOGIA

A síndrome do Túnel do Tarso, decorrente de uma compressão do nervo tibial ao passar pelo retináculo flexor no nível do maléolo medial, pode causar sensação de queimação e fraqueza dos músculos intrínsecos dos pés. Tumores benignos nos nervos entre os dedos dos pés que levam à hipersensibilidade e queimação plantar, principalmente entre o terceiro e quarto metatarsos, são denominados neuroma de Morton.

São testes específicos para avaliação das articulações do tornozelo:

- **Teste para articulação tibiotalar:** movimentos de flexão e extensão (dorsiflexão) do tornozelo.
- **Teste para articulação subtalar ou talocalcânea:** o examinador deve segurar o pé a ser analisado na altura da inserção do tendão calcâneo com uma das mãos e com a outra realizar movimentos alternados de inversão e eversão segurando o osso calcâneo.
- **Teste para articulação tarsal transversa:** com uma das mãos o examinador deve segurar o pé analisado na altura do tendão calcâneo e com a outra segurar os metatarsais e realizar movimentos alternados de inversão e eversão.
- **Teste para as articulações metatarsofalangianas:** o examinador deve realizar movimento de flexão dos artelhos com os metatarsais estabilizados.

Outras articulações

As articulações temporomandibulares (ATM), acrômioclaviculares (AC), esternoclaviculares (EC) e manubrioesternais (ME) não devem ser excluídas do exame físico, uma vez que podem ser sítio de acometimento em diversas doenças. Deve-se proceder à palpação dessas articulações em busca de edema, calor, dor e crepitações. Para avaliação de crepitação na ATM, o examinador deve encostar a polpa digital no trago do pavilhão auricular e solicitar que o paciente abra e feche a boca. Outros testes para a ATM incluem a amplitude de abertura bucal, sendo normal três dedos de incisivo medial superior à incisivo medial inferior, movimentos de protusão (para frente), retração (para trás) e lateralização da mandíbula também devem ser realizados para avaliar a amplitude de movimento da articulação. Já para a avaliação da articulação EC, devido à pouca mobilidade, deve ser solicitado ao paciente que realize movimento de adução ("fechar") os ombros, enquanto o examinador palpa a articulação. A articulação AC deve ser avaliada com movimentos do ombro enquanto o examinador palpa a articulação que está situada lateralmente à clavícula. A articulação ME não possui mobilidade, somente sendo avaliada quanto à presença de sinais flogísticos na região.

Tender Points e Trigger Point

A fibromialgia, doença caracterizada pela queixa de dor difusa por mais de três meses associada a outros sinais e sintomas, pode apresentar no exame físico os *tender points*: nove pontos bilaterais, totalizando 18 pontos dolorosos do corpo que podem auxiliar no diagnóstico da doença e devem ser avaliados como uma digito pressão com uma polpa digital com uma força tal que o leito ungueal daquele dedo fique esbranquiçada (aproximadamente 4 kg). A presença de 11 dos 18 pontos dolorosos são sugestivos de fibromialgia. São eles:

1. **Suboccipital:** inserção do músculo suboccipital;
2. **Cervical baixo:** atrás do terço inferior do músculo esternocleidomastoídeo (C5-C6);
3. **Trapézio:** ponto médio do bordo superior do músculo trapézio;
4. **Supraespinhoso:** acima da escápula, próximo ao bardo medial na origem do músculo supraespinhoso;
5. Segunda junção costocondral;
6. Dois centímetros acima do epicôndilo lateral;
7. **Glúteo médio:** parte média do quadrante superolateral do músculo glúteo médio;
8. **Trocantérico:** posterior à eminência trocanter maior;
9. **Joelho:** interlinha medial, pouco acima da linha média do joelho.

O *trigger point* ou ponto gatilho, por sua vez, é uma área muscular dolorosa que pode ser fonte geradora e de irradiação de dor, muitas vezes simulando lombociatalgias e cervicobraquialgias. Caracteriza-se por dor em regiões adjacentes em apenas um ponto de digitopressão.

Propedêutica armada

O diagnóstico das doenças reumáticas envolve uma boa anamnese e exame físico completo. Exames complementares, como provas de atividade inflamatória, pesquisa de autoanticorpos e exames radiológicos são úteis quando bem indicados, auxiliando o diagnóstico baseado em suspeita clínica.

Avaliação de atividade inflamatória

Não são específicas de doenças reumáticas. Muitas são proteínas que persistem por um determinado período de tempo quando ocorre lesão tecidual e regridem após reparação desse processo. Dentre estes exames, temos a proteína C reativa, a velocidade de hemossedimentação (VHS), a proteína sérica amiloide A, a alfa-1 glicoproteína ácida, a haptoglobina e o fibrinogênio.

- **Velocidade de hemossedimentação (VHS):** avalia a velocidade com que o sangue anticoagulado sedimenta, formando pilhas (chamadas de *rouleaux*) de hemácias no fundo do tubo. Indiretamente avalia principalmente a quantidade de fibrinogênio e outras proteínas de fase aguda em menor escala.

Pode ser utilizado como rastreamento de processo inflamatório ou dano tecidual e para acompanhar a evolução da doença e do tratamento. Apresenta meia-vida entre três e cinco dias, sendo que, dessa forma, mesmo após cessar

Capítulo 24

463

MANUAL DE SEMIOLOGIA E PROPEDÊUTICA MÉDICA

a doença, seu valor pode permanecer elevado até que seja totalmente metabolizado pelo fígado, podendo levar tempo para seu valor retornar ao normal.

Seu valor pode estar elevado em processos inflamatórios agudos e crônicos, durante a gravidez, nos idosos, e nos casos de anemia, hipercolesterolemia, hipertermia, obesidade, insuficiência renal crônica e uso de heparina. Em contrapartida, pode estar diminuído em casos de policitemia, anisocitose, esferocitose, microcitose, depleção de fibrinogênio, insuficiência cardíaca, caquexia e hipotermia.

- **Proteína C reativa (PCR):** possui esse nome devido à capacidade de precipitar o polissacarídeo C do pneumococo na presença de cálcio. Em situações normais praticamente não está presente no ser humano, sendo um bom método para avaliação de inflamação e dano tecidual.

Possui um aumento rápido em situações de inflamação ou dano tissular, atingindo um pico em 24 a 48 horas e, após cessar o dano, chega a diminuir pela metade em 24 horas, sendo um bom exame para avaliar o seguimento e a atividade da doença e a evolução da terapêutica. Um bom exemplo é a artrite reumatoide, que possui valores de proteína C reativa e atividade da doença diretamente proporcionais.

- **Algumas situações podem elevar um pouco (valores inferiores a 1 mg/dL):** gengivite, exercício de alta intensidade, diabetes, obesidade e idade avançada. Situações em que pode haver aumento moderado (va-

lores entre 1 e 10 mg/dL): infarto agudo do miocárdio, neoplasias, pancreatite, artrite reumatoide, doenças do tecido conjuntivo e infecções mucosas. Por fim, algumas situações podem ter maior aumento (valores maiores que 10 mg/dL): vasculites sistêmicas, grandes traumas e infecções bacterianas agudas.

- **Mucoproteínas e alfa-1 glicoproteína ácida:** as mucoproteínas são um conjunto de substâncias representadas principalmente pelo ácido orosomucoide que são indicativas de processo inflamatório vigente. Atualmente, a dosagem das mucoproteínas entrou em desuso, sendo mais utilizada a alfa-1 glicoproteína ácida, cadeia polipeptídica produzida pelo fígado e células tumorais, elevando-se em 12 horas após lesão tecidual.
- **Proteína amiloide sérica A:** apolipoproteína que começou a ser reconhecida como proteína de fase aguda graças a seu aumento na amiloidose, onde é depositado na forma de fibrila nos tecidos. Possui biossíntese no fígado, mediada principalmente pela IL-6.
- **Eletroforese de proteínas:** capaz de analisar todas as proteínas e, dependendo da concentração, pode demonstrar diferentes padrões eletroforéticos. Cada banda eletroforética refere-se a determinadas proteínas.
- **Análise do líquido sinovial:** o líquido sinovial é produzido pela membrana sinovial e garante à articulação a oferta de nutrientes. Casos de monoartrite sem diagnóstico definido são a principal indicação para a artrocentese e avaliação do líquido sinovial. A Tabela 24.7 demonstra a análise do líquido sinovial e sua clas-

Tabela 24.7 – Classificação do líquido sinovial.

Característica	Classe I Não inflamatório	Classe II Inflamatório	Classe III Séptico	Classe IV Hemorrágico
Cor	Amarelo/Clara	Amarelo ouro	Amarelo/Verde	Vermelha
Aspecto	Transparente	Translúcido/Opaco	Opaco/Purulento	Sanguinolento
Viscosidade	Alta	Variável	Baixa	NA
Coágulo de Mucina	Firme	Variável	Friável	NA
Leucócitos (/mm³)	< 2.000	2.000 – 100.000	> 100.000*	NA
Diferencial (%PMN)	< 25	> 50	> 75	NA
Cultura	Estéril	Estéril	Positiva**	Variável***
DHL	Muito baixo	Alto	Variável	Similar
Glicose	Próxima à glicemia	> 25, inferior à glicemia	< 25, muito inferior à glicemia	Próxima à glicemia

Fonte: Acervo dos autores.

NA: Não se aplica. PMN: polimorfonucleares.

*Pode ter valor inferior a 100.000 em quadros iniciais, microrganismos de baixa virulência e pacientes que já tenham iniciado tratamento.

**Positividade da cultura varia de acordo com métodos empregados e microrganismo responsável pela infecção.

***Pode ser positiva se hemartrose for decorrente de tuberculose.

Fonte: Acervo dos autores.

sificação em não inflamatório, inflamatório, séptico e hemorrágico.

Como exemplo de líquido sinovial não inflamatório podemos citar a osteoartrite. No líquido inflamatório temos artrite reumatoide, gota, espondiloartrites. Nas artrites sépticas a principal causa é a infecção bacteriana. As artrites hemorrágicas podem estar presentes por hemartrose, trauma e acidentes de punção.

Enzimas musculares e eletroneuromiografia: várias doenças reumáticas podem cursar com miopatia, como as miopatias inflamatórias (polimiosite e dermatomiosite) e as miopatias associadas a outras DRAI.

- **Creatinofosfoquinase (CPK ou CK):** enzima catalisadora da reação energética da creatina. Tem um rápido aumento nos casos de miosites, distrofias musculares, rabdomiólise, injeções intramusculares, biópsias, eletromiografia e após exercício físico de alta intensidade. Diversas medicações, doenças metabólicas e endócrinas (por exemplo, hipotireoidismo), também podem ser responsáveis pelo seu aumento.
- **Aspartato transferase (AST):** anteriormente conhecida como transaminase oxalacética ou SGOT, é uma enzima catalisadora da reação do ácido glutâmico e oxalacético em ácido aspártico e cetoglutárico. Não está presente apenas no músculo, mas também em rins e coração. Aumenta em menor quantidade que a CK.
- **Desidrogenase lática (LDH):** catalisadora da reação do piruvato em lactato, também pode ser utilizada para avaliação de processo inflamatório muscular. Possui cinco tipos, sendo os tipos 1 e 2 presentes no músculo. Fibras de contração rápida possuem valores maiores, enquanto fibras de contração lenta possuem valores menores.
- **Aldolase:** apesar de não ser considerada uma enzima específica muscular, pois tem seus três tipos distribuídos praticamente na mesma quantidade em diversos órgãos, frequentemente é solicitada e útil na avaliação muscular. Catalisa a reação da frutose 1,6-difosfato em gliceraldeído e diidroxiacetona.
- **Mioglobina:** proteína presente no músculo esquelético, inclusive cardíaco, e eleva-se rapidamente quando em situações de injúria.
- **Eletroneuromiografia:** pode ser solicitada para investigação de miopatias, sendo útil na avaliação tanto do componente neuronal (eletroneurografia), como muscular (eletromiografia). De forma geral, é realizado utilizando-se dois eletrodos delimitando a área a ser analisada, onde o componente neuronal avaliará latência, amplitude, duração e velocidade de condução, enquanto o componente muscular avaliará atividade insercional, atividade elétrica em repouso e morfologia dos potenciais de ação da unidade motora. É utilizada em casos de radiculopatias, como hérnias discais, neuropatias periféricas compressivas, como síndrome do Túnel do Carpo, neuropatias periféricas não compres-

sivas sensitivas e/ou motoras, e nos casos de miopatias inflamatórias, como na polimiosite, dermatomiosite e na miosite por corpúsculos de inclusão.

- **Biópsia:** em algumas doenças reumáticas o exame histopatológico através de biópsia do órgão acometido pode ser útil ou até mesmo o padrão-ouro para o diagnóstico, sendo analisados por microscopia óptica e/ou imunofluorescência. No caso da síndrome de Sjögren, por exemplo, a biópsia de glândula salivar de lábio inferior, demonstrando infiltrado inflamatório da glândula, é considerado o melhor exame para confirmação da doença. Uma biópsia muscular na suspeita de polimiosite, dermatomiosite ou miosite por corpúsculos de inclusão torna-se muito útil no diagnóstico, com achados específicos em cada uma destas doenças. A biópsia sinovial é útil especialmente em casos de monoartrite crônica.
- **Capilaroscopia periungueal:** embora requeira treinamento específico para sua realização e interpretação, trata-se de um exame não invasivo e de fácil execução, que tem como princípio a avaliação da microcirculação do leito subungueal e tem uma importância diagnóstica principalmente nos casos de esclerose sistêmica e investigação de fenômeno de Raynaud. Além da esclerose sistêmica, também auxilia no diagnóstico diferencial entre fenômeno de Raynaud primário e secundário, e pode apresentar alterações em pacientes com lúpus eritematoso sistêmico (principalmente naqueles com fenômeno de Raynaud e anticorpo anti-RNP positivo), dermatomiosite e doença mista do tecido conjuntivo.
- **Exames para avaliação de autoimunidade:** os autoanticorpos não são considerados patognomônicos das DRAI, assim como não devem ser solicitados de maneira aleatória e não podem ser utilizados como ferramenta diagnóstica única. Entretanto, alguns desses anticorpos podem ter um valor preditivo positivo alto para determinada patologia, sendo úteis quando há uma suspeita clínica compatível. A Tabela 24.8 associa algumas das principais doenças reumáticas com os principais anticorpos.
- **Pesquisa de anticorpos contra antígenos celulares (PAAC):** mais comumente denominados de pesquisa de fator antinúcleo (FAN), permite a identificação de um conjunto de autoanticorpos que, por meio de exame de imunofluorescência indireta, pode pressupor os anticorpos presentes de acordo com o padrão que a fluorescência demonstra. A Tabela 24.9 mostra os principais tipos de padrões de fluorescência e relaciona o padrão presente com os anticorpos mais sugestivos. Para reconhecimento destes outros anticorpos devem ser realizados testes específicos, de técnica de ELISA, *immunoblot* e/ou imunodifusão dupla. Vale ressaltar que cerca de 10% a 20% da população sadia pode apresentar o PAAC positivo, sem evidência de DRAI. O padrão nuclear pontilhado fino denso, independente do título, é encontrado quase exclusivamente em indi-

MANUAL DE SEMIOLOGIA E PROPEDÊUTICA MÉDICA

Tabela 24.8 – Principais anticorpos associados a doenças reumáticas sistêmicas.	
Doença	Anticorpos associados
Lúpus Eritematoso Sistêmico (LES)	Anti-Ro/SSA, anti-La/SSB, anti-Sm, anti-RNP, anti-dsDNA, antinucleossomo, anti-P-ribossomal
Esclerose sistêmica limitada	Anticentrômero
Esclerose sistêmica difusa	Anti-Scl70
Esclerose sistêmica + polimiosite	Anti-PM/Scl
Artrite reumatoide	Fator reumatoide e anti-CCP
Síndrome de Sjögren	Anti-Ro/SSA, Anti-La/SSB e fator reumatoide
Polimiosite	Anti-Jo1
Dermatomiosite	Anti-Mi2
Miopatia associada à neoplasia	Anti-p155/140
Doença mista do tecido conjuntivo	Anti-U1-RNP altos títulos
Granulomatose com poliangiite	c-ANCA/anti-PR3
Poliangiite microscópica	p-ANCA/anti-MPO

Fonte: Acervo dos autores.

Tabela 24.9 – Principais padrões de fluorescência e anticorpos associados.	
Padrão	Anticorpos
Nuclear homogêneo	Anti-dsDNA, anti-histona, antinucleossomo
Nuclear pontilhado grosso	Anti-Sm, anti-U1-RNP
Nuclear pontilhado fino	Anti-Ro/SS-A, anti-La/SS-B
Nuclear pontilhado centromérico	Anticentrômero
Citoplasmático pontilhado fino denso	Anti-P-ribossomal,
Citoplasmático pontilhado fino	Anti-Jo1
Citoplasmático Pontilhado reticulado	Antimitocôndria

Fonte: Acervo dos autores.

víduos sadios, e os padrões nuclear pontilhado grosso, homogêneo e centromérico são mais observados em indivíduos com DRAI. O padrão nuclear pontilhado fino, quanto maior o título, mais chance tem de estar associado à DRAI. Diante do avanço nas técnicas laboratoriais e da dificuldade de reprodutibilidade do teste, a pesquisa de células LE não é mais utilizada na prática clínica diária.

- **Anticorpo anticitoplasma de neutrófilo (ANCA):** utilizado principalmente para avaliação de vasculites. São dois os principais padrões descritos através da imunofluorescência indireta, o ANCA-c (padrão citoplasmático), na maioria das vezes relacionado à antiproteinase

3 (anti-PR3), altamente sugestivos de granulomatose com poliangiite, e o ANCA-p (perinuclear), geralmente associado ao anticorpo antimieloperoxidase (anti-MPO), que pode estar relacionado à síndrome de Churg-Strauss, poliangiite microscópica, síndrome de Goodpasture ou mesmo à granulomatose com poliangiite. Os anticorpos anti-PR3 e anti-MPO são analisados por ELISA. Há ainda descrição de padrão atípico do ANCA, associado a diversas outras doenças.

- **Anticorpos antifosfolípides:** os principais são o anticoagulante lúpico, anticorpo anticardiolipina (IgG, IgM ou IgA) e anticorpos anti-Beta2-glicoproteína I (IgG ou IgM). Os dois últimos geralmente são pesquisados pela técnica de ELISA. Podem estar presentes na síndrome antifosfolípide primária ou secundária. Outros anticorpos menos frequentemente encontrados são antifosfatidiletanolamina e antifosfatidilserina.

- **Fator reumatoide (FR):** refere-se a um conjunto de anticorpos contra a fração cristalizável (Fc) de imunoglobulinas IgM (maioria), IgG ou IgA. O principal teste utilizado para determinação do FR é a prova do látex, porém, a hemaglutinação, ELISA e imunofluorescência indireta também podem ser utilizadas. Sua principal aplicação está na artrite reumatoide, entretanto, diversas condições podem elevar o FR (Tabela 24.10). Quando presentes em altos títulos na artrite reumatoide, são associados à doença mais agressiva e de pior prognóstico.

- **Anticorpo antipeptídeo cíclico citrulinado (anti-CCP):** as proteínas citrulinadas são formadas a partir da arginina sob atuação da enzima arginina deaminase. Apresentam alto valor preditivo para artrite reumatoide, sendo mais específicos que o FR, e sua presença indica doença mais agressiva. É comumente determinado pela técnica de ELISA.

- **Complemento:** refere-se a um conjunto de proteínas (mais que 30), que atuam de forma sequencial em três vias, a clássica (C1), alternativa (C3) e da lectina. C3, C4 e o complemento total são os mais requisitados geralmente. Dentre algumas condições que diminuem o complemento sérico temos: lúpus eritematoso sistêmico (LES), hepatopatias, desnutrição, crioglobulinemia mista, endocardite, angioedema hereditário, etc.

- **Crioglobulinas:** são imunoglobulinas que precipitam em baixas temperaturas. São classificadas em três tipos de acordo com a composição, sendo o **tipo I** monoclonal e mais associado ao mieloma múltiplo e linfoma; **tipo II** monoclonal e policlonal mais relacionado a Síndrome de Sjögren, linfoma e macroglobulinemia de Waldestrom, e **tipo III** policlonal mais associado a infecções crônicas e doenças autoimunes. As crioglobulinas podem se manifestar principalmente por púrpura, glomerulonefrite, vasculite, púrpura, artrite e neuropatia periférica.

Outros exames

- **HLA-B27:** os antígenos leucocitários humanos (HLA) são proteínas de superfície celular codificados pelos genes do complexo de histocompatibilidade. Dentre diversas dessas proteínas, o HLA-B27 possui uma estreita relação com as espondiloartrites, especialmente a espondilite anquilosante, sendo uma das principais ferramentas na determinação desse grupo de doenças.

- **Ácido úrico:** a hiperuricemia é o principal fator relacionado à gota, sendo importante para o diagnóstico e acompanhamento durante o tratamento da doença. Ela pode variar de acordo com idade, com maior incidência após os 40 anos de idade, e associada a alguns hábitos de vida, como consumo de álcool e dieta com alimentos ricos em purina. Deve ser avaliado no soro e na urina de 24 horas, sendo que em períodos de crise da gota podem ser encontrados resultados falso negativos.

- **Antiestreptolisina O (ASLO):** é uma proteína específica contra estreptococos. Varia de acordo com a idade e é utilizado especialmente nos casos de febre reumática. O anticorpo anti-DNAse B, também revela infecções por estreptococos.

Exames de imagem

- **Radiografia (RX):** tem as vantagens de ser um método de fácil acesso, barato e utilizar baixa dose de radiação. Possui como desvantagens o fato de não visualizar de forma adequada partes moles e observar sinais inflamatórios apenas em estágios mais avançados da doença, muitas vezes em fases sequelares. Na osteoartrite, os principais achados na radiografia são a diminuição do espaço articular, esclerose subcondral e presença de osteófitos. Erosões marginais são típicas das artrites erosivas como, por exemplo, a artrite reumatoide, onde também podemos observar precocemente osteopenia justa-articular. Na condrocalcinose, decorrente do depósito de cristais de pirofosfato de cálcio intra-articular, observamos linhas de calcificação principalmente em joelhos, punhos e sínfise púbica. Nas espondiloartrites pode ser comum a presença de sindesmófitos, que correspondem a pontes ósseas entre as vértebras.

Tabela 24.10 – Condições que elevam o fator reumatoide (FR).

Artrite reumatoide	Mononucleose	Doença hepática crônica	Endocardite bacteriana	Radio ou quimioterapia
LES	Hepatite	Malária	Brucelose	Esquistossomose
Esclerose sistêmica	Vacinação	Filariose	Salmonelose	Púrpura hiperglobulinêmica
DMTC	Leishmaniose	Tuberculose	Crioglobulina	—
Síndrome de Sjögren	Tripanossomíase	Hanseníase	Sarcoidose	

Fonte: Acervo dos autores.

MANUAL DE SEMIOLOGIA E PROPEDÊUTICA MÉDICA

- **Ultrassonografia (USG):** a USG musculoesquelética vem sendo cada vez mais utilizada, especialmente para avaliação de sinovite (associada ao recurso do doppler), avaliação de partes moles, músculos e tendões e de áreas de coleção extra-articular. Além disso, é útil para guiar infiltrações e punções, principalmente em articulações profundas como ombro e quadril. Apesar de fácil acesso e barato, tem a desvantagem de requerer treinamento prolongado e ser operador-dependente.
- **Tomografia Computadorizada (TC):** pode ser útil para identificação de áreas de calcificações, esclerose, cistos, erosões, avaliação de tumores ósseos e para punções guiadas. Tem a desvantagem de utilizar radiação, necessitar do uso de contraste em algumas ocasiões e não avaliar adequadamente tecidos moles. Também pode ser útil para guiar alguns procedimentos de infiltração e punções. O uso do PET-CT ainda necessita de mais estudos nas doenças reumáticas, especialmente nas vasculites.
- **Ressonância Magnética (RM):** é considerada o padrão-ouro em muitas doenças, mas não deve ser solicitada indiscriminadamente e nem substituir a anamnese e o exame físico, visto que permite ao examinador observar estruturas ósseas, cartilagem, tendões, músculos e ligamentos. Tem a vantagem de poder detectar sinais inflamatórios em estágios iniciais, o que permite um tratamento precoce e consequente melhor prognóstico, como na artrite reumatoide inicial e nas espondiloartrites. A artro-RM é o exame de ressonância após administração de contraste intra-articular, permitindo melhor visualização de estruturas intra-articulares, como os ligamentos do punho e meniscos do joelho. A RNM possui grande utilidade no diagnóstico de lombalgias inflamatórias, e a Tabela 24.11 resume os principais achados diagnósticos desse tipo de patologia.
- **Densitometria:** é útil para avaliação da composição corporal, incluindo avaliação da massa óssea, massa magra e massa gorda, sendo o principal exame para diagnóstico de osteoporose.
- **Cintilografia óssea:** utilizada principalmente para avaliação da extensão/distribuição das alterações musculoesqueléticas inflamatórias ou neoplásicas, tendo suas indicações atualmente restritas na reumatologia com o surgimento de métodos mais sensíveis e específicos.
- **Arteriografia convencional, por angio-CT ou angio-RNM:** úteis em casos específicos, especialmente na investigação das vasculites de grandes vasos (arterite de Takayasu e arterite temporal) e de médios vasos (poliarterite nodosa).

A Tabela 24.12 resume algumas vantagens e desvantagens entre os principais métodos de imagem utilizados.

Correlações clínicas e propedêutica armada
Osteoartrite (AO)
Definição e epidemiologia

Anteriormente chamada de osteoartrose, ou artrose, é caracterizada por um processo degenerativo/inflamatório da cartilagem articular. Acomete mais mulheres, sendo que sua incidência aumenta com a idade, principalmente após os 65 anos. História familiar de OA geralmente é positiva em portadores da doença, especialmente na OA de mãos.

Pode ser primária ou idiopática, e secundária, como consequência a traumas, doenças congênitas ósseas, malformações, osteonecrose, distúrbios metabólicos e endócrinos, etc.

Quadro clínico e exame físico

A dor é o principal sintoma relacionado à osteoartrite. Depende da articulação acometida. Geralmente, os principais sintomas relatados pelo paciente incluem dor progressiva de caráter mecânico e limitação de movimento. No caso das articulações das mãos, as mais acometidas pela doença são as interfalangianas proximais, interfalangianas distais e a primeira articulação carpo-metacarpiana. Ao exame físico, pode-se notar aumento do volume articular de consistência firme, dor, crepitação e limitação de movimento. No caso das articulações das mãos, os nódulos de Heberden e Bouchard com frequência estão presentes e podem ser uma das queixas do paciente.

Tabela 24.11 – Características da imagem de RNM para avaliação de lombalgia inflamatória.

Sequências ponderadas	LCR	Disco intervertebral	TCSC	Lesões inflamatórias
T1	Hipodensa	Hipodensa	Hiperdensa	Hipodensa
STIR	Hiperdensa	Hiperdensa	Hipodensa	Hipodensa
T2	Hiperdensa	Hiperdensa	Hiperdensa	Hiperdensa
T2 (FAT SAT)	Hiperdensa	Hiperdensa	Hipodensa	Hiperdensa
T1 - Gd	Hipodensa	Hipodensa	Hiperdensa	Hiperdensa
T1–Gd (FAT SAT)	Hiperdensa	Hiperdensa	Hipodensa	Hiperdensa

Fonte: Acervo dos autores.

LCR: líquido cefalorraquidiano. TCSC: tecido celular subcutâneo

REUMATOLOGIA

Tabela 24.12 – Vantagens e desvantagens dos métodos de diagnóstico por imagem.			
	RX	TC	RNM
Dano estrutural	++++	+	++
Inflamação	-	-	++++
Planos	1D	2D	3D
Custo	+	++	+++
Acesso	++++	++	++
Radiação	+	+++	-
Diagnóstico precoce	+	++	++++

Fonte: Acervo dos autores.
RX: radiografia. TC: tomografia computadorizada. RNM: ressonância nuclear magnética.

Exames complementares

Os exames de atividade inflamatória, como a VHS e a PCR, geralmente estão normais, assim como os autoanticorpos estão ausentes. O principal método diagnóstico é a radiografia, que pode mostrar diminuição do espaço articular, esclerose óssea subcondral, osteófitos e cistos subcondrais. Vale lembrar que a ressonância magnética tem uma acurácia melhor para visualizar essas alterações, porém, seu uso é restrito e muitas vezes desnecessário. A artrocentese não é obrigatória, porém, pode mostrar líquido sinovial de característica não inflamatória.

Artrite reumatoide (AR)

Definição

É uma doença inflamatória crônica, geralmente simétrica de grandes e pequenas articulações periféricas, com potencial de evolução para deformidades, que pode cursar com manifestações extra-articulares.

Epidemiologia

A AR acomete mais mulheres que homens, em uma proporção de 3 a 2:1, principalmente entre 35 e 50 anos de idade. Do ponto de vista genético, a presença do epítopo compartilhado confere maior risco e maior gravidade para doença, sendo o tabagismo outro fator de risco importante para a doença.

Quadro clínico e exame físico

Artralgia de caráter inflamatório, simétrica e associada à rigidez matinal é o principal sintoma relacionado à doença. Fadiga e perda de peso são comuns. As manifestações extra-articulares incluem:

- **Pele:** nódulos subcutâneos, eritema palmar;
- **Cardiovascular:** pericardite, nódulos reumatoides cardíacos, vasculite, infarto agudo do miocárdio, distúrbios de condução;

- **Pulmonar:** pneumonite, bronquiolite, derrame pleural, fibrose pulmonar, nódulos reumatoides no parênquima, cavitações, pneumotórax;
- **Renal:** nefropatia, glomerulonefrite;
- **Oftalmológica:** episclerite, escleromalácia, síndrome de Sjögren;
- **Neurológica:** síndrome do Túnel do Carpo, nódulos reumatoides meníngeos, acidente vascular cerebral, subluxação de C1 sobre C2, neuropatias periféricas.

Dentre os objetivos do tratamento da doença incluem-se melhora da dor e dos sintomas, melhora da qualidade de vida, prevenção de incapacidade e impedir ou retardar a progressão radiográfica da doença com surgimento de deformidades articulares. As mais comuns são: desvio ulnar dos dedos, dedo em pescoço de cisne ou em botoeira, punho em dorso de camelo, polegar em "Z".

Exames complementares

A VHS e PCR geralmente estão elevadas. A eletroforese de proteínas pode demonstrar um aumento de alfa2-glicoproteína e de gamaglobulina, sendo este último geralmente policlonal. O anti-CCP é bastante específico para AR e está presente em 60% a 80% dos casos. O FR não é muito específico para AR, mas está presente em cerca de 70% dos casos. FAN e ANCA podem estar presentes, mas não são específicos da doença e não devem ser solicitados de rotina. A artrocentese pode demonstrar a presença de líquido inflamatório, mas a punção articular geralmente é desnecessária, devendo ser realizada especialmente quando há suspeita de doença microcristalina ou infecção associadas. Com relação às características radiológicas da AR, temos a presença de aumento de partes moles periarticulares, osteopenia periarticular, erosões marginais, cistos e diminuição de espaço articular que pode progredir para anquilose. Nem todas essas características radiográficas estão presentes na radiografia simples, sendo a ultrassono-

Capítulo 24

469

Espondilite Anquilosante (EA)
Definição e epidemiologia

Caracteriza-se pelo acometimento preferencial do esqueleto axial. Geralmente tem início na segunda ou terceira décadas de vida, acometendo principalmente indivíduos do gênero masculino, na razão de 3:1. A prevalência da EA é de 0,1% a 1,4%, apresentando grande variação tanto geográfica quanto em relação aos grupos étnicos.

Quadro clínico e exame físico

O quadro de EA tem início como uma lombalgia inflamatória de início insidioso e persistente habitualmente antes dos 40 anos de idade. Com a progressão da doença, pode ocorrer a formação dos sindesmófitos, com posterior evolução para anquilose, caracterizada por acentuação da cifose e perda da lordose, conhecida como postura de "esquiador". As manifestações extra-articulares incluem:

- **Cardiovasculares:** insuficiência aórtica e distúrbios de condução;
- **Pulmonares:** fibrose pulmonar apical;
- **Renais:** nefropatia por IgA;
- **Gastrointestinais:** doença inflamatória intestinal;
- **Neurológicas:** síndrome da cauda equina, fraturas e subluxações de coluna cervical;
- **Oftalmológicas:** uveíte anterior.

Os achados de exame físico dependem da articulação acometida e das manifestações extra-articulares. Dor lombar com mais de três meses de duração, que melhora com o exercício e não é aliviada pelo repouso, associada à rigidez matinal e piora noturna em indivíduos com menos de 40 anos de idade, deve chamar atenção para hipótese diagnóstica de espondiloartrite. Com a evolução da doença, pode ocorrer limitação da mobilidade da coluna vertebral e diminuição da expansibilidade torácica.

Exames complementares

As provas inflamatórias estão aumentadas e o fator reumatoide (FR) normalmente está ausente, assim como o anti-CCP. O HLA-B27 está presente em até 80% dos casos de espondiloartrites, revelando o importante fator genético da doença. Para o diagnóstico de sacroiliíte pode ser realizada radiografia com incidência de Ferguson. A radiografia de coluna vertebral pode demonstrar a presença de ângulos brilhantes no corpo vertebral (sinal de Romanus) e sindesmófitos que, embora bastante característicos, são sinais mais tardios de acometimento da doença que pode evoluir para coluna em "bambu". A RNM pode demonstrar a presença de sacroiliíte e de acometimento da coluna vertebral mais precocemente, sendo o exame padrão-ouro para esse diagnóstico.

Gota
Definição

Artropatia caracterizada pelo depósito de cristal de monourato de sódio na articulação decorrente da hiperuricemia, sendo mais frequente em homens. Dados epidemiológicos também sugerem sua associação com outros distúrbios metabólicos, como dislipidemia, alterações do metabolismo glicêmico, síndrome metabólica, hipertensão arterial e doença cardiovascular.

Quadro clínico e exame físico

O típico paciente com gota é um homem de meia idade, obeso, hipertenso e por vezes diabético, que usualmente apresenta consumo aumentado de bebidas alcoólicas. O quadro clínico geralmente consiste em intensa dor articular, frequentemente monoarticular de MMII. A primeira articulação metatarsofalangiana ou joelho são as articulações mais acometidas. Com a evolução da doença e aumento da frequência de crises, pode acontecer uma evolução oligoarticular ou poliarticular da doença.

Exames complementares

O diagnóstico definitivo dá-se pelo encontro de cristais de monourato de sódio no líquido sinovial. Ácido úrico sérico costuma estar aumentado, exceto em períodos de crise, em que podem estar falsamente diminuídos. Os exames de imagem podem mostrar erosões em saca-bocado.

Febre reumática
Definição e epidemiologia

A febre reumática é uma doença inflamatória sistêmica aguda decorrente de infecção das vias aéreas superiores prévia pelo estreptococo beta-hemolítico do grupo A de Lancefield, com acometimento preferencial de articulações, coração, tecido subcutâneo, pele e sistema nervoso central. Acomete principalmente crianças e adolescentes entre 5 e 15 anos.

Quadro clínico e exame físico

Os sinais e sintomas mais comumente relatados são a poliartrite assimétrica e migratória de grandes articulações periféricas, febre e sintomas gerais. Outras manifestações podem ser: cardite (pancardite, insuficiência cardíaca), eritema *marginatum*, nódulos subcutâneos e coreia de Sydenham.

Exames complementares

As provas inflamatórias estão aumentadas e a eletroforese de proteínas pode mostrar aumento de alfa2-glicoproteína e gamaglobulina. No hemograma podemos observar anemia normocítica normocrômica e leucocitose à custa de neutrófilos. As dosagens de antiestreptolisina O (ASLO), de anti-DNAse B e de anti-hialuronidase são úteis para o diagnóstico de infecção estreptocócica. O histopatológico do tecido miocárdico pode apresentar os nódulos ou corpúsculos de Aschoff, patognomônicos da doença. O ECG pode revelar alargamento do intervalo PR nos casos de acometimento cardíaco.

Lúpus Eritematoso Sistêmico (LES)

Definição e epidemiologia

Doença autoimune inflamatória crônica sistêmica que pode afetar diversos órgãos e sistemas. Acomete mais mulheres que homens, em uma proporção de 9:1. A faixa etária mais atingida está entre 15 e 45 anos, com maior prevalência em indivíduos da etnia negra. Fatores genéticos estão altamente envolvidos, em associação com o HLA-DR 1 e 2 especialmente. Fatores ambientais (por exemplo, exposição solar), hormonais (estrógeno), infecciosos (infecções por vírus, especialmente o Epstein-Barr) e drogas (lúpus induzido por drogas – procainamida, hidralazina, propiltiuracil, clorpromazina, lítio, carbamazepina, fenitoína, etc) também estão envolvidos na fisiopatologia da doença.

Quadro clínico e exame físico

As manifestações mais frequentes são:

- **Mucocutânea:** eritema malar ("asa de borboleta"), fotossensibilidade, alopecia, úlceras orais e cutâneas, fenômeno de Raynaud;
- **Articular:** artrite, artropatia de Jaccoud;
- **Cardiovasculares:** pericardite, miocardite, endocardite asséptica de Libman-Sacks, arterite coronária, aterosclerose acelerada, infarto agudo do miocárdio;
- **Pulmonares:** pleurite, derrame pleural, pneumonites intersticial e lúpica, hemorragia alveolar difusa, tromboembolismo pulmonar, bronquiolite obliterante com pneumonia em organização (BOOP), hipertensão pulmonar;
- **Hematológico:** anemia hemolítica, leucopenia/leucocitose, linfopenia, plaquetopenia;
- **Neurológico:** AVC, AIT, meningite asséptica, cefaleia, convulsão, distúrbios psíquicos, desordem de movimento, doença de Guillain-Barré, miastenia gravis, mononeuropatia, polineuropatia, neuropatia de nervos cranianos, síndrome do Túnel do Carpo;
- **Renal:** nefrite lúpica (mesangial mínima, proliferativa mesangial, proliferativa focal, proliferativa difusa ou membranosa);
- **Gastrointestinais:** peritonite, pancreatite autoimune, gastroparesia, vasculite intestinal;
- **Oftalmológicas:** síndrome de Sjögren secundária, conjuntivite, ceratite, neurite óptica e vasculite de retina.

Exames complementares

A VHS geralmente está elevada, enquanto a PCR pode estar normal. Anemia de doença crônica ou de característica hemolítica pode estar presente, assim como leucopenia, linfopenia, neutropenia e plaquetopenia. O complemento sérico pode estar diminuído, principalmente em períodos de atividade de doença. O FAN está presente em quase 100% dos casos de LES. Anti-dsDNA, anti-histonas, anti-Sm, anti-Ro, anti-La, anti-RNP podem estar presentes, sendo que anti-DNA, antinucleossomo, anti-Sm e anti-P-ribossomal são altamente específicos para a doença. Anticorpos antifosfolípides também podem estar presentes.

O exame de sedimento urinário pode demonstrar lesão renal, com proteinúria, cilindrúria, hematúria ou leucocitúria. O diagnóstico definitivo de nefrite lúpica se dá pela biópsia renal, que demonstrará o tipo histológico associado ao depósito de imunocomplexos. Exames de imagem devem ser solicitados de acordo com os sintomas ou achados clínicos.

Síndrome de Sjögren (SS)

Definição e epidemiologia

Doença inflamatória crônica de etiologia autoimune caracterizada por infiltração de glândulas exócrinas. Fatores ambientais, como infecções virais prévias (vírus Epstein-Barr, citomegalovírus, herpes vírus humano, vírus da hepatite C, dentre outros) ou bacterianas (*Helicobacter pylori*) já foram relacionadas como potenciais desencadeadores da resposta imune ao tecido glandular, devido à frequente concomitância em pacientes com SS. Cerca de nove mulheres são acometidas para cada homem, com prevalência entre a quarta e quinta décadas de vida.

As glândulas lacrimais e salivares são os principais órgãos afetados pela infiltração linfoplasmocitária, originando disfunções que desencadeiam quadro clássico de xeroftalmia (olhos secos) e xerostomia (boca seca). Outras glândulas exócrinas também podem ser acometidas como o pâncreas, glândulas sudoríparas, glândulas mucosas dos tratos respiratório, gastrointestinal e urogenital.

Quadro clínico e exame físico

Dentre as manifestações clínicas mais frequentes aparecem xerostomia, xeroftalmia e artrite não erosiva. Dentre as manifestações extra-articulares mais frequentes estão:

- Fenômeno de Raynaud;
- Linfadenopatia;
- Vasculites;
- **Pulmonar:** bronquite, rinite, tosse seca, rouquidão;
- **Renal:** nefrite intersticial linfocitária, glomerulonefrites por depósito de imunocomplexos;
- **Gastrointestinal:** diminuição da motilidade gastrointestinal, acloridria, diminuição da secreção pancreática;
- **Neurológico:** neuropatia periférica e "esclerose múltipla like";
- Linfoma.

Exames complementares

As provas inflamatórias geralmente estão elevadas, especialmente a VHS. A eletroforese de proteínas pode de-

Capítulo 24

471

MANUAL DE SEMIOLOGIA E PROPEDÊUTICA MÉDICA

monstrar aumento de gamaglobulinas policlonal. Anemia de doença crônica pode ser observada no hemograma, assim como leucopenia e plaquetopenia. O FAN geralmente está positivo, sendo anti-Ro/SSA e anti-La/SSB os principais anticorpos associados. Fator reumatoide é positivo em até 90% dos pacientes. Vale ressaltar que 10% a 20% dos pacientes com SSj podem ter autoanticorpos negativos, apresentando geralmente doença mais branda. O teste de Schirmer e a coloração com verde de lissamina são utilizados para diagnóstico da xeroftalmia. Fluxo salivar total não estimulado (inferior a 1,5 mL em 15 minutos), cintilografia salivar e sialografia de glândulas parótidas geralmente são úteis para diagnóstico da xerostomia. O padrão-ouro para diagnóstico da síndrome de Sjögren é a biópsia de glândula salivar.

Esclerose sistêmica (ES)

Definição e epidemiologia

Doença crônica e multissistêmica caracterizada por alterações funcionais, fibrose de pele e vísceras. Mais comum em mulheres, em uma proporção de cerca de 5:1 em relação aos homens. O pico de incidência da ES gira em torno dos 30 a 50 anos de idade. A contribuição genética parece estar relacionada ao desenvolvimento da doença, em associação com HLA-A1, B8 e DR3.

Quadro clínico e exame físico

A esclerose sistêmica pode ser classificada de acordo com o acometimento cutâneo em forma difusa (espessamento difuso), limitada (espessamento limitado às extremidades distais e face) e esclerose sistêmica sem acometimento da pele (ES *sine scleroderma*). A esclerodermia localizada pode ser classificada em morfeia, linear ou generalizada. A Tabela 24.13 mostra as principais caraterísticas e diferenças entre as formas difusas e limitadas da esclerose sistêmica, assim como a frequência de aparecimento de determinados sinais e sintomas entre elas.

O início dos sintomas geralmente são inespecíficos e incluem fadiga, mialgia e fenômeno de Raynaud. Com frequência o início dos sintomas se dá por edema de quirodáctilos. A pele aparece como o órgão mais atingido pela ES, seguida por alterações do trato gastrointestinal. Dentre as manifestações por sistemas podemos ter:

- **Pele:** espessamento de quirodáctilos, especialmente em regiões de articulação metacarpofalangianas e metatarsofalangianas, esclerodactilia, telangiectasia, calcinoses, edema de mãos e/ou pés, úlceras cutâneas de extremidades, afilamento da pele, microstomia, afilamento de lábios e nariz.
- **Gastrointestinal:** fibrose e atrofia esofágica, disfagia, aperistalse esofágica, doença do refluxo gastroesofágico, gastroparesia, constipação e incontinência fecal.
- **Pulmonar:** fibrose intersticial, hipertensão pulmonar.
- **Cardiovascular:** distúrbios de condução, arritmias, insuficiência cardíaca.
- **Renal:** crise renal esclerodérmica (hipertensão arterial sistêmica, proteinúria e hematúria microscópica), insuficiência renal.
- **Musculoesquelético:** mialgia, contratura muscular, osteólise ou reabsorção de extremidades ósseas distais.

Exames complementares

A capilaroscopia periungueal é um exame de extrema importância na suspeita de ES, considerando que a grande maioria dos pacientes apresenta alterações nesse exame, denominadas de padrão SD (*Scleroderma Pattern*), tais como ectasia, deleção e desvascularização capilar. A biópsia da pele esclerótica também pode ser uma ferramenta diagnóstica, porém, nem sempre necessária. O fator antinuclear (FAN) costuma estar positivo em até 95% dos pacientes e os principais anticorpos associados são anticentrômero (forma limitada) e anti-Scl 70 ou antitopoisomerase I (forma difusa). Outros anticorpos também podem estar presentes, tais como antiU3-RNP, antiRNA polimerase I e anti-Th-

Tabela 24.13 – Diferenças entre a esclerose sistêmica forma difusa e limitada.		
Esclerose sistêmica	**Forma difusa**	**Forma limitada**
Espessamento cutâneo	Difuso	Distal e face
Hipertensão de artéria pulmonar	5%	25%
Telangiectasias	30%	80%
Calcinose	5%	40%
Creptação tendínea	70%	5%
Crise renal	15%	1%
Fibrose pulmonar	70%	35%
Autoanticorpo mais presente	Anti-Scl70	Anticentrômero

Fonte: Acervo dos autores.

REUMATOLOGIA

-RNP. Devem ser realizados exames para avaliação de acometimento de órgãos e sistemas, tais como, esofagograma contrastado, endoscopia digestiva alta, tomografia computadorizada de tórax, prova de função pulmonar e ecodopplercardiograma.

Polimiosite/Dermatomiosite

Definição e epidemiologia

A incidência das miopatias inflamatórias é pouco conhecida, sendo a polimiosite e a dermatomiosite as protagonistas desse grupo de doenças. No caso da polimiosite e dermatomiosite as mulheres são mais acometidas que os homens em uma proporção de 2:1, sendo mais comum na etnia branca. Na dermatomiosite ocorre um pico de incidência bimodal, entre os 10 e 15 anos e entre 45 e 60 anos de idade.

Quadro clínico e exame físico

O quadro clínico geral das miopatias inflamatórias é constituído por fraqueza muscular de cintura pélvica e escapular progressiva e insidiosa, com comprometimento simétrico e proximal.

Na dermatomiosite o processo inflamatório estende-se à pele, com pápulas de Gottron, heliótropo, eritema macular fotossensível, sinal do "xale", sinal do "V" do decote, distrofia ungueal, telangiectasias e vasculites cutâneas.

Exames complementares

O melhor exame para confirmação diagnóstica é a biópsia muscular, com a observação de infiltrado inflamatório endomisial na polimiosite e infiltrado inflamatório perivascular e/ou atrofia perifascicular na dermatomiosite. A eletroneuromiografia também pode auxiliar no diagnóstico mostrando potenciais polifásicos, curtos, pequenos e de baixa amplitude. As enzimas musculares (CPK, DHL e aldolase) geralmente estão aumentadas, a não ser na dermatomiosite amiopática. A ressonância magnética pode ser útil na busca de sinais inflamatórios e de fibrose muscular. Os principais anticorpos associados são anti-Jo1 (polimiosite), anti-Mi2 (dermatomiosite) e anti-p155/140 (miopatia associada à neoplasia).

Granulomatose com poliangiíte

Definição e epidemiologia

Antiga granulomatose de Wegener, é uma vasculite necrosante e granulomatosa de origem idiopática, que acomete pequenas e médias artérias, principalmente das vias respiratórias e dos rins. Sua incidência é em torno de 10 casos por milhão de habitante. Não possui predição por sexo ou faixa etária.

Quadro clínico e exame físico

Como sintomas gerais o paciente pode apresentar: febre, anorexia, emagrecimento, fadiga. As vias aéreas superiores e inferiores são geralmente acometidas e incluem: úlceras orais e secreção nasal purulenta ou sanguinolenta, "nariz em sela", otites, rinites e sinusites de repetição, nódulos ou cavitações pulmonares, dispneia, tosse e hemoptise. As manifestações oftalmológicas são frequentes e incluem uveíte, ceratoconjuntivite, conjuntivite, esclerite, escleromalácia, obstrução do canal lacrimal, pseudotumor retrobulbar, isquemia de nervo óptico. A glomerulonefrite necrosante pauci-imune é a manifestação renal mais grave da doença, com risco de insuficiência renal.

Exames complementares

A VHS e PCR geralmente estão elevadas. O c-ANCA é muito específico para a doença, principalmente quando associado à presença do anti-PR3. Deve ser realizada busca ativa de possível acometimento pulmonar por meio de tomografia de tórax, que pode evidenciar cavitações ou nódulos não cavitários, e renal, por meio do exame de sedimento urinário que pode revelar hematúria, cilindros hemáticos, proteinúria e leucocitúria. A biópsia pulmonar ou renal pode ser fundamental em casos de dúvida diagnóstica.

Arterite de Takayasu

Definição e epidemiologia

Vasculite de grandes vasos que acomete principalmente a aorta e seus ramos principais, podendo levar à estenose ou formação de aneurismas. Acomete principalmente mulheres em uma proporção de 10:1, especialmente entre os 15 e 40 anos de idade.

Quadro clínico e exame físico

Sintomas gerais como febre, mialgia, fraqueza, perda de peso geralmente estão presentes. Carotidodínea pode estar presente pelo acometimento de vasos carotídeos. Sinais de claudicação de membros superiores, com diminuição do pulso braquial (doença sem pulso) e diferença de pressão arterial entre os membros, associada à presença de sopro carotídeo ou subclávio são bastante sugestivos de arterite de Takayasu. O acometimento cardiológico inclui palpitações, angina, dispneia, insuficiência coronariana e insuficiência aórtica. As manifestações cutâneas podem estar presentes na forma de eritema nodoso, pioderma gangrenoso, eritema *induratum* e úlceras cutâneas.

Exames complementares

A VHS e PCR costumam estar elevadas. Hipergamaglobulinemia pode ser observada na eletroforese de proteínas. O padrão-ouro é arteriografia de aorta, porém, exames menos invasivos como angio-CT e angio-RM podem ser utilizados, inclusive fornecendo sinais de atividade de doença.

Capítulo 24

MANUAL DE SEMIOLOGIA E PROPEDÊUTICA MÉDICA

REFERÊNCIAS

1. Abe T, Nakajima A, Matsunaga M, Sakuragi S, Komatsu M. Decreased tear lactoferrin concentration in patients with chronic hepatitis C. Br J Ophthal- mol. 1999;83(6):684-7.

2. Alamanos Y, Voulgari PV, Drosos AA. Incidence and prevalence of rheumatoid arthritis, based on the 1987 American College of Rheumatology criteria: a systematic review. Semin Arthritis Rheum 2006; 36(3): 182-8.

3. American College of Rheumatology Subcommittee on Rheumatoid Arthritis Guidelines. Guidelines for the management of rheumatoid arthritis. Arthritis Rheum 2002; 46:328-46.

4. Aragona P, Magazzu G, Macchia G, Bartolone S, Di Pasquale G, Vitali C, Ferreri G. Presence of antibodies against Helicobacter pylori and its heat- shock protein 60 in the serum of patients with Sjogren's syndrome. J Rheumatol. 1999;26(6):1306-11. 7.

5. Arend WP, Michel BA, Bloch DA et al. The American College of Rheumatology 1990 criteria for the classifi cation of Takayasu's arteritis. Arthritis Rheum 1990; 33: 1129-1134.

6. Arnett FC, Edworthy SM, Bloch DA, McShane DJ, Fries JF, Cooper NS, et al. The American Rheumatism Association 1987 revised criteria for classification of rheumatoid arthritis. Arthritis Rheum 1988; 31:315-24.

7. Barbosa PJ, Müller RE, Latado AL, Achutti AC, Ramos AI, Weksler C, et al. Diretrizes Brasileiras para Diagnóstico, Tratamento e Prevenção da Febre Reumática da Sociedade Brasileira de Cardiologia, da Sociedade Brasileira de Pediatria e da Soci- edade Brasileira de Reumatologia. Arq Bras Cardiol 2009;93:1-18.

8. Benedek TG. History of Rheumatic Diseases. In J. H. Klippel (Ed). Primer on the Rheumatic diseases. Atlanta, Arthritis Foundation, 1997; 11:1–5.

9. Bicley LS, Szilagyi PG. Bates Propedêutica médica. 10° edição, editora Gen/Guanabara Koogan 2009; c16, p575-643

10. Braun J, Sieper J. Building consensus on nomenclature and disease classification for ankylosing spondylitis: results and discussion of a questionnaire prepared for the International Workshop on New Treatment Strategies in Ankylosing Spondylitis, Berlin, Germany, 18-19 January 2002. Ann Rheum Dis 2002; 61:61-7.

11. Choi HK, Mount DB, Reginato AM. Pathogenesis of gout. Ann Intern Med 143: 499-516, 2005

12. Dalakas MC, Hohlfeld R. Polymyositis and dermatomyositis. Lancet 2003; 362:971-82.

13. Falk RJ, Gross WL, Guillevin L, Hoffman GS, Jayne DR, Jennette JC, et al. Granulomatosis with polyangiitis (Wegener's): an alternative name for Wegener's granulomatosis. Arthritis Rheum. 2011;63(4):863-4.

14. Fauci AS. The vasculitis syndromes. In: Isselbacher KJ, Braunwald E, Wilson JD, Martin JB, Fauci AS, Kasper DL, editors. Harrison's principles of internal medicine fi fteenth edition. McGraw-Hill, 2001: 1956-1968.

15. Fellet A, Fellet AJ, Fellet L. Osteoartrose: Uma Revisão. Rev Bras Med 2007;64:55-61.

16. Fuller R. Osteoartrose. In Antonio Carlos Lopes - Tratado de Medicina Interna. São Paulo. Roca, 2006, p.1721-1728

17. Fuller, Ricardo. Manual de Reumatologia. 2007

18. Goldberg, DL. Fibromyalgia and related syndroms. In Klippel, JH (ed). – Primer on the rheumatic diseases. 12 ed. Arthritis Foundation Publication. 2001, p. 188-193

19. Harley JB, Alexander EL, Bias WB, Fox OF, Provost TT, Reichlin M, et al. Anti-Ro (SS-A) and anti-La (SS-B) in patients with Sjogren's syndrome. Arthritis Rheum. 1986;29(2):196-206.

20. Hochberg MC. Updating the American College of Rheumatology revised criteria for the classification of systemic lupus erythematosus. Arthritis Rheum 40: 1725, 1997.

21. Janssens HJEM, van den Lisdonk EH, Jansen M, van den Hoogen HJM, Verbeek ALM: Gout, not induced by diuretics? A case control study for primary care (Gota, não induzida por diuréticos? Um estudo caso-controle de atenção primária). Ann Rheum Dis 65: 1080-83, 2006

22. Khanna D. Diagnosis and management of systemic sclerosis. Indian Journal of Rheumatology 2010; 5(2): 69–75

23. Lane NE. Osteoarthritis on the hip. N Engl J Med. V.357:p. 1413-1421. 2007

24. Magee DJ. Avaliação musculoesquelética. 5° edição, editora Manole 2010

25. Milestones in rheumatology. The Parthenon publishing Group. Inc new york. 1999. reprinted by special arrangement in India 2001 by Panther Publishers private Limited, Bangalore.

26. Moskowitz, RW. Clinical and laboratory findings in osteoarthritis. In: Arthritis and Allied Conditions, Koopman WJ (ed), Williams & Wilkins, Baltimore 1997. p 1985

27. Moutsopoulos HM, Chused TM, Mann DL, Klippel JH, Fauci AS, Frank MM, et al. Sjogren's syndrome (Sicca syndrome): current issues. Ann Intern Med. 1980;92(2 Pt 1):212-26.

28. Olgunturk R, Canter B, Tunaoglu FS, Kula S. Review of 609 patients with rheumatic fever in terms of revised and updated Jones criteria. Int J Cardiol 2006;112:91-8.

29. Raymundi SD, Fernandes AMF, Rosa RF. Temas de Reumatologia Clínica 2008; 9:104-9

30. Rezende CEB, Rodrigues REC, Yoshimura R, et al. Granulomatose de Wegener: relato de caso. Rev Bras Otorrinolaringol, 2003;69:261-265.

31. Rheumatic fever and rheumatic heart disease: report of a WHO expert consultation on rheumatic fever and rheumatic heart disease. World Health Organization. Geneva, 2001 Oct 29 - Nov 1. Geneva: WHO; 2004.

32. Ribeiro C, Campos Neto MS, Silva GMC, et al. Granulomatose de Wegener: apresentação clínica e tratamento. J Bras Nefrol, 2006;28:114-117.

33. Sack KE. Physical examination of the musculoskeletal system. In: Imboden J, Hellmann D, Stone J. Current diagnosis and treatment rheumatology. 2nd ed., USA, McGraw Hill, 2007, p. 1-11.

34. Sampaio-Barros PD. Epidemiology of spondyloarthritis in Brazil. Am J Med Sci 2011;341(4):287-8.

35. Sato EI, Bonfá ED, Costallat LTL, Silva, Brenol JCT, Santiago MB,Szajubok JCM, Filho AC, Barros RT,Vasconcelos M. Consenso brasileiro para o tratamento do lúpus eritematoso sistêmico (LES). Revista Brasileira de Reumatologia – vol 42, n° 6, nov/dez 2002

36. Sharma BK, Jain S, Suri S, Numano F. Diagnostic criteria for Takayasu arteritis. Int J of Cardiol 1996; 54: S127--S133.

37. Skare TL. Reumatologia: Princípios e prática. 2° edição, editora Gen/Guanabara Koogan 2007.

38. Subcommittee for Scleroderma Criteria of the American Rheumatism Association Diagnostic and Therapeutic Criteria Committee. Preliminary criteria for the classification of systemic sclerosis (scleroderma). Arthritis Rheum 1980;23:581-590

39. Tamby MC, Chanseaud Y, Guillevin L, Mouthon L. New insights into the pathogenesis of systemic sclerosis. Autoimmun Rev. 2003;2(3):152-7

40. Teixeira JM, Barros Filho T, Lin TY, Hamani C,Teixeira WGJ. Cervicalgias. Rev Med 2001;80:307-16.

41. UpToDate. Disponível em: http:// www.utdol.com/ utd/content/ topic.do?topicKey=spinaldi/561 Acesso em: 18/05/2006

42. Van der Linden S,Van der Heijde D. Ankylosing spondylitis: clinical features. Rheum Dis Clin North Am 1998;24:663-76.

43. Vilar, M.J. and E.I. Sato, Estimating the incidence of systemic lúpus erythematosus in a tropical region(Natal, Brazil). Lupus, 2002. 11(8): p.528-32.

44. W.W. Buchanan, J. Daqueker, History of Rheumatic Diseases, In M. C. Hochberg, A. J. Silman, J. S. Smolen, M. Weinblatt, M. H.Weisman (Eds), Rheumatology, 3rd Ed. Edinburgh, Mosby 2003;1-

45. Whitaker AN, Emmerson BT, Bunce IH, Nicoll P, Sands JM. Reversal of renal failure in Wegener's granulomatosis cy heparin. Am J Med Sci. 1973;265(5):399-406.

46. Yazici Y, Kagen L. Clinical presentation of the idiopathic inflammatory myopathies. Rheum Dis Clin North Am 2002; 28:823-32.

47. Yoshinari NH, Bonfá ESDO. Reumatologia para o clínico. 1° edição, editora Roca 2000. c24,p.222-233

48. Ziminski CM, Nichols LA. History and physical assessment. In clinical care in the rheumatic diseases. 3rd ed., Atlanta, Georgia, Association of Rheumatology Health Professionals, 2006, p. 27-33.

25 capítulo

Luiz Airton Saavedra de Paiva
Paolla Rossi

Líbano Abiatar Csernik Monteiro

Medicina Legal

INTRODUÇÃO

Não há, na literatura, uma definição ideal sobre o que seja a Medicina Legal, uma vez que seu conceito acompanhou as mudanças históricas às quais foi submetida. Alguns autores consideram-na uma arte (Lacassagne, século XIX: *"A arte de pôr os conhecimentos médicos ao serviço da administração da Justiça"*), enquanto outros, uma ciência (Hoffman: *"A ciência que tem por objeto o estudo das questões no exercício da jurisprudência civil e criminal e cuja solução depende de certos conhecimentos médicos prévios"*). Com o objetivo de simplificar, pode-se dizer que a Medicina Legal é *"a aplicação dos conhecimentos médicos aos problemas judiciais"* (Nerio Rojas). Para nomeá-la, existem variadas sinonímias:

- Medicina Forense;
- Medicina Judiciária;
- Medicina Criminal;
- Medicina Política e Social, entre outras.

Ela engloba diversos conteúdos, cujos estudos voltam-se para temas específicos:

- **Traumatologia Forense:** estuda as energias vulnerantes, seu mecanismo de ação e consequências;
- **Tanatologia Forense:** estuda a morte, sob a abordagem médica, sua realidade, causa e maneira e os fenômenos cadavéricos;
- **Toxicologia Forense:** estuda as substâncias tóxicas, seus efeitos, mecanismo de ação, detecção e consequências do uso;
- **Infortunística:** estuda os acidentes do trabalho, sua etiologia, dinâmica e consequências;
- **Antropologia Forense:** estuda os despojos humanos com o objetivo de estabelecer sua identidade, a causa da morte e outros dados de valor social;
- **Sexologia Forense:** estuda aspectos relacionados à violência sexual, gravidez, puerpério, aborto e casamento;
- **Psiquiatria Forense:** estuda a responsabilidade penal e a capacidade civil, que podem ser alteradas pelos distúrbios mentais, assim como aborda aspectos relacionados ao uso de drogas psicoativas;
- **Deontologia:** ocupa-se das normas éticas a que estão sujeitos os profissionais médicos, abrangendo a responsabilidade profissional nas esferas civil, penal, ética e administrativa.

Historicamente, a relação entre a Medicina e o Direito tem início no século XVIII a.C., época em que vigorava o *Código de Hammurabi*, cujas leis regiam os direitos médicos, bem como a sua responsabilidade perante a saúde do paciente. Somente no ano 44 a.C., porém, foi relatado o primeiro exame de uma vítima de homicídio: Júlio César. Seu corpo foi examinado pelo médico romano Antistius, na qualidade de cidadão, que descreveu os 23 golpes de punhal recebidos, tendo sido apenas um fatal.

O reconhecimento de que os médicos poderiam ser testemunhas especiais em juízo ocorreu durante o Império de Justiniano (483 a 565 d.C.), tornando-se obrigatório por meio dos povos bárbaros germânicos e sua *Lex alemanorum*. Entretanto, somente em 1507, na região atual da Alemanha, ocorreu a obrigatoriedade da perícia médica em mortes violentas, com o Código de Bamberg.

No Brasil, em 1832, foi criada a perícia profissional, por meio da regulamentação do exame de corpo de delito, além da oficialização de duas escolas médicas (da Bahia e do Rio de Janeiro), com uma cadeira de Medicina Legal em ambas. Em 1877, tornou-se obrigatório o ensino da Medicina Legal nas faculdades de Direito. Em 1967, foi criada a Sociedade Brasileira de Medicina Legal, atual Associação Brasileira de Medicina Legal (ABML), com o objetivo de congregar e representar os profissionais médicos legistas do país.

Em 2008, foi fundada a Academia Nacional de Medicina Legal, corporificando-se como um espaço de incentivo, divulgação do ensino e da prática da Medicina Legal em nosso país, servindo como órgão colegiado de alto nível científico de consulta das instituições e dos cultores da doutrina nesta área.

Atualmente, a Medicina Legal é exercida por peritos médicos chamados legistas, técnicos altamente especializa-

MANUAL DE SEMIOLOGIA E PROPEDÊUTICA MÉDICA

dos, cuja função é realizar exame de vestígios materiais de crime (corpo de delito), mediante solicitação de autoridade competente.

Engana-se, porém, quem pensa que o conhecimento da Medicina Legal deva se restringir apenas ao médico legista. Devido ao encaminhamento de vítimas de acidentes ou outras formas de violência (fatais ou não) para a realização do exame de corpo de delito, qualquer documento pertencente ao prontuário médico poderá vir a ter fins jurídicos ou ser de fundamental importância para a coleta inicial de dados da história – realizada pelo médico legista, que recebe o histórico hospitalar do paciente, ou para a realização do exame indireto por meio dessa documentação.

É, portanto, de imprescindível valor o conhecimento por parte de médicos generalistas ou especialistas, da minuciosa e completa descrição das lesões avaliadas durante o exame físico, além do correto preenchimento dos documentos médico-hospitalares. Por isso, neste capítulo, serão abordadas as formas mais reiteradas de lesões, a fim de nortear o profissional da saúde ao longo da descrição do exame físico.

PERÍCIA MÉDICO-LEGAL

As infrações penais podem deixar vestígios (*delicta facti permanentis*) ou não (*delicta facti transeuntis*). No primeiro tipo citado, o conjunto de elementos denunciadores do fato criminoso é chamado de corpo de delito. Cabe exclusivamente ao médico perito analisá-lo e estabelecer o nexo entre ele e o ato criminoso.

A função do perito limita-se a verificar o fato, indicando a causa que o motivou – sendo imparcial, sem defender ou acusar. O relatório médico-legal é a narração escrita e minuciosa de todas as fases de uma perícia médica, estando dividido em sete partes, descritas a seguir.

1. O preâmbulo é a introdução, cujo conteúdo refere-se à qualificação da autoridade solicitante, dos peritos e do examinando. Devem constar, ainda, a data e a hora de realização do exame, o local onde foi realizado e o tipo de perícia.
2. Os quesitos transcritos são as perguntas realizadas a fim de se caracterizarem os fatos originários do processo.
3. O histórico consiste na "anamnese" médico-legal, cujos dados são obtidos do examinando (a exceção ocorre nas necrópsias, em que as informações devem ser colhidas da guia de remoção do corpo).
4. A *descrição* deve corresponder ao *visum et repertum*, ou seja, o perito deve fazer um relato objetivo de suas análises ao realizar o exame.
5. A discussão deve, com a liberdade pericial responsável, cotejar os achados descritos com a experiência colhida da literatura científica pertinente e as deduções encadeadas em raciocínio lógico, as quais devem conduzir às conclusões.
6. As conclusões, de forma resumida, devem conter os achados a que conduziu, como demonstrado na discussão, o exame pericial.

7. As *respostas aos quesitos*, já anteriormente apresentados, deve ser feita de forma sumária e concludente, explicitando, se necessário, o grau de certeza concebível.

CONTEÚDOS MÉDICO-LEGAIS DE IMPORTÂNCIA MÉDICA GERAL
Estudo médico-legal da morte

A necrópsia ou autópsia forense, componente da investigação criminal, visa a determinação:

- da causa;
- do tempo;
- de como ocorreu a morte (agente, instrumento ou meio que a produziu);
- das situações qualificadoras presentes (asfixia, tortura, ação do fogo ou outro meio insidioso ou cruel);
- identificação do cadáver;
- contribui para o estabelecimento da causa jurídica ou maneira (natural, violenta ou suspeita).

O Código de Processo Penal determina que elas devem ser realizadas 6 horas após o óbito, exceto se os peritos julgarem que possa ser feita antes.

Os diferentes métodos de necrópsia forense existentes atualmente são variações das técnicas de *Virchow, Ghon, Letulle* e *Rokitansky*, sendo sua execução dividida principalmente em duas etapas:

- **Exame externo:** inicia-se pela análise das vestes e dos objetos que acompanham o cadáver. Após despi-lo, as vestes devem ser guardadas, ficando à disposição da justiça, e o corpo, analisado quanto:
    - cor;
    - sexo;
    - peso;
    - altura;
    - idade;
    - dimensões;
    - sinais característicos e sinais tanatológicos (rigidez muscular, manchas de hipóstase, resfriamento e sinais de putrefação), que representam parâmetros para fixação do tempo estimado da morte
    - continua-se pela inspeção cautelosa da cabeça;
    - pescoço;
    - tórax;
    - abdome;
    - dorso;
    - região anal;
    - órgãos genitais;
    - membros superiores e inferiores.

> **Obs:** Tudo deve ser feito de maneira minuciosa, descrevendo os ferimentos detalhadamente, por meio de termos técnicos próprios com suas dimensões e localizações.

Fonte: Hercules HC., 2008; Coelho CAS, Jorge Jr JJ, 2008.

- **Exame interno:** a incisão, a remoção dos órgãos e o modo de examiná-los dependerão da técnica necroscópica empregada. Deve abranger as três cavidades principais:
  - crânio
  - tórax
  - abdome

  e descrever as feridas encontradas quanto:
  - presença de coleções e secreções
  - quantidade de sangue
  - estabelecer o trajeto do agente, apontando os ferimentos mortais

Além da necrópsia, o médico legista pode lançar mão de exames complementares:

- **Imagem:** pesquisa de fragmentos de instrumentos metálicos ou fraturas
- **Laboratoriais:** análises toxicológicas, genéticas, exames piloscópicos, histológicos, pesquisa de espermatozoides

Estudo médico-legal das lesões corporais

A Traumatologia Forense é a subdivisão da Medicina Legal que estuda as implicações jurídicas dos traumatismos, abrangendo uma gama enorme de agentes vulnerantes capazes de lesar o organismo ou de prejudicar de algum modo seu perfeito funcionamento. Ela engloba cerca de metade das perícias realizadas nas instituições especializadas.

A lesão é a alteração estrutural proveniente de uma agressão ao organismo, podendo ser visível macro ou microscopicamente, ou seja, corresponde a todo e qualquer dano ocasionado à normalidade do corpo humano, do ponto de vista anatômico, fisiológico ou mental. Existe uma classificação para os agentes lesivos quanto à sua ordem: mecânica, física, química, físico-química, bioquímica, biodinâmica e mista.

Lesão corporal, segundo o artigo 129 do Código Penal, corresponde a ofender a integridade corporal ou a saúde de outrem, sendo competência da perícia médico-legal constatar sua existência, determinar o agente responsável, assim como classificar a natureza da lesão.

É imprescindível, nas perícias forenses, o diagnóstico diferencial entre as lesões produzidas em vida (*intra-vitam*) e as causadas após a morte (*post-mortem*). Para tanto, avalia-se a presença de reação vital. Nos casos em que a lesão foi feita em tempo considerável antes ou depois da morte, não há grandes empecilhos, porém, segundo afirma Hércules, *"quanto mais próximo do momento da morte, maior deve ser o cuidado do perito ao se pronunciar"*, caracterizado este, como o período de incerteza.

Na presença de determinados elementos, existe a certeza de que a lesão foi feita em vida:

- Reação inflamatória;
- Processo de reparação e de regeneração.

Há, porém, a limitação do uso desses elementos na Medicina Legal, em função da grande quantidade de tempo necessária para que se estabeleçam.

Aspectos como:

- Infiltrado hemorrágico;
- Necrose;
- Migração de macrófagos;
- Infiltração de neutrófilos;
- Presença de hemossiderina;
- Tipo e localização histológica de enzimas no foco inflamatório, que não somente caracterizam reação vital, como podem ser utilizados como datadores da lesão.

Lesões por energia de ordem mecânica

As energias de ordem mecânica têm, como agentes causais:

- Armas propriamente ditas (revólveres, punhais, cassetetes);
- Armas eventuais (faca, navalha, facão, machado, lâmina de barbear, tijolo);
- Armas naturais (punhos, pés, dentes);
- Meios diversos (animais, explosões, veículos).

A intensidade e a gravidade do trauma dependem da força de choque, da região atingida e da resistência tissular, podendo gerar repercussões externa ou internamente. Existe uma classificação dos instrumentos mecânicos de acordo com o modo de ação e as características que imprimem às lesões. Baseado nela, podem ser:

- Agentes perfurantes (feridas perfurantes/punctórias);
- Agentes cortantes (feridas incisas/cortantes);
- Agentes contundentes (feridas contusas/contusões);
- Agentes perfurocortantes (feridas perfurocortantes/perfuroincisas);
- Agentes cortocontundentes (feridas cortocontusas);
- Agentes perfurocontundentes (feridas perfurocontusas);
- Agentes perfurocortocontundentes (feridas perfurocortocontusas).

Lesões perfurantes ou punctórias

Os instrumentos perfurantes têm aspecto pontiagudo, alongado e fino, cujos exemplos clássicos são a agulha e o furador de gelo, que agem afastando as fibras do tecido. As feridas puntiformes são assim denominadas devido à sua exteriorização em forma de ponto e caracterizam-se por uma abertura estreita e menor diâmetro do que o do instrumento causador, com pouca nocividade na superfície e podendo apresentar grande gravidade na profundidade. Apresentam, também, como trajeto, um túnel estreito que continua pelo tecido lesado, explicitado no cadáver como uma linha escura. Na presença do ferimento de saída, este geralmente tem diâmetro menor do que o de entrada.

Lesões cortantes ou incisas

Os instrumentos cortantes agem por deslizamento sobre os tecidos, através de um gume, gerando as feridas também denominadas cortantes ou incisas. O termo incisão deve ficar restrito exclusivamente aos ferimentos de natureza cirúrgica. São exemplos desta categoria de instrumentos a navalha, o bisturi, a faca (utilizada apenas pelo gume), as lâminas de barbear, o papel, os cacos de louça e de vidro, a linha de cerol, entre outros.

As lesões apresentam forma linear, regularidade das bordas, regularidade do fundo da lesão, ausência de vestígios traumáticos ao seu redor, hemorragia abundante, predominância do comprimento sobre a profundidade, afastamento das bordas da ferida (devido à elasticidade e à tonicidade dos tecidos, sendo fenômeno exclusivo das lesões *intra vitam* e mais exacerbado na pele, seguida da tela subcutânea, vasos sanguíneos, músculos e, por fim, tecido fibroso), presença de cauda de escoriação voltada para o lado do término da ação do instrumento (importante para o diagnóstico da direção do ferimento), vertentes cortadas obliquamente, centro da ferida mais profundo do que as extremidades, paredes da ferida lisas e regulares, perfil de corte angular (se atuação perpendicular) ou em forma de bisel (se atuação oblíqua ao plano atingido).

Existem algumas particularidades nomeadas isoladamente para este tipo de lesão: esquartejamento (divisão do corpo em partes, por amputação ou desarticulação), decapitação (separação da cabeça do corpo) e esgorjamento (longa ferida transversal do pescoço, com acentuada profundidade, lesando diversos planos além dos cutâneos).

Para auxiliar a diferenciação entre essa categoria de leses e as denominadas contusas, que serão detalhadas no decorrer do capítulo, a Tabela 25.1 indica as características que as distinguem.

Lesões contusas

Os instrumentos contundentes são os maiores causadores de danos e correspondem aos meios geralmente com superfície plana, que atuam sobre o corpo humano produzindo diferentes tipos de lesões, divididas, didaticamente,

em fechadas e abertas, de acordo com o rompimento ou não da pele.

Lesões fechadas

- **Rubefação (vermelhidão):** congestão repentina e momentânea de uma região do corpo atingida pelo traumatismo, descrita como uma mancha avermelhada, efêmera e fugaz, que aparece nos primeiros instantes, alcança o máximo em 60 segundos e desaparece em poucos minutos. Resulta da dilatação de capilares e vênulas locais. Como exemplo de etiologia bem conhecida, tem-se a bofetada nas nádegas de uma criança.
- **Tumefação:** elevação e palidez da pele no local do impacto, surgindo após alguns minutos, acompanhadas pela rubefação.
- **Equimose:** infiltração hemorrágica nas malhas dos tecidos, devido à rotura de capilares, vênulas e arteríolas, prova irrefutável de reação vital. Se presente em forma de pequenos grãos, recebe o nome de sugilação; se em forma de estrias, víbice; se pequenas e agrupadas, petéquias. Existem equimoses denominadas figuradas ou com assinatura, que revelam com fidelidade a marca dos objetos que lhe deram origem (fivelas de cinto, saltos de sapato, estrias de pneus de automóveis e tranças de cordas), exemplificadas na Figura 25.1. Quanto à evolução temporal dessa lesão, deve-se atentar às mudanças de sua coloração, descritas como espectro equimótico de *Legrand du Saulle*, cujos mecanismos encontram-se descritos na Tabela 25.2: avermelhada (1º dia), violácea (2º e 3º dias), azulada (4º ao 6º dia), esverdeada (7º ao 10º dia) e, por fim, amarelada (a partir do 12° dia), desaparecendo após 15 ou 20 dias. Esta sucessão de tonalidades não está presente nas equimoses de conjuntiva, em virtude de ela ser muito porosa e de fácil oxigenação, mantendo-se vermelha até a total reabsorção do sangue extravasado, fato notado na Figura 25.2.

Na experiência dos autores deste capítulo, esta gradação, na realidade, apresenta grande variabilidade,

Características	Contusas	Cortantes
Bordas	Irregulares	Regulares
Vertentes	Irregulares	Regulares, coaptantes
Margens	Com escoriações e equimoses	Sem lesões
Fundo	Com trabéculas	Regulares, sem trabéculas
Hemorragia	Difusa	Abundante e até pulsátil
Extremidades	Irregulares	Cauda de escoriação em uma extremidade

Tabela 25.1 – Diagnóstico diferencial entre feridas.

Fonte: Alcântara HR, 2011.

estando relacionada com sua extensão, localização e, principalmente, idade da vítima.

- **Hematoma:** resultado do extravasamento de sangue de um vaso bastante calibroso, sem sua difusão nas malhas dos tecidos, formando uma coleção sanguínea, cuja palpação revela a sensação de flutuação. À inspeção, nota-se relevo na pele, de delimitação razoavelmente nítida.
- **Bossa sanguínea e serosa:** aumento de volume dos tecidos por coleção de líquido que os infiltra, formando uma saliência pronunciada na superfície cutânea.
- **Entorses:** lesões articulares provocadas por movimentos exagerados dos ossos que compõem uma articulação, incindindo apenas sobre a cápsula articular e os ligamentos. Também podem ser definidas como estiramento da cápsula de uma articulação, com ou sem rotura ligamentar.
- **Luxações:** deslocamento permanente das superfícies articulares ou perda da relação de contato de articulações devido ao deslocamento de dois ossos.

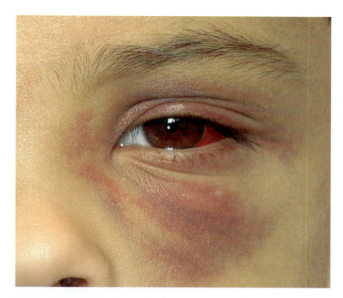

Figura 25.2 Área de equimose orbitária recente, com hemorraia conjuntival.

Fonte: Cedida pelo Prof. Dr. Luis Airton Saavedra De Paiva; 2009.

- **Fraturas:** fragmentação ou solução de continuidade dos ossos, decorrentes de compressão, flexão ou torção. Podem ser diretas, quando presentes no próprio local do traumatismo, ou indiretas, quando em região distante do local atingido. Quando em um osso apresenta diversos fragmentos, recebe o nome de múltipla ou cominutiva. Existem classificações que avaliam o contato da lesão com o meio externo (exposta ou subcutânea), a extensão (completa ou incompleta) e a orientação das fraturas (transversal, longitudinal, oblíqua, espiralada, em hélice, em passo de parafuso, em galho verde, em T e em Y).
- **Rotura visceral:** decorrente de trauma contundente violento, pode ser negligenciada devido à desproporção com os ferimentos externos. As vísceras mais comumente atingidas são o fígado, o baço, os rins, os pulmões, os intestinos, o pâncreas e as suprarrenais. Há

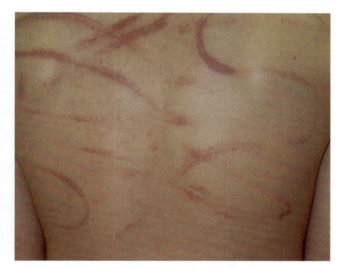

Figura 25.1 Equimoses revelando a forma do instrumento (cabo de secção circular).

Fonte: Cedida pelo Prof. Dr. Luis Airton Saavedra De Paiva; 2009.

Tabela 25.2 – Evolução cromática das equimoses.

Cor	Evolução	Mecanismo
Avermelhada	Do início ao 3º dia	Saída da hemoglobina da hemácia
Azulada	Do 4º-6º dia	Fração da hemoglobina com ferro – hemossiderina
Esverdeada	Do 7º-12º dia	Fração da hemoglobina sem ferro – hematoidina
Amarelada	Do 13º-21º dia	Transformação da hematoidina e da hemossiderina em hematina
Desaparecimento	Após o 22º dia	Reabsorção fagocitária dos pigmentos

Fonte: Alcântara HR, 2011.

uma situação especial, chamada tríade do pisão (roturas de órgãos maciços, ausência de sinais de violência sobre o tegumento abdominal e prolapso retal), decorrente de pisões propositais sobre o abdome, geralmente de adultos contra crianças.

Lesões abertas

- **Escoriação:** despregamento da epiderme e desnudamento da derme, de onde fluem serosidade e sangue, como mostrado na Figura 25.3. Em vida, ocorre a regeneração da área lesada por reepitelização, sem gerar cicatrizes. *Post mortem*, não ocorre a formação da crosta, permanecendo a derme branca, sem o extravasamento de serosidade ou sangue.

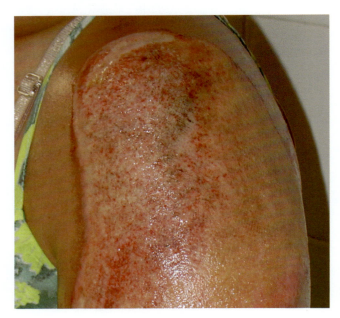

Figura 25.3 Área de escoriação recente, com presença de serosidade e sangue.

Fonte: Cedida pelo Prof. Dr. Luis Airton Saavedra De Paiva; 2009.

- **Ferida contusa:** abertura da pele produzida pela sua compressão contra uma superfície óssea, que apresenta diversas características, como:
  - Forma estrelada;
  - Forma sinuosa ou retilínea;
  - Bordas irregulares, escoriadas ou equimosadas;
  - Fundo irregular;
  - Vertentes irregulares;
  - Presença de pontes de tecido íntegro ligando as vertentes (fibras elásticas da derme que se distenderam, mas não romperam);
  - Retração das bordas da ferida, sinal de reação vital;
  - Pouco sangrantes, em função da compressão exercida pelo instrumento, que esmaga a luz dos vasos (hemostasia traumática);
  - Integridade de vasos, nervos e tendões no fundo da lesão;
  - Ângulo tendendo à obtusidade.

Situações especiais

Não enquadradas nas categorias supracitadas, encontram-se as lesões descritas a seguir.

- **Prolapso de vísceras internas:** decorre de uma grande pressão sobre o abdome ou tórax, comumente retal (exposição do intestino) ou genital (exposição do útero e da bexiga). Também pode ocorrer, em menor frequência, projeção de órgãos torácicos e abdominais pela boca.
- **Lesões produzidas por artefatos explosivos:** decorrem de ação mecânica (material ou artefato ou escombros) ou da onda explosiva (síndrome explosiva). Englobam ferimentos, mutilações e fraturas em diferentes partes do corpo humano.
- **Síndrome explosiva (*blast injury*):** conjunto de manifestações violentas produzidas pela expansão gasosa de uma explosão, que pode atingir vários órgãos, sendo mais comum no tímpano (*blast* auditivo).
- **Empalamento:** nomenclatura utilizada quando há penetração de um objeto de grande eixo longitudinal no ânus ou na região perineal.
- **Esmagamento:** lesão em que todos os planos anatômicos de um segmento do corpo são comprimidos e triturados.

Lesões perfurocortantes ou perfuroincisas

Estas lesões são originadas por instrumentos de ponta e gume, com mecanismo de ação misto, que envolve a penetração com perfuração da ponta e o corte com a borda afiada de planos superficiais e profundos. Existem instrumentos:

- de 1 só gume (canivete, faca-peixeira, espada);
- 2 gumes (faca "vazada", punhal);
- 3 gumes ou triangulares (lima).

As lesões apresentam predomínio da profundidade sobre a extensão, cuja forma varia de acordo com o número de gumes.

- **1 gume:** geram ferimentos em forma de botoeira, com uma fenda regular e linear (um ângulo agudo e outro, arredondado), cuja largura é maior do que a espessura da lâmina.
- **2 gumes:** acarretam fenda de bordas iguais e ângulos agudos.
- **3 gumes ou triangulares:** como o nome indica, originam feridas de forma triangular ou estrelada.

Também podem ser classificadas em superficiais, penetrantes ou transfixantes, à semelhança dos instrumentos perfurantes (Figura 25.4).

MEDICINA LEGAL

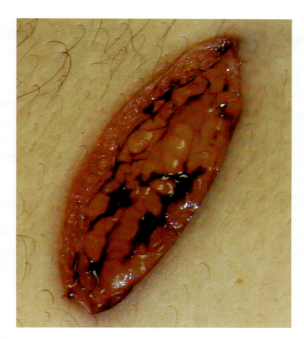

Figura 25.4 Ferimento perfurocortante.

Fonte: Cedida pelo Prof. Dr. Luis Airton Saavedra De Paiva; 2009.

Lesões cortocontusas

Os instrumentos cortocontundentes, como a foice, o facão, o machado, a serra elétrica, as unhas e os dentes, produzem lesões pela ação de seu próprio peso ou pela força ativa de quem os maneja.

Tais lesões têm forma variável, de acordo com a região atingida, inclinação, peso, gume e força viva atuante – o que se sabe, no entanto, é que predominam as características dos ferimentos cortantes se o instrumento for afiado, ou dos ferimentos contusos, caso não haja expressivo fio de corte. Como características, são graves, fundas, sem cauda de escoriação, nem pontes de tecidos íntegros entre as bordas da ferida.

- **Espostejamento:** redução do corpo a fragmentos diversos e irregulares, ocorrendo comumente em vítimas de atropelamento de acidentes ferroviários.
- **Mordedura (dentada):** lesão com características próprias, variáveis de acordo com a intensidade do agente (animal ou humano) na ação. Mordeduras de pouca violência costumam se apresentar como equimoses e escoriações, como na Figura 25.5, com marcas dos dentes (arcos dentários) alinhados em forma de meia-lua (aspecto de duplo parêntese). As de maior violência são reconhecidas como feridas, lacerações e até arrancamento de tecidos (mutilações de orelha, nariz, papila mamilar etc).

A "marca" deixada pela mordida corresponde aos elementos dentários, podendo levar os investigadores ao reconhecimento do autor da ação violenta. Entretanto, dificilmente se encontra a impressão completa da mordedura e,

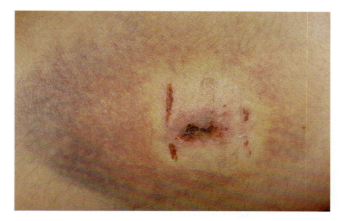

Figura 25.5 Mordida humana recente.

Fonte: Cedida pelo Prof. Dr. Luis Airton Saavedra De Paiva; 2009.

quanto mais numerosos forem os elementos dentários faltosos, mais difícil será o reconhecimento. Deste modo, cabe à polícia científica fotografar a lesão e, posteriormente, fazer o seu molde. Quando a lesão é produzida por um animal, a intensidade tende a ser maior, causando mais danos (ferimentos irregulares, arrancamento de tecidos, mutilação, multiplicidade de golpes, escoriações adjacentes, lesões produzidas pelas garras) à vítima.

Lesões perfurocontusas

Decorrem de um instrumento que perfura e contunde ao mesmo tempo – projétil de armas de fogo, na maioria dos casos. Para o estudo dessas lesões, devem ser considerados o ferimento de entrada, o ferimento de saída (quando presente) e o trajeto.

Ferimento de entrada

O ferimento de entrada pode advir de tiro encostado, a curta distância ou a distância. Ao final da explicações, a Tabela 25.3 resume as informações referentes a cada tipo.

O estudo deste ferimento envolve conceitos importantes, decorrentes da ação do projétil, descritos a seguir.

- **Orla ou halo equimótico:** equimose violácea justa ao ferimento devido ao rompimento de capilares, vênulas e arteríolas atingidos pelo projétil.
- **Orla ou halo de escoriação:** gerada pela ação contundente do projétil sobre a epiderme, arrancando-a. Também pode estar presente no ferimento de saída, se a pele for espremida pelo projétil contra algum objeto (cinto, encosto de cadeira).
- **Orla ou halo de enxugo (limpadura):** gerada pela impregnação das sujidades do projétil na derme, que, por ser mais elástica, é esticada por invaginação, rompendo-se quando ultrapassado o seu limite de elasticidade, fazendo com que o diâmetro de entrada seja menor do que o calibre do projétil. Exclusiva do ferimento de entrada.

Tabela 25.3 – Determinação da distância do tiro pela ferida de entrada.

Distância	Lesões
Encostado	Buraco de mira ou mina de Hofmann
	Inversão dos bordos da ferida
	Queimadura de tecidos no início do trajeto
	Presença de pólvora na porção inicial do trajeto
A curta distância	Inversão de ferida de bordas irregulares
	Orla de contusão e enxugo
	Aréola equimótica
	Zona de esfumaçamento
	Zona de queimadura
	Zona de tatuagem
	Zona de compressão de gases
A distância	Inversão da ferida de bordas irregulares
	Orla de contusão e enxugo
	Aréola equimótica

Fonte: Alcântara HR, 2011.

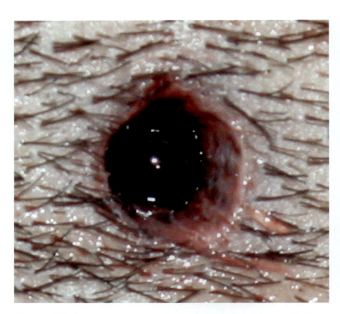

Figura 25.6 Ferimento de entrada por projétil de arma de fogo, em couro cabeludo, tiro a longa distância.

Fonte: Cedida pelo Prof. Dr. Luis Airton Saavedra De Paiva; 2009.

Existem, também, lesões desencadeadas pelo cone de explosão (conjunto de gases superaquecidos, grãos de pólvora incombusta e resíduos da combustão):

- **Zona de queimadura ou chamuscamento:** produzida pela chama.
- **Zona de esfumaçamento (tisnado):** produzida pelos resíduos da combustão, consiste em uma orla acinzentada, removível com a lavagem da pele com água e sabão.
- **Zona de tatuagem:** produzida pelos grãos de pólvora em combustão ou não queimados, que atravessam a epiderme e se incrustam na derme.

Tiros a (longa) distância

Os ferimentos de entrada dos tiros a distância caracterizam-se por:

- Diâmetro menor do que o do projétil, devido à elasticidade e à retratilidade da pele;
- Forma arredondada (tiro perpendicular) ou elíptica (tiro oblíquo);
- Orla ou halo equimótico;
- Orla ou halo de escoriação;
- Orla ou halo de enxugo;
- Bordas reviradas para dentro (invertidas) devido à ação contundente de fora para dentro nas margens do ferimento.

Algumas dessas características podem ser observadas na Figura 25.6.

Para o diagnóstico diferencial entre o ferimento de entrada e o de saída no plano ósseo, deve-se pesquisar o sinal de funil de Bonnet ou do cone truncado de Pousold. Na lâmina externa do osso, encontra-se um ferimento de entrada arredondado, regular e em forma de "saca-bocado". Na interna, ferimento irregular, maior do que o da externa e com o bisel interno bem definido (perfuração em forma de funil ou tronco de cone). O ferimento de saída é o oposto: amplo bisel externo (forma de tronco de cone), com a base voltada para fora.

Existe um ferimento de entrada em formato de "buraco de fechadura" nos ossos da calvária, originado por projéteis com incidência tangencial e inclinação suficiente para penetrar na cavidade craniana.

Tiros a curta distância

Considera-se tiro dado a curta distância aquele que gera lesão de entrada do impacto do projétil (efeito primário) e manifestações da ação de resíduos de combustão ou semicombustão da pólvora e das partículas sólidas do projétil (efeitos secundários).

O conceito não abrange, portanto, a distância entre a boca da arma e o alvo.

Os ferimentos de entrada desta categoria podem apresentar, além das características descritas nos ferimentos a distância, os seguintes elementos contornado o ferimento:

- **Zona de tatuagem:** (arredondado nos tiros perpendiculares ou em forma de crescente nos oblíquos), resultante da impregnação de grãos de pólvora incombustos que alcançam o corpo – considerado sinal indiscutível de orifício de entrada nos tiros a curta distância.

MEDICINA LEGAL

- **Zona de esfumaçamento:** depósito de fuligem que circunscreve a ferida de entrada e que desaparece ao lavar.
- **Zona de queimadura ou chamuscamento:** decorrente da queimadura pela chama resultante da combustão ou pelos gases superácidos sobre a pele.

Tiros encostados

Nos tiros encostados, existindo superfície óssea abaixo da pele, o ferimento de entrada apresenta forma irregular, denteada ou com entalhes, em função da penetração dos gases da explosão no ferimento, que refluem ao encontrar a resistência do plano ósseo, descolando e dilacerando os tecidos. Existem sinais característicos agrupados nesta categoria:

- **Câmara de mina de Hoffman** (melhor nomeada por "golpe" de mina, segundo França):
    - Na fronte, caracterizada por crepitação gasosa da tela subcutânea (pela infiltração dos gases);
    - Ausência de zona de tatuagem e de esfumaçamento;
    - Além de vertentes enegrecidas e desgarradas, como a cratera de uma mina como observado na Figura 25.7.
- **Sinal de Benassi (Benassi-Cueli):** halo fulginoso na lâmina externa do osso referente ao orifício de entrada, no crânio, nas costelas e nas escápulas.
- **Sinal de Werkgaertner (Sinal do Cano):** inexistindo superfície óssea abaixo da pele, aparece, nela, o desenho do cano impresso, pela ação contundente do instrumento ou pelo seu aquecimento. O diâmetro da lesão pode ser maior do que o do projétil, pelo efeito explosivo dele sobre os tecidos, e suas bordas podem estar voltadas para fora, pela ação de levantamento dos tecidos produzida pela explosão dos gases.

Ferimento de saída

Os ferimentos de saída possuem:

- Forma irregular (fenda ou desgarro);
- Diâmetro maior do que o do orifício de entrada (o projétil ao sair pode estar modificado);
- Bordas reviradas para fora (evertidas, em função da ação do projétil se dar de dentro para fora);
- Maior sangramento (devido ao maior diâmetro);
- Irregularidade de forma e ausência de orla de escoriação (em função da atuação de dentro para fora);
- Halo de enxugo (impurezas do projétil ficam retidas na sua passagem pelo corpo) e de elementos químicos resultantes da decomposição da pólvora, como evidenciado na Figura 25.8.
- Pode haver o halo ou aréola equimótica ao redor do ferimento de saída.

Cabe ressaltar, quanto à ausência de orla de escoriação que, se o corpo atingido estiver encostado em algum anteparo e o projétil encontrar resistência dos tegumentos ao sair, ela estará presente, recebendo o nome de sinal de Romanese.

Pode-se fazer valer da histologia na comparação entre os dois tipos de ferida (entrada e saída), comparando-as quanto à infiltração gordurosa (maior no de saída) e a presença de um anel de fibras colágenas (somente no de entrada).

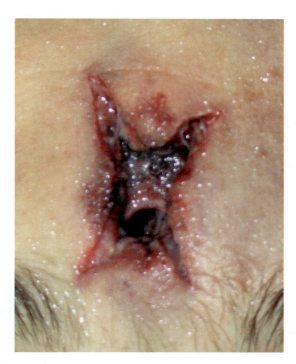

Figura 25.7 Ferimento de entrada por projétil, arma de fogo, em região frontal, tiro encostado ("mina Hoffman").

Fonte: Prof. Dr. Luis Airton Saavedra De Paiva; 2009.

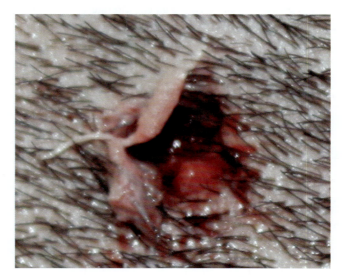

Figura 25.8 Ferimento de saída por projétil de arma de fogo, em couro cabeludo.

Fonte: Prof. Dr. Luis Airton Saavedra De Paiva; 2009.

Trajeto

O trajeto é o percurso feito pelo projétil no interior do corpo, que tanto pode terminar em fundo cego, como perder-se dentro de uma cavidade, variando de linhas retas a curvas. Para que se faça o rastreamento do projétil, basta seguir a infiltração de sangue. Sempre há sangue coagulado na luz do canal formado pelo trajeto, sinal claro de reação vital. Além disso, tecidos lacerados, desorganizados e infiltrados por sangue, corpos estranhos de outras regiões também estão presentes no percurso.

Em alguns casos, um único projétil pode transfixar vários segmentos corporais, criando diversos orifícios de entrada e de saída, situação denominada "trajeto em chuleio" ou "em alinhavo".

Lesões produzidas por projéteis múltiplos

Nos tiros a curta distância, o ferimento de entrada é geralmente único, de grande dimensão e com perda ou desgarramento parcial de retalhos da pele, ficando com a forma irregular e estrelada; pode apresentar orla de esfumaçamento, zonas de queimadura, pequenas feridas de uma ou outra esfera e halo de tatuagem. Seu trajeto consiste em um túnel de paredes irregulares, anfratuosas e laceradas. O ferimento de saída é uma ferida contusa, irregular, com bordas invertidas e, dependendo da região atingida, com conteúdo visceral ou fraturas múltiplas.

Nos tiros a distância, os ferimentos de entrada são múltiplos e pequenos, perfurocontusos, enegrecidos, de formas e tamanhos variáveis. Seus trajetos são variados, depondo das regiões atingidas e dos impactos sofridos. Os ferimentos de saída são raros, exceto quando a estrutura atingida não oferece grande resistência.

Lesões produzidas por projéteis de alta energia

Os ferimentos de entrada produzidos por projéteis de alta energia podem apresentar grandes áreas de destruição dos tecidos atingidos, com orifícios muito maiores que o diâmetro do projétil. Os ferimentos de saída costumam ter forma de rasgões. O túnel da lesão é composto de extensa laceração de tecidos, com material aspirado de estruturas adjacentes.

Lesões por energias de ordem física

Temperatura

A exposição de um ser vivo a temperaturas extremas gera mudanças em sua matéria que variam da congelação à carbonização. Em nosso país, devido ao clima tropical, as doenças e os acidentes provocados pelo calor são muito mais frequentes. A temperatura humana normal situa-se entre 36 °C e 37,5 °C.

Ação local do calor (queimaduras)

Diversas situações podem gerar lesão de pele decorrente da ação térmica, como chamas (de incêndios domésticos ou industriais), jatos de vapor, líquidos quentes (escaldaduras), sólidos aquecidos e explosões. A incidência de queimaduras é muito grande, porém subestimada em função da baixa notificação.

A maior causa de queimaduras são os acidentes, especialmente os domésticos, cujas principais vítimas são as crianças (brincadeiras com fósforos e substâncias inflamáveis) e os idosos (falta de atenção e lentidão de reflexos, por vezes associados à diminuição da acuidade visual). A segunda causa de morte pela ação térmica direta é o suicídio, considerada a causa mais comum entre mulheres e a quinta entre os homens, de acordo com alguns estudos.

A queimadura promove morte instantânea de algumas células, tardia de outras e lesões irreversíveis em algumas. Existe uma classificação das queimaduras, baseada na profundidade atingida pela lesão inicial, variando o plano que limita os graus. Comumente as queimaduras são classificadas, por seu aspecto, em quatro graus:

- **1º Grau:** superficiais, apresentam aspecto eritematoso (vermelhidão), aumento da temperatura local e as alterações estão restritas à epiderme.
- **2º Grau:** apresentam o aspecto bolhoso (flictenas) correspondem a alterações das camadas superficiais (epiderme e parcialmente a derme) – exemplificadas pela Figura 25.9.
- **3º Grau:** correspondem à destruição da pele, interessando tanto a epiderme como a derme profundamente.
- **4º Grau:** representam maior gravidade, com total destruição da pele e acometimento de qualquer plano anatômico profundo, frequentemente incluindo o osso.

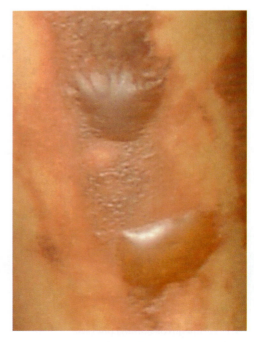

Figura 25.9 Queimadura de 2º grau (aspecto bolhoso – flictena).

Fonte: Cedida pelo Prof. Dr. Luis Airton Saavedra De Paiva; 2009.

Entretanto, cabe lembrar que cada região queimada pode apresentar áreas de diferentes profundidades. A avaliação da extensão da queimadura é realizada por meio da aplicação da regra dos nove para adultos ou da regra dos cinco para crianças. Na avaliação do local, queimaduras na face, na genitália, nas mãos e nos pés são sempre consideradas potencialmente graves.

Ação do frio local

No Brasil, as lesões locais pelo frio, popularmente conhecidas como geladuras, são raras e geralmente causadas pelo contato da pele com serpentinas de aparelhos de refrigeração ou com gelo seco (gás carbônico no estado sólido). As áreas corporais mais atingidas são os pés e as mãos.

As geladuras podem ser classificadas também em quatro graus ou em superficiais (1º e 2º graus) e profundas (3º e 4º graus):

- **1º Grau:** compõe-se por uma área pálida em que a pele tem consistência aumentada, porém ainda depressível, cercada por um halo de hiperemia.
- **2º Grau:** há edema, bolhas médias ou grandes de conteúdo límpido e cristalino nas 6 a 12 primeiras horas de descongelamento.
- **3º Grau:** a tonalidade da pele apresenta-se rósea escura, com consistência de placa endurecida, não depressível, associada a bolhas pequenas e de conteúdo hemorrágico.
- **4º Grau:** caracteriza-se pela necrose do segmento afetado.

Clinicamente, há sensação de peso e entorpecimento no segmento comprometido. Ao reaquecimento, ocorre dor intensa, latejante, com duração de dias a semanas. Posteriormente, parestesia e sensação de choque elétrico podem durar meses. O exame anatomopatológico indica ocorrência de vasculite aguda, caracterizada por trombose das artérias de médio calibre, com infiltração inflamatória polimorfonuclear de suas paredes.

Eletricidade

As lesões causadas por este tipo de energia são chamadas de eletroplessão. Ainda, aquelas causas por eletricidade natural recebem o nome de fulguração.

Eletroplessão

Sabe-se que mais da metade dos acidentes elétricos ocorre no ambiente de trabalho, principalmente no ramo da construção civil. A morte dos eletrocutados pode ter, como causas, a parada respiratória central ou periférica, a parada cardíaca ou a hemorragia tardia, porém o exame interno tende a ser inespecífico.

A eletricidade pode agir por meio de três formas sobre os seres vivos: elétrica, térmica ou luminosamente.

- **Ação elétrica:** ocorre pelos efeitos excitatórios da corrente e pela formação de um campo elétrico através das membranas celulares. A lesão costuma ser pequena, porém profunda, sem exsudação ou tendência à infecção, uma vez que os vasos sanguíneos da região são coagulados pela ação térmica – características observadas na Figura 25.10.

  Quanto à forma, pode ser circular ou elíptica, de coloração branco-amarelada, firme, de bordas elevadas e fundo retraído, em oposição à pele sadia adjacente. Em muitos casos, ela pode imitar a forma do condutor. Depois de alguns dias, o tecido morto começa a se destacar da pele vizinha, formando um sulco que se desprende lentamente. Os pontos de entrada da corrente geralmente estão situados nas mãos, nos pés, na cabeça ou em outra região da pele. O fluxo da corrente ao longo do membro aquece, preferencialmente, o tecido muscular – de maior condutância –, gerando grave destruição dos músculos, com liberação de grande quantidade de mioglobina para o sangue, que pode ser dosada para avaliar a gravidade do caso. Também pode ocorrer síndrome compartimental, devido à reação inflamatória, com intenso edema do tecido conjuntivo de sustentação das fibras musculares.

- **Ação térmica:** decorre do efeito *Joule* da corrente através dos segmentos do corpo humano e pela energia das faíscas que constituem os arcos voltaicos. As lesões dependem da voltagem, da resistência dos contatos, da forma de associação da vítima com o condutor e da facilidade de escoamento da energia para o solo. Como o sangue e os músculos apresentam menor resistência, quando houver contato de um indivíduo com um fio eletrizado, o fluxo da corrente ocorrerá por eles.

  Os arcos voltaicos são centelhas ou faíscas, de intensa luminosidade, que pulam do condutor com alta voltagem para qualquer corpo que permita o escoamento

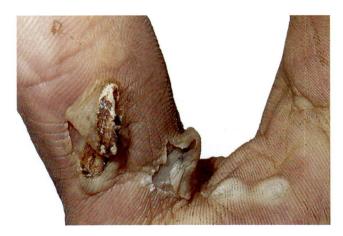

Figura 25.10 Lesão de entrada de eletricidade artificial em região palmar.

Fonte: Cedida pelo Prof. Dr. Luis Airton Saavedra De Paiva; 2009.

MANUAL DE SEMIOLOGIA E PROPEDÊUTICA MÉDICA

da energia para o solo. A pele e os tecidos subjacentes são carbonizados, podendo até os ossos serem destruídos, nos casos mais intensos. Se o contato foi feito com a cabeça, pode haver explosão da caixa craniana devido à ebulição instantânea do cérebro. Também pode ocorrer o fenômeno de metalização, quando a pessoa é atingida sobre um objeto metálico, sofrendo, este um processo de fundição, sendo lançado sobre a vítima. A área de saída tende a ser menor do que a de entrada.

- **Ação luminosa:** a luminosidade intensa dos arcos voltaicos pode ser lesiva, como nos casos de operários que trabalham com solda elétrica sem a devida proteção. O quadro clínico consiste em diminuição da visão de duração variável, sensação de corpo estranho na conjuntiva e intenso lacrimejamento. Também podem ocorrer cefaleia, náuseas, vômitos e sintomas psíquicos (irritabilidade, ansiedade).

Fulguração

A eletricidade natural pode se manifestar de várias maneiras, sendo a mais conhecida o raio – corrente contínua de amperagem imensa. A mortalidade varia de acordo com a literatura, situando-se entre 30% e 50% das vítimas.

A probabilidade de um corpo qualquer ser atingido por um raio é proporcional ao quadrado da altura e à área da sua base. A gravidade dos acidentes de fulguração costuma ser 5 a 10 vezes maior do que a da eletroplessão. O efeito do raio varia de acordo com o tipo de acidente, podendo:

- incidir diretamente sobre a vítima;
- dispersando-se pela área em que ela está;
- emitindo ramos laterais que a atingem;
- caindo perto e induzindo voltagem em corpo metálico próximo a ela;
- atingindo a vítima dentro de casa;
- atingindo-a horizontalmente após atravessar a casa de uma face à outra, pelas janelas e portas abertas.

Em ambientes descampados, o indivíduo atingindo dificilmente sobreviverá.

As lesões cutâneas manifestam-se por meio de queimaduras de forma e profundidade variadas. Aquelas decorrentes diretamente da ação térmica podem ser puntiformes e profundas ou lineares e superficiais. As outras estão relacionadas ao aquecimento de metais que o indivíduo porta (colares, fivelas, brincos). Entretanto, a lesão característica é a figura de Lichtenberg, que consiste em marcas avermelhadas, formadas por uma linha central de onde partem ramificações laterais irregulares, que formam ângulos agudos crânio-caudais, em maior frequência no tórax, pescoço e abdome.

Existem, também, outras lesões possíveis, como alterações em:

- audição (lesão timpânica geralmente unilateral);
- visão (catarata tardia);
- sistema nervoso (neuropatia da fulguração: petéquias no tronco cerebral, hemorragia, edema e focos de necrose).

As mortes ocorrem por parada respiratória e cardíaca em assistolia. No exame do cadáver, deve-se atentar ao estado das vestes e dos calçados, à presença de objetos metálicos fundidos e a queimaduras da pele adjacentes a eles. Nos sobreviventes, há relato de amnésia em relação ao fato e, em alguns casos, sequelas geralmente transitórias (afonia, ptose palpebral, paresias, parestesias, rigidez pupilar, anisocoria).

Radioatividade

A radioatividade pode gerar lesões por meio dos raios X, do rádio e da energia anatômica. Os primeiros acarretam danos locais (radiodermites) ou gerais (sobre órgãos profundos, especialmente as gônadas) e são os mais frequentes na rotina médico-legal. As radiodermites podem ser agudas (de 1º, 2º ou 3º grau) ou crônicas.

- **Radiodermites agudas:**
  - **1º grau** duram cerca de 60 dias, apresentam as formas depilatória e eritematosa e desaparecem lentamente como uma mancha escura.
  - **2º grau** apresentam somente uma forma (pápulo-eritematosa) e correspondem a ulcerações dolorosas, recobertas por crosta seropurulenta, de difícil cicatrização, gerando uma placa esbranquiçada de pele rugosa.
  - **3º grau** correspondem a zonas de necrose grosseira ou suave – úlceras de Röentgen –, com predisposição a aparecerem nas mãos de profissionais que trabalham sem a devida proteção.
- **Radiodermites crônicas:** apresentam a forma ulceroatrófica, telangiectásica ou neoplásica (chamada de câncer cutâneo dos radiologista ou câncer röentgeniano).
- **Lesões pelo rádio:** podem decorrer de ação interna ou externa e de ordem traumática, térmica e radioativa. Os seus efeitos são semelhantes aos do raio X e da radiação, outros decorrem da onda explosiva, das queimaduras e das sequelas tardias – pela disseminação dos raios α, β e γ.

PROCEDIMENTO MÉDICO ADEQUADO

Serão agora enumerados alguns cuidados que, ao nosso entendimento, são de grande importância para melhor satisfazer aos objetivos de uma futura perícia médico-legal, que devem consistir em preocupação de todo médico, durante todas as fases do atendimento a uma vítima de lesões traumáticas nos diversos serviços de saúde.

Ainda que no atendimento ao paciente traumatizado a preocupação com o estado e a recuperação do paciente, objetivando não só impedir as mortes evitáveis, como melhorar seu prognóstico, não deixe lugar para perda de tempo, como preconizam os manuais e protocolos, assim como, não deva faltar o bom senso, inerente a qualquer ato médico, alguns destes cuidados aqui recomendados são possíveis de serem executados dentro da conveniência temporal e, obviamente, sem nenhum prejuízo aos importantes procedimentos médicos a serem realizados.

Atendimento pré-hospitalar

Tanto o atendimento, realizado no local do fato, o seu estudo, como a preocupação com a natureza do acontecimento, com o que aconteceu (*scene* e *situation* dos textos em língua inglesa), devem ser devidamente registrados no histórico do caso e, principalmente em vítimas fatais, relatados no documento de encaminhamento aos Institutos de Medicina Legal, de maneira a subsidiar a futura interpretação dos ferimentos observados durante as autópsias.

Durante o transporte dos pacientes, cuidado especial deve ser tomado com a perda, ou extravio, de possíveis instrumentos lesivos como projéteis de arma de fogo (às vezes presentes soltos nas vestes ou rente à pele), armas brancas inteiras ou fragmentadas (encontradas superficialmente nos ferimentos), assim como seus pertences, documentos de identificação, substâncias tóxicas ou venenosas que portava, que além de registrados no histórico devem ser acondicionados e encaminhados à autoridade policial responsável pelo registro da ocorrência.

Atendimento hospitalar

Na fase do atendimento, ambulatorial ou hospitalar, os sintomas relatados, em casos de vítimas atendidas com vida e capacidade de informar, e os sinais observados pela semiotécnica empregada devem ser registrados com clareza, assim como relatos de evolução e ficha de prescrição, com data e horário em que se deu o registro.

Na descrição das lesões presentes, deve o médico realizar minuciosa descrição de seus aspectos, de modo a permitir, numa futura interpretação, sua correta localização, dimensão, estadiamento cronológico e acometimento patológico (comprometimento anatômico e funcional). Isto feito com a necessária meticulosidade permitirá, a qualquer tempo, a correta interpretação do agente lesivo responsável, do direcionamento com que atuou e do grau de comprometimento sobre a integridade corporal e a saúde da vítima.

Na abordagem das queimaduras sempre deve constar, no relatório, a extensão da superfície corporal comprometida com indicação da profundidade lesiva em cada região acometida.

Punções com objetivo de infundir líquidos, ou qualquer outro procedimento invasivo realizado, deve ser minuciosamente descrito com exata indicação de localização anatômica e objetivo pretendido.

Relatórios de atendimento e resultados de exames complementares realizados devem acompanhar os pacientes na alta hospitalar ou, em casos de vítimas que venham a óbito, serem encaminhados para avaliação pericial.

Procedimentos cirúrgicos

Quando pacientes vítimas de traumatismos são submetidos a tratamento cirúrgico, alguns cuidados relevantes para a futura perícia forense precisam ser tomados:

- **Incisão cirúrgica:** aproveitar solução de continuidade da pele causada por instrumento lesivo, como lesão cortante ou ferida contusa (o que preferencialmente deve ser evitado). Tal fato deve constar do relatório de cirurgia, assim como a completa descrição da localização e dimensão originais do ferimento tratado, acometimento de estruturas anatômicas profundas comprometidas, indicando a direção que o instrumento lesivo seguiu, e as técnicas cirúrgicas empregadas no tratamento.
- Excisões de tecidos e órgãos devem ser devidamente relatadas, com descrição da técnica empregada e do motivo (lesão observada).
- **Retirada de corpo estranho (projéteis, fragmentos de arma branca, ou outro qualquer):** este deve receber acondicionamento e identificação precisa, e o relato deve indicar a correta localização em que se encontrava, assim como as estruturas anatômicas transfixadas e o dano produzido.
- **Projéteis:** sua retirada durante ato cirúrgico deve ser evitada, quando possível, com o uso de pinças ou qualquer outro instrumento metálico que possa produzir alterações em sua superfície, prejudicando um futuro exame de balística forense. Preferencialmente os dedos devem ser utilizados nessa retirada ou, quando indispensável o uso de instrumento metálico, suas pontas devem ser protegidas com gaze ou luva cirúrgica.
- Incisões cirúrgicas não devem, preferencialmente, atravessar ferimentos produzidos por projéteis e, quando estes forem suturados, tal procedimento deve constar do competente relatório, permitindo sua futura identificação.
- Incisões com objetivo de drenagem de fluidos devem ser relatadas com precisão de localização e extensão, a fim de não se confundirem com eventuais lesões durante um futuro procedimento pericial.
- Drenagem de coleções, principalmente hemorrágicas, devem constar no relato com uma avaliação, a mais precisa possível da quantidade esvaziada, de modo a auxiliar na apreciação do dano produzido e eventual interpretação do mecanismo fisiopatológico da morte.
- Trepanações cirúrgicas, assim como craniotomias, devem ser descritas também com precisão de localização e extensão, para não serem confundidas com lesões cranianas.
- Exames de imagem realizados, principalmente que indiquem a localização de projéteis, qualquer outro instrumento lesivo, ou acometimento de estruturas internas, são importantes documentos para a futura apreciação pericial.

CONCLUSÃO

Como aqui pode ser observado, um pequeno número de cuidados a serem tomados por parte dos médicos em seu trabalho de atendimento a vítimas de traumatismos pode resultar em importante subsídio à perícia médico-forense.

MANUAL DE SEMIOLOGIA E PROPEDÊUTICA MÉDICA

Talvez de maior importância, seja a exata e completa descrição dos ferimentos observados ao exame e dos tratamentos realizados, o que não deixa de ser, basicamente, um compromisso ético do médico com seus pacientes.

Os cuidados nos registros documentais relacionados aos atendimentos devem merecer dos médicos uma atenção permanente, já que perícias realizadas muito tempo após o atendimento prestado fazem parte da nossa realidade forense e só poderão encontrar fundamentação nos registros médicos juntados ao processo.

A guarda e o encaminhamento de materiais encontrados, ou retirados dos pacientes vitimados em decorrência de acidentes, ou atos de violência, devem ser uma norma cuidadosamente seguida, ao considerar que, nesses casos, existindo a imperiosa necessidade de apuração judicial da responsabilidade, esses elementos, ao serem devidamente custodiados, serão objeto de competente perícia criminalística.

Esperamos que ao observarem esta pequena, mas não por isso, desimportante relação de cuidados a serem tomados, principalmente durante a atuação semiológica no atendimento aos pacientes vitimados por variados tipos de traumatismos, o que potencialmente os torna futuros objetos de perícia forense, estarão os médicos oferecendo primordial contribuição aos resultados dessas perícias, em tudo favorecendo uma melhor busca e consolidação da justiça, reconhecido bem de inestimável valor social.

Agradecimento

Todas as fotos deste capítulo foram gentilmente cedidas pelo Prof. Dr. Luis Airton Saavedra De Paiva.

REFERÊNCIAS

1. Alcântara HR. Exames de Lesões Corporais. In: Alcântara HR. Perícia Médica Judicial. 2.ed. Rio de Janeiro: Guanabara Koogan, 2011. p.51-78.

2. Brasil – Código Penal. Artigo 129. In: Vade Mecum Saraiva. São Paulo: Saraiva, 2013.

3. Coelho CAS, Jorge Jr JJ. Manual Técnico-operacional para os Médico-legistas do Estado de São Paulo. 1.ed. São Paulo: Conselho Regional de Medicina do Estado de São Paulo, 2008. p.33-112.

4. Costa N, Santos A. Atitude Médica Perante uma Vítima de Ferimento por Arma de Fogo: Como Proceder. Tese (Mestrado Integrado em Medicina). Faculdade de Medicina do Porto, 2010. p.31.

5. Croce D, Croce Jr D. Introdução, em: Croce D, Croce Jr D. Manual de Medicina Legal. 1.ed. São Paulo: Saraiva, 2004.

6. França GV. Medicina Legal. 9.ed. Rio de Janeiro: Guanabara Koogan, 2011.

7. Hercules HC. Medicina Legal Texto e Atlas. 1.ed. São Paulo: Atheneu, 2008.

8. Leite DL, Miziara HL. Autópsia Clínica e Autópsia Forense Semelhanças e Divergências. V Mostra de Produção Científica da Pós-graduação Lato Sensu da Puc Goiás, 2009.

9. Paiva LAS. Papel da Medicina Legal na Transexualidade. In: Vieira TR, Paiva LAS. Identidade Sexual e Transexualidade. 1.ed. São Paulo: Roca, 2009.

10. Spitz WU, Fisher RS. Spitz and Fisher's Medicolegal Investigation of Death. 4.ed. Springfield: Charles C. Thomas, 2006.

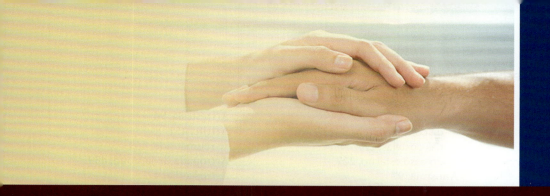

Índice Remissivo

A

Abaulamento, 208
    verdadeiro, 208
Abdome, 4, 338, 369
    atípico, 179
    de batráquio, 179
    em forma de avental, 179
    em forma de saco, 179
    globoso, 179
    plano, 179
Abdominal press test, 424
Abdução, 424
    do quadril, 87
    dos dedos, 86
Abortamento, 314
    ameaça de, 314
    completo, 315
    espontâneo
        esporádico, 314
        recorrente, 315
    incompleto, 314
    inevitável, 314
    retido, 315
Abscesso, 405
    cervical, 137
Acalasia, 188
Acantose *nigricans*, 156
Ação
    do frio local, 487
    elétrica, 487
    local do calor, 486
    luminosa, 488
    térmica, 487
Acatisia, 76
Aceleração(ões)
    do pensamento, 71
    transitórias, 312
Acidente vascular cerebral (AVC), 102
Ácido úrico, 260, 467
Acne, 352, 410
    fulminante, 352
    grau I, 352
    grau II, 352
    grau III, 352
    grau IV, 352
    grau V, 352
Acomodação visual, 98
Acondroplasia, 151
Acrodermatite enteropática, 409
Acromatopsia, 97
Acromegalia, 153, 409
Acropaquia, 160
Acuidade
    auditiva, 138
    visual, 97, 113, 167
Adeno-hipófise, 144
Adenocarcinoma gástrico, 189
Adenoma hepatocelular, 197
Adipômetro, 42
Adolescente, 345
Adução, 424
    do quadril, 87
    dos dedo, 87
Afasia
    anômica, 84
    de Broca, 84
    de condução, 84
    de Wernicke, 84
    motora, 84
    sensitiva, 84
    transcortical
        motora, 84
        sensitiva, 84
Afetividade, 73, 74
Afeto, 73
    embotado, 73
    inadequado, 73
    instável, 73
    plano, 73
    restrito, 73
Afonia, 13, 332
    de conversão, 332
Afta(s), 412
    recorrentes crônicas, 130
Agitação psicomotora, 75
Agnosias, 85
Aldolase, 465
Alerta, 64
Alfa-1 glicoproteína ácida, 464
Alopecia, 410
Alta estatura, 152
Alteração(ões), 66
    auditivas, 361
    da atenção e concentração, 65
    da consciência, 64
    da fala, 332
    da fertilidade, 253
    da inteligência e da capacidade de abstração, 72
    da linguagem e fala, 73
    da memória, 67
    da psicomotricidade, 75
    da sensopercepção, 68
    da volição, 75
    de coloração da urina, 240
    digestivas, 362
    do afeto, 73
    do humor, 73
    do pensamento, 69
    do sono, 204
    na pigmentação cutânea, 409
    na produção de urina, 251
    no armazenamento e esvaziamento vesical, 251
    psíquicas, 361
    sexual, 251
    ungueais, 409
    urinárias, 362
    visuais, 393
Altura, 14
Alucinações, 68
    auditivas, 68, 69
    autoscópicas, 68
    cenestésicas, 68

MANUAL DE SEMIOLOGIA E PROPEDÊUTICA MÉDICA

extracampinas, 68
táteis, 68
visuais, 68, 69, 113
Alucinoses, 68
Amamentação, 278
Ameaça de abortamento, 314
Amenorreia, 273, 277, 291
primária, 292
secundária, 285
Amnésia, 67
anterógrada, 67
dissociativa, 67
lacunar, 67
psicogênica, 67
retrógrada, 67
Amniocentese, 311
Amnioscopia, 38, 310
Amnioscópio, 37
Amplitude de movimentos, 430, 440
Análise do líquido sinovial, 464
Anamnese, 2, 62, 80, 224, 239
com o adolescente, 346
componentes da, 2
de alta estatura, 153
de baixa estatura, 147
geral na endocrinologia, 145
geriátrica, 360
na gestação, 302
no pré-parto, 321
pediátrica, 330
sistema cardiovascular, 203
Anedonia, 73
Anéis, 189
Anejaculação, 253
Anemia(s), 367, 396
aplástica, 399
Fanconi, 400
macrocíticas/hipercrômicas, 397
microcíticas/hipocrômicas, 397
normocíticas/normocrômicas, 397
por excesso de destruição ou
regenerativas, 396
por falta de produção ou
hiporregenerativas, 396
por perdas, 396
Aneurismas
arteriais, 379
de aorta, 204
Anfiartroses, 450
Angiografia, 47
Angiotomografia, 48
Ângulo
de Zinn, 110
"Q", 417
Ângulos ósseos, 437
Anorgasmia, 253

Anormalidades
da coluna vertebral, 227
das costelas, 227
do osso esterno, 227
Anosmia, 97
Antecedentes
familiares, 6
pessoais, 3
fisiológicos, 3
mórbidos, 63
patológicos, 6
Anticorpo(s)
anticitoplasma de neutrófilo, 466
antipeptídeo cíclico
citrulinado, 467
antifosfolípides, 466
Antiestreptolisina, 467
Antropologia forense, 477
Antropometria, 334
Anúria, 239, 251
Ânus, 4, 180
Aorta
abdominal, 374
na fúrcula esternal, 136
Aparelho
cardiocirculatório, 155
geniturinário, 156, 338
lacrimal, 110
locomotor, 5
osteoarticular, 155
respiratório, 155
Apatia, 73
Apendicite, 193
Apontar a localização do estímulo, 95
Apraxia, 84
ideatória, 84
ideomotora, 84
Apresentação/aparência, 63
Aprosexia, 65
Arcada púbica, 310
Arco de movimento, 430
Arco senil, 367
Áreas de ausculta, 210
Armazenamento e esvaziamento
vesical, 251
Artéria(s), 5
braquial, 430
Arterite de Takayasu, 473
Articulação(ões), 5, 358, 369
calcaneocuboide, 421
do quadril, 460
glenoumeral, 456
mediotársica, 421
subtalar, 421
talocrural, 421
Artralgias, 393, 450

Artrestesia, 94
Artrite, 451
reumatoide, 469
Artropatia de Jaccoud, 459
Artroscopia, 427
Ascite, 177, 199
biliar, 178
hemorrágica, 178
mucinosa, 178
pancreática, 178
quilosa, 178
urinária, 178
Asma, 234, 340
Aspartato transferase, 465
Aspermia, 261
Assimetria
das pregas, 439
facial, 364
Assoalho da boca, 128
Astenia, 205
Astenoteratozoospermia, 261
Astenozoospermia, 261
Atelectasia, 234
Atenção, 65, 83
Atendimento
hospitalar, 489
pré-hospitalar, 489
Atetose, 92
Atitude(s), 63, 64, 332
decúbito preferido no leito e, 16
genupeitoral, 16
involuntárias, 16
na posição de pé, 19
ortopneica, 16
passiva, 16
voluntárias, 16
em decúbito, 16
Atividade(s)
básicas da vida diária, 362
inflamatória, 463
instrumentais de vida diária, 362,
363
Atos
compulsivos, 75
impulsivos, 75
Atrito
pericárdico, 218
pleural, 231
Atrofia, 406, 408
branca, 382
folicular, 408
residual, 408
ungueal, 408
Ausculta, 12, 259
cardíaca, 210, 211, 212, 368
com estetoscópio eletrônico, 218

ÍNDICE REMISSIVO

cervical, 367
dinâmica, 218
obstétrica, 308
respiratória, 368
Automutilação, 75
Autotopoagnosia, 85
Avaliação
da expansibilidade, 227
da fase oral, 367
da força muscular em graus, 416
da idade gestacional, 323
da pressão intraocular, 116
da propriocepção, 370
da sensibilidade, 370
de atividade inflamatória, 463
de risco de suicídio, 74
de saúde mental, 362
do estado
de hidratação, 14
geral, 13
nutricional, 14, 348
do nível de consciência, 13
funcional, 205, 362
nutricional, 364
socioambiental, 364
Azoospermia, 261

B

Bacia obstétrica, 297
Baço, 172, 181, 392, 395
Bacterioscopia, 411
Baixa estatura, 147
Balismo, 92
Baquetamento digital, 207
Bexiga, 247, 257
Bexigoma, 259
Bicrista, diâmetro, 309
Biespinha, diâmetro, 309
Biisquiático, diâmetro, 309
Bilirrubina, 178
Biomicroscopia, 116
Biópsia, 465
excisional, 411
incisional, 411
Biótipo ou tipo morfológico, 19
Bitrocantérico, 309
Bloqueio
de pensamento, 69
e roubo do pensamento, 71
Boca, 127, 337, 394
Bócios, 162
Boletim de apgar, 323
Bolha, 405, 408
Bolsa
olecraniana, 429
testicular, 248, 255, 258

Borborigmo, 177
Bossa sanguínea, 481
Bradicardia, 24
Bradicinesia, 102
Bradifasia, 73
Bradilalia, 73
Brevelíneo, 19
Brônquios, 4
Bulbo ocular, 110
Bulhas cardíacas, 212, 368
Bursas e tendões, 5

C

Cabeça, 4, 336
do rádio, 429
Cabelos, 18
Cacosmia, 97
Cãibras, 92
Calcinose cutânea, 409
Cálculo
da idade gestacional, 324
do IMC, 155
Calo, 412
Calosidade, 412
Câmara de mina de Hoffman, 485
Camptocormia, 86
Canal
anal, 183
de Guyon, 460
Câncer
da tireoide, 161
de boca, 186
de colo uterino, 287
de mama, 292
de vesícula biliar, 196
de vias biliares, 196
Cancro mole, 354
Candidíase vulvovaginal, 283
Cansaço, 205
Capacidade de abstração, 72
Capilaroscopia periungueal, 465
Cápsula
articular, 450
endoscópica, 45
Características do receptor sonoro
(sino), 34
Carcinoma
anaplásico, 161
de esôfago, 187
diferenciados, 161
folicular, 161
papilífero, 161
hepatocelular, 198
indiferenciado, 161
laríngeo, 134
medular, 161

Cardiologia, 34, 203
Cardiotocografia, 38, 311
Cardiotocógrafos, 38
Catalepsia, 76
Cataplexia, 76
Catarata, 121
Catecolaminas, 146
Cavidade
bucal e anexos, 4
nasal, 4
oral, 186, 367
orbitária, 114
Cefaleia, 360
Cegueira
diurna, 97
noturna, 97
para cores, 97
Celulite, 412
Cerebelo, 80
Choque
do intestino delgado, 177
valvular palpável, 209
Cianose, 17, 207, 382
Cicatrizes, 179, 406
Ciclo menstrual, 277
Cifose, 19, 353
Cílios, 115
Cintilografia, 49
óssea, 468
renal, 264
Circulação colateral, 21, 180
cava, 180
porta, 180
Circunferência abdominal, 14, 155
Cirrose, 199
hepática, 199
Cisto, 405
Cistometria, 266
Citodiagnose de Tzanck, 411
Classificação de Tanner, padrão
feminino, 350
Claudicação intermitente, 376
Cleptomania, 75
Clicks, 215
Clitóris, 274
Clono, 92
Coagulação intravascular
disseminada, 401
Coagulopatias, 400
Cobertura acetabular, 437
Cóccix-subpúbico, 309, 310
Colangite aguda, 196
Colecistite calculosa
aguda, 196
crônica, 196
Coledocolitíase, 196

MANUAL DE SEMIOLOGIA E PROPEDÊUTICA MÉDICA

Colelitíase, 195
Colesteatoma adquirido da orelha
   média, 140
Cólica
   biliar, 177
   renal, 270
Colo, 4
   uterino, 295
Colo-diafisário, 437
Cólon e reto, 191
Colonoscopia, 45
   virtual, 48
Coloração da urina, 240
Colposcopia e biópsia dirigida, 287
Coluna
   cervical, 454
   lombar, 455
   torácica, 454
   vertebral, 5, 227
Coma, 64, 333
Comedo, 412
Compartimentos dos líquidos
   corporais e composição, 239
Complemento, 467
Comportamento e habilidades, 54
Compulsão por compras, 75
Concentração, 65
Conchas nasais, 126
Condições
   de moradia, 6
   socioeconômicas, 6
Condiloma acuminado, 355
Confabulação, 67
Confidencialidade, 345
Confusão, 64
Conjuntiva, 110, 115, 367
Consciência, 64, 65
Consistência, 184
Consulta do adolescente, 345
Contato, 64
Conteúdos médico-legais de
   importância médica geral, 478
Contrações uterinas, 296
Contratura de Dupuytren, 459
Coordenação motora, 90
Coprolalia, 73
Coração, 4, 296
Corcunda, 454
   de viúva, 454
Cordões testiculares, 258
Coreia, 92
Cornagem, 226
Córnea, 111, 367
Corno, 412
Coroide, 111
Corpo(s)

cetônicos, 260
ciliar, 111
estranhos, 134
Costelas, 227
Cotovelo, 427, 458
   do tenista, 431
Crânio, 336
Creatinina, 260
Creatinofosfoquinase, 465
Crepitações, 231
Crescimento e desenvolvimento físico
   durante a adolescência, 348
Crioglobulinas, 467
Criptozoospermia, 261
Cristalino, 112
Crítica/insight, 76
Crostas, 406
Cultura ou cultivo de fungos, 411
Curetagem metódica de Brocq, 411

D

Dados antropométricos, 14
Dança dos tendões, 85
Decúbito
   dorsal, 6, 16
   lateral, 6, 16, 200
   ventral, 6, 16
Dedo
   em gatilho, 459
   em martelo, 462
Defeitos no eixo GH/IGF-1, 151
Deficiência de vitamina k, 401
Deformidades septais, 126
Degeneração macular relacionada à
   idade, 123
Deglutição, 13, 367
Déjà-vú, 67
Delírio, 69, 70
   cenestopático, 71
   de ciúmes e infidelidade, 70
   de controle, 72
   de culpa, 72
      e autoacusação, 70
   de grandeza, 70, 72
   de infestação, 71
   de influência ou controle, 70
   de invenção ou descoberta, 71
   de negação de órgãos, 71
   de referência, 70
   de reforma, 71
   de reivindicação ou querelância, 71
   de relação, 70
   de ruína ou niilistas, 70
   erótico, 70
   fantástico ou mitomaníaco, 71

furioso, 333
hipocondríaco, 71
ideação obsessiva, 71
místico ou religioso, 70
niilistas, 72
persecutório, 70
primários, 72
secundário, 70
tranquilo, 333
Demência, 102, 364
Dengue, 342
Densitometria, 468
Dentes, 128
Deontologia, 477
Depressão, 364
   da região precordial, 208
Dermatite herpetiforme, 409
Dermatite ocre, 382
Dermatologia, 39, 403
Dermatomiosite, 473
Dermátomo, 93, 416
Dermatoscopia, 411
   digital, 40
   isolada, 39
Dermatoscópio, 39
Dermatoses perfurantes, 409
Derme, 404
Dermografismo, 412
   branco, 412
Derrame
   articular, 461
   pleural, 234
Desacelerações
   precoces, 312
   tardias, 312
   variáveis, 312
Desagregação do pensamento, 72
Descarrilhamento do pensamento, 72
Descolamento prematuro da placenta,
   317
Desenvolvimento
   físico, 15
   neuropsicomotor, 5
   normal, 15
   sexual, 5
Desidrogenase lática, 465
Desnutrição, 15
Desorientação
   autopsíquica, 66
   no espaço, 66
   no tempo, 66
   quanto ao entrevistador, 66
Despersonalização, 66
Desrealização, 67
Desvio postural, 100
Diabetes, 409

ÍNDICE REMISSIVO

gestacional, 315
mellitus, 167
   do tipo 1, 167
   do tipo 2, 167
Diadococinesia, 90
Diafragma, 4
Diagnóstico
  e classificação em psiquiatria, 58
  topográfico das síndromes
    motoras, 93
Diâmetro
  anteroposterior, 301
  de Baudelocque ou conjugado
    externo, 309
  espino-sinfisiário, 310
  transverso, 301
Diapasão, 43
Diarreia, 176
  exsudativa, 176
  motora, 176
  osmótica, 176
  secretora, 176
Diartroses, 450
Diástase de reto, 180
Diferenciação do tecido linfoide, 390
Dificuldades na entrevista
  psiquiátrica, 61
Dilatação do colo, 297
Diminuição da acuidade
  visual, 113, 167
Dinâmica
  ativa, 421
  passiva, 421
Diplopia, 113
Dipsomania, 75
Disartria, 14, 84, 332
Discinesia(s), 76
  bucolinguais, 364
  orofaciais, 364
Discriminação de dois pontos, 94
Disenteria, 177
Disestesias, 68
Disfagia, 174
  episódica, 174
  por alteração motora do
    esôfago, 174
Disfasia, 14, 332
Disfemia, 73
Disfonia, 13, 226, 332
Disforia, 74
Disfunção erétil, 253
Disgrafia, 332
Dislalia, 14, 332
Dislexia, 332
Disortografia, 332
Dispareunia, 253, 278

Dispepsia, 176
  biliar, 177
Dispneia, 204, 225, 361
Disquesia retal, 178
Dissociação
  da consciência, 64
  de Gallavardin, 218
  do pensamento, 69, 72
Distimia, 73
  hipertímica, 74
  hipotímica, 74
Distonia aguda, 76
Distração, 65
Distraibilidade, 65
Distúrbio(s)
  adquiridos, 401
  da adrenal, 162
  da motilidade, 188
  de ceratinização, 407
  do crescimento, 146
  do sono, 361
  hereditários, 400
Disúria, 240, 251
Divertículo
  de esôfago, 189
  epifrênico (subdiafragmático), 189
  faringoesofágico (de zenker), 189
  parabrônquico (de esôfago
    médio), 189
Divisão da superfície
  corporal em regiões, 6
  torácica, 207
Dobras cutâneas, 43
Doença
  arterial coronária, 219
  biliar calculosa, 195
  de depósito, 407
  de Parkinson, 101, 364
  de von Willebrand, 400
  diverticular dos cólons, 193
  do refluxo gastroesofágico
    (DRGE), 187
  exantemáticas, 340
  hepática crônica, 409
  inflamatória(s), 407
    intestinal, 192
  linfática, 386
  nodular ou cística, 161
  orificiais, 193
  pericárdica, 219
  renal crônica, 241
  sexualmente transmissíveis, 354
  tireoidianas, 156
  ulcerosa péptica, 190
  venosa, 379
Dor, 24, 94

  à relação sexual, 278
  abdominal, 176
  articular, 450
  e desconforto ocular, 113
  epigástrica, 175
  referida, 421
  sem relação com a deglutição, 174
  semilogia da, 24
  torácica, 203, 225
Dorsiflexão e flexão plantar do
  tornozelo, 88
Dorso
  chato, 454
  curvo, 454
DPOC, 234
Dupla orientação autopsíquica, 66

E

Eclâmpsia, 316
Ecocardiografia, 46
Ecografia, 411
Ecolalia, 73
Ectoscopia, 332
Ectrópio, 367
Eczema
  asteatótico, 369
  de flexuras, 409
Edema, 22, 369, 382
  cardíaco, 207
  de Reinke, 134
Eixo hipotálamo–hipófise, 143
Eixo hipotálamo–hipófise–órgãos-
  alvo, 144
Ejaculação
  precoce, 253
  retardada, 253
Elação do humor, 74
Elasticidade, 17
Eletricidade, 487
Eletrocardiografia (ECG)
  abdominal, 38
Eletroencefalograma (EEG), 27
  anormalidades frequentes, 29
  com mapeamento cerebral, 29
  digital, 29
  indicações do, 29
Eletroforese de proteínas, 464
Eletromiografia
  normal, 29
  patológica, 30
Eletroneuromiografia, 29, 465
Eletroplessão, 487
Elevação ou abaulamento parcial, 208
Embaçamento, 113
Empalamento, 482

MANUAL DE SEMIOLOGIA E PROPEDÊUTICA MÉDICA

Emprostótono, 16
Encefalopatia hepática, 200
Endocrinologia, 143
Endometriose, 273, 285
Endoscopia digestiva alta, 44
Endoscópios, 43
  flexíveis, 43
  rígidos, 43
Enfisema subcutâneo, 18
Enterorragia, 179
Enteroviroses, 342
Entorses, 481
Entrevista(s)
  entrevistando informantes, 60
  iniciando a, 60
  psiquiátrica, 59
  terminando a, 60
  tipos de, 60
Entrópio, 367
Enurese, 251
Envelhecimento, 357
Envergadura, 14
Epicondilite medial, 431
Epicôndilo
  lateral, 429
  medial, 429
Epidídimos, 248, 258
Epistaxe, 128
Equilíbrio, 85
Equimoses, 407, 412, 480
Eritema, 404, 407, 412
  infeccioso, 341
  multiforme, 131
  nodoso, 410
  polimorfo, 410
  tóxico, 326
Eritemato-descamativas, 408
Eritrodermia, 410, 412
Eritrose, 17
Erosão, 405
Erotomania, 70
Erros frequentes quando do uso
  inadequado dos termos
  médicos, 55
Eructação, 175
Erupções
  medicamentosas em
    dermatologia, 410
  psoriasiformes, 410
Escala(s)
  de atividades básicas da vida diária
    de Katz, 363
  de depressão geriátrica, 366
  de faces de Wong Baker, 25
  de reflexos, 416
  numérica, 24

verbal, 24
  visual analógica, 24
Escamas, 406
Escara, 406
Esclera, 111, 115
Esclerose, 405, 408
  lateral amiotrófica, 102
  sistêmica, 472
  tuberosa, 410
Esclerótomos, 416
Escoliose, 19, 353, 454
Escorbuto, 410
Escoriação, 405, 482
Escotoma, 98, 113
Esfíncter anal, 258
Esforço miccional, 251
Esmagamento, 482
Esôfago, 4, 174, 187
Esofagomanometria, 43
Espasmo esofágico difuso, 189
Espéculo(s), 36
  nasais, 43
  vaginal, 34
Espermograma, 261
Espessura de parede, 182
Esplenomegalia, 392, 395
Espondilite anquilosante, 470
Esporões, 462
Espostejamento, 483
Estabilidade postural, 370
Estabilização, 96
Estadiamento de Tanner
  fases do crescimento
    no sexo feminino, 353
    no sexo masculino, 353
  genitália masculina, 149
  mamas, 148
  pelos pubianos
    meninas, 149
    meninos, 150
Estadiômetro de parede, 146
Estado(s)
  crepusculares, 64
  da borda inferior, 184
  da superfície do fígado, 184
  de hidratação, 14
  geral, 13
  nutricional, 14, 348
  psíquico, 333
Estalidos, 218
  de abertura de valvas
    atrioventriculares, 216
  diastólicos, 216
  sistólicos, 216
Estatura, 155, 335
Esteatorreia, 177

Estenose
  aórtica, 220
  mitral, 216, 219
Estereognosia, 94
Esteroides sexuais, 145
Estesiômetros, 30
Estetoscópio(s), 34
  convencional, 34
  de Pinard, 36
  eletrônicos, 34
Estímulo acústico, 311
Estômago, 4, 172, 175, 181, 183, 189
Estomatite ulceromembranosa, 130
Estrabismoscópio, 32
Estrutura, 54
Estudo
  da condução nervosa, 30
  fluxo-pressão, 266
  médico-legal
    da morte, 478
    das lesões corporais, 479
  urodinâmico, 265
Estupor, 64, 75, 333
Etimologia, 53
Euforia, 74
Exame(s), 27
  cardiovascular, 368
  clínico, 2
  cognitivo, 80
  com espelho angulado, 128
  da coluna cervical, 442
  da força muscular, 369
  da glândula tireoide e, 156
  da motricidade, 369
  das áreas referidas, 432, 446
  das mamas, 279
  das secreções broncopulmonares, 231
  de colpocitologia oncótica, 287
  de equilíbrio e da marcha, 370
  de fundo de olho, 97
  de imagem, 45
  de perimetria, 122
  dos linfonodos, 19
  dos pés, 369
  especular, 281, 310
  físico, 6, 62, 63, 126
    do adolescente, 347
    do idoso, 364
    do punho, 434
    geral, 12
    endocrinológico, 146
  ginecológico, 278, 280, 292
  neurológico, 369, 444
    do cotovelo, 431
  ocular externo, 114
  oftalmoscópico, 31

ÍNDICE REMISSIVO

proctológico, 369
psíquico, 63
pupilar, 115
urológico, 369
vascular, 372
Exantema
agudo, 410
súbito, 341
Excesso de peso, 14
Expansibilidade, 227
Expectoração, 226
Exsudato, 412
Extensão, 96, 424, 444
Extensores do punho, 429
Extinção tátil, visual e/ou auditiva, 85
Exulceração, 405

F

Face, 336, 364
Fácie(s), 15
acromegálica, 15
adenoideana, 15
atípica, 15
basedowiana, 15
cushingoide, 15
da paralisia facial periférica, 16
de depressão, 16
de Hutchinson, 16
de lua-cheia, 15
do deficiente mental, 16
esclerodérmica, 16
etílica, 16
hipocrática, 15
leonina, 15
miastênica, 16
mixedematosa, 15, 158
mongoloide, 16
normal, 15
parkinsoniana, 15
pseudobulbar, 16
renal, 15
Fadiga, 205, 360
Fala, 13, 73, 332
Falanges, 434
Falências medulares, 399
Falso
abaulamento, 208
desconhecimento, 67
reconhecimento, 67
Fâneros, 4, 18, 358
Faringe, 4, 127, 128
Fasciculações, 92
Fase
folicular, 277
luteínica, 277
oral, 367

Fator(es)
de regulação da hematopoese, 390
reumatoide, 467
Febre, 23, 342
reumática, 470
Fenômeno(s)
de eco, 75
de Gallavardin, 218
de Köebner, 412
de Raynaud, 17
Feocromocitoma, 163
Ferida
contusa, 482
no pé, 168
Ferimento
de entrada, 483
de saída, 485
Fertilidade, 253
Fibromialgia, 463
Fígado, 4, 172, 177, 181, 183, 197, 396
Fissura, 194, 405
Fístula(s), 191, 194, 405
cervicais, 137
perineais, 409
Flapping tremor, 92
Flegmasia
alba dolens, 385
cerulea dolens, 385
Flexão, 424, 444
do antebraço, 86
do joelho, 87
do quadril, 87
Fluxometria livre, 265
Foco(s)
aórtico, 337
de ausculta, 210
mitral, 337
pulmonar, 337
tricúspide, 337
Fonocardiografia, 38
Força muscular, 86, 421
em graus, 416
Formação das palavras, 53
Formas, 53
Formigamento em mãos e pés, 167
Fossa(s)
cubital, 429
nasais, 126
Fotofobia, 113
Fotopsias, 113
Fotossensibilidade, 410
Frangofilia, 75
Fratura(s), 481
nasal, 128
Frêmito
cardiovascular, 209

pericárdico, 209
toracovocal, 229
Frequência
cardíaca, 24, 215
respiratória, 24, 368
Fuga de ideias, 69, 72
Fulguração, 488
Funções executivas, 85
Fundo de olho, 118, 367
Fundoscopia, 118
Funículos espermáticos, 248

G

Gangrena, 412
Gargarejo, 177
Gasometria arterial, 231
Gastroenterologia, 171
Gênese e desenvolvimento, 36
Genital feminino, 255
Geriatria, 357
Gestação ectópica, 313
Get-up and go, 370
Gigantismo, 153
Ginecologia, 34, 273
Ginecomastia, 352
Glândula(s)
adrenal, 145
mamárias, 276
salivares, 127, 128
sublinguais, 129
sebáceas, 403
sudoríparas, 403
apócrinas, 403
écrinas, 403
suprarrenal, 145
Glaucoma, 121
Glicocorticoides, 145
Glicose, 260
Globo ocular, 110, 114
Glomerulopatias, 242, 243
Goma, 405, 407
Gônadas, 5, 146
Goniômetro, 40, 41
digital, 41
Gota, 470
Grafestesia, 94
Gráfico de acuidade visual, 32
Grandes vasos, 4
Granulomatose com poliangiíte, 473
Gravidez
abdominal, 313
cervical, 314
ovariana, 314
tubária, 313
Grind test, 436
Grupo muscular flexor, 429

H

Habilidades visuoespaciais, 85
Hábito(s)
de vida, 6
grácil, 15
Halo
de enxugo (limpadura), 483
de escoriação, 483
equimótico, 483
Hálux-valgus, 462
Hebiatria, 345
Hebiatria, 39
Heliotropo, 412
Hemangioma hepático, 197
Hematêmese, 175
Hematologia, 389
Hematomas, 407, 481
Hematoquezia, 179
Hemeralopia, 97
Hemianopsia(s)
bitemporal, 98
homônimas, 98
Heminegligência, 85
Hemiparesia, 89
Hemofilias, 400
Hemoglobinúria paroxística
noturna, 399
Hemoptise, 175, 226
Hemorroidas, 193
Hemospermia, 252, 261
Hemostasia, 392
Hérnias, 180, 185
de hiato, 188
epigástrica, 186
incisional, 186
inguinal, 186
umbilical, 186
Hesitação, 240, 251
Hiato auscultatótio, 207
Hibridismo, 55
Hímen, 274
Hiperaldosteronismo primário, 166
Hiperceratoses, 408
Hipercortisolismo, 152
Hipercromia, 407
Hiperdesenvolvimento, 15
Hiperestesia, 68
Hiperglicemia, 146
Hiperlipidemia, 409
Hipermenorreia, 278
Hiperpigmentação, 382
Hiperplasia
adrenal congênita, 165
nodular focal, 197
prostática benigna, 270

Hiperprosexia, 65
Hipertensão
arterial sistêmica, 219
portal, 200
Hipertireoidismo, 153, 159, 364, 409
Hipertonia
elástica, 93
plástica, 93
Hipertonia, 93
Hipertricose, 18
Hipertrofia
de adenoide, 130
de tonsilas palatinas, 130
Hiperventilação psicogênica, 76
Hipo e acromia, 407
Hipobulia/abulia, 75
Hipocondroplasia, 151
Hipoderme, 404
Hipodermite, 382
Hipodesenvolvimento, 15
Hipoestesias, 68
Hipófise, 5, 144
Hipofunção tireoidiana n, 158
Hipoglicemia, 146
Hipomenorreia, 278
Hiponutrição, 15
Hipoprosexia, 65
Hipotálamo, 5, 144
Hipotermia, 23
Hipotireoidismo, 157, 158, 364, 409
central, 158
congênito, 158
primário, 158
subclínico, 159
Hirsutismo, 18
História da psiquiatria, 57
História pregressa da moléstia atual
(HPMA), 3, 80, 113 251
HLA-B27, 467
Humor, 73
aquoso, 112

I

Icterícia, 17, 177, 178, 197, 367
colestática, 178
flavínica, 178
melânica, 178
rubínica, 178
verdínica, 178
Ictus cordis, 208, 209, 368
Idade gestacional, 323
Ideação
deliroide, 70
prevalente, 70
suicida, 74

Identificação, 2
Ilusões, 68
Imagem, 85
Impedânciophmetria e
manometria, 187
Impossibilidade, 70
Impulsividades precordiais, 210
Impulso suicida, 75
Incisão cirúrgica, 489
Inclinação lateral, 444
Incompreensibilidade, 70
Incontinência urinária, 240, 251
Índice
de massa corpórea (IMC), 14
tornozelo braquial, 372
Infantilismo, 15
Infecção
do trato urinário, 312
puerperal, 319
Infertilidade
conjugal, 273, 289
masculina, 253
Infiltração, 408
Infortunística, 477
Ingesta de leite ou antiácidos, 187
Inibição psicomotora, 75
Inspeção, 10
torácica, 208
Instrumentos, 27
gerais, 41
Insuficiência
adrenal, 166
aórtica, 220
cardíaca
aguda, 220
congestiva, 220
hepática, 200
mitral, 219
renal aguda, 242
Inteligência, 72
Intercorrências do ciclo gravídico-
puerperal, 278
Interrogatório sobre os diversos
aparelhos, 3
Intestino(s), 181
delgado, 4, 172, 176, 191
grosso, 173, 178
Íris, 111, 367
Irredutibilidade, 70
Irritação ocular, 113
Isquemia
mesentérica, 191
miocárdica
aguda, 204
crônica, 204

ÍNDICE REMISSIVO

J

Jamais-vú, 67
Jargão médico, 55
Joanete, 462
Joelho, 416, 461
Justa
    cárdia, 190
    pilórico e antro, 190

L

Labilidade do humor, 74
Lábios, 128
    maiores, 274
    menores, 274
Lactação, 278
Lâmpada de Wood, 40
Laringe, 4, 129
Laringite aguda, 134
Laringoscopia indireta, 132, 133
Leiomioma uterino, 282
Lentificação
    do pensamento, 71
    psicomotora, 75
Lesões
    abertas, 482
    contusas, 480
    cortantes, 480
    cortocontusas, 483
    cutâneas, 406
        anular, 406
        circinada, 406
        discoide (numular), 406
        em alvo, 406
        gutata ou gotada, 406
        linear, 406
        policíclico, 406
        reticular, 406
        serpiginosa, 406
    fechadas, 480
    incisas, 480
    locais pelo frio, 487
    pelo rádio, 488
    perfurantes, 479
    punctórias, 479
    perfurocontusas, 482, 483
    perfuroincisas, 482
    por energia de ordem
        mecânica, 479
    por energias de ordem física, 486
    precursoras do câncer de colo
        uterino, 273
    produzidas por artefatos
        explosivos, 482
    produzidas por projéteis de alta
        energia, 486
    vasculares, 394

Leucemia(s), 398
    linfoides, 399
        aguda, 399
        crônica, 399
    mieloide
        aguda, 398
        crônica, 398
Leuconíquias, 18
Leucoplasia, 131
Leucospermia, 261
Ligamento
    anular, 429
    colateral
        lateral, 429
        medial, 429
Linfadenopatia, 392
Linfáticos, 5
Linfogranuloma venéreo, 354
Linfoma, 161, 399
Linfonodos, 337, 391, 395
    axilares, 395
    inguinais, 395
Língua, 128
Linguagem, 13, 73, 84
    lacônica, 73
Linha supracondiliana lateral do
    úmero, 429
Lipotímia, 204
Líquen plano, 131
Liquenificação, 405, 408
Lividez, 407
Localização, 54
Logoclonia, 73
Logorreia, 73
Lombalgias, 393
Longelíneo, 19
Loquacidade, 73
Lordose, 19
Losango de Michaelis, 310
Lúpus
    eritematoso sistêmico, 471
    induzido por drogas, 410
Luxações, 481
Luz de Wood, 411

M

Mácula, 405, 407
Mal de Addison, 409
Mamas, 4, 276, 295
Mancha, 405, 407
    angiomatosa, 407
    mongólica, 326
Manobra(s)
    bidigital, 307
    bimanual, 307

    de "dar pele", 182
    de Babinski, 90
    de Barré, 89
    de Budin, 307
    de Chiray e Pavel, 184
    de Dix Hallpike, 105, 104
    de Epley, 105, 106
    de Finkelstein, 460
    de Galambos, 183
    de Jendrassik, 91
    de Lasègue, 456
    de Lemos-Torres, 184, 185
    de Leopold, 307
    de Lewy, 457
    de Mathieu, 183, 185
    de Mennel, 457
    de Merllo, 185
    de Mingazzini, 89
    de Muller, 218
    de oposição, 86
    de Phalen, 460
    de Pron, 185
    de Raimiste, 88
    de Rovsing, 183
    de Semont, 105, 107
    de Spurling, 445
    de Tinel, 460
    de Valsalva, 218, 442, 445
    de Volkman, 456
    deficitárias, 88
    do polegar de Glenard, 184
    dos braços estendidos, 88
    unimanual, 306
Mãos, 368, 432, 459
Marcas e vergões, 179
Marcha, 18, 85, 332
    anserina, 332
    atáxica, 332
    automática, 328
    cega e caminhada em uma linha
        reta, 139
    ceifante, 85
    claudicante, 332
    do pato (paraparética), 332
    do sapo, 332
    ebriosa, 86
    em estrela de Babinski-Weil, 86,
        100
    em foice, 332
    escarvante, 85, 332
    paraparética, 85
    parética, 332
    pequenos passos, 86
    reflexa, 328
    talonante, 85
Martelo

MANUAL DE SEMIOLOGIA E PROPEDÊUTICA MÉDICA

de Buck, 28
de Taylor, 28
para reflexo, 27
Massa muscular, 92
Mastoidite, 141
Maturação sexual, 348
Mediastino, 4
Medicina legal, 477
Mediolíneo, 19
Melanina, 407
Melena, 176
Membro(s)
inferiores, 369
superior, 368
Memória, 67
imediata, 67
recente, 67
remota, 67
Meningites, 101
Menorragia, 278
Metabolismo, 296
Metacarpos, 434
Metástases, 162
Meteorismo, 177
Método
anticoncepcional, 278
clínico, 1
de Ballard, 324
de Capurro, 323, 324
de Dubowitz, 323, 326
Metrorragia, 278
Miastenia grave, 102
Micologia direta, 411
Microcirculação, 5
Microscopia
confocal, 411
especular, 121
Mieloma múltiplo, 399
Mielopatia, 103
Miliária, 326
Milias, 326
Mineralocorticoides, 145
Mini-exame do estado mental
(MEEM), 83, 365
Miniavaliação nutricional
(MAN), 366
Mioclonia(s), 92
negativa, 92
Mioglobina, 465
Miomatose uterina, 273
Miótomos, 416
Mixedema pré-tibial, 159, 160
Mobilidade, 17
articular, 339, 438
Mobilograma fetal, 311
Monofilamentos, 30

Mononeuropatia, 93
múltipla, 93
Mononucleose, 342
Monoparesia, 89
Monte púbico, 274
Mordedura (dentada), 483
Moscas volantes, 113
Motilidade ocular, 99, 115
Motricidade, 86
involuntária, 90
voluntária, 86
Movimentação ocular, 367
Movimento(s)
anormais, 370
articular, 421
ativos, 416
involuntários, 19, 92
passivos, 416
Mucoproteínas, 464
Mucosa, 16
descorada, 16
hipercorada, 17
jugal e das bochechas, 128
nasal, 126
Múrmurio vesicular, 231
Musculatura, 18
Músculo(s), 5, 358, 369
articular, 40
extraoculares, 110
tríceps, 429
Mutismo, 73

N

Nariz, 4, 126, 336, 367
Nasofibroscopia, 43
Náusea, 175
Necrozoospermia, 261
Nefrolitíase, 243
Nefrologia, 237
Negativismo, 75
Neonatologia, 321
Neoplasias benignas e malignas, 126
Nervo
abducente, 98
espinal acessório, 101
facial, 99
glossofaríngeo, 100
hipoglosso, 101
mediano, 430, 433
motores oculares, 98
oculomotor, 98
olfatório, 97
óptico, 97
radial, 433
trigêmeo, 99

troclear, 98
ulnar, 429, 433
vago, 101
vestibulococlear, 100
Neurofibromatose, 410
Neurologia, 27, 79, 80
Neuropatia
do mediano, 93
do ulnar, 93
periférica, 168
Nictalopia, 97
Nictúria, 240, 251
Nistagmo, 100
optocinético, 99
Nitrito, 260
Nível(is)
de crítica/insight, 76
de consciência, 13
Noctúria, 240, 251
Nódulo(s), 405, 407
vocais, 134
Normalidade em psiquiatria, 58
Normozoospermia, 261
Número
de abortos, 278
de gestações e de partos, 278

O

Obediência automática, 75
Obesidade, 153
formas monogênicas da, 154
Obnubilação da consciência, 64
Obstetrícia, 36, 295
Obstipação, 179
Oclusão arterial
aguda, 378
crônica, 376
Odinofagia, 174
Oftalmologia, 31, 109
com apoio de fendas, 32
direta, 32, 118
indireta, 32
com capacete de Schepens, 118
com lâmpada de fenda, 118
Oftalmoscópio, 31
indireto, 32
Olécrano, 429
Olhos, 4, 336, 367, 394
humano, 110
vermelho, 113
Oligoastenoteratozoospermia, 261
Oligoastenozoospermia, 261
Oligomenorreia, 277
Oligoteratozoospermia, 261
Oligozoospermia, 261

ÍNDICE REMISSIVO

Oligúria, 239, 251
Ombro, 368, 422, 456
Ondas de Kussmaul, 180
Oniomania, 75
Ooforite, 320
Opistótono, 16
Oposição do polegar, 87
Órbita óssea, 109
Orelhas, 136
Órgãos
   genitais
      e região perineal, 338
      externos, 247
      femininos, 4
      internos, 248, 274
      masculinos, 4
   sensitivos, 358
Orientação, 65, 66
Origem, 54
Orla, 483
Orquidômetro, 39
Ortopedia, 40, 415
Ortótono, 16
Ossos, 5, 358, 369, 395, 433
   capitato, 434
   escafoide, 433
   esterno, 227
   hâmulo do hamato, 434
   piramidal, 433
   pisiforme, 433
   semilunar, 433
   trapézio, 433
Osteoartrite, 468
Otite
   externa difusa aguda, 139
   média
      aguda, 139
      crônica, 140
Otomicose, 140
Otorrino, 43
Otorrinolaringologia, 125
Otoscopia, 136
Ouvidos, 4, 336, 367
Ovários, 275

P

Pacientes
   agitados, hostis, agressivos e
      violentos, 61
   que mentem, 61
   que não respondem, 61
Palato mole e duro, 128
Palidez, 17
Palilalia, 73
Palpação, 10

com a mão espalmada, 11
com uma mão sobre a outra, 11
da aorta abdominal, 375
da laringe, 133
da tireoide
   frontal, 157
   por trás, 157
da vesícula biliar, 184
de partes moles, 429
do baço, 185
do pulso
   axilar, 375
   braquial, 375
   carotídeo, 374
   femoral, 376
   poplíteo, 376
   tibial anterior, 376
dos tecidos moles, 420, 440, 443
óssea, 420, 429, 440, 443
profunda, 182
superficial, 182
torácica, 208
usando apenas as polpas digitais e
   a parte ventral dos dedos, 11
Pálpebras, 110, 115, 367
Palpitações, 203, 204
Pâncreas, 4, 145, 146, 172, 194
Pancreatite
   aguda, 194
   crônica, 195
Panículo adiposo, 18
Papiloma laríngeo, 134
Pápula, 405, 407
Paraganglioma, 163
Paralisia
   bilateral do nervo laríngeo
      recorrente, 134
   facial, 364
      central, 100
      periférica, 100, 140
   unilateral do nervo laríngeo
      recorrente, 134
Parametrite, 320
Paraparesia, 89
Paratireoides, 5, 145
Parede
   abdominal, 4
   torácica, 4
Pares cranianos, 97
Paresias, 89
Parestesias, 68
Parkinsonismo, 76
Parotidite, 132
Parurese, 251
Patch test, 411
PCA3 (marcador urinário), 261

Pé, 462
   cavo, 462
   chato, 462
   plano, 462
Pediatria, 329
Pelagra, 410
Pele, 4, 17, 155, 369, 358, 394
   atrófica, 17
   de espessura normal, 17
   hipertrófica ou espessa, 17
Pelos, 18
Pelve
   feminina, 274
   óssea, 274
Pelvigrafia, 310
Pelvimetria, 309
Pênfigo, 131
Pênis, 247, 254
Peniscopia, 269
Pensamento, 69, 71
   acelerado, 69
   circunstancial, 69
   concreto, 69
   concreto, 72
   demasiadamente abstrato, 72
   demencial, 69
   incoerente, 69
   inibido, 69
   lentificado, 69
   mágico, 69
   oligoide, 69
   prolixo, 69
   tangencial, 69
   vago, 69
Percepção delirante, 71
Perceptibilidade, 13
Percussão, 10, 12, 181, 230, 259
   com a borda da mão, 12
   da região precordial, 210
   dígito-digital, 12
   direta, 12
   do espaço de Traube, 395
   piparote, 12
Perda de peso, 360
Perfusão periférica, 23, 205
Perguntas, tipos de, 60
Pericardite aguda, 204
Perícia médico-legal, 478
Perímetro
   braquial, 336
   cefálico, 335
   torácico, 335
Peristaltismo
   fisiológico, 180
   patológico, 180
Peritonite, 320

MANUAL DE SEMIOLOGIA E PROPEDÊUTICA MÉDICA

Perseveração, 69
Pescoço, 4, 132, 367
  principais estruturas do, 134
Peso, 14, 155, 334
  do recém-nascido, 278
  ideal, 14
  máximo normal, 14
  mínimo normal, 14
Pesquisa
  de anticorpos contra antígenos
    celulares, 465
  do sinal de percussão
    esplênica, 396
Petéquias, 407
pHmetria, 44
Pielografia
  ascendente, 262
  descendente, 262
Pielonefrite, 313
Piercings, 179
Pigmentação cutânea, 409
Pigmento, 407
Pioderma gangrenoso, 409
Piromania, 75
Pirose, 174
Pituita, 175
Placa, 405
Placenta prévia, 318
  centro-parcial, 318
  centro-total, 318
  lateral, 318
  marginal, 318
Planos suicidas, 74
Plegias, 89
Pleonasmo, 55
Pleuras, 4
Pneumatúria, 251
Pneumologia, 223
Pneumonia, 234, 339
Pneumotórax, 234
Pobreza de fala, 73
Poiquilodermia, 412
Polaciúria, 240, 251
Polimenorreia, 277
Polimiosite, 473
Polineuropatia periférica em bota e
  luva, 93
Pólipos vocais, 134
Poliúria, 239, 251
Porfiria, 410
Poriomania, 75
Posição
  de sims, 183
  do examinador e do paciente para
    o exame, 6
  do septo nasal, 126

em gatilho, 16
ortostática, 6
sentada, 6
Postura, 19
Potencial de homicídio, 74
Pre-eclâmpsia, 316
Predomínio
  braquiofacial, 89
  crural, 89
Preensão, 86
Pressão
  arterial, 24, 207, 368
    aferição
      em idosos, 207
      em obesos, 207
    de fala, 73
    intraocular, 116
Priapismo, 251
Primeira bulha cardíaca
  (B1), 213, 368
Primeiro metacarpo, 434
Princípio da autonomia, 345
Prisão de ventre, 179
Privacidade, 345
Procedimento(s)
  cirúrgicos, 489
  médico adequado, 488
Produção de urina, 251
Progesterona sérica no meio da fase
  lútea, 290
Projéteis, 489
Prolapso
  da íris, 367
  de valva mitral, 220
  de vísceras internas, 482
Promontório-retro-sinfisário, 309
Propedêutica
  armada, 147
  oftalmológica, 109
Propósitos suicidas, 74
Propriocepção, 370
Próstata, 248, 257, 258
Proteína
  amiloide sérica a, 464
  C reativa, 464
Prova
  calcanhar-joelho, 90
  da histamina, 411
  da queda do membro inferior em
    abdução, 89
  de Barany, 90
  de do rechaço, 90
  de função pulmonar, 232
  de Rinne, 100
  de Stewart-Holmes, 90
  de Weber, 100

índex-nariz, 90
Prurido, 409
PSA (antígeno prostático
  específico), 260
Pseudo-hiperparatireoidismo/
  osteodistrofia de albright, 152
Pseudo-hipertensão, 207
Pseudoalucinações, 68
Psicomotricidade, 75, 76
Psicopatologia, 57
Psiquiatria, 57
  forense, 477
  síndromes, sinais e
    sintomas em, 57
Psiquismo, 5
Psoríase, 369
Ptose palpebral, 367
Pulmões, 4, 224, 296
Pulsações
  da aorta, 210
  da artéria pulmonar, 210
  epigástricas, 210
Pulso(s)
  arterial, 206, 368
    facial, 373
    radial, 374
    ulnar, 374
  carotídeo, 373
  da aorta abdominal e ilíaca, 374
  femoral, 374
  hepático, 210
  temporal superficial, 373
  venoso jugular, 206
Punho, 86, 432, 459
Punho-percussão, 12
Pupilas, 367
Púrpura, 401, 407, 412
  trombocitopênica
    idiopática, 401
  trombótica, 401
Pústula, 405, 408

Q

Quadril, 436, 460
Quarta bulha cardíaca (B4), 215, 368
Quedas, 361
Queimaduras, 486
Queixa principal e duração
  (QD), 3, 251
Queratose, 412

R

Radioatividade, 488
Radiodermites

ÍNDICE REMISSIVO

agudas, 488
crônicas, 488
Radiografia, 46, 419
ombro, 427
simples
de abdome e pelve, 261
do tórax, 231
Raquitismo, 152
Reatividade, 13
Redundância, 55
Reflexo, 13, 90
abdominal, 91
anal, 92
aquileu, 91, 441
bicipital, 91
braquiorradial, 91
consensual o, 98
corneano, 99
cremastérico, 441
cutâneo abdominal, 441
cutâneo-plantar, 91
da deglutição, 367
de acomodação, 98
de Babkin, 328
de fossadura, 328
de Galant, 328
de Landau, 328
de Moro, 327
de preensão, 92
palmo-plantar, 328
de procura, 328
de protusão labial, 101
de sucção, 328
do abraço, 327
fotomotor, 98
direto, 98
palmomentual de Marinesco-
Radovici, 92
patelar, 91, 441
primitivos neonatais, 327
pupilares, 98
superficiais, 91
supinador, 91
tendinosos profundos, 90
tônico cervical assimétrico, 328
tricipital, 91
Refluxo hepatojugular, 206
Região(ões)
cervical, 443
da pelve, 274
do abdome, 179
vulvoperineal, 274
Regra de Naegelle, 323
Regurgitação, 174
Relação
cintura-quadril, 14, 155
médico-paciente, 1, 59

Ressonância magnética, 49, 420
de abdome e pelve, 264
de pênis e testículos, 264
Retardo mental, 72
Retenção urinária, 240, 251
Retina, 112
Retinopatia
diabética, 120
hipertensiva, 119
Retirada de corpo estranho, 489
Reto, 4, 183
Reumatologia, 449
Rigidez
de nuca, 92
muscular plástica, 102
Rim e vias urinárias, 338
Rinite alérgica, 128
Rinoscopia
anterior, 126, 337
posterior, 127, 337
Rinossinusite aguda, 128
Rins, 4, 246, 256, 296
Risco de suicídio, 74
Ritmo cardíaco, 215
Rolamento, 177
Ronco, 177, 231
Roseola infantum, 341
Rotação, 444
externa, 424
interna, 424
Roteiro do exame neurológico, 80
Rotura visceral, 481
Roubo de pensamento, 69
Rouquidão, 226
Rubefação, 480
Rubéola, 341
Ruídos
cardíacos adicionais, 214
de marca-passo, 215
mesotelessistólicos, 215
protodiastólicos, 216
respiratórios
anormais, 231
normais, 231
Ruminação, 174

S

Sacro médio-púbico, 310
Sacroilíacas, 456
Sala de parto, 322
Salpingite, 320
Sangramento pós-menopausa, 273
Sangue, 296
Sarampo, 340
Sarcoidose, 410

Saúde mental, 362
Secreção(ões)
biliar, 173
gástrica, 173
nasais, 126
pancreática, 173
salivar, 173
uretral, 252
Segmento
cefálico, 27, 43
genital, 34
torácico, 34, 43
Segunda bulha cardíaca (B2), 213, 368
Seios paranasais, 127
Semiologia, 1
cardiovascular, 203
da doença linfática, 386
da obesidade, 153
da tireoide, 156
dos distúrbios do crescimento, 146
oftalmológica, 109
psiquiátrica e psicopatologia, 57
Semiotécnica, 112
da afetividade, 74
da apresentação/aparência, 63
da atenção e concentração, 65
da atitude, 64
da ausculta, 12
da consciência, 65
da crítica/insight, 76
da inteligência e capacidade de
abstração, 72
da linguagem e fala, 73
da memória, 67
da orientação, 66
da palpação, 10
da percussão, 12
da psicomotricidade, 76
da sensopercepção, 69
da volição, 75
do pensamento, 71
Semiótica, 112
Sensibilidade, 17, 93, 182, 370
anestesia, 17
dolorosa, 18
hipoestesia, 17
tátil, 17
térmica, 17
vibratória, 94
Sensopercepção, 67, 68, 69
Seropápula, 412
Sexologia forense, 477
Sibilos, 231
Sífilis, 354
Sigilo, 345
simetria, 54

MANUAL DE SEMIOLOGIA E PROPEDÊUTICA MÉDICA

Sinal(is), 2
    clássicos em dermatologia, 411
    da cortina, 101
    da distração, 442
    da macicez móvel, 200
    da roda denteada, 93, 102
    da vela, 412
    de Argyll-Robertson, 99
    de Auspitz, 411
    de Babinski, 91
    de Bancroft, 385
    de Bell, 100
    de Benassi, 485
    de Benediction, 436
    de Bowstring, 441
    de Brudzinski, 92
    de Courvoisier-Terrier, 184
    de Darier, 412
    de Duchenne, 435
    de Ducuing, 385
    de Homans, 385, 422
    de Jeanne, 435
    de Joubert, 181
    de Kernig, 92
    de Köebner, 412
    de Kussmaul, 206
    de Lemos-Torres, 200
    de Lhermitte, 445
    de Lian, 200
    de Löwemberg, 385
    de Meyerson, 101
    de Mulder, 422
    de Murphy, 184
    de negro, 100
    de Nikolsky, 412
    de Oliver, 135
    de Olow, 385
    de Peter-Bade, 439
    de piparote, 199
    de Riverocarvallo, 218
    de Romberg vestibular, 85, 100
    de Romberg, 85
    de Tinel, 431, 435
    de Torres-Homem, 181
    de Werkgaertner, 485
    de Zireli, 412
    do cano, 485
    do orvalho sangrante, 411
    do rechaço, 199
    físicos não orgânicos, 442
    meníngeos, 92, 101
    vitais, 23, 333
Sinartroses, 450
Sincondroses, 450
Síndrome(s), 2, 204, 361
    anêmicas, 396

    de Bardet-Biedel, 155
    de Brown-Séquard, 103
    de Capgras, 67
    de Cushing, 154, 162, 164, 409
    de Frégoli, 67
    de Gardner, 409
    de Guillain-Barré, 96
    de Klinefelter, 153
    de Leri-Weil/discondrosteose, 151
    de Peutz-Jegher, 409
    de Porges, 177
    de Prader-Willi, 155
    de Sjögren, 471
    de Turner, 151, 340
    do cone medular, 104
    do duplo-subjetivo, 67
    do neurônio motor
        inferior, 93
        superior, 93
    explosiva (blast injury), 482
    HELLP, 317
    hipertensivas, 316
    linfoproliferativas, 399
    medular
        anterior, 104
        central, 103
        posterior, 104
    metabólica, 154
    mielodisplásicas, 400
        leucêmicas, 398
        não leucêmicas, 397
    nefrítica, 242
    nefrótica, 243
    piramidal, 93
    reumatológicas, 452
    verrucosa, 407
Sinéquias uterinas, 291
Singulto, 174
Sintoma, 1
Sintomas
    adrenérgicos, 146
    gerais, 4
    neuroglicopênicos, 146
    oculares, 113
Sintonia, 59
Sistema
    arterial, 371
    auditivo, 100
    Bravo® de monitoramento do pH
        por telemetria sem fio, 44
    cardiovascular, 337, 359
    digestório, 359
    endócrino, 5, 296, 359
    genital
        feminino, 360
        masculino, 360

    genitourinário, 4
    hemolinfopoiético, 5
    nervoso, 358
        central, 5
    respiratório, 223, 337, 359
    urinário, 237, 359
    vestibular, 100
Sistematização do ISDA, 3
Sitiofobia, 75
Soluço, 174
Som(ns)
    brônquico, 231
    broncovesicular, 231
    ejetivos, 218
    laringotraqueal, 231
    traqueal, 231
Sono, 204
Sonolência, 333
Sopor, 64
Sopro(s), 218
    cardíacos, 216, 217, 218, 369
Sudorese noturna, 393
Sulco, 412
Supercílios, 115
Suprarrenais, 5, 145

T

Tabela
    de Bailey-Lovie, 33
    de Snellen, 33, 114
    do E iletrado, 33
Tabes dorsalis, 85
Tanatologia forense, 477
Taquicardia, 24
Tato
    discriminativo, 94
    fino, 94
Tatuagem(ns), 179
    zona de, 484
Tecido(s), 39
    celular subcutâneo, 18
Técnica(s)
    básicas do exame físico, 10
    de contar dedos, 114
    de palpação, 182
    para utilização do espéculo, 36
Telangiectasias, 407, 412
Telescopagem dos dedos, 459
Temperatura, 23, 94
    anal, 258
    corporal basal, 289
    da pele, 17
Tempo
    de gestação, 278
    de suporte unipodal, 370
    frequência e, 54

ÍNDICE REMISSIVO

Tendão do bíceps, 429
Tender points, 463
Tendinite calcária, 422
Tenesmo, 179
Teratozoospermia, 261
Terceira bulha cardíaca (B3), 214, 368
Termômetro, 41
    convencional, 41
    digital, 41
    retal, 42
Teste(s)
    ativos de mobilidade, 444
    com água, 367
    de "gaveta" anterior e posterior, 427
    de abdução, 462
        dos dedos, 87
        valgo, 419
    de Adams, 454
    de Adson, 445
    de adução, 462
        dos dedos, 87
        varo, 419
    de Allen, 436
    de Apley, 418
    de apreensão, 426
        para deslocamento do ombro, 427
    de artéria vertebral, 445
    de avaliação dos músculos e tendões, 426
    de Barlow, 439
    de bracelete, 436
    de Brodie-Trendelemburg, 383
    de Burns, 442
    de compressão
        ativa de O'Brien, 426
        medular, radicular, 442
    de compressão, 445
    de contato epicutâneo, 411
    de *cover* (oclusão), 32
    de *cover-uncover* (oclusão-desoclusão), 32
    de Cozen, 431, 458, 459
    de deglutição, 445
    de Durkan, 436
    de Egawa, 435
    de elevação do membro inferior, 441
    de Ely, 438
    de estabilidade ligamentar, 431
    de estiramento do nervo femoral nachlas, 441
    de estresse ligamentar do tornozelo, 421
    de Fabere Patrick, 461
    de Finkelstein, 436

    de flexão-adução, 426, 461
    de força muscular, 416
    de Fukuda, 426
    de Gaenslen, 438
    de Galeazzi, 439
    de gaveta
        anterior, 419, 462
        posterior, 419, 462
    de Gerber, 458
    de Hawkins, 457
    de Hawkins-Kenned, 426
    de Hoover, 442
    de instabilidade
        ligamentar do tornozelo, 421
        posterior, 426
    de Jack, 422
    de Jobe, 424, 458
    de Lachman, 419, 462
    de Lasègue, 441
    de Mcmurray, 462
    de Mill, 431, 459
    de Naffziger, 442
    de Neer, 425, 457
    de Nudge, 370
    de Ober, 418, 438
    de oclusão, 115
    de oposição do polegar, 88
    de Ortolani, 438
    de Patrick, 438, 442
    de Patte, 425, 458
    de Perthes, 383
    de Phalen, 436
        invertido, 436
    de pilocarpina, 411
    de pistonagem, 436
    de preensão, 87
    de recolocação, 427
    de Rinne, 138
    de Romberg, 139
    de Schober, 455
    de Schwartz, 383
    de Snellen, 97
    de Thompson, 422
    de Tinel, 435
    de tração, 444
    de Trendelenburg, 438
    de uncover (desoclusão), 32
    de Unterberger, 139
    de Weber, 138
    de Yergason, 427
    de Yocum, 426, 457
    do cotovelo do golfista, 431
    do nistagmo optocinético, 99
    do *pivot shift*, 418
    do subescapular de Gerber (*lift off test*), 425

    do sulco, 427
    do supraespinal, 426
    dos movimentos articulares, 416
    dos reflexos tendinosos profundos, 416
    para articulação(ões)
        acromioclavicular, 426
        metatarsofalangianas, 463
        sacroilíaca, 442
        subtalar, 473
        talocalcânea, 463
        tarsal transversa, 463
        tibiotalar, 463
    para avaliação
        da estabilidade, 426
        de simulação, 442
        do nervo
            mediano, 435
            radial, 435
            ulnar, 435
    para displasia do desenvolvimento do quadril, 438
    para epicondilite
        lateral, 458
        medial, 459
    para impacto, 425
    para os tendões flexores superficiais e profundo dos dedos, 435
    passivos de mobilidade, 444
    pós-coito, 290
    simples para avaliar a marcha, 370
    swinging flash light, 116
Testículos, 248, 258
Testosterona total, 260
Tetraparesia, 89
Textura, 17
Tinido, 393
Tiques, 92
Tiras descartáveis de termômetro, 42
Tireoide, 4, 5, 145, 156, 337
Tireoidites, 160
    induzidas por medicamentos, 161
Tiros
    a longa distância, 484
    a curta distância, 484
    encostados, 485
Tomografia computadorizada, 47, 48, 231, 419
    de abdome e pelve, 264
    de coerência óptica, 411
    por emissão de pósitrons (PET), 48
Tonicidade, 18
Tontura, 361
    ao levantar, 168
Tônus muscular, 92, 369

MANUAL DE SEMIOLOGIA E PROPEDÊUTICA MÉDICA

Topografia corneana e biometria
 ultrassônica, 121
Toque, 310
 retal, 183, 282
 vaginal, 281
Tórax, 337, 368
Tornozelo e pé, 420, 421, 462
Tosse, 225
Toxicologia forense, 477
Trabalho de parto, 296
 prematuro, 317
Trajeto, 486
Transe, 65
Transtornos delirantes do
 reconhecimento, 67
Traqueia, 4, 135
Trato(s)
 corticoespinhais, 82
 espinotalâmico, 80, 81
 uveal, 111
Trauma externo, 134
Traumatologia, 415
 forense, 477
Tremor
 de ação, 92
 de repouso, 92, 102
Tricomoníase vaginal, 284
Trigger point, 463
Troficidade, 18
Tromboflebite, 380
Trombose, 401
 venosa
  profunda, 384
  superficial, 384
Tubas uterinas, 275
Tumefação, 480
Tumores, 408
 cutâneos, 407
Túnica
 externa, 110
 fibrosa, 110
 interna, 110
 nervosa, 110
 média, 110
 vascular, 110

Turvação visual, 113

U

Úlcera(s), 369, 405, 408
 de Marjolin, 382
 isquêmicas dos membros
  inferiores, 377
 venosa, 382
Ulceração perineal, 409
Ultrassonografia, 45, 411, 419
 do globo ocular, 121
 Doppler, 38, 46
Umbigo, 179
Umbilicada, 412
Umidade, 17
Unhas, 18, 404
 em vidro de relógio, 18
Ureia, 260
Ureteres, 246
Uretra, 247
Uretrocistografia, 47
 retrógrada e miccional, 261
Uretrocistoscopia, 269
Urgência miccional, 240, 251
Urina, 260
 com espuma, 167
Urobilinogênio, 260
Urofluxometria, 265
Urografia excretora, 47, 262
Urologia, 245
Urtica, 405
Urticariforme, 408
Útero, 275

V

Vagina, 275
Vaginose bacteriana, 273, 283, 284
Valvopatias, 219
Varicela, 341
Varicorragia, 380
Varizes pélvicas e vulvares, 383
Vascular, sistema, 371
Vasos e linfonodos, 4
Vegetação, 405

Vegetações, 407
Veias, 5, 180
 jugulares, 136
Velocidade de hemossedimentação,
 463
Verbigeração, 72
Vermelhidão, 17, 480
Verrucosa, 412
Verrucosidades, 407
Vertigem, 393
 posicional paroxística benigna, 104
Vesícula(s), 405, 408
 biliar, 172, 195
 seminais, 250
Vestíbulo da vagina, 274
Vias biliares, 4, 177, 195
Vínculo, 59
Vitalidade fetal, 310
Vítreo, 112
Volição, 75
Volume urinário normal, 239
Vômito, 175
 alimentar, 175
 bilioso, 175
 fecaloide, 175
 mucoso, 175
Vulvovaginites, 273, 283

X

Xantelasma, 367
Xantopsia, 113
Xerose cutânea, 409

Z

Zona
 de chamuscamento, 484, 485
 de esfumaçamento (tisnado), 484,
  485
 de queimadura, 484, 485
 de tatuagem, 484
Zumbido, 393

506